主 编 简 介

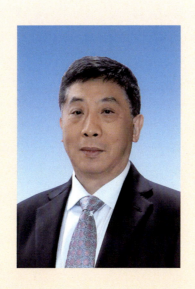

陈立典，教授、主任医师，博士生导师，国际欧亚科学院院士，中国康复医学会会长，曾任国际物理与康复医学会执行委员，美国雪兰多大学访问学者。国务院政府特殊津贴专家、百千万人才工程国家级人选、中医药传承与创新"百千万"人才工程（岐黄工程）"岐黄学者"。获国家科学技术进步奖二等奖1项、国家教学成果二等奖2项、张安德中医药国际贡献奖等。

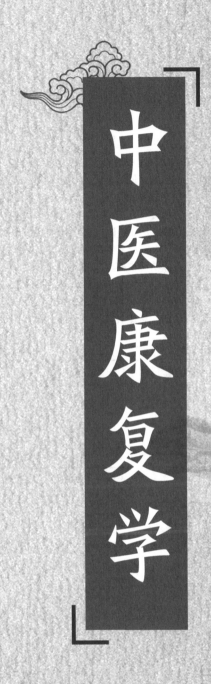

中医康复学

主编 陈立典

科学出版社

北京

内 容 简 介

本书首次提出中医康复学以功能为核心，以全面康复为目标，以整体功能观为指导思想，促进功能的全面康复和提升，提升健康状态。紧紧围绕如何运用中医康复理论知识、中医康复技术方法，对功能障碍进行预防、评价、治疗，改善和提升身体功能，促进功能恢复和重建；或是运用中医康复技术方法进行调摄，从而不断改善身体功能和日常生活活动能力。本书共分为八章。第一章，中医康复学的发展历程。第二章，中医康复学的功能观。第三章，中医整体功能观的康复思想。第四章，人体不同时期的功能状态。第五章，人体功能水平变化的影响因素。第六章，功能与健康。第七章，人体功能的中医康复评价。第八章，中医康复治疗。

本书可供中医康复临床工作者、医学院校学生及中医爱好者参考阅读。

图书在版编目（CIP）数据

中医康复学 / 陈立典主编. --北京：科学出版社，2024.9. -- ISBN 978-7-03-078721-7

Ⅰ. R247.9

中国国家版本馆 CIP 数据核字第 20247RB570 号

责任编辑：鲍　燕 / 责任校对：刘　芳
责任印制：徐晓晨 / 封面设计：陈　敬

科 学 出 版 社 出版
北京东黄城根北街 16 号
邮政编码：100717
http://www.sciencep.com

北京建宏印刷有限公司印刷
科学出版社发行　各地新华书店经销
*

2024 年 9 月第 一 版　开本：787×1092　1/16
2024 年 9 月第一次印刷　印张：29　插页：1
字数：688 000

定价：188.00 元
（如有印装质量问题，我社负责调换）

编　委　会

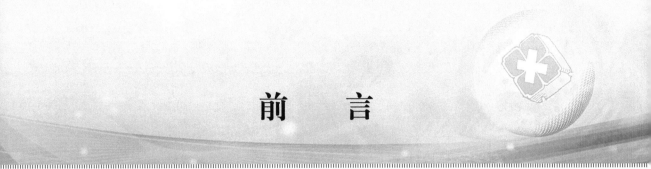

前　言

　　随着我国卫生与健康工作重心从"以疾病为中心"向"以健康为中心"转变，身体功能在健康中的作用越来越受到重视。世界卫生组织以身体上、精神上、社会上处于良好的状态作为健康的定义，强调了健康不仅仅是没有疾病或不虚弱，健康更需要具备良好的功能水平和适应环境及社会生活的活动能力。

　　中医康复学是中医学的重要组成部分，是我国康复医学的特色和优势，在健康维持和促进中发挥着越来越重要的作用，已经成为我国健康服务体系的重要组成部分。中医康复学的基本原则与方法均是以中医学理论为指导，建立中医整体功能观，重视人体内外环境的统一性、联系性，自身的整体性、稳定性，强调"形与神俱""形神合一"，达到"天人合一"的健康状态。数千年的中医学实践，不断丰富和发展着中医康复技术，逐渐形成了以整体功能观为指导思想的中医康复理论体系。在中医康复理论指导下，中医康复技术不仅在疾病康复中显示出其特有的优势，还广泛应用于改善和提升身体功能、提高生存质量的健康服务中。

　　随着康复医学在我国的实践与发展，以功能为中心的康复医学思想越来越清晰，中医康复学科发展日益成熟，以功能服务为中心的康复学科属性也越来越明确。在本书八个章节的撰写过程中，也紧紧围绕着"功能"，从中医康复学的发展历程、中医康复学的功能观、中医整体功能观的康复思想、人体不同时期的功能状态、人体功能水平变化的影响因素、功能与健康、人体功能的中医康复评价以及中医康复治疗等角度，对于中医康复学的理论内涵与实际意义进行了深刻阐述，可供康复相关专业人士参考。

　　衷心希望广大读者在阅读本书的过程中提出宝贵意见，以便我们进一步完善。

陈立典

2024 年元月 2 日

目　录

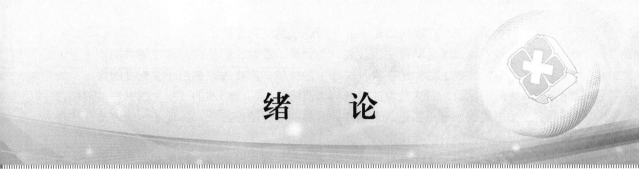

绪 论

第一节 概 述

一、中医康复学的概念

中医康复学是一门研究人体功能状态及其对健康影响的中医理论和技术应用的知识体系。

中医康复学基于"形神合一""天人合一"两个基本观点构建了整体功能观的中医康复理论体系，并以此形成了中医康复预防、评价和治疗的原则与方法，用于指导中医康复临床实践。

中医康复学理论以整体观为基础，以功能为核心，以全面康复为目标，起源于先秦，历经汉魏、南北朝、隋唐、宋、金、元、明、清不断充实，及至 20 世纪 80 年代以来获得蓬勃发展，日益成熟。

先秦时期，导引术的形成，标志着中医康复思想开始萌芽。《黄帝内经》不仅确立了中医基础理论体系，为中医学的发展奠定了基础，同时也记载了许多中医康复有效的手段和方法，体现了与中医康复有关的理论、原则，尤其是形神共养、天人相应、顾护阳气、扶助正气等一系列重要观点，奠定了中医康复学整体功能观的理论基础。张仲景、华佗、葛洪、陶弘景等医家不断丰富着中医康复的思想和方法，为中医康复的发展做出了贡献。隋唐时期，《诸病源候论》等医学著作出现，将中医康复技术推到了一个新的高度。到了宋金元时期，《圣济总录》等诸多医学著作系统介绍了导引、体育疗法等方法，形神共调的中医康复理论得到进一步发展。明清时期，《杂病源流犀烛》等医学著作的出现对疾病康复的认识逐渐深入，关于中医康复的相关记载也更加全面、系统。

新中国成立后，一些疗养院、中医院和综合医院的中医科、骨科大量应用了中医康复的思想和技术方法，中医康复的理论和技术体系得到进一步发展。尤其是 20 世纪 80 年代以来，随着现代康复医学的知识与技术的引入，以功能观为主的康复思想逐渐融入中医康复理论体系。从 2007 年国家中医药管理局设立中医康复重点专科，2009 年设立中医康复学科，2016 年《"健康中国 2030"规划纲要》提出要充分发挥中医药在疾病康复中的核心作用，到 2021 年国家卫生健康委员会、国家发展和改革委员会等八部委联合印发《关于加快推进康复医疗工作发展的意见》，提出积极发展中医特色康复服务，切实提升中医药康复服务能力和水平，中医在疾病康复中的作用越来越受到重视。

中医康复技术以传统运动疗法为代表，与针灸、推拿、药物内外治法等共同构成了中医康复技术体系。传统运动疗法在康复医疗中的价值，历代医家都给予了充分的肯定，如巢元方的《诸病源候论》、沈金鳌的《杂病源流犀烛》、田绵淮的《援生四书》、清朝官修的《古今图书集成》等，都记载了丰富、具体的导引治疗方法，体现了传统运动疗法在疾病防治和健康促进中的重要作用。

中医康复学，是中医学的重要组成部分，更是我国康复医学的特色和优势。数千年的中医学实践，不断丰富和发展着中医康复技术，逐渐形成了整体功能观的中医康复理论体系。在中医康复理论指导下，中医康复技术不仅在疾病康复中显示出其特有的优势，还广泛应用于改善和提升身体功能、提高生存质量的健康服务中。

二、康复词考

"康复"一词，最早见于《尔雅》，《尔雅·释诂》曰"康，安也"，《尔雅·释言》曰"复，返也"，泛指伤病的恢复、痊愈。

康复出现在我国医学典籍中，可能首见于明代龚廷贤所著的《万病回春》，其曰："复沉潜诊视，植方投剂，获效如响，不旬日而渐离榻，又旬日而能履地，又旬日而康复如初。三十余襫沉疴，一旦起而痊愈之。"描述了疾病愈后活动能力恢复的情形。明代李中梓所著《医宗必读》中也多次出现"康复"一词，如"虚倦异常，与独参汤饮之，三日而热减六七，服十全大补汤百余日，而康复如常"，描述了病去之后机体逐渐恢复的过程。

在中医学的历代文献中，还常使用"平复""康宁""康健""复旧"等词语表达正气复原、形体及精神情志功能的康复。例如，《备急千金要方》曰："上二十五味治下筛，酒服方寸匕，初每日一服，三十日后日再。五十日知，百日瘥，一年平复，长服不已佳，先食服。"《普济方》曰："凡服治腰脚药无效。得此养肾散方。一服。移刻举身麻痹。不数日脚能屈伸即康宁。"

中医学认为脏腑经络、气血阴阳的平衡是维持人体正常功能的基础，而人适应自然、参与社会生活的能力是人良好的功能和活动能力的表现。因此在疾病康复中，中医康复不仅强调人的肢体运动、脏腑生理、精神心理功能的恢复，还注重人适应自然环境及社会生活能力的改善或恢复。例如，《宋朝事实类苑》曰："仁宗服药，久不视朝。一日，圣体康复，思见执政，坐便殿，促召二府。"体现了职业能力、社会生活能力的恢复。

在中医传统的习惯中，康复指的是伤病的痊愈和健康的恢复。20世纪80年代以来，随着康复在我国的实践与发展，以功能为中心的康复思想越来越清晰，中医康复学科发展日益成熟，以功能服务为中心的康复学科属性也越来越明确，赋予了"康复"一词特定的意义，指人的身体功能的恢复和改善、健康状态的提升，而不再囿于病理逆转、病因解除、症状消除的疾病"痊愈"的概念。

三、中医康复与健康

随着我国卫生与健康工作重心从"以疾病为中心"向"以健康为中心"的转变，身体功能在健康中的作用越来越被人们所重视。世界卫生组织（WHO）从身体上、精神上、社会上处于良好的状态对"健康"做出了定义，强调了健康不仅仅是没有疾病或不虚弱，健康更需要具备良好的功能水平和适应环境及社会生活活动能力。中医康复在健康维持和促进中发挥着越来越重要的作用，成为我国健康服务体系的重要组成部分。

（一）中医在疾病康复中的作用

中医在疾病康复中的作用主要反映在中医康复的思想、中医康复的技术及主动康复的优势上。

身体功能和活动能力决定着健康水平，并且直接影响疾病的发生与发展。身体功能和活动能力低下容易导致疾病。中医注重正气在维护身体功能上的作用，正如中医所说"正气存内，邪不可干""邪之所凑，其气必虚"。疾病发生后，身体功能都会受到不同程度的影响，而低下的机体功能又加重疾病的状态，引发整体功能的进一步损害，由此进入不良循环。因此，无论是预防还是治疗疾病都应当注重正气。《景岳全书·传忠录》曰："常见今人之病，亦惟元气有伤，而后邪气得以犯之。"如能不断强化自身的正气或纠正体质的不同偏差，正气平和而充沛才能抵御外侮，防疫避病，做到"虽有大风苛毒，弗之能害"。《证治汇补·伤风》中云："如虚人伤风，屡感屡发，形气病气俱虚者，又当补中，而佐以和解，倘专泥发散，恐脾气益虚，腠理益疏，邪虚乘入，病反增剧也。"指出补中益气汤能扶正和中以祛邪，使病后身体能尽快恢复元气，外邪难以再侵入。

中医在防病治病中强调顺应自然，"春夏养阳，秋冬养阴""顺四时而适寒暑"，使气血阴阳调和与充实，是培养正气、提高抗病能力的关键。中医学认为维持人体良好的功能还要做到"莫久行、久坐、久卧、久视、久听，莫强食饮，莫大沉醉，莫大忧愁，莫大哀思，此所谓能中和。能中和者，必久寿也"。中医顺应自然、培养正气的健康思想与"能中和者，必久寿"的健康主张在维持良好身心功能预防各种疾病发生发展、减缓因增龄导致功能和活动能力下降中都发挥着重要的作用。

中医学认为脏腑经络、气血阴阳的平衡是维持人体正常功能的基础，而人适应自然、参与社会生活的能力是人良好的功能和活动能力的表现。在实践中，中医提出了"法于阴阳，和于术数"的摄生原则，"食饮有节，起居有常，不妄作劳"，倡导通过合理的生活方式，维持良好的脏腑、气血、经络的功能平衡，使人保持"形与神俱"，达到"天人合一"的健康状态。

以易筋经、五禽戏、八段锦、太极拳等传统运动疗法为代表的中医康复技术，对疾病防治和健康促进具有重要作用。隋唐时期的《诸病源候论》中就记载了丰富、具体的导引治疗方法，如"腰痛候"中"凡人常觉脊强，不问时节，缩咽膊内，仰面努搏井向上也。头左右两向挪之，左右三七，一住，待血行气动定，然始更用，初缓后急，不得先急后缓。若无病患，常欲得旦起、午时、日没三辰如用，辰别三七。除寒热，脊、腰、颈痛"。清代田绵淮在《援生四书》中也载有治疗慢性病的各种导引法，以及五脏疾患的相应动功。针灸能改善各类功能障碍，缓解疼痛，提高生活活动能力；大量的临床研究与实践还表明，中医药能有效改善内脏各系统功能、减轻慢性病患者疾病状态、减少药物依赖。这些中医康复技术方法方便、有效，普及性强，在疾病康复中发挥着核心作用，成为我国康复医学的优势和特色。

（二）康复的主要对象

《世界残疾报告》指出，功能障碍是人类的一种生存状态，每个人一生中或迟或早，或长或短都要经历这种生存状态。因此，康复是每个人都需要的一项服务，包括罹受伤病的群体、老年人、残疾人及普通人群。

早期，康复医学主要是为"三瘫一截"的患者服务，之后逐渐扩展到疾病遗留各种功能障碍的患者。随着对疾病与功能的关系，以及疾病治愈不等同于功能恢复认识的深入，主动康复、伤病早期介入康复的理念得到越来越广泛的重视，康复和临床多学科的合作日益普及。人们对增龄带来普遍的功能障碍对老年人健康影响的认识也逐渐深入，老年群体成为康复服务的对象。尤其是近几年，康复的对象逐渐发展到以疾病康复，特别是慢性病康复和老年康复为主。

慢性病负担加重和人口老龄化加速是我国卫生与健康工作面临的两大挑战。WHO"康复 2030 行动计划"的目标是要最大限度地帮助改善和提升慢性病患者和老年人的功能水平，控制慢性病和老龄化所带来的健康问题。慢性病患者普遍存在不同程度的身心功能障碍，中医对慢性病康复优势明显，所倡导的健康合理生活方式和中医有效的康复方法，在维持良好的身心功能、预防各种疾病发生发展、减缓因增龄导致功能和活动能力下降中发挥着重要的作用，非常适合慢性病患者的长期养复。

老年人因为增龄会带来身体功能水平和活动能力的下降，对康复服务的需求非常突出。唐代孙思邈在《千金翼方》中言："人年五十以上，阳气日衰，损与日至，心力渐退，忘前失后，兴居怠惰。"功能水平低下的老年人容易发生疾病，发生疾病后，持续下降的功能水平，不仅加重疾病状态，也会增加疾病的复发率和死亡率。

此外，康复服务对于普通人群的日常健康维护也有着非常积极的意义，他们主要通过运动康复等，维护和提升自己的功能水平，以达到最佳的健康状态。

（三）早期介入康复的重要性

伤病发生之后，康复介入越早，功能就恢复得越好。如《金匮要略》中"适中经络，未流传脏腑，即医治之；四肢才觉重滞，即导引、吐纳、针灸、膏摩，勿令九窍闭塞；更能无犯王法、禽兽灾伤；房室勿令竭乏，服食节其冷热苦酸辛甘，不遗形体有衰，病则无由入其腠理"，提出应及早治疗，截断其传变途径，最大程度地保存功能。但以往，在疾病治疗中常常忽视早期介入康复对改善和恢复身体功能的重要性，早期康复训练与临床治疗衔接不紧密，往往是在疾病遗留功能障碍的阶段才提供康复治疗，功能水平不能得到最大限度的恢复和改善。

随着康复医学的发展，早期康复的重要性日益凸显，康复不再是疾病的后阶段，如重症康复、加速外科康复等，在疾病治疗过程中及早介入康复，改善和提高身体功能，改善疾病状态，减少并发症，提升健康水平。中医在很多危重病的早期康复中具有独特的优势，如脑卒中患者早期服用中医三宝（安宫牛黄丸、紫雪、至宝丹）及使用针刺疗法，可以改善患者的昏迷程度，促进患者的神经功能恢复，缩短住院周期；针灸、推拿及其他非药物疗法结合现代康复技术，能改善脊髓损伤患者的肢体运动功能障碍、二便功能障碍等。

四、中医康复学的内涵与外延

（一）内涵

中医康复学作为一门医学学科，主要研究如何运用中医康复理论知识、中医康复技术方法，对功能障碍进行预防、评价、治疗，改善和提升身体功能，促进功能恢复和重建；或是运用中医康复技术方法进行调摄，从而不断改善身体功能和日常生活活动能力，增进健康状态。

1. 中医康复学理论

（1）以中医理论为指导：中医康复学是中医学体系的一个重要组成部分，其基本原则与方法均是以中医学理论为指导，建立中医整体功能观，重视人体内外环境的统一性、联系性，自身的整体性、稳定性，强调"形与神俱""形神合一"，达到"天人合一"的健康状态。

形，指形体和维持人体生命活动的精气血津液；神，指人的精神、意识和思维活动。形神合一的思想，认为人作为形神相辅相成的统一体、相互影响又相互为用。形是神的物质基础，"人有五脏化五气，以生喜怒悲忧恐""五脏者，合神气魂魄而藏之"。形体脏腑组织的功能活动，受神的主宰，是生命的根本。没有脱离形的神，也没有脱离神的形，《类经·针刺类》曰"无神则形不可活，无形则神无以生""神去离形谓之死"。形体存在，精神方存在，相应地，精神通明则形体健全。只有形神统一，才是生命活动正常的体现，任何一方出现异常，或两者之间的平衡关系被破坏，都将导致人体功能的异常，影响人的健康状态。

人生活在复杂多变的社会环境中，其社会地位、经济状况、人际关系等不断发生变化，这些社会因素会直接或间接影响功能障碍的发生发展与康复过程。《素问·疏五过论》指出："故贵脱势，虽不中邪，精神内伤，身必败亡。始富后贫，虽不伤邪，皮焦筋屈，痿躄为挛。"个人的社会地位改变，势必影响物质和精神生活，这对人的形神功能的影响很大。社会环境良好、人际关系融洽，可使人精神愉悦，有利于身心健康和疾病康复；反之，社会环境不良，人际关系紧张，可使人精神压抑，加重原有的疾病状况和功能障碍。中医康复治疗的过程中，将社会环境因素纳入考量将有助于实现全面康复。

人依赖自然界生存，自然环境、气候、地域等的变化对人体生理病理、功能状态有着重要的影响。《灵枢·岁露论》说："人与天地相参也，与日月相应也。"强调人与自然的统一性。《素问·阴阳应象大论》提出"天人相应"，其曰："论理人形，列别脏腑，端络经脉，会通六合，各从其经，气穴所发，各有处名，溪谷属骨，皆有所起。分部逆从，各有条理。四时阴阳，尽有经纪，外内之应，皆有表里。"认为应该将人放在自然界时空变化中考察。中医康复方法大多贯穿顺应自然康复的思想。

（2）以功能为核心：功能是康复医学的核心，也是中医康复学的核心。中医康复学中的功能是身体（形）和精神（神）有序、和谐活动的整体体现，不仅反映在形体结构和精神思维等功能活动的统一方面，也体现在人的日常生活活动能力、社会参与能力和职业工作能力等方面，同时又和外在环境相关联。中医康复学关注人体的功能状态，强调形与神的和谐统一，不仅着眼于独立的个体，也注意人与周围环境的相互联系、相互影响，综合分析考虑其功能状态。

功能是形神活动的整体表现，形神一致才能保障生命活动的正常进行。《灵枢·本脏》曰："血和则经脉流行，营复阴阳，筋骨劲强，关节清利矣；卫气和则分肉解利，皮肤调柔，腠理致密矣；志意和则精神专直，魂魄不散，悔怒不起，五脏不受邪矣。寒温和则六腑化谷，风痹不作，经脉通利，肢节得安矣，此人之常平也。"说明人体脏腑经络功能正常是体内气血运行有序，阴阳平衡。中医康复的首要任务就是重视形体与精神的统一，以使身心康复，维护或恢复脏腑组织的功能，使其保持或恢复正常的生理活动。

人体的功能根据自然和社会环境的变化适时地进行调整，与自然、社会处于协调的状态，也是功能的体现。中医康复不仅强调认识自然、适应自然以预防功能障碍的发生，也注重掌握自然规律，主动利用自然有益因素促进功能恢复。《灵枢·顺气一日分为四时》曰："春生夏长，秋收冬藏，是气之常也，人亦应之。"《素问·四气调神大论》专门论述了"春夏养阳，秋冬养阴"的顺时康复规律，守神当先调形，调"形"应顺应四时阴阳消长变化，配合自然的生长化收藏的规律，和喜怒而安居处，形体适然，气血调畅，使"神"既有所生亦有所藏，平和宁静，合理调摄，以达到健康的状态。在应用各种康复方法时，也需要考虑与自然时空的一致性，例如，传统运动可以根据不同的训练特点和康复目标选择不同的练习时间进行，促进睡眠功能的静功如冥想、调息等比较适合在睡前进行。但增强肌骨功能的动功如太极拳、五禽戏等可以选择在上午阳气生发气血已经运行较通畅时进行，人与自然和谐相处。

（3）以全面康复为目标：中医康复学全面康复思想是中医整体观的体现。人体的功能与活动能力是一个整体，功能障碍常由多因素所导致，多脏腑受累。中医康复治疗不应该局限于某种具体的功能障碍的恢复，而是要对其进行整体把握，实施全面的康复方案。晋代皇甫谧的《针灸甲乙经·脾受病发四肢不用第六》中提及："脾病，不能为胃行其津液，四肢不得禀水谷气，气日以衰，脉道不利，筋骨肌肉皆无气以生，故不用焉。"说明了运动功能异常与脾胃消化功能异常相关，其后"脾与胃以募相连耳""阳明者表也，五脏六腑之海"表明治疗时重视脾经、阳明经的调理。

全面康复的目标，不仅仅在于人的肢体运动、脏腑生理、精神心理功能的恢复，还在于人适应自然环境及社会生活能力的改善或恢复。中医对疾病康复的评价也是从这些方面多层次、多维度评价人的疾病状态和健康水平。

2. 中医康复技术方法

中医康复技术方法是指在中医理论指导下，以最大限度地改善和提升人体功能水平，恢复功能障碍者独立生活、学习和工作能力为目标的一系列训练和治疗方法。它以导引、六字诀、太极拳、八段锦等传统运动疗法为主，也大量运用针灸、推拿、药物内外治法相加等中医治疗技术，针对具体功能障碍，如疼痛、平衡、言语、吞咽、二便功能障碍等，进行训练和治疗，以改善功能，缓解疼痛，改善平衡，增加关节活动度等，疗效确切，有广泛的实践基础。

人是一个复杂的有机整体，为此中医学提出"杂合而治"的疾病康复治疗原则，强调疾病康复中，不仅要综合协调各种有效的中医疗法，还要结合自我的摄生养护，同时注重自然环境与社会因素对健康的影响等。

随着中医康复的迅速发展，对中医康复医学技术的认识日益深化，中医康复医学分科越来越细。根据不同的疾病类型，分化为糖尿病康复、肿瘤康复、骨科康复等；按不同的特殊人群，分化为老年康复、儿童康复、女性康复等；按特定障碍，分化为神经康复、心肺康复、认知康复、疼痛康复等；按特殊临床需要分化为重症康复、社区康复等。分科的细化，一方面有利于提高中医康复服务诊疗水平，另一方面也有利于中医康复临床科研的开展，从而促进中医康复诊疗水平的进一步提高。

（二）外延

随着人们对功能在健康中的作用的认识不断深入，中医药在疾病康复中的核心作用越来越凸显，中医康复学与其他相关学科交叉融合，如老年医学、运动医学、医学工程等，学科内涵不断拓展。

1. 中医康复与老年医学

老年人因为慢性病或增龄，存在不同程度的功能障碍。现有的养老服务多数侧重为老年人提供日常的生活照护和基本的疾病预防、治疗，较少关注老年人的日常生活活动能力和功能水平的保持、提升，不能完全满足老年人的健康需求。实际上，除基础医疗外，老年人最需要的就是通过康复服务维持和改善他们的功能。为老年人提供康复服务，改善他们的功能水平和活动能力，能改善疾病状态、减少药物依赖，提高生活质量。中医所倡导的健康合理生活方式和中医有效的康复方法非常适合老年人的长期养复，如《寿亲养老新书》提出"摄养之道，莫若守中实内，以陶和将护之方。须在闲日，安不忘危，圣人预戒，老人尤不可不慎的"，"慎疾"胜"治疾"，这些对老年康复都具有很强的指导意义。为老年人提供康复帮助，是中医康复服务扩大、延伸的主要领域。

2. 中医康复与运动医学

运动疗法在中医学中应用广泛。马王堆汉墓出土的帛画《导引图》中，特定术势旁标注的"引头风""引温病""引腰痛""引背痛""引膝痛"等文字，就反映了人们通过锻炼有目的地防治疾病。《素问遗篇·刺法论》记载了治疗肾病的运动处方："肾有久病者，可以寅时面向南，净神不乱思，闭气不息七遍，以引颈咽气顺之，如咽甚硬物，如此七遍后，饵舌下津令无数。"涉及主治病证及运动方式、次数、时间、时辰和方位选择等。

当前，我国已将全民健身上升为国家战略，提出大力发展运动医学和康复医学，促进两者融合发展。将中医康复中的传统运动疗法与现代科学相结合，对慢性病患者、老年人和健康人的心肺功能、肌肉力量和耐力、平衡能力等进行评估，为他们制订个性化的运动处方，让他们学习练太极拳等传统运动，可以改善身心功能，从而增进健康。

在体育运动中，由于运动的强度、难度及防护意识等各种原因，容易造成各种类型的运动损伤。受伤后如果没有进行系统的康复治疗，一些身心功能障碍可能长期存在，影响正常的生活。中医康复手法对常见的运动损伤，如软组织损伤、骨关节损伤等有很好的疗效，可以缓解疼痛，促进损伤恢复。

3. 中医康复与医学工程

在中医理论指导下，深度挖掘中医康复原创资源，凝练中医康复共性技术，和医学工程技术、新一代信息技术、新材料、前沿生物技术等相结合，研发中医康复关键技术装备，将中医康复的技术优势转化为设备优势，丰富中医康复诊疗手段，提高中医康复临床疗效，是中医康复自身发展的需要。

随着新一轮科技革命和产业变革深入发展，中医康复诊疗设备的研发越来越注重与现代科学技术的融合，呈现出数字化、智能化的趋势。我国《"十四五"医疗装备产业发展规划》将中医康复诊疗设备列入重点发展领域，明确提出发挥中医在保健康复方面的独特优势，开发融合大数据、人工智能、可穿戴等新技术的中医康复装备；促进推拿、牵引、光疗、电疗、磁疗、能量治疗、运动治疗、正脊正骨、康复辅具等传统保健康复装备系统化、定制化、智能化发展等。

第二节　中医康复学与相关学科的关系

一、中医康复学与中医临床学科

中医康复学与中医临床学科都是中医学不可分离的部分，都是为健康服务。中医临床学科解决疾病状态，中医康复学解决功能问题，而功能问题多数是由伤病造成的，两者都是医学服务的重要组成部分。

中医临床学科关注疾病的病理、病因和症状，通过医学手段保存生命，减轻或消除症状，减轻疾病对功能造成的伤害。临床治疗是疾病恢复的重要基础，临床上及时的救治，为功能的恢复及良好的康复结局打下了基础。中医康复学关注人的功能状态，通过改善和提升人的各种功能及能力，改善疾病状态，提高生活质量，达到健康的最大化。中医临床学科和中医康复学，两者相辅相成，共同促进身体健康。

中医康复学往往通过功能评价的方式进行诊断。以往评价多用量表的形式，随着科技的进步与发展，摄像头捕捉、肌电图（electromyogram，EMG）反馈、压力反馈等多种技术应用到康复诊断和评价环节。评价注重生命的活动和功能能力的表现，如步态不利，中医康复重点评估肌力、肌张力、关节活动度、步态分析。建立在不同功能障碍评价的基础上，相应地形成了中医康复学的分类体系，如运动功能障碍、认知功能障碍、言语和语言功能障碍等。

中医康复围绕身体功能的改善、保存和恢复，通过对功能的全面评价，采用传统运动疗法、针灸等中医康复技术方法，强调主动积极的预防和治疗，其目的是恢复人的身体功能和自主生活能力。

康复医学本身具有多学科的性质，它不仅包含医学康复，还涵盖社会康复、职业康复、教育康复、康复医学工程等。康复医学在方法应用上，服从于功能障碍的需要。很多障碍是复杂的、多器官的、多系统的，需要用各种方法进行治疗，中医康复也是如此。行之有效的中医技术，只要能为功能的改善、保存和恢复服务，都属于中医康复的技术范畴。

中医康复学重点在于辨识功能障碍发生的原因、部位、性质、程度、表现及其所造成的影响，然后确立相应的康复原则，设定康复结局目标，制订具体的康复方法及技术，将中医康复技术应用于改善功能障碍的康复治疗中。

康复关注生命全周期，服务健康全过程。除了伤病造成的功能障碍外，对于增龄、环境、社会因素引起的功能损害，中医康复技术、手段同样是有效的。有些人虽然没有明显的病理体征，但在中医临床功能评价中存在功能的问题。没有明显的病理体征，不等于没有疾病，同样需要通过康复维护好自己的功能水平。

随着现代完整的医学服务从传统的治愈疾病的模式向以维护人的健康为目的的服务模式转变，中医康复学与临床学科的联系越来越紧密，一些疾病临床治疗过程中，逐渐开始注意介入康复，如各种急慢性损伤病证、心血管疾病、肿瘤等，患者的疾病状态得到更好的缓解，相应的并发症减少，药物依赖减轻，功能水平和健康状况得到最大化的改善。

二、中医康复学与中医养生学

中医康复学与中医养生学都是为健康服务的。中医养生学是在中医理论指导下，探索人类生命活动规律，研究养生理论和养生技术，以实现人类强健体质、预防疾病、延缓衰老为目的的一门学科。"养生"最早见于《庄子·养生主》，又称为摄生、道生。"养"有保养、调养、补养之意，"生"即人体生命，养生则指人通过各种方法对身体进行调养的行为活动。随着中医养生学的不断发展，其内涵不仅仅是预防疾病，还包含心理调适、增强智力、美容养颜等，其适用范围不仅仅是亚健康人群，同样适用于所有健康人群。中医康复学围绕如何维护好自己的功能水平，采取各种中医康复技术方法，改善功能，从而达到最佳的健康状态，主要服务对象是慢性病患者、老年人、残疾人及普通人群的日常健康维护。

从20世纪80年代开始，随着现代康复医学传入我国，因为养生和康复的理念相通，基本摄生思想趋同，许多传统养生和康复的手段也相近，如精神调摄、运动调摄等，因此，养生和康复常常相提并论，中医养生康复学应运而生。然而，随着人们对健康、功能的认识进一步深入，中医养生学与中医康复学之间的界限逐渐清晰，康复关注的是功能，尤其是中医整体功能观理论体系的建立，强调"形与神俱""形神合一"，才能达到"天人合一"的功能健康状态。中医康复学工作内容的重点，就在于身体功能状态的评价、预防和康复。而且，随着康复辅具的发展及其在康复领域的广泛应用，通过康复辅具的适配与训练，对身体功能进行补充与替代，也成为康复与养生之间分而不同的显著标志。

三、中医康复学与西方康复医学

中医康复学与西方康复医学都是通过对功能的评价、预防和康复，改善、保存和恢复功能。两者在性质、内容、任务等方面是一致的，但各有特点。

中医康复学在中医理论指导下，综合运用传统运动疗法、针灸、推拿、药物内外治法相加等中医治疗技术，促进身体功能的改善，提升人的健康状态。

西方康复医学以功能解剖、运动学、生物力学、神经生理学等为理论基础，综合运用物理治疗、作业治疗、言语治疗、康复工程、心理治疗等手段，促使功能障碍者回归家庭和社会。

中医康复在整体观指导下，强调人体功能的康复，既要注重肢体、脏腑、神志功能的协同统一，还要实现环境适应能力和社会活动参与能力的全面康复。因此，中医康复临床诊疗不仅注重肢体功能的锻炼，脏腑、神志功能的调节，还注重环境适应能力和社会活动参与能力的恢复，达到最佳的健康状态。

西方康复医学综合应用医学的、教育的、社会的、职业的各种方法，最大限度地改善和提升功能障碍者的功能，促使他们回归家庭和社会。不仅针对身体功能，而且着眼于整个人，从生理、心理、社会及经济能力等方面进行全面康复。

中医康复学与西方康复医学的结合，是我国康复医学的优势和特色。中医康复共性技术和西方康复融合过程，是康复方案不断优化的过程，能有效提高临床疗效、改善患者康复结局。如针刺联合计算机辅助认知训练康复方案，较单纯的针刺疗法或计算机辅助认知训练疗法，能更好地改善脑卒中患者认知功能障碍；中医推拿结合现代康复治疗，较单纯采用现代康复技术，能更好地改善老年脑卒中偏瘫痉挛期患者的痉挛状态、神经功能和肢体运动功能。中医康复医学与西方康复医学优势互补、相互融合成为我国康复医学发展的主流趋势。

第一章 中医康复学的发展历程

中医康复学是中医学的重要组成部分,其所蕴含的注重整体功能、提倡健康生活的思想及丰富有效的康复技术,在中华民族的发展中发挥着不可替代的作用。中医康复学历史悠久,源远流长,它强调顺应自然,培养正气,通过因人因地因时的干预手段和合理的生活方式,维持良好的脏腑、气血、经络的功能平衡,并与社会和自然环境相适应,使人保持"形与神俱""形神合一",达到"天人合一"的健康状态,其具有丰富的学术内容和卓著的医疗成就。中医康复学的发展历程可以大致分成如下几个阶段。

第一节 远古时期的起源

人类发展史以许多真实可信的资料,如考古发掘的实物、文献和岩画等证明,火的发明和使用,是人类进化极其重要的因素;劳动、狩猎、战争、祭祀等,是人类最古老的生活内容。在同自然灾害、猛兽、疾病做斗争的过程中,医疗保健活动发端,并逐渐发现了早期运动方式,学会了使用最早的医疗工具和方法等。

一、"火"的利用

人类祖先从恶劣的环境中生存下来,"火"的使用是最重要的。考古发现,远古人类早在"北京猿人"时期,就学会了用火,已经能够制造粗糙的石器和原始的骨器工具,在原始人居住的山洞里发现很厚的灰烬与用火烧过的兽骨。火带来的不仅是安全,还能抵御寒冷;在掌握了人工取火和有效保护火种的方法之后,原始人便能借助火来照明防寒、吓跑猛兽、炮生为熟,大大提高了人类适应自然的能力,降低了他们的死亡率及提高了新生命的存活率,从而保存了有生力量。恩格斯认为:火的利用和动物的驯养,是人类进化史上"两种新的有决定意义的进步"。

(一)促进人的进化和健康

因为长年累月"茹毛饮血"的状态,远古人不但肠胃功能受损,而且滋生出各种疾病。火能够帮助人烹制熟食,大大降低了人类由于食用过多生食而引起疾病的风险。火的使用让人类的饮食卫生和饮食结构、营养结构都大为改善，再加上渔猎、畜牧的出现和发展，人类逐渐能够摄取大量富含蛋白质的动物食物，脑容量增加，体质改善，人的进化和健康得到维护，寿命也随之增长。

（二）原始热熨法起源

原始人在求食自卫的活动中受伤和生病是难以避免的。从史前人类偶尔接触火，到有意识地利用火燃烧、升腾、明亮、温暖的特点，通过各种方式，如新石器时代居住遗址地中发现的用火取暖的灶坑、火烧地面、实心灶等，来获得驱潮、取暖的效果。

据记载，北方草原民族率先意识到，"火"给人类提供了光明，带来了温暖；以及"火"的烹调方法；最重要的是"火"对人类疾病的神奇治疗效果。我国古代文献和考古遗址的双重证据都证实了，北方草原民族最早发现并使用了"炙地""火炕""火墙"等具有疾病治疗效果的取暖方法，而且部分方法一直使用至今。由于蒙古高原是一个冬季长、夏季短，历来风寒冰冽、气候寒冷的地区，那里生活的人以游牧为主，在烘火取暖和烤炙食物的同时，人们发现热物贴身可以解除或缓解某些如僵硬、疼痛等不适，于是便产生了原始的热熨法。著名的甘肃武威汉简中有关于北方草原民族使用"热熏疗法"进行治疗的文献记载："去中令病不复发闭塞方：穿地长与人等，深七尺，横五尺，用白羊矢乾之十余石置其阬（炕）中，从（纵）火其上，羊矢尽，索横木阬上，取其卧，人卧其阬上，热气尽，乃止。其病者，慎勿得出见。"

"热熏疗法"与"炙地""火炕"都属于利用"火"的热能来对人体的寒证进行治疗的外治方法。这些原始的以火疗和温热疗法、热熨疗法为共同手段的治疗方法，是早期人类保持正常活动功能和病后恢复功能的最主要条件，表明人类掌握了支配"火"自然力的能力来改善自己的生存条件和维持身体的功能。

二、原始生存条件和生活环境

有了人类，就有了卫生保健活动，对衣、食、住的寻求和选择，构成了最基本的卫生保健认识，形成了人类对生活环境和社会环境最早期的认识。

（一）原始通风向阳意识

远古人类的居处从巢居、穴居到建造房屋，经历了漫长的岁月。房屋不但是人们休息、御寒的处所，也是防御野兽侵袭、保护火种和进行炊事的场所。同时人类通过居住生活方面的改善，而有意识地提高自我保护和自身健康的意识，以及为病后有效康复创造前提。《周礼·系辞》说："上古穴居而野处，后世圣人易之以宫室，上栋下宇，以待风雨。"而选择向阳、高处、背风的位置，成为洞穴或石崖居所的首选。此外，认识到居室内空气对流的重要性，半坡时期的房屋已被证明有了囱（天窗）的设计，证明半坡时期的先民已经能预先考虑到室内的空气对流，从而有利于健康的问题。这种以改善居住条件来加强人类自身功能养护，适应自然的方式，可以说是人类最早、最朴素的保健康复措施。

（二）原始衣着意识

衣着的进步，也是原始人类早期活动能力与自我功能保护起源的条件之一。我国于山顶洞人的文化遗存中已发现骨针，说明当时人们已有缝纫技术，有了兽皮之类的衣服。至新石器时代，随着整个社会物质文化的进步，缝纫术日益普遍。原始人从赤身裸体发展到以兽皮、树皮充当衣服，到后来有了原始的纺织缝纫活动，完成了较完整的衣着配置。人类卫生保健至此又发生了一大进步，增强了适应自然界季节、气候变化的能力。

三、原始导引运动的起源

缘于生存的需求和抵御病痛，或本能的自我保健活动，通过生活观察和反复体验，有了原始的对身体的认识；萌芽了导引运动可以恢复身体功能，恢复活动能力的认识。

（一）远古时期对身体的认识

在中国境内不断发现的岩画，是早期先民留给我们了解旧石器时代晚期文明的最直接的线索。岩画的大部分是史前没有发明文字前，借用图像符号来进行交流的一种具有"文字"意义的工具。关于身体词汇的记录开始以图画等形式出现。在仰韶文化遗址曾发现刻画在陶器上的符号。从这些符号的形体和刻画部位看，已是具有文字性质的符号了，经测定距今已有五六千年历史。陶文之后，甲骨文的出土为今人研究殷商历史文化提供了基本素材。根据甲骨文、金文有关字形结构分析，夏、商、周三代对人体官窍、躯体、骨骼等已经有基本正确的认识。

（二）导引的起源

在狩猎生活为主的原始时代，人们对动物的生活习惯和运动姿势必然是了解的，这种对飞禽走兽动作的模仿产生了早期的手舞足蹈。大量的岩画记录了远古先民有规律的手舞足蹈的身体运动。人们逐渐发现舞蹈的动作有消肿、缓解疼痛和舒筋壮骨，恢复身体活动功能的作用，自此取材于一些舞蹈动作的导引动作逐渐形成。如《吕氏春秋·仲夏纪·古乐》记载："昔陶唐氏之始，阴多，滞伏而湛积，水道壅塞，不行其原，民气郁阏而滞著，筋骨瑟缩不达，故作为舞以宣导之。"陶唐氏早于黄帝的时代，这个时代的人们已经懂得以乐舞来活动筋骨。这里的"舞"就是活动肢体，能起到活动关节和肌肉的作用，也能够治疗由于"郁阏滞著"带来筋骨瑟缩不达的疾病。而"导"可能就是导引的雏形。同时期人们在实践中发现，一定的动作、呼吸和发音可以调节人体的某些功能。如《庄子·刻意》载："吹呴呼吸，吐故纳新，熊经鸟申，为寿而已矣。此道引之士，养形之人。"庄子注重养神，无意养形。但这里的记载也提示古人对"导引"本意应为"道气指引"的认识。

人类文明进入到夏代，大禹治水的传说世人皆知。禹为了治水，往来奔走于天下，以至于积劳成疾。《吕氏春秋·求人》曰："不有懈惰，忧其黔首，颜色黧黑，窍藏不通，步不相过，以求贤人，欲尽地利，至劳也。"为了普通百姓，大禹忧劳过度，乃至脸色发黑，气息不畅，腿部也出现了行走不便的问题。为了减轻腿部的问题，产生了无意识的"禹步"。所谓"禹步"是指两足不能相过的跛行步伐；也有观点说是"禹模仿鸟在陆地上行走的步法"。时至今日，西南少数民族地区，如羌族等依然保留有"禹步"在庆典祭祀时舞蹈的方式。

第二节 中医康复思想萌芽时期（先秦时期）

科学史表明，任何一门学科的建立和发展都与哲学紧密相关，并与同时期的社会文化背景难以分割，故有"医易相通，理无二致"的说法。形成于春秋战国时期的先秦诸子关于天人之辨、精气神、阴阳五行等哲学思想的论述，极大地影响了中医康复思想的萌芽。导引术形成并被记录下来，成为中医康复运动疗法萌芽的标志。并第一次出现了辅具的记录。

一、哲学基础及影响

（一）整体观及其影响

萌生于西周的阴阳、五行和八卦等概念，是中国传统哲学整体观的基础。古人生活在自然界中，对天地、风雷、水火、山泽等自然现象，以及对人类本身的长期观察，产生了"阴阳""八卦"等概念。阴阳的概念，最初是指日光的向背而言，后在此基础上进行了引申，凡光明、温暖、清扬向上、运动的，都属于阳；黑暗、寒冷、浊重向下、安静的，皆属于阴。之后又观察到一切事物的阴阳两面都不是固定不变的，《国语·越语》曰："阳至而阴，阴至而阳；日困而还，月盈而匡。"阐明了阴阳达到极点时，就要向其相反方向转化的规律。《周易·系辞上》说："阴阳合德，而刚柔有体。"关于"八卦"的认识，如《周易·系辞下》说："古者庖羲氏之王天下也，仰则观象於天，俯则观法於地，观鸟兽之文与地之宜，近取诸身，远取诸物，於是始作八卦，以通神明之德，以类万物之情。"道出了"八卦"产生的现实基础。《周易》把世间的自然现象和社会关系，都统一纳入到阴阳和八卦的体系中，认为自然和人是相互联系，又相互矛盾的有机统一的整体，在这个论调的基础之上，《周易》主张：世间万物都不能孤立地存在，它们是相互联系、相互影响、相互统一的，同时也是存在对立的，但是它们也是和谐的整体。"太极"就是这个由世界万事万物组成的整体的最原始状态。

五行创说久远，源于古人对生产实践的关系考察。载于《易传》的后天八卦五行关系图包含着深层次的哲学见解：一是揭示了五行相生的关系，是由自然界的阴阳消长，物候变化的规律决定的。木生火、火生土、土生金、金生水、水生木。二是明确了阴阳与五行的对应关系，春夏属阳，木表示阳气始生；火表示阳气已盛。秋冬为阴，金表示阴气始生，水表示阴气已极。土介于夏秋之间，含阴阳二气，主养育万物。

以阴阳五行为核心的整体观，揭示了世间万物的对立统一、动静升降、互根依存以及剥复转变、生克胜复等的规律，成为整个中医学基础理论体系的重要组成部分，是中医学特有的思维方法之一。整体观指导中医康复学关于整体动态变化的观念萌芽。

（二）天人观及其影响

远古的人类认为天是主宰一切的神，"天垂象，见吉凶"（《周易·系辞上》）。直到春秋时子产首先提出了"天道远，人道迩"（《左传·昭公十八年》）挑战天命观，开启了重新认识天人关系的序幕。先秦诸子无一不对天人关系进行阐述，最有代表性的是儒家与道家。道家的老子主张天道自然无为，人只要顺应自然，就能把握天道。庄子"天地与我并生，万物与我为一"（《庄子·齐物论》）的逍遥境界，将老子消极无为的思想向前又推进了一步。儒家的观点则不同，儒家的孔子与孟子秉持人与义理之天的合一理念，强调"天人合德"。其中《孟子·尽心》将心、性、天统一起来，提出"尽其心者，知其性也；知其性，则知天矣"。荀子是先秦儒家的最后一位代表人物，是先秦时代百家争鸣的集大成者。他接受了一定的道家自然无为的思想，摒弃孟子以为理性就能知天的观念，建立起儒家的自然主义天道观。荀子关于天人关系的思想包含两方面："天人相分"和"制天命而用之"。荀子指出天就是自然界，如《荀子·天论》曰："列星随旋，日月递炤，四时代御，阴阳大化，风雨博施，万物各得其和以生，各得其养以成，不见其事而见其功，夫是之谓神；皆知其所以成，莫知其无形，夫是之谓天。"荀子基于天是独立于人们意识的客观存在的认识，提出"制天命而用之"的主张，对先秦天人之辨做了朴素唯物主义的总结。

"天人感应""天人同类""天人合德""明于天人之分"等思想深刻影响了中医康复顺应自然规律，积极调动人的主观能动性和潜能的思想萌芽。

（三）气、精、神学说及其影响

气、精、神是我国古代哲学中的重要命题。先秦哲人们认为，气和精相互转化，为万物之本原，即"气一元论"。既然一切有形之物均本于气，对人也不例外。《庄子·知北游》说："人之生，气之聚也，聚则为生，散则为死。"后荀子在《荀子·王制》中又提出："水火有气而无生……人有气有生。"

中国哲学史上，最早提出精气说的是《管子》的"内业""心术上""心术下""白心"四篇，提出"精气"化生万物之说，并深入探究"精气与形""精气与神"之关系。"精也者，气之精者也"，这里的"精"是一种极细微而粹美的气，亦即精微之气，因此有"精气"之称。对于人来说，《管子·内业》云："精存自生，其外安荣，内脏以为泉原，浩然和平，以气为渊，渊之不涸，四肢乃固，泉之不竭，九窍遂通。"可见管子认为"精气"内藏丰沛不竭乃身强体健之本，人的生命力有无、强弱的原因就在于体内留存之精气，精气旺盛如渊泉之不竭，则生命力旺盛，肢体强健，九窍畅通。

神是精气之表现，也指事物的玄妙变化。如《管子·内业》所说："一物能化谓之神。"《周易·系辞上》也有"阴阳不测之谓神"之说。这里哲学家所说的神，并非神灵，而是指变化神奇之意，属于自然之力、造化之功。

在气精神哲学思想影响下萌芽的中医康复学的生命观和功能观，构成中医康复学理论的又一重要支撑，对人体的生长、发育、衰老等起着主导作用。

（四）形神观及其影响

春秋战国时期哲人们深入探讨形与神、人体与精神两者之间的关系。一般认为《墨子》首次将"形"与"神"并举，并明确提出生命是由形体与意识精神相合而成，如《墨子·所染》云："不能为君者，伤形费神，愁心劳意，然国逾危，身逾辱。"说的是不知治国方法的君王徒然劳损身体、耗费精神而国不治，此处将形、神并举，表示人之生命包含形体与精神两方面。此外，《墨子·经上》云："生，刑（形）与知处也。""刑"即形体，"知处"即意识、知觉。

老子、庄子崇尚自然，提出"养神"和"全形"结合，主张养神当以静为主，静中求动；全形当以动为主，动中求静。《庄子》非常深入地探讨了形与神的关系，以"形"与"身"代表形体，以"神"与"心"代表精神，常将"形体"与"精神"相对而论。《庄子·刻意》云："形劳而不休则弊，精用而不已则竭。"分述形体与精神，若辛劳不休息、使用不停歇便会疲困、枯竭。庄子认为精神状态直接影响人体御邪的能力，故《庄子·庚桑楚》云："非阴阳贼之，心则使之也。"又如《庄子·刻意》所谓："平易恬淡，则忧患不能入，邪气不能袭。"由此提出了养神使心全神全时，则可使邪气不入，此即神全而形全的状态。

荀子在形神关系的探讨上，首次明确提出"形具而神生"，认为精神依附形体而产生并存在，形体是精神产生的物质基础。《荀子·天论》曰："天职既立，天功既成，形具而神生，好、恶、喜、怒、哀、乐藏焉，夫是之谓天情。"先有形体，而后生神，此"神"指称人的意识和精神，又具体提出神与喜、怒等情志相关。

《淮南子·原道训》谈了形、气、神三者的慎守问题，说："夫形者，生之舍也；气者，生之充（当作元也）也；神者，生之制也。一失位则二者伤矣……故夫形者非其所安也，而处之则废；气不当其充而用之泄；神非其所宜而行之则昧，此三者不可不慎守也。"

同时期的《吕氏春秋·尽数》也说"天生阴阳、寒暑、燥湿、四时之化，万物之变，莫不为利，莫不为害。圣人察阴阳之宜，辨万物之利以便生，故精神安乎形，而年寿得长焉""流水不腐，户枢不蠹，动也。形气亦然。形不动则精不流，精不流则气郁。郁处头则为肿、为风，……处足则为痿为蹷"。以上论述，首次较为系统地提出了顺应阴阳四时变化，动以养形，使精气血脉畅流不息的思想。

形神观的哲学思想对以"形与神俱""形神合一"为基础建立的中医康复功能观的影响是深远的，至今依然起着指导性作用。而"流水不腐，户枢不蠹"的运动道理，对导引健生，恢复功能的发展影响很大。导引术依据"形不动则精不流，精不流则气郁"的思想，萌芽并形成了形、神、精、气为一体的运动关系和理论，创编出与导引相关的保持机体活力、治疗疾病、恢复功能障碍的运动健身方法。

二、导引术的形成

迄今为止，有关古代导引术的重大考古发现主要有两次。第一次是 1973 年湖南长沙马王堆三号汉墓中出土的一幅导引图谱《导引图》，第二次恰好时隔 10 年之后，即 1983 年在湖北江陵张家山 247 号汉墓中发现了一部导引专著《引书》。这两次考古发现不仅补充了传世文献对导引术式记载的缺漏，而且更为传世文献对有关先秦至两汉初期导引术和功用的记载做了印证。此两者都是中医导引的专书，内容平实，皆围绕导引治疗疾病和恢复功能展开。

（一）导引图

马王堆汉墓出土的《导引图》是最早记载导引术式的图谱，描绘了 40 多个姿势的图像，有呼吸和肢体运动，既有徒手运动，也有借助器械的导引方法，并注明它们的名称和主治疾病。针对疾病的导引方法多由"'引'＋疾病"或"'引'＋症状"的结构组成，如"引积""引聋""引膝痛""引胠积""引项""沐猴讙引炅中""引胃病（引温病？）""坐引八维""引痹痛"等，"引"即"导引"之意。其中"引胠积"术式、"引痹痛"术式和"引胃病"术式经过还原，证实可以促进人体组织、脏腑器官和肢体障碍的功能恢复与加强。

（二）引书

张家山汉墓出土的竹简《引书》是迄今所发现的最古老的一部导引专著，全书记载了65 个具体的导引动作，其中仿生术式约占四分之一，是最为全面的记述秦汉以前导引术的文献；记载了至少 44 种疾病及其对应的导引治法，基本一病一法。其中针对肢体手足伤痛类占了 12 种，即项痛不可以顾、苦两足步不能钧而善膝痛、踝痛、膝痛、股痛、背痛、腰痛、支尻之上痛、足下筋痛、肩痛、肘痛、诎（屈）筋等关节或肌肉疼痛的病症；苦两手少气，即肢体无力病症，是与马王堆汉墓文献记载同时期又一批伤痛类功能障碍导引适应证和方法，且更加详细。其导引的方法多种多样，或单纯动作导引，或借助工具，或需要他人辅助，或配合呼吸吐纳等，可以一窥当时导引疗法的临床操作情况。《引书》记载的导引方法首次为我们揭示了导引练功主动性疗法的特点，开运动疗法之先河。它充分利用了人的呼吸和动作功能对人体的疾病或功能障碍部位进行调整，不受工具限制，不受场地限制，完全是自主运动，有利于促进疾病的痊愈和功能的康复，缩短治疗时间。

上述两部先后出土的导引术帛画和竹简，是对秦汉以前导引的系统总结，对后世导引术起着承前启后的作用，在后代很多导引书籍的内容中可以找到其踪迹，如"虎引""复鹿"等，为后世五禽戏所借鉴。《引书》中的一些治法一直流传至今，在现代疾病康复中仍然很常用，如"引腰痛，两手之指夹脊，力轫以仰，极之；两手奉尻，僂头，揗之，头手皆下至踵，三而已"，说的是导引治疗腰痛，用两手指按住腰脊部，用力后仰，再用力前俯，头手向脚跟靠拢。通过前后的拉伸运动，疏通腰部的筋脉。其对导引的文字描述与马王堆汉墓《导引图》中的图式可以互相印证，相得益彰。

三、身体结构和功能的认识

通过我国各地陆续出土的秦汉以前古代医学文献和实物，先秦两汉简帛医书关于身体的描述为我们揭开了中国早期医家对于身体结构和功能的医学认知。而这些记载都早于《黄帝内经》。

（一）对六痛的认识

《脉书·六痛》源自湖北江陵张家山汉墓出土的汉代医简，首次记述了人体的 6 种组织，即气、血、肉、筋、骨、脉的生理功能及其发病的疼痛证候，曰："夫骨者柱也，筋者束也，血者濡也，脉者渎也，肉者附也，气者呴也。"这一论述认为人体以骨为柱，即骨头是支撑身体的柱子；以筋为束，即筋是束缚身体的绳子；以血为濡，即血液是濡润身体的汁液；以脉为渎，即脉是身体内部的沟渠；以肉为附，即肌肉是附着在身体上的东西；以气为呴，即气是身体吐纳呼吸的物质。《脉书》从骨、筋、血、脉、肉、气的功能进行比喻，从而构建了人的身体。

基于身体 6 种结构的六大功能，提出"六痛"，曰："故骨痛如折，筋痛如束，血痛如泣，脉痛如流，肉痛如浮，气动则扰"，形容骨痛时如同柱子被折断，筋痛时如同被捆绑起来，血痛时如同被浸泡一样，脉痛时如同水在流润，肉痛时如同漂浮一样，气痛时如同吐纳被扰动，也是通过比喻描述了"六痛"的症状。

（二）对经脉的认识

马王堆汉墓医书《足臂十一脉灸经》《阴阳十一脉灸经（甲本）》《阴阳十一脉灸经（乙本）》，张家山汉墓医书《脉书》中的《阴阳十一脉灸经（丙本）》等，对经脉的循行进行了论述，《足臂十一脉灸经》《阴阳十一脉灸经》都认为身体由十一脉组成，比《灵枢》十二脉少了一脉。

（三）对喉瘖的认识

对喉瘖最早的认识可见于殷商时期，早在殷墟甲骨卜辞中就有"音有疾""疾言"的记载。

四、辅具的起源

为了生活和劳动，古代肢残人已经使用了拐杖、木假肢和矫形器等简单的辅助产品。目前发掘的最早辅助产品是《国家宝藏 第三季·安阳殷墟考古》中展示的商代亚长墓出土的假肢"青铜手"，残长 13.2cm，宽 6.8cm，2000 年安阳殷墟花园庄东地 54 号墓出土（图 1-1）。陈列于新疆吐鲁番博物馆（图 1-2），出土于中国吐鲁番胜金店墓地的人腿假肢（碳定年数据为公元前 200～前 50 年），是人类历史上出现最早的人腿假肢实物，比此前认为的世界上最早的假肢——罗马卡普拉假腿早了数百年。在世界公认的轮椅历史中，发现最早的图片是中国南北朝（公元 525 年）石棺（东汉董永侍父画像石棺，于 1999 年四川合江区政协建房工地出土）上雕刻的带轮椅子，可以认为是现代轮椅的前身（图 1-3）。

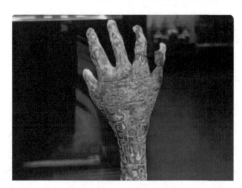

图 1-1　青铜手

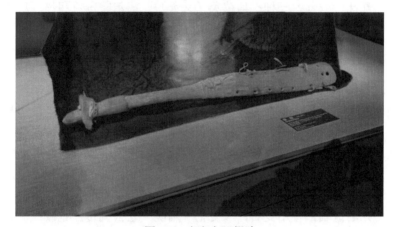

图 1-2　出土人腿假肢

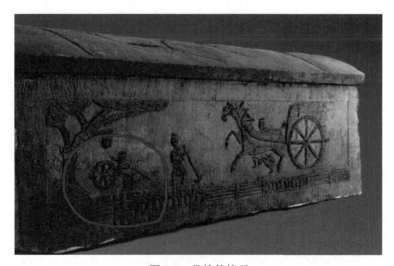

图 1-3　带轮的椅子

五、其他疗法的起源

（一）灸疗法

"灸"疗法在《黄帝内经》中有明确记载，可以推测"灸"疗法的起源早于《黄帝内经》成书年代。《素问·异法方宜论》记载："北方者，天地所闭藏之域也。其地高陵居，风寒冰冽，其民乐野处而乳食，脏寒生满病，其治宜灸焫。故灸焫者，亦从北方来。""灸焫"疗法是"艾灸"疗法的原始形态，源自于北方草原民族长期的生活用火习俗和特有的医疗文化传承。此处的"灸焫"实质上指的是"灸"和"焫"两种以"火"为手段的治疗方法。"灸焫"疗法一般分为三种：乌拉灸（艾灸）、霍尔蒙古灸和热熏疗法，主要治疗风寒、寒湿引起的各种疾病。

（二）古砭石疗法

古砭石疗法起源于原始社会时期石器时代。石器时代人类生产生活所用的工具大多是用石头制作的。在人类的历史上，人们为了医治疾病所能采用的各种手段，是与当时的社会生产力及生产条件密切相关的。据记载古人多在患病及身体不适时，在患部用信手抓来的石头进行些简单的压擦刮刺等操作，随后便发现病痛竟然能够有所缓解。古人逐渐积累了一些经验，制作出了形状各异的可用于缓解病痛的石头，即被称作砭石；形成了一些用石头治病的方法，即后来所称的砭石疗法。

春秋战国时期名医扁鹊善用砭石，《史记·扁鹊·仓公列传》记载："若太子病，所谓尸厥者也……扁鹊乃使弟子子阳厉针砥石，以取外三阳五会。有间，太子苏。"《素问·异法方宜论》指出："其病皆为痈疡，其治宜砭石。故砭石者，亦从东方来……其病挛痹，其治宜微针。故九针者，亦从南方来。"从上述记载可知，砭石疗法应该是一种有别于针刺疗法的独特外治法。

砭石疗法自东汉后逐渐消失。再次兴起并用于临床康复，已经是现代 20 世纪 80 年代，随着"泗滨浮石"的被发现，砭具作为国家认可的医疗器械有了国家标准，应用泗滨浮石作为砭具开展临床治疗的方法，被称为新砭石疗法。新砭石疗法在中风后遗症半身不遂、痛证、颈椎病等临床康复中的应用和相应的研究不断出现。

（三）音乐疗法

最早记载音乐与疾病和健康关系的文献是《吕氏春秋·仲夏纪·古乐篇》，其云："昔古朱壤氏之治天下也，多风而阳气蓄积，万物散解，果实不成，故士达作为五弦瑟以来阴气，以定群生。"

春秋时期，秦国医家医和第一次提出了与医学有关的两个相对的音乐概念——"中声"与"淫声"来说明音乐对人体生理状态的影响。如《左传·昭公元年》曰："烦于淫声，堙心耳，及忘和平，君子勿听也。至于烦，乃舍也易，天以生疾。君子近琴瑟，以仪节也，非以心也。""中声"能节制人心，保持内心平和，有益健康；"淫声"只会使人失去平和本性，并导致疾病出现。在医和"中声"理论的基础上，孔子进一步提出"中庸"概念，追求过犹不及、恰到好处的美，即"乐而不淫，哀而不伤"。认为音乐不仅具有娱乐身心的作用，还是追求人生崇高修养和美好品德的途径，并能通过道德的修炼获得健康与长寿，如"知者乐水，仁者乐山；知者乐，仁者寿"。荀子不仅提出"乐者乐也"的命题，深刻地揭示音乐对情绪的影响作用，还认识到音乐对人体生理功能的影响，如"耳目聪明、血气和平"。

第三节 中医康复理论奠基时期（秦汉魏晋时期）

秦汉时期，上承诸子百家争鸣、文化活跃之余绪，加上国家统一后，虽然依然有战乱，但社会经济繁荣发展，天文、历法、数学等古代科学技术的进步直接推动了古代医药学的发展。这个时期对人体、生命、疾病、健康等认识有了极大的进步。尤其是《黄帝内经》作为我国现存最早的一部医学著作，确立了中医基础理论的体系，为中医学的发展奠定了基础。全书也充分体现了中医康复有关的理论、原则、方法等思想，并记载了许多有效的手段和方法，奠定了中医康复学基础。秦汉时期，以及延续到魏晋南北朝，许多医家对中医康复思想的发展和康复疗法的丰富都做出了不可磨灭的贡献，如张仲景、华佗、葛洪、陶弘景等。晋代葛洪《肘后备急方》首创用竹板固定治疗骨折，开拓了小夹板治疗骨折的历史。这种用夹板等体外器械来固定辅助治疗的方法，被视为骨伤康复矫形器的萌芽。

一、中医康复基础理论的奠定

中医康复基础理论体系是在《黄帝内经》所创立的中医阴阳五行学说、脏腑经络学说、精气神学说等理论指导下建立起来的。中医康复基础理论具有四个基本观点，即整体观、功能观、健康观和辨证观。

（一）整体观的认识

人的生命活动不仅有形，更有精气神；不仅有形态，更有生态、动态、神态，最早在医学上系统阐述人是一个有机整体的是《黄帝内经》，包括形体结构之间，内在脏腑器官之间，心理与生理功能活动之间，以及人与外界环境的相互联系。

1. 从阴阳的关系认识整体观

《素问·生气通天论》说"生之本，本于阴阳"，强调了阴阳对立统一是生命活动的根本。"阴阳和调"（《灵枢·行针》），"阴平阳秘，精神乃治"（《素问·生气通天论》），"阴阳匀平，以充其形，九候若一，命曰平人"（《素问·调经论》）等记载都说明，当人体阴阳处于平衡协调状态时，人的生命活动正常。而"阴阳不和"（《灵枢·五癃津液别》），"形气相失"（《素问·玉机真脏论》）阴阳异常是病态的生命活动。对于阴阳活动的特点，《素问·生气通天论》说："凡阴阳之要，阳密乃固……阳强不能密，阴气乃绝。"说明阳气正常，是维持人体生命活动的关键，在功能活动中起主导作用；阳气偏盛，功能亢奋，则对阴气制约太过。对于康复医疗，就必须做到"谨察阴阳所在而调之，以平为期"（《素问·至真要大论》），之后才能"复其不足，与众齐同"（《素问·五常政大论》）。而"阴阳离决"（《素问·生气通天论》），"神气皆去，形骸独居"（《灵枢·天年》）阐述了人的生命活动的终结。

《灵枢·寿夭刚柔》说："人之生也，有刚有柔，有弱有强，有短有长，有阴有阳……是故内有阴阳，外亦有阴阳。在内者，五脏为阴，六腑为阳，在外者，筋骨为阴，皮肤为阳。"说明了人体的组织结构充满着阴阳的对立互根关系。

《灵枢·阴阳系日月》说："余闻天为阳，地为阴，日为阳，月为阴，其合之于人，奈何？岐伯曰：腰以上为天，腰以下为地，故天为阳，地为阴，故足之十二经脉，以应为十二月，月生于水，故在下者为阴；手之十指，以应十日，日主火，故在上者为阳……其于五脏也，心为阳中之太阳，肺为阴中之少阴，肝为阴中少阳，脾为阴中之至阴，肾为阴中之太阴。"揭示了阴阳的概念是相对的，阴阳的划分是有条件的，以阴阳的观点认识人体及其生命活动，具有普遍性和规律性，既有原则又灵活。

2. 从神与形的属性和关系认识整体观

（1）对神的认识：受到先秦诸子思想的影响，《黄帝内经》以"神"或"神机""神明"来表达神是生命活动的整体调控和生命信息的集中反映。如《素问·五常政大论》曰："根于中者，命曰神机，神去则机息。"《素问·阴阳应象大论》所谓"阴阳者，……神明之府也""天地之动静，神明为之纲纪"。《灵枢·天年》和《素问·移精变气论》更是提出了著名的观点："失神者死，得神者生也……得神者昌，失神者亡。"上述的"神"均有生命正常功能的主宰、造化之机的含义。

（2）神与五脏：《灵枢·本脏》说"五脏者，所以藏精神血气魂魄者也"。《素问·宣明五气》明言："心藏神，肺藏魄，肝藏魂，脾藏意，肾藏志，是谓五脏所藏。"首次细分了神魂魄意志的五脏归属，奠定了五脏藏五神的理论基础，即后世所称"五神脏"理论。《灵枢·本神》还详细论述了神的生成，描述了精、神、魂、魄、意、志、智、虑等概念及人类的思维过程，阐述了七情变化对五脏功能的影响和危害等，并指出所有的精神意识思维活动，都统属于心，由"神"支配，以精为物质基础，"故生之来谓之精；两精相搏谓之神；随神往来者谓之魂；并精而出入者谓之魄；所以任物者谓之心；心有所忆谓之意；意之所存谓之志；因志而存变谓之思；因思而远慕谓之虑；因虑而处物谓之智。"再如《灵枢·本脏》中说："志意者，所以御精神，收魂魄，适寒温，和喜怒者也……志意和则精神专直，魂魄不散，悔怒不起，五脏不受邪矣。"这个角度认识的"神"与"形体"相对，如《素问·调经论》"神有余则笑不休，神不足则悲"等。

（3）形神具备：《黄帝内经》首次阐释了形神俱备，乃成为人的必需条件，如《灵枢·天年》说："血气已和，荣卫已通，五脏已成，神气舍心，魂魄毕具，乃成为人。"《灵枢·经脉》曰："人始生，先成精，精成而脑髓生，骨为干，脉为营，肉为墙，皮肤坚而毛发长。"这里的血气、荣卫、五脏，骨、脉、肉、皮肤等皆形之类；神气、魂魄，皆神之类，即血气"和"、荣卫"通"、五脏"成"、心藏神气、魂魄和谐、形神协调时，才是一个具有生命活力的健康人，才能尽终其天年，即"能形与神俱，而尽终其天年"（《素问·上古天真论》）。

形神之间的整体观还体现在形神不能独立存在的关系上。如《素问·上古天真论》说："形体不敝，精神不散。"相反，"形弊血尽"，则"神不使也"（《素问·汤液醪醴论》）。

3. 从脏腑经络官窍的结构和功能认识整体观

人体由若干脏腑等组织器官组成，它们的功能相互关联，形成一体。《素问·五脏别论》说"所谓五脏者，藏精气而不泻也，故满而不能实""六腑者，传化物而不藏，故实而不能满也"。任何外在组织器官的功能失常，也都是内在脏腑功能失调的外在表现。如《灵枢·五癃津液别》云："五脏六腑，心为之主，耳为之听，目为之候，肺为之相，肝为之将，脾为之卫，肾为之主外。"即在形态结构上，人是以五脏为中心，通过经络系统把脏腑、五官、九窍等全身组织器官联络成的一个有机整体，并通过精、气、血、津液的作用，完成机体统一的生命活动。

（1）经脉与腧穴：《黄帝内经》较为系统地提出了经络、腧穴理论，是康复功能观的重要组成部分。《灵枢·本脏》曰："经脉者，所以行气血而营阴阳，濡筋骨，利关节者也。"《灵枢·海论》进一步说："夫十二经脉者，内属于腑脏，外络于肢节。"说明经络具有通行气血、濡养筋骨、沟通表里、联系整体、调节阴阳平衡的功能。首见于《素问·骨空论》的督脉，其循行的主体部分均没有离开脊柱，有督脊一体，入脑的位置含义。如《素问·骨空论》中载有："与太阳起于目内眦，上额交巅，上入络脑……挟脊抵腰中，入循脊络肾。"《灵枢·背腧》载有："在脊背骨节之交，督脉之所循也。"《难经·二十八难》中有："起于下极之俞，并于脊里，上至风府，入属于脑。上巅，循额，至鼻柱。"汉代吕广注此句为："督脉者，阳脉之海也。"唐代杨玄操次注："督之为言都，是人阳脉之都纲。"说明督脉为阳脉之海，督领诸阳之脉，总摄一身阳气。分布在督脉的重要穴位，如百会、神庭、风府、大椎、长强等至今仍是现代中医康复领域的高频穴位，具有调整精神意识活动等功能。可以说，首见于《黄帝内经》的督脉及其穴位功效，为后世以阳气为主导的康复观奠定了基础。

（2）五体：《黄帝内经》对维持人体运动功能活动的骨、脉、筋、肉、皮等"五体"功能结构有精辟的论述，如《灵枢·经脉》曰："骨为干，脉为营，筋为刚，肉为墙。"对人体的皮肉筋骨与体内五脏六腑的密切关系有详细的描述，如肝主筋、肾主骨、肺主皮毛、脾主肌肉、心主血脉等的论述，至今仍是中医康复临床实践的重要指导思想。

（3）五官：《灵枢·五阅五使》明确指出五官与五脏的关系，"鼻者，肺之官也；目者，肝之官也；口唇者，脾之官也；舌者，心之官也；耳者，肾之官也"。人体五脏精气通达于官窍。对于言语功能，《灵枢·忧恚无言》认为："咽喉者，水谷之道也；喉咙者，气之所以上下者也；会厌者，音声之户也；口唇者，音声之扇也；舌者音声之机也；悬雍垂者，音声之关也；颃颡者，分气之所泄也；横骨者，神气所使主发舌者也。"其中明确阐述喉、唇、舌、后鼻道（颃颡）等与发声密切相关，且形象、贴切地指出各器官在发声中的作用，与现代解剖学的认识基本吻合，开启了中医对语言及语言发育的认识。《素问·脉解》曰："阳盛已衰，故为瘖也。内夺而厥，则为瘖俳，此肾虚也。"张景岳对此注释为："声由气发，气者阳也。阳盛则声大，阳微则声微，若阳盛已衰，故瘖哑不能言也。"

肾脉挟舌本，少阴经气不得上达，故瘖。《灵枢·热病》曰："痱之为病也，身无痛者，四肢不收，智乱不甚。其言微可治；甚则不能言，不可治也。"《素问·脉要精微论》谓："心脉搏坚而长，当病舌卷不能言。"心主血主脉，而舌乃心之窍，受心所养，若心脉不畅，气血不上承而舌本失于濡养，而致言语功能失常。

4. 从人与自然环境认识整体观

《黄帝内经》集中展现了秦汉时期中医学对天人一体的认识，如《素问·宝命全形论》所言："人以天地之气生，四时之法成。"所谓天地之气，指自然界供给人类以生活的物质。自然环境对人体功能的影响涉及许多方面，如季节气候、昼夜晨昏、地理区域等。

人体的功能活动随自然界的运动而发生相应的变化，不仅是一年四季，一天的时辰也有所变化。《灵枢·顺气一日分为四时》说"春生夏长，秋收冬藏，是气之常也，人亦应之""朝则人气始生，病气衰，故旦慧；日中人气长，长则胜邪，故安；夕则人气始衰，邪气始生，故加；夜半人气入藏，邪气独居于身，故甚也"。篇名即表达了顺从人体阳气的含义，篇中主要讨论了顺应人体阳气在一日中的生、长、收、藏变化，将一日划分为春、夏、秋、冬四季的四个阶段，详细阐释了天时气候对人的生理、病理功能活动变化规律的影响。《素问·生气通天论》曰"故阳气者，一日而主外。平旦人气生，日中而阳气隆，日西而阳气已虚，气门乃闭""阳气者，若天与日，失其所，则折寿而不彰。故天运当以日光明。是故阳因而上，卫外者也"。同样表达的是阳气一天的运行变化，以及如日月般推动脏腑功能运动变化的作用。

地理环境对人体功能的影响显而易见，《素问·阴阳应象大论》记载了我国五方气候的基本特点，即东方生风、南方生热、西方生燥、北方生寒、中央生湿。《素问·异法方宜论》记述了我国古代五方之人的生活习惯及体质特点，即在不同的地理环境，人的体质和产生的疾病也是有差异的。如江南地区多湿热，腠理疏松，湿热下注筋骨，人多罹患挛痹等疾病；西北地区多燥寒，腠理致密，寒邪易伤阳气，就可能多患脏寒等疾，故南北之人的体质也有差异。若易地而居，初期许多人都会感到不太适应，即所谓"水土不服"。

5. 从人的社会属性认识整体观

《黄帝内经》很早就注意到人的社会属性，认为社会环境的优劣或变化等因素会影响到人体健康，影响身心功能。如《素问·疏五过论》指出："故贵脱势，虽不中邪，精神内伤，身必败亡。始富后贫，虽不伤邪，皮焦筋屈，痿躄为挛。"此"贵脱势"说的就是社会地位的变化。同一篇又说："圣人之治病也，必知天地阴阳，四时经纪，五脏六腑，雌雄表里。刺灸砭石，毒药所主，从容人事，以明经道，贵贱贫富，各异品理，问年少长勇惧之理审于分部，知病本始，八正九候，诊必副矣。"强调了因社会地位、经济状况的不同，造成人的身心功能上众多差异，临床治疗要充分考虑这些因素。

（二）功能观的认识

中医学在研究人体生命活动时，功能与形体是相对而言，密不可分的。在认识解剖形体组织的基础上，特别重视人体的功能活动，并从功能角度分析和认识人体的生命规律。

1. 气化

《黄帝内经》首次系统地从气化视角研究天地自然活动、人体生命活动、脏腑功能等活动。如《素问·六微旨大论》云："成败倚伏生乎动，动而不已则变作矣。"说明气无时无刻不在运动、变化，进行着物质与功能的切换。"气化"被视为事物间一切联系的媒介，如天地、四时、经络、脏腑等的联系，都通过气化功能来实现。如《素问·五常政大论》言："气始而生化，气散而有形，气布而蕃育，气终而象变。"经由气的聚散流动，实现事物之间及事物内部的信息沟通，并由此化生万物，即《素问·阴阳应象大论》所言："阳化气，阴成形。"而阴阳之中，阳气是气化发生的主导，如《素问·生气通天论》云："阳气者，若天与日，失其所，则折寿而不彰，故天运当以日光明。"阳气的温煦、推动作用是气化过程的驱动力。

气化是生命活动的常态，贯穿生命变化的始终。气化有序则五脏功能安和，气化失调则脏腑阴阳逆乱。如《素问·六微旨大论》曰："出入废则神机化灭，升降息则气立孤危。故非出入，则无以生长壮老已；非升降，则无以生长化收藏。是以升降出入，无器不有。"气化、气机失调是人体疾病发生的基本病机之一，如《素问·举痛论》载："怒则气上，喜则气缓，悲则气消，恐则气下，惊则气乱，思则气结。"说的是神伤形的气化异常表现。《素问·六节藏象论》言："未至而至，此谓太过，则薄所不胜，而乘所胜也，命曰气淫……至而不至，此谓不及，则所胜妄行而所生受病，所不胜薄之也，命曰气迫。"说的是天地之气伤人的气化反应。

2. 藏象与经络

自《黄帝内经》始，藏象、经络理论就是中医理论体系的核心。藏象是关于人体内部结构组织的整体功能模型，五脏的本质是功能联系，是人体整体功能的子系统。如《素问·灵兰秘典论》曰："心者，君主之官也，神明出焉；肺者，相傅之官，治节出焉；肝者，将军之官，谋虑出焉；胆者，中正之官，决断出焉。膻中者，臣使之官，喜乐出焉；脾胃者，仓廪之官，五味出焉；大肠者，传道之官，变化出焉；小肠者，受盛之官，化物出焉；肾者，作强之官，伎巧出焉；三焦者，决渎之官，水道出焉；膀胱者，州都之官，津液藏焉，气化则能出矣。"另外在《素问·六节藏象论》《素问·五脏生成论》《素问·五脏别论》《素问·玉机真脏论》等中对于五脏的功能做了专门的论述，例如，《素问·六节藏象论》云："心者，生之本，神之变也；其华在面，其充在血脉，为阳中之太阳，通于夏气。肺者，气之本，魄之处也；其华在毛，其充在皮，为阳中之太阴，通于秋气。肾者，主蛰，封藏之本，精之处也；其华在发，其充在骨，为阴中之少阴，通于冬气。肝者，罢极之本，魂之居也；其华在爪，其充在筋，以生血气，其味酸，其色苍，此为阳中之少阳，通于春气。"明确了五脏非解剖结构的五脏。

经络是人的生命运动的基础性结构，其功能特征显著。如《灵枢·经脉》云："经脉者，所以能决死生、处百病、调虚实，不可不通。"《灵枢·本脏》有："经脉者，所以行血气而营阴阳、濡筋骨，利关节者也。"

（三）对健康的认识

《黄帝内经》阐述的"无病"标准和对生、长、壮、老、已的归纳为后世的中医康复学认识健康奠定了基础。

1. 用"平人"阐述健康状态

《灵枢·终始》说："平人者不病，不病者，脉口、人迎应四时也。上下相应，而俱往来也，六经之脉不结动也。本末之寒温之相守司也，形肉血气必相称也，是谓平人。"《素问·调经论》说："阴阳匀平，以充其形，九候若一，命曰平人。"指出了阴阳平衡时，人的形体充实，九候脉象一致，可以称为"平人"，即健康无病之人。又如《灵枢·本脏》曰："血和则经脉流行，营复阴阳，筋骨劲强，关节清利矣；卫气和则分肉解利，皮肤调柔，腠理致密矣；志意和则精神专直，魂魄不散，悔怒不起，五脏不受邪矣。寒温和则六腑化谷，风痹不作，经脉通利，肢节得安矣，此人之常平也。"论述"血气和""志意和""寒温和"与"天人和"的"和"态，即健康状态，说明人体内气血运行有序，阴阳平衡，则脏腑经络功能正常，才是健康之人。

2. 用"形与神俱"说明健康长寿

《素问·上古天真论》说"其知道者，法于阴阳，和于术数，食饮有节，起居有常，不妄作劳，故能形与神俱，而尽终其天年""虚邪贼风，避之有时，恬惔虚无，真气从之，精神内守，病安从来。是以志闲而少欲，心安而不惧，形劳而不倦，气从以顺，各从其欲，皆得所愿"。表现为"春秋皆度百岁而动作不衰"的活动能力。《黄帝内经》提出的形神和谐，阴平阳秘，身心相依的观点依然是现代健康长寿的重要特征之一。

南北朝时期的陶弘景进一步阐述了形神和谐、健康长寿的思想和具体的运用，他在《养性延命录》序中记载："夫禀气含灵，唯人为贵。人所贵者，盖贵为生。生者神之本，形者神之具。神大用则竭，形大劳则毙。若能游心虚静，息虑无为，服元气于子后，时导引于闲室，摄养无亏，兼饭良药，则百年耆寿。"

3. 系统描述动态的生命过程和生理特点

《黄帝内经》第一次系统地阐述了健康是一个随生命发展动态变化的过程，而不是任何阶段只有一个标准、一种状态，如《素问·上古天真论》"男女小少壮老"的全生命周期维度和"女七男八"的特殊生理演变规律，阐明了生、长、壮、老、已是生命的必然过程，衰老当然不可避免，自有"天年"之限，形神虽然皆不及少壮之人，仍可以通过适当活动保持身心和谐，维持相应的功能水平和活动能力，生活自理，精神不败，即"夫道者，能却老而全形，身年虽寿，能生子也"（《素问·上古天真论》）。

（四）奠定辨证观

辨证观是中医学理论体系的学术特征之一，《黄帝内经》的辨证思维无所不在，奠定了中医康复的辨证观，至今指导着中医康复的诊治。

《素问·经脉别论》说："春夏秋冬，四时阴阳，生病起于过用。"但是否发病又取决于脏腑功能的强弱,即"当是之时,勇者气行则已,怯者则着而为病也"。勇者形体壮实,一般不会致病,气行而已;怯者形体虚弱,则着而发病。诊疗的时候,就必须"诊病之道,观人勇怯骨肉皮肤,能知其情,以为诊法也"。后世张景岳对此注释:"勇可察其有余,怯可察其不足,骨可以察肾,肉可以察脾,皮肤可以察肺。"这种相对消长观念不仅是《黄帝内经》重视辨证思维的诊法之道,也为后世医家树立增强体质预防疾病,积极主动把握健康的思想提供了理论指导。

1. 辨病与辨证互参,辨共性和辨个性结合

中医学的"证"字,首见于《素问·至真要大论》,其曰:"病有远近,证有中外,治有轻重,适其至所为故也。"此"证"即指疾病的症状、体征等各种临床表现,意为治疗方法的选择要根据病邪之气、病位病所及证候(表里)来选择。如《素问·痹论》从病位、病因、病机等对痹病进行辨证,有皮痹、脉痹、肉痹、筋痹、骨痹及行痹、痛痹、著痹等的区别,体现出辨病与辨证互参,辨共性与辨个性结合的特点。此外《素问·风论》《素问·痿论》等篇均可以看作是脏腑辨证的开端。正如《灵枢·本脏》说:"视其外应,以知其内脏,则知所病矣。"《素问·五脏生成》说:"五脏之象,可以类推;五脏相音,可以意识;五脏微诊,可以目察。"阐述了人体作为一个有机整体,体表的皮肉筋骨脉及五官等组织,与体内的脏腑经络息息相关,整体相连。对于"四肢无力、肌肉萎缩"为共同功能障碍表现的痿证,根据发病部位不同,《素问·痿论》曰:"五脏使人痿。"并较为详细地讨论了五体痿的各自特征,说明痿躄、脉痿、筋痿、肉痿、骨痿、足痿等均与五脏功能失调密切相关,但症状表现各不相同,故可根据症状来辨别是哪一脏发生病变。对于肢体"不用"等功能障碍,《素问·太阴阳明论》说:"四肢皆禀气于胃,而不得至经,必因于脾,乃得禀也。今脾病不能为胃行其津液,四肢不得禀水谷气,气日以衰,脉道不利,筋骨肌肉,皆无气以生,故不用焉。"由此可见,古代医家已注意到许多病象的出现有一定的规律性,从外知内,以象察脏,形成了辨病与辨证互参、辨共性与辨个性结合的中医康复辨证论治的雏形。

张仲景继承并发展了《黄帝内经》的理论,其在《伤寒杂病论》一书中以六经论伤寒,以脏腑辨杂病,创造性地提出了实践性很强的辨病辨证论治体系。如《伤寒杂病论》中的"观其脉证,知犯何逆,随证治之",前者为疾病的临床表现即症状,后者指诊断的结论,初次展示了现代意义上"证"的使用。张仲景在《金匮要略》中从整体观念出发把各种临床表现都具体地落实到脏腑经络的病变上,如《金匮要略·中风历节病脉证并治》篇,根据中风病在脏腑经络所产生的临床变化,以在络、在经、入脏、入腑来进行辨证。

2. 动静辨证

辨证观还体现在康复医疗的动静辨证中。人体的生理功能和病理过程,都存在着动与静的变化,如《素问·六微旨大论》说:"夫物之生从于化,物之极由乎变,变化之相薄,成败之所由也……成败倚伏生乎动,动而不已则变作矣。"又说:"出入废则神机化灭,升降息则气立孤危。故非出入,则无以生长壮老已;非升降,则无以生长化收藏。"首先肯定了物质世界具有不断运动变化的本领和特性,运动的方式是"升降出入"。凡是存在于这个物质世界中的事物,无一不在"升降出入"的运动之中生生化化;无论是动物界的

"生长壮老已"，还是植物界的"生长化收藏"，都存在着"升降出入"运动，"升降出入"运动为生命存在的基本方式。以出入和升降代表"动"，出入废代表"静"。

心神宜静，形体宜动。《素问·痹论》指出"静则神藏，躁则消亡"，说明心神宜恬静而无躁扰。这里的"静"是相对的概念，不是绝对的静止。心神宜静，是"精神专一"，并非是不用心神。形体的过劳和过逸均会导致人体的损伤，不利于人体康复。如《素问·经脉别论》云："生病起于过用。"过用，就是超过了常度，违反动静有常的规律，如"五劳""六极""七伤""九气为病"等即为有动无静，过劳所致。肢体活动影响脏腑功能。如《素问·经脉别论》提到："持重远行，汗出于肾。疾走恐惧，汗出于肝。摇体劳苦，汗出于脾。"其指出负重远行、快步疾走等肢体活动过度对五脏功能产生影响。

二、中医康复临床基本原则初步奠定

（一）形神共养

《黄帝内经》首次提出形神关系破坏导致疾病后，若神败不复，则病后难以康复的观点，将形神平衡的修复视为"复其不足，与众齐同"（《素问·五常政大论》）的正常生理功能状态的关键。《素问·汤液醪醴论》指出："形弊血尽而功不立者何？岐伯曰：神不使也……精神不进，志意不治，故病不可愈。"宜："平治于权衡……精自生，形自盛，骨肉相保，巨气乃平。"说明神是生命的重要前提，与人的生死盛衰、疾病的康复密切相关，宜调神以生精守形。《素问·阴阳应象大论》说："形不足者，温之以气；精不足者，补之以味。"被视为中医关于"形神不足"的治法基础。《素问·宝命全形论》曰："故针有悬布天下者五，黔首共余食，莫知之也。一曰治神，二曰知养身，三曰知毒药为真，四曰制砭石小大，五曰知腑脏血气之诊。"同篇又见"凡刺之真，必先治神"的表述。强调"治神"是针刺的前提条件，"治神"理论对指导针刺实践、提高临床疗效具有现实意义。《灵枢·官能》曰："用针之要，无忘其神。"《素问·针解》载"必正其神""制其神"。

精神调摄不当，即使是不严重的外伤，也可进一步发展，影响形体和脏腑功能，如《灵枢·邪气脏腑病形》中"有所堕坠，恶血留内，若有所大怒，气上而不下，积于胁下，则伤肝"的记载，是形伤后注意调神的具体实例之一。形体盛壮，则精神内藏，如《灵枢·根结》云："合形与气，使神内藏。"

受当时哲学思想和社会文化的影响，魏晋南北朝以嵇康、葛洪、陶弘景等为代表人物，进一步倡导形神共调的导引术，以求祛病健身，延年益寿。

葛洪在《抱朴子·内篇·微旨》中论"所为术者，内修形神，使延年愈疾""夫有因无而生焉，形须神而立焉。有者，无之宫也。形者，神之宅也"。可以看出，葛洪重视形神互相影响、联系，缺一不可的关系。

南北朝时期的陶弘景在所撰的《养性延命录》序中记载："夫禀气含灵，唯人为贵。人所贵者，盖贵为生。生者神之本，形者神之具。神大用则竭，形大劳则毙。若能游心虚静，息虑无为，服元气于子后，时导引于闲室，摄养无亏，兼饭良药，则百年耆寿。"这种形、神、气兼养的思想深刻影响着后世形神共调理论和技术的发展。

（二）天人相应

1. 因时制宜

由于人体的全面康复与四时气候和地理环境有着较大的关系，且康复的过程有一定的规律性，首见于《素问·五常政大论》的"化不可代，时不可违"，是解决久病经治疗后"气从不康，病去而瘠"问题而提出的原则。它指出疾病的转归与四时节令的关系，对病后的整体康复有着深刻的康复学原始意义。经过后世不断完善和发展，其思想如今更具有时代意义，为中医康复的实践活动提供了方向。

大病久病初愈之时，邪气虽去，但因受病日久，耗伤之气血不可立复，机体需要一个修复变化的过程，这个过程不可替代，并且在这个过程中要求人们静养待时，谨慎守候来复之气，不违时令，把握调养时机。如《素问·水热穴论》就有"春者，木始治，肝气始生""夏者，火始治，心气始长""秋者，金始治，肺将收杀""冬者，水始治，肾方闭"的论述。因此，在康复治疗的过程中，应根据四时节令的交替变化、五行之气的消长规律判断五脏精气化生的衰旺，采取相应的治疗措施。如《素问·痿论》具体应用了因时制宜的原则，即："各补其荥而通其俞，调其虚实，和其逆顺，筋脉骨肉，各以其时受月，则病已矣。"指的是痿病经过治疗，病之大气已去，余下久病所损伤的组织器官的最后修复、康健，则需一定的时间周期，一般要等到各自与其所属的脏腑的旺时，经过旺时的康复，疾病才真正已然结束。"则病已矣"，即疾病完全结束，成为过去，人体恢复为正常人。这个旺时，是需要等待的，即"复其不足，养之和之，静以待时"。

2. 因地制宜

地理条件的差异，既能影响疾病的发生，又能影响疾病的康复。《素问·阴阳应象大论》提到"东方生风""南方生热""中央生湿""西方生燥""北方生寒"。地势不同，形成的地理环境、地域气候也不同，导致的疾病和功能障碍就有差别。正如《素问·异法方宜论》提到"东方之域……其病皆为痈疡……西方者……其病生于内……北方者……脏寒生满病……南方者……其病挛痹……中央者……其病多痿厥寒热""医之治病也，一病而治各不同，皆愈何也？岐伯对曰：地势使然也"。故人体的康复，应充分考虑因地制宜。

（三）顾护阳气、阴阳自和

纵观《黄帝内经》全书，重视阳气的观点随处可见，"凡阴阳之要，阳密乃固"，论述了阳气在阴阳平衡中的主导作用。《素问·生气通天论》说："阳气者，若天与日，失其所，则折寿而不彰。故天运当以日光明。是故阳因而上，卫外者也……阳气者，精则养神，柔则养筋。"提出了阳气在激发人体功能中的重要作用。阳气运行不息，推动和调控人体的脏腑、组织、器官的功能活动和新陈代谢，将外来的物质生化成气、精、血、津液，通过经络系统运行敷布周身，以维持机体生命活动，"阳化气，阴成形"。"神"得阳气温养，才能保持正常的思维，精力充沛。"筋"得到阳气的温养，才能柔和而肢体活动自如。《素问·举痛论》指出："寒气客于五脏，厥逆上泄，阴气竭，阳气未入，故猝然痛死不知人，气复反则生矣。"说明五脏厥逆的原因是由于"阳气未入"，阳气入脏，气复还生。

东汉末年的张仲景在《伤寒杂病论》和《金匮要略》中继承了《黄帝内经》的阳气理论，并结合自身临床实际创新发挥，无论是早期还是后期，护阳、救阳是第一要务，阴阳自和是疾病康复的关键。如《伤寒论》提到："凡病若发汗、若吐、若下、若亡血、亡津液，阴阳自和者，必自愈。"张仲景对疾病的预后判断依据是患者阳气的存亡，因此在论述少阴病时，当四肢由厥冷转为温暖，说明人体的阳气已经回复，疾病向愈，即"留得一分阳气，便有一分生机"。《金匮要略》提到血痹时，"宜针引阳气"，通过针刺使患者阳气通达，邪气去而康复。

（四）扶助正气

扶助和保养正气的观点，从《黄帝内经》一直延续到当代，至今指导和影响着中医康复临床。《素问·五常政大论》在谈到用药时指出："无使过之，伤其正也。"念念不忘保护正气。《素问·通评虚实论》曰："邪气盛则实，精气夺则虚。"即表明若人体正气已亏虚，即使病邪旺盛也不能妄攻，否则致正气脱失。《灵枢·百病始生》曰："风雨寒热，不得虚邪，不能独伤人。"也表达了正气存内，邪不能独伤人之意。《素问·六元正纪大论》曰："大积大聚，其可犯也，衰其太半而止，过者死。"依然是强调，若是大积大聚之患，可攻，但不可过用攻伐之药，以免太过则无可挽回。正气强盛，则疾病易于好转或向痊愈的方面转归，人体也易于康复，即"扶正即所以祛邪"。

张仲景继承了《黄帝内经》中重视正气的康复思想，强调用各种方法激发患者的正气，如《伤寒论》提到："大病瘥后……宜理中丸。""大病瘥后"指出上一个病已经治疗结束，而后并未被另外邪气侵袭，所以此时邪气并不能算主要因素。同时因为这种正气的相对虚弱及邪气的病势小而缠绵使得治疗用药不能以驱邪为主，更不能药量重，以补为主，以温和运化为辅，更用丸药缓慢治疗。调摄正气，防邪复感是张仲景在《伤寒论》和《金匮要略》中反复强调的，如"温覆""勿发揭衣被""有微汗避风"等方式，说明患者服用药物后，正处药物助正气驱除病邪时，上述方式可防外邪袭入，避免内外交困而致正气不支，功亏一篑。

三、中医康复预防思想的奠定

（一）治于未发

《素问·四气调神大论》曰："是故圣人不治已病治未病，不治已乱治未乱，此之谓也。夫病已成而后药之，乱已成而后治之，譬犹渴而穿井，斗而铸锥，不亦晚乎。"这种未病先防的思想历经数千年不衰。《素问·上古天真论》还提出"虚邪贼风，避之有时""外不劳形于事，内无思想之患"等原则，成为中医康复最大程度保护功能状态，防范于未然的指导思想。

东汉末年张仲景提出："观其脉证，知犯何逆，随证治之。"强调人体是一个有机的整体，任何一种疾病都不是孤立存在的，当某一疾病发生时，可依其发展变化规律或趋向他变而生病，因此不仅要治疗已发之病，而且要杜绝新病的发生。《金匮要略·脏腑经络先后病脉证》开篇即云"问曰：上工治未病，何也？师曰：夫治未病者，见肝之病，知肝传脾，当先实脾；四季脾旺不受邪，即勿补之，中工不晓相传，见肝之病，不解实脾，惟治肝也""夫肝之病，补用酸，助用焦苦，益用甘味之药调之。……经曰：虚虚实实，补不足，损有余，是其义也"。他提出早期施治、防止传变、病瘥防复原则，是中医预防与康复的重要指导原则。如《金匮要略·脏腑经络先后病脉证》云："适中经络，未流传脏腑，即医治之；四肢才觉重滞，即导引、吐纳、针灸、膏摩，勿令九窍闭塞；更能无犯王法、禽兽灾伤；房室勿令竭乏，服食节其冷热苦酸辛甘，不遗形体有衰，病则无由入其腠理。"提出应及时诊断，早期治疗，截断其传变途径的手段，说明驱邪于萌发阶段，最大程度地保存正常功能状态的重要意义。

（二）防因病致功能丧失

《黄帝内经》对于各种原因致残有较多的论述，最为明显的是因病致筋纵、偏枯、痿躄等，并首次提到了导致语言障碍的原因。如《素问·生气通天论》曰："阳气者，大怒则形气绝，而血菀于上，使人薄厥。有伤于筋，纵，其若不容。"指出薄厥是因大怒等精神刺激所诱发，表现为厥逆、头痛、昏仆等症状，同时由于人体气血逆乱，部分筋脉失于濡养，日久废而不用，功能丧失而致残。《黄帝内经》还特别强调五脏与五腑的强健是形体功能正常的保障，失强则死。例如，《素问·脉要精微论》提出："夫五脏者身之强也。头者精明之府，头倾视深精神将夺矣。背者胸中之府，背曲肩随，府将坏矣。腰者肾之府，转摇不能，肾将惫矣。膝者筋之府，屈伸不能，行则偻附，筋将惫矣。骨者髓之府，不能久立，行则振掉，骨将惫矣。得强则生，失强则死。"认为五脏与五腑强健，人的形体功能则强，并首次列举了运动障碍性疾病的症状群"身体前倾、背屈肩随、不能转身、膝部屈曲、不能久立、肢体抖动"等。

对于导致语言障碍的原因，如《灵枢·经脉》曰："手少阴之别……虚则不能言。"《灵枢·邪气脏腑病形》曰："心脉……涩甚为瘖。"这两处均指心气虚致血脉瘀阻而瘖。《素问·脉解》曰："所谓入中为瘖者，阳盛已衰，故为瘖也。内夺而厥，则为瘖痱，此肾虚也。"《素问·宣明五气》载："五邪所乱……搏阴则为瘖。"指出邪搏于阴则阴伤致瘖。

（三）病后所遗、瘥后防复的康复思想

《素问·热论》说："帝曰：热病已愈，时有所遗者，何也？岐伯曰：诸遗者，热甚而强食之，故有所遗也。若此者，皆病已衰，而热有所藏，因其谷气相薄，两热相合，故有所遗也。帝曰：善。治遗奈何？岐伯曰：视其虚实，调其逆从，可使必已矣。"上述文字第一次明确提出了热病后疾病初愈至完全恢复正常健康状态这一段时间的康复思想。如果热病后调养不当，疾病后期余邪残留，脾胃之气尚未恢复，就会"时有所遗"引起旧病复发或滋生其他病，因而必须要"视其虚实，调其逆从"。若再多食膏粱厚味，不仅不利于人体康复，且可致疾病遗复，甚至变生他病，如《素问·热论》提及"病热少愈，食肉则复"，强调肥甘之品，过多食用则易使疾病复发。

张仲景在"养之和之，静以待时"基本原则及因劳致复思想的指导下，在《伤寒论》和《金匮要略》两部著作中均阐述多种后期或缓解期需要进行康复的慢性病的具体治疗方法。他提出疾病瘥后，应根据患者的病情、体质辨证使用方药，以补虚泻实，促进人体康复。如《伤寒论》中提到："大病差后，劳复者，枳实栀子豉汤主之。"疾病初愈，过早操劳，使疾病复发，可用枳实栀子豉汤。在《金匮要略·禽兽鱼虫禁忌并治》《金匮要略·果实菜谷禁忌并治》等经文中提出了具有较高实践价值的食疗思想等。张仲景开辨证康复先河，并率先实践药物治疗与饮食调理法，至今在临床上仍具有指导意义。

四、多种康复方法与手段的记载

秦汉之际的医家不仅奠定了中医康复学理论基础，而且还提出许多康复手段和方法，包括运动锻炼、情志疗法、饮食调理、针灸治疗、五音疗法及外治法等。《素问·异法方宜论》曰："圣人杂合以治，各得其所宜。"

（一）多种运动健身康复方法

秦汉魏晋时期，中医运动健身康复理论已基本形成。从《黄帝内经》涉及的运动原则，导引、按蹻、吐纳等运动方法，到华佗、张仲景，尤其是葛洪、陶弘景等著名医家的著作，都论述了不同的运动促进机体恢复或保存活动能力，达到病后康复，健康长寿的作用和方法。

1. 首次提出适度和规律运动

先秦时期就已经萌芽的"生命在于运动"的观念，至《黄帝内经》明确提出动静结合，形神共养的原则，如《素问·上古天真论》的"独立守神，肌肉若一"就是形神兼养这一原则的体现。

（1）适度运动：如《素问·上古天真论》所言的"形劳而不倦""不妄作劳"，如果过劳也会引发疾病。所以《素问·经脉别论》提出"春秋冬夏，四时阴阳，生病起于过用，此为常也"。过劳不仅仅指劳作，同样适用于运动。过劳会耗损人体的气血、筋骨、脏腑等，如《素问·举痛论》说"劳则气耗""劳则喘息汗出，外内皆越，故气耗矣"。《素问·生气通天论》云："阳气者，烦劳则张，精绝，辟积于夏，使人煎厥。"《素问·宣明五气》云"久视伤血，久卧伤气"，说明过用就会损伤人体赖以生存的气血；过劳还会直接损伤人体的五脏六腑、皮肉筋骨等，如《素问·生气通天论》曰："因而强力，肾气乃伤，高骨乃坏。"《素问·经脉别论》说："持重远行，汗出于肾，疾走恐惧，汗出于肝，摇体劳苦，汗出于脾。"《素问·宣明五气》说："久坐伤肉、久立伤骨、久行伤筋。"

（2）四时有别的运动规律：如《素问·四气调神大论》说"春三月……夜卧早起，广步于庭，被发缓形……夏三月，……夜卧早起，无厌于日……秋三月，……早卧早起，与鸡俱兴，……冬三月，……早卧晚起，必待日光，使志若伏若匿"，强调人们不同季节的作息起居，户外活动的时间、地点。

2. 运动处方雏形

《黄帝内经》记载了散步、导引、按蹻、吐纳、冥想等一类运动的方式和方法。"导引"一词见于《素问·异法方宜论》中，与"按蹻"同时首次出现。《黄帝内经》多处记载导引之法具有康复医疗作用，如《素问遗篇·刺法论》曰："肾有久病者，可以寅时面向南，净神不乱思，闭气不息七遍，以引颈咽气顺之，如咽甚硬物。如此七遍后，饵舌下津令无数。"首次记载治疗"肾病"的运动处方，并提出运动方式、运动时间、运动次数、运动方位、运动时辰，指出了慢性肾病得以康复的导引方法。《素问·异法方宜论》曰："中央者……故其病多痿厥寒热，其治宜导引按蹻。"《素问·血气形志》进一步提出"病生于筋，治之以熨引"。《素问·奇病论》认为："病名曰息积，此不妨于食，不可灸刺，积为导引、服药，药不能独治也。"说明胁下逆满但腹中无形的息积病，气不在胃，故可以正常饮食。治疗需导引术与方药联合应用，这些都体现着中医运动导引法的临床价值。

3. 导引术迅速发展

东汉的华佗，很重视体育锻炼。他在继承古代导引的基础上，模仿虎、鹿、熊、猿、鸟五种动物的活动，编制了"五禽戏"的体操，这就是古代的医疗体操，堪称运动疗法的鼻祖。"五禽戏"突破了马王堆汉墓出土的《导引图》（先秦至汉时期）单式导引的局限，表现为成套导引术，并突破了《导引图》单一疗疾手段，又具有强身健体、消除疲劳的功能，对防病健身、功能康复均有积极的作用。《三国志·华佗》曾有记载，华佗认为"人体欲得劳动，但不当使极耳，动摇则谷气得消，血脉流通，病不得生，譬犹户枢不起是也"，可以看作是对"动以养生"观念的继承。

晋·葛洪分别在《肘后备急方》和《抱朴子》中记载了导引术在健身防病中的作用。葛洪在《抱朴子·内篇·微旨》论："夫导引不在于立名、象物、粉绘、表形、显图，但无名状也，或伸屈，或俯仰，或行卧，或倚立，……皆导引也……凡人导引，骨节有声，如不行则声大，声小则筋缓气通也。夫导引闻未患之患，通不和之气，动之则百关气畅，闭之则三宫血凝，实养生之大律，祛病之玄术矣。"认为导引不要拘泥于具体的形式，俯仰、行卧、倚立、踟蹰、徐步、吟、息等都是导引，阐述了导引不必拘泥于形式和时间的观点。《抱朴子·地真》第一次明确提出了三个丹田的部位，成为后世静功意守锻炼的标准。

陶弘景将道家的吐纳、导引按摩等健身手段与医学相结合并有所创新，首创了六字诀功法用于疾病康复。如《养性延命录·服气疗病》曰："心脏病者体有冷热，吹呼二气出之；肺脏病者胸背胀满，嘘气出之；脾脏病者体上游风习习，身痒痛闷，唏气出之；肝脏病者眼疼愁忧不乐，呵气出之。已上……以鼻引气，口中呼气……若患者依此法……无有不差。"讲的是通过吐纳呼吸以求康复的方法。

流传至今的南北朝时期的《太清导引养生经》（作者不详）载："所以导引者，令人支体骨节中诸邪气皆去，正气存处。有能精诚勤习、履行，动作言语之间，昼夜行之，则骨节坚强，以愈百病。"指出导引可以驱邪存正，如果勤于锻炼，可以"骨节坚强，以愈百病"。该书是《引书》之后一部重要的导引专著，其不同之处在于将多条独立的导引方法组合成套路，既可疗病又可养生，为习练提供了很好的形式。

综上可知，这一时期形神共调的思想促进了导引术的发展，导引术式上既有单式导引，也出现了成套导引。

（二）调摄情志

《黄帝内经》记载了多种调摄情志的方法，奠定了中医心理治疗的基础。情志失常，则会致脏腑功能失常，影响人体功能与健康。如《素问·举痛论》说："怒则气上，喜则气缓，悲则气消，恐则气下……惊则气乱……思则气结。"《灵枢·本神》说："喜乐者，神惮散而不藏。愁忧者，气闭塞而不行。盛怒者，迷惑而不治。恐惧者，神荡惮而不收。"

1. 语言疏导法

《灵枢·师传》说："人之情，莫不恶死而乐生，告之以其败，语之以其善，导之以其所便，开之以其所苦，虽有无道之人，恶有不听者乎？"这里所记载的是针对患者的病情及其心理状况采取语言交谈的方式进行疏导，以消除患者的致病心因，纠正其不良情绪，可以认为是历史上最早的"言谈和语言治疗"的医学文献记载。

2. 情志相胜法

《素问·阴阳应象大论》和《素问·五运行大论》中皆言："怒伤肝，悲胜恐……喜伤心，恐胜喜……思伤脾，怒胜思……忧伤肺，喜胜忧……恐伤肾，思胜恐。"这种用一种情志来制约和控制另一种过激情绪的疗法后世称为情志相胜法，是根据五行生克的理论，将情志活动分属五脏，归属于五行的一种心理疗法。

3. 心理暗示法

《素问·调经论》曰："按摩勿释，出针视之，曰我将深之，适人必革，精气自伏，邪气散乱。"意思是假借针药诱导的暗示疗法，可助精气内守，使邪气散乱，提出心理暗示疗法。

4. 顺情从欲法

《素问·移精变气论》曰："闭户塞牖，系之病者，数问其情，以从其意。"其指在问诊过程中，顺从患者的心意，多次有耐心地询问，让他们尽情畅谈，找到原因才能真正帮助患者，这可以说是心理咨询的开端。在《灵枢·师传》中又指出："顺者，非独阴阳脉论气之逆顺也，百姓人民皆欲顺其志也。"即不仅要顺应阴阳、经脉、气血循行的顺逆，还要顺应患者的意愿，使他们有一个良好的心态，以促进疾病的痊愈。顺情从欲法可视为心理疗法的重要方法之一，是顺从患者的意念和情绪，满足其心身要求，从而治愈疾病的一种情志疗法，主要适用于由情志不遂所引起的心身疾病。

晋·皇甫谧所撰《针灸甲乙经》把"精神五脏论"列为卷首第一篇，详论精神神志的致病机制和表现，表明他已充分认识到社会、情志因素在病因和康复中的重要性。

（三）饮食干预与调理

秦汉时期的医家，对饮食疗法的作用和相关的理论有了较多的认识。《黄帝内经》《伤寒杂病论》《神农本草经》等有多处阐述饮食宜忌对人体最终康复的作用，强调饮食干预的重要性。三国两晋南北朝时期，由于饮食烹调、本草方药和炼丹术的发展，且北方民族南迁造成了饮食文化的大交流，致使食疗方的种类和应用范围都有所拓展。食疗养生的论著不断问世。如华佗的《食论》、东晋医家葛洪的《肘后备急方》等，都对疾病康复过程中饮食干预和调理的发展起到了承前启后的作用。

1. 饮食调理助扶正祛邪

《素问·脏气法时论》曰："五谷为养，五果为助，五畜为益，五菜为充，气味合而服之，以补精益气。"谷、果、畜、菜等平常饮食之物，对于恢复人体正气有着不可替代的作用。《素问·五常政大论》指出："无毒治病，十去其九，谷肉果菜，食养尽之。"就是说，康复过程中，通过饮食的方法来实现"养之和之"的目的。《素问·刺热》说："诸治热病，以饮之寒水乃刺之，必寒衣之，居止寒处，身寒而止也。"其指治疗热病时，通过饮冷水以降温。

张仲景秉承《黄帝内经》的思想，在治疗中特别善用米粥调和诸药，顾护脾胃。对于某些患有慢性病证、体弱或大病初愈者，张仲景寓治于食，利用食物的营养作用来扶正祛邪，或者利用食物宜忌来助药疗病。如在《金匮要略·妇人产后病脉证治》中记载："产后腹中疼痛，当归生姜羊肉汤主之；并治腹中寒疝虚劳不足。"在《金匮要略·妇人杂病脉证并治》中记载："妇人脏躁，喜悲伤欲哭，象如神灵所作，数欠伸，甘麦大枣汤主之。"

2. 食物禁忌与饮食致复

《黄帝内经》十分重视疾病治疗过程中的食物宜忌。如《素问·宣明五气》曰："辛走气，气病无多食辛；咸走血，血病无多食咸；苦走骨，骨病无多食苦；甘走肉，肉病无多食甘；酸走筋，筋病无多食酸。是谓五禁，无令多食。"强调病后禁过食本脏所主之味。《灵枢·五味》云："肝病禁辛，心病禁咸，脾病禁酸，肾病禁甘，肺病禁苦。"强调病后禁食本脏相克之味。

张仲景进一步阐释了疾病康复的具体饮食调养。《金匮要略·禽兽鱼虫禁忌并治》就提到："饮食滋味，以养于生，食之有妨，反能为害……所食之味，有与病相宜，有与身为害。"还曰："若得益则益体，害则成疾，以此致危，例皆难治。"其指的是所食之物和患者具体患病情况相宜，这样对人体康复有益，若不相宜则可导致病情加重，使康复的周期变长。《伤寒论》曰："病人脉已解，而日暮微烦，以病新差，人强与谷，脾胃气尚弱，不能消谷，故令微烦。损谷则愈。"在疾病初愈时，胃气未复，脾失健运，若勉强进食食物，反而令人烦躁，此时应节制饮食，避免损伤脾胃之气。

（四）针灸推拿治疗

《黄帝内经》有多处提到针刺用于人体康复。晋·皇甫谧所撰《针灸甲乙经》，系统总结了晋以前有关针刺、灸焫、热熨、导引、按跷等康复治疗手段，并基本概括了针灸疗法的原则。该书还对许多需要进行康复治疗的病种给出了有效穴位。

1. 听力、言语和吞咽障碍

《素问·缪刺论》曰："耳聋，刺手阳明，不已，刺其通脉出耳前者。"首次提到了听力障碍的针刺疗法。《灵枢·寒热病》曰："暴瘖气哽，取扶突与舌本出血。"《素问·缪刺论》又云："客于手少阳之络，令人喉痹舌卷……刺手中指次指爪甲上。"首次提到了言语、吞咽障碍的针刺疗法。再如《灵枢·热病》提到："偏枯，身偏不用而痛，言不变，志不乱，病在分腠之间，巨针取之，益其不足，损其有余，乃可复也。"偏枯的症状，半身不遂、疼痛，但说话与寻常相比没有改变，神志也没有错乱，这是病邪在分肉腠理之间，针刺可补虚泻实，复其正气，使偏枯患者康复。

晋·皇甫谧所撰的《针灸甲乙经》第一次对言语和吞咽障碍的具体穴位进行了详细的记载，进一步补充了言语和吞咽障碍与经络、腧穴的相关性，选穴以局部为主。如"风府，一名舌本；廉泉……舌本下，阴维、任脉之会；舌下肿，难以言，舌纵涎出，廉泉主之。"皇甫谧沿承《灵枢》所载"足少阳之正……散之上肝贯心，以上挟咽，出颐颔中……足阳明之正……上循咽，出于口……足太阴之正……上结于咽，贯舌中……手少阴之正……上走喉咙，出于面……手心主之正……出循喉咙……手阳明之正……上循喉咙，出缺盆……手太阴之正……上出缺盆，循喉咙""任脉者……至咽喉，上颐循面入目；督脉者……入喉，上颐环唇"；又云"喉痹不能言，取足阳明；能言，取手阳明"，认为喉痹乃手足阳明病变。"暴喑不能言，喉嗌痛，刺风府……暴喑气哽，喉痹咽痛不得息，食饮不下，天鼎主之"。

2. 肢体障碍

痹证和痿证的康复治疗，均采用了针灸方法。如《灵枢·周痹》曰："黄帝曰：愿闻众痹……刺此者，痛虽已止，必刺其处，勿令复起……帝曰：愿闻周痹何如？……痛从上下者，先刺其下以过之，后刺其上以脱之。痛从下上者，先刺其上以过之，后刺其下以脱之……故刺痹者，必先切循其下之六经，视其虚实，及大络之血结而不通，及虚而脉陷空者而调之，熨而通之。其瘈坚转引而行之。"此处记载了面对众痹和周痹在肌肉筋骨间游走不定的疼痛采用针刺治疗的主要方法。若痛已止，还必须继续刺其处，避免复发。《素问·痿论》讨论了痿证的针刺法则，即"各补其荥而通其俞，调其虚实，和其逆顺，筋脉骨肉，各以其时受月，则病已矣"，指出对于痿证的康复，必须注意因时制宜，辨证虚实，才能获得痊愈。

晋·皇甫谧所撰《针灸甲乙经》，经常把肢体不用等功能障碍与情志疾病联系在一起考虑，如《针灸甲乙经·阳受病发风》说"偏枯，四肢不用，善惊，大巨主之""大风逆气，多寒善悲，大横主之"。

《灵枢·官能》提到："针所不为，灸之所宜。"其指出对于不适合针刺的病证，可试用灸法。《灵枢·官能》提到灸法的作用，"阴阳皆虚，火自当之……经陷下者，火则当之，结络坚索，火所治之"，这里的"火"即指灸法，灸法常用于补虚祛寒。当时的人们已经认识到，针与灸两者可互相补充，尤其是灸法常用于虚寒病证，对于虚损性疾病的康复尤为适用。

《针灸甲乙经》还提出：对于慢性虚损性疾病，不可再用针刺治疗。若再用针刺，则使脏腑气血耗损殆尽，这样不仅年迈体弱之人可出现病情加重，即便是青壮年，恐也很难康复："是故五脏主藏精者也，不可伤；伤则失守阴虚，阴虚则无气，无气则死矣。是故用针者，观察病人之态，以知精神魂魄之存亡得失之意。五者已伤，针不可以治也。"

（五）外治法

《黄帝内经》中药物外治法的方式多种多样，有药物温熨、药物洗浴、熏蒸、涂敷、口含等。

1. 酒剂

酒剂包括汤液醪醴、寒痹热熨方等。如在治疗口角㖞斜时，"以白酒和桂，以涂其缓者"；《灵枢·寿夭刚柔》中记载了治疗寒痹的寒痹热熨方，"用淳酒二十升，蜀椒一升，干姜一斤，桂心一斤，凡四种，皆嚼咀，渍酒中"。治法是以药物和酒剂相配合，温熨患处，是中医最早的一种外治法。相较于上古和中古时期，汤液醪醴的应用范围有所扩大。

2. 膏剂、散剂、油青剂

膏剂、散剂、油青剂即马膏膏法。用以治疗口僻，即口眼㖞斜之面瘫证。《灵枢·经筋》曰："治之以马膏，膏其急者；以白酒和桂，以涂其缓者；以桑钩钩之……以膏熨急颊，且饮美酒，啖美炙酒。"即用马膏外敷在拘急的面颊上，白酒调桂末涂抹在弛缓的一侧面颊上。

晋·葛洪在《肘后备急方》中记载"用年久石灰敷之或加油调"，即用散剂、油青剂治疗烧伤，类似现代烧伤的湿性疗法。

（六）五音疗法

五音疗法是基于"五音通五脏"观点，根据宫、商、角、徵、羽五音表现，以声音来疏通经络，调节脏腑功能和气血循环的方法。

《黄帝内经》最早系统地建立了五音疗法理论，将五音与五脏、五用、五行相结合，通过调节人的情志以达到调整阴阳、调和气血的养生治病目的。《灵枢·邪客》中记载"天有五音，人有五脏。天有六律，人有六腑"，其将音乐与脏腑相对应，说明两者之间相互影响。《素问·阴阳应象大论》总结了五脏、五行、五音与五志的联系为："肝属木，在音为角，在志为怒；心属火，在音为徵，在志为喜；脾属土，在音为宫，在志为思；肺属金，在音为商，在志为忧；肾属水，在音为羽，在志为恐。"将五音角、徵、宫、商、羽与五脏肝、心、脾、肺、肾和五志思、忧、怒、喜、恐等内容运用中医的五行理论紧密地联系在一起，并以此作为中医五音疗法的理论指导。中医五音疗法至今在焦虑抑郁症、疼痛、睡眠障碍治疗，术后康复护理等临床康复中发挥着作用。

综上，秦汉魏晋时期出现的多种康复治疗方法，表明当时已在康复医疗和手段方面奠定了基础。

第四节　中医康复方法的进步时期（隋唐时期）

隋唐时期政治稳定，经济繁荣促进了医学的发展，使当时医学达到了一个新的水平，中医康复学在这一时期的发展，主要体现在对康复手段的认识得以提高，康复方法得到较系统的整理和应用，并积累了较为丰富的临床康复经验。隋唐时期主要的医典中都录有导引按摩及防病治病的记载，是导引术发展的高峰时期，成就斐然。如隋·巢元方所编撰的《诸病源候论》，唐·孙思邈的《备急千金要方》和《千金翼方》，王焘的《外台秘要》，胡愔的《黄庭内景五脏六腑补泻图》等都体现了这一特点。唐·蔺道人在《仙授理伤续断秘方》中的记载"凡由转脚凹之类不可夹缚，恐后伸不得""将绢片包之，后时时运动"，开创了"动静结合、筋骨并重"的骨伤康复疗法之先河。

一、医疗导引类理论和方法大发展

隋唐时期的传统体育运动疗法，在传承魏晋南北朝导引术的基础上，更加注重传统体育的实用性和实效性。注重动静结合是隋唐时期传统体育思想的一大特色。这一时期导引按摩等方法得到当时官府的承认，在医疗上得到了广泛的应用，导引的运动特征引向肢体运动与自我按摩相结合的形式，即医疗导引类功法演变。出现了首部运动康复疗法的医学著作《诸病源候论》。

（一）首部运动康复疗法的医学著作

隋·巢元方所撰的《诸病源候论》虽然以阐述病候为主体，但由于其随候载有导引法，故可视为第一部采用医疗体育与物理疗法对多种疾病进行康复医疗的著作。全书除妇科、产科、儿科、五官科、皮肤科及危重证候不适宜运动康复法的病候外，有 156 种病候随候详细附载"导引法"，其思想目的是"以代药品"。并云"其汤熨针石，别有正方；补养宣导，今附于后"，明确表示这些导引法的作用与一般的治疗疾病的方法不同。根据现在的认识，这些导引法应属康复医疗的范畴。故该书可视作中国康复医学的嚆矢，是研究中医康复学历史发展不可缺少的重要文献。

1. 运动姿势

《诸病源候论》论述的运动姿势包括偃、仰、卧、坐、蹲、踞、跪等。肢体运动（多数为徒手导引，少数为器械导引）需配合呼吸与按摩。肢体运动包括伸展手臂、屈伸膝足、前屈或旋转上体与头部等。这些动作类似于现代的体操动作，但导引法的这些动作最主要的是配合深长缓慢的呼吸调节。

所有运动姿势均需与部位相互配合以治疗相应病证。如头项运动，主要适用于头项部风寒阻滞、筋脉瘀阻所致气血失和；手、腕、肘、臂及肩部为主的上肢运动，主要适用于筋脉挛急所致肩、肘、臂痛及活动功能受限；以足、膝、腿及臀部运动为主的下肢运动，适用于中风后躯体运动障碍的日常康复训练等；躯干部位的运动较难区分，运动时胸、腹、胁、肋、脊、背及腰均可参与。

2. 运动处方和辨证施功进一步发展

《诸病源候论》中描叙并非所有疾病和证候均适于导引方法。可见在隋代，对于哪些疾病适于康复医疗已有较为明确的认识。书中的康复医疗手段包括按摩与导引。后世流传的各种动功如八段锦、易筋经、太极拳等，均可于该书中找到近似的内容，可见该书影响之深远。以糖尿病为例，《诸病源候论·消渴候》中说"解衣惔卧，伸腰瞋少腹，五息止。引肾去消渴……导已，先行一百二十步，多者千步，然后食之"，主张对糖尿病患者采用运动疗法，迄今仍有一定的指导价值。再以偏枯病为例，《诸病源候论·风偏枯候》列出若干气功与体育锻炼方法，与目前治疗此病的方法相仿。如痹候运动功法是以腰部运动为主，曰"左右手夹据地，以仰引腰，五息止，去痿痹"等。对导引运动的难易程度强调以锻炼者舒适为宜，可做出相应的调整，辨证施功。一功治一病并不常见，操作上一般提倡远端肢体带动近端肢体运动搭配调息与调心进行全身心的康复，同时注重时间、频率上的协调，体现了康复功法和运动处方的多样性和针对性。

王焘所撰《外台秘要》充实发展了《诸病源候论》中的康复内容，对其中的导引法等叙述进行了理论上的说明。另外，还将磁疗、光疗、热疗、冷疗、沐浴疗法等用于养生康复实践，丰富了中医康复方法。

（二）汇总和继承导引运动康复方法

唐代最具代表性的是孙思邈在《备急千金要方·养性》中对导引进行了全面论述，并在前人的基础上，进一步发展了导引术的适应范围，强调按摩导引在祛除病邪和防病养生方面的意义，认为"内外长幼，有不快即须早道，勿使隐忍以为无若……小有不好，即按摩挼捺，令百节通利，泄其邪气"。即使没有疾病也要用导引养生之法来预防疾病，"凡人自觉十日以上康健……每日必须调气补泻、导引按摩为佳。勿以康健为常然，常须安不忘危，预防诸病也"。通过导引方法，从调身、调息、调意等方面进行修炼和调摄以"养性练形"，实现祛病除邪和防病健身的目的。

1. 调身导引运动

《备急千金要方·养性》中提到的"老子按摩法"和"天竺国按摩十八势"属于调身导引法。这些自身按摩与运动方法，集中体现了隋唐时期导引方法的精华。老子按摩法中介绍了摸、振、擦、拍打、摩、按等手法，其特点是周身活动，上下全面，动作协调，易记易行。其中的扭、托、顿、挽、直五大法至今仍被骨伤科用作功能恢复锻炼方法。天竺国按摩十八势是《备急千金要方》收录的西域按摩方法，系古印度的一种自我按摩养生方法，使人的手、臂、头、项、胸、背、腰、腿、脚都能得到全面运动，孙思邈评价称"老人日别能依此三遍者，一月后百病除，行及奔马，补益延年，能食，眼明、轻健，不复疲乏"。

2. 调息与调意导引运动

《备急千金要方·养性》中的调气治病法即"六字其言"，可视为"六字诀"的早期形态。依"呼、吹、嘘、呵、唏、呬"文字行功之法，可疗五脏病痛。五脏疾病时的具体调息方法如下："心脏病者……疗法用呼吸二气，呼疗冷，吹治热""肺脏病者……疗法用嘘气出""肝脏病者……疗法用呵气出""脾脏病者……疗法用唏气出""肾脏病者……疗法用呬气出"等。

《备急千金要方·养性》中详细记载了调意的过程："面向午，展两手于脚膝上，徐徐按捺肢节，口吐浊气，鼻引清气。良久，徐徐乃以手左托、右托、上托、下托、前托、后托，瞋目张口，叩齿摩眼，押头拔耳，挽发放腰，咳嗽发阳振动也。双作只作，反手为之，然后掣足仰振，数八十、九十而止，仰下徐徐定心，作禅观之法，闭目沉思，想见空中太和元气。"操作初期就是以意念导引机体外部肌肉、关节、韧带等组织由上向下逐渐放松，继而使精神情绪放松。

二、多种中医康复方法进一步成熟

在中医康复整体功能观、辨证观等思想指导下，隋唐时期在饮食干预和调理、虚损补益、针刺治疗和中医康复护理等方面得到了重视和发展。

（一）饮食干预和调理

孙思邈在《备急千金要方》卷二十六"食治"、卷二十七"养性·服食法"，《千金翼方》卷十二"养性·养老食疗"、卷十四"退居·饮食"、卷十五"补益"等篇专门针对饮食调理进行了论述，确立了"食先于药，食药并济"的饮食治疗原则，他认为"夫为医者，当须先洞晓病源，知其所犯，以食治之；食疗不愈，然后命药"。治疗疾病，首先应该考虑日常饮食物的疗效，饮食疗法无效时，再施以药物治疗。"五脏所宜食法"称得上是历史上最早的养生康复食谱。单列卷二十六"食治"专篇介绍食养疗法，载药用食物164种，分果实、菜蔬、谷米、鸟兽四类，每药之下有性味、主治等内容，涉及食治、食养、食禁各方面，是我国现存最早的食疗专篇。而贯穿《备急千金要方》《千金翼方》的还有大量关于粥、酒等食疗愈疾及病后饮食禁忌等内容。

继孙思邈《千金方》之后，唐代孟诜的《食疗本草》和昝殷的《食医心鉴》都是中国古代以"食疗"为名的食物疗法专著。采用药物、食物相结合的方法，对中风、心腹冷痛、妇人产后等病进行康复治疗，剂型有羹、煎、饼、酒、茶等。

（二）重视虚损补益

以《千金方》为代表的隋唐时期，非常重视虚损康复。在《千金翼方》第十五卷专论"补益"。虚损多发生在疾病后期，邪气渐去，正气未复，此时用适宜的方法和药物加以调理养护，能促进疾病痊愈，使气血复健，身体强壮，达到良好的康复效果。尤其是对虚损重证，短期治疗难以到达完全康复，必须坚持长期全面的调理。因此孙氏除在各科具体疾病中每每论及补益外，在此将虚损类疾病的补益单独提出进行系统论述，也是提示世人需重视其康复调理。《千金方》涉及的补益方剂种类众多，治疗也各有特点，其中涉及一些重要的处方治法，对虚损类疾病的后期康复具有重要的指导意义。

（三）针灸的应用

隋唐时期，医家对"明堂经脉"的研究和临床针灸学术均有很大发展。灸治法在隋唐时已用于多种专科疾病，隔药灸法多样化。

1. 风痱

此时期的文献记载多认为"舌强不语"责之心脾二脏受邪，首提"风痱"之名，针灸方法多样化。如《诸病源候论》曰："喉痹者，喉里肿塞痹痛，水浆不得入也；脾脉络胃，夹咽，连舌本，散舌下。心之别脉系舌本。今心、脾二脏受风邪，故舌强不得语也；风痱之状……时能言者可治，不能言者不可治。"

《备急千金要方·诸风》记载："夫风痱者，卒不能语口噤，手足不遂而强直者是也""风痱者，身无痛，四肢不收，志乱不甚，言微可知则可治，甚则不能言不可治""治久风、卒风……或半身不遂，或口噤不言，涎唾自出……即灸神庭一处七壮，穴在当鼻直上发际是；半身不遂，失音不语者，灸百会、风府"。《备急千金要方·七窍病》曰："治舌卒肿，满口溢出如吹猪胞，气息不得通，须臾不治杀人，急以指刮破舌两边，去汁即愈。"

《千金方》与《外台秘要》均沿承《诸病源候论》中的观点："今心脾二脏受风邪，故舌强不得语也。"对"喉痹"一病进行专门针灸选穴论治，出现穴位组合，配合循经选穴、辨证选穴。《备急千金要方·针灸下》曰："天鼎、气舍、膈俞，主喉痹哽噎，咽肿不得消，食饮不下……；璇玑、鸠尾，主喉痹咽肿，水浆不下……三里、温溜、曲池、中渚、丰隆主喉痹不能言；三里……喉痹不能言，胃气不足。"

2. 中风偏瘫

孙思邈在《备急千金要方·诸风》中提到了中药复方、灸和针刺三种方法联合使用治疗中风偏瘫。在《千金翼方·针灸上·诸风》中，对针灸治疗中风偏瘫的肢体功能障碍，有更加具体的穴位、针法、灸法的记载，如"风痒者，卒不以言，口噤，手不遂而强直。灸法：度病者手小指内岐间至指端为度，以置脐上，直望心下丹注度上端毕，又作两度，续在注上合其下开上，取其本度，横置其开上令三合其壮，如倒作、字形也，男度右手，女度左手，嫌不分明，故以丹注三处起火各百壮"。

唐·王焘的《外台秘要·偏风》及《黄帝明堂灸经》（作者不详）等同时代医籍，对偏瘫的针灸治疗都有明确的记载。

（四）因人制宜，分类指导

以孙思邈为代表的隋唐时期医家，遵循因人制宜的原则，根据体质、生理、病理方面的不同情况制订相应的康复法则和措施，尤其是对妇女、小儿、老年人这些特殊群体的康复给予了特别的关注。

1. 老年人的康复

孙思邈《千金翼方·养性》单列"养老大例""养老食疗"两篇系统论述老年人的体质特性、养护宜忌、食疗方药等内容，"辟谷""退居"等篇亦多涉及老人健身康复。"人年五十以上，阳气日衰，损与日至，心力渐退"，孙思邈主张老年人把延年益寿与防治老年病患的具体措施紧密联系在一起，注重以食疗为主，其次用药，"是故君父有疾，期先命食以疗之。食疗不愈，然后命药""药食两攻，则病无逃矣"。并提倡防治老年病在于运动，尤其重视运动养生思想。

2. 妇儿康复

孙思邈认识到康复调养对妇人疾患的重要作用，其用食疗、药物等手段康复妇人之疾非常具有特色和疗效。《备急千金要方》立妇人方上、中、下三卷，《千金翼方》立妇人方四卷，专论妇人经带胎产诸疾的治疗和养护。而且将其放在方书序论之后，各科之前，"先妇人小儿，而后丈夫耆老者，则是崇本之义"，足见对妇人疾患的重视。

《备急千金要方》《千金翼方》专篇论述儿科养护方法、治病方药和调护原则，涉及小儿康复的内容有治则治法、养护宜忌、病后食疗、洗浴、外敷等促进康复的方法等，方法简便易行，值得在康复医疗实践中挖掘推广。

3. 烧伤康复

孙思邈《备急千金要方·火疮》云："凡火烧损，慎以冷水洗之，火疮得冷，热气更深转入骨，坏人筋骨难瘥。"此记载与现代的烧伤处理非常吻合。

（五）瘥后防复和病后护理康复

《千金方》非常重视病后和服药后的康复护理调养，"是以治病用药力，唯在食治将息得力，大半于药有益。所以病者务在将息节慎。节慎之至，可以长生，岂惟病愈而已"。强调治病不能单凭药物，"食治将息"具有更重要的作用，合理的调养不仅能促进药力，康复疾病，更能强身健体，保持健康功能。《千金方》大量的论述和方后注中涉及康复护理的内容，包括饮食、劳逸、房事、起居等各方面。

《备急千金要方·伤寒下·劳复》集中讲述了时病瘥后防止复发的调护原则和复发之后的治疗方药，劳复又可具体分为食复、劳复、房复，"新瘥后当静卧，慎勿早起梳头洗面，非但体劳，亦不可多言语，用心使意劳烦，凡此皆令人劳复"。"虽瘥尚虚，未得复，阳气不足，慎勿劳事，余劳尚可，女劳则死"，列举了大量饮食不当致食复的例子。

王焘《外台秘要·伤寒劳复食复方》曰："病源伤寒病新瘥，津液未复，血气尚虚，若劳动早，更复成病故云复也，若言语思虑则劳神，梳头澡洗则劳力，劳则生热，热气乘虚还入经络，故复病也。"伤寒病初愈，人体气血亏虚，津液也未恢复，在日常生活中不应过早劳力、劳神，用药也应忌攻下之品，如不多加注意可致人体气血津液进一步损耗，旧病复发。

三、隋唐时期医事制度中已呈现康复医学的端倪

隋唐时期医学空前发展的局面，尤其是医学分科逐步细化，为中医康复医学的发展提供了条件。从隋唐医事制度中可以看出康复医学早期发展的端倪。

（一）食医

隋唐时期为帝王服务的尚药局设食医，掌"和齐所宜"，即掌膳食四时五味配合之宜，相当于现代的营养师，其工作包括饮食调理等内容。

（二）太医署及其机构和人员设置

太医署为国家的医疗机关，也是医学教育机构。隋代太医署下明确设医、按摩等科，唐代增设针科。各科均有博士、助教教授学生，有医工、医师辅助教学。按摩系作为与医学并列的学科，按摩博士多达 20 人，可见对按摩医疗和教育的重视，作为中医康复重要治疗手段的按摩在当时已发展到相当水平。

（三）悲田院与养病坊

唐代寺院设立悲田院以收养患者，武后长安年间（701～704 年）设有悲田使管理病坊事务，此后悲田院纳入政府管理的机构。至开元二十二年，官府以本钱所收利息供给病坊开支，后改为养病坊。据《通鉴正误》载："至德二载（757 年），两京市各置济病坊，嗣后各州普遍之，多设于庙宇。"这些机构具有平民医院的性质，从当时的医学教育学科设置和医疗情况分析，应该是从事基本的临床医疗和康复实践。

第五节　中医康复方法的充实与发展时期（宋金元时期）

随着火药、指南针和活字印刷术的成熟应用，宋金元时期的文化、科技有了飞速发展，中医学也获得许多突破，如医学书籍的大量校正刊行和辑著、医学理论的整理继承和深入研究、儒医涌现、设立医官制度等。元朝的文献中第一次出现了盲人的辅具"明杖"。

一、运动健身蓬勃发展，著述颇丰

宋元时期采用导引诸法来进行康复医疗，文献记载众多。宋金元著名医家对导引在健身康复治疗方面做出了积极的贡献，内丹术在原有的基础上进一步发展，形成流派。此时对后世影响深远且依然风行的八段锦问世。

宋金元时期收录中医以运动为主要手段的健身康复文献资料较为丰富的著作如下：《圣济总录》《二十四气坐功导引却病图》《三元参赞延寿书》《儒门事亲》《寿亲养老新书》《世医得效方》《保生要录》《调燮类编》《东坡养生集》等。它们所记载的中医运动方法，基本上可以囊括这一时期中医运动健身和病后康复所应用的技术方法，能够较好地反映中医运动康复思想。

宋代官修《圣济总录》全书 200 卷，对于按摩、导引、体育疗法等有着相当详尽的介绍。如在"治法"中提到导引有"斡旋气机，周流荣卫，宣摇百关，疏通凝滞"的功用；对于按摩，则"凡小有不安，必按摩按捺，令百节通利，邪气得泄"，对这几种运动方法的效果予以肯定。《圣济总录》记述了一套运动方法，包括"转胁舒足""鼓腹淘气"等 14 个部分。其中既有运动躯干及四肢的大幅动作，也有针对特定穴位的微小按摩动作。特别是头部的按摩法，有按压内外目眦、眉后小穴、鼻梁、人中穴等方法，可以使头目清明。文中还提到了"嘘呵呼呬吹嘻"的"六字诀"。

《三元参赞延寿书·起居》记载：早起以左右手摩肾、摩脚心、摩面、摩额头至头顶、摩耳及鼻等一系列按摩动作，以及摩身之干浴法，可令人祛除风寒，除百病。《三元参赞延寿书·栉发》则提出晨起梳头的重要性，提倡梳头常以百二十为数，因发为血之余，梳头可通血脉，散风湿。《三元参赞延寿书·导引有法》则提出睡眠按摩法：夜半五更时坐于床上，从呵气、叩齿开始，细细按摩头面耳鼻全身，辅以咽津，可以聪耳明目，补养心神，练习日久便可调畅气血，延长寿命。

《保生要录》提倡顺乎自然，运动肢体。作者蒲虔贯创编了类似于八段锦的"小劳术"，书中指出："形要小劳，无至大疲。故水流则清，滞则涛。养生之人，欲血脉常行如水之流。坐不欲至倦，行不欲至劳。频行不已，然亦稍缓，即是小劳之术也。"基于小劳的运动养生思想，编创了健身养生术。其内容是："两臂欲左挽右挽，如挽弓法。两手上下升举，如拓石法。手臂前后左右轻摆。双拳凿空。头项左右顾。腰胯左右转，时俯时仰。两手相捉，细细捩，如洗手法。手掌相摩令热，掩目摩面。"

南宋·张锐《鸡峰普济方》中载述了以导引对脚气等病进行康复医疗，他还提到"意者气之使。意有所到则气到。每体不安处，则微闭气，以意引气到疾所而攻之，必差"这种"以意领气"的方法。

金元时期的刘完素、张子和、李东垣与朱丹溪合称金元四大家。他们的医学成就给予后世很大影响，对发展康复医学各有一定的贡献。主攻寒凉派的刘完素对六字诀的应用深有体会。他在《素问玄机原病式》中记载："所谓六字之气者——吹去肾寒则生热，呵去心热则生寒。"攻下派代表张子和在他的代表作《儒门事亲》中将导引列为汗法之一，且选五禽戏为主要功法。补土派代表李东垣重视元气治病注重调理脾胃，主张服药的同时应配合静坐以养气，他的《兰室秘藏》认为"当病之时，宜静心养气"，再配合用药利于康复。朱丹溪药食并重，对杂病的治疗，提倡导引运动疗法。他在《丹溪心法》中提出"气滞痿厥寒热者，治以导引"。四家学术观点虽异，崇尚康复则一。

二、创编导引术势

在中国医学发展史上，第一个创编套路式导引动作的人，是华佗，他创编了"五禽戏"。经过两晋南北朝和隋唐五代的发展，到了宋元时期，以套路为形式的导引动作创编得更多了，其中最有代表性的是宋朝的"八段锦""易筋经""陈抟的二十四坐功"。

（一）八段锦发源

"八段锦"之名最早见于南宋·洪迈的《夷坚志》，其曰："尝于夜半时起坐，嘘吸按摩，行所谓八段锦。"晁公武《郡斋读书志》云："八段锦一卷，不提撰人，吐纳导引之诀也。"八段锦在后来的发展中有文八段和武八段之分。文八段主要是采取坐势，吸收了历史养生中的行气、叩齿、按摩等方法，配合简单的头颈、躯干和上肢活动。武八段主要采用站势，多以肢体动作为主，配合呼吸、咽津等为辅。

站姿八段锦最早记载于宋·曾慥的《道枢·众妙篇》，其曰："仰掌上举以治三焦者也，左肝右肺如射雕焉。东西独托，所以安其脾胃矣。返复而顾，所以理其伤劳矣。大小朝天，所以通其五脏矣。咽津补气，左右挑其手。摆鳝之尾，所以祛心之疾矣。左右手以攀其足，所以治其腰矣。"南宋·陈元靓在《事林广记·修真秘旨》中以"吕真人安乐法"命名并以导引口诀的形式记录："昂首仰托顺三焦，左肝右肺如射雕。东脾单托兼西胃，五劳回顾七伤调。鳝鱼摆尾通心气，两手搬脚定于腰。大小朝天安五脏，激津咽纳指双挑。"托名晋·许逊撰的《灵剑子引导子午记》中记载："仰托一度理三焦，左肝右肺如射雕。东肝单托西通肾，五劳回顾七伤调。游鱼摆尾通心脏，手攀双足理于腰。次鸣天鼓三十六，两手掩耳后头敲。"

（二）易筋经发源

易筋经大致出于宋代，托名达摩所创编。易筋经是把调息练习和肢体动作紧密结合，注重内外兼练的一种健身功法。长期练习，习练者可以达到"气盈力健、骨劲膜坚"的功效。据《颐身集内功图说》记载，易筋经的十二术势是韦驮献杵第一势、韦驮献杵第二势、韦驮献杵第三势、摘星换斗势、倒拽九牛尾势、出爪亮翅势、九鬼拔马刀势、三盘落地势、青龙献爪势、卧虎扑食势、打躬势、掉尾势。

（三）陈抟的二十四坐功

《二十四气坐功导引却病图》又称《陈希夷二十四气导引坐功法》，是北宋·陈希夷创立的"二十四坐功"，是按 24 个节气分段锻炼，其中有 2 个姿势是立式锻炼，其余 22 个姿势都为坐式锻炼，每个姿势之下都注有所治疾病症状。每一势完毕，必有吐纳、叩齿、咽液等程序。"二十四坐功"整套动作为肢体操结合保健功法，以脏腑经络为纲目，以运动为手段，用以防治十二经脉所主病候。这套导引术体现了天人合一，顺应四时的养生健身思想，在健体祛病方面有着积极的意义。

三、形神共调的观念和应用进一步发展

宋金元时期继承了《黄帝内经》形神同调原则，在发展中展现出特色，尤其以张从正的《儒门事亲》最具代表性；这一时期的中医运动健身在充分动体的基础上，以内观、存想、诵念、澄心等方法来调节心神，最终达到人体形与神俱、不可分离的益养效果。

（一）情志相胜，形神共调

金元时期，形神同调治法在情志疾病的诊治康复中有了飞速发展，有大量病案记载流传，也有更为详细系统的理论分析，如张从正《儒门事亲·九气感疾更相为治衍》中说"夫怒伤肝，肝属木，怒则气并于肝，而脾土受邪；木太过，则肝亦自病"。五脏情志过极或者伤所胜之脏，或者自伤。张从正给出了一个较《黄帝内经》更完整的模式，他指出了具体的心理康复的操作方法，如"故悲可以治怒，以怆恻苦楚之言感之；喜可以治悲，以谑浪亵狎之言娱之；恐可以治喜，以恐惧死亡之言怖之；怒可以治思，以侮辱欺罔之言触之；思可以治恐，以虑彼志此之言夺之"，并指出"凡此五者，必诡诈谲怪无所不至，然后可以动人耳目，易人视听。若胸中无材器之人，亦不能用此五法也"，指出心理康复疗法是

微妙难求之法，行此道者必须首先自己心理健康，兼有才略，方能游刃有余，切中要害。

（二）冥想

宋金元时期的冥想内容如下。

内观五脏之法，如《东坡养生集·上张安道养生诀论》曰："每夜以子后披衣起，面东若南，盘足，叩齿三十六通，握固，闭息，内观五脏，肺白、肝青、脾黄、心赤、肾黑。次想心为炎火，光明洞彻。丹田中，待腹满气极，即徐出气。"

禅观之法，如《世医得效方·孙真人养生书·调气法》曰："作禅观之法，闭目存思，想见空中太和元气，如紫云成盖，五色分明，下入毛际，渐渐入顶如雨初晴，云入山，透皮入肉，至骨至脑，渐渐下入腹中，四肢五脏皆受其润，如水渗入地。"也是内观自然之气进入躯体，从而达到神气相合、调神调气的目的。

"不思"法，如《世医得效方·孙真人养生书·调气法》曰："彭祖曰：道不在烦，但能不思衣食，不思声色，不思胜负，不思曲直，不思得失，不思荣辱。"继承了唐代孙思邈《千金方》中的"不思"无为之法。

（三）诵念法

以诵念法静修养神的方法在隋唐前较为少见，而在宋金元医籍中有所表现，施行方式都是以可闻可见的"诵念"为表现形式。如朱丹溪《格致余论》中有"夫温柔之盛于体，声音之盛于耳，颜色之盛于目，馨香之盛于鼻，谁是铁汉，心不为之动也？"的论述，澄心无虑真清静之法多适合高真之士；而通过诵念凝神一处，使神处于相对清静之法则更符合百姓之日用。所以宋金元时期这种以诵念为主，凝神一处的调神法应时而生。

四、康复疗法进一步细化

（一）针灸疗法

宋金元时期因为官府的重视和各家学说，针灸处方配穴理论不断发展，处方大量积累。

金元时期的罗天益（谦甫）著《卫生宝鉴》二十四卷，书中有关针灸治疗中风后遗症的记载，反映罗氏针灸学术特点"大接经针法"是专治中风偏枯的一种特殊配穴法，《卫生宝鉴·中风门》首载"大接经针法"，有"从阳引阴""从阴引阳"两法，皆取十二经井穴。

针对言语障碍：宋官方出版的《圣济总录·治五脏中风并一切风疾灸刺法》曰"中风失音不能言，缓纵不遂，灸天窗五十壮。风入脏，使人喑哑，卒口眼相引，牙车急，舌下转喎僻者，灸吻边横纹赤白际，逐左右，随年壮报之，至三日不差，更报之""风猥退，半身不遂，失音不语者。灸百会，随年壮。卒中风，口噤不开，灸机关二穴《千金翼》名颊车""中风眼戴上，及不能语者，灸第二椎及第五椎上，各二七壮，若卒中风，灸两足大指下横纹中五壮"。

宋·王执中（叔权）撰《针灸资生经·口眼喎》曰"地仓、大迎、鱼际、通里，……

主不能言。脑户等主喑不能言……风府、承浆，疗喑不能言。瘛风、通里，疗暴喑不能言……阴郄，治失音不能言。间使、合谷，主喑不能言……灵道、天突、天窗，治暴喑不能言……通里，主不能言。鱼际，主痉上气，失喑不能言"等。

针对吞咽障碍：《圣济总录》曰"天鼎二穴……主暴喑气哽，喉痹咽肿，不得息，饮食不下，喉中鸣"。

针对各种痹证：《圣济总录》继承前人治疗血痹、周痹的针灸疗法，如血痹治宜先针引阳气，后以药治之。周痹治疗，以手法治疗和中药治疗为主，以经筋路径上的压痛、硬结为治疗点，配合热熨、按摩导引。《资生经》中痹证治疗以针灸治疗为主，并列出了具体穴位，如风痹治疗穴位天井、肩井、尺泽、膝关、跗阳、阳辅、阳关、委中、少海、下廉、环跳；肩痹痛不仁不举治疗穴位天井、曲垣、曲池；足麻痹不仁治疗穴位至阴、阴陵泉、阳关、环跳、承筋、腰俞、风府、太溪、膀胱俞、白环俞、犊鼻、髀关、阳陵泉等。

（二）内外兼治

宋金元时期是骨伤科的繁荣时期，开始应用内服活血化瘀、养血舒筋和培元补肾药物，外用淋、熨、帖、膏摩等法内外兼治的创伤方药疗法，对后世中医骨伤技术的发展影响深远。

宋元医家强调骨折脱位复位固定后宜动静结合，采用"搓滚舒筋法"治疗骨折愈合后的脚筋挛缩，至今骨伤康复临床仍在使用。如元代医家危亦林所著的《世医得效方·舒筋法》说："舒筋法治破伤治筋挛缩不能伸……大竹管长尺余，钻一窍，系以绳，挂于腰间，平坐贴，搓滚之，勿计工程，久当有效。"

（三）食疗药膳

随着社会经济的发展，以及中外交流的增加，宋金元时期高度重视饮食疗法在疾病康复过程中的作用。宋代官方出版的《圣济总录》中的卷188、189为食治门。其中除治疗一些疾病外，还有一些属于病后的康复医疗，如食治伤寒后诸病、治虚劳、治脾胃弱、治产后诸病等。官方出版的方剂专书《太平圣惠方》中有不少方剂可用于疾病的康复，如第96、97卷属"食治门"，对虚劳、偏枯不起、中风、脾胃气弱不下食、水肿等适合康复疗法的疾病，注意采用药物与食物相结合的方法，如各种药酒、药粥等。这些方法符合康复医疗的需要，对后世产生了一定影响。

元·忽思慧著《饮膳正要》，是中国现存最早的营养保健学专著，该书继承了中国饮食、养生、医药三者结合的优良传统，善于通过日常饮食来养护生命，在中国食疗史上占有重要的地位。从《饮膳正要》起，有许多药膳的组成至今仍被慢性病康复所选择。

《饮膳正要》基于"药食同源"的理念，总结历代食疗经验，兼顾食材疗养功能与膳食制作方法，将注重食性的本草和注重操作的方书结合起来，以药膳方的形式按其主治和功效进行分类，对药膳的发展有突出贡献。据统计，《饮膳正要》里有祛湿功效的药膳有47首，有汤、羹、酒、煎等类型，取材日常，十分适合多湿之地及易受湿邪困扰的人们作为日常养生康复祛湿药膳食用。如五加皮酒：五加皮浸酒，或依法酿酒，治骨弱不能行走，久服壮筋骨，延年不老。五加皮味辛苦，性温，归肝、肾经。具有祛风除湿、补肝益肾、强筋壮骨、利水之功效，酿酒为剂，以增其舒筋除湿通络、强筋壮骨之功。《饮膳正要》中"生地黄鸡""羊蜜膏""生地黄粥"等药膳方皆是将地黄这味药物融入食物之中，既是美味佳肴，又是食疗药膳，且功效也比单味生地黄更加丰富。其他药膳也大多如此，不是单用食物或药物，而是取药物之性，用食物之味，两者相辅相成，使食疗效果得到更好的发挥。

宋元时期出现了关于老年学的专著，以《寿亲养老新书》（宋·陈直编撰，元·邹铉续增）为代表，提出"善治药者，不如善治食""食疗未愈，然后命药"等思想，认为老年病的防治应以"食治为先，医药扶持""摄养之道，莫若守中实内以陶和。将护之方须在闲日，安不忘危……善服药者，不如善保养"。

（四）音乐疗法

宋元时期运用音乐疗法治疗情志病已经十分普遍。北宋著名文学家、史学家欧阳修在《欧阳文忠集》中提到："吾尝有幽忧之疾，而闲居不能治也，既而学琴与孙友道滋，受宫音数引，久而乐之，不知疾之在体也。"欧阳修感慨药物的作用只能"攻其疾之聚"，而音乐则能"和其心之所不平"，如其所言"用药不如用乐矣"。金元四大家之一的张子和亦曰"以针下之时便杂舞，忽笛鼓应之，以治人之忧而心痛者"。

第六节　中医康复思想汇总和稳定发展时期（明清）

明清时期，诸医家充分认识到康复的重要性，康复医疗范围已扩展到临床内、外、妇、儿各科。在明代，著述丰富，康复已有专门的名称和内涵。《明会要》记录了各地设置养济院，收养鳏寡孤独废疾不能自养者，并帮助其就业；还兴办了"能人倌"，为医治和康复伤病员的机构。清代康复的观念受到医家的普遍重视，已渐成体系。许多医书中对康复理论与康复方法有专门论述，有一定的理论指导和较为完整的治疗方法，包括精神修养、饮食起居、药物治疗及导引按摩等，汇总形成了一个基本的中医康复医学体系，其较于前世内容更加丰富、应用更加广泛。

一、明清时期中医康复学理论的发展

（一）康复医学相关著作

明清时期的医学著述越发繁荣，关于中医康复的相关记载逐渐系统。明·龚廷贤所著的《万病回春》首次出现对"康复"的描述"余请告就省，当时皇皇惊怖，赖云林诊摄救药，先君得以康复"（《万病回春·叙云林志行经》）；"复沉潜诊视，植方投剂，获效如响，不旬日而渐离榻，又旬日而能履地，又旬日而康复如初。三十余禩沉疴，一旦起而痊愈之"（《万病回春·后序》），描述了疾病愈后活动能力恢复的情形；"一择名医……二肯服药……三宜早治……四绝空房……五戒恼怒……六息妄想……七节饮食……八慎起居……九莫信邪……十勿惜费"（《万病回春·病家十要》），提出对待病时调理康复的方法，其中病宜早治、安心静养、饮食有节、起居有常康复方法至今仍有重要的意义。

明·李中梓所著《医宗必读》中多次出现"康复"，如"少宰蒋恬庵，服五加皮酒，遂患大便秘结，四日以来，腹中胀闷，服大黄一钱，通后复结。余曰：肾气衰少，津液不充，误行疏利，是助其燥矣。以六味丸煎成，加人乳一钟，白蜜五钱，三剂后即通，十日而康复矣"，又有"虚痨"篇曰："虚倦异常，与独参汤饮之，三日而热减六七，服十全大补汤百余日，而康复如常"，描述了病去之后机体恢复的过程。

明·高濂的《遵生八笺》集明代以前养生康复学的精华，其中"四时调摄"针对不同季节的特点，对吐纳、导引等康复方法提出了不同的要求；"延年却病"提到吐纳、存想、修身心、择饮食等方法，特别强调导引对于形神功能的作用，如"故人之所生，神依于形，形依于气，气存则荣，气败则灭，形气相须，全在摄养。设早使形气衰而形无所依，神无所主，致殂谢为命尽，岂知命者哉？夫胎息为大道根源，导引乃宣畅要术。人能养气以保神，气清则神爽；运体以却病，体活则病离"。该书收录有《太清中黄胎藏论略》《幻真先生服内元气诀》《李真人长生一十六字妙诀》《胎息秘要歌诀》等文，对"天竺按摩法""婆罗门导引十二法""八段锦导引法"等功法有相关的论述，如"人身欲得摇动，则谷气易消，血脉疏利。仙家按摩导引之术，所以行血气，利关节，辟邪外干，使恶气不得入吾身中耳……故延年却病，以按摩导引为先""以上名八段锦法，乃古圣相传，故为图有八。握固二字，人多不考，岂特闭目见自己之目，冥心见自己之心哉？……行功何必拘以子午，但一日之中，得有身闲心静处，便是下手所在，多寡随行"。可见其认识到导引功法等康复方法对人体健康的重要性；"形神合一"在该书《清修妙论笺》中是核心命题，不但直接对"形神合一"进行论述，还有围绕该理论展开论述的观点。

清康熙雍正年间所成综合性类书《古今图书集成》中有诸多关于康复方法的内容，主要包括：《人事典·身体部》描述的是人体阴阳、气血、形气、精神、魂魄及各部位形态与功能等相关内容；《人事典·寿夭部》收录有关年寿及如何得以长寿的文献资料；《人事典·养生部》对养生的理论、方法、宜忌有具体的阐述，还包括与养生相关的诗文、事迹典故等；《神异典·静功部》收录静功导引、呼吸吐纳等功法的理论、方法、要诀及图式等；《神异典·服食部》汇集延年却病、健身防老的药物服饵、修炼方药等。

光绪年间沈子复撰《养病庸言》，专述病后康复之法。书中载有近20条康复措施，包括勤习导引、慎求医药、被服适体、寝兴以时等。主张养病须"六务"和"六戒"。"六务"为"知"（病因何起）、"忘"（勿记在心）、"拒"（嗜欲勿肆）、"看"（置身病外如看他人一般）、"耐"（忍耐）、"调燮"（指思欲、饮食、起居诸事项）。"六戒"与"六务"相对，为"昧、忧、迎、忽、愤、糟蹋"。作者还强调了养病康复需要因时制宜和因人制宜，如"弁语"中提到："或问养病之道尽于此而已乎，曰：未也，一时有一时的道理，一人有一人的道理，只大段不差许多。总之，以有定之心制无定之病而已。"这是对"天人相应"康复原则的继承和发展。

（二）整体观在康复中的发展

中医康复整体观思想经过隋唐宋时期的深化和稳定发展，至明清时期已经呈现在众多医家的著述中。对中医整体观念的认识更加具体，涉及病后整体康复的论述更加明晰。如明代外科著名医家陈实功，在其著作《外科正宗》中从整体观出发，深刻理解外疾必有其内在机制，认识到"内之症或不及其外，外之症则必根于其内也""形势虽出于外，而受病之源实在内也"，强调整体与局部辨证统一的关系，主张治疗时内外并重。论及病后康复的重要性，"调理须知"一节指出："凡人无病时，不善调理而致生百病，况既病之后，若不加调摄，而病岂能得愈乎？"他认为除了药物调理，还要节制七情："患者又当安定心神，相忘诸念，毋使怆慌，乃保神气不得变乱也"；顺应四时："再顺天时，假如夏热坐卧不可当风，忌置水于榻前床下，冬寒须避，起居常要温和"；注意饮食起居："饮食须当香燥甘甜，粥饭随其喜恶，毋餐过饱，宜少、宜热、宜浓，方无停滞，又得易化故也"。"杂忌须知"中指出："凡病虽在于用药调理，而又要关于杂禁之法。先要洒扫患房洁净，冬必温帏，夏宜凉帐，庶防苍蝇蜈蚣之属侵之。"这些观点体现了全面的康复理念。

明代医家张景岳通过实践，在继承治形思想的基础上，提出了治病养生必先"养形"的主张。认为形体是患者心身强盛和康复的基础。在其著作《景岳全书·传忠录》中提到"奈人昧养形之道，不以情志伤其府舍之形，则以劳役伤其筋骨之形，内形伤则神气为之消靡，外形伤则肢体为之偏废，甚至肌肉尽削，其形可知；其形既败，其命可知。然则善养生者，可不先养此形，以为神明之宅；善治病者，可不先治此形，以为兴复之基乎？""故凡欲治病者，必以形体为主；欲治形者，必以精血为先"。明确筋骨、肢体等形体的损伤将导致神志的消靡，认识到形为神之宅，养生必先养形，养形则可安神且身形自健，这是在"形神合一"整体康复观基础上的发展。

清代著名医家俞根初著《通俗伤寒论》，其中对瘥后全面康复方法有专门的论述，即"调理诸法"章，包括瘥后药物调理、食物调理、四季气候调理、起居调理等。清代名医叶天士发展了"杂合以治，各得其所宜"的思想，认为大多数疾病单靠药物并不能完全解决问题，"'经云：大毒治病，十去其五'。当此只宜爱护身体，勿劳情志，便是全功道理，愚人必曰以药除根，不知天地之气，有胜有复，人身亦然。谷食养生，可御一生，药饵偏胜，岂可久服"。强调情志、自然环境、饮食等都是影响人体健康的重要因素，故其又云"药乃片时之效，欲得久安，以怡悦心志为要旨耳""戒酒肉可望向愈""蔬食安闲，旬日可安""薄味静养，壮盛不致延损""兼用元功，经年按法，使阴阳渐交，而生生自振耳"，综合心理、饮食、功法等多种疗法进行调理，经过长期的医疗实践总结出不少行之有效的调理要则，这也是整体观在中医康复实践中的体现。

（三）重视保养元气，固护脾胃

明·张景岳重视"命门真阴真阳"，强调"阳强则寿，阳衰则夭"。他认为命门藏先天之水火，"命门为元气之根，为水火之宅，五脏之阴气非此不能滋，五脏之阳气非此不能发"。"阳之为义大矣。夫阴以阳为主，所关于造化之原，而为性命之本者，惟斯而已……人是小乾坤，得阳则生，失阳则死。阳衰者，即亡阳之渐也……天之大宝，只此一丸红日；人之大宝，只此一息真阳"，认为天地健运不息离不开阳光，人体阳气如天上太阳，人体生命的存在需要阳气的活动，阳气失常，则会使得寿命夭折。人身的阳气向上主外，起到保卫身体、抵御外邪的作用。其在《类经图翼·大宝论》答客问："脾胃为五脏六腑之本，子言命门，余未解也""若彼脾胃者，乃后天水谷之本，犹属元阳之子耳"，认为元气的养护，应以脾胃为先："人之自生至老者，凡先天之有不足者，但得后天培养之功，则补天之功，亦可居其强半，此脾胃之气所关人生者不小，是以养生家必当以脾胃为先。"

明·龚廷贤著《寿世保元》，从书名可知其对于元气的重视程度。其主要特色可总结为摄生保元，注重脾肾。如其所言："调理疾病，尤当慎于初愈之时。盖客火初退，不可犯触，当以惩忿为要。元气初还，不可有挠，当以寡欲为要。以此自持，日复一日，则客火益消，元气尽复，自壮盛矣。此真调摄之谓也。"明确提出元气、元神等在人体生命活动中的核心地位，对疾病的康复具有重要意义。书中专列"老人"篇，认为衰老是生命必将经历的一个过程，有针对老人摄养的专论，不仅包括老年人皮风、消渴、虚损、卒中等多发病的预防与辨证论治，论理遣方，详列医案，还强调老年人应该注重保健，主张节欲惜精，动静适度，不独崇药治，提倡医养并重，将治疗、康复、保健有机地结合起来。

徐大椿对寿命提出了独特见解，在《医学源流论》"元气存亡论"中提到，元气的盛衰影响寿命的长短，寿命在生之时已有"定分"，"定分"即元气。故强调"谨护元气"是养生康复的首要问题。

温病学家叶天士在防老抗衰及治疗老年病等方面具有丰富的经验，所撰《临证指南医案》中记载了314例老年病医案，认为"阳明络空"及"下元肾虚"是老年病的主要病机，因而提出治疗老年病重在调补脾肾的主张。

二、明清时期中医康复疗法的发展

康复医疗的范围在这一时期已涉及临床各科，更加关注康复适应证的问题。特别是到了清代，出现许多内容丰富，应用范围广泛的，记载康复理论、康复方法的医籍。

（一）运动疗法

《普济方》是明代官修的我国古代最大的一部方书，其收载很多康复医疗处方，其中记载有用足滚动运动法使胫骨粉碎性骨折愈合后脚弯缩、伸屈功能障碍得以康复的方法，证实运动疗法应用于康复医疗中，在明代已被推广。

明代著名医家李梴在《医学入门》中提出"盖人之精神极欲静，气血极欲动"的观点，善于调摄人体精神与气血，以适宜的导引功法，促进疾病的康复。他强调人们大多只注意久立、久行伤人，却容易忽视久卧、久坐亦伤人，尤其对于闭关守病、屹屹端坐者，更是应加强导引运动调摄。

历代医家对于传统运动疗法如导引等，已充分意识到其在康复医疗中的重要作用与价值。明清医学家吸取内丹炼气的一些方法，重视修炼过程中对人体身心健康带来的影响，并出版了许多重要著作。沈金鳌撰《杂病源流犀烛》重视导引运功之法对方药的辅助作用，将"运动规法"列在全书30卷之前。如书云："导引、运动，本养生家修炼要诀，但欲长生，必先却病，其所导所运，皆属却病之法。今各附于篇末，病者遵而行之，实可佐参药力所不逮。"提供给医患双方多种在"脉法""症治"治疗疾病后的导引运功康复处方，"每病方论后，有导引运动之法。可以却此病，即附载于未……以备采用，庶获万病回春也"。

书中明确导引术是针对疾病康复的治疗方法，认为百病皆由气之涩滞，除了药物治疗，导引等方法可行一身之气，调养真气，使患者达到真正的康复。其中，该书对于疾病附康复疗法是具有针对性的，如在慢性病及急性病的缓解期如咳嗽、心病及哮喘、痢疾等，提出导引运动等方法，而涉及传染病、危重病、急性病等却不采用康复疗法，可见其已认识到康复疗法与临床疗法是有区别的。

《古今图书集成·医部全录》对于多种疾病的康复治疗运用导引、针灸、推拿等方法，包括瘫痪、虚劳、肿胀、痹证、消渴、哮喘、便秘、泄泻与积聚等病。以瘫痪为例，由于一般的药物治疗难以使患者恢复运动功能，因此康复治疗是主要手段之一。

《寿世青编》收录了前人对于功法的专论，"内养下手诀""静功六字却病法""运气法""定神法""固精法"等篇章中提倡静功，在"定神法"一节说："心外无道，故收放心，即神定而道在……今之养病者，日思丹田，思鼻准，亦收放心之法也。不曰收放心，而曰定神。盖游心千里，无有定在，此皆神之外出，故曰定神。"认为静养定神能够却病修养身心。在"导引却病法""十二段动功"等篇章中也提出适用动功之法的情况，创编"动功十二则"，是导引疗法的重要范式。例如，"运膏肓：此穴在背上第四椎下脊两旁各三寸，药力所不到。将两肩扭转二七次。治一身诸疾""托天六：以两手握拳，以鼻收气运至泥丸，即向天托起，随放左右膝上，每行三次。去胸腹中邪气"。

田绵淮《援生四书》记载了针对慢性病的相应导引法，以及五脏疾患的相应动功；《养病庸言》中，沈子复重视导引运动，指出："导引之功，百倍于医药。必从数息入手，以心息相依为度。"认为采用药物配合导引，或是单用导引等方法，能够达到康复的效果。

（二）太极拳

关于太极拳的起源及其创始人，众说纷纭，广为流传的有张三丰创拳于武当山；较为公认的观点认为明末清初河南温县陈家沟陈王廷创陈氏太极拳，现流传各式太极拳多源于陈式太极拳。陈氏太极拳以明·戚继光的《拳经》为蓝本，结合了导引、吐纳等功法和中医经络学说，创编了长拳十三势、炮捶等拳法。后拳家王宗岳引用《周子全书》中阴阳五行、太极八卦等哲学理论阐明拳理，所著《太极拳论》与陈氏十三式相结合，被命名为"太极拳"，距今已有400多年历史。陈氏太极拳第八代传人、近代著名太极拳理论家陈鑫先生著有《陈氏太极拳图说·自序》，书中说："理根太极，故名曰太极拳。"故有太极拳"理根太极"之说，可见太极拳的创立与演化都源于太极哲理，太极哲理是太极拳的立论根据。"长拳者，如长江大海，滔滔不绝也"（《太极拳论》），太极拳因其拳势如滔滔不绝的江河之水被称作"长拳"。"十三势者，掤、捋、挤、按、采、挒、肘、靠、进、退、顾、盼、定也。掤、捋、挤、按，即坎、离、震、兑，四正方也。采、挒、肘、靠，即乾、坤、艮、巽，四斜角也。此八卦也。进步、退步、左顾、右盼、中定即金、木、水、火、土也。此五行也。合而言之，曰十三势"（《太极拳论》）。又因其拳术动作中含有八门（掤、捋、挤、按、采、挒、肘、靠）、五步（进步、退步、左顾、右盼、中定）共13种动作要领，而被称为"十三势"。太极拳经过长期流传发展演变，逐渐形成不同的流派，特点较显著的有陈、杨、孙、吴、武五大流派，架式繁简大小不同，各有其特点和风格，但其习练原则和要领是一致的，均主张由松入柔，运柔成刚，达到刚柔相济、动静结合、内外兼修的效果。

（三）外治疗法

清同治年间的吴尚先是重视外治的医家，被誉为"薄贴"专家，撰有外治专著《理瀹骈文》。书中阐释和发展了具体的康复方法，包括熏、洗、熨、捺、敷、贴、坐、吹等，并在临床上巧妙地将其加以综合治疗。明确提出"外治之理，即内治之理""虽治在外，无殊治在内也"。提出"人病不外气滞血凝，及阴有寒湿，阳有燥热而已"。针对虚损证的外治也采取"气血流通即是补，非必以参苓为补也"的方法。该见解与方法为外科康复独辟蹊径，如对病后脾虚者，于心口脐上贴健脾膏，再配合按摩腹部；肾阳不足者，则将温阳药物缝于肚兜和护膝内，或在脐上贴红缎膏。运用各种外治调摄的方法，促使患者康复。

（四）饮食调理

明·李时珍在《本草纲目》中对饮食营养有丰富的记载，包括谷、菜、果、虫、介、禽、兽等700余种。书中收载的许多食疗佚文提出了不同的食疗方法，如"时珍曰：按罗天益宝鉴云：粳、粟米粥，气薄味淡，阳中之阴也。所以淡渗下行，能利小便……诸谷作粥，详见本条。古方有用药物、粳、粟、粱米作粥，治病甚多。今略取其可常食者，集于下方，以备参考云"。明·虞抟著《医学正传》对水肿患者提出饮食方面的康复原则为"若戒酒色盐酱，此病可保无危，不然去生渐远"。

《寿世青编》中强调病后饮食康复疗法的重要性，专设"病后调理服食法"一节，认为"凡一切病后将愈，表里气血耗于外，脏腑精神损于内，形体虚弱，倦怠少力，乃其常也。宜安心静养，调和脾胃为要"，认为饮食调理对疾病的愈后有重要影响。该书在各类疾病后列出了不同的粥、糕等食物治疗品种，至今仍具有较高的实用价值；清乾隆年间隐士曹慈山所著的《老老恒言》，提出从衣、食、住、行的日常来进行康复，特别根据老年人脾胃虚弱的特点，制订粥谱进行饮食调理。

明·吴文炳的《药性全备食物本草》，全书载食品459种，分为诸水、五谷、菜、果、兽、禽、虫、鱼、味9部，附有食治方，辑录百余种食物疗法配方，其特色是将从诸书中辑集而成的百多种食疗配方，将所对应疾病按外因、内因分类。外因部分以六气风、寒、暑、湿、燥、火为纲；内因部分以内伤脾胃、气（郁）、血、痰、热、阴虚、阳虚、诸虚等为纲。

饮食宜忌是食疗却病传统康复方法中需特别注意的。清代叶天士重视饮食宜适度，最忌太过与不足，因此提出"薄滋味""戒烟酒"的饮食宜忌。如对外感热病初愈之后，若"乱进食物，便是助热，惟清淡之味，与病不悖，自来热病，最怕食复劳复，举世共闻，非臆说也"；如痢疾等肠胃疾病"皆饮食不忌之累"，多为饮食不节而导致，必须"淡薄滋味""腥油肉食须忌"，呕吐、便秘、泄泻等应"禁鲜荤冷滑""忌进腥油""少进酒肉坚凝"，小儿疳积则"忌食生冷腥肥凝滞"，叶天士在医案中反复告诫患者要注意饮食宜忌；对其他疾病如中风"戒酒肉，可望向愈"，也强调饮食的调护，风温化燥咳痰患者主张饮食"蔬食安闲"，湿热证主张"薄味静养"，"烟辛泄肺，酒热戕胃，精华营液，为热蒸化败浊"，极力反对烟酒。

食疗药膳等相关专著还有徐春甫的《古今医统大全》、卢和的《食疗正草》、王孟英的《随息居饮食谱》、黄云鹄的《粥谱》、费伯雄的《费氏食养三种》等。食疗药膳方法因其简便易于操作，药粥、药膳等一直盛行流传至今。

（五）心理康复疗法

明代医家汪绮石高度重视精神因素对康复的影响，所著《理虚元鉴》中首次提出"知节"的心理康复法则。"知节"是指患者应保持常人的心态，克制过激情绪，积极配合医生治疗，则有利于疾病康复。《理虚元鉴》中有"五志七情之病，非药石所能疗，亦非眷属所可解，必病人生死切心，自讼自克，自悟自解，然后医者得以尽其长，眷属得以尽其力也"。沈子复所著的康复医学专著《养病庸言》主要论述康复医疗的一般原则，康复医疗不同于临床医疗，也有异于卫生保健。《养病庸言》对此有着清晰的认识。在该书序言中开章明义地提出养病（康复）不同于治病（临床医疗）及养生（卫生保健），如云："古者有文字时，即有治病书，厥后有养生家言。今于两家外别出一途，命曰养病，有异旨乎？曰：人日与生俱，生日与病俱。生可养，生而病尤亟养焉。"该书刊于1887年，足见中医在百年之前已对康复医疗有着正确的认识。该书中列有康复措施20条，并且特别强调精神因素对恢复健康的意义，从心理医疗和日常生活起居两个方面对康复医学进行了发挥；田绵淮强调要根据四时气候变化与昼夜阴阳变化来进行治疗方面的调整。

（六）药物康复

清代医家叶天士开创了"血肉有情"药物康复应用，别开生面地提出了"颐养工夫，寒暄保摄，尤当加意于药饵之先"的康复医学思想，他认为："脉神形色，是老年衰惫，无攻病成法，大意血气有情之属，栽培生气而已。每日不拘用人乳，或牛乳，约茶盏许，炖暖入姜汁三分。"动物性食品为血肉有情之品，在功效上具有填精补髓、补气壮阳，乃至活络通痹等作用。叶天士积累了丰富的应用"血肉有情"药物康复经验。如中风偏瘫、虚损痿躄等，则采用血肉有情之物，能活络通痹、填精补髓、通补奇经，逐渐收效。所以他常用虫类药，搜剔络邪；也用蚧类、骨类、胶类药，如海参、淡菜、紫河车、鹿茸、龟、鳖、蚌之类，大补精血，大补元气。其对伤残、慢性病和急性病后期身体功能和情志的恢复，起到了很好的指导作用，对一些久治难愈的疾病，提供了许多药物康复的经验。

（七）水浴疗法

李时珍的《本草纲目》将矿泉分类为热泉、冷泉、甘泉、酸泉、苦泉，是我国最早的有关温泉分类的记载，并在《本草纲目》中对温泉的医疗保健作用进行专门记载。在《本草纲目·水部》中谈论各种不同来源之水的性能，论述得十分详备："饮水疗疾，皆取新汲泉水"，有醴泉、温泉外浴等。李时珍在书中提出"诸风筋骨挛缩，及肌皮顽痹，手足不遂，无眉发，疥癣诸疾，在皮肤骨节者，入浴。浴讫，当大虚惫，可随病与药，及饮食补养。非有病人，不宜轻入"，阐明了泉水疗法的应用和选择，引申为水疗法（浴疗法、中草浴法）等。

（八）季节与起居康复

龚廷贤认为良好的睡眠，对疾病具有明显的康复作用，他在《寿世保元》"附睡法"一节中认为睡眠要讲究姿势，提出侧身曲卧的"狮子眼"睡法，可诱导入眠，推崇《千金方》"先睡心，后睡眼"之论，认为睡时必先睡心（息虑宁神），后睡身（集中注视前方一点，自然蒙眬入睡）。

吴师机认为起居调理也是重要的康复方法，其在《理瀹骈文》中云："晨起擦面，非徒为光泽也，和血气而升阳益胃也。洗眼，滋脏腑之精华，以除障也。激齿，坚骨以防蠹也。梳发，疏风散火也。饭后摩腹，助脾运免积滞也。临卧濯足，三阴皆起于足指，寒又从足心入。濯之所以温阴而却寒也……七情之病也，看花解闷，听曲消愁，有胜于服药者矣。人无日不在外治调摄之中，特习焉不察耳。"认为对于疾病康复，除了药物治疗，生活起居的方式、环境，情志的调节，都将影响康复的效果。

汪绮石所著《理虚元鉴》中提出"知防"的康复原则，如"虚人再经不得一番伤寒，或一番痢疾……所以一年之内，春防风，又防寒；夏防暑热，又防因暑取凉而感寒；长夏防湿，秋防燥；冬防寒，又防风。此八者，病者与调理病人者，皆所当知"。"知防"强调通过衣、食、住、行、起居的保养，防止外邪入侵，以避免疾病复发或功能障碍加重。

三、康复辅具的发展

明清时期的康复起居辅助用具有了更全面的发展。通过客观因素日常起居用具的应用、起居环境的营造，对机体健康的影响达到身心共养的目的。

（一）滚脚凳

文献记载滚脚凳的出现距今已有 400 多年，它与脚踏、算盘及竹筒"搓滚舒筋"法的应用演变密切相关。作为一种传统养生器具，滚脚凳是由脚踏面装竹木质滚轴，形成搓滚双脚的长方形矮凳（图 1-4、图 1-5）。它除了用于日常养生保健，也用于伤病康复。

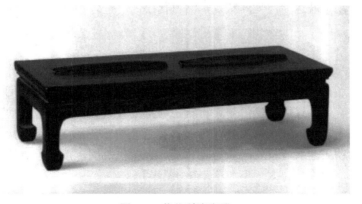

图 1-4　黄花梨滚脚凳

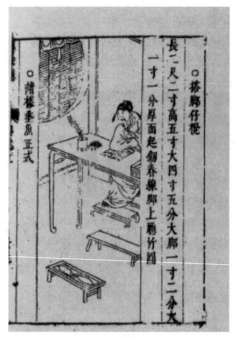

图 1-5　明刊本《鲁班经匠家境》中的滚脚凳

　　滚脚凳有脚踏作用，除此之外，还有擦摩涌泉，除湿固元等养生康复功能。明·文震亨谈及"脚凳"说："以脚踹轴，滚动往来，盖涌泉穴精气所生，以运动为妙。"涌泉为足少阴肾经井穴，肾气之所出，精气从此生发，但寒湿也由此潜入。足心即涌泉穴，在放松垂坐位时，滚脚凳椭圆形滚棒可对足底进行搓滚，相当于推拿手法中摩、搓、擦法的有机结合，对涌泉穴进行柔和均匀的刺激。同时，搓滚脚凳时也同时刺激足底独阴、里内庭、女膝等经外奇穴，可舒筋活络，舒展身心。较宋金元以前盛行自捏自按以养生防疾，滚脚凳可借助器具搓滚，"以脚踹轴滚动，往来脚底，令涌泉穴受擦，无烦童子，终日为之便甚""使踏处时时转动，心神为之流畅"，因有利于锻炼年长者或功能障碍者独立完成日常活动，增强自信心和愉悦感，促进身心健康，这与现代康复理念相契合；除此之外，双脚的前后搓滚带动下肢运动，理筋整复，活血化瘀，可有效预防和改善经筋病变。

　　（二）太平车

　　"太平车"按摩器具及其功用载于《老老恒言》"杂器"篇，"骨节作酸，有按摩之具曰太平车。或玉石，或檀木，琢为珠，大径寸而圆，如算盘珠式，可五可六，钻小孔贯以铁条，折条两头合之，连以短柄，使手可执。酸痛处令人执柄挼捺，珠动如车轮，故曰太平车"。可见太平车是一种按摩器具，可缓解骨节酸痛。它是将铁条横穿过中间钻孔的檀木或玉石珠子，铁条两头弯折且与一短柄相连。人手执短柄，按揉于身体酸痛处，珠子来回滚动如同车轮，故称其为太平车（图 1-6、图 1-7）。

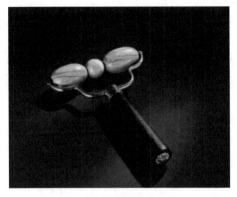

图 1-6 紫檀柄象牙太平车

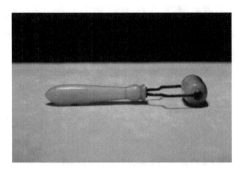

图 1-7 清代白玉小太平车

太平车作为一种按摩工具，现存最早的记载见于明·罗真的《净发须知》，"用太平车周围混运，上三把，下三把，中三把"，此法可缓解剃头者久坐而导致的背部酸痛，故称为"剃头按摩法"。该书中还载有按摩身体保养全身的玉轮，又称"推胸"（图 1-8），即用玉轮在身体不适部位往返滚动，可达到舒筋活血的效果。

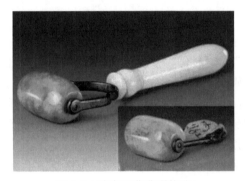

图 1-8 清宫旧藏翡翠推胸

太平车是通过圆形滚珠的前后搓滚按摩身体，达到疏通筋脉、畅通气血之目的。太平车继承和发展了传统康复疗法搓滚舒筋法，通过滚珠搓滚，刺激机体穴位，疏通经络，行气活血化瘀，进而改善因气滞血瘀导致的骨骼、肌肉酸痛等症状。太平车相较滚脚凳的作用范围有了扩展，它不仅限于足底，还可适用于全身部位，且不受姿势位置的限制，大小适宜，使用时灵活方便。太平车材质形态多样，做工精美，亦可视为把玩之物，愉悦身心。

（三）美人拳

美人拳，也称"美人槌"，属于一种按摩器具，《老老恒言》"杂器"篇曰："搥背以手，轻重不能调，制小囊，絮实之，如莲房，凡二，缀以柄，微弯，似莲房带柄者，令人执而搥之，轻软称意，名美人拳。或自己手执，反肘可搥，亦便。"它是由木制或外用皮革包裹而成的小槌，如同莲房状，后连长柄，可执柄搥打身体部位，类似拳头，使用起来灵活、便利，可自行控制力度。

"美人拳"的搥打可有效刺激全身穴位，具有疏通经络、行气活血、舒筋利骨的功效。

其捶打原理与现代推拿学的击法原理基本相同。击法包括用拳背、掌根、掌侧小鱼际、指尖或用桑枝棒叩击体表，其中，拳击法是将手握空拳，用拳背平击体表，常击于腰背四肢等部位，常用于辅助缓解头痛、肌肉痉挛疼痛、风湿痹痛、局部感觉迟钝等症。美人拳的小槌内也常加入芳香类药物，起到辛温通窍、活血化瘀、放松身心等作用。美人拳可完全自行操作，利于推广、普及、运用。

（四）隐背

隐背俗称"搔背爬"，也出现在《老老恒言》"杂器"篇中，"制以象牙或犀角，雕作小兜扇式，边薄如爪，柄长尺余。凡手不能到，持此搔之，最为快意。有以川山甲制者，可搔癣疥，能解毒"。隐背多用象牙或犀角制成，将其雕刻成半握的边缘薄的爪状，连接一长手柄。通过该描述，可见"搔背爬"可理解为"爬在背上以瘙痒的物件"，"爬"有拟人手法"搔"的意思，手执长柄，置于后背，搔其手所不能到达之处。对于一些疾病，可用特殊的材质制成的隐背，如搔抓皮肤长癣及疥疮之处，可用穿山甲为材质的隐背，起到清热解毒的作用。现代生活中老年人也常用隐背，俗称"痒痒挠"或"老头乐"。

（五）杖

杖亦称"扶老"，杖主要为老年人及肢体功能障碍者使用，可扶老、扶弱。《老老恒言》卷三专有一篇论"杖"，"杖曰'扶老'，既可步履借力，且使手足相顾，行不急躁。其长须高过于头一尺许，则出入门户，俾有窒碍，可以留心检点。虽似少便，《荀子》曰：'便者，不便之便也'，古人制作，盖有深意在"。可见杖能在行走时用于借力，使手足协调，行走从容。"予尝自铭其竹杖曰：'左之左之，毋争先；行去自到兮，某水某山。'所谓'左之'者，扶杖当用左手，则右脚先向前，杖与左脚随其后，步履方为稳顺。扶拐亦然。于近得邛竹杖，截为拐，根有三岐去其一，天然便于手执，怡当邛竹之用，或不与削圆方竹同讯也"，说明了杖的用法、材质。《遵生八笺·起居安乐笺》下卷"溪山逸游条"对杖的种类、材质、结构做了详细描述。

现代康复中运用的拐杖即有"扶老"的作用。拐杖的使用，能够减轻患肢负重，保持运动过程中的平衡能力及重心的稳定性，尽量保持日常生活活动能力。对于中风偏瘫及下肢骨折、人工髋关节置换术后等患者，拐杖的使用是综合康复治疗中一项重要手段，在恰当的时机，正确、合理使用拐杖，能够尽快促进骨折愈合、肢体功能恢复，预防或纠正骨骼畸形等。

第七节　中医康复医学蓬勃发展和成熟时期（中华人民共和国成立后至今）

中医康复医学的发展经历了继承传统康复思想和技术方法、康复理念引入中国后的观念和内涵更新到以实现全民健康为目标的中医康复事业大发展的几个阶段。

20 世纪 80 年代，伴随着现代康复医学理论的成熟与引入，对中医康复思想产生了积极的影响，"康复"的概念在中医学中有了新的内涵，"中医康复学"这一概念应运而生。随着社会的发展和科学技术的进步，人们对健康的要求和美好生活的愿望不断提高，应对健康老龄化社会的挑战时不我待，中医康复学作为一门独立的学科已成为时代的需要，中医康复的治疗方法已在各级、各类中西医康复医疗机构中广泛应用。中医康复学已经完全融入建设和发展有中国特色的康复医学事业中，在 21 世纪将发挥更大的作用。

一、党和政府的重视与政策支持

我国自 20 世纪 80 年代初引进现代康复医学并同我国传统康复医学相结合，促进了中医康复学的蓬勃发展，与西方康复医学共同构筑了有中国特色的中西医结合的康复医学体系。

1991 年卫生部、民政部和中国残疾人联合会联合发布《康复医学事业"八五"规划要点》指出"既要按照康复医学特点，又要紧密结合我国国情，中医药学是一个伟大的宝库，在建设康复医疗机构和在进行康复医疗时，都必须充分发挥传统医学这个优势，将现代康复技术与我国传统康复技术结合起来"。

2011 年 9 月，卫生部办公厅关于开展建立完善康复医疗服务体系试点工作的通知，在 14 个试点省逐步构建分层级、分阶段的康复医疗服务体系，实现"预防、治疗、康复"三者结合卫生服务体系。

2016 年 10 月《"健康中国 2030"规划纲要》提出要"提供系统连续的预防、治疗、康复、健康促进一体化服务，提升健康服务的公平性、可及性、有效性，实现早诊早治早康复"。中医在疾病康复中的作用越来越受到重视，中医康复服务在全国各地普遍开展。

2016 年 10 月，国务院办公厅印发《关于加快发展健身休闲产业的指导意见》，部署推动健身休闲产业全面健康可持续发展。其中明确推"体医结合"，加强科学健身指导，积极推广覆盖全生命周期的运动健康服务，发展运动医学和康复医学，发挥中医药在运动康复等方面的特色作用。

2020 年 2 月 22 日，国家卫生健康委员会联合国家中医药管理局发布《新型冠状病毒肺炎恢复期中医康复指导建议（试行）》。文件中提到："各地、各单位要强化对出院患者的中医康复指导，出院后给予不少于 14 天中医药康复治疗"，强调了中医康复指导的重要性。该建议为首个专为符合解除隔离及出院标准的患者而设的医疗方案，弥补了现代医学及中医学对新冠感染恢复期干预的空白。药、灸、浴、功相结合是中医康复治疗方案的最大特色得到认可。

2020 年 12 月，为贯彻落实《中共中央 国务院关于促进中医药传承创新发展的意见》有关要求，充分发挥中医药在疾病康复中的重要作用，提高中医药康复服务能力和水平，国家卫生健康委员会、国家中医药管理局、国家体育总局、国家医疗保障局、中国残疾人联合会和中央军委后勤保障部卫生局共同制定了《中医药康复服务能力提升工程实施方案（2021—2025 年）》，是促进中医药康复发展国家政策支持的标志性文件。实施方案要求充分发挥中医药在疾病康复中的重要作用，鼓励有条件的医疗机构积极提供中医药康复服务。加强中医药康复服务机构建设和管理，强化中医药康复专业人才培养和队伍建设，开展中医康复方案和技术规范研究，积极发展中医特色康复服务，增加基层中医康复服务供给，切实提升中医药康复服务能力和水平。

2021 年 3 月 12 日，第十三届全国人大四次会议通过的《中华人民共和国国民经济和社会发展第十四个五年规划和 2035 年远景目标纲要》明确指出："加强预防、治疗、护理、康复有机衔接。健全中医药服务体系，发挥中医药在疾病预防、治疗、康复中的独特优势。"

二、中医康复学科的发展

中医康复学的学科沿革体现了中医康复内涵的更新。20 世纪 80 年代，中医康复学与中医养生学学科界限模糊。2009 年国家中医药管理局在学科建设目录下首次增设中医康复学科，成为中医康复学科发展的里程碑。

（一）开展学术活动

1985 年 12 月，中国康复医学会中西医结合专业委员会成立，是中国康复医学会最早成立的三个专委会之一。

2013 年，国家中医药管理局正式成立国家级中医康复研究中心。该中心有效整合国内外康复优势资源，围绕中医康复理论挖掘和完善、诊疗方案规范化研究、相关诊疗设备研发等方面开展研究工作；突出协同创新，加大脑卒中预防与康复、骨与关节康复等项目的研究力度，推进康复专业教育，健全分层级、分阶段的三级康复服务体系，推动中医康复医疗机构的建设和管理。

（二）出版学术专著、开展科研活动

1988 年由陈可冀院士主编的《中国传统康复医学》面世，该书是建国后第一部继承、整理和发扬我国优秀的康复学术思想和行之有效的康复技术的著作，全书分上、中、下三篇，上篇为总论，中篇为常用康复方法，下篇介绍临床各科疾病的康复医疗。该书是对我国传统康复医学的一次较为系统的整理和总结，同时也填补了我国有关这方面医学著作中的空白。各类与中医康复学专业相关的教材也相继面世。2018 年，中国康复医学会受国家卫生健康委员会委托编写"康复医学指南系列丛书"，其中《中西医结合康复指南》第一批出版。

进入 21 世纪，中医康复学科的相关基础科学研究、设备研发和推广应用等相继得到了科技部"十二五"国家科技支撑计划项目、国家自然科学基金重点项目和面上项目、国家重点研发计划等资助，步入了科学研究与自主开发的快车道。

2019 年《脑卒中后功能障碍中西医结合康复关键技术及临床应用》获国家科技进步奖二等奖，该成果是康复领域首次获得国家科技进步奖的项目，由福建中医药大学、香港理工大学、香港大学、广州一康医疗设备实业有限公司联合研究。

三、中医康复教育体系的构建和发展

20 世纪 80 年代，全国各中医院校相应成立养生康复学教研室，开设中医养生康复专

业。90 年代后，中医养生学与中医康复学明确分属两个学科，专业设置也各自独立，只有极少院校仍保留"中医养生与康复"专业。

90 年代后，中国康复医学教育体系发生了巨大变化。中医康复学人才培养经历了从在职人员的康复医学普及、康复治疗技术的技能培训到不同学历教育的多层次发展。自 2013 年起，部分中医药大学开始招收中医康复学博士、硕士研究生。部分中医药大学相继成立了康复医学院。陆续有 10 余所高等医学院校或中医药院校开设了中医康复学专业，招收本科生。

国家加强了中医康复学高等学校特色专业、一流课程、教学团队的建设，配套系列规划教材和中医康复实验平台的建设，积极鼓励和加强中医康复人才培养，推进中医康复学专业和学位点建设的进程。

我国的中医康复医学教育已经进入到大发展和成熟阶段，多元化中医康复医学教育体系正在形成。

四、中医康复服务能力建设

新中国成立后，传统的康复医疗在一些疗养院、中医院和综合医院的中医科、骨科得到了不同程度的开展。1984 年 1 月，卫生部要求"各级卫生部门要重视和支持康复医学"。1987 年 1 月，卫生部提出"在建设具有中国特色社会主义卫生事业的过程中，康复医学应当和预防医疗、保健等协调发展"。

20 世纪 90 年代，不同类型的中医康复机构和科室相继在全国各地纷纷建立。如中医医院内设有中医康复中心，疗养院内设立康复部或康复中心；综合医院、社区卫生服务中心内成立中小规模的康复中心等。社会福利部门也举办了一些为残疾人、老年人服务的康复机构。进入 21 世纪，尤其是卫生部在 14 个省市开展建立完善康复医疗服务体系试点工作的通知之后，以康复治疗为主体的康复医院相继成立，出现了集医疗、教学、科研为一体的三级甲等康复专科医院。所有这些多途径、多层次、多规格的康复机构，大部分以中西医结合的方式进行康复医疗。中国传统医学中的康复医疗内容得到了广泛的应用。

2008 年国家中医药管理局在"十一五"期间第一次成立中医康复重点专科全国协作组，全国 26 家单位参加，围绕中风、脊髓损伤、腰痛等优势病种开展诊疗方案的优化和梳理。经过 10 多年的建设，"十二五"期间，中医康复重点专科协作组成员单位已达 82 家，专病协作组超过 93 家，分布在全国 22 个省市。中医康复科专有床位数 4000 多张，服务人群约为 3000 万人，约占康复医疗服务总量的一半。

2016 年国家中医药管理局组织公共卫生项目"中医康复服务能力规范化建设"被列入国家中医药公共卫生服务项目，该项目在全国各地区支持建设 1 家省级中医康复示范中心，丰富中医康复临床服务技术和方法，大力推进中医康复医疗服务信息化及规范化建设，形成有利于中医药传承、知识和技术创新的中医康复服务创新体系。

现阶段中医康复有效技术已经成为疾病康复的核心手段。2002 年，WHO 在《针灸临床研究报告的回顾与分析》的第三部分详细分析了针灸治疗病证的范围及疗效。针灸已广泛应用于缺血性脑卒中、偏头痛、颈痛、术后疼痛、膝关节炎等，改善各类功能障碍，缓解疼痛，提高生活活动能力。传统运动如太极拳、八段锦、易筋经等不仅能改善运动能力、提高心肺功能，还能有效改善认知功能，改善精神和心理功能等，有广泛的实践基础。有研究整理分析了时间跨度41年，超过500篇有关太极拳的临床研究及120多项系统评价，综合高质量的证据显示太极拳对预防跌倒、骨关节炎、帕金森病、慢性阻塞性肺疾病和认知障碍的康复证据良好，对抑郁、心脏康复、脑卒中康复和痴呆的康复也有良好的证据。大量的临床研究与实践还表明，中医药在早期促醒、控制感染、恢复肠道功能与膀胱功能、恢复吞咽功能等方面优势明显；中医药益气活血能有效改善慢性病患者的运动功能、平衡功能及日常生活能力，促进神经功能恢复等，对老年康复也大有裨益。

第二章　中医康复学的功能观

功能的正常发挥是健康状态良好的表现，健康不仅是形神功能一体，同时也是适应自然和社会环境能力的体现。中医康复学的核心围绕功能，研究内容主要着眼于机体形神功能和能力的提升及其对健康的促进。功能康复的含义也是全面的，通过促进健康预防功能障碍，对各种功能障碍者采取综合的全面康复措施，不仅帮助肢体、脏腑等形的功能改善或恢复，还包括对精神、心理、认知等神的功能的提高，同时也包括人与环境之间协调一致的天人合一功能的实现。中医康复工作无论是评定、治疗都以改善和提高功能状态为重心。中医康复工作还是功能障碍者与社会之间联系的桥梁，能够帮助他们参与社会，重返职业或社会生活，这也是中医康复工作的目标。中医康复的功能观体现在中医理论的指导下，对健康促进、改善和提高各种活动与参与能力的重要作用，功能观贯穿在中医康复的整体工作中，并且在全生命周期中体现。因此，功能观在中医康复工作中具有重要意义。

第一节　功能的内涵

一、功能的含义

辞典中对"功能"的基本含义做了解释。如《说文解字》中对功的解释为："以劳定国也"；从力从工，工亦声。意思是用力打夯会有成效，由此产生成效的含义，引申表示功劳。解释"能"："熊属。足似鹿。从肉㠯声。能兽坚中，故称贤能；而彊壮，称能杰也。凡能之属皆从能。"引申出才能、能力之义。其他对"功能"一词的含义解释包括：①技能。《管子·乘马》曰："工，治容貌功能，日至於市。"②效能；功效。《汉书·宣帝纪》曰："五日一听事，自丞相以下各奉职奏事，以傅奏其言，考试功能。"③才能。元代《举案齐眉》第三折曰："则为你书剑功能，因此上甘受这糟糠气息。"④指有才能的人。《后汉书·陈龟传》曰："前凉州刺史祝良，初除到州……功効卓然。实应赏异，以劝功能。"同样说明功能的基本含义主要体现为技能、效能、才能。

中西方辞典对"功能"的解释仍以活动和作用为主，例如，《汉语大词典》中对功能一词的概括性解释是："事物或方法所发挥的有利的作用；效能"。《牛津词典》解释"功能"（function）为：an activity that is natural to or the purpose of a person or thing（对人或事物来说是自然的或出于其目的的活动）。《米勒-凯恩医学、护理及相关健康百科全书与词典》（Miller-Keane Encyclopedia and Dictionary of Medicine，Nursing，and Allied Health，Seventh Edition.）对"功能"（function）的解释为：the special，normal，or proper action of any part or organ（器官或身体其他部分的特殊作用或生理特性），即功能指组织、器官、肢体等的特征性活动，如手的功能是利用工具劳动，下肢的功能是支撑身体和走路，胃的功能是消化食物，脑的功能是思维等。这些对功能的解释主要从医疗层面，但仅体现中医康复中功能含义中身体功能的部分。

中医典籍中出现的"功能"一词的含义主要体现为脏腑功能或者各种治疗方法的作用，仅是中医康复学中功能含义的一部分体现。历代古籍文献有以"功能"一词描述药物或方剂的作用，如《神农本草经·周序》曰："不愧述者，要止体厥功能，以便世用。"明·许宏《金镜内台方议·小柴胡汤》曰："且此七味之功能，至为感应，能解表里之邪，能退阳经之热，上通天庭，下彻地户。"另外，在描述针灸腧穴的作用或脏腑功能时也偶尔用到"功能"一词，如清·黄元御《灵枢悬解·九针十二原》曰："此九针之形状功能。"清·章楠《灵素节注类编·阴阳脏腑总论》曰："而脏腑各有所主，各有功能，各有所司，其或失司，则气化乖逆，而生百病矣""如其功能所司，肝司疏泄，开窍于目"。这些论述虽然以"功能"一词出现，但不足以体现中医康复学中"功能"的全部含义，更多功能的内涵在中医理论和相关典籍记录中不一定以"功能"一词进行描述，但充分体现了中医康复学的功能观思想，将在章节内容中逐一展开说明。

中医康复学中功能的内涵与 WHO 提出的《国际功能、残疾和健康分类》（International Classification of Functioning，Disability and Health，ICF）中涉及的功能含义和成分有共通之处，也与健康的概念相合。

二、中医康复学的功能含义与 ICF 框架包含的成分相应

WHO 在其宪章（于 1948 年生效）中把健康定义为："健康不仅为疾病或羸弱之消除，而是躯体、精神与社会和谐融合的完美状态。"1999 年 WHO 又专门提出了"道德健康观"，认为科学的健康观念包括身体健康、心理健康、道德健康、社会适应性良好。在健康定义中涉及的功能概念反映在将促进健康定义为一个过程，通过这一过程，如通过定期和强制性的体育锻炼，个人的应对能力将得到加强。21 世纪又提出了生态健康（eco-health），指人与环境关系的健康，完整的健康不仅包括个体的生理和心理健康，还包括人居物理环境、生物环境和代谢环境的健康，以及产业、城市和区域生态系统的健康。WHO 在名为《迎接 21 世纪的挑战》的报告中指出 21 世纪的医学发展方向，从"疾病医学"向"健康医学"发展，健康已成为当今社会共同关注的议题。生态健康的观念与中医康复中对功能含义所强调的"形神合一，天人相应"基本是相通的，体现了中医康复功能观的前瞻性与科学性。

ICF 框架中功能（functioning）的广义概念是身体功能（body functions）、身体结构（body structures）、活动（activities）和参与（participation）的总称。它表示一个人的健康状况与个人的环境因素（环境和个人因素）之间交互作用的积极或中性方面。中医康复学对功能的定义同样体现形神统一的整体表现及人与环境相互作用的天人相应观念。功能障碍/失能

（disability）是损伤、活动限制和参与受限的总称。它指的是一个人的健康状况与个人的环境因素（环境和个人因素）相互作用的消极方面。中医康复学描述的各种"不能、不用"等表现都是这些功能障碍的情况，功能成分对应的定义也在中医康复学中应用和体现。

ICF 框架中包含的成分定义与中医康复学中功能的内涵有相通之处，例如，身体结构在中医康复学主要是形的部分，包括脏腑（脏、腑和奇恒之腑）和与脏腑系统有关的结构或要素如精气血津液、五体、五官九窍，经络系统包括经络、腧穴、连属部分和其他经络系统结构。损伤指身体功能和结构的问题，如严重偏离或丧失；中医康复学中对此的描述多为抽象、概念化，往往一种功能障碍与多个名词对应，例如，认知障碍表现为"善忘""健忘""呆"等，运动功能障碍表现为"足痿不用""偏枯"等。相应的活动限制和参与限制也根据具体问题有不同的描述，例如，"足不能行""不能言"反映活动限制，"欲独闭户牖而居"反映参与受限。环境因素在中医康复学中包括自然因素和社会因素，自然因素包括地理因素、天时因素和生物因素。社会因素包括家庭及人际关系、政府治乱、社会制度、社会境遇及职业和工作环境。

中医康复学中功能的内涵首先是生命的活动及其状态，是生命过程的一种描述，也是形神活动的整体体现，因为其有序、和谐的统一使生命活动能表现出正常的状态，同时人受外界环境的影响，也具备与自然和环境相互作用，即人与自然环境相协调统一的功能。功能通过气化实现，气的升降出入运动是人体生命活动的形式和功能体现，在生命发生发展过程中呈现生、长、壮、老、已的动态功能变化。

三、中医康复学中功能的内涵

中医康复学中功能的含义为身体各系统的作用、生命的活动及其状态，也是有序、和谐的身体（形）和精神（神）活动的整体体现——形神合一，同时也体现了人与环境（天）之间的相互作用及人对自然和环境的适应能力——天人相应。

（一）功能是生命的活动及其状态

中国古人对生命活动以其整体动态来观摩，因此，"象"是古人生命智慧的重要体现。以整体类推的方式，体现一种动态思维。《周易·系辞传上》曰："圣人有以见天下之赜，而拟诸其形容，象其物宜，是故谓之象。"用"象"来使抽象的内容变得具体，从外在形象、表现出的功用特性来帮助认识和感知生命活动的表现。张载《正蒙·乾称》曰："凡可状，皆有也；凡有，皆象也；凡象，皆气也。""气"虽然流动无形，但可以感知和观察，是形象的生命状态和功能活动的呈象。藏象理论中对脏腑功能的认识体现了这种象思维。《素问·灵兰秘典论》曰："黄帝问曰：愿闻十二脏之相使，贵贱何如？岐伯对曰：悉乎哉问也！请遂言之。心者，君主之官也，神明出焉。肺者，相傅之官，治节出焉。肝者，将军之官，谋虑出焉。胆者，中正之官，决断出焉。膻中者，臣使之官，喜乐出焉。脾胃者，仓廪之官，五味出焉。大肠者，传道之官，变化出焉。小肠者，受盛之官，化物出焉。肾者，作强之官，伎巧出焉。三焦者，决渎之官，水道出焉。膀胱者，州都之官，津液藏焉，气化则能出矣。"以类比推理，"取象比类"的方式说明脏腑的功能，同时说明对气内涵认识的广泛性和多样性，这也是象思维的体现，《素问·五常政大论》提到："气始而生化，气散而有形，气布而蕃育，气终而象变，其致一也。"《灵枢·经脉》说："骨为干，脉为营，筋为刚，肉为墙。"说明骨骼是支柱，有支撑的功能，脉道藏气血，有营所的功能，筋刚劲，有约束和强固骨骼的功能，肌肉类似墙壁，有保护内在脏腑和器官的功能，形象地说明了人体不同结构表现出的不同功能作用。

中医对生命的认识基本以直观形象和表象为载体，构建整体理论。例如，运用五行原理将五脏、五体、五神等的功能作用与五种颜色相联系。并通过外在表象把握生命的内部活动。《灵枢·外揣》提出"司外揣内"的方式，《灵枢·本脏》言"视其外应，以知其内应，则知所病也"，将内部功能与外在表象变化相联系，以"证"体现身体对病变的反应，将局部症状与整体形神功能的系统关联提炼出来，也是中医康复结合辨证进行评估的特点体现。

同时，中国古人对"数"的推演还反映了生命活动的动态变化，《道德经》曰："道生一，一生二，二生三，三生万物。""一气"为象数之始，阴阳是"气"的象数演进的基本体现："一阴一阳之谓道"（《周易·系辞传上》），"万物负阴而抱阳"（《道德经》），宇宙万物呈象阴阳的形象描述，也是象数演绎生命之道的体现。五行观念同样是象数的体现，东汉·郑玄《洪范注》曰："行者，顺天行气也。"阴阳五行不是原始的物质观念，而是取其物质特性以象生命变化生成的数术规律，如"水曰润下，火曰炎上，木曰曲直，金曰从革，土爰稼穑"（《尚书·洪范》），这些生动的生命活动描述将功能的动态变化立体呈现出来。五脏和对应的五体、五神等功能活动的描述都是对五行象数概念的拓展。

形、气、神是人体生命构成的要素，也是生命活动的三种形态，《淮南子·原道训》说："夫形者，生之舍也；气者，生之充也；神者，生之制也。"形是指生命的物质基础和状态，包含了人体各种不同的组织、器官等，也包括了其中的精血津液等生理物质。精是生命中的精微物质，广义的精包括了人体各种营养物质及体内分泌的各种物质；狭义的精主要是指生殖之精。从广义的角度看，形与精两者一致；从狭义的角度看，生殖之精包括在"形"之中。气是指生命能量的气化状态，也是各种功能活动的表现。《管子》认为精与气是人体进行正常生命活动的源泉，如"精存自生……以为气渊"；《庄子·知北游》以气的聚散说明人生命的生死，"人之生，气之聚也，聚则为生，散则为死"；《灵枢·天年》中说："气血已知，荣卫已通，五脏已成，神气舍心，魂魄具，乃成为人。""神气皆在"是生命活动的体现，若是"神气皆去"则代表生命活动的衰亡。

"形"是对人体组织结构如五脏六腑、五官九窍、四肢百骸等有"形"躯体的抽象和概括。如《素问·阴阳应象大论》曰"论理人形，列别脏腑"、《素问·宝命全形论》曰"人生有形，不离阴阳"等都是对人体形质结构的抽象。生命功能活动有赖于"形"的存在。"形"是功能活动的载体，如"升降出入，无器不有。器散则分之，生化息矣"（《素问·六微旨大论》），器指有形之体，生化则是人体气机的功能作用，气机的生化功能离不开有形之体。可见，形指实体结构的客观存在，亦体现其承载功能活动的作用。

"神"主要指生命活动的一切表现及思维活动。如《灵枢·小针解》曰："神者，正气也"，将正气称为神，《素问·灵兰秘典论》曰："心者，君主之官，神明出焉。"指的是主宰人体生命活动的微妙的神气。"神"也是思维与认知的重要方法。如《灵枢·五色》言："积神于心，以知往今。"《素问·八正神明论》言："神乎神，耳不闻，目明心开而志先，慧然独悟，口弗能言，俱视独见，适若昏，昭然独明，若风吹云，故曰神。"

中医学在中国古代的"元气论"自然观的基础上，对生命活动及其状态进行观察，这些生命活动和状态中均体现了人的功能。《素问·阴阳应象大论》曰："阳化气，阴成形。"生命活动的本质是阴、阳的对立与统一，"阴阳者，万物之能始也"，人本乎阴阳而生，阴阳决定生命的发展规律。"阴平阳秘，精神乃治"，阴阳的稳态有序才能保证生命活动的正常功能表现，阴阳的失调失衡甚至分离将导致功能障碍，疾病、衰老或是死亡。

人体气的运动形式主要有升、降、出、入四种基本形式。《素问·六微旨大论》曰："出入废则神机化灭，升降息则气立孤危。故非出入，则无以生长壮老已；非升降，则无以生长化收藏。是以升降出入，无器不有。"因此气的升降出入运动是人体生命活动的形式和功能体现。

（二）功能是形神活动的整体表现——形神一体

功能不仅反映在身体的结构如内在脏腑与外在形体包括大脑表现出的生理作用或特性，也体现在执行的各种行动、任务如日常生活、工作、学习、劳动和社会生活等有目的的活动。因此，是形神活动的整体表现，形和神不仅都能各自发挥其维持生理效应的作用，同时形与神的作用需要相一致，才能保障生命活动的正常进行，即所谓的"形神一体"。

人体各方面的功能均是形神统一体的表现。如《老子》称人为"神器"，即人的生命由形（器）及其容纳的神构成。《墨子·经上》云："生，刑（形）与知处也。"认为人的生命现象是形体与知觉相结合的产物。中医学亦认为人体由形和神所构成并发挥其功能，如《灵枢·天年》云"血气已和，营卫已通，五脏已成，神气舍心，魂魄毕具乃成为人"；《素问·上古天真论》指出"故能形与神俱，而尽终其天年，度百岁乃去"，说明人的形体结构和精神思维等功能活动是统一的整体。例如，传统运动疗法强调调形、调息、调神三调合一，不仅说明传统运动疗法可以强健筋骨，平衡阴阳，增强形体的运动功能和脏腑的协调功能，同时也可以通过对呼吸和意念的调整和控制，对精神情志功能进行调节，起到安神定志、强记益智的作用。如果这三调不能合一，如形体训练与呼吸不能配合一致，不仅影响形体动作的准确性，容易出现肢体僵硬、呼吸不畅，甚至肢麻、胸闷等不适，如果调意不能协调，形体训练的细节规范不容易落实，可能影响训练效果，也可能会出现心浮气躁，甚至失眠等情况，说明形神功能的调整和改善也是一体的。

（三）功能受外界环境的影响——天人相应

人生活在自然和社会环境中，因此人的功能会受到外界环境的影响，这也从更大的方面体现功能的整体性，即"天人相应"。

人的生命活动本身是整体功能的表现，同时人的生命也与外在环境相联系，《素问·宝命全形论》曰："天复地载，万物悉备，莫贵于人。人以天地之气生，四时之法成。"《素问·阴阳应象大论》中基于五行的对应关系对人体进行多层次的系统分类，将人体与自然界有机联系起来，也是"天人相应"观点的体现，如"东方生风，风生木，木生酸，酸生肝，肝生筋，筋生心，肝主目……在天为风，在地为木，在体为筋，在脏为肝。在色为苍，在音为角，在声为呼，在变动为握，在窍为目，在味为酸，在志为怒"，是对肝脏系统的详细分类。《素问·金匮真言论》进一步做了解释："（肝）上为岁星，是以春气在头也，其音角，其数八，是以知病之在筋也，其臭臊。"说明在天体为岁星，春天阳气上升，所以其气在头，在五音为角，其成数为八，肝主筋，病变多发生在筋，在气味为臊。

在应用各种康复方法时，也需要考虑与自然时空的一致性，如传统运动可以根据不同的训练特点和康复目标选择不同的练习时间进行，促进睡眠功能的静功如冥想、调息等比较适合在睡前选择安静的环境进行。但增强肌骨功能的动功如太极拳、五禽戏等可以选择在上午阳气生发气血已经运行较通畅时进行，适合在公园群体开展，配合热身运动使筋骨舒展也预防损伤，群体效应还能改善情绪。

此外，天人相应还体现生命活动与宇宙的联系："故天有精，地有形，天有八纪，地有五里，故能为万物之父母。清阳上天，浊阴归地，是故天地之动静，神明为之纲纪，故能以生长收藏，终而复始"（《素问·阴阳应象大论》）。《素问·解精微论》还提到："卑贱富贵，人之形体所从，群下通使，临事以适道术，谨闻命矣。"说明生命活动及其功能表现都受到自然和社会环境的影响。

因此，基于生命中的功能活动与时空的关联，人能根据自然和社会环境的变化进行相应的调整，实现与自然和社会相适应的协调状态，即功能也包括"天人相应"的能力，这与 ICF 提出环境对功能的影响在内涵上是相通的。

（四）功能具有协调统一的整体性

形与神的协调一致及人与自然环境协调统一的关系体现了中医康复学功能观的整体性，同时也说明了生命活动是有序、和谐的状态和表现，与生物-心理-社会医学模式也是相一致的。人不仅身心需要和谐，即形体功能与心理活动，如认知、情感、行为、个性等方面需要协调统一，同时人需要与自然和谐统一，遵守大自然变化规律，与社会变化相适应协调，才能体现正常有序的生命活动和状态。《素问·上古天真论》提及"法于阴阳，和于术数，食饮有节，起居有常"，才能保障形神的整体功能，使"形与神俱，而尽终其天年，度百岁乃去"。正常的功能表现还可以"上知天文，下知地理，中知人事"，也说明人对自然社会的适应能力。

功能的整体性在中医康复预防、评估、治疗方面的工作都起了重要的指导作用。例如，可以通过观察患者的形体胖瘦、体力强弱等表现评估气的盛衰虚实，"必先度其形之肥瘦，以调其气之虚实"（《素问·三部九候论》），"观人勇怯、骨肉、皮肤，能知其情"（《素问·经脉别论》）；评估五体皮、肉、脉、筋、骨的变化可以帮助判断功能受影响的程度，如《难经·十四难》提及五损"一损损其皮毛，皮聚而毛落；二损损于血脉，血脉虚少，不能荣于五脏六腑；三损损于肌肉，肌肉消瘦，饮食不为肌肤；四损损于筋，筋缓不能自收持；五损损于骨，骨痿不能起于床"，说明形体功能的整体影响。对脏腑、神的内在功能评估也可以通过对形体的观察来推测，如《素问·脉要精微论》云："头者，精明之府，头倾视深，精神将夺矣。背者，胸中之府，背曲肩随，府将坏矣。"也说明形神功能之间的协调统一受到影响时表现出相应障碍之间的关联。

中医康复在治疗方法上同样体现对形神整体的重视，如肌骨功能障碍并不仅有形体的表现，因为发生突然，且功能障碍可能对日常生活、活动参与造成严重影响，容易使患者产生不良情绪，甚至如脑外伤等已经直接导致形神均发生功能障碍，康复方案不仅需要考虑对形体功能的维护和提升，也应针对患者的情志失调、气血耗伤，甚至意识、认知障碍等失神的表现综合考虑。"必审五脏之病形，以知气之虚实，谨而调之"（《灵枢·本神》），说明针对脏腑形体等功能改变，评估气血盛衰虚实的变化，进行调整才能帮助形神功能的共同改善，"调神治骨"也是治伤的第一要义。同时，医者还应该多倾听患者康复需求，建立医患之间的良好沟通和信任感，帮助患者树立康复的信心等，达到调神和强形的整体统一，实现神治则形全。

（五）功能通过气化实现

广义的气化指天地间阴阳之气相互作用所导致的一切变化，包括天地阴阳之气对一切事物的新生、成长、消亡所带来的影响。狭义的气化指人体所发生的各种生命活动。"非出入，则无以生长壮老已，非升降，则无以生长化收藏"（《素问·六微旨大论》）。可以从五个方面体现：①饮食化生为精、气、血、津液等维持生命活动的基本物质，并在此过程中产生各种功能活动；②人体脏腑将精微物质经过代谢转化为汗、尿、粪等的作用；③人体生命过程（生、长、壮、老、已）的功能变化；④在各种致病因素影响下，人体自身的调整、防御、修复作用；⑤机体在病理状态下对各种康复干预方法如运动、手法、针刺、艾灸等的相应效应等。

气化活动伴随着气机的有序升降出入运动而进行。当气机的升降出入运动协调、有序，则生命活动和功能表现就能维持正常，如果气机的升降出入运动失常，则生命活动或功能表现就可能出现障碍，机体会发生病变，如果停止则生命终结，因此《素问·六微旨大论》说"升降息则气立孤危，出入废则神机化灭"，可见气化活动是功能实现的途径。人体各个脏腑的功能活动，都有各自不同的气化方式，从而表现各自独特的生理功能。脏腑各自之间的功能又存在相互的生理和病理影响，也是通过气化活动进行维系。如脾胃同居中焦，是气化活动的枢纽。脾为阴土，喜燥恶湿，主运化；胃为阳土，喜润恶燥，主受纳消化。脾与胃在中焦的气机升降出入运动中，脾主升，将胃肠受纳腐熟消化后所吸收的精微物质"上归于脾"而达全身；胃主和降，把经过初步消化腐熟的食糜，借助其下降之力，转输到小肠以行进一步的精细消化吸收。脏腑之间一阴一阳，燥湿相济，纳运结合，说明气化活动也是脏腑间维持平衡的重要因素。精气血津液的生成代谢过程同样也是各脏腑气化协作的功能表现，《灵枢·决气》说"两神相搏，合而成形，常先身生，是谓精""上焦开发，宣五谷味，熏肤，充身，泽毛，若雾露之溉，是谓气""腠理发泄，汗出溱溱，是谓津""谷入气满，淖泽注于骨，骨属屈伸滑泽，补益脑髓，皮肤润泽，是谓液""中焦受气取汁，变化而赤，是谓血"。可见气化活动推动了精、气、血、津液的代谢和功能活动。

在气化活动中，阳气是推动形神各种功能的动力。阳气的作用有促进人体的生长发育；促进人体气化活动，是精、气、血、津液化生、输布、代谢的动力；温煦和推动神志及形体的功能活动；护卫肌表，抗御外邪。人体阳气能温养全身，推动一切脏腑、组织、器官、形神的功能活动，把水谷、空气等外界物质，通过气化作用不断化生为人体自身物质，如精、气、血、精液等，以温润、滋养全身，保障一切生命活动和功能的发挥。所谓"阳气者，精则养神，柔则养筋"（《素问·生气通天论》），可见阳气充足，神得到阳气的温养才能保持正常的思维敏捷，精力充沛；筋得到阳气的温养，才能柔和有力而肢体活动自如。

生命活动中虽然以阴阳平衡为基础，但实际上具有"阳主阴从"的特性。《周易·乾卦·象》曰："大哉乾元，万物资始，乃统天。"《周易·坤卦·象》曰："至哉坤元，万物资生，乃顺成天。"乾和坤是阴阳的代表，"乾，阳物也；坤，阴物也"（《周易·系辞传下》）。乾坤之间的从属关系说明了阴阳之间的作用偏重不同。东汉·华佗《中藏经·阴阳大要调神论》直接说明："阳者生之本，阴者死之基……得其阳者生，得其阴者死。"《景岳全书·传忠录》中说："人得天地之气以生，而有生之气即阳气也……凡阳所不充则生意不广，而况乎无阳乎，故阳惟畏其衰，阴惟畏其盛。"同样强调阳气对生命活动的重要性。

人体的一切生命活动和功能发挥都离不开阳气的卫外和温养的功能。因此，《素问·生气通天论》提出："阳气者，若天与日，失其所，则折寿而不彰，故天运当以日光明，是故阳因而上，卫外者也。"这段论述取象太阳与自然界的密切关系突出说明阳气在人体生命活动中的重要地位和作用。太阳是地球自然界中生命存在不可或缺的能量来源，在人体中，身体功能的协同作用也依赖于阳气的规律运动。因此，没有太阳地球上就没有生命；人没有阳气生命也会停止。阳气充足，人就能长寿，相反，若阳失其所而损耗了，则生命过程可能缩短或功能可能减退。同时，还说明了阳气的卫外功能，实际上是卫气的功能。因为阳气具有向上向外的特性，行于体表，有温养皮肤、肌肉，主管腠理开阖的功能，即《灵枢·本脏》提及的："卫气者，所以温分肉，充皮肤，肥腠理，司开阖者也。"

（六）功能活动的动态变化

人体生、长、壮、老、已的生命活动变化过程实际上也是功能活动动态变化的过程。《素问·上古天真论》中对男女生命活动的"七八"规律的描述实际上说明肾的功能盛衰变化主导了人体的生命活动全过程。肾中精气为一身阴阳之根本，肾精充足，各脏腑才具有发挥各自功能的坚实基础和生命动力，精气化不足，则生长发育功能减弱，或者机体生命过程缩短。增龄导致的多脏腑虚损是功能下降的重要因素，《素问·上古天真论》提到："五七，阳明脉衰，面始焦，发始堕。"《景岳全书·脾胃》说："土气为万物之源，胃气为养生之主。胃强则强，胃弱则弱，有胃则生，无胃则死。"说明脾胃作为后天之本，对生命活动的重要作用。精、气、血、津液作为人体功能活动的物质基础，都是化生于脾胃，脾胃健旺，化源充足，脏腑功能强盛。同时脾胃是气机升降运动的枢纽，脾胃协调，可促进和调节机体新陈代谢，保证生命活动的协调平衡。另外，增龄使阳气逐渐虚衰，功能也随之降低或减弱。孙思邈在《千金翼方·养老大例》中也提到："人年五十以上，阳气日衰，损与日至。"

同时，人类的功能活动也随着自然、社会环境的变化而变化，这也是天人相应功能的表现。生命活动与昼夜和四时阳气的变化规律保持一致，有利于顾护阳气维持健康。如《素问·生气通天论》谓："故阳气者，一日而主外，平旦人气生，日中而阳气隆，日西而阳气已虚，气门乃闭。是故暮而收拒，无扰筋骨，无见雾露，反此三时，形乃困薄。"说明早上到日中阳气渐盛，趋于体表，随着太阳落山阳气转弱，趋于入里，腠理闭合，人的活动应该与此自然规律相应，否则会影响形体功能。经络中经气的运行同样与昼夜、四时的消长规律相应，如子午流注规律。因此在制订康复方案时应该顺应这种阴阳变化的规律，参照功能的动态变化规律来考虑。例如，夜间人应该减少活动，避免过多活动扰动筋骨影响阳气入里的功能而导致阴阳失调，如果违背这种阳气变化的规律而妄动，则身体阳气将困顿衰薄，也可能影响睡眠功能。四时阴阳的盛衰消长变化，呈现出春生、夏长、秋收、冬藏的景象，因此康复方法同样要顺应此自然规律使功能活动与季节的动态变化特点相适应，才能维持有序、和谐的生命活动。正如《素问·四气调神大论》所言："夫四时阴阳者，万物之根本也。所以圣人春夏养阳，秋冬养阴，以从其根，故与万物沉浮于生长之门。"治疗中强调"时不可违"（《素问·五常政大论》），除了时辰、季节外，还要把握病证和功能的动态变化，及时变法应治，选择最佳时机进行康复，往往也是取效的关键。近年来重症康复的早期介入及康复工作重心往健康促进的方向转移均体现了时机把握对功能的维持和提升的重要意义。

此外，《素问·疏五过论》言"故贵脱势，虽不中邪，精神内伤，身必败亡。始富后贫，虽不伤邪，皮焦筋屈，痿躄为挛""暴乐暴苦，始乐后苦，皆伤精气，精气竭绝，形体毁沮"，说明社会因素会影响人的精神情志，也影响形体功能，因此需要顺应变化，《素问·上古天真论》说"志闲而少欲，心安而不惧，形劳而不倦，气从以顺"，则必能"年皆百岁而动作不衰"；"美其食，任其服，乐其俗，高下不相慕，其民故曰朴……所以能年皆度百岁"，说明对社会因素的变化保持良好的精神情志状态，有助于维持健康和正常的功能活动。

形神是构成人体功能的要素，彼此的功能协调统一，在功能障碍发生发展过程中则相互影响，因此康复过程中常常需要整体评估和治疗。中医康复学中功能的内涵更多体现在对功能与健康、功能与疾病的关系认识中。

第二节　构成人体功能的要素

功能是生命的活动和状态，也是形神活动的整体体现，同时，形神也是功能的要素，是保障功能正常发挥的基础。对形神功能的理解有助于对形神功能障碍的认识。

一、形

（一）形的概念

如前所述，"形"是对人体组织结构如五脏六腑、五官九窍、四肢百骸等有"形"躯体的抽象和概括。中医的"形"具有明显的生命和功能特征，《灵枢·决气》曰："岐伯曰：两神相搏，合而成形，常先身生，是谓精。"《素问·阴阳应象大论》曰："黄帝曰：……阳化气，阴成形。"《素问·八正神明论》对"形"的说明："何谓形，何谓神，愿卒闻之。岐伯曰：请言形，形乎形，目冥冥，问其所病，索之于经，慧然在前，按之不得，不知其情，故曰形。""形"的内涵泛指由相同或相似的器物组成，表现出一定的体征形态和相对功能，且具有生命特征的组织结构。这与 ICF 框架中身体的结构和功能的含义相通。

形的内涵包括以下几方面。

（1）形体：《素问·四气调神大论》曰"广步于庭，被发缓形"。《灵枢·寿夭刚柔》曰："黄帝问于伯高曰：余闻形有缓急，气有盛衰，骨有大小，肉有坚脆，皮有厚薄，其以立寿夭奈何？伯高答曰：形与气相任则寿……不胜形则夭。"《黄帝内经灵枢集注·本神》曰："目之视，耳之听，鼻之臭，口之味，手之舞，足之蹈，在地所生之形气也。"主要指包括躯干四肢等形体的内涵，即身体结构。病变时则可能导致损伤，如《素问·灵兰秘典论》："使道闭塞而不通，形乃大伤。"《难经·四十九难》曰："形寒冷饮则伤肺。"《脉经·脾足太阴经病证》曰："脾中风者，翕翕发热，形如醉人，腹中烦重，皮肉而短气。"说明形体受不同病因的影响产生相应的变化。

（2）形态：《灵枢·本脏》曰"黄帝曰：厚薄美恶皆有形，愿闻其所病。岐伯答曰：视其所外应，以知其内脏，则知其所病矣"。《素问·脉要精微论》曰："帝曰：诊得心脉而急，此为何病？病形何如？岐伯曰：病名心疝，少腹当有形也。"形的外在表现可以反映内在脏腑功能的变化，因此形态包含了身体功能的内涵。

（3）形色：《灵枢·五阅五使》曰"黄帝曰：五色之见于明堂，以观五脏之气，左右高下，各有形乎？岐伯曰：五脏之在中也，各以次舍，左右上下，各如其度也"。《黄帝内经灵枢集注·五色》曰："盖言面部之形色，应天地之形气。"对形色变化的诊察评估反映了功能的变化情况，因此形色包含了以望诊方法进行功能评估的内涵。

（4）形势：《灵枢·邪气脏腑病形》曰"黄帝曰：请问脉之缓急、小大、滑涩之病形何如？岐伯曰：臣请言五脏之病变也。心脉急甚者为瘛疭"。对脉象变化的评估同样也反映了病变和功能的变化，形势的诊察包含了以切诊方法进行功能评估的内涵。

以上描述说明形反映的身体结构和功能范围广泛，包含不同层次的结构，相互之间的功能联系具有整体性、多样性，形的正常和异常功能表现可以通过评估进行辨别。

（二）形的范畴

"形"作为身体结构的概括和总结，在中医康复学中其范畴包括脏腑、经络系统、精气血津液、五体结构、五官九窍等组织结构。

1. 脏腑与藏象

脏腑是人体胸腹腔内器官的总称，一般称五脏六腑，五脏包括肝、心、脾、肺、肾，六腑包括胆、小肠、胃、大肠、膀胱、三焦。脏腑是中医藏象学说包含的结构学基础，是形态结构解剖单元。中医的藏象学说是通过对人体生理、病理现象的观察，研究人体各个脏腑的生理功能、病理变化及其相互关系的学说。"藏象"首见于《素问·六节藏象论》，其曰："帝曰：藏象何如？岐伯曰：心者，生之本，神之变也，其华在面，其充在血脉。"藏象，是指藏于体内的脏腑表现于外的生理功能、病理现象。如《类经·藏象类》中说："象，形象也。藏居于内，形见于外，故曰藏象。"这也是象思维的体现。

中医脏腑学说的理论框架基本自《黄帝内经》奠定，但更早的一些文献记载可见古人对脏腑概念的认识发展过程。《周礼·天官冢宰·医师》提到"九脏"的概念，没有提到具体的内容；东汉经学家郑玄有注解提及："正脏五，又有胃、膀胱、大肠、小肠。"唐朝贾公彦则进一步注疏说明："正脏五者，谓五脏：肺、心、肝、脾、肾，并气之所藏。"说明此时脏腑未加区分。

《管子·水地》中提及了具体的"五脏"与五味的关系，"五味者何？曰五脏。酸主脾，咸主肺，辛主肾，苦主肝，甘主心""五脏已具，而后生肉。脾生隔，肺生骨，肾生脑，肝生革，心生肉。五内已具，而后发为九窍。脾发为鼻，肝发为目，肾发为耳，肺发为窍"。说明了对五脏的明确记载，并说明五脏与五行、五味及相应开窍的对应关系。《淮南子·地形训》对五脏与五行的配属关系论述则发生改变：苍色主肝、赤色主心、白色主肺、黑色主肾、黄色主胃。《黄帝内经》中将黄色主胃改为黄色主脾，其余五行配属与此相同，这也是后世依据的《黄帝内经》中论述的五行配属关系，这种配属关系与其表现的功能有关。

《黄帝内经》对腑有较多不同的论述，不过一般以《素问·金匮真言论》提及的六腑来认识："肝心脾肺肾五脏皆为阴，胆胃大肠小肠膀胱三焦皆为阳。"这个记载同时还说明了脏腑的不同阴阳属性，五脏属阴，六腑属阳。脏腑的阴阳属性在《素问·金匮真言论》中说明，其曰："言人身之脏腑中阴阳，则脏者为阴，腑者为阳。"五脏具有化生和储藏精气使其不外泄的作用，这与阴内守的功能特点相似；六腑则具有不断消化食物并将其下传的作用，这与阳运动的功能特点类似，因此脏腑的阴阳属性分类也说明了各自的功能特点不同。

中医中"五脏、六腑"是基于对自然万物演化的"天六、地五"的天人相应信念。人与天地相参，与日月相应也。汉·班固《白虎通德论·五行》记载"人有五脏六腑何法？法五行六合也。"天上有六气，"风、寒、暑、湿、燥、火"，地上有五行，"金、木、水、火、土"。腑内化为虚、为空、为阳，与天相应；脏内化为实、为有形、为阴，与地相应，因此形成五脏六腑的十一脏。另外，《灵枢·经别》曰："余闻人之合于天道也，内有五脏，以应五音、五色、五时、五味、五位也；外有六腑，以应六律，六律组建阴阳诸经而合十二月、十二辰、十二节、十二经水、十二时、十二经脉者，此五脏六腑之所以应天道。"也说明五脏六腑与五行六律的对应关系，体现脏腑功能与环境的统一。

因为经络学说的发展，中医将心包作为独立一脏与三焦构成表里关系。六脏配六腑成十二脏腑，配合三阴三阳与六经理论，使十二经脉可以"阴阳相贯，如环无端"，连接成整体。

藏象学说以脏腑为基础，除了五脏、六腑，还包括奇恒之腑，即脑、髓、骨、脉、胆、女子胞。奇恒之腑是中医藏象学说的特殊成分，首见于《素问·五脏别论》，其曰："黄帝问曰：余闻方士，或以脑髓为脏，或以肠胃为脏，或以为腑，敢问更相反，皆自谓是，不知其道，愿闻其说。岐伯对曰：脑、髓、骨、脉、胆、女子胞，此六者，地气之所生也，皆藏于阴而象于地，故藏而不泻，名曰奇恒之府。"后续记载也基本沿用这一论述。但奇恒之腑中的骨、脉也是五体的部分，胆是六腑之一，因此本节奇恒之腑的部分主要论述未与其他部分重叠的脑、髓、女子胞的结构、功能及相应的障碍表现。

在战国《七纬》、西汉时期《春秋·元命苞》等书中已有"人精在脑""精神之所居"

的记载。说明古人已经认识到脑与精神意识有关。《灵枢·经脉》指出"人始生，先成精，精成而脑髓生"；《素问·五脏生成》云"诸髓者皆属于脑"，都说明脑是髓汇聚而成。因此《灵枢·海论》说："脑为髓之海，其输上在于其盖，下在风府。"指出脑的部位上抵颅盖，下至督脉风府穴。晋代《黄庭内经·至道章》称脑为泥丸、百节："脑神精根字泥丸""泥丸百节皆有神"等，说明对脑的组织形态呈现的沟回结构及与神的关系已有一定的认识。《类经·经络类》对《灵枢·海论》的描述做了解释："凡骨之有髓，惟脑为最巨，故诸髓皆属于脑，而脑为髓之海。盖，脑盖骨也，即督脉之囟会，风府，亦督脉穴。此皆髓海之上下前后输也。"后续随着解剖知识的进展有更详细的说明，如清·王清任在《医林改错》中指出："精汁之清者，化而为髓，由脊骨上行入脑，名曰脑髓，盛脑髓者，名曰髓海，其上之骨名曰天灵盖。"明确指出脑是由髓汇聚而成，位于头颅骨内，与脊髓相连。近代朱沛文《中西脏腑图象合纂·脑论》则对脑的结构更进一步说明："洋医剖骸验视，见人之脑质，充其中，大脑左右底分三叶，蒂联左右小脑各一叶，连脊髓与脑司质。"

在上述脑的论述中实际也体现了髓的认识，《说文解字》解释髓为"骨中脂也"，说明了髓的形质。《难经·六十难》同样说明"髓者，以脑为主"。明·李梴的《医学入门》对髓的分布进行描述："脑为髓之海……故上至脑，下至尾骶，皆精髓升降之道路。"说明位于脑至尾骶间的精髓主要是脑与脊髓的分布。

清·唐容川在《中西汇通医经精义》中记载了女子胞的具体位置："胞宫之蒂发于肾系，下为一大膜，前束膀胱，后连大肠，中间一个夹室……女子又名子宫，血海，阴道之内，结囊为子宫下口，可收可缩名子脏。"

可见历代对奇恒之腑的形态、部位和结构等都有一定的认识，藏象学说体现了中医康复学对脏腑的形态认识不断深入和完善，也是对脏腑体系的功能认识的基础。

2. 经络腧穴系统

经络是经脉和络脉的总称，直行主干为经，网状分支为络。经络是运行气血、联系脏腑和体表及全身各部的通道，是人体功能的调控系统。经络系统包括十二经脉、奇经八脉、十二经别、十五络脉、十二经筋和十二皮部。

十二经脉是经络系统的主干，"内属于腑脏，外络于肢节"（《灵枢·海论》），将人体内外联系成一个有机的整体。十二经脉按其流注次序分别为手太阴肺经、手阳明大肠经、足阳明胃经、足太阴脾经、手少阴心经、手太阳小肠经、足太阳膀胱经、足少阴肾经、手厥阴心包经、手少阳三焦经、足少阳胆经和足厥阴肝经。手足三阳十二经脉是经络系统的主体，又被称为"十二正经"。

奇经八脉，是具有特殊分布和作用的经脉，统帅、联络其余经络，调节气血之盛衰。奇经八脉，包括督脉、任脉、冲脉、带脉、阳跷脉和阴跷脉、阳维脉和阴维脉，既不直属脏腑，又无表里配合关系，"别行其道"。《难经》在《黄帝内经》经络理论的基础上，首次完善提出了奇经八脉理论，对循行起止也做了更详细的说明。

十二经别，是从十二经脉另行分出，深入体腔，以加强表里相合关系的支脉，又称"别行之正经"。十二络脉在四肢部各分出一络，再加上躯干前的任脉络、躯干后的督脉络及躯干侧的脾之大络，共十五条，称"十五络脉"。这是《难经》在《灵枢·经脉》基础上的补充。此外，按照络脉的形状、大小、深浅等的不同又有不同的分类和名称，如"浮络"为浮行于浅表部位的络脉，"孙络"是络脉中最细小的分支，"血络"则指细小的血管。十二经筋，是指与十二经脉相应的筋肉部分，其分布范围与十二经脉大体一致。经筋各起于四肢末端，结聚于骨骼和关节部，有的进入胸腹腔，但不像经脉那样属络脏腑。十二皮部，是指与十二经脉相应的皮肤部分，位于皮肤-经脉-络脉-脏腑的最外部分，属十二经脉及其络脉的散布部位。

腧穴作为脏腑经络气血转输出入的特殊部位，其作用与脏腑、经络有着密切关系。根据其经脉归属与否分为十四经穴、经外奇穴和阿是穴三类，又因为不同的类别属性和特殊的功能作用分为十类特定穴，包括背俞穴、募穴、原穴、络穴、五输穴、郄穴、八脉交会穴、下合穴、八会穴、交会穴等。

3. 精气血津液

精、气、血、津液，是构成人体和维持人体生命活动的基本物质。生成、输布、代谢，有赖于脏腑经络等组织器官的生理活动，而脏腑经络等组织器官的生理功能又需要气的温煦、推动及精、血、津液的营养。因此，精、气、血、津液既是脏腑经络等组织器官生理活动的产物，又是脏腑经络等组织器官活动的物质基础，其生理功能和病理变化与脏腑经络等组织器官之间存在着十分密切的关系。

4. 五体结构

五体首见于《灵枢·根结》，其曰："黄帝问曰：逆顺五体者，言人骨节之小大，肉之坚脆，皮之薄厚，血之清浊，气之滑涩，脉之长短，血之多少，经络之数，余已知之矣，此皆布衣匹夫之士也。"五体是中医学对人体皮、肉、筋、骨、脉认识的合称，是运动功能的主要结构。《黄帝内经》对此有较为系统的论述，讨论了五体生理功能相关的内容：包括五体各自的结构及其功能特点，五体在运动过程中发挥的作用，五体的运动特点，五体与五脏、经脉、气血津液的关系，各种环境因素如六气、五运、五味、四时等对五体的影响，五体形态结构与人生、长、壮、老、已的关系，五体形态结构与内在脏腑的关系等。还讨论了五体功能异常所致的运动功能障碍特点，五脏、经脉、精气血津液与五体状态异常的关系，脉象与五体的关系等。

皮有"肌表"之称，具有与体内相联络的多种组织结构，如汗孔、腠理、阳络等。

肉有肌肉、分肉、肤肉等称谓。肉居于皮下，位于骨上，为脾所主，受经脉之气，为卫气所温养。肉有溪谷、肌腠，是人体气、血、津液汇聚流通之处。

筋在中医学中含义广泛，在五体中虽然筋、肉分别提及，但筋的功能实际涵盖了骨以外的筋（筋膜、筋络、筋腱等）、脉、皮、肉组织，包括了现代解剖学所阐述的骨关节周围的皮下组织、软骨、肌肉、肌腱、筋膜、韧带等。《说文解字》解释："筋，肉之力也；腱，筋之本，附着于骨。凡筋之属皆从筋。力下曰筋也。筋力同物。"说明筋的功能主要体现为肌肉的力量，是运动功能的驱动结构。

骨的描述在《灵枢·骨度》中主要是关于全身骨骼尺寸的论述，到清·胡廷光《伤科汇纂》对骨的名称、部位、穴位以图形绘制。晚清·刘廷桢的《中西骨格辨正》则参照西医对骨的记载详细描述，把全身骨骼分为头面、脊梁、胸膛、上肢、下肢五大类，并有具体计数，统计二百，并说明"骨形不一，有长短、大小、圆扁、厚薄、宽隘、凹凸之不同"。

脉的描述在《黄帝内经》中已有，《灵枢·本脏》曰："经脉者，所以行血气而营阴阳。"说明脉运行血液的特点。明·李时珍在《濒湖脉学》中说明"脉乃血脉，气血之先。血之隧道，……血之府也，心之合也，皮之部也"，说明脉是血行的隧道，由皮肉构成。

5. 五官九窍

官窍直接和外界相通，是人体内物质和信息交换的门户，是五官九窍的统称。五官分别是目、舌、口、鼻、耳，九窍其中七窍（阳七）在头面部，两个目，两个耳，两个鼻孔和一个口；加上前后二阴两个窍并称九窍。官窍不仅分属五脏，与其他脏腑也有特定联系，五脏功能异常，在相应的官窍也会发生与之对应的异常变化。

（三）形的功能

形生理上是生命活动和功能表现的载体。当生命活动出现异常或功能表现障碍时，形体现机体内在病理状态的外在征象，通过诊察外部形质与形态变化来诊察体内功能的状态及气血痰瘀、脏腑组织形质的病理变化。

1. 五脏的功能

中医的脏腑起源虽然有一定的解剖基础，但对功能的认识发展形成与现代医学有较明显区别的理论体系，尤其是五脏的功能，不局限于解剖形态的器官功能，对应阴阳、五行属性等拓展成为系统的概念，形成藏象学说。在天人合一、形神统一、时空一体的整体观念指导下，《黄帝内经》结合阴阳五行哲学思想，以及对生命活动和状态的认识，运用取象比类、司外揣内等思维方法，构建了藏象理论的基本框架，其理论更注重脏腑功能的解释和应用。恽铁樵先生在《群经见智录》一书中开宗明义地提出"西医之生理以解剖，《内经》之生理以气化"。体现中医学以功能单位阐释中医脏腑概念的特点。

脏是指位于胸腹腔内，组织充实致密，并能储存、分泌或制造精气的脏器。《素问·五脏别论》曰："所谓五脏者，藏精气而不泻也，故满而不能实。"《灵枢·本脏》曰："五脏者，所以藏精神血气魂魄者也。"根据藏象学说，五脏是人体生命活动的中心，精神意识活动分属于五脏，加上六腑的配合，把人体表里的组织器官联系起来，构成一个统一的整体。

《素问·五脏别论》云："所谓五脏者，藏精气而不泻也，故满而不能实。六腑者，传化物而不藏，故实而不能满。"对五脏与六腑的生理功能认识不同，五脏储藏精气，六腑则传化水谷、传导糟粕；精气更为重要，是人体生命活动的根本，这样的功能划分说明五脏比六腑更为重要。同时五脏还主宰人类高级的精神情志活动，《素问·宣明五气》认为"心藏神，肺藏魄，肝藏魂，脾藏意，肾藏志"，以及《素问·阴阳应象大论》中"肝心脾肺肾"分别主宰"怒喜思悲恐"五志。在治疗方面，《素问·阴阳应象大论》提出"故善治者治肌肤，其次治筋脉，其次治六腑，其次治五脏。治五脏者，半死半生也"，五脏受损比六腑受损对于人体造成的伤害更为严重，因此五脏对于保持人体生命活动正常进行更为重要。

（1）心的功能：《素问·痿论》云"心主身之血脉"。《灵枢·本神》说："心藏脉，脉舍神。"中医藏象学说中心的生理功能主要概括为心主血脉和心主神志，与心功能、循环、精神、心理和认知功能相关。

1）心主血脉：心在血的生成和运行中有重要作用，《灵枢·决气》曰："中焦受气取汁，变化而赤，是谓血。"《灵枢·邪客》也说："营气者，泌其津液，注之于脉，化以为血。"说明血的生成靠脾运化精微物质，通过心化赤而成，当然还有肾精化血等其他脏腑的共同作用，但血"奉心而赤"，心在血的化生过程中起主导作用，如张景岳说："血者，水谷之精也，源源而来，而实生化于脾，总统于心，藏受于肝，宣布于肺，施泄于肾，而灌溉一身。"

气为血之帅，血的运行主要靠气的推动和脉的完整，王冰《重广补注黄帝内经素问》云："肝藏血，心行之。"这是古籍中最早关于"心行血"的记载。心的跳动也是气机推动的表现，张锡纯在《医学衷中参西录》中说："心机之跳动，亦为大气所司也。"心气推动血液在脉中运行，流注全身，发挥濡养的作用。血液运行依赖心气充沛，动力主要是宗气，《灵枢·邪客》说："宗气积于胸中，出于喉咙，以贯心脉，而行呼吸。"宗气由呼吸之气和胸中之气汇聚而成，贯注心脉；"宗气贯心脉以行气血"，推动血液运行到全身各处。血液正常运行需要：心气充沛、血液充盈、脉道通利为其前提条件，这些都与心主血脉的功能相关。

此外，心与脉相连，《素问·五脏生成》曰："心之合脉也。"《素问·脉要精微论》说："夫脉者，血之腑也。"心连脉还组成包括心、心包络、血脉和经络的"心系"，《灵枢·邪客》曰："包络者，心主之脉也。"《医原》说："夫人周身经络，皆根于心。"脉的功能活动也依赖心功能的健全，而脉是约束血液运行的管道，《灵枢·决气》提到："壅遏营气，令无所避，是谓脉。"心主血脉还体现在对血脉通畅的作用，如《灵枢·痈疽》说"夫血脉营卫，周流不休""津液和调，变化而赤为血，血和则孙脉先满溢，乃注于络脉，络脉皆盈，乃注于经脉"。黄元御在《医圣心源》中进一步说"脉络者，心火之所生也，心气盛则脉络疏通而条达"。心气充盛，脉络连接正常保持畅通才能保证血液在脉中循环流注。可见心对脉的功能及血的运行有重要的作用。

心主血脉的功能正常，才能使各脏腑组织器官得到濡养而发挥各自的生理功能，《难经·二十二难》有言："血主濡之。"《素问·五脏生成》具体说明："肝受血而能视，足受血而能步，掌受血而能握，指受血而能摄。"《灵枢·本脏》则提到血对筋骨关节的作用："血和则……筋骨劲强，关节清利矣。"

心主血脉的功能可以通过面部和爪甲反映，《素问·六节藏象论》说："心者，生之本，神之变，其华在面，其充在血脉。"说明面色华采可以反映心的功能；清·程杏轩《医述·脏腑》中说："心主脉，爪甲不华，则心衰矣。"如果爪甲不润泽，说明心血衰弱。

2）心主神志：《素问·灵兰秘典论》说："心者，君主之官也，神明出焉。"亦称"心主神明"。《灵枢·邪客》也提到："心者，五脏六腑之大主也，精神之所舍也。"都是说明心主神志的功能。这也是最重要的生命活动表现，因此《素问·六节藏象论》云："心者，生之本，神之交也。"张景岳对此的注解是："心为君主属阳，阳主生，万物系之以存亡，故曰生之本。心藏神，神明由之以变化，故曰神之变。"《素问·灵兰秘典论》曰："心者，君主之官，神明出焉。"指出心主宰人的精神活动，心神是人类意识思维活动的中枢。《素问·灵兰秘典论》说"主明则心下安""主不明则十二官危"，说明心主神志的功能对各脏腑的重要作用。

心主血脉是心主神明的重要基础，如《灵枢·本神》说："心藏脉，脉舍神。"李东垣也说："心脉者神之舍。"其中，血是其物质基础，"血者，神气也"（《灵枢·营卫生会》）。因此《素问·八正神明论》说："血气者，人之神不可不谨养。"张志聪也解释："脉者，血脉也。血者，神气也。神明昏乱，则是血脉凝涩而使道闭塞矣。"说明血对神志的作用，因此"血盛则神明湛一，血衰则志气昏蒙"（清·沈金鳌《杂病源流犀烛·心病源流》）。

心对精神意识活动的主宰在哲学思想领域早有认识，因此研究精神思维意识活动的学科在中国也称为"心理学"。如《孟子·告子》就提出心与感知之间的关系："耳目之官不思，而蔽于物；物交物，则引之而已矣。心之官则思，思则得之，不思则不能得也，此天之所与我者。"认为耳目等为感觉器官，不能思，通过心能思的作用才能真正感知。《荀子·正名》进一步解释了心对感知的重要作用："心有征知，征知则缘耳而知声可也，缘目而知形可也，然而征知必将待天官之当簿其类，然后可也。五官簿之而不知，心征之而无说，则人莫不然，谓之不知。"说明没有心的征知的作用，则无法感知。同时也提出"心是神明之主"的观点："心者形之君也，而神明之主也，出令而无所受令"（《荀子·解蔽》）。明·王守仁在《传习录》中说明："心不是一块血肉，凡知觉处便是心。如耳目之知视听，手足之知痛痒，此知觉便是心也。"

心还是本性的体现，《孟子·尽心》曰："尽其心者，知其性也，知其性则知天矣，君子所性，仁义礼智根于心。"《荀子·正名》则提出心对欲望的控制作用："欲不待可得，而求者从所可。欲不待可得，所受乎天也；求者从所可，受乎心也……故欲过之而动不及，心止之也。心之所可中理，则欲虽多，奚伤于治？欲不及而动过之，心使之也。心之所可失理，则欲虽寡，奚止于乱？故治乱在于心之所可，亡于情之所欲。"而且，还认为心还能改变人的性情，《荀子·正名》云："性之好恶喜怒哀乐，谓之情。然而心为之择，谓之虑；心虑而能为之动；谓之伪；虑积焉能习焉而后成，谓之伪。"说明心对情欲的选择思考的作用。若能控制欲望和情绪，则对心有利，若失于调控，则心受损。如《管子·内业》所云："凡心之刑，自充自盈，自生自成，其所以失之，必以忧乐喜怒欲利。能去忧乐喜怒欲利，心乃反济。"

心主神志是对人体生理和心理活动的高度概括，在生理上，心调控五脏系统，进而通过五脏系统调控四肢百骸及其对应的五官九窍，心是脏腑功能协调统一的调控中枢，所以是五脏六腑之大主；在心理上，因为五脏系统还与五神对应，《素问·宣明五气》曰："心藏神，肺藏魄，肝藏魂，脾藏意，肾藏志，是谓五脏所藏。"因此心主神志的功能还包含了对思维、记忆、情感、意志、感知、梦寐等心理活动的统辖和管理，《灵枢·本神》说："所以任物者谓之心，心有所忆谓之意，意之所存谓之志，因志而存变谓之思，因思而远慕谓之虑，因虑而处物谓之智。"《类经·藏象类》也说明："人身之神，惟心所主，故本经曰：心藏神。又曰：心者君主之官，神明出焉。此即吾身之元神也。外如魂魄志意五神五志之类，孰匪元神所化而统乎一心？"可见心在五脏对应的五神五志中起主导作用。心对神志具有统领整体的作用，复杂的精神、思维、认知等活动均在心神的主导下，由五脏系统共同完成。

（2）肺的功能：中医藏象理论中对肺的功能概括为：肺主气，司呼吸；肺主治节，朝百脉；肺主宣发肃降，通调水道。与呼吸、心肺功能、循环及代谢功能等有密切关系。

1）肺主气，司呼吸。首见于《黄帝内经》。《素问·五脏生成》曰："诸气者，皆属于肺。"肺主气包括主呼吸之气和主一身之气两个方面。肺主气，司呼吸主要是肺主导呼吸的功能，肺通过呼吸作用，不断地呼浊吸清，吐故纳新，机体与外界环境之间的气体交换，使气的生成有源，从而维持人体的生命活动。《类经·阴阳类》曰："天气，清气也，谓呼吸之气。地气，浊气也，谓饮食之气。清气通于五脏，由喉而先入肺。浊气通于六腑，由嗌而先入胃。"如果呼吸停止，清气不能吸入，浊气不能排出，不仅直接影响着气的生成，甚至机体不能进行气体交换，则生命可能终止。所以《素问·六节藏象论》提出："肺者，气之本。"明·马莳《黄帝内经素问注证发微·六节藏象论》解释说："诸气者皆属于肺。故吾身之气以之为本。"

肺主气的功能还体现为肺主一身之气，这是主呼吸之气的拓展。因此明·王绍隆《医灯续焰·寸口大会男女定位》说："肺主一身之气，气非呼吸不行，脉非肺气不布。"历代文献对"肺主气，主一身之气"的功能有诸多阐述，如《中藏经·论肺脏虚实寒热生死逆顺脉证之法》曰："肺者，魄之舍，生气之源。"隋·巢元方《诸病源候论·妇人妊娠病诸候下》曰："五脏六腑，俱受气于肺。"宋·王怀隐《太平圣惠方·治肺气不足诸方》曰："夫脏腑之精，皆上注于肺，肺主于气。"《太平圣惠方·治肺气喘急诸方》曰："夫肺为四脏之上盖，通行诸脏之精气，气则为阳，流行脏腑，宣发腠理，而气者皆肺之所主也。"这些论述说明"肺主气"的功能对脏腑、魄功能的作用。金·刘完素《素问病机气宜保命集·病机论》总结肺的功能："肺者，气之本，魄之处也，其华在毛，其充在皮，其味辛，其色白，而为相傅之官，治节出焉。"明·王肯堂《证治准绳·伤寒》曰："肺气旺则四藏之气皆旺，精自生而形自盛，肺主诸气故也。"明·龚廷贤《万病回春·诸气》曰："人身之气，一身之主也，要在周流顺行而无病矣；逆则诸病生焉。"说明肺主一身之气的功能会影响全身气机的输布，如果不能顺行则可能出现各种障碍。气能生血，水谷精微上注到肺脉才化生为血液，如《灵枢·营卫生会》云："中焦亦并胃中，……泌糟粕，蒸津液，化其精微，上注于肺脉，乃化而为血，以奉生身，莫贵于此，故独得行于经隧，命曰营气。"

2）肺主治节，朝百脉。肺朝百脉的功能也离不开肺主气的功能，肺主一身之气，血行脉中，需要依赖气的推动，气能行血，因此气也应当行于脉中，这主要就是肺朝百脉的作用。《素问·经脉别论》曰："脉气流经，经气归于肺，肺朝百脉，输精于皮毛。"血源于心中，循环全身，周身血脉又复归于肺，肺内汇集各经脉之血液，经呼吸完成气体的交换，再经心脉输送周身。说明肺主气的作用使脉气运行正常，加上肺对宗气生成的作用，使周身经脉潮动，运动不息，助脉输布气血到全身。

《素问·灵兰秘典论》曰："肺者，相傅之官，治节出焉。"《类经·藏象类》曰："肺主气，气调则营卫藏府无所不治，故曰治节出焉。"明·李中梓《医宗必读·行方智圆心小胆大论》进一步解释："肺者，相傅之官，治节出焉……以行诸脏之气，为脏之长，为心之盖。"说明肺主治节功能类似宰相的辅佐之功，帮助心作为君主之官发挥对脏腑的协调作用。这也是肺主气与心主血脉功能之间相辅相成的作用体现。"肺主气,气调则营卫、脏腑无所不治",也说明肺主治节主要还是肺主气功能在宗气、营卫之气的生成和运行上的具体体现,也因此对各脏腑的生理功能进行调节。因此清·唐容川《血证论·脏腑病机论》说:"肺之令主行治节,以其居高,天道下际而光明,故五脏六腑皆润利而不亢,莫不受其治节也。"

3)肺主宣发肃降,通调水道。宣发肃降是对肺主气的功能在气机运动方面的具体体现,肺气宣发向上向外运动,呼出浊气;肺气肃降向下向内运动,吸入清气,保证了肺司呼吸功能的正常进行。这种升降的相互配合和促进,体现了功能上的对立统一,维持了宣降的动态平衡,也保障了肺主气功能的正常发挥。

肺主宣发肃降的功能还与卫气对人体卫外的功能和肺主皮毛的功能密切相关。《素问·痹论》曰:"卫气……不能入于脉也,故循皮肤之中,分肉之间,熏于肓膜,散于胸腹。"卫气散布全身发挥作用就是依靠肺的宣发来实现的。《素问·经脉别论》曰:"食气入胃,浊气归心,……肺朝百脉,输精于皮毛。"一方面说明肺气宣发肃降功能对精微的输布作用,另一方面也说明这个功能帮助输送精微到皮毛,实现肺主皮毛的功能。因此,明·汪绮石在《理虚元鉴》中说:"肺主皮毛,外行卫气,气薄而无以卫外,则六气所感,怯弱难御,动辄受损。"《中西汇通医经精义》谓:"皮毛属肺,肺多孔窍以行气,而皮毛尽是孔窍,所以宣肺气,使出于皮毛而卫外也。"都说明肺气宣发与卫气运行、主皮毛三者直接的功能联系。

肺主通调水道的作用也是通过宣发肃降的功能来实现的,肺气宣发,将脾转输的津液和水谷精微布散全身和体表,同时宣发卫气,司腠理开阖,调节汗液排泄;也在呼出浊气时带走部分水液。肺气肃降,将津液下输五脏六腑及全身起滋润作用。将津液代谢后的废物下输肾和膀胱形成尿液排出体外,因此将肺称为"水之上源"。同时肺协助大肠传导,在粪便形成传输的过程中带走部分水液。如《血证论·咳血》说:"肺之气下输膀胱,转运大肠,通调津液而主制节,制节下行,则气顺而息安,……大便调。"肺的肃降功能还对排便(魄门)功能有重要作用,因为魄门上通于大肠,大肠与肺相表里,故肺与魄门上下通应。肺的肃降功能能调节魄门的开阖。内脏康复中常常利用呼吸,尤其是膈(腹)式呼吸的方法配合盆底肌训练改善直肠括约肌的功能,也是肺肃降与魄门开阖之间协同功能的体现和应用。

总之,肺主宣发和肃降使气机升降出入有序,才能吸清呼浊,维持正常肺主呼吸的功能;肺气宣降得宜,才能使朝百脉,行气血,布精微,排废物;肺气的宣降使水道通畅,津液输布正常,才能保障正常的水液代谢。肺的各种生理功能之间相互影响,同时也使脏腑组织器官协调发挥整体作用,这也是肺主治节功能的体现。

(3)脾的功能:藏象学说中脾的功能主要包括脾主运化水谷和水湿,脾为气血生化之源,脾主统血,脾主肌肉四肢等。与消化、运动、循环功能有关。

1)脾主运化:《说文解字》解释:"运,移徙也。""运"是物质的转输或移动,体现从此处转移到彼处的过程。《说文解字》解释:"化,教行也。"具有"变"之意。《素问·天元纪大论》提出"物生谓之化,物极谓之变""能生非类曰化"。"化"指物质的产生,"变"是物质的变化,体现由此物转变为彼物的过程。可见,运与化是饮食物在人体内传输转化的两个过程。饮食物转化为人体可吸收的精微物质如精气、津液等或转为糟粕，是"化"的过程；输送物质进行"化"及输送"化"之后产生的营养物质则是"运"的过程。

脾主运化是主要的生理功能，胃受纳腐熟水谷之后，需要脾的进一步运化、吸收和转输，才能转化为人体需要的精微营养物质，再转输到脏腑经络、四肢百骸，以充养全身，维持人体正常的生命活动。如《素问·经脉别论》云："食气入胃，散精于肝，淫气于精；食气入胃，浊气归心，淫精于脉……饮入于胃，游溢精气，上输于脾，脾气散精，上归于肺，通调水道，下输膀胱，水精四布，五经并行。"说明在脾主运化的过程中需要胃的协同才能完成此功能，即脾胃共同运化水谷，饮食物经口传入胃，然后经脾脏化生精微而营养周身，运行输布于各脏腑组织。因此，脾胃在运化水谷的功能方面相辅相成，如《素问·刺禁论》说："脾为之使，胃为之市。"

"使"，《康熙字典》曰："指事使人也。"《管子·枢言》曰："天以时使，地以材使，人以德使，鬼神以祥使，禽兽以力使。"脾为胃或全身行使"使者"的作用。《内经素问吴注》中说："五脏受气于胃，不能自致也，必脾气运动而后能至，是脾为之使也。"《重广补注黄帝内经素问》曰："营动不已，糟粕水谷，故使者也。"清·张琦《素问释义》曰："脾者，孤脏以灌四旁，故为之使。"说明脾主运化水谷，将水谷精微输送到全身脏腑形体官窍，灌溉四旁，营养四脏。

"市"，《说文解字》解释为："买卖之所也。"《周易·系辞传下》曰："日中为市，致天下之民，聚天下之货。交易而退，各得其所。""胃为之市"的作用需要"脾为之使"的配合作用，才能到达四肢末端，《素问·玉机真脏论》曰："脾为孤脏，中央土以灌四旁。"《素问·厥论》也提及："脾主为胃行其津液者也。"说明脾胃共同主司运化的作用和相互配合的重要性。

脾运化产生水谷精微是通过其升清的气机作用实现的，李东垣强调这种升发清阳的作用，"饮食入胃，而精气先输脾归肺……升已而下输膀胱……为传化糟粕，转味而出"（金·李东垣《脾胃论·天地阴阳生杀之理在升降浮沉之间论》），这也是脾升胃降两种气机运动相互协调作用的结果，如喻嘉言在《寓意草》中说："人虽一胃……其能升清降浊者，全赖中脘为之运用。"

2）脾为气血生化之源，脾统血。脾气转输谷食精微又可化生为血。谷食精微由脾气运输到心，谷精化生为营气，在心气的作用下，营气和津液入脉，在心阳的作用下化生为血液。《灵枢·决气》中表述为："何谓血，中焦受气取汁变化而赤，是谓血。"《景岳全书·藏象别论》也说："血者水谷之精也……生化于脾。"脾主运化的功能健全，则气血生化来源充足，《脾胃论·脾胃虚实传变论》云："……元气之充足，皆由脾胃之气无所伤，而后能滋养元气。"明·周之干《周慎斋医学全书》也说明："脾胃者，气血之原也。"如果脾不健运，则气血生化不足，全身失养，影响人体生长发育和脏腑功能的正常发挥。脾作为气血生化之源，因此称"脾为后天之本"。

此外，脾统血还体现脾对血液运行的统摄作用，清·顾靖远《顾松园医镜》曰："立斋云：心主血，肝藏血，皆统摄于脾。"清·何梦瑶在《医碥》中也指出："脾统血，血随气流行之意也。"清·叶天士《叶选医衡》引张景岳的解释："人苟能善调其营，静而不至于凝，通而不至于动，则经脉流行，皮肤润泽，筋骨强劲，关节清利矣。"说明脾统血对全身血液运行及其濡养作用的重要意义。

3）脾主肌肉，脾主四肢。因为脾胃的共同运化功能为气血化生提供了保障，脾主生血的功能还与其主肌肉和主四肢的功能相关，《素问·痿论》言："脾主身之肌肉。"《素问·五脏生成》曰："脾之合肉也。"张志聪注云："脾……主运化水谷之精，以生养肌肉，故合肉。"《素问·太阴阳明论》云："四肢皆禀气于胃，而不得至经，必因于脾，乃得禀也。"肌肉四肢均有赖于脾胃对精微物质的运输布散，脾主运化功能正常，肌肉就得到滋养；反之，肌肉失于濡养则萎缩，容易发生痿证，说明脾对运动功能的正常发挥有重要作用。

脾与四时的对应关系有"不主时"和"主长夏"两种说法，《素问·太阴阳明论》曰："帝曰：脾不主时何也？岐伯曰：脾者，土也，治中央，常以四时长四脏，各十八日寄治，不得独主于时。"说明脾所对应的时令分布在四季之中，寄旺于四季月末各十八日，合共有七十二日，所对应的时令分布于四时之中，在四季中无明显的季节归属。因此"脾不主时"实际是无时不主，如《素问·金匮真言论》说："其应四时。"《脾胃论·脏气法时升降浮沉补泻之图》也说明："脾无正行，于四季之末各旺一十八日，以生四脏。"也有人认为"脾主长夏"，张景岳《类经·藏象类》说："土王中央，其气化湿。"《血证论·脏腑病机论》提到："脾称湿土，土湿则滋生万物，脾运则长养脏腑。"清·唐宗海《伤寒论浅注补正·辨太阴病脉证篇》说明："长夏之时，所以湿土用事者，正阴阳交媾之时，水火相蒸之候。"但两种说法并不矛盾，都体现脾与四时湿气相应的特点。

（4）肝的功能：肝的生理功能包括肝藏血，肝主疏泄，肝主筋等。与循环、消化及运动功能有关。

1）肝藏血：指肝具有储藏和调节血量的功能。《素问·五脏生成》说："人卧血归于肝。"王冰补充说："肝藏血，心行之，人动则血运于诸经，人静则血归于肝藏，何者，肝主血海故也。"说明机体活动需要增加外周血量时，肝能释放血液到外周组织；而当机体静卧时，外周血量需求减少，血液就回归于肝，因此，肝具有调节外周血量的作用。另外，"肝受血而能视，足受血而能步，掌受血而能握，指受血而能摄"（《素问·五脏生成》）。还说明肝与其他部位一样也受血的濡养。血液的运行除了靠心气的推动外，还需要肝气的条达帮助输送全身，如《血证论·脏腑病机论》说："肝主藏血，血生于心。下行胞中，是为血海。凡周身之血，总视血海为治乱，血海不扰，则周身之血无不随之而安。肝经主其部分，故肝藏血焉。至其所以能藏之故，则以肝属木，木气冲和条达，不致遏郁，则血脉得畅。"如果肝气郁滞，气机不畅，血行也会郁阻，可能导致胸痹、心痛等血滞的表现。肝藏血还有约束固摄血液的作用，元·罗天益《卫生宝鉴》提到："夫肝，摄血者也。"《杂病源流犀烛·肝病源流》同样认为，肝"其职主藏血而摄血"。说明肝对血液运动功能的调节作用。

2）肝主疏泄：指肝五行对应木，具有升发、条达、舒畅的特性。"疏泄"一词的提出，最早见于《素问·五常政大论》，其曰："发生之纪，是谓启陈，土疏泄，苍气达，阳和布美，阴气乃随，生气淳化，力物以荣。"王冰对此注解说："生气上发，故土体疏泄；木之专政，故苍气上达。达，通也，出，行也。"《类经·运气类》中注解说："木气动，生气达，故土体疏泄而通也。苍气，木气也。"说明"土疏泄"指木气的条达可以使土得以疏通，如《素问·脏气法时论》说"土得木而达"。《黄帝内经》对肝在生理功能上升发、舒达的特性有较多论述。如《素问·五运行大论》云："东方生风，风生木……在藏为肝，其性为喧，其德为和，其用为动，其色为苍，其化为荣，其政为散，其令宣发。"《素问·五常政大论》云"木曰敷和""敷和之纪，木德周行，阳舒阴布……其性随，其用曲直……其政发散……其藏肝""苍气达，阳和布化，阴气乃随，生气淳化，万物以荣，其化生，其气美，其政散，其令条舒"。王冰对此的注解说明为："敷和，敷布和气，物以生荣。"《素问·气交变大论》也说："东方生风，风生木，其德敷和，其化生荣，其政舒启。"王冰也注解说："舒，展也；启，开也。"《血证论·脏腑病机论》也说："肝属木，木气冲和条达。"周学海在《读医随笔》同样说明："肝之性喜升而恶降，喜散而恶敛。"肝主疏泄的作用对消化功能还有重要的影响，包括水谷的受纳运化和胆汁的排泄都与之作用密不可分，如《血证论·脏腑病机论》说："木之性主于疏泄，食气入胃，全赖肝木之气以疏泄之，而水谷乃化。"明·许浚《东医宝鉴·内景篇》说："肝之余气溢入于胆，聚而成精。"说明肝主疏泄通过对其他脏腑，如脾胃、胆的作用，从而影响消化功能。

肝主藏血和肝主疏泄的功能相辅相成，体现肝"体阴而用阳"的功能特点，如清·叶天士《临证指南医案·肝风·华岫云按》提到："故肝为风木之脏，因有相火内寄，体阴用阳。其性刚，主动主升，全赖肾水以涵之，血液以濡之，肺金清肃下降之令以平之，中宫敦阜之土气以培之，则刚劲之质，得为柔和之体，遂其条达畅茂之性，何病之有。"肝主藏血，血属阴，故本体为阴；肝性条达升发，故其用为阳。肝主藏血，体得阴柔而用能阳刚；肝主疏泄，用能阳刚则体得阴柔。肝的升发以肝主藏血收摄为基础。因此功能障碍上常表现为肝阴、肝血不足，肝阳、肝气有余。

3）肝主筋：肝主筋与运动及生殖功能有关，《素问·六节藏象论》提到："肝者，罢极之本，其充在筋，以生血气。"说明肝主筋是由于肝能将所藏血液通过其疏泄作用输送到筋并发挥濡养作用，使其敏捷强劲，因此有耐受疲劳的能力。《灵枢·经脉》曰："肝者，筋之合也；筋者，聚于阴器。"肝经循行经过阴部，肝疏泄正常则精液排泄通畅有度。若疏泄不利，则可能出现生殖功能障碍，如阳痿不举，遗精、滑精等。因此日本的丹波元坚《杂病广要》说："阳痿皆耗散过度，伤于肝筋所致。经云足厥阴之经，其病伤于内，则不起是也。"女子月经及男子排精功能也需要肝主疏泄的作用，元·朱丹溪《格致余论》曰："主闭藏者肾也，司疏泄者肝也。"肝血充盈，且主疏泄功能正常，才能使冲任调和，月经及精液排泄顺畅。因此，肝对筋所发挥的运动功能及生殖功能有调节作用。

肝对应四时为春季，《素问·六节藏象论》曰："肝者，此为阴中之少阳，通于春气。"《素问·水热穴论》说："春者木始治，肝气始生。"都说明春季是四季的开始，万物得以复苏、生长，春天肝气也开始升发，符合肝木阳气上升的特点。《素问·诊要经终论》也提到："正月二月，天气始方，地气始发，人气在肝。"《素问·四气调神大论》指出："春三月，此谓发陈，天地俱生，万物以荣。"《素问·金匮真言论》也说："东方色青，入通于肝，是以春气在头也。"但春天肝气还比较弱，容易受遏制，需要顾护其条达舒畅的特性。因此，如果"逆春气，则少阳不生，肝气内变"（《素问·四气调神大论》）。

（5）肾的功能：根据藏象理论，肾的功能主要包括肾主藏精、主生殖，主纳气，主水，主骨生髓等。与生殖、发育、增龄的功能盛衰变化及运动、排泄等功能有关。

1）肾主藏精、主生殖。狭义的"精"指"生殖之精"，即"先天之精"。如《灵枢·本神》曰："生之来，谓之精。"《易经》曰："男女媾精，万物化生，其精为形之始，其形由精之成。"《素问·金匮真言论》曰："夫精者，生之本也。"《灵枢·决气》曰："两神相搏，合而成形，常先身生，是谓精。"《灵枢·经脉》曰："人始生，先成精，精成而脑髓生，骨为干，脉为营，筋为刚，肉为墙，皮肤坚而毛发长，谷入于胃，脉道以通，血气乃行。"说明先天之精是生命的本原物质，也是人体生长发育的基础。广义的"精"则包括"先天之精"和"后天之精"。"后天之精"指脾胃运化吸收的后天水谷之精，以及水谷之精充养脏腑后、产生五脏六腑之精，储存于肾。如《素问·上古天真论》曰："肾者主水，受五脏六腑之精而藏之。"肾所藏之精主要是先天之精，因此肾被称为"先天之本"。先天的含义如清·吴谦《医宗金鉴·名医方论》所说："先身而生，谓之先天。"《医学衷中参西录》也说："以未生为先天，已生为后天者。"《医宗必读·肾为先天本脾为后天论》解释："肾何以为先天之本？盖婴儿未成，先结胞胎……婴儿初生先两肾。未有此身，先有两肾，故肾为脏腑之本，十二经脉之根，呼吸之门，三焦之源，而人资之以为始者也。故曰先天之本在肾。"说明肾在脏腑中的重要地位。《中藏经·论肾脏虚实寒热生死逆顺脉证之法》中同样提及："肾者，精神之舍，性命之根。"说明肾是精神的寄所，是生命的根本。

肾主藏精的功能也体现广义的精的含义，肾对精具有蛰伏、闭藏作用，如《素问·六节藏象论》提出："肾者，主蛰，封藏之本，精之处也。"肾主藏精的功能是其主生殖的重要物质基础，精气旺盛乃孕育之本。如清·叶天士提到："精少则无以化气，气不生精，精气不固，则肾气不通，所以无子。"肾精化气，为"天癸"之源，对生殖功能和生长发育有重要作用，正如《素问·上古天真论》所说："女子七岁，肾气盛……二七而天癸至，任脉通，太冲脉盛，月事以时下，故有子……丈夫八岁，肾气实，发长齿更；二八，肾气盛，天癸至，精气溢泻，阴阳和，故能有子……七八……天癸竭，精少。"说明肾气盛衰影响了人生命周期中生、长、壮、老、已的过程。

肾精由阴精、阳精两部分物质构成，属于阴的部分为肾阴或元阴、真阴，主要对机体各脏腑组织器官起滋养濡润作用；属于阳的部分为肾阳或元阳、真阳，对机体各脏腑组织器官起推动、温煦的作用。肾精又与肾气互生互化，相互为用，一方面，肾精依靠肾气的推动产生与储存；另一方面，肾的气化功能又以肾精为物质基础。肾精是肾气的凝聚，肾气聚则为肾精；肾气是肾精的功能表现，肾精散则化为肾气，故有"气归精""精食气"之说，体现肾精、肾气之间的相互作用。

因此，肾主精的功能不仅主导生殖功能，在生命过程中其盛衰的变化影响全身整体的功能活动，表现为生长发育后转衰至竭的功能水平的变化。

2）肾主纳气："纳"通"内"，收藏之意，肾主纳气是指肾具有收受、闭藏"气"的生理作用。呼吸功能虽为肺所主，但必须依赖于肾的纳气作用。如《难经·四难》指出："呼出心与肺，吸入肾与肝。"宋·杨士瀛在《仁斋直指方论·咳嗽方论》中明确提出肾主纳气的功能："肺出气也，肾纳气也，肺为气之主，肾为气之藏。"《医碥》中说"气根于肾，亦归于肾，故曰肾纳气，其息深深"，说明肾主纳气的功能可以保证呼吸的深度。清·林珮琴在《类证治裁·喘证论治》中也说明"肺为气之主，肾为气之根，肺主出气，肾主纳气，阴阳相交，呼吸乃和。若出纳升降失常，斯喘作焉"，提示肾主纳气功能正常，则吸入之气可下纳于肾，呼吸均匀和调。如果纳气功能失常则出现喘促等呼吸功能障碍。

3）肾主水：《素问·上古天真论》云"肾者主水"。《素问·逆调论》也说"肾者水脏，主津液"，说明肾主水的功能体现肾对水液代谢的作用。《素问·水热穴论》解释说"肾者何以主水？岐伯对曰：肾者，至阴也，盛水也，肺者，太阴也，少阴者，冬脉也，故其本在肾，其末在肺，皆积水也"；并说明肾的气化功能是水液代谢的动力"肾者牝脏也，地气上者，属于肾，而生水液也"（《素问·水热穴论》）。《医碥》中认为"精髓血乳汗液津泪溺皆水也，并属于肾"，说明肾主水的功能对全身精血津液等物质的主导作用。肾主水的功能还帮助维持水液平衡，如清·李延昰在《脉决汇辨》中说："肾属下焦，统摄阴液。"宋·严用和《济生方·水肿门》也说"肾能摄水，脾能舍水"，说明肾对水液的固摄作用。此外，膀胱的开阖也依靠肾的气化作用。因此，肾主水的功能对体液循环及排尿功能有主导作用。

4）肾主骨生髓：《素问·宣明五气》提出"五脏所主……肾主骨"；《素问·六节藏象论》也说"肾者……其充在骨"；《素问·阴阳应象大论》云"肾生骨髓""肾充则髓实"；《素问·痿论》说"肾主身之骨髓""髓者，骨之充也"，均说明肾主骨生髓的重要功能，也说明骨与髓之间的相互关系，《中西汇通医经精义》言："盖髓者，肾精所生，精足则髓足，髓在骨内，髓足则骨强。所以能作强，而才力过人也。"由于肾在体合骨，髓又能养骨，肾精充足则骨髓得以充养，因此表现为骨骼有力强健。黄元御在《四圣心源》中说"髓骨者，肾水之所生也，肾气盛则髓骨坚凝而轻利"，说明肾主骨生髓的功能正常才能使骨骼坚硬，精髓充足，从而使运动保持轻快灵活。

2. 六腑的功能

六腑与现代解剖对应的功能较符合，主要发挥对消化功能的作用，各腑在消化过程中发挥不同的作用。胆的生理功能为"贮藏胆汁"，《难经·四十二难》曰"胆在肝之短叶间，重三两三铢，盛精汁三合"，指出胆位于肝右叶之下，重量约为三两三铢，装有三合（容量单位）左右的精汁（即胆汁）。《灵枢·本输》言"胆者，中精之府"，同样指胆是藏有精汁的腑。胃能容纳食物。

胆的解剖位置居于脏腑中部，符合"中正"位置居中的含义。胆汁具有精纯、清净的特点，这与纯正、正直的性格特点相似，因此认为胆为"中正之官"。《素问·六节藏象论》说"凡十一脏，取决于胆也"，王冰对此注曰："然胆者，中正刚断无私偏，故十一脏取决于胆也"，认为胆具有公正果断、不偏不倚的特点，因此可以决断五脏六腑。另外，"决"有疏通之义，"凡十一脏取决于胆"也可能是强调胆的疏泄功能对其他脏腑的生理功能的影响。

此外，胆还有"春升"的作用，这与五行属性为木的特点有关，《脾胃论·脾胃虚实传变论》中提出"胆者，少阳春生之气，春气升则万物安，故胆气春升，则余脏从之"。胆应春，胆气与春气一样具有升发的特点。胆汁的正常排泄有赖于肝胆之气的升发疏泄作用。五脏六腑之气的循环周流以胆气初升为起点，因此，胆气春生应指胆气宜升，胆气升则人一身之气机舒畅，其他脏腑生理功能才能正常行使。

胃的生理功能是受纳水谷，《难经·三十五难》云："胃者，水谷之府也"，《素问·五脏别论》因此称胃为"水谷之海"。《素问·经脉别论》云"食气入胃……饮入于胃"；《灵枢·五味》言"水谷皆入于胃"；《灵枢·玉版》曰"人之所受气者，谷也。谷之所注者，胃也"，认为水谷注入于胃腑之中，经过胃消化吸收后成为精微滋养人体。

小肠的生理功能是受盛和传送食物及"化物"的作用，《素问·灵兰秘典论》云"小肠者，受盛之官，化物出焉"，指出小肠的主要生理功能为受盛和消化饮食物。《灵枢·胀论》有"小肠者，传送也"，说明小肠还有向下传送食物的作用。隋·杨上善《黄帝内经太素·本输》曰"胃化糟粕，小肠受而盛也"，指出小肠所接受和消化的是经过胃初步腐熟的饮食物。《类经·藏象类》云"小肠居胃之下，受盛胃中水谷而分清浊……小肠化而下降，故曰化物出焉"，指出小肠接受经胃初步消化的水谷后，对其进行进一步消化吸收，将精微部分向上输送至脾，将糟粕部分向下传送至大肠，此即小肠的"化物"功能。

大肠的生理功能是"传导糟粕"，接受经小肠下传的食物残渣将其化为糟粕，再经由大肠排出体外。《素问·灵兰秘典论》曰"大肠者，传道之官，变化出焉"；《难经·三十五难》言"大肠者，传泻行道之府也"，均说明大肠具有传导糟粕的生理功能。

膀胱的生理功能是储存尿液及气化排出。《素问·灵兰秘典论》言"膀胱者，州都之官，津液藏焉"；《难经·三十五难》又云"膀胱者，津液之府也"，都体现膀胱储存尿液的功能。

三焦之"三"的形成与天地人三才关系密切。"焦"字则与三焦通行诸气，运行水液功能密切联系。"焦"为火烧灼造成的痕迹，当物体被火焰烤灼后，其内部、外部均会产生大小不一的裂痕，呈现出由多个裂缝相互连接形成的通路，这种状态与人体内部不同大小的空腔之间相互交通联系的状态相似，因此三焦作为人体元气、水液运行全身的通道。三焦的功能与水液运行有紧密关联，《灵枢·本输》说"三焦者，中渎之府也"，说明三焦是管理人体水液代谢通路的腑。张景岳也说"三焦气治，则脉络通而水道利"，三焦通行元气和气化的功能正常则人体脉络通利、津液运行顺畅。三焦作为"决渎之官"，帮助运行津液并疏通水道，具有保持体内水液通道通畅的作用。

3. 奇恒之腑的功能

（1）脑

1）脑为元神之府：在《黄帝内经》中除了"脑为髓海"的描述外，很多脑的功能以头来阐述：《素问·脉要精微论》云"头者精明之府，头倾视深，精神将夺也""夫精明者，所以视万物，别白黑，审短长"，说明脑与眼目的密切关系。《类经·疾病类》对此的解释是："五脏六腑之精气，皆上升于头，以成七窍之用，故头为精明之府。"又如《黄帝内经素问集注·脉要精微论》曰："诸阳之神气上会于头，诸髓之精上聚于脑，故头为精髓神明之府。"后世还提出脑为元神之府，即脑是神志活动的所在，与现代脑功能的认识相通。东汉·张仲景《金匮玉函经》提到"头者，身之元首，人神所注"，说明头是人体最重要的结构，是神志汇聚之处。宋·陈无择《三因极一病证方论·头痛证治》也提出头者"百神所聚"。

《黄帝内经太素·厥头痛》说"头者，心神所居"，指出头脑是心主神明的所在，神虽统于心而居于脑。脑是心主神志功能发挥之处，这与"头为诸阳之会"有关，《金匮玉函经》曰："气血精明，三百六十五络，皆归于头。头者，诸阳之会也。"明·孙一奎《赤水玄珠·头痛门》对此解释为"头为诸阳之首，至清至高之处也"。《证治准绳·杂病》的解释更详尽："盖头象天，三阳六腑清阳之气皆会于，此三阴五脏精华之血亦皆注于此。"因此，明·李时珍在《本草纲目·木部》中提出"脑为元神之府"。《类经·运气类》也说"人之脑为髓海，是谓上丹田，……总众神者也"，说明脑是神之所在。

2）脑是记忆所凭：清·汪昂《本草备要·辛夷》引明金正希语"人之记性，皆在脑中。小儿善忘者，脑未满也，老人健忘者，脑渐空也。凡人外见一物，必有一形影留于脑中"；并"按：今人每记忆往事，必闭目上瞪而思索之，此即凝神于脑之意也"。《中西汇通医经精义》曰："事物之所以不忘，赖此记性，记在何处，则在肾经，益肾生精，化为髓，而藏之于脑中。"《类证治裁·健忘论治》中曰："人之神宅于心，心之精依于肾，而脑为元神之府，精髓之海，实记忆所凭也。"这些论述均说明脑的记忆功能与脑为髓海、元神之府的功能相关。清·王清任《医林改错》以解剖为依据说明"灵机记性不在心在脑"，说明原因，"灵机记性在脑者，因饮食生气血、长肌肉，精汁之清者，化而为髓，由脊髓上行入脑，名曰脑髓"；并同样阐述"小儿无记性者，脑髓未满；高年无记性者，脑髓渐空"，说明幼儿脑髓未发育成熟，记忆力尚未形成，年老者因为髓海逐渐空虚因此记忆力减退。

3）脑主宰觉悟，为动作之司：《灵枢·海论》曰"髓海有余，则轻劲多力，自过其度"，说明脑与运动的密切关系，脑功能强健则运动有力轻快。清·冯兆张《冯氏锦囊秘录》指出"脑……主持五神，以调节脏腑阴阳，四肢百骸之用"；清·赵晴初《存存斋医话稿》中也提到"脑生细微动觉之气"；清·王士雄引英国人合信的《全体新论》曰"脑为主宰，觉悟动作之司"，体现对脑主宰运动功能的认识。除了对运动的作用外，脑还有感知及储存的作用，《灵枢·大惑论》已提及"五脏六腑之精皆上注于目……上属于脑"；清·王宏翰《医学原始》云"五官居于身上，为知觉之具……耳目口鼻之所导入，最近于脑，必以脑先受其象而觉之，而寄之，而存之也"；《医林改错》有更具体的描述"两耳通脑，所听之声归脑……两目系如线，长于脑，所见之物归于脑……鼻通于脑，所闻香臭归于脑……至周岁，脑渐生，舌能言一二字"，说明对脑的认识已具象到忆、视、听、嗅、言等功能。明·方以智《物理小识》还认识到脑有分辨的功能"人之智愚系脑之清浊"；《灵枢·口问》说"上气不足，脑为之不满。耳为之苦鸣，头为之苦倾，目为之眩"；对脑的功能障碍已经有所描述。

脑与五脏六腑通过经络建立了广泛的联系，生理上相互协调，病理上及功能障碍时互为影响。膀胱经"其直者，从巅入络脑"，而五脏六腑背俞穴都分布在膀胱经上。脑主元神功能正常，五脏的功能活动才能正常发挥。

4）诸经皆入脑：头为诸阳之会，十二正经中手足三阳经在头部交会，诸阴经通过各自的经别"离、入、出、合"的作用也循行到头部，因此十二经直接或间接均经过头部。另外，奇经八脉除带脉以外，也都由下而上循行到头部。督脉、膀胱经和肝经在巅顶入脑，

《素问·骨空论》曰："督脉者……上额交巅上，入络脑。"《灵枢·经脉》曰："膀胱足太阳之脉……其直者，从巅入络脑。"《奇经八脉考》曰："督脉别络……与足厥阴同会于巅，入络于脑。"巅顶为百会穴所在部位，《针灸大成》曰："百会，手足三阳、督脉之会。"手足三阳都交会于百会穴，因此都由此入脑。《灵枢·经脉》曰："心手少阴之脉……其支者，从心系上挟咽，系目系"，说明心经由目系入脑。《奇经八脉考》曰："督乃阳脉之海……并脊里上行……上至风府，会足太阳、阳维，同入脑中。"《针灸甲乙经》曰："冲脉、任脉者，皆起于胞中，上循脊里，为经络之海。"《奇经八脉考》引述《八脉经》曰："冲脉在风府穴下。"因此，督脉、膀胱经、阳维脉和冲脉在风府入脑。《灵枢·寒热病》曰："足太阳有通项入于脑者……在项中两筋间，入脑乃别阴跷、阳跷"，说明阴阳跷脉也入脑。《奇经八脉考》曰："阴维脉起于诸阴之交……上至顶前而终。"《奇经八脉考》引述《八脉经》曰："阴维脉在顶前一寸三分。""顶前"为督脉循行所过之处，阴维脉于此经气汇入督脉，经督脉入脑。

督脉为阳脉之海，在其循行过程中与脑的关系最密切，除了直接"入络脑"，经脉循行部位及多个腧穴如百会、风府均是入脑的门户，《灵枢·营气》曰："从肝上注肺，上循喉咙，入颃颡之窍，究于畜门。其支别者，上额循巅，下项中，循脊入骶，是督脉也。"《难经·二十八难》提出："督脉者，起于下极之俞，并于脊里，上至风府，入属于脑。"李时珍在《奇经八脉考》中记载："上哑门（项后入发际五分）会阳维，入系舌本。上至风府，会足太阳，阳维，同入脑中。"虽然还有很多经络如足太阳膀胱经、足阳明胃经等与脑有联系，但仍以督脉最重要。从生理功能看，脑的功能的发挥有赖于气血津液的濡养，而督脉通髓达脑，是阳气阴精入脑的途径。因此《医学衷中参西录》云："脑为髓海……实由于肾中真阳、真阴之气酝酿化合以成，至精至贵之液体缘督脉上升而灌注于脑。"督脉的绝大部分腧穴可以治疗与神志相关的疾病，因此"病变在脑，首取督脉"。

5）心脑共主神明：《灵枢·邪气脏腑病形》说"十二经脉三百六十五络，其气血皆上于面而走空窍。其精阳之气上于目而为视；其别气走于耳而为听；其宗气上出于鼻而为嗅；其浊气出于胃走唇舌而为味"，阐明气血是官窍感知功能的物质基础，而"心主血脉、心主神志"，因此心神是感知活动的控制中枢。感觉摄入脑中，而形成感觉和知觉离不开心主神志的作用。心血如果不能养脑，脑无以发挥对神的作用。心为君主之官，为五脏六腑之大主，整体调节五脏六腑的相互协调和共同作用，若心的功能失常，则五脏失于调控，或精气不足而致脑髓虚损元神虚疲或因五脏之气郁扰于脑而扰动神明。因此，脑对神的作用是现象，心主神志是本质，脑作为奇恒之腑之一，其功能活动受心主神志的调控。《医学衷中参西录》认为神志活动是心和脑的共同作用"神明之功用，原心与脑相辅而成""心脑息息相通，其神明自湛然长醒"。

（2）其他奇恒之腑：胆既是六腑之一，同时也是奇恒之腑之一。明·张景岳的《类经·藏象类》解释为"然胆居六腑之一，独其藏而不泻，与他府之传化者为异。"胆的功能是储藏和排泄胆汁，参与水谷的消化，但又不像六腑能接受水谷和糟粕。既与脏的藏精气功能相似，又异于腑的传化功能，所以也归为奇恒之腑。

髓的作用除了作为髓海的脑的作用外，主要是充养骨，"髓者骨之充也"（《素问·解精微论》），"骨者髓之府"（《素问·脉要精微论》），骨的生长发育离不开髓的滋养。

《类经·藏象类》同样对女子胞的功能做了说明"女子之胞，子宫是也，亦以出纳精气而成胎孕者为奇"；《中西汇通医经精义》曰"女子之胞名血海，名子宫，以其行经孕子也"；又言"女子之胞……乃血气交会，化精成胎之所，最为紧要"，说明女子胞有储藏精气、孕育胎儿的功能。

4. 经络腧穴的功能

（1）经络是运行气血的通路：《黄帝内经》中已经认识到气血在经脉中运行，并且具有环流运行的特点。《灵枢·本输》提及经脉的功能为"行血气而营阴阳"；《素问·举痛论》进一步说明"经脉流行不止，环周不休"；《灵枢·营卫生会》对此有更具体的描述："营周不休，五十度而复大会，阴阳相贯，如环无端"。明·张景岳在《类经·经络类》中解释说"营气之行，周流不休，凡一昼一夜五十周于身而复为大会。其十二经脉之次，则一阴一阳，一表一里，迭行相贯，终而复始，故曰如环无端也"，体现气血以昼夜日节律在十二经脉中不断循环的特点。此外，气血运行还能根据一年气候的节律性变化与之相应，运行输布侧重在不同的部位，如《素问·四时刺逆从论》说："春，气在经脉；夏，气在孙络；长夏，气在肌肉；秋，气在皮肤；冬，气在骨髓中。"春天阳气开始生发，冰释冻解，水泉流行，所以人体气血亦在经脉；夏天阳气旺盛，气血盛满可以溢出到最小的络脉分支即孙络；长夏气血旺盛于肌肉之中；秋天，阳气开始收敛，腠理随之闭塞，气血运行在皮肤以濡养；冬天阳气封藏，气血亦内潜于骨髓，说明人体气血随四时的更替而运行变化的节律，且气血的盛衰及输布的部位与一年中阳气的变化有关。气血运行的通畅对保障人体的生命活动至关重要。如《灵枢·经脉》指出"经脉者，所以决死生，处百病，调虚实，不可不通"，说明经络行气血功能对生理功能和疾病与功能障碍的关键作用。

（2）经气是经络的功能活动的动力：经气来源于真气，《素问·离合真邪论》说："真气者经气也。"真气来源于先天之元气，又依赖后天水谷精微之气的不断充实，如《灵枢·刺节真邪论》说"真气者所受于天，与谷气并而充身者也"，是人体生命活动最根本的动力。一方面，经气推动气血在经脉中的运行，约束气血的运行轨道，调节气血的容量，对全身脏腑气血阴阳的协调平衡起着总领的作用。另一方面，《灵枢·五阅五使》言"经气入脏，必当治里"，指出经气进入脏腑协调脏腑有序的生理功能，经络通过"内属于腑脏，外络于肢节"的络属调节作用，将脏腑与五官九窍、四肢百骸、皮肉筋骨等连接在一起，使人体形成以五脏系统为核心的复杂生命运动功能体系，在生理情况下脏腑内部，脏腑与脏腑之间，脏腑与人的整体之间，甚至与自然界、社会之间存在着横向、纵向和交叉的多维联系，相互促进与制约，从而发挥整体协调机体的功能活动。

经络系统对全身的维系、协调和平衡的作用，能够促进有机体正常的生命活动和功能。经脉循行的过程和流注次序体现气机升降的功能活动特点，人体经络相互贯通，使营卫在内周流，经络与脏腑气机一样，随气机升降出入。十二经脉的循行规律可以体现这种气机升降出入的特点，手三阴经与足三阴经分别互为同名经，肺经、心经、心包经均从胸走手，主出；而脾经、肾经、肝经从足走腹，主升；手三阳经与足三阳经亦互为表里，小肠经、大肠经、三焦经从手走头，主入；胆、膀胱随胃下降，从头走足，主降。经络升降出入根于脏腑生理功能，由于经络互为贯通，内联脏腑，外络肢节，因此根据气机变化诊察经络及其腧穴上的变化，可以体察功能或状态的变化，还可以结合十二经脉的循行规律，以及脏腑别通"开阖枢"的理论来选取经穴，以达"气至而有效"。调气在针刺过程中的重要性也是医家强调和重视的，《灵枢·刺节真邪》言"用针之类，在于调气"，同时《灵枢·终始》曰"凡刺之道，气调而止"，阴平阳秘，阴阳调和，则是"气调"的实质，如《灵枢·根结》云"故曰用针之要，在于知调阴与阳，调阴与阳，精气乃光，合形与气，使神内藏"，说明针刺或其他在经络腧穴上的康复方法通过激发经气，实现经络协调全身的功能活动。

（3）经络是反映病变及功能障碍层次的途径：经络能反映病变或功能障碍也是经气活动的表现。针刺治疗强调"得气"，针灸、推拿、敷贴等刺激作用于人体，经气被激发，因此能疏通经脉，通行周身，调节机体的阴阳平衡，促使生命有机体的功能活动向正常状态恢复。由于经络内连脏腑，外络肢节，网络周身，因此，当人体正气充足时，经脉之气就能抵御外邪的入侵；而当人体正气不足，抵抗力下降时，经络便会成为病变的传入通路。邪气（致病因素）侵入人体，通过经络的传导由表向里，由浅入深，传入内脏，并且还会通过经络系统影响到人体的其他部分。如《素问·皮部论》提到"凡十二经络脉者，皮之部也。是故百病之始生也，必先于皮毛，邪中之则腠理开，开则入客于络脉，留而不去，传入于经，留而不去，传入于腑，廪于肠胃"，说明邪气入侵经络系统由表及里、由浅入深的顺序为皮毛→腠理→络脉→经脉→脏腑。

同时，脏腑病变和功能障碍有时也会通过经络传出体表，在体表某些部位出现压痛、结节、隆起、凹陷、充血等反应，这类反应常可用以帮助诊断有关内脏的疾病，评估功能的状态。如《素问·脏气法时论》描述"肝病者，两胁下痛，引少腹""心病者，胸中痛"；《灵枢·邪客》也提到"肺心有邪，其气留于两肘；肝有邪，其气流于两腋；脾有邪，其气留于两髀；肾有邪，其气留于两腘"，说明五脏的病变或因邪气侵袭留于体内影响脏的功能时在相应的经脉循行部位出现反应。再如《灵枢·经脉》曰"凡诊络脉，脉色青，则寒，且痛；赤则有热。胃中寒，手鱼之络多青矣；胃中有热，鱼际络赤。其暴黑者，留久痹也。其有赤、有黑、有青者，寒热气也。其青短者，少气也"，说明通过观察体表络脉颜色变化可以帮助评估体内脏腑的寒热虚实状态改变，因此，经络有帮助诊断疾病和评估功能障碍的作用。

经脉的循行分布特点为"分经辨证"提供了依据，即康复评估根据相应部位所属的经络，结合各个经络的生理功能和功能障碍特点进行分析，例如，腰痛涉及坐骨神经痛的可以根据放射痛出现部位在下肢前侧、后侧或外侧结合疼痛特点辨证分为足阳明经、足太阳经和足少阳经的功能障碍，如《素问·刺腰痛》对腰痛的分经辨证论述详细"足太阳脉令人痛，引项脊尻，背如重状，……少阳令人腰痛，如以针刺其皮中，循循然不可以俯仰、不可以顾，……阳明令人腰痛，不可以顾。顾如有见者，善悲，……足少阴令人腰痛，痛引脊内廉"，说明如果腰背沉重酸痛，牵连到颈部或骶尾部，辨证为太阳经腰痛；如果腰部刺痛，不能俯仰，转身不利，辨证为少阳经腰痛；如果腰痛不能左右回顾且情绪易悲伤者，辨证为阳明经腰痛；如果腰痛连及脊内，辨证为少阴经腰痛。同时体现不同经脉的腰痛还有不同的疼痛性质。在此评估基础上选择相应的经脉或腧穴上反应点进行治疗，可以恢复经络之间的协调平衡，改善功能水平。

（4）奇经八脉是十二经脉功能的重要补充：奇经八脉作为十二经脉的补充，在功能上既可补充十二正经对气血循行功能的不足，又能发挥其本身特有的功能。任脉主一身之阴，督脉主一身之阳，督脉会于上而任脉会于下。阴阳气血由督任二脉所统摄，而散在的阴经和阳经及其各分支的经脉又靠阴维脉和阳维脉来维系。如王冰曾注解《素问·阴阳类论》说："维，谓维持。"可见阳维脉和阴维脉对诸阴经和阳经起到连接、维护的作用。冲脉在全身分布最广，上至于头，下至于足，贯穿全身，《难经·二十八难》说："冲脉者，起于气冲，并足阳明之经，夹脐上行，至胸中而散也。"《说文解字·行部》记载到："衝，通道也。"因此冲脉被称为"五脏六腑之海""血海"，有统领各经气血的功能。《素问·上古天真论》说"任脉通，太冲脉盛"，可见冲任二脉对人体气血运行至关重要，尤其对维持女性生理功能有重要作用。带脉为全身唯一横向经脉，走行于腰间，环身一周。李时珍在《奇经八脉考》中曾记载："带脉者，起于季胁足厥阴之章门穴，同足少阳循带脉穴，围身一周，如束带然。"杨玄操在注释《难经》时提到："带之为言，束也。言总束诸脉，使得调柔也。"可见带脉具有约束全身之经脉的作用。冲带二脉一纵一横共同约束机体诸经的功能正常。李时珍的《奇经八脉考》提出阴跷、阳跷脉的生理功能是"跷者，捷疾也。二脉起于足，使人跷捷也"。"跷捷"除"主运动"含义外，还包括眼睑的运动，因此阴阳跷脉还可控制眼目开合，与睡眠功能有关。督脉总督诸阳，因此功能障碍表现主要与阳气有关，实则脊强反折，虚则头重高摇。任脉总任诸阴，功能障碍主要表现为阴的过盛或不足，如男子内结七疝，女子瘕聚。阴、阳维脉不能发挥其维系诸阴经或阳经的功能时，表现为阳维苦寒热，阴维苦心痛的功能障碍，邪在阴维则发癫，邪在阳维则发痫。阴阳跷脉主运动的功能出现障碍时表现为阴跷为病，阳缓而阴急；阳跷为病，阴缓而阳急。阴跷脉急，则从内踝以上急，外踝以上缓；阳跷脉急，则从外踝以上急，内踝以上缓。邪在阴跷则发癫，邪在阳跷则发痫。阴跷满、阳气虚，故目闭也；阳跷盛、阴气虚，故目不瞑也。这与睡眠功能障碍表现为嗜睡或失眠的情况相关。可以根据奇经八脉功能障碍的特点进行评估和治疗。

十二正经中上达头（脑）部的经脉主要为足三阳、手三阳，因此有"头为诸阳之会"的说法，体现阳气对脑部的重要性。另外，阴经如肝经也通过内部循行线到达巅顶，阴经通过经别也间接到头部，说明头与十二经脉的关系。除此之外，奇经八脉对脑的功能也起了重要作用，首先，在循行上体现与脑的密切关联，《灵枢》曰"冲脉者……其上者，出于颃颡""任脉者，起于中极之下，至咽喉，上颐，循面，入目""督脉者，起于少腹以下骨中央……与太阳起于目内眦，上额交巅，上入络脑，还出别下项，循肩髆，内侠脊抵腰中，入循膂络肾……其少腹直上者，贯齐中央，上贯心入喉，上颐环唇，上系两目之下中央""阳维脉起於诸阳之会……经过头部，和督脉会与风府、哑门""阴维起于阴交"。最后与任脉汇于颈部。《难经》曰："跷脉者起于跟中，循外踝上行，入风池；阴跷脉者，亦起于跟中，循内踝上行，至咽喉，交贯冲脉。"除带脉以外的七条奇经都把十二正经多余的阴阳气血从下部往上输送到头部，可见对头（脑）部的重要性。因此，八脉交会穴常常用于治疗各种脑的功能障碍。

奇经八脉中，尤以督脉的功能更为突出。督脉的记载起源可追溯至《庄子·内篇·养生主》曰："缘督以为经，可以保身，可以全生，可以养亲，可以尽年。"后世注家李桢将此处的"督"字与督脉相联系，认为"人身惟脊居中，督脉并脊而上"。因此也体现了督脉对生命活动的重要性。《素问·骨空论》曰"督脉者，起于小腹以下骨中央……其络循阴器，合篡间"；李时珍《奇经八脉考》亦指出"其脉起于肾下胞中，至于少腹，乃下行于横骨围之中央，系溺孔之端，男子循茎下至篡，女子络阴器"，说明督脉脉气产生于小腹部，这也是"脐下肾间动气"所在，与生殖系统的功能密切相关，同时也与精气神的储存有关。《东医宝鉴》曰"脑为髓海，为上丹田，藏神之府也；心为绛火，中丹田，藏气之府也；脐下三寸为下丹田，藏精之府也"，说明脑作为髓海，也是上丹田的所在，还是藏神的处所，中丹田藏气，下丹田藏精，精、气、神为人身三宝，为生命之根本，明·李时珍《奇经八脉考》同样提及"任督二脉，人身之子午也，乃丹家阳火阴符，升降之道，坎水离火交构之乡，……医书谓之任督二脉，此元气之所由生，真气之所由起，人能通此二脉，则百脉皆通"，说明督脉对气机升降的调节作用影响全身的功能，同时其入络脑，也对精、气、神发挥对生命功能的重要作用提供了基础。

（5）络脉是气血运行功能的体表反映：络脉作为经脉的分支，分布于体表的可见部位，如《灵枢·经脉》说："经脉十二者，伏行分肉之间，深而不见；其常见者，足太阴过于外踝之上，无所隐故也。诸脉之浮而常见者，皆络脉也。"络脉以经脉为纲纪，《素问·皮部论》曰："欲知皮部以经脉为纪者，诸经皆然……络脉满则注于经脉，经脉满则入舍于府藏也，故皮者有分部，不与而生大病也"，说明以循行部位所见的络脉来划分皮部的观点，即"凡此十二经络脉者，皮之，部也"，这为体表络脉的区分提供了理论依据。

《素问·经络论》曰："黄帝问曰：夫络脉之见也，其五色各异，青黄赤白黑不同，其故何也……此皆常色，谓之无病，五色具见者，谓之寒热。"与前述引用《灵枢·经脉》说明相似，即络脉的色泽变化可以反映体内寒热功能的变化，且阴络、阳络有所区分："阴络之色应其经，阳络之色变无常，随四时而行也。寒多则凝泣……，凝泣则青黑；热多则淖泽……，淖泽则黄赤；此皆常色，谓之无病，五色具见者，谓之寒热。"杨上善对此注解为"解其阳络随时而变也，冬月寒甚，则经脉涘泣，涘泣不通，则阳络壅而青黑；夏日热甚，血气濡甚，则阳络热而黄赤也。阳络如此随四时而变者，此为阳络常色，谓之无病之候也。不可见而色见者，病也"，说明阴络反映经脉的功能变化，阳络的颜色改变与四时相应。冬季天气寒冷则气血凝滞不畅，络脉颜色表现为青黑，夏季天气炎热则血液滑润流利，色泽表现为黄红。

（6）腧穴是功能障碍的主要反应点：腧穴是沟通人体内外的重要部位，当人体受到外邪侵袭时，皮毛首先受病而后内传，逐渐深入脏腑。在这个内传过程中，腧穴是邪气出入的门户。当六欲七情内伤脏腑，脏腑之病又通过经络反映于体表，其反映的主要部位是腧穴。例如，原穴是反映脏腑，尤其是五脏病变及其功能障碍的部位，《灵枢·九针十二原》中曰："十二原者，五脏之所以禀三百六十五节气味也。五脏有疾也，应出十二原。而原各有所出，明知其原，睹其应，而知五脏之害矣。"另外，脏腑的募穴和背俞穴同样也能反映脏腑的功能障碍，如《灵枢·背腧》曰"欲得而验之，按其处，应在中而痛解，乃其俞也"，说明背俞穴按压有反应且疼痛缓解反映了脏腑的功能变化情况。又胃肠疾病或功能障碍常在足三里、地机等穴出现压痛、过敏、皮下结节等反应；肺脏疾病或功能障碍常在中府、肺俞等穴出现压痛、过敏、皮下结节等反应。因此，腧穴是疾病的重要反应点。肌骨功能障碍时，腧穴也常常与相关的解剖部位相应，如"以痛为腧"的阿是穴常常也是功能障碍的反应点。

腧穴作为气血输注的部位，所客之处所，不仅反映病变及功能障碍，也是针灸、推拿、药物敷贴等多种传统康复外治方法的操作部位。如《素问·五脏生成》说"人有大谷十二分，小溪三百五十四名，少十二俞卫气所留止，邪气之所客也，针石缘而去之"，说明在腧穴上的操作可以帮助疏通经脉，调和气血，使阴阳归于平衡，脏腑趋于和调，起到防治病变的作用。《灵枢·五邪》还举例说明"邪在肺，则病皮肤痛，寒热，上气喘，汗出，咳动肩背。取之膺中外腧，背三节五脏（一本作五椎又五节）之傍，以手疾按之，快然，乃刺之，取之缺盆中以越之"，体现针刺之前在穴位按压感觉好转，通过揣穴可以判断腧穴的状态。又如《素问·骨空论》记载"缺盆骨上切之坚痛如筋者灸之"，即选择相应的肌肉紧张或皮下结节部位进行施灸。

对腧穴的刺激还能起到预防的作用，尤其是应用灸法，如《扁鹊心书·须识扶阳》曰："人于无病时，常灸关元、气海、命门、中脘，……虽未得长生，亦可保百年寿矣。"《备急千金要方·针灸上》也说："凡人吴蜀地游官，体上常须三两处灸之，勿令疮暂瘥，则瘴疠、温疟、毒气不能著人也。"

5. 精气血津液的功能

精、气、血、津液在人体生命活动过程中发挥着各自的功能和作用。

（1）精的功能：精是构成人体和维持人体生命活动的基本物质。精源于先天，藏于肾中，为先天之本，依赖后天水谷之精的滋养和补充，主生殖，濡养五脏六腑、十二经脉及五官九窍、四肢百骸的功能。

（2）气的功能：气是物质运动和功能的反映，主司呼吸，帅血运行，化行津液，温养皮肤肌腠，推动脏腑发挥正常功能等。气的功能包括推动、温煦、防御、激发，调控、凉润、固摄、减缓等。

气有不同的功能和特点，如构成人体和维持生命活动的称为元气或真气，元气也称"原气"，为肾精所化，藏于肾中，别出一支为三焦后天之运用，促进脏腑经络的功能活动。《难经·六十六难》说："脐下肾间动气者，人之生命也，十二经之根本也，故名曰原。三焦者，原气之别使也，主通行三气，经历于五脏六腑。"真气充满全身，《灵枢·刺节真邪》说："真气者，所受于天，与谷气并而充身者也。"《素问·离合真邪论》说"真气者，经气也"，说明真气也是经脉之气。元气（真气）与后天水谷精气和清气结合形成正气，具有抵御外邪侵袭、维持健康的功能。如《素问遗篇·刺法论》曰："正气存内，邪不可干。"

宗气由肺吸入的清气与脾胃化生的水谷精气结合而成，形成于肺，聚于胸中；宗气在胸中积聚之处，称作"上气海"，又名膻中。如《灵枢·五味》说："其大气之搏而不行者，积于胸中，命曰气海，故呼则出，吸则入。"《灵枢·刺节真邪》说："宗气留于海，其下者，注于气街，其上者，走于息道。"因此，宗气的功能主要为走息道而司呼吸，贯心脉而行气血，推动呼吸和气血的正常运行，如《读书笔记·气血精神论》所描述"宗气者，动气也。语言、声音，以及肢体运动，筋力强弱者，宗气之功用也"，说明宗气的功能与呼吸、语言、声音及肢体运动、肌肉力量等均有关。

卫气和营气均生于水谷，但功能不同，营气是水谷精微的"精专"部分，在经脉中运行如雾露灌溉营养人体全身。《灵枢·营卫生会》说："中焦亦并胃中，出上焦之后，此所受气者，泌糟粕，蒸津液，化其精微，上注于肺脉，乃化而为血，以奉生身，莫贵于此。故独得行于经隧，命曰营气。"《黄帝内经太素·十二水》注"营气行经如雾者也，经中血者，如渠中水也，故十二经受血各营也"，说明营气的主要功能是滋养全身。卫气是水谷精微的"慓悍"部分，在经脉外循行，昼日行于阳，夜则行于阴，外实皮肤肌腠以抵御外邪，内温五脏六腑。《灵枢·邪客》说："卫气者，出其悍气之慓疾，而先行于四末分肉皮肤之间而不休者也，昼日行于阳，夜行于阴，常从足少阴之分间行于五脏六腑。"《灵枢·本脏》说："卫气者，所以温分肉，充皮肤，肥腠理，司开阖者也。"这些描述均说明卫气的功能是充实肌肤抵御外邪侵袭，温养肌肉，充养皮肤，使腠理致密，开阖有度，主要发挥卫外的功能。

各脏腑的功能以五脏六腑之气来说明，"所谓五脏者藏精气而不泻也""六腑者传化物而不藏"（《素问·五脏别论》），如脾气、胃气体现不同的脏腑功能。

（3）血的功能：血是循行于脉中的赤色液体，是构成和维持人体生命活动的基本物质之一。也是气依附的处所。沿一定方向循环流动于经脉之中，营养人体内外上下各部组织。血的功能主要是携带精微物质濡养全身，内养脏腑，外养皮毛筋骨，只有正常运行于脉管中，不疾不缓才能保证各脏腑功能正常，表现为面色红润，皮肤毛发润泽，爪甲、肌肉、骨骼强壮有力等。

气血通畅是正常气血功能的重要表现，也是保障人体各部分功能正常发挥的基础。张仲景在《金匮要略·脏腑经络先后病脉证》中说"五脏元真通畅，人即安和"，强调了气血通畅对人体健康的重要性。张从正亦指出"《内经》一书惟以血气流通为贵"。气血功能的变化情况可以通过脉象来判断，《中藏经·脉要论》说"脉者，乃气血之先也。气血盛则脉盛，气血衰则脉衰；气血热则脉数，气血寒则脉迟；气血微则脉弱，气血平则脉缓"，说明脉象的变化与气血的盛衰变化一致，气血充盛则脉表现为大而满，气血衰弱则脉表现为小而弱，热扰气血则见脉数，寒凝气血则见脉迟，气血衰微则见脉弱，气血平和则见脉象和缓。此外，气血随着日、月及年节律的变化也可以由相应的脉象来反映，如《素问·脉要精微论》说"阴阳有时，以脉为期，四变之动，脉应之上下"，说明气血随着四时"生、长、收、藏"的周期变化，脉象也随其盛衰而变化，如春天脉偏弦、夏天脉偏洪、秋天脉偏浮、冬天脉偏沉。因此，脉是评估人体气血运行及盛衰功能变化的一个重要方法，通过切诊脉象的变化可以评估气血在经脉中循环运行的功能状态。

（4）津液的功能：津液是人体内除血液、精液以外的一切正常液体物质，可分为津和液，《灵枢·决气》曰："腠理发泄，汗出溱溱，是谓津……谷入气满，淖泽注于骨，骨属屈伸，泄泽补益脑髓，皮肤润泽，是谓液。"津质地较清稀，流动性较大，布散于体表皮肤、肌肉和孔窍，并能渗入血脉之内，起滋润作用。液质地较浓稠，流动性较小，灌注于骨节、脏腑、脑、髓等，起濡养作用。

津液还可以变血，补精，化气，濡养脏腑经脉和皮肤肌腠，滑利关节，濡润空窍。津液的输布主要由脾气散精、肺的宣发肃降等生理功能的协同作用，以三焦为通道输布全身。津液代谢失常形成痰、饮等病理产物，积聚体内也会引发相应的功能障碍。

6. 五体的功能

五体所包含的皮、肉、筋、脉、骨是运动系统的主要结构，同时内合五脏，外应五行，彼此既相对独立，分别表现出对运动功能的不同作用，同时又密切关联，如筋与骨、筋与肉、骨与肉、皮与肉等在功能上互相联系，障碍时相互影响，如《灵枢·经脉》曰："骨为干，脉为营，筋为刚，肉为墙，皮肤坚而毛发长。"辨证及治疗时也体现对五体理论的重视。《灵枢·卫气失常》曰："夫百病变化，不可胜数，然皮有部，肉有柱，血气有输，骨有属……筋部无阴无阳，无左无右，候病所在。"

（1）筋的功能：筋的主要功能是司运动，如《类经·藏象类》说："人之运动，由乎筋力，运动过劳，筋必罢极。"另外，筋还可束骨、利关节，是五体理论中表现运动功能的核心。筋为肝所主，受血所养及五脏影响，受十二经脉之气。

1）筋者，刚柔并济，连缀百骸，可束骨而利关节。"刚柔相济"是筋的功能特点。"刚"指筋具有强大的力量，《灵枢·经脉》曰："筋为刚。""刚"即"强断也"，《说文解字》曰："筋，肉之力也；腱，筋之本，附着于骨。凡筋之属皆从筋。力下曰筋也。筋力同物。"筋是五体的动力核心，筋是运动功能的驱动结构。"柔"指筋以柔和为顺，过于刚硬则会导致筋的异常。筋的活动需要灵活，同时需要发挥稳定的作用，《素问·痿论》曰："宗筋主束骨而利机关也。"一方面，宗筋连接、约束诸骨，使"骨为干"得以实现。骨折和脱臼的障碍与筋力软弱有关。另一方面，关节是筋骨肉汇聚、结合之处。筋连接骨肉于关节，可连缀百骸，滑利关节，关节的屈伸都为筋所主，它与关节活动功能和关节稳定功能相关，故《杂病源流犀烛·筋骨皮肉毛发病源流》曰"筋也者，所以束节络骨，绊肉弸皮，为一身之关纽，利全体之运动者也……人身之筋，到处皆有，纵横无算""所以屈伸行动，皆筋为之"。"筋和"所表现的灵活与稳定的作用也是肝肾共养筋骨功能正常的体现。

2）筋受血所养，与五脏相关，受十二经脉之气血。肝主筋，但筋与五脏均相关，《素问·六节藏象论》曰："肝者，罢极之本。""罢极之本"也认为是"筋之本"。筋为肝所主，肝气充盛，则筋力刚劲；肝血充盈，则筋力柔和。血有滋润濡养筋的作用，筋与心、脾、肾的相关性在于筋，必须受阴血的濡养调节才可保持阴阳平衡，心生血，心血充沛则可养筋。肾为先天之本，肝肾同源，肾藏精，精化血以柔筋。脾为后天之本，主运化，为气血生化之源，为筋的活动提供能量和物质。肺主气，气行全身，为筋的运动提供动力。同时十二经脉之气血结、聚、散、络于筋而形成十二经筋，十二经脉滋养、管辖相应部位经筋的结构和功能。

（2）肉的功能：肉有肌肉、分肉、肤肉等称谓。肉居于皮下，位于骨上，是护卫和体现运动功能强弱的重要因素。为脾所主，受经脉之气，为卫气所温养。肉有溪谷、肌腠，是人体气、血、津、液汇聚流通之处。

1）肉为墙，助筋维持正常的运动功能。《灵枢·经脉》曰："肉为墙。"《说文解字注》曰："墙，障也。"肉是人体的屏障，其因有二：肉保护筋、骨，化解跌仆、金刃、劳损等外力对筋骨的伤害，是最易损伤和最先产生痹痛、酸软的部位。肉与皮相似，具有"藩篱"之功，可维持人体的正常运动功能。《素问·气穴论》曰："肉之大会为谷，肉附之小会为溪。肉分之间，溪谷之会，以行荣卫，以会大气。"溪谷和肌腠是营卫之气、宗气及经气流通的孔道，它们通过脉与脏腑相连。当肌肉坚实，腠理致密，人体不易中于外邪时则运动功能正常。肉辅助筋进行运动，肉着于骨上，为筋所牵引，肉的状态（平衡、痿弱或拘急）对运动功能有非常重要的影响。同时肉的状况与个体生理性运动状态的变化密切相关，如《灵枢·天年》曰"二十岁，血气始盛，肌肉方长，故好趋；三十岁，五脏大定，肌肉坚固，血脉盛满，故好步"，提示肉与肌肉力量功能、肌张力功能和肌肉耐力功能有关。

2）肉为脾所主，得卫气所温，为上焦所温养。脾为气血生化之源，全身的肌肉都靠脾运化水谷并得其转输精微才能盛壮发达。脾气充沛，则肌肉得养而健壮丰满、运动有力，"脾主运化水谷之精，以生养肌肉，故主肉"。《灵枢·本脏》曰："卫气者，所以温分肉，……卫气和则分肉解利。"卫气为水谷之悍气所化，可温煦、滋养肌肉，使肌肉纹理滑利、疏密得宜。饮食入胃，经脾化生成水谷精微，转输至肺，肺处上焦，经肺宣发清阳之气于人体上部，以温养肌肉，故《灵枢·痈疽》曰："余闻肠胃受谷，上焦出气，以温分肉。"

（3）骨的功能：骨是人体的支撑，《灵枢·经脉》曰："骨为干。"骨为髓之府，为肾所主，受髓所养。关节是骨与骨相连之处，是支持运动功能进行的主要基础，是经气流注、游行、汇聚之处，如《灵枢·卫气失常》曰："所言节者，神气之所游行出入也，非皮肉筋骨也。"《冯氏锦囊秘录》说明骨依赖气的充盛才能发挥举物的作用："肾主骨，骨有气以举则轻，无气以举则倍重也。"《中藏经·生成论》提到"肾应骨，骨为筋之本"。说明骨是筋的根本，《中西汇通医经精义》中对筋与骨的关系作了进一步解释"骨属肾水，而筋属肝木，筋著于骨者，水生木也，骨赖筋连者，母用子也"，说明筋骨之间的子母对应关系。

1）骨为干，支撑人体，保护内脏，协同运动。《灵枢·经脉》曰："骨为干。"干有支撑、支架、杠杆之意。骨为干的作用体现于三个方面：①躯体以骨骼为支架，即人体的形态和姿势的维持依赖于骨的支撑作用，而正常的人体形态和姿势是机体进行运动的基础。②在运动过程中骨作为杠杆可使筋带动肢体产生屈伸、旋转等活动。③骨骼坚固可维持机体正常的运动功能，减少运动功能障碍的产生。可见骨的功能状态与关节活动功能、骨骼活动功能、随意运动功能相关，故《灵枢·五变》曰："人之有常病也，亦因其骨节皮肤腠理不坚固者，邪之所舍也，故常为病也。"

2）骨受肝肾、髓、上焦和经脉之气所养。骨靠髓的充养方可强健，《类经》曰："髓者，骨之充也。"骨髓充足，则骨质坚强，活动轻劲有力，骨靠髓的滋养才能表现强健的功能，也才能有强的耐力。《灵枢·海论》曰："髓海有余，则轻劲多力。"髓又为肾之精气所生，骨的生长、发育和骨折后的修复靠肾中精气的滋养，肾精充足，骨才能保持其刚劲之性。肝肾精血同源，肾中精气受肝血的濡养，肝血充沛则肾精充足，骨得髓养而骨壮。脾胃为后天之本，气血化生之源，骨受脾胃所运化的水谷精微而养。骨亦受上焦之气和经脉之气的濡润，《灵枢·痈疽》曰："余闻肠胃受谷，上焦出气，……而养骨节。"

（4）皮的功能：皮有"肌表"之称，具有与体内相联络的多种组织结构，如汗孔、腠理、阳络等。皮是感受外界环境的第一场所，对运动的辅助作用非常重要。

皮覆于一身之表，由肺所主，得卫气所温养，又受十二经脉之气，为人体最外层，是人体感受外界环境信息的主要器官，具有抵御外邪、调节津液代谢及辅助呼吸的作用，与躯体浅感觉（痛觉、温觉、触觉）相关。人体时刻都在与外邪（负性刺激）相接触，而皮是抵御负性刺激维持正常运动功能的第一道屏障，其防御能力的强弱取决于卫气的盛衰、汗孔的开阖有序和腠理的疏密。正常情况下，皮的状态随外环境的不同而产生相应的变化，如《灵枢·岁露论》曰："寒则皮肤急而腠理闭，暑则皮肤缓而腠理开。"当人皮肤不坚、腠理疏松失去生理调节功能时，则人体易为外邪所袭，导致运动功能障碍，如《灵枢·刺节真邪》曰"虚邪之中人也，洒晰动形，起毫毛而发腠理"；《灵枢·百病始生》曰"夫百病之始生者，……始于皮肤"。

皮部作为十二经脉体系的外在部分，作为内在病变及障碍的反映部位，相关理论是望诊和各种中医外治康复方法的重要依据之一，如皮内针、皮肤针、刮痧、拔罐等方法广泛应用于皮肤、肌骨、烧伤等各种功能障碍的康复。

（5）脉的功能：脉有血府、经脉、气脉等称谓，此处主要指血脉。脉为血之府，《素问·脉要精微论》曰："夫脉者，血之府也。"脉是承载血液运行的通道，脉的功能有赖心主血脉的作用。《难经本义》曰："心之合，脉也……其充在血脉。心绝则脉不通，血不流，色泽去也。"脉也是约束和促进营血运行的轨道，《灵枢·决气》说："壅遏营气，令无所避，是谓脉。"

脉由心所主，百脉朝于肺，外行于皮、肉、筋、骨之中，内连于五脏六腑，网罗全身，使人体在组织结构和功能上形成整体，有运行营卫气血、约束血行、感应传导、联络人体各部及调节之功，为运动功能提供物质和能量。

1）脉为营，感应传导信息，影响、调节运动功能情况。《灵枢·经脉》曰："脉为营。""营"为"市居"之意。《素问·脉要精微论》曰："夫脉者，血之府也。"《灵枢·决气》曰："壅遏营气，令无所避，是谓脉。"脉是营卫、气血留居运行的通道，气血是构成人体的基本物质，又是人体进行运动所需的物质和能量基础。《灵枢·脉度》曰："气之不得无行也，如水之流，故阴脉荣其脏，阳脉荣其腑，如环之无端，……其流溢之气，内溉脏腑，外濡腠理。"《素问·五脏生成》曰："足受血而能步，掌受血而能握，指受血而能摄。"气血之所以能至人体各部，得以行其滋润、濡养之功，全赖脉的运输。脉道通畅，则气血流行通利，脏腑五体四肢百骸得养，运动功能正常。脉还具有调节人体各脏腑组织功能状态的作用，如《灵枢·经脉》曰："经脉者，所以能决死生，处百病，调虚实。"刺激经穴、经脉、络脉或各种脉的阳性反应点时能引起得气反应，由此可激发经气，经气通过经络的传导，达于病所，调整脏腑的气血阴阳，改善运动功能障碍，如《灵枢·寒热病》曰："络脉治皮肤，分腠治肌肉，气口治筋脉，经输治骨髓、五脏。"

2）脉为心所主，肺朝百脉。《素问·五运行大纪》曰："心生血。"营气和津液在脉中运行，因心阳化赤生血之功化生为血液。《素问·痿论》曰："心主身之血脉。"心气推动血在脉中运行，心气的正常保证脉道通畅。"经气归宗，上朝于肺，肺为华盖，位复居高，治节由之，故受百脉之朝会"。全身气血通过百脉流经于肺，经肺的宣发肃降功能，将精微输送于全身。

综上所述，五体是中医对于人体形态结构的描述，皮、肉、筋、骨是人体的四种层次，而脉是纵横贯穿其余四体的特殊结构，同时五体又是构成人体躯干和四肢的基本结构。《灵枢·经脉》曰："人始生，先成精，精成而脑髓生，骨为干，脉为营，筋为刚，肉为墙，皮肤坚而毛发长。"五体的功能与运动功能直接相关：筋为刚，主司运动，是运动功能的核心；肉为墙，为护卫和体现运动功能强弱的重要因素；骨为干，支持运动功能进行；皮为表，是感受外界环境的第一场所，辅助运动进行；脉为营，为运动功能提供物质和能量基础。五体状态正常则运动功能正常，而五体异常则直接导致运动功能障碍。

7. 五官九窍的功能

舌参与味觉、咀嚼、吞咽和发音四个功能。舌为心之苗，心的经络上系于舌，舌头是否灵活，味觉是否灵敏和发音是否清晰，主要依赖于心的生理功能是否异常。此外舌与其他脏腑也有密切联系，在舌诊中：舌尖属心肺，左肝右胆，中心属脾胃，舌根属肾。舌可以反映脏腑在病理状态下的寒热虚实，其中与脾胃的关系最密切，观察舌体和舌苔的色、质，是判断脾胃功能异常的主要手段之一。

鼻和喉、气管组成呼吸道，是气体出入的门户，使气体能够出入于肺。主要有呼吸、嗅觉和协助发音三个功能。肺开窍于鼻，在结构上与肺相连，是呼吸道的起始部，肺气通于鼻，肺的呼吸、嗅觉功能和肺气是否通利有关。病理上肺气不利，常常会导致鼻塞、流涕、嗅觉失灵等鼻的生理功能失常。此外鼻和脾、胆也有较为密切的联系。脾对鼻的影响主要表现在脾能生血统血，鼻涕在中医称为痰，脾是生痰之源，脾胃的功能失常往往会引起鼻的病变。胆对鼻的影响主要是胆性刚强，胆经有热上通于脑，常在鼻部有火热上亢的表现。

口包括口腔内所有结构，有口唇、齿、舌、腭、咽等，是消化道的最上端。口有消化、呼吸和发声的功能。口参与消化主要体现在进出、咀嚼饮食，分辨口味，分泌津液的功能；口参与呼吸和发声主要体现在与喉相连，有协助气体进出和发声的作用。脾开窍于口，其华在唇。口唇的变化能直接反映脾的生理状态，口唇红润有光泽说明脾气健旺，气血充足；口唇发白，说明脾气虚衰，气血不足；口唇暗紫，说明气血瘀堵。此外，口与心、肝、肾也有密切联系，分别表现在舌为心之苗，齿为骨之余，肝气循肝经环绕口唇，因此也能体现相应脏的功能变化。

喉是咽和喉的总称，有行呼吸、发声音、通水谷三个功能。喉在前通肺，行呼吸发声音，属于肺系；肺有病变，不仅影响喉的通气功能还会影响发声功能。"金实不鸣"与"金破不鸣"说的就是肺（金）实证和肺虚证都会引起声音嘶哑或失音。咽在后通肺胃属于胃系，是消化和呼吸共用的器官。脾胃有病变，常在咽部有所反应，常见的咽喉肿痛就是因为脾胃有热引起的。

目即眼睛，主要有视觉和心神之窗（神窍）两个功能。中医的目不仅能看东西，分辨颜色，还与人的神志活动有关。望诊中的望神就有通过观察目的活动和神态，判断神明的异常与否。目为肝之窍，属于肝系统。肝的精气上通于目，阴血濡养眼睛，肝胆功能障碍者容易眼睛干涩，无光泽。此外目与五脏的关系可以参考"五轮学说"，把目分为五个部位，分别和五脏相对应。心主血，血络为血轮；肝主筋，黑睛为风轮；脾主肉，眼睑为肉轮；肺主气，白睛为气轮；肾主骨，瞳仁为水轮。因此，依据目与五脏的关系可利用目诊帮助评估内脏的功能。

耳是听觉器官，主要有听觉和平衡两个功能。肾开窍于耳，肾气上通于耳，人体的听觉功能依赖脑部精神思维活动能力，脑髓充满，听觉灵敏，脑髓空虚，听力减退，就会有耳鸣、失聪的症状。心寄窍于耳，耳是肾和心两个脏的窍，但肾是主，心是客。此外耳与肝胆和脾胃都有密切关系，肝胆互为表里，胆经络于耳，肝胆失调，胆经有热，容易上逆于耳；耳的生理功能还依赖于气血充养，脾失健运，同样会耳失所养，造成耳聋耳鸣。耳与各经络都有密切联系，《灵枢·口问》说："耳者宗脉之所聚也。"在十二经脉中，直接循行于耳的主要经脉，多属阳经，其中足少阳胆经、手太阳小肠经、手少阳三焦经皆到耳周且入耳中；足太阳膀胱经、足阳明胃经到耳周而不入耳中；手阳明大肠经的别络可入于耳。阴经通过与阳经的络属关系或经别与耳间接相连。《素问·缪刺论》曰"邪客于手足少阴太阴足阳明之络，此五络皆会于耳中"，说明络脉也与耳相联系。因此《灵枢·邪气脏腑病形》说："十二经脉三百六十五络其气血皆上于面而走空窍其精阳之气，上走于目而为睛，其别气走于耳为听。"经络在生理上加强了耳与脏腑、机体间广泛而密切的联系，病理上耳与经络功能失调互相影响，若经络气血受阻不畅，瘀结于耳脉，或经脉气血逆乱不通，闭阻于耳脉，或经络气血虚损，不能濡养耳脉，皆会影响耳窍功能，引起耳窍疾患。《医贯·耳论》曰："耳者，肾之窍，足少阴肾之所主。人身十二经络中，除足太阳手厥阴，其余十经络，皆入于耳……故凡一经一络，有虚实之气入于耳者，皆足以乱其聪明，而致于聋聩。"

二阴包括前阴和后阴，男性前阴具有排尿和生殖功能，女性前阴还有排经和分娩胎儿的功能；后阴有排泄粪便的功能。肾开窍于二阴，前阴包括尿道和生殖器，排尿功能受肾的气化功能影响，生殖功能受肾的藏精功能影响。因此，排尿障碍和性功能障碍都与肾的生理功能失常有关。此外，肝主筋，前阴为宗筋之所聚，肝脉络阴器，故前阴障碍与肝关系极为密切。后阴即肛门，作用是排泄大肠传导的粪便，同样受肾的生理功能影响，前后二便的开闭，都受肾的控制。此外，各脏腑的功能失常也会影响大便的排泄，所以"魄门（后阴）变为五脏使"。

二、神

（一）神的概念

神在《说文解字》中解释为"天神引出万物者也"。《广雅疏证》曰："郑注《礼运》云：神者，引物而出。"《管子·内业》云："一物能化谓之神。"认为神是天地万物运动变化的动力。《黄帝内经》中对神的论述相当丰富，广义的神是人体生命活动的主宰和体现，如《灵枢·天年》曰："失神者死，得神者生。"《灵枢·五色》云："积神于心，以知往今。"狭义的神指精神意识、情感、思维等活动。

（二）神的内涵

自然界的运动变化和内在规律，人体生命运动变化现象，人的内在精神思维意识活动，人的外在精神状态等，均体现神的内涵，可见其对人体功能的重要性。从中医形神一体、天人合一的认识方面，可以将神具体分为天人之神和生命之神两个部分。

（1）天人之神：主要指自然界事物运动变化的规律，如四时、日月年等节律对人体的影响。《素问·生气通天论》曰："故圣人传精神，服天气，而通神明，失之则内闭九窍，外壅肌肉，卫气散解，此谓自伤，气之削也。"此"神明"即属于自然之神。说明人应当顺应自然的规律，否则造成对机体的损伤，也削弱正气。《素问·阴阳应象大论》曰"阴阳者，天地之道也，万物之纲纪，变化之父母，生杀之本始，神明之府也""清阳上天，浊阴归地，是故天地之动静，神明为之纲纪，故能以生长收藏，终而复始"。此处的"神明"为阴阳变化规律的体现，同样对生命规律有重要影响。

（2）生命之神：广义的生命之神指人体生命活动的总体表现。《灵枢·天年》曰"血气已和，荣卫已通，五脏已成，神气舍心，魂魄毕具，乃成为人"，说明神是生命构成的重要部分，因此神亡则生命活动终止，"百岁，五脏皆虚，神气皆去，形骸独居而终矣"（《灵枢·天年》）。《素问·上古天真论》曰"真气从之，精神内守""余闻上古有真人者，提挈天地，把握阴阳，呼吸精气，独立守神""有至人者，淳德全道，和于阴阳，调于四时，去世离俗，积精全神""以恬愉为务，以自得为功，形体不敝，精神不散"。多处提及的"神"主要指与形相应的精神思维活动。《灵枢·本脏》曰"人之血气精神者，所以奉生而周于性命者也""志意者，所以御精神，收魂魄，适寒温，和喜怒者也"，说明情志和精神活动也需要适宜，并与天时相应，强调神与自然的相应变化。

狭义的生命之神指人的内在精神活动，主要指与五脏相对应的"五神"，是生命之神内涵的具体体现，包括神、魂、魄、意、志，为"心藏神、肺藏魄、肝藏魂、脾藏意、肾藏志"。《素问·三部九候论》谓"神脏五，形脏四。"五脏是藏神之所，《灵枢·经水》谓："五脏者，合神气魂魄而藏之。"《灵枢·本脏》曰"志意和则精神专直，魂魄不散，悔怒不起，五脏不受邪矣""五脏者，所以藏精神、血气、魂魄者也"。说明精神魂魄是五脏所藏，血气神志和调，则五脏得安。

神外达通过形发挥作用，宜畅达不宜闭阻，但非活动时宜内守不宜妄动、宜收敛不宜浮越、宜安养不宜劳耗，也会受形的影响。

（三）神的功能

1. 天人之神的功能

天人之神反映人体与自然界的变化规律的相应，也是天人相应的功能体现，《素问·气交变大论》曰"天地之动静，神明为之纪，阴阳之往复，寒暑彰其兆"，说明天地的变化是自然神明的体现，表现为阴阳的更替、寒暑的四时变化等征兆。"善言天者，必应于人；善言古者，必验于今；善言气者，必彰于物；善言应者，同天地之化；善言化言变者，通神明之理"，说明自然界的运动变化与人的言行规律相应。

《素问·天元纪大论》曰："故物生谓之化，物极谓之变，阴阳不测谓之神，神用无方谓之圣。"即了解自然界阴阳、四时、五行等规律，并应用此自然规律使人体与之相适应，是神的功能应用的体现。《素问·生气通天论》曰："故圣人传精神，服天气，而通神明，失之则内闭九窍，外壅肌肉，卫气散解，此谓自伤，气之削也。""通神明"体现天人合一，人作为自然界的一部分，人的生命规律和自然规律是相通的，如果不能顺应自然规律就可能引起功能失常。《素问·移精变气论》曰"夫色之变化，以应四时之脉，……以合于神明也"，说明色脉还能反映神的功能变化。《素问·天元纪大论》曰："夫五运阴阳者，天地之道也，万物之纲纪，变化之父母，生杀之本始，神明之府也，可不通乎！"因此，对此天人之神的规律应该通达了解。

2. 生命之神的功能

广义生命之神体现为形神之间相互作用的各项功能，生命活动主要概括为静则神藏、动则神应，即静养时神气藏而内守，合形气使神内藏。《素问·痹论》曰："阴气者，静则神藏，躁则消亡。"人安静时神气宁以内藏，人躁动时神离散，脏无所守则消亡。生命活动如果在动的状态时，神机活动与之相应，表现为升降出入有序。《素问·六微旨大论》曰："出入废则神机化灭，升降息则气立孤危。"生命活动表现为气机的升降出入运动，如果这些运动出现异常，则神的活动也相应出现变化甚至化灭。如张志聪注："神机者，阴阳不测之变化也。夫阖辟犹户扇，枢即转枢。盖舍枢则不能阖辟，舍阖辟则无从转枢，是以出入废则神机之化灭矣。升降，寒暑之往来也。夫阴阳升降皆出乎地，天包乎地之外，是以升降息，在外之气孤危，孤则不生矣。下经曰：根于外者，命曰气化，气止则化绝。根于中者，命曰神机，神去则机息。"

狭义的生命之神的功能以五神来体现，主要与精神情志、认知思维等有关。《类经·藏象类》中说："神者，阴阳合德之灵也……惟是神之为义有二：分言之，则阳神曰魂，阴神曰魄，以及意志思虑之类皆神也。"

五脏对五精气的影响与其分舍五神的功能相关，如《灵枢·本神》曰："肝藏血，血舍魂……脾藏营，营舍意……心藏脉，脉舍神……肺藏气，气舍魄……肾藏精，精舍志。"五神能够感觉、感知外界事物，调控机体的整个精神活动。神的这些特征通过形色眼神、言谈举止、声息脉象等生命活动表现出来。神主持思维过程、情绪反应及神志活动产生的聪明智慧等，因而总领魂魄，并赅意志，统制七情五志。因此神在感知、认知等精神意识、思维判断方面起主导作用。五神的功能是维持生命存在及其活动的重要基础。

神的反映尤以眼睛表现明显，观察其变化可以判断神的情况。如《灵枢·大惑论》曰："目者，五脏六腑之精也，营卫魂魄之所常营也，神气之所生也。故神劳则魂魄散，志意乱。是故瞳子、黑眼法于阴，白眼赤脉法于阳也，故阴阳合传而睛明也。目者，心使也，心者，神之舍也。故神精乱而不转，则卒然见非常处，精神魂魄，散不相得，故曰惑也。"明·傅仁宇（允科）撰的眼科著作《审视瑶函·内外二障论》曰"盖心藏乎神，运光于目"，说明虽然目是肝的开窍，但心藏神，眼睛视物是神的功能体现。因此明·高濂著《遵生八笺》说"目乃神窍"，也发展出目诊的方法，如清·汪宏《望诊遵经》提出："凡观气色，当视精明。精明者目也，五脏六腑之精也。"具体表现为"寤则神栖于目，寐则神处于心，神也者。视瞻平正，黑白分明，容色精爽，光彩清莹，朗朗然，不可须臾离也。神之昭著于目者盖如此"，说明眼睛能帮助判断神的功能状态。

（1）心藏神：《荀子·解蔽》云"心者，形之君也，而神明之主也，出令而无所受令"；《素问·六节藏象论》曰"心者，生之本，神之变也"，说明心对神变化的主宰作用。"神舍心，脉舍神"，神的主要功能藏于心，五神中尤以心藏神最为重要，《灵枢·邪客》曰："心者，五脏六腑之大主也，精神之所舍也，其藏坚固，邪弗能容也。"心为君主之官，是五脏六腑之大主，主神志，精神内藏，其脏坚固，故邪不能轻易伤及心。《类经·疾病类》也说"心为五脏六腑之大主，而总统魂魄，兼该志意。故忧动于心则肺应，思动于心则脾应，怒动于心则肝应，恐动于心则肾应，此所以五志惟心所使也"。体现心对五神的主导作用，神志活动发于心而应于其他脏。

心藏神功能与心主血脉、心主神志的功能密切相关，通过心对血脉和神志的主导功能来实现，可指一切思维、精神、意识等神的活动，也包括情志活动，脑所主神识的活动同时受心的调控，故脑主神是对心藏神功能的体现。

人体接受外界信息的感受器如眼、耳、鼻、舌等官窍的功能活动受心神调节，《灵枢·大惑论》曰："目者，心使也。"《素问·金匮真言论》曰："入通于心，开窍于耳。"《灵枢·脉度》曰："心气通于舌，心和则舌能知五味矣。"《脾胃论·五脏之气交变论》载："知臭为心之所用，而闻香臭也。"这些外界信息在进入感觉系统之前，要经过注意的选择完成对某些信息的抑制或易化，即捕获注意是感觉的第一个环节。《孟子·告子上》载"耳目之官不思，而蔽于物，物交物，则引之而已矣。心之官则思，思则得之，不思则不得也"，认为耳目等感觉器官作为感觉信息的接收者，无识别和选择的功能，"心为思之官"，心能对这些外界信息进行抑制或易化，确定捕获注意的有效信息，再进入感觉系统进行深层加工，心神"思"引起相应的感觉信息，心神"不思"则不能引起，因此心的"思"功能相当于现代认知心理学中的信息加工过程，通过支配注意捕获的时间、空间因素来完成信息的选择和捕获，心神具有识别和选择感觉信息的功能。

决策是运用感知觉、记忆、思维等认知能力，个体对情境做出判断与选择的过程，相当于"虑"，综合了"任物、忆、意、志、思"的过程。现代心理学认为，人类的一切行为都是决策的结果，语言是决策结果的外部表现之一，《鬼谷子·捭阖》曰"口者，心之门户也，心者，神之主也，志意、喜欲、思虑、智谋，此皆由门户出入"，强调心神调控决策输出的作用及其对语言的主宰作用。

心藏神与心主神志的功能对睡眠起主导作用，《景岳全书·不寐》曰"盖寐本乎阴，神其主也，神安则寐，神不安则不寐""盖心藏神，为阳气之宅也，卫主气，司阳气之化也。凡卫气入阴则静，静则寐，正以阳有所归，是故神安而寐也"。因此对睡眠功能障碍常常从心神方面进行康复。

（2）肺藏魄：魂魄为精气变化之产物，谓"精气为物、魂魄为变"。魂魄两者虽相合而生，但阴阳属性、形态却有所不同。

《说文解字》说："魄，阴神也。"《灵枢·本神》曰："并精出入者谓之魄。"魄属于阴，"魄，阴之灵，并精出入"（清·吴谦《医宗金鉴·伤寒杂病心法要诀》）。"魄"常和"形"或"体"合用，称为"形魄""体魄"，与上升离散之"魂"相对，引《礼记·郊特牲》"魂气归于天，形魄归于地"。人死后"魂"升而归天，"魄"降而归地；《孔子家语·问礼》同样指出人死后"形体则降，魂气则上，是为天望而地藏也"。《老子》曰："载营魄抱一，能无离乎？"体现形神相合不离，则生机不息。

汗液排出与魄有关，杨上善《黄帝内经太素·调阴阳》云："魄，肺之神也。肺主皮毛腠理，人之汗者，皆是肺之魄神所营，因名魄汗。"马莳注《素问·生气通天论》曰："肺经，内主藏魄，外主皮毛，故所出之汗，亦可谓之魄汗也。"因此，汗孔出入处称为魄门。

魄与感觉和运动功能密切相关，《左传注疏》说"附形之灵为魄……谓初生之时，耳目心识、手足运动、啼呼为声，此则魄之灵也"；郑玄注《礼记·祭义》曰"耳目之聪明为魄"，说明魄附于形，出生时就具备的听、看、活动、发声等功能，是魄的作用表现。《类经·藏象类》提到"魄之为用，能动能作，痛痒由之而觉也"，还补充了感觉的功能作用，说明人的运动和感觉功能与魄有关，听觉、视觉、皮肤的冷热痛痒感觉，四肢的动作，新生儿的啼哭、吮乳、咳嗽等感知与反应的先天本能也属于魄的范畴，可见，"魄"类似低级神经活动和非条件反射。

《朱子语类》载"能记忆辨别者，魄之为也"，说明魄对感觉信息的接收和输入进行辨别，是记忆的前提，也是认知功能的基础。《灵枢·天年》曰"八十岁，肺气衰，魄离，故言善误"，说明年老肺衰，魄难以发挥作用还会影响言语的准确表达。

（3）肝藏魂：《灵枢·本神》说"随神往来者谓之魂"，说明魂是随神往来的精神活动，可相互影响。"魂气归于天"，"魂，阳之灵，随神往来"，《礼记·礼运》曰"天望而地藏也，体魄则降，知气在上"，说明魂气是知气，与意识、知觉、精神相关。《左传注疏》曰："附气之神为魂……谓精神性识，渐有所知，此则附气之神也。"魂为更高级的精神活动，魂所控制的是心理活动，如情感、意识、思维、意志、智能、技巧等，是随着身体其他组织器官的发育生成，特别是神经系统的发育健全，再加上后天环境的熏陶、学校的教育、个人的努力与实际经验的积累和总结等，才逐渐发展形成"渐有所知"。可见魂与个人知识水平和社会阅历密切相关，具有异质性。

《灵枢·本神》云"肝藏血，血舍魂"，说明肝主藏血，血中舍魂。肝藏血的功能正常，才能使魂有所舍。《景岳全书·血证》进一步解释为"以至滋脏腑，安神魂……凡形质所在，无非血之用也"，说明魂以血为物质基础，依赖血液的正常储藏与输布才能保证正常的活动。《说文解字》中解释"魂"为"阳气"，叶霖在《难经正义·三十四难》中说："肝藏魂者，魂乃阳之精，气之灵也。人身气为阳，血为阴，阳无阴不附，气无血不留，肝主血而内含阳气，是之谓魂。究魂之根源，则生于坎水之一阳，推魂之功用，则发为乾金之元气。不藏于肺而藏于肝者，阳潜于阴也，不藏于肾而藏于肝者，阴出于阳也。昼则魂游于目而为视，夜则魂归于肝而为寐"，说明魂是肝的阳气活动表现，与肝藏血、肝开窍于目的功能相关，白天魂出于肝则目开而寤，夜晚魂回归肝则目瞑而卧。唐容川同样说明"肝藏魂，人寤则魂游于目，寐则魂返于肝"，体现人的寤寐与肝魂的关系。肝气调达舒畅才能保障气血的运行正常，这又是情志调畅的基础，也帮助维持肝主谋虑的情志活动，《素问·灵兰秘典论》说："肝者，将军之官，谋虑出焉。"《灵枢·本神》解释说："因思而远慕谓之虑。"人具有深谋远虑的神志功能，是由于肝藏魂的作用，也是以肝藏血为基础的。

（4）脾藏意："心有所忆谓之意"，即心"任物"后注意、记忆的过程即为意，同时通过意的指向性、意向性（思维过程）的作用，积淀的经历又成为情感萌生的基础，后天才产生。"意"有记忆、思维、推测或意度的含义，属于认知心理学的内容。王冰解释为

"脾藏意，记而不忘者也"，与记忆过程有关。张景岳《类经·藏象类》注："忆，思忆也，谓一念之生，心有所向而未定者，曰意。"心接受外界变化的刺激有所反应，形成了初步的意向称为"意"，是思维的意识活动范畴。如《黄帝内经素问吴注》曰"心之意念谓之意"，心念启动藏于内但尚未表现于外为"意"。《说文解字》曰："意，志也。从心察言而知意也。"王文缘《医先》曰"医者，意也，度病之起意而治之"，还指医者对病因病机的分析、推理、判断等过程。

脾接收"肺魄"输送的感觉运动信息，由"脾意"进行信息加工处理，然后判别分类将信息储存在"肾志"中，如果需要则从"肾志"中提取相关信息。这与脾主中央的属性有关，"脾意"在认知过程中发挥平衡调节的作用，是信息加工的枢纽。

脾作为后天之本，对生化气血滋养脏腑，维持人体升降出入都发挥了重要的枢纽作用。"脾藏营，营舍意"是"脾藏意"的机制，脾为仓廪之官，主藏"营"，为营气生成的基础，并将营气输布于全身，同时脾统血的作用也体现"脾藏营"的含义，即脾胃为气血生化之源，脾胃健运则气血充盛，才能保障"脾藏意"功能的正常发挥。《医林改错·脑髓说》曰"因饮食生气血，长肌肉，精汁之清者化而为髓，由脊髓上行入脑名曰髓海"，说明脾生气血，主肌肉，其功能正常，也能对脑——髓海进行滋养。

（5）肾藏志：古代哲学和现代心理学研究显示，"志"具有明确的指向、动机和意志，同时又具有记忆的功能。王冰解释"肾藏志（专意而不移者也）"，说明专注而不随意转移注意力，意向明确后则为志。《素问·宝命全形论》曰"慎守勿失，深浅在志"；杨上善注曰"志，记也"，指意的储存，即记忆活动。

肾藏精是肾主志的物质基础，如《中西汇通医经精义》说"肾藏志，志定则足以御肾精，御心神，使不得妄动；志定则足以收肝魂，收肺魄，使不得妄越"，同时说明肾主志对其他四神的御摄作用。

五神的功能均涉及记忆加工的过程，也是认知功能的反映。如《灵枢·本神》的描述："所以任物者谓之心，心有所忆谓之意，意之所存谓之志，因志而存变谓之思，因思而远慕谓之虑，因虑而处物谓之智。"接触事物后，通过"心"的感受而产生知觉；感知的事物在"心"中反映而产生记忆；还未形成明确定向的思维初期，通过追忆和联想在"心"中产生意象；在意象中进一步认识客观事物，在确定目标并准备实施的思维活动中产生志向；有志向之后会对客观事物的一般特点和内在联系进行分析综合，这个过程类似认知的信息加工过程。

志为意所存，志存变则为思，志"专意而不移"，可见志有注意力的含义。同时志是元气之本、生成之根，即志是主宰元气和万物生成的根本。"意之所存谓之志"，即意需依赖志方可存，"因志存变谓之思"，志的存和变表现为思，因此志是意到思的认知过程中的重要环节，具备"存""变"的功能。经由意参与筛选形成的后天认知的所存称为志，可见志存的内容是后天认知，属于记忆的对象，因此志具备"存"的功能，即记忆的功能。思维活动依赖志，志的"变"是思维活动的核心环节，即志对存变内容进行加工，即记忆、加工认知的过程，是机体完整的动态思维过程的核心环节，"存"与"变"的功能共同作用，参与思维活动，是志不断储存提炼升华认知的过程。

3. 情志的功能

情志由七情之"情"与五志之"志"相合而成，"五志"，即喜、怒、悲、忧、恐五种情绪活动。情志是人对外界客观事物的情感反映。《说文解字》解释："情，人之阴气有欲者。"《说文解字》解释志为：意也，从心之声。可指意向、抱负、决心；记录事物的书；记载、记录；牢记等。

广义的"志"指一切神志活动，包含有意识、神志、心情、记忆等。狭义的"志"则指藏于肾中之志，指意识、情志及部分情志活动。此处的五志指归于五脏的五种情志活动。《素问·天元纪大论》曰"人有五脏化五气，以生喜怒思忧恐。""喜怒思忧恐"这五种不同的情志变化被称为"五志"："五脏之志者，怒、喜、悲、思、恐也，悲，一作忧，若五志过度则劳，劳则伤本藏"（金·刘完素《素问玄机原病式·热类》）。《素问·阴阳应象大论》及《素问·五运行大论》曰"东方生风……在脏为肝……在志为怒……南方生热……在脏为心……在志为喜……中央生湿……在脏为脾……在志为思……西方生燥……在脏为肺……在志为忧……北方生寒……在脏为肾……在志为恐"，说明五脏与五志之间的对应关系。

中医康复不仅重视情志活动对人体生理功能和障碍的作用，同时也关注身体的功能状态对情志活动倾向的影响。正常的情志也是健康个体的功能活动表现之一。

（1）七情是五志的拓展："七情"的称谓来源于《礼记·礼运》之"圣人之所以治人七情"，主要侧重于人性的表现。《银海指南·七情总论》曰"七情不越五志""七情之生于五志也"，七情是基于五志的基础上补充了"悲"和"惊"，忧与悲相近，惊与恐性质相同，《黄帝内经》常惊恐并称，如《素问·血气形志》曰："形数惊恐。"《灵枢·口问》曰："大惊卒恐。"《丹溪心法·惊悸怔忡》也说："惊者恐怖之谓。"《素问玄机原病式·热类》曰："恐则善惊之谓。"金·张从正《儒门事亲·惊》曰："惊者，为自不知故也；恐者，自知也。"《景岳全书·怔忡惊恐》曰："盖惊出于暂，……恐积于渐。"

"七情"对应的情绪内容在《素问·举痛论》已载，其曰"百病生于气也，怒则气上，喜则气缓，悲则气消，恐则气下……惊则气乱，思则气结"，通过七情对气机的影响来说明。至宋·陈无择才将各种情志现象总结为"七情"："喜、怒、忧、思、悲、恐、惊，七者不同，各随其本脏所生所伤而为病"（《三因极一病证方论·七气叙论》）；"七情，人之常性，动之则先自脏腑郁发，外形于肢体，为内所因"（《三因极一病证方论·三因论》），认为七情是致病的内因。在明·张景岳的《类经·疾病类》中确立"情志"的名称"情志之伤，虽五脏各有所属，然求其所由，则无不从心而发""世有所谓七情者，即本经之五志"，说明七情以五志为基础。《类经·论治类》曰"凡人之七情生于好恶，好恶偏用则气有偏并，有偏并则有胜负而神志易乱"，认为人对外界事物的影响能根据主观好恶产生相应的七情反应并影响神志。

（2）志的心理过程：包含意识、情感两方面功能。志的本义是心之所向，志存记心中的意向，同时与人的心理有关，因此有意识和情感两方面的功能，体现情志一体。

意识是人脑对大脑内外表象的觉察，属于心理活动，它对人的身心系统起着统合、管理和调节的作用，意识通过积存觉察而主导意向，所以志有记、念、识、知道之义，体现了积存功能，人之意向均与意识有关，志是意识活动的核心环节，同时意识活动是心理活动，所以志也为心理过程。

情感与态度中的内向感受、意向具有协调一致性，是态度在生理上一种较复杂而又稳定的生理评价和体验，具有动机功能。故情感依赖积存的意向，引导其表达。志体现了人之意向，均与情感有关，情感依赖积存的意向，即依赖志而表达。志还参与情感活动过程中的内在心理活动，志与情感具有共性。因此，志借意识和情感彰显其具有积存功能和意向特点的属性。

例如，在五志中"脾主思"就包含有认知和情志两个方面，认知之思（《灵枢·本神》曰："因志而存变谓之思。"）可以归属前述"脾藏意"的范畴，情志之思（《灵枢·本神》曰："心怵惕思虑则伤神。"）属于此处五志的范畴，即属于情感的成分。从文字释义也包含了各种情感的含义，如《尔雅·释诂》曰"伤、忧、思也"，说明思与悲、哀、忧、伤、愁、怨、恐、惧等不同情感均有联系，也是"脾藏意"作为信息加工枢纽的作用体现。

情志变化在意志的调控之下保持正常和谐的状态，无太过或不及，则为正常的情绪反应。《灵枢·本脏》强调意志在五志的调节功能中起主导作用"志意者，所以御精神，收魂魄，适寒温，和喜怒者也""志意和则精神专直，魂魄不散，悔怒不起，五脏不受邪矣"，说明五志是在意志调控之下的精神情绪活动，是脏腑功能活动的重要组成部分，能有效调节机体对外在环境的适应，调摄情志并维持其协调平衡。

（3）志为气帅：志主宰着气，如孟子所言："夫志，气之帅也。"志能主导气运行的方向。如元·李鹏飞《三元参赞延寿书》云"神志安宁，正气充实于内，元真通会于外"，说明神志安宁的状态有助于元气与外界的通达，《针灸大成·针内障秘歌》曰"安心定志存真气"，同样说明神志正常对真气保存及功能发挥的重要作用。

（4）五神是情志活动的基础：情志活动是对外部世界或内心体验的一种内在或外在的反映。人感受外界刺激后将感觉体验表达的过程就是五神的精神活动功能的表现，如果没有神（明）、魂、魄、意、志的活动，就不可能产生喜、怒、忧、思、悲、恐、惊等情志活动。这是通过五脏化五气主五神，五神生五志（七情）来实现的。正如《灵枢·天年》曰"血气已和，营卫已通，五脏已成，神气舍心，魂魄毕俱，乃成为人"，说明健康人应具备神识情志的统一。如心所藏之神为"神明"，因其感知和记忆的作用，人才能感知事物，认识世界，知而有觉，感悟后才能产生内心体验，形成情志表现，如心在志为喜。不同人的情志活动的易感性和表现特点有所不同，如有人遇逆境则性急易怒，或悲忧善感，或惊惧恐慌，可能与其五脏功能盛衰有关。

（5）五志与七情相互作用：《医学三字经·血症》载"七情之动，出于五志"。即七情因五志而动。五志通过调节五脏之气的运动状态，使气呈现不同的运动状态，产生七情；反之，七情可引起五志病证，如《银海指南·七情总论》曰"五志之伤于七情也"，说明七情是五志的致病因素。

五神、五志、七情三者的功能密切关联，三者同源，均由精气化生；志蕴含情绪体验和神志表现，七情根于五志，五神是七情五志的基础，五神藏于内，五志、七情现于外，五神统帅五志及七情。例如，思归属脾，脾居中央，五脏皆需秉气于脾。"思出诸情"，任何情绪变化包括"喜怒忧悲恐惊"需要经过"思"而变化，要通过"思"而产生，如思而担心为忧，思而肯定为喜，思而否定为怒，不及思索为惊为恐。如《黄帝内经太素》曰"脾为四脏之本，意主愁忧。故心在变动为忧，即意之忧也。或在肺志为忧，亦意之忧。若在肾志为忧，亦是意之忧也。故愁忧所在，皆属脾也"，说明思在情志活动的复杂变化中有重要作用，也维持情志的稳定。因此《素问·举痛论》说"思则心有所存，神有所归"。脾藏意与脾主思的功能，体现脾主运化与主气机枢纽的关系，意藏于内支配决定思的活动，思是意的外在表现形式。

清·谢映庐《谢映庐医案·冲逆门》曰："七情郁结，扰动五志之阳。"即七情可影响五志。明·徐春甫《古今医统大全·内经脉候》曰"七情之脉，内伤五志。喜则脉缓，悲短忧涩，思结恐沉，惊动怒急。七脉宜先审而处"，说明七情影响五志的同时，因为影响气血运行表现出相应的脉象变化。元·朱丹溪《金匮钩玄·附录》曰"君相之外，又有厥阴、藏府之火，根于五志之内，六欲七情激之，其火随起"，说明七情可引起五志火证。因此，七情与五志之间存在功能的密切联系。

三、天人功能（自然环境、社会参与）

天人合一是中国传统文化的基本精神，在中医学中内涵广泛，与 ICF 体系中环境和社会对人的影响有一定的相通之处。

宋·张载《正蒙·乾称篇》第一次明确提出了"天人合一"的词语："儒者则因明致诚，因诚致明，故天人合一，致学而可以成圣，得天而未始遗人。"天对人的影响在更早时期就有所认识，如《道德经》曰"人法地，地法天，天法道，道法自然"。庄子《齐物论》曰"天地与我并生，而万物与我为一"，提出人顺应自然规律的理念。因为自然环境是万物生成的来源，"天道运而无所积，故万物成"（《庄子·天道》）；"天地者，万物之父母也"（《庄子·达生》）。《素问·天元纪大论》也说："在天为气，在地成形，形气相感而化生万物矣。"人的生命来源于天地，处于自然界中，"夫昭昭生于冥冥"（《庄子》），"人生于地，悬命于天，天地合气，命之曰人"（《素问·天元纪大论》），受自然界的影响，与天地相应，因此，人必然应该遵循自然本性及法则，才能实现天人的和谐统一，因此《周易》说"天行健，君子以自强不息""地势坤，君子以厚德载物"。

（一）人体功能参照天地规律

1.人的形体与天地相应

《素问·宝命全形论》曰："人以天地之气生，四时之法成。"《灵枢·邪客》曰"天圆地方，人头圆足方以应之。天有日月，人有两目；地有九州，人有九窍；天有风雨，人有喜怒；天有雷电，人有音声；天有四时，人有四肢；天有五音，人有五脏；天有六律，人有六脏……天有十日，人有手十指"，说明人的各部分形体结构与天体、地理、天地之间的自然现象相联系。《素问·阴阳应象大论》曰"人亦有四海，十二经水。经水者，皆注于海。海有东西南北，命曰四海。黄帝曰：以人应之奈何？岐伯曰：人有髓海，有血海，有气海，有水谷之海，凡此四者，以应四海也"，将人体的髓海、血海、气海、水谷之海与自然界中的四海相对应。

2. 人的神志与天地相应

《素问·气交变大论》曰"天地之动静，神明为之纪"，说明天地运动变化的规律与人的神志是相通应的。《素问·阴阳应象大论》中具体提到"天有四时五行，以生长收藏，以生寒暑燥湿风。人有五脏化五气，以生喜怒悲忧恐"，说明情志与四时五行及外界气候之间也有相应的联系。《素问·气交变大论》曰"善言天者，必应于人，善言古者，必验于今，善言气者，必彰于物，善言应者，因天地之化，善言化言变者，通神明之理"，说明人的思维、认知活动来源于对天地自然的变化规律的认识，在实践中进行验证才能通达深奥的要义，即天人合一应该表现为知行合一。

中国文化中体现的仁义礼智信等人文精神，至诚博学的价值观，以及对医者强调的道德要求和人文关怀中也体现了天人合一的思想基础，如《周易》曰"夫'大人'者与天地合其德"；《孟子》曰"夫君子所过者化，所存者神，上下与天地同流"，说明精神素养的最高境界是与天地之德相合。《中庸》曰"唯天下至诚，为能尽其性；能尽其性，则能尽人之性；能尽人之性，则能尽物之性；能尽物之性，则可以赞天地之化育；可以赞天地之化育，则可以与天地参矣""诚之者，择善而固执之者也：博学之，审问之，慎思之，明辨之，笃行之。有弗学，学之弗能弗措也；有弗问，问之弗知弗措也；有弗思，思之弗得弗措也；有弗辨，辨之弗明弗措也；有弗行，行之弗笃弗措也。人一能之，己百之；人十能之，己千之。果能此道矣，虽愚必明，虽柔必强"，说明博学、审问、慎思、明辨、笃行的过程需要至诚的努力，体现"与天地参"的自强不息的价值观。《灵枢·师传》曰"上以治民，下以治身，使百姓无病，上下和亲，德泽下流，子孙无忧，传于后世，无所终时"，对为医者的人文素养提出要求。《素问·六节藏象论》曰"不知年之所加，气之盛衰，虚实之所起，不可以为工也"，更具体地说明了医者对天人合一思想的掌握要求。孙思邈在《大医精诚》中的教诲：医者要"发大慈恻隐之心，誓愿普救含灵之苦"，更是体现医者应实践天地仁心的医学伦理要求。

3. 人的生命功能与天地相应

《素问·脉要精微论》曰"与天地如一"；《素问·生气通天论》曰"天地之间，六合之内，其气九州、九窍、五脏、十二节，皆通乎天气"，概括性说明人体各种脏腑肢节的功能与自然天气等相应，《素问·阴阳应象大论》将天地与五脏之间的相应关系做了具体描述："天气通于肺，地气通于嗌，风气通于肝，雷气通于心，谷气通于脾，雨气通于肾。"《素问·六节藏象论》曰"天食人以五气，地食人以五味。五气入鼻，藏于心肺，上使五色修明，音声能彰；五味入口，藏于肠胃，味有所藏，以养五气，气和而生，津液相成，神乃自生"，进一步论述外界环境和人体各种功能之间的关系，天提供人呼吸的空气，地提供人各种食物，空气进入鼻后藏于心肺，形成宗气，主呼吸行气血，心气充足才能表现形色明润，肺气充足则声音响亮。食物经过口腔，进入肠胃，通过六腑的传化功能，转化为人体所需的营养精华供养五脏，同时又转化为气、津液，这也是神的物质基础。人体的功能主要通过气机升降运动及变化产生，《素问·六微旨大论》曰"气之升降，天地之更用也……升已而降，降者为天；降已而升，升者为地。天气下降，气流于地；地气上升，气腾于天。故高下相召，升降相因，而变作矣"，说明人体的气机升降运动效法于外界天地，天地之气感召，升降相因，才产生人体的各种功能变化。

4. 时空对人体形神功能的影响

人体为适应一年四季中气候变化——春温、夏热、秋凉、冬寒的一般规律，表现出不同季节不同的生理功能。《灵枢·五癃津液别》说："天暑腠理开故汗出……无寒则腠理闭，气湿不行，水下留于膀胱，则为溺与气。"春夏阳气升发在外，气血浮于体表，故皮肤松弛，腠理开泄，人体通过出汗散热来调节。秋冬阳气收敛内藏，气血闭于内，故皮肤致密，出汗减少，体内排出的水液主要从小便排出。不止年节律，月日节律同样在人体表现为规律性的变化，《素问·八正神明论》曰"月始生则血气始精，卫气始行；月郭满则血气实，肌肉坚，月郭空，则肌肉减，经络虚，卫气去，形独居，是以因天时而调血气也"，体现人体气血运行随着月相节律而变化的规律。《素问·生气通天论》曰"平旦人气生，日中而阳气隆，日西阳气已虚，气门乃闭"，说明人体功能随着昼夜的寒温变化气机也发生适应性的改变。

地区气候的差异，地理环境和生活习惯的不同在一定程度上也影响着人体的功能活动。如江南多湿热，人体腠理多疏松；北方多燥寒，人体腠理多致密。一旦改变生活环境，就需要机体做出相应的调整。如《素问·异法方宜论》曰："东方之域，天地之所始生也，鱼盐之地，海滨傍水，其民食鱼而嗜咸，皆安其处，美其食。鱼者使人热中，盐者胜血，故其民皆黑色疏理，其病皆为痈疡，其治宜砭石……西方者，金玉之域，沙石之处，天地之所收引也，其民陵居而多风，水土刚强，其民不衣而褐荐，其民华食而脂肥，故邪不能伤其形体，其病生于内，其治宜毒药。"当出现疾病或异常功能状态时，也需要考虑相应的地域环境等影响因素，这些是中医康复因时、因人、因地制宜原则的理论依据。

（二）人体功能与社会环境相应

人与社会环境相统一，《灵枢·逆顺肥瘦》曰："圣人之为道者，上合于天，下合于地，中合于人事。"《素问·气交变大论》同样说明："上知天文，下知地理，中知人事，可以长久。"因此，人的形神功能应该与社会变化相适应，在精神情志方面进行调摄，才能保持社会参与的正常功能，《素问·上古天真论》中说"……不时御神，务快其心，逆于生乐，起居无节，故半百而衰也""志闲而少欲，心安而不惧"，则能做到"嗜欲不能劳其目，淫邪不能惑其心，愚智贤不肖不惧于物"。

《素问·上古天真论》说明了天人相应到形神合一从高到低的四个境界表现为真人、至人、圣人、贤人的不同表现：真人为"把握阴阳，呼吸精气，独立守神，肌肉若一，故能寿敝天地，无有终时，此其道生"；至人为"淳德全道，和于阴阳，调于四时，去世离俗，积精全神"；圣人为"处天地之和，从八风之理，适嗜欲于世俗之间，无恚嗔之心"；贤人为"法则天地，象似日月，辨列星辰，逆从阴阳，分别四时，将从上古合同于道"，强调了人顺应天时自然环境、调摄精神与社会环境相应的和谐状态，是健康的基础。

（三）人可以借助天人关系进行康复

1. 因时规律的应用

《素问·天元纪大论》曰："夫变化之为用也，在天为玄，在人为道，在地为化。"天人相应的观点在中医康复实践中体现最丰富的是对年月日时间规律的把握和应用，如《素问·四气调神大论》详细描述人根据一年四季的变化特点进行起居饮食和精神调摄等预防性康复的内容"春三月……夜卧早起，广步于庭……以使志生。夏三月……夜卧早起，无厌于日，使志勿怒……秋三月……早卧早起，与鸡俱兴，使志安宁……冬三月……早卧晚起，必待日光，使志若伏若匿，若有私意，若已有得"，不仅说明起居规律，同时强调不同的季节选择不同的运动方式，如春三月应"广步于庭"，秋三月要"与鸡俱兴"，而冬三月要"必待阳光"，说明根据年节律调整生活起居的康复理念。

根据五行与五脏、五味的归属等，《黄帝内经》中也提出在不同季节选择不同的食物，还可以根据不同的五运六气规律指导饮食的运用，如火运平气之年，对应的谷类是麦，果类是杏。

针灸在康复中的应用也常常体现对年月日节律的遵循，例如，《灵枢·终始》曰"春气在毛，夏气在皮肤，秋气在分肉，冬气在筋骨。刺此者，各以其时为齐"，说明随着四季变化气机在人体分布也由浅到深。因此《难经·七十难》提出"春夏刺浅，秋冬刺深"；《灵枢·四时气》也提到"冬……必深以留之"，说明"春夏针刺宜浅而疾，秋冬宜深而留"的年规律。《素问·八正神明论》也提出根据月亮盈亏即月节律的变化决定针刺的虚实补泻方法的应用"凡刺之法，必候日月星辰、四时八正之气，气定乃刺之""月生无泻，月满无补，月郭空无治"。日节律如《灵枢·顺气一日分为四时》所言："朝则人气始生，病气衰，故旦慧；日中人气长，长则胜邪，故安；夕则人气始衰，邪气始生，故加；夜半人气入脏，邪气独居于身，故甚也。"因此针灸时还应该考虑一日中脏腑气血的变化。子午流注针法、三伏灸等均是这些时间规律应用的例子，也是天人相应观点因时制宜方面的体现。

2. 因地规律的应用

因地规律的应用反映在不同地域康复方法的选择上，如《素问·异法方宜论》详细说明了四方地域的不同治疗方法的选择、"东方之域……其治宜砭石""西方者……其治宜毒药""北方者……其治宜灸焫""南方者……其治宜微针""中央者……其治宜导引按跷"。

3. 因人规律的应用

因人规律的应用不仅反映在针对上述不同地域特点造成的不同功能障碍选择不同的方法，同时反映在根据不同年龄、体形特点等对治疗剂量进行调整等的灵活应用，如《灵枢·经水》指出："其少长、大小、肥瘦，以心撩之，命曰法天之常，灸之亦然。灸而过此者得恶火，则骨枯脉涩。"

综上所述，"天人合一"的思想不仅体现在生命活动、形神结构及功能等方面，贯穿在中医康复预防和治疗的理论体系中，也形成了法天则地，从容人事，治中求和的康复思想，体现了中医康复的功能观、整体观，其内涵也反映在人与自然及社会环境的和谐统一。"人与天地相参""天人相应"的理念也指导了中医康复的实践，这与ICF中的环境对功能的影响也是相合的。

第三节　功　能　障　碍

一、功能障碍的概述

当本应具有的功能不能正常发挥时，即称为功能障碍（dysfunction），表现为身体的结构和功能受损引起的障碍，或者活动和参与的受限。《素问·五常政大论》曰"帝曰：其久病者，有气从不康，病去而瘠奈何？岐伯曰：昭乎哉圣人之问也！化不可代，时不可违。夫经络以通，血气以从，复其不足，与众齐同，养之和之，静以待时，谨守其气，无使倾移，其形乃彰，生气以长，命曰圣王。故《大要》曰：无代化，无违时，必养必和，待其来复，此之谓也。"历代医家对此段文字的注解说明古人很早就已经认识到了疾病的治愈并不代表功能的康复，也体现了康复的思想及方法。如《类经·论治类》曰："谓气已顺而身犹不康，病已去而形则瘠瘦也……疾病既去而不求其复，则元气由衰而瘠矣。养者，养以气味。和者，和以性情。静以待时者，预有修为而待时以复也。如阳虚者喜春夏，阴虚者喜秋冬，病在肝者愈于夏，病在心者愈于长夏，病在脾者愈于秋，病在肺者愈于冬，病在肾者愈于春，皆其义也。谨守其气，无使倾移，则固有弗失，日新可期，是即复原之道，而生气可渐长矣。"马莳注为："今久病而不康，及病去而瘠者，其经络已通，血气已顺，当复其不足之脏而与足者同，必养之和之而静待以时，则形自彰而不瘠矣。"高士宗注解："气从而顺，此身宜康，其病已去，此形宜强，其有久病者，气从而身反不康，病已去而身反瘠，其故何也？天之气化，即人之气化也，故化不可代。天之四时，即人之四时也，故时不可违。病则经络不通，血气不从；病去则经络以通，血气以从。病则正气不足，不与众同，病去则复其不足，与众齐同。然病虽去，尤必养之和之，静以待时。"这些解释均说明功能障碍伴随疾病发生，即使病退气血经脉已畅通，仍可能因为脏腑气血津液失调或耗损继续存在功能障碍的表现，应当顺应四时变化，通过"养""和"调养身心功能，"化不可代，时不可违"。这体现了中医康复中形神一体和天人相应的功能观。

中医康复学的历代医著中对功能障碍的表现有详尽丰富的记载，形神的功能障碍可能同时出现，例如，五脏的功能不仅表现在形的部分，也表现为五神的障碍。在此为论述方便，以形、神功能障碍分别说明。

二、形的功能障碍

（一）五脏的功能障碍

1. 心

（1）心主血脉功能障碍：血的运行通畅依赖于心主血脉，即心、血、脉三个方面的功能正常，如果任何一个方面发生功能失调，都会导致心主血脉功能失常。《灵枢·经脉》说："手少阴（心）气绝则脉不通，脉不通则血不流。"如果心气虚，无法推动血液运行，则血行缓慢甚至瘀滞；血液瘀滞，气血的运行不畅，不能输布全身发挥营养作用，使各脏腑组织器官失于濡养，功能异常，可见心胸疼痛，唇甲青紫等症；血瘀日久化火蕴"毒"成"痰"可损伤心、脉壁，引发心、脉功能失调，可见心胸憋闷疼痛、脉结代等症；心如果不能调控血在脉中运行，脉道受损，血溢脉外，不能输布全身，使得心失于濡养，则会表现出心悸、怔忡或面色㿠白等心主血脉的功能失调。《黄帝内经》中有相关的具体描述，如"心痹、心风、心疝、心咳、心痛"等表现，心的功能障碍与脉象的变化在《灵枢·邪气脏腑病形》中有详细描述"心脉急甚者为瘛；微急为心痛引背，食不下。缓甚为狂笑；微缓为伏梁在心下，上下行，时唾血"，反映在脉率、脉形等变化上。

《素问·脏气法时论》曰"心病者，胸中痛，胁支满，胁下痛，膺背肩甲间痛，两臂内痛；虚则胸腹大，胁下与腰相引而痛"；《灵枢·杂病》曰"心痛引腰脊，欲呕，取足少阴。心痛，腹胀啬啬然，大便不利，取足太阴。心痛引背，不得息，刺足少阴；不已，取手少阳。心痛引小腹满，上下无常处，便溲难，刺足厥阴；心痛，但短气不足以息，刺手太阴。心痛，当九节刺之，按，已刺按之，立已；不已，上下求之，得之立已"，说明心功能障碍的主要表现是胸痛、心痛。外邪侵袭、年老体虚、饮食等因素如果影响心主血脉的功能，则可能导致心脉受损，血液运行失常，或机体失其濡养导致功能障碍。如《素问·举痛论》说"寒气客于背俞之脉，则脉涩，脉涩则血虚，血虚则痛，其俞注于心，故相引而痛"；《素问·举痛论》曰"寒气……客于脉外则血少，客于脉中则气不通，故卒然而痛"，说明寒气如果停留在脉外会导致血少，如果停留在脉中则影响气机通畅，脉络拘急牵引而痛。《素问·五脏生成》说："血凝于肤者为痹，凝于脉者为泣，凝于足者为厥。此三者，血行而不得反其空，故为痹厥也。"血，如果凝滞在肌肤成为痹，凝在脉则涩滞，凝在足则厥冷。因此，心痹是"脉痹不已，复感于邪，内舍于心"。而邪气如果客于经络也会表现出相应的功能障碍，如《灵枢·经脉》说："心，手少阴之脉……是动则病嗌干心痛。"《素问·厥论》也提到"少阴之厥，则心痛。"《灵枢·天年》曰"六十岁，心气始衰，苦忧悲，血气懈惰，故好卧"，说明年老心气衰弱，血气松懈，因此喜欢躺卧。《素问·生气通天论》说"味过于咸，大骨气劳，短肌，心气抑"，说明口味偏嗜对心气的影响。

心与四时的夏气相应，夏季容易损伤心的功能，《黄帝内经》提到"夏三月……，逆之则伤心""逆夏气，则太阳不长，心气内洞""南风生于夏，病在心，俞在胸胁"。心归属五行的火，主夏季，夏三月天气炎热，易伤心导致心主血脉或神志的功能障碍。如《素问·玉机真脏论》说："夏脉者心也，南方火也……太过则令人身热而肤痛，为浸淫。"

（2）心主神明功能障碍：《灵枢·邪客》曰"心者，……其藏坚固，邪弗能容也。容之则心伤，心伤则神去，神去则死矣"，说明外邪损伤心还会影响其藏神的功能。

古人很早就认识到心对意识思维的主宰作用如果失常就会出现相应的功能障碍，如《大雅·瞻印》中有"人之云亡，心之悲矣""心之忧矣，宁自今矣"的描述。《左传·昭公二十五年》中有也提及"心之精爽，是谓魂魄，魂魄去之，何以能之"。《韩非子·解志》说："心不能审得失之地则谓之狂。"

心主神明的功能受情志的影响较明显，如《素问·举痛论》提到"……悲则心系急……惊则心无所倚……思则心有所存"；《灵枢·邪气脏腑病形》亦曰"愁忧恐惧则伤心"。《灵枢·口问》说："悲哀愁忧则心动，心动则五脏六腑皆摇。"因此，张景岳说："心为五脏六腑之大主，而总统魂魄，兼该志意，故忧动于心则肺应，思动于心则脾应，怒动于心则肝应，恐动于心则肾应，此所以五志惟心所使也。"

《灵枢·本脏》曰"心小则安，邪弗能伤，易伤以忧；心大则忧不能伤，易伤于邪。心高则满于肺中，挽而善忘，难开以言；心下则藏外，易伤于寒，易恐以言。心坚则藏安守固，心脆则善病消瘅热中。心端正则和利难伤，心偏倾则操持不一，无守司也"，说明心的功能障碍有多种表现，与神志密切相关。

"所以任物者谓之心"（《灵枢·本神》），神志的运用出于心，《类经·藏象类》中也提及"心为一身之君主，禀虚灵而含造化，具一理而应万机，藏府百骸，惟所是命，聪明智慧，莫不由之，故曰神明出焉"。因此，常将不寐、健忘、多寐、癫狂、痫病、痴呆、厥证等神志问题归属于心主神志的功能障碍。心气不足者，易惊易恐、神不守舍；心血不足者，易失眠多梦，神疲健忘；痰迷心窍、痰瘀互结者，可发癫、狂、痫；痰热扰心者，可烦躁不安，或发为狂证，甚至神昏谵语等更严重的心主神志的功能障碍。

例如，睡眠功能由心神主导和控制，《景岳全书·不寐》说"盖心藏神，为阳气之宅也，卫主气，司阳气之化也。凡卫气入阴则静，静则寐，正以阳有所归，是故神安而寐也""神不安则不寐"。心阴不足、心血亏虚、心肾不交等均可能导致睡眠功能障碍，因此睡眠和情志等功能障碍常常从心的方面进行调治。

又如郁证和躁动的主要根源也在心，如《景岳全书·郁证》说："至若情志之郁则总出乎心，此因郁而病也。"《医宗金鉴》认为"脏，心脏也，心静则藏神，若七情所伤，则心不得静，而神躁不宁也"。

心主神志表现在意识、思维、认知等方面的功能障碍在五神部分进一步具体说明。

2. 肺

（1）肺主气司呼吸的功能障碍：肺的功能障碍主要影响呼吸系统相关的功能，甚至影响生命活动，《难经·八难》曰："故气者，人之根本也，根绝则茎叶枯矣。"《灵枢·本神》曰："肺藏气，气舍魄，肺气虚则鼻塞不利，少气；实则喘喝，胸盈仰息。"鼻作为肺的开窍，也会受到影响，《灵枢·五阅五使》曰："鼻者，肺之官也；……故肺病者，喘息鼻张。"另外，肺主一身之气的功能还会影响其他脏腑，《灵枢·师传》曰："五脏六腑者，肺为之盖，巨肩陷咽，候见其外。"《素问·举痛论》曰："百病生于气也，……悲则心系急，肺布叶举，而上焦不通，荣卫不散，热气在中，故气消矣。"《类经·疾病类》曰"气之在人，和则为正气，不和则为邪气。凡表里虚实，逆顺缓急，无不因气而至，故百病皆生于气"，说明肺表现出的功能障碍可以有表里虚实的不同。

咽喉也属于肺系，因此肺的功能障碍也会影响音声，表现为音哑、失音等言语功能障碍。《景岳全书·声喑》说："音哑之病，当知虚实。实者病在标，因窍闭而喑也。"《备急千金要方》也说："风寒之气客于中，滞而不能发，故喑不能言。"《临证指南医案·失音》则概括为"金实则无声，金破亦无声"，说明肺的虚实障碍都会影响音声的正常功能。《古今医统·声音候》解释说："肺者属金，主清肃，外司皮腠，风寒外感者，热郁于内，则肺金不清，咳嗽而声哑，故肺为声音之门者，此也。"《清代名医医案大全·王九峰医案》说明了虚实表现的不同："言心之声，赖肺金以宣扬，肺如悬钟，配胸中为五脏之华盖，空则鸣，实则咳，破则哑。"

（2）肺主宣发肃降的功能障碍：具体表现如下。①呼吸功能障碍，无论肺失宣发还是肃降，都会出现咳嗽、气急、喘促与胸闷胁胀等，如《素问·至真要大论》云："诸气膹郁，皆属于肺。"膹是因肺气不降而气逆上奔，郁是因肺气失宣而气结不行，膹、郁都是肺失宣降所致，表现为胸闷与咳喘并见。②肺的宣发与肃降作用失常如果表现在皮毛，会影响汗腺的分泌、体温的调节、卫气抗邪的功能，出现恶寒、发热等，《灵枢·百病始生》曰"是故虚邪之中人也，始于皮肤，皮肤缓则腠理开，开则邪从毛发入，入则抵深，深则毛发立，毛发立则淅然，故皮肤痛。留而不去，则传舍于络脉，在络之时，痛于肌肉，其痛之时息，大经乃代。留而不去，传舍于经，在经之时，洒淅喜惊"，说明邪气经由皮毛渐入里后对肌肉、经络等的影响。《灵枢·五邪》也说"邪在肺，则病皮肤痛，寒热，上气喘汗出，咳动肩背"，说明进一步损伤肺可能导致喘咳，《素问·咳论》说："皮毛者，肺之合也。皮毛先受邪气，邪气以从其合也……肺寒则内外合邪，因而客之，则为肺咳。"③肺失宣发肃降影响肺主通调水道的作用，水液代谢失常停留泛滥肌肤成为水肿、癃闭；形成痰饮犯肺则为咳嗽、喘证；水津失于输布则为肺痿、消渴等证。

由于肺的肃降功能对排便有重要影响，因此肺气肃降有权，则大肠传导水谷，魄门开阖有节。若邪扰于肺，或肺气亏虚，失其肃降之职，则易致魄门功能紊乱，导致便秘或泄泻。

肺的功能障碍加重和缓解还会受到四时变化的影响，《素问·脏气法时论》曰："病在肺，愈在冬，冬不愈，甚于夏，夏不死，持于长夏，起于秋，禁寒饮食寒衣。"

3. 脾

由于脾主运化、生血统血，主四肢肌肉等重要的生理功能，因此脾健运，气血充足，就不易受邪气的侵犯，也就不易发生病变或功能障碍，正如《金匮要略·脏腑经络先后病脉证》说"四季脾旺不受邪"。反之，如果脾失健运，气血亏虚，则容易发生各种功能障碍和疾病，因此《脾胃论·脾胃胜衰论》说"百病皆由脾胃衰而生"；《脾胃论·脾胃虚实传变论》再次强调"脾胃之气既伤……而诸病之所由生"。

（1）脾主运化的功能障碍：脾不运化，不能布散精微物质到脏腑和四肢肌肉，则见四肢肌肉的功能障碍，如《素问·玉机真脏论》云"脾……太过，则令人四肢不举；其不及，则令人九窍不通"；高士宗进一步解释说"脾脉太过，湿气浸淫，则令人四肢不举；脾脉不及,坚硬自止,不能灌溉,则令人九窍不通",说明脾的功能失常会导致四肢困重,活动受限,如《素问·脏气法时论》云"脾病者,身重,善肌肉痿,足不收,行善瘈,脚下痛",可见脾虚或不运,四肢肌肉不能得到精微物质,则影响四肢的活动功能。另外,水谷精微物质不能濡养全身,可见五官九窍不通的障碍。《脾胃论·脾胃胜衰论》中也指出"脾胃俱旺,能食而肥;脾胃俱虚,则不能食而瘦;或少食而肥,虽肥而四肢不举,盖脾实而邪气盛也",说明脾胃功能失调影响饮食和代谢,也会导致四肢的功能受限。因此《灵枢·无变》云:"肉不坚,腠理疏,则善病风。"《难经·十六难》提到"怠惰嗜卧,四肢不收"。

脾属中土,容易受湿邪困阻,影响其正常的运化功能,若湿气太过,影响脾主运化水湿的功能,则水湿在体内停聚,引起各种功能障碍如水肿、泄泻等,《素问·至真要大论》云"诸湿肿满,皆属于脾";《素问·阴阳应象大论》云"湿胜则濡泻";《素问·气交变大论》指出"脾土受邪,民病飧泄食减,体重,烦冤,肠鸣腹支满";《灵枢·本神》云"脾气虚则四肢不用,五脏不安;实则腹胀,泾溲不利",说明脾的功能失常容易引起大便的功能障碍,也有"无湿不成泻"的说法。《脾胃论·脾胃胜衰论》总结为"病脾则怠惰嗜卧,四肢不收,大便泄泻,此湿胜"。

(2)脾不统血的功能障碍:《黄帝内经》中虽未见对"脾主统血"的阐述,但对脾不统血功能障碍已有一定的认识:"于此有人,四肢解堕,喘咳血泄……是脾气之外绝,去胃外归阳明也……脾气不守,胃气不清,经气不使,真脏坏决,经脉傍绝,五脏漏泄,不衄则呕"(《素问·示从容论》)。脾不统血也常常表现为女性的月经功能障碍,如《女科撮要·经漏不止》云:"脾统血,肝藏血。其为患因脾胃虚损,不能摄血归源……此证候,无不由脾胃先损而患。"

因此顾护脾胃,保证脾的正常生理功能,对功能障碍的预防和治疗具有重要意义。又提出"四时五脏皆不可一日无土气"。

4. 肝

肝主疏泄、藏血的功能正常,才能使气血和调,经脉通利。如果肝失疏泄,无论太过或不及,都可能影响气机和其藏血功能而致血行失常。肝气郁滞血行障碍,或为瘀血疼痛,或为癥积痞块;其升发太过,则血随气逆而致吐血、衄血等血从上溢之变。何梦瑶在《医碥》中提到"肝木疏泄太过,则脾胃因之而气虚,或肝气郁结太甚,则脾胃因之气滞",说明肝疏泄太过或不及都会影响脾胃的功能。

(1)肝主藏血的功能障碍:《素问·举痛论》云"怒则气逆,甚则呕血"。虽然没有直接说明与肝的关系,但肝在志主怒,也间接说明怒使肝气机上逆,出现藏血功能的失常导致呕血等出血的表现。《类经·疾病类》解释:"怒动于肝,则肝逆而上,气逼血升,故甚则呕血。"《傅青主女科·妊娠多怒随胎》解释说:"夫肝本藏血,肝怒则不藏,不藏则血难固。"《血证论·咳血》中也说:"有怒气伤肝,肝火横决,血因不藏。"这些都从功能障碍的角度反证肝藏血对血液的固摄作用,即肝的功能失常能够导致各种出血,因此《丹溪心法·头眩》也说:"吐漏崩,肝家不能收摄荣气。"与之相应,可以通过调整肝的功能治疗吐血等出血问题,如《先醒斋医学广笔记》说:"吐血者,肝失其职也,养肝则肝气平而血有所归，伐之则肝虚不能藏血矣。"如果肝气亢盛难以制约，血随气涌，上蒙清窍，可发生气厥等神志障碍，如《素问·生气通天论》所谓："阳气者，大怒则形气绝，而血菀于上，使人薄厥。"

（2）肝主疏泄的功能障碍：肝气易升、易动，疏泄太过会导致肝气逆的功能障碍。宋·赵佶在《圣济总录·肝脏门》中提出"肝气逆"，其曰"肝气逆则面青多怒，胁下苦满，或时眩冒"，说明了肝气逆表现出的症状。肝气逆多因大怒或郁怒伤肝，或突然的情志刺激，影响到肝的疏泄功能，导致气机逆乱，如《素问·举痛论》曰："怒则气上""怒则气逆"。《杂病源流犀烛·肝病源流》中解释说"其性条达而不可郁，其气偏于急而激暴易怒，故其为病也多逆，逆则头痛耳聋，颊肿目眩，两胁下痛引少腹，善怒善瘈，四肢满闷；虚则目无见，耳不聪，善恐，如人将捕之"，表现为急躁易怒，头痛，眼睛等五官及情志障碍。如《素问·脏气法时论》云："肝病者，气逆，则头痛耳聋不聪颊肿。"《素问·方盛衰论》曰："气上不下，头痛癫疾。"《诸病源候论·五脏六腑病诸候》曰："肝气盛……气逆则头眩，耳聋不聪，颊肿，是肝气之实也。"严重的肝气逆乱可能引起意识障碍，如《素问·调经论》描述："血之与气并走于上，则为大厥，厥则暴死。气复反则生，不反则死。"气逆太过，阳亢化风，还可能导致眩晕、肢麻震颤、头胀痛、面赤、甚则突然昏仆、口眼㖞斜、半身不遂等。如《临证指南医案·肝风》说"内风乃身中阳气之变动""肝为风脏，因精血衰耗，水不涵木，木少滋荣，故肝阳偏亢，内风时起，或风阳上攒，痰火阻药，神识不清"。

肝主疏泻的功能如果不足，则会导致肝气郁，多因情志抑郁伤肝，或其他病邪侵扰，导致肝气升发不足，疏泄不及，气机郁滞不畅，如《灵枢·本神》曰："肝气虚则恐，实则怒。"《素问·玉机真脏论》描述对应的春脉时说"其气来实而强，此谓太过，其气来不实而微，此谓不及"；同时还描述了更具体的表现"岐伯曰：太过则令人善忘，忽忽眩冒而巅疾；其不及，则令人胸痛引背，下则两胁胠满"。胁肋部为肝经循行所经过，因此是肝功能障碍的主要表现，如《素问·脏气法时论》说："肝病者，两胁下痛引少腹，令人善怒。虚则目䀮䀮无所见，耳无所闻，善恐，如人将补之，取其经厥阴与少阳；气逆则头痛，耳聋不聪，颊肿，取血者。"明·孙一奎《医旨绪余》曰"木性上升，怫逆不遂则郁"，指出肝木喜条达舒畅，易于郁遏而导致肝气郁结的特点。《丹溪心法·六郁》解释说："郁者，结聚而不得发越也。当升者不得升，当降者不得降，当变化者不得变化也。"《诸病源候论·五脏六腑病诸候》云："肝脏病者，愁忧不乐，悲思嗔怒，头旋眼痛，呵气出而愈。"明·孙一奎在《赤水玄珠·郁门》中提出"肝郁"的名称和表现："肝郁者两胁微膨，嗳气连连有声。"《素问·标本病传论》云"肝病头目眩，胁支满，三日体重身痛，五日而胀"，说明肝气郁滞、上逆表现为头晕、满、胀等。

肝主疏泄功能失常会影响脾胃受纳、化运水谷及胆汁分泌的功能。林珮琴在《类证治裁·肝气肝火肝风论治》中说"凡上升之气，自肝而出。肝木性升散，不受遏郁，郁则经气逆，为嗳，为胀，为呕吐，为暴怒胁痛，为胸满不食，为飧泄，为癞疝，皆肝气横决也"，说明肝失疏泄，气机郁结，肝气横逆侵犯脾胃，表现为肝木克土的功能障碍。

肝主疏泄功能失常也会影响肝藏血的功能，表现为血液不能固摄或气滞血瘀。如《素问·举痛论》云："怒则气逆，甚则呕血。"《妇科准绳》引薛立斋之言说："肝虚不能摄血也。"《傅青主女科》说"夫肝本藏血，肝怒则不藏，不藏则血难固"，说明肝在志为怒，大怒影响肝主疏泄的功能，血液失于固摄出现出血。另外，清·李用粹《证治汇补·郁证》提到："七情不快，郁久成病，或为虚怯，或为噎膈，或为痞满，或为腹胀，或为胁痛，女子则经闭堕胎、带下崩中，可见百病兼郁如此。"肝气郁久容易导致血瘀。如明·龚廷贤《寿世保元》云"盖气者，血之帅也，气行则血行，气止则血止，气有一息之不运，则血有一息之不行"；《沈氏尊生书》亦云"气运乎血，血本随气以周流，气凝则血亦凝也"，都指出了血行是靠气来推动的，气郁则血瘀。肝气郁久容易化火，表现为头痛、颧赤，目赤，口苦，多梦易惊，急躁易怒，脉沉数等。如清·周学海《读医随笔》所讲："凡病之气结、血凝、痰饮、浮肿、膹胀、癥厥皆肝气不能舒畅所致也。"

由于肝主疏泄对情志调畅的重要作用，肝的功能障碍也表现为各种情志不畅，如《素问·金匮真言论》说："东方色青……藏精于肝，其病发惊骇。"《素问·脏气法时论》云："肝病者，令人善怒，善恐，如人将捕之。"《素问·风论》云："肝风之状，善悲，善怒，时憎女子。"《素问·痹论》提到："肝痹者，夜卧则惊。"此外，肝主疏泄及调畅情志的作用失常还会影响生殖功能，如《傅青主女科·种子·嫉妒不孕》中提到"妇人怀抱素恶，不能生子者，……是肝气郁结乎！……其郁而不能成胎者，以肝木不舒，必下克脾土，而致塞脾土之气，塞则腰脐之气必不利。腰脐之气不利，必不能通任脉而达带脉，则带脉之气亦塞矣。带脉之气既塞，则胞胎之门必闭，精即到门，亦不得其门而入矣"，说明女子不孕多与精神情志不畅，疏泄失常，冲任不调，带脉闭塞等障碍有密切关系。

5. 肾

（1）肾主藏精的功能障碍：由于肾主藏精功能对人的生殖、生长发育具有重要影响，因此肾主藏精功能失调常常表现为相应的障碍表现，如《诸病源候论·虚劳病诸候》说："肾主骨髓，而藏于精，虚劳肾气虚弱，故精液少也。"清·萧埙在《女科经纶》中提到："妇人不孕……有肾虚精弱，不能融育成胎……有嗜欲无度，阴精衰惫。"肾主藏精的功能失常可以表现为肾阴肾阳两方面的失衡，主要表现为肾阴虚或阳虚的功能障碍，如肾阳虚可以表现为疲惫乏力、形寒肢冷、腰膝冷痛和痿弱，小便清长或不利，或尿失禁，舌质淡及性功能减退和水肿等，肾阴虚可以表现为内热、眩晕、耳鸣、腰膝酸软、遗精、舌质红、少津等。同时，因为肾为先天之本，肾主藏精的功能障碍还会影响其他脏腑的功能，例如，肝失去肾阴的滋养容易出现肝阳上亢，肝风内动；肺失去肾阴的滋养则可出现咽燥、干咳、潮热等肺肾阴虚之证；脾失去肾阳的温煦可出现五更泄泻、下利清谷等脾肾阳虚之证；心失去肾阳的温煦可出现心悸、脉迟、汗出肢冷、气短等心肾阳虚的表现，因此有"久病及肾"的说法。

（2）肾主纳气的功能障碍：肾主纳气的功能失常则摄纳无权，气浮于上，出现"肾不纳气"的功能障碍，表现如呼吸表浅，动辄气喘等。《素问·逆调论》云："肾者水脏，……主卧与喘也。"《灵枢·经脉》云："肾，足少阴之脉，……是动则……喝喝而喘。"《素问·示从容论》云："咳嗽烦冤者，是肾气之逆也。"《素问·经脉别论》曰："度水跌仆，喘出于肾与骨。"孙思邈在《备急千金要方》中说"肾病其色黑，其气虚弱，吸吸少气"，说明了肾气虚对呼吸的影响。

（3）肾主水的功能障碍：肾主水的功能失常导致水液代谢障碍，如《诸病源候论·经水肿病诸候》曰："水病者，由肾脾俱虚故也。肾虚不能宣通水气，脾虚又不能制水，故水气盈溢，渗透皮肤，流遍四支，所以通身肿也。"《素问·水热穴论》曰："帝曰：肾何以能聚水而生病？岐伯曰：肾者，胃之关也，关门不利，故聚水而从其类也。上下溢于皮肤，故为胕肿，胕肿者，聚水而生病也。"肾气亏虚影响其气化功能，也可能影响膀胱的开阖功能，对胃摄纳水液、游溢精气的功能也产生影响。开的功能障碍则水液停留体内而致小便不利、痰饮、格拒等；阖的功能失常则固摄无权出现遗尿、尿失禁、多尿。

（4）肾主骨生髓的功能障碍：肾主骨的功能如果受到影响，则出现骨骼病变，肾精亏虚使骨髓失养则骨骼无力痿弱。正如《素问·金匮真言论》曰："藏精于肾……是以知病之在骨也。"《灵枢·本神》曰："精伤则骨酸痿厥。"《素问·痿论》曰："肾气热则腰脊不举，骨枯而髓减，发为骨痿。"《素问·脉要精微论》说"骨者，髓之府，不能久立，行则振掉，骨将惫矣"，说明骨对站立行走等功能的影响。肾主骨的功能障碍还会影响其生髓的作用，如《素问·逆调论》详细描述"是人者，素肾气胜，以水为事，太阳气衰，肾脂枯不长……肾者水也，而生于骨，肾不生则髓不能满，故寒甚至骨也，所以不能冻栗者……病名曰骨痹，世人当挛节也"，同时也说明肾气虚弱影响其主骨生髓的功能，则发生骨痿、骨痹等障碍。

《素问·脉要精微论》曰："腰者肾之府。"《灵枢·本脏》说："肾小则藏安难伤；肾大则善病腰痛，不可以俯仰，易伤以邪。肾高则苦背膂痛，不可以俯仰；肾下则腰沉痛，不可以俯仰，为狐疝。肾坚则不病腰背痛；肾脆则善病消瘅易伤。肾端正则和利难伤；肾偏倾则苦腰尻痛也。"这部分论述涉及腰痛的功能障碍，体现肾与腰的密切关系。

（二）六腑的功能障碍

六腑以传化物为主要功能，因此功能障碍的表现主要为虚实紊乱，寒热失司，传化失常。

1. 胃的功能障碍

胃腑以通降为顺，若其不通不降，则影响其受纳腐熟的功能，也影响其辅助脾主运化的功能。《伤寒论》阳明病之总纲"阳明之为病，胃家实是也"，可以由于外邪侵袭引起，如《素问·至真要大论》云"诸吐酸，暴注下迫，皆属于热"；《素问·举痛论》云"寒气客于肠胃，厥逆上出，故痛而呕也"；《素问·至真要大论》云"燥湿所胜，民病喜呕，呕有苦"；《素问·至真要大论》云"少阳之胜，热客于胃……呕酸善饥"；《灵枢·大惑论》云"精气并于脾，热气留于胃，胃热则消谷，谷消故善饥"，说明寒、热、湿均会影响胃的功能，且表现的功能障碍有所不同。胃的功能障碍主要表现为消化系统的功能失常，即胃气上逆的表现，如《素问·脉解》云"所谓食则呕者，物盛满而上溢"；《灵枢·大惑论》说"胃气逆上，则胃脘塞，故不嗜食也"；《素问·宣明五气》云"胃为气逆，为哕"，说明胃气上逆可以表现为呕哕，食欲受影响。王叔和《脉经》有云"胃中有寒，时苦烦、痛、不食，食即心痛，胃胀支满，膈上积"；《备急千金要方·癖结胀满》曰"小儿身热头痛，食饮不消，腹中胀满；或小腹绞痛，大小便不利"，体现胃失和降时则胃胀满不适，影响消化功能。此外，胃的气机如果上逆，胃失和降，还会影响睡眠，或引起喘促，无法安卧，《素问·逆调论》云"胃不和则卧不安"；《类经·疾病类》中云"今人有过于饱食或病胀满者，卧必不安，此皆胃不和之故"；《血证论·卧寐》说明"不得卧有二证：一是胃病，一是肺病。胃病不得卧者，阴虚则邪并于阳，烦躁不卧……肺病而不得卧者……故咳而不得卧"；《素问·评热论》曰"不能正偃者，胃中不和也。正偃则咳甚，上迫肺也"，说明胃不和影响气机通顺可导致不寐或咳喘的功能障碍。六腑虽然以实证为主，但胃气不足，或者外邪损伤后也有相应的功能低下的虚证表现，如《灵枢·海论》曰"水谷之海不足，则饥不受谷食"，说明胃气受损则不能受纳水谷，表现为不欲饮食；《素问·脉解》曰"所谓恶闻食臭者，胃无气，故恶闻食臭"，说明还表现为不喜闻食物气味或嗅觉改变；《脾胃论·饮食伤脾论》曰"胃既伤，则饮食不化，口不知味，四肢困倦，心腹痞满，兀兀欲吐而恶食"，更详细说明了胃气受损后的表现包括消化、口味受影响，肢体倦怠，胃腹胀满不适，呕恶不喜饮食等。

2. 胆的功能障碍

《脾胃论·脾胃虚实传变论》中提出"胆气不升，则飧泄肠澼，不一而起矣"，胆汁的正常排泄有赖于肝胆之气的升发疏泄作用；胆气不足或气机不畅，胆汁无法正常排泄，则会导致其他脏腑生理功能失常。如胆汁排泄不利影响脾主运化的生理功能，则会出现腹痛、完谷不化的症状；胆气不利致使一身气机失常则可导致大肠腑气不通无法下行而出现腹胀、便秘、无矢气等症状。胆气宜升，胆气升则人一身之气机舒畅，其他脏腑生理功能才能正常行使。这也是李东垣"胆气春升，余脏从之"的含义。

《灵枢·邪气脏腑病形》说"胆病者，善太息，口苦，呕宿汁，心下澹澹"，说明胆的功能障碍表现为胆胀、胆黄、胁癖等。《灵枢·胀论》提到"胆胀者，胁下痛胀，口中苦，善太息"，即胆胀的表现是胁下胀满疼痛，口苦，喜欢叹息。刘渡舟在《肝胆源流论》中解释其原因为气郁，邪气客胆则气枢失畅，郁而欲伸，故善太息，太息则快；足少阳胆经循胁，其气郁不畅，故胁下痛胀。《圣济总录·黄疸门》中提出"肝黄第二：病人齿黄，目如丹赤，口燥热渴，气力虚劣，身体青黄，即是肝黄""胆黄十七：病人体上黄绿色，胸中气满或硬，不下饮食，此是胆黄"，明确胆黄与肝黄的表现不同。《景岳全书·黄疸》提出"黄疸一症，古人多言为湿热，及有五疸之分，皆未足以尽之，而不知黄之大要有四：曰阳黄，曰阴黄，曰表邪发黄，曰胆黄也""盖胆伤则气败而液泄，故为此证"，说明了胆黄的原因是胆损伤，气机运行失常导致胆液外泄所致。胁癖的表现如清·叶天士《未刻本叶氏医案》所言"右胁癖积，攻逆腹痛，不能纳"。

胆主决断的功能失常还会导致胆怯的表现，《备急千金要方·胆虚实》中称为"胆寒"。《素问·六元正纪大论》曰"少阳所至为惊躁，瞀昧，暴病"，说明胆的功能障碍可以表现为心慌神乱而昏昧。

3. 三焦的功能障碍

三焦作为"决渎之官"，主要功能障碍表现为水液代谢障碍，《灵枢·邪气脏腑病形》指出三焦病变时"腹气满，小腹尤坚，不得小便，窘急，溢则为水，留即为胀"，均体现津液运行受阻停滞腹部影响气机条畅的障碍，此外《灵枢·营卫生会》提到上、中、下三焦,上焦为心肺所居,中焦为脾胃所居,下焦为肾、膀胱所居。因此"上焦如雾,中焦如沤,下焦如渎"的功能障碍与相应部位的脏腑功能失调。不再赘述。

4. 膀胱的功能障碍

膀胱气化功能失调主要表现为小便功能失常。如《素问·宣明五气》曰"膀胱不利为癃,不约为遗溺",说明气机不利时表现为癃闭,气机失于固摄时表现为遗尿。气化失常的因素主要是热邪,如《素问·气厥论》曰"胞移热于膀胱,则癃溺血",说明热邪可能损伤脉络导致小便失常伴随出血。

5. 小肠的功能障碍

小肠受盛化物的功能受到影响时也会表现相应的大便障碍,《素问·举痛论》曰:"热气留于小肠,肠中痛,瘅热焦渴,则坚干不得出,故痛而闭不通矣。"心与小肠相表里,小肠有热,热邪循经上蒸,不但有大便不通,还可见口舌生疮。如《素问·气厥论》曰"膀胱移热于小肠,鬲肠不便,上为口糜"。《素问·举痛论》曰"寒气客于小肠,小肠不得成聚,故后泄腹痛矣",说明寒气凝结小肠,则出现腹泻、腹痛;《灵枢·邪气脏腑病形》言"小肠病者,小腹痛,腰脊控睾而痛",说明小肠的功能障碍还会表现为腹痛牵引腰脊或睾丸而痛。

6. 大肠的功能障碍

大肠传导功能失常,主要表现为大便障碍,热邪侵袭会导致腹泻或便秘,如《灵枢·师传》曰:"肠中热,则出黄如糜。"肺与大肠相表里,若邪气在大肠郁结,循经上攻,影响及肺,可见肠鸣,气上冲胸,喘息咳甚等,如《灵枢·四时气》曰:"腹中常鸣,气上冲胸,喘不能久立,邪在大肠。"如果寒邪侵袭大肠,气机阻滞不通,可见脐痛、泄泻。如《灵枢·师传》曰:"肠中寒,则肠鸣飧泄。"《灵枢·邪气脏腑病形》曰:"大肠病者,肠中切痛而鸣濯濯,冬日重感于寒即泄,当脐而痛,不能久立。"

(三)奇恒之腑的功能障碍

1. 脑的功能障碍

脑的功能障碍在《黄帝内经》中即有描述,如《灵枢·海论》曰:"髓海不足,脑转耳鸣,胫酸眩晕,目无所视,懈怠安卧。"《素问·脉要精微论》提到"头者,精明之府,头倾视深,精神将夺矣";清·喻嘉言《寓意草》解释"以头之外壳包藏脑髓,脑为髓之海,主统一身骨中之精髓,以故老人髓减即头倾视深也",说明脑为髓海,若髓海不足,则头倾视深,精神衰微。孙思邈《备急千金要方·髓虚实》补充"髓虚者脑痛不安;髓实者勇悍",说明虚实的障碍表现不同。《证治汇补·附脑痛》载:"头脑作痛,犹如刀劈,动辄眩晕,脑后抽掣跳动,举发无时,此肝经痰火,名曰厥疾。厥者,逆也,恚怒太过,气与血俱逆于高巅,而胆穴又络于脑。"十二经脉中,足太阳经、足阳明经、足厥阴经、督脉、阴跷、阳跷等脉均与脑相连,因此脑的功能障碍表现为头痛时也与经脉的病候相关,这也是分经辨证进行药物治疗的依据,如《证治准绳·杂病》载:"怒气伤肝,及肝气不顺上冲于脑,令人头痛,宜沉香降气散,并苏子降气汤,下养正丹。"

　　脑功能障碍的因素包括肾虚、肝郁、劳心等，表现为感知觉、判断力、睡眠功能等障碍。《医学衷中参西录》有载"因劳心过度，遂得脑充血头疼证"，说明耗伤心神对脑的影响。《寿世保元》载："坎离交则聚气以司聪以善听也，关于肾而贯于脑……其耳鸣耳痒耳聋者，皆属肾虚。"《医碥》载："头以脑为主，脑者髓之海，目之瞳子亦肾之精，二者皆属肾水，喜宁静而恶动扰。宁静则清明内持，动扰则散乱昏惑，故目眩脑转云云。则风火煽动，固有脑转系急，而目转眩者乎。"这些均说明肾虚则其主骨生髓的功能下降，髓海不足则影响其清明的特性，造成听力、视力等感觉障碍。《麻瑞亭治验集·怔忡》曰"水土温暖，生发之令畅，则肝木条达，魂神畅旺，故五官空灵，头脑清晰，耳聪目明，反应灵敏，判断迅速准确。脾湿肾寒，肝木郁陷，则魂虚无以济神，而致神虚，故症见五官昏朦，虚眩脑鸣，反应迟钝，判断迟缓而不准，二目干涩，昏花不明"，不仅说明五脏对脑功能障碍的影响，同时对其障碍表现论述得更全面，除了感知觉障碍外，还影响神志及判断等认知功能。头脑清晰则反应灵敏、耳聪目明；散乱则反应迟钝、虚眩脑鸣、目涩昏花。睡眠障碍还与心神等密切相关，《类证治裁·多寐论治》认为多寐与心神昏浊有关"多寐者，……心神昏浊，不能自主"，也体现心脑对神志的共同作用。

　　脑的功能障碍包括以下几方面：①脑所在的头部障碍，如头痛、头昏脑涨、眩晕、脑鸣等；②与脑有关的五官障碍，如眼花目涩、耳鸣、昏蒙等，即感知觉障碍；③神志昏迷或神志异常，如中风、厥证、癫狂、痫证、厥证、痴呆、痴笑等；④与心神蒙昧或精神心理有关的障碍，如健忘、心悸怔忡、不寐、多寐等；但可能根据与脏腑的关系而分别在相关的形神系统中描述。

2. 髓的功能障碍

　　髓的功能障碍表现为相应部位的疼痛，如头痛、骨痛等，《素问·奇病论》说："当有所犯大寒，内至骨髓，髓者以脑为主，脑逆故令头痛，齿亦痛，病名曰厥逆。"《素问·长刺节论》在"骨痹"论述中提及"骨髓酸痛"，说明髓与骨的关系。又《素问·痿论》提及髓减表现为骨痿："肾气热，则腰脊不举，骨枯而髓减，发为骨痿。"还有《素问·刺疟》记载："疭痛甚，按之不可，名曰胕髓病。"《黄帝内经素问集注·刺疟篇》解释为"此风邪深入于骨髓中者……故名曰胕髓病"，说明此病是因为风邪侵入骨髓中所致。《诸病源候论》还提出"髓蒸"病，《外台秘要》等也有所记载；《备急千金要方》记载"髓虚实""髓溢"的障碍，《圣济总录·肾脏门》《本草备要》等也有相关论述；《中西汇通医经精义》提及"痉痫抽掣，皆脑髓筋为病"，可见痉挛疼痛伴抽掣的功能障碍也与髓相关。

3. 女子胞的功能障碍

　　女子胞的功能障碍主要表现为女性健康、盆底功能相关的障碍，如经带胎产功能的失常。《素问·评热病论》说："月事不来者，胞脉闭也。"东汉的《神农本草经·上经·紫石英》记载"女子风寒在子宫，绝孕十年无子"，说明不孕也是障碍的表现。在男性与女子胞对应的为精室的功能障碍，《中西汇通医经精义》曰"前阴有精窍，与溺窍相附，而各不同。溺窍内通于膀胱，精窍则内通于胞室，女子受胎，男子藏精之所，尤为肾之所司，故前阴有病溺窍者，有病精窍者，不可不详辨也"，说明精窍失常表现的主要为生殖系统的功能障碍,而溺窍主要表现为泌尿系统功能障碍。《类证治裁·淋浊论治》指出"肾有两窍,一溺窍,一精窍。淋出溺窍,病在肝脾;浊出精窍,病在心肾",说明精窍与溺窍不仅表现不同,涉及的脏腑功能障碍也不同。

其他的奇恒之腑功能障碍见于六腑及五体相关的功能障碍部分。

（四）五体的功能障碍

自《黄帝内经》始,中医古代文献中就记载有大量关于运动功能障碍的描述,如身体重、行步不正、痿、四肢不举、反折、瘛疭等。同时对导致运动功能障碍的机制也有诸多阐述,如《素问·太阴阳明论》曰"四肢皆禀气于胃,而不得至经,必因于脾,乃得禀也。今脾病不能为胃行其津液,四肢不得禀水谷气,气日以衰,脉道不利,筋骨肌肉,皆无气以生,故不用焉";《素问·痹论》曰"痹在于骨则重,在于脉则血凝而不流,在于筋则屈不伸,在于肉则不仁",围绕运动功能障碍对五体的功能障碍进行说明。

1. 筋的功能障碍

正常状态下筋表现为柔和而强健有力,筋急、筋挛、筋弛、筋纵为筋的异常状态,且筋的异常状态之间可相互转化,如大筋软短可致筋挛、小筋弛长可致筋痿、筋膜干可致筋痹、筋痹日久可致筋痿,正如《素问·痿论》曰:"肝气热,则胆泄口苦筋膜干,筋膜干则筋急而挛,发为筋痿。"

如外感热邪可引动肝风,筋急而挛,可见四肢抽搐、颈项强直、牙关紧闭、角弓反张诸症;若肝肾阴虚,水不涵木,可致肝阳上亢,肝风内动;心肝血虚,肝郁血虚,亦可致肝风内动,引动筋脉,而见手足搐搦、微微而动、震颤、肢体麻木诸症。正如《素问·大奇论》曰:"肝脉小急,痫瘛筋挛。"

风、寒、湿邪客于筋可致筋急,可见手指挛急、手足四肢拘急、两胫挛急诸症。《素问·长刺节论》曰"病在筋,筋挛节痛,不可以行,名曰筋痹";《太平圣惠方》曰"夫小儿肌肉嫩弱,易于伤风,风冷中于肌腠,入于经络,搏于筋脉,筋脉得冷则急,故四肢拘挛也"。

五脏不足,筋不得养,怠极不用,可见筋痿弱无力,膝屈伸不能,行则偻附诸症。《素问·脉要精微论》曰:"夫五脏者,身之强也,……夫膝者筋之府,屈伸不能,行则偻附,筋将惫矣。"

筋异常可导致多种类型的运动功能障碍,尤其体现在经筋对骨节的作用异常,如关节活动功能、关节稳定功能、随意运动控制功能、不随意运动功能、步态功能等,具体表现在关节部位,如脊、腘、髀、踵、踝,可出现关节部位异常状态,如痉挛、震颤、抽搐、屈伸不能。《易筋经》中提及"然筋,人身之经络也,骨节之外,肌肉之内,四肢百骸,无处非筋,无经非络,联络周身,通行血脉,而为精神之外辅。如人肩之能负,手之能摄,足之能履,通身之活泼灵动者,皆筋之挺然者也,岂可容其弛、挛、靡、弱哉",说明筋连接全身,支配人体各种运动,过于迟缓或过于拘挛均会影响其功能的作用。筋的功能状态不同"有筋弛者、筋挛者、筋靡者、筋弱者、筋缩者、筋壮者、筋舒者、筋劲者、筋和者,种种不一,悉由胎禀",功能障碍表现也多样"如筋弛则病,筋挛则瘦,筋靡则痿,筋弱则懈，筋缩则亡"，因此强调"筋壮则强，筋舒则长，筋劲则刚，筋和则康"。

2. 肉的功能障碍

生理状态下，可见肌肉满壮，腠理致密、坚固。肉软、肉硬、肉跳为肉的异常状态，且其异常状态可相互转化。如肉之腠理疏松，易为外邪所袭，病久可致肉痹，《中藏经·论肉痹》曰："肌肉不滑泽则腠理疏，则风寒暑湿之邪易为入，故久不治则为肉痹也。肉痹之状，其先能食而不能充悦四肢，缓而不收弛者是也。"又如，脾胃不足，气血生化乏源，肉失濡养，可见四肢不用、缓而不收持、活动迟钝、瘫痪诸症。《素问·太阴阳明论》曰："今脾病不能为胃行其津液，四肢不得禀水谷气，气日以衰，脉道不利，筋骨肌肉，皆无气以生，故不用焉。"再如，寒邪或寒湿之邪、热毒之邪客于肉，经脉不通，可见卷肉缩筋、肉急、肉痛、肢体拘挛、僵硬诸症。《素问·气穴论》曰："卷肉缩筋，肋肘不得伸。"风寒湿邪、热毒侵袭，肉失所养亦可见肌肉乏力、麻木、疼痛不舒诸症。《素问·长刺节论》曰："病在肌肤，肌肤尽痛，名曰肌痹。"《黄帝内经太素·顺养》对"久坐伤肉"进行解释"人久静坐，脾则不动，不动不使，故久坐伤脾，脾伤则肉伤也"，说明久坐不动导致脾气损伤，脾主肌肉四肢，因此肌肉受损，可表现肢体的痿软无力。由此可见，肉异常可导致各种类型的运动障碍，集中表现为痛觉功能、感觉功能、肌肉力量功能、肌张力功能等方面的障碍。肉的功能障碍多表现为四肢部位的麻木不仁、拘挛不伸、痿弱不用。

3. 骨的功能障碍

在正常状态下可见骨髓坚固、关节清利。骨枯、骨重、骨痿等为骨的异常状态，且骨的异常状态可相互转化，骨骼空虚易为外邪所袭而致骨痹、骨痿等疾。如先天肾气亏虚可致骨发育畸形，而见鸡胸、龟背、脊柱侧弯、膝内外翻诸症。人体的正常形态姿势发生改变可影响运动功能，如患儿可因髋臼、股骨头等先天性发育不良或异常导致髋关节出现脱位或半脱位使得髋关节活动受限，影响步态，出现跛行、鸭行步态等运动障碍。因突发性暴力、慢性劳损常致骨的各种损伤如骨折、脱位等。再如，若肾气亏虚，肾精不足，髓不养骨，或足少阴经、足少阳经经气不足，可出现四肢活动不利、步履艰难、不能久立、关节松弛而不能收持、腰膝酸软、腰脊不举等表现。杨上善曰"少阳主筋，筋以约束骨节。骨节气弛，无所约束，故骨摇""久立伤骨，人之久立，则腰肾劳损，肾以主骨，故骨髓伤也"。《素问·痿论》曰"肾气热，则腰脊不举，骨枯而髓减，发为骨痿"；《素问·脉要精微论》曰"骨者髓之府，不能久立，行则振掉，骨将惫矣"，说明骨的功能障碍与肾主骨的作用密切相关。此外，另有风、寒、湿、热之邪袭骨，可见关节酸痛沉重、拘挛不伸等障碍表现。

综上，骨异常可致多种类型的运动功能障碍，多集中于感觉功能、关节活动功能、关节稳定功能、骨骼活动功能、步态功能等方面的障碍。骨功能异常所导致的感觉功能障碍可表现为骨节酸软、四肢逆冷等。

4. 皮的功能障碍

生理状态下可见皮肤柔和、润泽、腠理致密，而当皮肤损害时可见拘急、枯槁、麻木不仁。皮急、肌急指皮肤拘急的状态，皮槁、皮焦指皮肤枯槁不润泽的状态，皮肤不仁指皮肤麻木不仁的状态，六淫之邪常由皮而入侵袭人体，若卫外不固，腠理空虚、开阖失司，则多见肌肤疼痛、麻木不仁、身重肢倦等感觉功能障碍诸症。《素问·五脏生成》曰："血凝于肤者为痹。"《素问·痹论》曰："痛者，寒气多也，有寒故痛也，其不痛不仁者，病久入深，荣卫之行涩，经络时疏，故不通，皮肤不营，故为不仁。"《素问·调经论》曰："寒湿之中人也，皮肤不收。"同时在运动方面，皮常牵连其余四体导致随意运动功能和步态方面的障碍，如屈伸不利、行步不正等症。

皮是邪气侵袭的第一道屏障，也是脏腑、经络功能障碍的外在表现部分之一。《素问·皮部论》认为："邪之始入于皮也，泝然起毫毛，开腠理；其入于络也，则络脉盛色变；其入客于经也，则感虚乃陷下；其留于筋骨之间，寒多则筋挛骨痛，热多则筋弛骨消，肉烁胭破，毛直而败。"由此可见，外邪会入侵皮之毫毛、络脉、经脉及筋骨等层次的不同经络系统。具体而言，"泝然起毫毛"，为外邪入侵于皮肤；"络脉盛色变"，为外邪由皮入侵于络脉，邪气盛，络脉颜色变；"入客于经也，则感虚乃陷下"，表明邪气由络脉深入至经脉，则表现为经脉的空虚陷下；"留于筋骨之间"，则邪客筋骨，具体有两种表现：一是寒邪留于筋骨之间，则皮肤温度低、筋挛骨痛；二是热邪留于筋骨之间，则皮肤温度高、肌肉灼热疼痛、皮毛枯槁，筋弛骨消。《灵枢·百病始生》曰"是故虚邪之中人也，始于皮肤，皮肤缓则腠理开，开则邪从毛发入，入则抵深，深则毛发立，毛发立则淅然，故皮肤痛……津液涩渗，着而不去，而积皆成矣"，不仅说明自皮肤开始邪气侵入机体的层次，也描述了皮相关的障碍表现如疼痛。

皮与皮部理论关联，皮部也是传统康复如刮痧、拔罐等方法的操作部位。浅刺法涉及毛刺、扬刺、直针刺、半刺、浮刺和分刺，"毛刺者，刺浮痹于皮肤也"，主要治疗病邪闭阻体表的功能障碍，"扬刺者，正内一，傍内四，而浮之，以治寒气之搏大者也"，扬刺体现了"因其轻而扬之"的治则，常被运用于治疗寒气在体表而引起的局限性障碍，"直针刺者，引皮乃刺之，以治寒气之浅者也"，强调直针刺法操作时浅刺入皮即可，而不刺入肌肉，主要治疗寒气较浅的问题；"半刺者，浅内而疾发针，无针伤肉，如拔毛状，以取皮气，此肺之应也"，也是一种作用在皮的浅刺法，相对于毛刺较深，其操作要点在于浅入针，急速出针，"刺皮无伤肉""分刺者，刺分肉之间也""浮刺者，傍入而浮之，以治肌急而寒者也"。这些刺法均体现皮部理论的应用，也是现代皮肤针、皮内针疗法的理论依据。

皮与肉及其他形的功能障碍密切相关，在烧伤康复中体现充分。烧伤在中医最早称"汤火冻"（东汉《武威汉代医简》），又称为"汤火疮"（《诸病源候论》）、"汤泼火伤"（清·顾世澄《疡医大全》）等，损害多在皮肤，亦可伤及肌肉，轻者仅局部潮红、水疱、溃烂，重者不但患部皮焦肉卷，可能伤及骨骼，进而可能引起脏腑功能紊乱，甚至危及生命。

皮肉为人体之外藩，卫气行于皮肉之间，卫外而固内，如室之有壁。火毒使人身肌肤不存，卫外屏障即失，无异门户洞开，津液皮表外渗，热郁脏腑阴精内耗。火邪伤人致气虚血瘀，脉络阻塞，因而气血运行不畅，五脏六腑失于濡养。烧伤是沸水烈火的损害，病因病机是"热毒""火毒"。热胜则肉腐，以致肌肤腐烂，外毒有攻里可能。"经伤时必受惊恐，外受火热毒侵，损及内脏"，说明烧伤还使脏腑的功能及神志受到严重干扰，出现皮肉，进而筋骨，火毒内侵甚至导致内脏的功能障碍。如清·祁坤《外科大成》曰："汤泼火伤者，患自外来也。然热甚则火毒攻内，令人烦躁、口干、昏愦而闷绝。"清·吴谦《医宗金鉴·汤火伤》也云："此证系好肉暴伤，汤烫火烧，皮肤疼痛，外起燎疱……，重者防火毒热气攻里，令人烦躁、作呕、便秘，甚至神昏闷绝。"清·陈士铎《洞天奥旨》中说"汤烫疮……轻则害在皮肤，重则害在肌肉，尤甚者害在脏腑，害在脏腑者，多至杀人"，说明严重的烧伤不但外见皮破肉损，更甚者还在于"害在脏腑"，而且可能导致神志失常。

5. 脉的功能障碍

在生理状态下，可见脉气通利，而血脉不通或不荣则为脉的主要异常表现。脉循行全身，脉气虚实或血脉不通均可间接导致筋、骨、肉和全身各部多种类型运动功能障碍。①外感六淫侵袭，可致脉不通，经气不利，血流不畅，而见身重、肢体关节游走疼痛、肢体拘挛、僵硬、活动不利等运动障碍诸症，如《灵枢·经脉》曰："手少阳之别，名曰外关，去腕二寸，外绕臂注胸中，合心主，病实则肘挛，虚则不收。"②五脏功能失调，脉失所养或内生风、火、痰、瘀致脉不通，可见半身不遂、口眼㖞斜、四肢萎缩、足痿不用、抽搐、震颤等运动障碍诸症。《素问·诊要经终论》曰："太阳之脉，其终也，戴眼反折瘈疭。"脉异常所致的运动功能障碍形式多样，几乎包括其余四体所致的类型，如感觉功能、关节活动功能、步态、随意运动功能等方面的异常，引起不随意运动反应。

（五）经络和腧穴的功能障碍

1. 十二经脉的功能障碍

十二经脉的功能障碍主要通过"是动"和"所生病"两方面反映。《难经·二十二难》对此做了解释："经言是动者，气也；所生病者，血也。邪在气，气为是动；邪在血，血为所生病。气主呴之，血主濡之。气留而不行者，为气先病也；血壅而不濡者，为血后病也。故先为是动，后所生（病）也。"一方面为经脉循行经过部位的疼痛、感觉或运动障碍等，另一方面与经脉所属络联系的脏腑相关的功能障碍。例如，手少阴心经的主要功能障碍包括与心主血脉、心主神志相关的表现如心痛、烦心、胸腹满、善噫嗌干、喜笑不休等，还包括与经脉循行部位相关的功能障碍如臂内痛。《灵枢·经脉》曰"是动则病嗌干心痛，渴而欲饮，是为臂厥。是主心所生病者，目黄胁痛，臑臂内后廉痛厥，掌中热痛"；《灵枢·经脉》曰"是动则病手心热，臂肘挛急，腋肿，甚则胸胁支满，心中澹澹大动，面赤目黄，喜笑不休。是主脉所生病者，烦心心痛，掌中热"，体现了经脉功能障碍与相关脏腑和循行部位关联。

2. 奇经八脉的功能障碍

《黄帝内经》中虽然已经有关于奇经八脉功能障碍的表现描述，如"冲脉为病，逆气里急"（《素问·骨空论》）。但系统论述奇经八脉功能障碍表现的主要在《难经·二十九难》，其曰："奇经之为病何如？然：阳维维于阳，阴维维于阴，阴阳不能相维，怅然失志，溶溶不能自收持。阳维为病苦寒热，阴维为病苦心痛。阴跷为病，阳缓而阴急；阳跷为病，阴缓而阳急。冲之为病，气逆而里急。督之为病，脊强而厥。任之为病，其内苦结，男子为七疝，女子为瘕聚。带之为病，腹满，腰溶溶若坐水中。此奇经八脉之为病也。"这段论述，不仅在《黄帝内经》基础上对冲脉、任脉、督脉的功能障碍进行归类综合，也补充了带脉、阴阳维脉、阴阳跷脉的功能障碍特点，例如，"阳维为病苦寒热"是对三阳经发热、头痛、汗出（无汗）等功能障碍的概括；"阴维为病苦心痛"是对三阴经涉及的脏腑包括胃、心、肺等多系统功能障碍的概括。"阴跷为病，阳缓而阴急"是胸腹、下肢内侧多种障碍的总称；"阳跷为病，阴缓而阳急"主要是指头面、颈项、肩背、腰及下肢外侧等功能障碍。带脉表现为集中在腰腹部的障碍；督脉障碍主要涉及脑、脊背部；任脉、冲脉、带脉主要涉及盆底相关的功能障碍。这些论述对中医康复临床有重要的指导意义。

其中，督脉循行于背腰部，作为阳脉之海，通于脑，因此与脑、脊髓及脊柱相关的功能障碍有密切关系。如《素问·空骨论》载"督脉为病，脊强反折"；《灵枢·经脉》曰"督脉之别，名曰长强……实则脊强，虚则头重"；《脉经·平奇经八脉》曰"此为督脉，腰背强痛，不得俯仰，大人癫病，小人风痫疾"；《针灸甲乙经》曰"头痛项急，舌急难言，刺风府主之""狂易多言不休，及狂走易自杀及目妄见，刺风府"，可见督脉的功能障碍表现为癫痫、郁证、癫狂、痴呆等认知及神志方面的异常，脊强、腰背痛等肌骨相关的问题。《灵枢·经脉》曰"督脉为病，实则脊强，虚则头重高摇之"，说明督脉的功能障碍有虚实不同的表现，实证为脊背强直，虚证见头重、眩晕。此外，因为督脉起源于胞宫，因此也表现为生殖泌尿及盆底相关的功能障碍，如《素问·骨空论》曰："督脉生疾，从少腹上冲心而痛，不得前后，为冲疝；其女子不孕，癃痔遗溺嗌干。"这与督脉、任脉、冲脉一源三歧的特点有关。因此督脉在神经、肌骨、心理、盆底各种功能障碍的防治中应用广泛。

3. 络脉的功能障碍

络脉作为经脉的分支，也是邪气侵袭首先影响的部位，因此容易发生气血的凝滞和积滞的情况，《灵枢·百病始生》曰："其着孙络之脉而成积者，其积往来上下臂手孙络之居也，浮而缓，不能句积而止之，故往来移行肠胃之间，水凑渗注灌，濯濯有音，有寒则䐜满雷引，故时切痛。"

《素问·气穴论》曰："余已知气穴之处，游针之居，愿闻孙络溪谷，亦有所应乎……溪谷三百六十五穴会，亦应一岁，其小痹淫溢，循脉往来，微针所及，与法相同。"孙络是络脉分出的细小分支，孙络交会的主要部位是三百六十五穴所在之处。孙络的生理功能是贯通营卫之气；在病变时则为病邪传变的途径。溪谷是分肉和筋骨相联结而形成的空隙，也是人体通行荣卫，留舍正气所在。因此当外邪侵入孙络，留于溪谷，影响气血运行，出现"荣卫稽留，卫散荣溢，气竭血著"等病变，会表现出"发热""少气""为脓""骨痹"等表现。"孙络三百六十五穴会，亦以应一岁，以溢奇邪，以通荣卫，荣卫稽留，卫散荣溢，气竭血著，外为发热，内为少气，疾泻无怠，以通荣卫，见而泻之，无问所会"。"奇邪"指病邪在皮毛而入于络，包括络脉、孙络等；《类经·经络类》解释为"溢，注也，满也。奇，异也。邪自皮毛而溢于络者，以左注右，以右注左，其气无常处而不入于经，是为奇邪"；《灵枢·血络论》曰"黄帝曰：愿闻其奇邪而不在经者。岐伯曰：血络是也……血脉者，盛坚横以赤，上下无常处，小者如针，大者如筋，则而泻之万全也，故无失数矣，失数而反，各如其度"，均说明奇邪主要侵袭络脉，同时也描述了刺络泻血的原则，治疗时可以在络脉表现异常处，刺络泻其邪气，以恢复气血的正常运行。根据针刺血络时发生的"仆""血出而射""血少黑而浊""血出清而半为汁""发针而肿"等不同表现，还可以帮助评估患者机体的强弱和阴阳气血情况的差别。并告诫医者在刺络时，必须针对不同的体质及病情，采取相适宜的防范措施，避免不良反应发生。这些详尽的描述为临床应用刺络法进行康复治疗提供了理论依据及操作要点的说明。

4. 腧穴的功能障碍

腧穴是人体正邪交会的门户。如《灵枢·九针十二原》提出的"神客在门"，《灵枢·小针解》对其的解释为"神客者，正邪共会也……在门者，邪循正气之所出入也"。可见邪气可从腧穴入，亦可从中而出，因此，腧穴可以反映或呈现其内"邪循正气"的功能状态。如《灵枢·官能》说："得邪所在，万刺不殆。""得邪所在"即是通过对腧穴功能障碍的异常表现进行观察或揣按帮助评估的过程。

腧穴的形态结构变化与功能障碍相对应，如"血脉者，在腧横居，视之独澄，切之独坚"（《灵枢·九针十二原》），说明血脉障碍横结在腧穴，可以观察到血脉澄浊不清，以手按之感觉坚实；"在郄中结络如黍米"（《素问·刺腰痛论》），说明局部空隙处有络脉结滞如黍米；"坚痛如筋者"（《素问·骨空论》），提示腧穴部位表现坚硬疼痛的条索状结节。腧穴能反映病变情况的特点在宋·王执中《针灸资生经》中称为"受病处"："《列子》载偃师造偶云：废其肾则足不能行。是足之不能行，盖肾有病也，当灸肾俞。或一再灸而不效，宜灸环跳、风市、犊鼻、膝关、阳陵泉、阴陵泉、三里、绝骨等穴，但按略酸疼，即是受病处，灸之无不效也。"可见按压酸痛的腧穴反映了相应部位的功能障碍。

脏腑的功能障碍同样在相应的腧穴有异常表现，如"有老妪，大肠中常若里急后重，甚苦之。自言人必无老新妇此奇疾也。为按其大肠俞疼甚，令归灸之而愈"（《针灸资生经·肠痛》）；"凡有喘与哮者，为按肺俞，无不酸疼，皆为缪刺肺俞。令灸而愈，亦有只缪刺不灸而愈。此病有浅深也。舍弟登山，为雨所搏。一夕气闷，几不救，见昆季必泣，有欲别之意。予疑其心悲，为刺百会不效；按其肺俞，云其疼如锥刺。以火针微刺之即愈。因此，与人治哮喘，只缪肺俞，不缪他穴。惟按肺俞不疼酸者，然后点其它穴云"（《针灸资生经·喘》），不仅说明腧穴能反映脏腑的功能障碍，而且按压时反应不同还与病变或功能障碍不同有关，可以帮助进行脏腑的功能障碍评估，也是传统康复方法的选穴依据。

（六）精气血津液的功能障碍

1. 精的功能障碍

张景岳在《类经·藏象类》中谓"精足则血足而发盛"，因此肾精衰少则见毛发枯槁甚至脱落，如《金匮要略·血痹虚劳病脉证并治》所说"夫失精家，少腹弦急，阴头寒，目眩，发落"，精盈则气盛，精少则气衰，因此表现为少气不足以息，而行则气喘，口咽干燥，懒于言语，所谓"元精失则元气不生，元阳不见"。精盛则志强，精不足则无以养志，每病善忘之证，如《灵枢·本神》谓"志伤则喜忘其前言"；《类证治裁·健忘论治》

解释为"惟因病善忘者，或精血亏损"。恐伤肾，进而导致精少，如《灵枢·本神》说："恐惧而不解，则伤精，精伤则骨酸痿厥，精时自下。"

2. 气的功能障碍

气对生命活动有重要意义，张景岳谓"人之生死由乎气"。气的分类和功能多样，因此其功能障碍也有各种不同表现，如《素问·刺志论》云"气实者，热也，气虚者，寒也"，说明气的虚实障碍可以分别以寒热来表现。《素问·举痛论》曰："余知百病皆生于气也，怒则气上，喜则气缓，悲则气消，恐则气下，寒则气收，灵则气泄，惊则气乱，劳则气耗，思则气结。""九气为病"的论述说明了情志变化引起气机紊乱。邪气侵袭、情志失调、过劳损伤等因素影响了气机的升降出入，则出现各种气的功能障碍，分有余和不足两种情况。

"气有余便是火"，气郁容易化火，前述各种脏腑的气逆、气滞、气化失司均是气机的紊乱。气不足则无法发挥其温煦、固摄、行血、气化等功能，影响脏腑、经络、血、津液等作用，如《灵枢·决气》说"气脱者，目不明"，说明正气脱失可引起暴盲证。《素问·逆调论》说："荣气虚则不仁，卫气虚则不用，荣卫俱虚则不仁且不用。"荣卫气少，则肢体麻木不仁无法支配。《素问·脉要精微论》所谓"言而微，终乃复言者，此夺气也"，说明气衰则言语低微，或神乱而妄言。

3. 血的功能障碍

血的功能障碍同样有虚实的不同，《黄帝内经》中对其表现及病因病机已有充分论述。如虚证主要有血虚、血脱、血枯等。《素问·刺志论》曰"脉虚血虚"；《灵枢·决气》曰"血脱者，色白，天然不泽"；《素问·腹中论》曰"病名血枯，此得之年少时，有所大脱血"，说明血不足表现为色泽变白，可能由脉虚或出血引起。实证主要有血实、血泣、留血、血凝、血涩等。《素问·刺志论》曰"脉实血实"；亦如《灵枢·痈疽》曰"寒邪客于经脉之中则血泣"，《素问·调经论》曰"孙络水溢，则经有留血"；《素问·五脏生成》曰"卧出而风吹之，血凝于肤者为痹"，说明脉作为血之府，其虚实会影响血的虚实表现，血液运行不畅可能因寒邪或出血后停留所致，瘀血凝聚肌肤表现为痹证。出血的障碍根据不同部位的表现有不同名词，如血溢、衄血、后血、溺血、唾血、溲血、唾血、咳呕血、血泄、血便、下血、血崩等。《灵枢·百病始生》曰"阳络伤则血外溢，血外溢则衄血""阴络伤则血内溢，血内溢则后血"。《素问·气厥论》曰："脾移热于肝，则为惊衄。胞移热于膀胱，则癃，溺血。"《素问·咳论》谓"肺咳之状……甚则唾血"等。出血的障碍可以因为火热或气虚，如《景岳全书·血证》曰："盖动者多由于火，火盛则逼血妄行；损者多由于气，气伤则血无以存。"

气血的功能障碍又相互影响。血为气之府，血盛则气旺，血虚常见少气，失血过多则见气脱，血液瘀滞又易导致气机阻塞，表现为胸满闷等，如《金匮要略·惊悸吐衄下血胸满瘀血病脉证治》说："病人胸满，唇痿舌青，口燥，但欲漱水不欲咽，无寒热，脉微大来迟，腹不满，其人言我满，为有瘀血。"

4. 津液的功能障碍

《医宗必读·水肿胀满论》说"凡五气所化之液，悉属于肾；五液所化之气，悉属于肺；转输二脏，以制水生金者，悉属于脾"，说明津液代谢障碍与肺、脾、肾三脏的功能密切相关。湿、痰、饮多因脏腑气化失常，玄府开阖失司，宣通不利，津液不归正化而致。津液的功能障碍有不足和停聚两方面表现。气化作用失常，津液来源不足或消耗过多，均可致人体失于津液滋养，而见干燥枯涩或阴虚火旺表现；若津液输布、排泄障碍，则易导致水液内停、水肿、痰饮等不同障碍表现。痰、饮、水湿是津液气化失常的产物，所谓"痰为气不化津"。

气、血、津液在气化功能正常时转化有序，在气化失常时相互影响，形成痰瘀互结、痰湿互结等障碍。痰饮、水湿、瘀等病理产物的形成，又会进一步导致气机升降失常，形成恶性循环。《杂病源流犀烛·痰饮源流》曰："其为物则流动不测，故其为害，上至巅顶，下至涌泉，随气升降，周身内外皆到，五脏六腑俱有。"

（七）五官九窍的功能障碍

五官九窍的功能障碍主要表现为窍闭不通与窍开失约两类。

1. 窍闭不通

各个窍闭阻不通的表现与其官窍功能相应，如与目窍相关表现为暴盲、目闭不开等；清·张璐《张氏医通·目闭不开》曰"热则筋纵目不开，……然又有湿热所遏者，则目胞微肿，……肝虚者则闭目不欲见人"，说明目闭不通的原因包括热灼、湿热、真阳不升及肝虚等。

舌窍不通表现为舌强，《圣济总录·诸风门》曰"论曰：中风舌强不语者，盖脾脉络胃、侠咽、连舌本，心气所通。今风邪客搏，则气脉闭塞不利，所以舌强不能舒卷，有害于言语也"，表明因为邪气闭塞脉络导致舌强影响言语功能。

口窍闭阻表现为口噤，《疡医大全·口噤门主论》曰："口噤者，足阳明之病，颊车穴主之。盖阳明经络，挟口环唇循颊车；而诸阳筋脉皆上于头，三阳之筋并络额、颊，夹于口，风寒乘虚而客其经则筋挛急，牙关紧而口噤。又有风热太甚，痰涎滞膈，风喜伤肝，复能燥物，是以筋燥劲迫而口噤。"风寒、风热都可以导致口噤，与足阳明经和足三阳经筋有关。

鼻窍阻塞表现为鼻塞，《圣济总录·鼻病门》曰："论曰：鼻塞气息不通者，以肺感风寒，其气搏结，不得宣快，窒塞既甚，而息不能出入也，巢氏谓息肉生长，致气窒塞不通，盖有未尝生息肉，而气息不通者，宜析而治之。"已经认识到鼻塞气息不通的原因不仅有肺气不得宣发，而且可能由于鼻内息肉阻塞气道所致。

耳窍不通可表现为耳聋，《圣济总录·耳聋》曰："论曰耳聋之证有二，有肾虚精脱而耳聋者，肾气通于耳也；有经脉气厥而聋者，经脉络于耳也。肾虚而耳聋者，其候面色黑，气厥搏入于耳而聋者，其候耳中浑浑，或耳中气满是也。"清·刘一仁《医学传心录·耳聋者肾虚之故》曰："耳者，肾之窍也。肾气实则耳聪，肾气虚则耳聋。"耳聋可以由气厥实证和肾虚所致。

二阴闭阻可表现为便秘、癃闭、经闭等。《素问·宣明五气》曰："膀胱不利为癃。"《景岳全书·癃闭》曰"小水不通，是为癃闭，此最危、最急证也……凡癃闭之证，其因有四，最当辨其虚实：有因火邪结聚小肠膀胱者，此以水泉干涸，而气门热闭不通也"；元·朱丹溪《丹溪治法心要·大便秘结》曰"大便秘结有虚、有风、有湿、有火、有津液不足、有寒、有气结"，说明癃闭、便秘都可以有虚实不同，可能导致急重症或在急重症出现。

2. 窍开失约

窍开失约的障碍同样有虚实的情况，目窍失约表现为目不得闭、漏睛、目泪不止等，《证治准绳·杂病》曰"张子和曰：凡风冲泪出，俗言作冷泪者，非也。风冲于内，火发于外，风热相搏，由是泪出"，说明寒热都可能导致泪出。

舌窍过开可表现为舌下多唾、舌出不收等，《诸病源候论·心痛病诸候》曰"心痛而多唾者，停饮乘心之络故也"；《圣济总录·肾脏门》曰"论曰：水饮非升降不能传导，非阳气不能消烁。肾虚多唾者，缘肾藏不足，阳气虚微，而又阴寒凝结，停滞于胸膈之间，不能消烁水饮，上溢于齿牙，故喜唾也"，说明多唾可以因为津液水饮停积，上乘阻心络导致，或肾阳虚衰，水饮滞留于胸膈并上溢于齿而表现。

脾开窍于口，足太阴脾经"挟咽，连舌本，散舌下"，足太阴经别"结于咽，贯舌中"，可见脾与口咽部的重要联系，因此言语、吞咽功能障碍可以从脾的方面诊治，《诸病源候论·咽喉心胸病诸候》提出"咽喉者，脾胃之候也"。中气虚，脾主肌肉的功能降低，可能使口咽的闭合无力，出现流涎、呛咳等。如明·赵献可《医贯·玄元肤论》曰"咽系柔空，下接胃本，为饮食之路，水谷同下，并归胃中，乃粮运之关津也……盖饮食必历气口而下，气口有一会厌，当饮食方咽，会厌即垂，厥口乃闭，故水谷下咽，了不犯喉。言语呼吸，则会厌开张，当食言语，则水谷乘气，送入喉脘，遂呛而咳矣"，对误吸呛咳的机制已经有详细的论述，也说明口咽控制对维持言语、吞咽功能的重要作用。口窍失约还可能表现为口张等，甚至是重症的表现，清·郑钦安《医法圆通·口张气出》曰"久病虚极之人，忽见口张气出。此元气将绝，旦夕死亡之征。法在不治，若欲救之，急宜回阳收纳，以尽人事"，说明久虚气脱导致口张气出是元气将绝的危象。

鼻窍失约表现为鼻渊、鼻衄、嗅觉障碍等，晋·皇甫谧《针灸甲乙经》曰："鼻鼽不得息，不收涕，不知香臭。"鼻窍津液不能收摄的原因涉及外感内伤的因素，如《诸病源候论·鼻病诸候》曰："夫津液涕唾，得热即干燥，得冷则流溢，不能自收。肺气通于鼻，其脏有冷，冷随气入乘于鼻，故使津液不能自收。"明·周文采《医方选要》曰"热则津液中干，冷则髓涕流注。若风冷随气乘于鼻脑，则津液交流不能自收，谓之流涕，鼻渊是也"；明·程云鹏《慈幼新书》曰"风入胆中，移热于脑，脑寻窍于鼻而出涕，浓而臭为实热证"，说明寒热均可影响鼻窍的关闭。《医法圆通·鼻流清涕》曰"按：鼻流清涕一证，有从外感而致者，有从内伤而致者，……从内伤而得者，由心肺之阳不足，不能统摄津液，而清涕出（市人称为肺寒，称为陈寒，由其不知阳衰而阴寒即生也）。肾络通于肺，肾阳衰而阴寒内生，不能收束津液，而清涕亦出"，说明鼻窍失约导致清涕自出不仅仅与肺开窍于鼻有关，也与其他脏腑相关。鼻渊同样可能因肾阴虚导致，如《证治汇补·鼻病》曰："凡鼽渊疮痔久不愈者，非心血亏，则肾水少。"

耳窍失约表现为耳衄、耳流脓等，《疡医大全·耳衄门主论》中转载不同医家的认识"冯鲁瞻曰：耳中出血，少阴火动所致。李东垣曰：耳中无故出血，名曰耳衄。乃肝肾相火上逆，迫血而衄"，说明耳出血主要为火所致的实证。耳窍失约的功能障碍更常表现为肾精亏虚、耳窍失养导致的耳鸣、耳聋，《灵枢·海论》曰"髓海不足，则脑转耳鸣"；《灵枢·决气》曰"液脱者，……脑髓消……耳数鸣""精脱者，耳聋"，说明阴液耗伤或肾精不足导致髓海空虚会造成耳鸣、耳聋，两者的程度不同，《杂病源流犀烛·耳病源流》曰"耳鸣者，聋之渐也，惟气闭而聋者则不鸣。其余诸般耳聋，未有不先鸣者"，说明虚证耳鸣常常是耳聋的前期表现。

阴窍失约可表现为遗精、遗尿、泄泻、崩漏、脱肛等，《景岳全书·遗精》曰"因梦而出精者，谓之梦遗，不因梦而精自出者，谓之滑精。梦遗者，有情，有火，有虚，有溢……滑精者，无非肾气不守而然"，说明遗精同样有虚实的不同。清·程杏轩《医述·脱肛》曰"脱肛一证，其因不一，有因久痢久泻，脾肾气陷而脱者；有因中气虚寒，不能收摄而脱者；有因酒湿伤脾，色欲伤肾而脱者；有因肾气本虚，关门不固而脱者；有因湿热下坠而脱者。又肛门为大肠之使，大肠受寒受热，皆能脱肛。老人气血已衰，小儿气血未旺，皆易脱肛"，体现了脱肛病因病机涉及不同脏腑的多样化。

汗窍过开表现为自汗、盗汗等汗液排泄障碍，明·龚廷贤《古今医鉴·自汗盗汗》曰"自汗者，不因发散而自然出也；盗汗者，睡而汗出，及觉则不出矣……丹溪曰：自汗属气虚，属痰与湿；盗汗属阴虚，相火炽盛"，说明自汗一般由于气虚，盗汗由于阴虚的不同特点。

可见，各种窍的功能障碍与其相应的脏腑功能有密切关系，但可能不局限于一脏，也可能涉及其他相关脏腑，证候也有虚实之分，需要根据辨证和评估选择不同的康复方案。

三、神的功能障碍

（一）天人之神的障碍

《素问·生气通天论》曰："故圣人传精神，服天气，而通神明，失之则内闭九窍，外壅肌肉，卫气散解，此谓自伤，气之削也。"此"神明"体现自然界事物运动变化的规律，通神明是天人合一的表现，如果不遵循自然变化的规律则出现形体气机各方面的功能障碍。

外邪影响机体，神也会有相应的变化，如《素问·生气通天论》曰"因于寒，欲如运枢，起居如惊，神气乃浮"，阳气司表，寒邪侵犯影响其枢运功能，则起居如惊，而神藏之阳气乃浮出以应之。

（二）广义的生命之神的功能障碍

广义的生命之神的功能障碍可以表现为神的功能变化，也会表现出形的变化，《素问·徵四失论》曰"所以不十全者，精神不专，志意不理，外内相失，故时疑殆"，说明精神不专于循用，志意不从于条理，形神内外不相应，则功能出现缺失。《素问·汤液醪醴论》曰："形弊血尽而功不立者何？……神不使也。"神的主宰作用无法正常发挥时，会导致形的衰败。《素问·脉要精微论》曰："头者，精明之府，头倾视深，精神将夺矣。"头为精髓神明所在之处，神气衰微，则头为之倾，则视深目陷。神的功能损伤还与五脏的功能障碍相互影响，《素问·生气通天论》曰："阴气者，静则神藏，躁则消亡，饮食自倍，脾胃乃伤。"《灵枢·本神》说"肝气虚则恐，实则怒""心气虚则悲，实则笑不休"。

眼睛作为神功能活动的反映，在神的功能障碍时也会有相应的变化，如《灵枢·海论》言"髓海不足，则……目无所见"，说明脑作为神发挥作用的部位，如果失养会影响眼睛的视物功能。癫、狂、厥等较严重的神志障碍也会表现相应的目的异常，如《灵枢·癫狂》曰"癫疾始生，先不乐，头重痛，视举目赤""狂，目妄见、耳妄闻、善呼者，少气之所生也"。《素问·解精微论》曰："厥则目无所见。"《灵枢·大惑论》曰："邪其精，其精所中不相比也则精散，精散则视歧，视歧见两物。"可见不同的神的障碍所表现的眼睛功能失常不同，甚至可能是神衰亡的表现，《素问·玉机真脏论》曰"目眶陷，真脏见，目不见人，立死，其见人者，至其所不胜之时则死"；《素问·三部九候论》曰"目内陷者死"，说明眼睛的形或神采的改变对内在神志状态的直接反映。

精神情志的损伤不仅影响功能预后，甚至可能导致生命衰亡。《素问·汤液醪醴论》曰"今精坏神去，荣卫不可复收。何者？嗜欲无穷，而忧患不止，精神弛坏，荣泣卫除，故神去之而病不愈也"；《素问·疏五过论》曰"故贵脱势，虽不中邪，精神内伤，身必败亡"，说明失去神的作用病难愈，神如果损伤严重可能导致形的死亡。

五神受损时可能是针刺的禁忌，《灵枢·本神》曰"是故用针者，察观病人之态，以知精、神、魂、魄之存亡得失之意，五者以伤，针不可以治之也。"五神损伤时针刺需要谨慎考虑。因此在康复治疗时非常重视对神的作用，尤其在针刺方法中更注重调神的作用。如《素问·离合真邪论》曰："各在其处，推因其门，令神气存，大气留止，故命曰补。"候引吸针，使神存气留，是补法。《素问·调经论》曰："按摩勿释，著针勿斥，移气于不足，神气乃得复。"针刺时手按病处不放，针于病处不推之，使其人神气移至不足之处，神气则得以复常。

（三）狭义的生命之神——五神障碍

《灵枢·本神》曰"神伤则恐惧自失，破䐃脱肉……意伤则悗乱，四肢不举……魂伤则狂忘不精，不精则不正当人，阴缩而挛筋，两胁骨不举……魄伤则狂，狂者意不存人，皮革焦……志伤则喜忘其前言，腰脊不可以俛仰屈伸"，不仅说明五神的功能障碍表现有所不同，同时还具体说明了五神损伤对引起形的障碍表现。

（1）心神功能紊乱的表现：由于心藏神在五神中的重要性，当神的功能出现障碍时，不仅表现出相应的认知功能障碍，同时精神情志也难以发挥正常作用。清·程国彭《医学心悟·健忘》曰"心者，君主之官，神明出焉。肾主智，肾虚则智不足，故喜忘其前言。又心藏神，神明不充，则遇事遗忘也"；明·皇甫中《明医指掌·惊悸怔忡健忘证》曰"神不清而生痰，痰迷心窍，则遇事多忘；亦因思虑过度，病在心脾，故令转盼遗忘，名曰健忘"；《普济方·心脏门》曰"夫健忘之病，本于心虚，血气衰少，精神昏愦……愁忧思虑则伤心，心伤则喜忘"，均说明记忆力减退、遗忘、健忘是心藏神功能障碍的表现之一。

《灵枢·大惑论》曰"心者，神之舍也。故神精乱而不转，卒然见非常处，精神魂魄，散不相得，故曰惑也"；《灵枢·本神》曰"心怵惕思虑则伤神，神伤则恐惧自失"；《素问·调经论》曰"神有余则笑不休，神不足则悲"；《济生方·惊悸论治》曰"惊悸者，心虚胆怯之所致也"，说明神的功能失常会出现精神、情志的异常，表现为悲喜失度，惊悸恐惧等。

由于语言是"心藏神"功能对决策输出的表达方式，因此当痰火、热邪蒙闭神窍，心神妄动等实证时，决策功能失常，言语、行为功能紊乱，可出现谵语；当心气、心血亏虚，心神亏虚等虚证时，决策功能受损，言语、行为功能紊乱，表现为郑声。正如《伤寒论·辨阳明病脉证并治》载"夫实则谵语，虚则郑声"；清·林之翰《四诊抉微·脏诊》曰"独言独语，言谈无绪，心神他寄，思虑伤神，乃为心病"，说明声音、语言错乱等功能障碍是心藏神功能失常的表现。

不寐、嗜睡等睡眠障碍也是心藏神功能障碍的体现，邪火扰动心神，或者心血不足，心失所养，均可能心神不安而不寐。《景岳全书·不寐》曰"无邪而不寐者，必营气之不足也，营主血，血虚则无以养心，心虚则神不守舍""真阴精血之不足，阴阳不交而神有不安其室耳"。

概括而言，神的功能障碍表现广泛，包括失神（精神萎靡、意识模糊、反应迟钝或神昏萎靡、循衣摸床等）、神乱（焦虑恐惧、烦躁不安、淡漠痴呆和猝然昏倒，多见于癫、狂、痴、痫、脏躁等病证）、假神、神弱（健忘、失眠、多梦等）。

（2）肺魄功能紊乱的表现

1）精神障碍：《灵枢·本神》中描述"肺喜乐无极则伤魄，魄伤则狂，狂者意不存人"；《血证论·恍惚》载"寤时恍惚者，魄不安也；魄为阴，寤时而阴气不足，故恍惚不定"。"狂""恍惚"说明魄受伤后影响精神状态。

2）感觉、运动障碍：《景岳全书·非风诸证治法》曰"非风麻木不仁等证，因其血气不至，所以不知痛痒。盖气虚则麻，血虚则木，麻木不已，则偏枯痿废渐至日增，此魄虚之候也"，反证了麻木、感觉渐退的感觉障碍，偏枯、痿废等运动障碍与魄的亏虚有关。

3）睡眠障碍：肺魄对外界信息的接收、输入如果过多，阴神不安，则可能导致入睡困难、睡眠轻浅，如果肺魄受邪，影响肝魂的升发，使阳神"魂出于肝而游于外"，则导致多梦、早醒，如《灵枢·淫邪发梦》记载"魂魄飞扬，使人卧不得安而喜梦"，也印证了魂魄之间在功能障碍时的相互影响。

4）记忆基础功能障碍：《类经》引"魄盛则耳目聪明，能记忆，老人目昏耳聩记事不及者，魄衰也……阴主藏受，故魄能记忆在内"。由于魄对感觉输入信息辨识功能障碍，进而影响记忆功能。

（3）肝魂功能紊乱的表现：《灵枢·本神》曰"魂伤则狂忘不精，不精则不正"。《诸病源候论·风病诸候下》曰"狂病者，由风邪入并于阳所为也……又肝藏魂，悲哀动中则伤魂，魂伤则狂妄不精……皆由血气虚，受风邪，致令阴阳气相并所致，故名风狂"，认为狂证是由于风邪侵入，血气、魂伤所致。《诸病源候论·鼻病诸候》曰"肝之神为魂，而藏血，虚热则魂神不定，故惊也"，则说明虚热使魂受惊扰。《类经》提出"肝藏魂，肝气痹则魂不安""肝气受伤则神魂散乱"，也说明肝的功能障碍对魂的影响。

《备急千金要方·肝脏》曰"肝气虚则梦见园苑生草得其时，梦伏树下不敢起；肝气盛则梦怒，厥气客于肝则梦山林树木"，生动描述了肝的虚实状态不同则梦境不同。《证治准绳·杂病》中也说："肝乃魂之居，脏之真阳虚，则游魂为变，变为梦。"

因肝藏血保障了魂对寤寐的作用，如《普济本事方·中风肝胆筋骨诸风》注："平人肝不受邪，故卧则魂归于肝，神静而得寐。今肝有邪，魂不得归，是以卧则魂扬若离体也。"肝藏血功能失常，魂不藏于肝，则会寤寐失常，多表现为多梦、梦游、易惊等睡眠障碍，"肝病不寐者，肝藏魂，人寤则魂游于目，寐则魂返于肝，若阳浮于外，魂不入肝则不寐"（《血证论·卧寐》）；或化火出现梦遗"血不养肝，火扰其魂，则梦遗不寐"（《血证论·脏腑病机论》）。《景岳全书·不寐》云："凡人以劳倦思虑太过者，必致血液耗亡，神魂无主，所以不寐。"思虑过多影响脾的运化功能，使气血生成无源，导致肝血虚，神魂失养而寤寐失常。清·柳宝诒《柳宝诒医案·神志》还提到"人身魂藏于肝，肝有伏热，则魂气不得安其舍，而浮越于上。凡惊魇不寐，惊悸诸病，由于此者诚多"，说明肝热时因为魂不能安住其内，浮越在外会出现梦魇、不寐、惊悸等神志障碍。

如果肝藏血功能失常，思维能力下降，影响肝谋虑的功能，则可能魂不守舍，出现惊骇多梦，卧寐不安，梦游、梦呓等睡眠功能异常的表现。

（4）脾意功能紊乱的表现：《灵枢·本神》曰"意伤则悗乱，四肢不举"，这与脾主肌肉四肢的功能相关。《三因极一病证方论·健忘证治》曰："今脾受病，则意舍不清，心神不宁，使人健忘。"脾对水谷的运化功能失常，导致痰浊蒙蔽心神，因此会表现出健忘的认知功能障碍，即呆病。《景岳全书·癫狂痴呆》提出"痴呆证……有可愈者，有不可愈者，亦在乎胃气元气之强弱"。陈士铎在《辨证录·呆病门》中也提出"大约其始也，起于肝气之郁；其终也，由于胃气之衰。肝郁则木克土，而痰不能化，胃衰则土不能制水，而痰不能消，于是痰积于胸中，盘踞于心外，使神明不清，而成呆病矣。"陈士铎《石室秘录·呆病》进一步说明痰是呆病的主要因素："呆病如痴，而默默不言也……此等症虽有祟凭之，实亦胸腹之中，无非痰气。故治呆无奇法，治痰即治呆也。"调治脾胃恢复对中焦气机的升降作用，从生痰之源入手是痴呆康复的常用方法。历代医案中也多使用理气健脾化痰类药物如茯苓、茯神、白术、半夏、甘草、石菖蒲、橘红、陈皮等治疗痴呆，体现"五脏藏神，尤重脾胃"的意义。

（5）肾志功能紊乱的表现：清·汪昂《医方集解》曰"人之精与志皆藏于肾，肾精不足则志气衰，不能上通于心，故迷惑善忘也"，说明肾藏精和主志的功能障碍会表现出精神迷惑及记忆障碍。同时，肾对应恐的障碍也会影响其志的作用，引起健忘等，《灵枢·本神》曰："恐惧不解则伤精。"《三因极一病证方论·五脏传变病脉》曰："因恐则志室不遂。"《灵枢·本神》曰："肾，盛怒而不止则伤志，志伤则喜忘其前言。"这也说明了五神与五志之间的相互影响。

认知功能是神的一部分，脑主神明而五脏藏五神。五脏功能状态对于认知功能障碍及其相关疾病的发生均有影响。心主血脉功能异常，影响血液的化生和运行，血虚、血瘀均可以导致神机不灵，认知功能衰退；心主神明的功能失常，则无法统帅意识、思维等认知活动。肝失疏泄或藏血功能障碍，则气血运行受影响，清窍阻塞或失养，影响脑的功能，可能出现认知障碍。脾有主运化，主生血的生理功能。脾主运化包括运化水谷和运化水液。脾主运化及统血的功能失常，同样影响血的生成和运行，还可能因为水液集聚成痰而阻塞清窍，均可致神机失用。肺主气功能失常影响全身之气的生成和运行，宣发肃降功能失常则水谷精微和津液布散受阻，致脑窍失养。肾藏精，主骨生髓的功能异常，髓海无法充养。五脏的功能如果无法协调则难以保证脑神功能的正常发挥，如《灵枢·大惑论》曰："人之善忘者，何气使然？岐伯曰：上气不足，下气有余，肠胃实而心肺虚。"《素问·调经论》云："血并于下，气并于上，乱而喜忘。"因此，认知功能障碍及其相关疾病的康复需要综合考虑患者五脏的功能状态进行评估和施治。

（四）五志的功能障碍

五行之间有相生相克的规律，也有自我协调、自动平衡的能力。《素问·六微旨大论》中提及"相火之下，水气承之；水位之下，土气承之；土位之下，风气承之；风位之下，金气承之；金位之下，火气承之；君火之下，阴精承之"的亢害承制现象，即本气亢盛，相克之气就会承接克制。《素问·至真要大论》说："有胜则复，无胜则否。"这种五行之间的相互生克及其协调关系在对应的脏腑和形神功能作用中体现，也在康复实践中加以应用。例如，五脏之间的相互平衡、协调是情志正常活动的保障，太过、不及都会影响精神活动和表现，如"肝气虚则恐，实则怒""心气虚则悲，实则笑不休"。

（1）情志功能障碍的影响因素：如脏腑的功能障碍中所描述，五脏的功能失常会影响相应的情志的功能，如《灵枢·本神》曰"肝气虚则恐，实则怒"，说明肝的功能有余或不足均可引起情志的异常。《素问·宣明五气》曰"精气并于心则善，并于肺则悲，并于肝则忧，并于脾则畏，并于肾则恐"，概括了不同脏影响的情志功能不同。

此外，情志也受到脏腑、气血盛衰和四时的影响，《灵枢·本脏》曰："五脏皆小者，少病，苦憔心，大愁扰；五脏皆大者，缓于事，难使以扰。"《素问·调经论》曰："血并于上，气并于下，心烦闷喜怒。血并于下，气并上，乱而喜忘。"《灵枢·经脉》曰："气不足则善恐，心惕惕如人将捕之。"《素问·调经论》曰："血有余则怒，不足则恐。"《素问·痹论》曰："心痹者，脉不通，烦则心下鼓，暴上气而喘，嗌干善噫，厥气上则恐。"《素问·四时刺逆从论》曰："夏刺肌肉，血气内却，令人善恐；夏刺筋骨，血气上逆，令人善怒。"

（2）情志功能障碍对形神的影响：情志的异常会影响气机运行，《素问·举痛论》曰"怒则气上，喜则气缓，悲则气消，恐则气下，寒则气收，炅则气泄，惊则气乱，劳则气耗，思则气结"；并进一步解释为"怒则气逆，甚则呕血及飧泄，故气上矣。喜则气和志达，荣卫通利，故气缓矣。悲则心系急，肺布叶举，而上焦不通，荣卫不散，热气在中，故气消矣。恐则精却，却则上焦闭，闭则气还，还则下焦胀，故气不行矣。寒则腠理闭，气不行，故气收矣。炅则腠理开，荣卫通，汗大泄，故气泄矣。惊则心无所依，神无所归，虑无所定，故气乱矣。劳则喘息汗出，外内皆越，故气耗矣。思则心有所存，神有所归，正气留而不行，故气结矣"，说明不同的情志失常对气机的影响各有不同，这也为情志功能障碍从脏腑气机调治的康复方案提供了理论基础。根据五行生克规律产生的"情志相胜"疗法，对相应脏腑气机的调整方法可以帮助情志功能的康复，如"五郁"的理论在《素问·六元正纪大论》中体现为"木郁达之，火郁发之，土郁夺之，金郁泄之，水郁折之"；也指导了中医各种精神、心理障碍的康复。

气血的密切关系使情志的障碍也影响血的运行，同时损伤相应的五脏，如《素问·生气通天论》曰："大怒则形气绝，而血菀于上，使人薄厥。"《灵枢·邪气脏腑病形》曰："若有所大怒，气上而不下，积于胁下，则伤肝。"

情志障碍时表现相应的形体反应，《素问·举痛论》曰："怒则气逆，甚则呕血及飧泄。"愁忧使"四肢不举""腹胀""经溲不利"，悲哀使"两胁骨不举"，盛怒使"腰脊不可以俯仰屈伸"，恐惧"伤精则骨酸痿厥，精时自下"（《灵枢·本神》）。这些描述与前述五神障碍对形体的影响一致，体现五志与五神的关联。此外，过悲伤出现"鼻塞""少气""喘喝""胸盈仰息"；《景岳全书·虚损》曰"脾气结则为噎膈，为呕吐，而饮食不能运。食不运则血气日消，肌肉日削，精神日减，四肢不为用"；明·徐春甫《古今医统大全·咳逆门》曰"凡有忍气郁结积怒之人，并不得行其志者，多有咳逆之证"，说明不同的情志障碍对形的损伤和表现也不同。

情志失常也会影响五神的功能，《灵枢·本神》曰"喜乐者，神惮散而不藏。愁忧者，气闭塞而不行。盛怒者，迷惑而不治。恐惧者，神荡惮而不收""怵惕思虑则伤神……愁忧不解则伤意……悲哀动中则伤魂……喜乐无极则伤魄……盛怒而不止则伤志"，说明情志对五神的损伤。又如《素问·解精微论》曰"是以俱悲则神气传于心精，上不传于志而志独悲，故泣出也""夫志悲者惋，惋则冲阴，冲阴则志去目，志去则神不守精，精神去目，涕泣出也"。肺在志为悲，目系上属于脑，悲伤的情志刺激上逆冲脑，肾志离目使神无法守护精，精神都离而去则表现为涕泪流出。同时，情绪对神的扰动可能会进一步导致气机的紊乱，《素问·举痛论》曰："惊则心无所倚，神无所归，虑无所定，故气乱矣。"同时，五志障碍对五神及形体的影响还可能提示不良预后，《灵枢·本神》曰："心怵惕思虑则伤神，神伤则恐惧自失。破䐃脱肉，毛悴色夭死于冬……脾忧愁而不解……死于春。肝悲哀动中……死于秋。肺喜乐无极……死于夏。肾盛怒而不止死于季夏。"虽然实际情况不一定如此，但也说明五志归于五脏，与五时有相应关系，体现天人合一的思想。

五神、五志功能障碍与对应的脏的虚实、气机紊乱及形神失调等表现如表2-1所示。

五神与五志是一个整体，通过五脏相互联系，五神与五志的功能紊乱也可能表现出相互叠加的症状，如睡眠障碍者既有入睡困难，又有多梦、易醒、醒后难以复睡，心理上还可能同时伴有心烦易怒等症，因此对精神心理障碍的康复需要考虑五神（神、魂、魄、意、志）相应的病机要素或相关的五脏虚实情况进行调整，还需要结合五志（喜、怒、悲、思、恐）进行心理精神行为的调节。

形和神两者相依互用，形神的功能障碍也会表现为两者的失调及其互相影响的不同情况。

表2-1 五神、五志功能障碍的病机及表现

五脏	五神	五志	五舍	五虚	五实	五伤	五乱	五调	五守
心	神	喜	脉舍神	悲	笑不休	怵惕思虑	气下	破䐃脱肉；精伤则骨酸，痿厥，精时自下	神荡惮而不收；伤精
肝	魂	怒	血舍魂	飧泄	呕血	悲哀	气消；气乱	阴缩而挛，两胁不举	竭绝失生；狂，狂妄不精，正当伤人

续表

五脏	五神	五志	五舍	五虚	五实	五伤	五乱	五调	五守
肺	魄	悲	气舍魄	鼻塞不利，少气	鼻塞，少气，喘喝，胸盈仰息	喜乐	气缓	皮革焦	意不存人，若无旁人
脾	意	思	营舍意	四肢不用，五脏不安	腹胀经溲不利	愁忧	气结	四肢不举	闷、乱、闭塞
肾	志	恐	精舍志	厥	胀，五脏不安	盛怒	气上	腰痛	恍乱，善忘前后

四、天人功能障碍

天人合一的思想强调了人与外界环境的整体性，也说明了人对外界环境的适应能力，体现在康复的活动和社会参与的功能方面。如果天人相应的功能受到影响，则会影响人对环境的适应能力，也影响其活动和参与的社会功能。《老子》曰："天之道损有余而补不足；人之道则不然，损不足以奉有余。"《庄子》曰："无为而尊者，天道也；有为而累者，人道也。"已经认识到人如果违背自然规律会表现出相应的损害。《素问·四气调神大论》也提到："阴阳四时者，万物之终始也，死生之本也，逆之则灾害生，从之则苛疾不起，是谓得道。"

1. 天人功能障碍体现人与自然环境之间的相互影响

《中藏经·人法于天地论》曰"人者，上禀天，下委地……天地顺则人气泰，天地逆则人气否……天合于人，人法于天，见天地逆从，则知人衰盛"，说明如果没有遵循天地规律则会发生功能障碍。障碍也可能因为四时气候的变化而加重或缓解，如《金匮要略·血痹虚劳病脉证并治》曰："劳之为病，其脉浮大，手足烦，春夏剧，秋冬瘥。"

人体如果受居住环境不佳的影响也可能导致功能障碍，如《素问·阴阳应象大论》提到"地之湿气感，则害皮肉筋脉"，也说明了地域或居住环境对人体功能的损害。《备急千金要方·养性》提到"凡人居止之室，必须周密，勿令有细隙，致有风气得入。小觉有风，勿强忍之，久坐必须急急避之；久居不觉，使人中风。古来忽得偏风，四肢不随，或如角弓反张，或失音不语者，皆由忽此耳。身既中风，诸病总集，邪气得便，遭此致卒者，十中有九。是以大须周密，无得轻之。慎焉慎焉！所居之室，勿塞井及水渎，令人聋盲"，对居住环境引发中风等功能障碍做了详细说明。

天人功能障碍还体现为不同地域人群表现出的不同障碍特征，如晋·张华《博物志》提到"山居之民多瘿肿疾，由于饮泉之不流者"，说明水源环境对人的健康的影响。《吕氏春秋·尽数》也记载了五种不同水土与人群健康或疾病的关系："轻水所，多秃与瘿人""重水所，多尰与躄人""甘水所，多好与美人""辛水所，多疽与痤人""苦水所，多尫与伛人"。

2. 天人功能障碍体现人与社会环境的相互作用

中医康复历来强调形神的调和，保持天人相应的自然平和状态，如《论语·季氏》载"及其老也，血气既衰，戒之在得"，强调年老时更应该顺应气血衰弱的变化戒躁定心，避免过耗心神。如果情绪失常，如"愁忧思喜怒过多……久而不消则伤肺"（《中藏经·论气痹》），或饮食习惯不良会引起相应脏腑的功能障碍，"肉痹者，饮食不节，膏粱肥美之所为也""宜节饮食，以调其脏，常起居以安其脾"（《中藏经·论肉痹》），说明人体适应环境的能力，即天人功能发生障碍可能与增龄、情志、饮食等因素有关。

《寿世保元》提出"外御六淫，内当万虑""所虑昼夜无停，八面受敌，由是神随物化，气逐神消，营卫告衰"，说明人不仅要抵御外界自然环境变化可能造成的不良影响，更需要调摄精神适应社会环境的变化，才能维持正常的神志功能，避免消耗气血导致功能失衡。因此，人们通过主动的环境改造来增强适应能力，如宋·周守忠在《养生类纂》中说"古之知道者，筑垒以防邪，疏源以毓真。深居静处，不为物攫，动息出入，而与神俱，魂魄守戒，谨室其兑，专一不分，真气乃存"，说明居住环境对神志功能的正常有重要作用。

3. 康复实践中应重视引起天人功能障碍的因素

临床中，各医家在治疗时也常常根据上述天人合一的思想知常达变，《素问·疏五过论》曰："圣人之治病也，必知天地阴阳，四时经纪，五脏六腑，雌雄表里。刺灸砭石，毒药所主，从容人事，以明经道，贵贱贫富，各异品理，问年少长，勇怯之理，审于分部，知病本始，八正九候，诊必副矣。"在很多具体的康复实践中强调需要避免的过失，反向验证了自然和社会环境对功能障碍的影响，因此需要医者详加了解。如"凡欲诊病者，必问饮食居处，暴乐暴苦，始乐后苦，皆伤精气。精气竭绝，形体毁沮。暴怒伤阴，暴喜伤阳。厥气上行，满脉去形。愚医治之，不知补泻，不知病情，精华日脱，邪气乃并，此治之二过也"（《素问·疏五过论》）。《素问·徵四失论》也提到"不适贫富贵贱之居，坐之薄厚，形之寒温，不适饮食之宜，不别人之勇怯，不知比类，足以自乱，不足以自明，此治之三失也""诊病不问其始，忧患饮食之失节，起居之过度，或伤于毒，不先言此，卒持寸口，何病能中，妄言作名，为粗所穷，此治之四失也"，均说明医者在实践中应重视饮食起居、情志、社会等各种因素可能对功能障碍的负面影响。

因此，《素问·解精微论》曰"若先言悲哀喜怒，燥湿寒暑，阴阳妇女，请问其所以然者。卑贱富贵，人之形体所从，群下通使，临事以适道术，谨闻命矣"，说明康复中应当在了解自然气候、情绪在不同人群中的影响后再选择适宜的方法进行调整。如清·周学海《读医随笔》曰"故医者之于天人之气也，必明于体，尤必明于用；必明于常，尤必明于变"，同样强调医者应该了解天人规律的常与变，才能根据这些规律结合形神特性加以调整，以恢复正常的运行规律。例如，《临证指南医案·中风》记载"……入秋凉爽，天人渐有收肃下降之理。缘有年下亏，木少水涵，相火内风旋转，熏灼胃脘，逆冲为呕。舌络被熏，则绛赤如火，消渴便阻，犹剩事耳。凡此仍属中厥根萌，当加慎静养为宜"，说明虽然病情有"下虚上亢"之态，本该以泻实为治则，但考虑到人体在入秋后与自然相应同现"收肃下降"的趋势，因此除了调治外还需要谨慎静养；反之，如果不顺应自然规律的变化，不仅不能治愈疾病，可能还会引发不良后果。如《素问·诊要经终论》曰"春刺夏分，脉乱气微，入淫骨髓，病不能愈，令人不嗜食，又且少气。春刺秋分……病不愈，又且欲言语"，说明不顺应"四时"变化而刺可能产生各种不良影响。明·孙一奎《孙文垣医案》中记载案例"历治三年不效者，良由诸医不知脉、不识病、不按时也"，说明如果不顺应天时治疗，则无法取效，反之参照天人规律，等待合适时机，"至春分……令早晚服之，不终剂而全愈"，易获良效。

因此，天人合一是功能正常的体现，如果人对自然和社会环境的适应能力降低，无法顺应变化进行形神的调摄，则容易导致功能障碍的发生。在康复时应该重视天人相应的原则。如清·陈廷儒《诊余举隅录》提出"盖惟尽人事，可以济天时之穷，亦惟循天理，所以为人情之至"，体现中医康复的天人合一功能观。

第四节 中医对功能与健康的关系的认识

一、功能与健康的关系

"康复2030"的主要目标是关注日益增长的康复需求，确认康复在实现联合国2030年可持续发展目标中的作用，并呼吁采取国际性的协调和具体的行动，强化健康服务体系中的康复服务。可见为功能服务的康复工作与健康服务之间的密切关系。

（一）功能是健康的重要成分

中医历代对"健康"状态的相关论述中均体现了功能的成分。

1.健康应具备形神功能一体

（1）形与神俱才能共同发挥功能：形神是标志人的形体与精神之间相互关系的一对范畴。其中，形是指躯体、身体；神有广义和狭义之分。狭义之神是指人的意识、思维、情感等精神心理活动，包括人的社会适应能力，心理承受能力，抗压能力，欲望、情感、道德，甚至是人生观、价值观等。《灵枢·本神》云："故生之来谓之精；两精相搏谓之神；随神往来者谓之魂；并精而出入者谓之魄。"形的功能体现为躯体的各种活动能力，神的功能体现为各种心理活动，如认知、情感、行为、个性等方面的协调统一。

人的身体与思想紧密地结合在一起，即形与神俱、形神一体，才能保持和促进健康。宋·张君房《云笈七签·元气论》说"脑实则神全，神全则气全，气全则形全，形全则百关调于内，八邪消于外"，说明神形皆全，百关调达，则可御邪。因此《素问·上古天真论》言："上古之人，其知道者，法于阴阳，和于术数，食饮有节，起居有常，不妄作劳，故能形与神俱而尽终其天年，度百岁乃去。"

神也反映了脏腑的生理功能，"五脏藏五神"及"五脏主五志"；"人有五脏化五气，以生喜怒悲忧恐"，脏腑精气盛衰会影响情志的变化，如《灵枢·本神》说："心气虚则悲，实则笑不休。"《素问·调经论》说"血有余，则怒，不足则恐"，说明精神内守则脏腑功能正常。相应的，调摄精神心理活动也能对脏腑功能紊乱进行康复。《素问·上古天真论》曰："恬惔虚无，真气从之，精神内守，病安从来？"如果思想上能保持安闲清净，减少忧思杂念，正气、元气就能顺从调和，精气神能够守持于内而不散失，疾病就无从发生，就能保持健康。因此《素问·上古天真论》曰："嗜欲不能劳其目，淫邪不能惑其心。"

《素问·移精变气论》曰："岐伯对曰：往古人居禽兽之间，动作以避寒，阴居以避暑，内无眷慕之累，外无伸官之形，此恬淡之世，邪不能深入也。"同样说明形神的调护对健康的重要性。

广义的神还包括各种健康生理功能的外在表现。神的盛衰可以在全身反映，如语言、呼吸、面色、眼睛、形体动态、舌象、脉象及各种排泄物等，故中医有"色之有神""脉之有神""舌之有神""声之有神"的说法。中医的"司外揣内"其实就是运用广义神的活动来体察形神的功能变化，所谓"得神者昌，失神者亡"（《素问·移精变气论》）。

（2）形神相互为用是正常功能活动的体现：《管子》提出"天出其精，地出其形，合此为人"，荀子认为"形具而神生"，肯定形是神产生和存在的物质基础。范缜在《神灭论》中说"形者神之质，神者形之用"，也说明了形是神的物质基础，但神是形的功用体现，两者既对立又统一。形神一体才能具备正常功能活动，也是健康的基本特征之一。《荀子·王制》曰"人有气、有生、有知亦且有义，故最为天下贵也"，说明人因为有气、有生命、有知觉，而且讲究道义，所以人最为天下所贵重。《素问·宝命全形论》也说："天复地载，万物悉备，莫贵于人。"形是神的物质基础，神是形的作用和功能体现，体现形神一体的整体观念。张景岳在注解《素问·八正神明论》中所言："形者神之质，神者形之用，无形则神无以生，无神则形无以活。"形与神相互依存、相互为用。精气血津液充足，脏腑功能强健，则神旺；精气血津液亏耗，脏腑功能衰败，则神衰，神衰则人体生命活动失常，从而影响人体健康。形为神之宅，神为形之主。神安则精固气畅，神荡则精失气衰，精失气衰则人体基本构成物质缺乏，而影响形体功能。

形神功能一体还表现为形为神之宅，神为形之主的相互关系。《荀子·天论》说："形具而神生，好恶喜怒哀乐藏焉。"《素问·六节藏象论》也提到"气和而生，津液相成，神乃自生"，说明气血津液化生神，神藏于形体内，通过五神、七情和形体的各种生命活动和功能表现反映其活动。《素问·灵兰秘典论》说："主明则下安，……主不明则十二官危，使道闭塞而不通，形乃大伤。"可见神对形的主宰作用，即"神主形从"。

（3）保持"形神合一"的功能才能维持和促进健康：形神合一是健康的基础，《素问·上古天真论》言："独立守神，肌肉若一，故能寿蔽天地，无有终时。"《黄帝内经》在论述形神的关系中，将形、神、气三者关系概括为"形以气充，神依气存"，把气作为形与神的枢纽，生命活动依赖气维持，活动则由神主宰。如《素问·天元纪大论》言："在天为气，在地成形，形气相感，而化生万物矣。"《灵枢·平人绝谷》曰："神者，水谷之精气也。"《素问·八正神明论》曰："故养神者，必知形之肥瘦，荣卫血气之盛衰。血气者，人之神，不可不谨养。"此外，《素问·上古天真论》曰"故能形与神俱，而尽终其天年"，说明形神合一的观点在历代摄生保健、预防施治等各个方面均有丰富体现。只有当人能保持形体与精神意识情感活动和谐一致，即形与神俱、形神合一，才能更好地维持和促进健康。因此，在此基础上形成"动以养形，静以养神，动静结合"的健康促进法则。

（4）神对形的主宰作用体现守神对健康的重要性：《尚书·洪范》曰"五福：一曰寿，二曰富，三曰康宁，四曰攸好德，五曰考终命"。"康宁"中的"康"指身体健康，偏于生理层次；而"宁"指心神安宁，偏于心理层次。故"康宁"者，应为身体和心理均健康安宁，这可以说是古代最早的健康观。健康不仅在形体方面，更以养心为要，体现道德与伦理的规范。心识对外在环境和内在情绪有主导作用，隋·智顗《摩诃止观》曰："诸病无非心作，心有忧愁思虑，邪气得入。"内心生起无明烦恼，则容易导致疾病；反之，心性若明净无埃，则身心健康，"心清净故，血则清净，血清净故，颜色清净"（北魏·般若流支译《正法念处经·观天品》）。平和的心境是影响身心健康的因素，可以通过修习禅定、冥想或静坐的方法减少心中欲求，达到"万念归一，清心涤滤"的心境，这也类似一种静态功法。现代社会竞争压力大，生活节奏快，心理压力增加容易导致各种障碍尤其是心理问题的发生。通过这些静功和其他调心的方法，如音乐赏析、亲近自然、艺术陶冶等，将更有益于身心健康，也就是"身心自在，气血冲和，万病不生"。

因此，中医学提出"粗守形"和"上守神"。粗工重形质，只看到皮肉筋骨脏腑器官等形迹，局限于治疗"人的病"，守形主要表现为对形体疾患实施治疗的成法，这只是"粗工"，"上守神者，守人之血气有余不足"，"上工"重气化，注重寻察神机的异常，而能整体调和"病的人"，针对气血的盛衰变化而加以调整。"粗守形"到"上守神"的转变也体现从疾病到健康医学模式的飞跃。

形是基础的、外在的、表象的、具体的、直观的，如《周易·系辞传上》曰"见乃谓之象，形乃谓之器""在天成象，在地成形，变化见矣"。"神"则是本质的、内在的、抽象的、隐含的。形是形而下的器，神是形而上的道。刘勰《文心雕龙·夸饰》云："神道难摹，精言不能追其极；形器易写，壮辞可得喻其真。"《黄帝内经》特别强调神的作用，《素问遗篇·本病论》指出："一切邪犯者，皆是神失守位故也，此谓得守者生，失守者死。得神者昌，失神者亡。"本来脏气清灵，自当随拨随应。功不立、病不愈者，《素问·汤液醪醴论》认为是因为精神不进，志意不治使形弊血尽，即所谓"神不使也"；嗜欲无穷，忧患不止使精坏神去，即"神去之"。因此，医患均应该守神，《玉篇》："守"指"收也，视也，护也。"（《形声字谱》）收者，聚也，守神即是凝神；唐·孙思邈提出"凡大医治病，必当安神定志"，否则"志不凝而机不达"。视者，看也，守神即是察神；观察患者外在表现洞见体内脏腑变化，《灵枢·本神》曰"察观病人之态，以知精神魂魄之存亡得失之意"；《灵枢·九针十二原》曰"神在秋毫，属意病者"，也指对患者神志的引导作用，"必正其神，欲瞻病人目，制其神，令气易行也"（《素问·针解》）。护者，全也，守神即是养神；《灵枢·本脏》说"志意和则精神专直，魂魄不散，悔怒不起，五脏不受邪也"，说明守神对健康的重要作用。

2. 健康要具备适应自然和环境的能力

（1）"天人相应"体现人对自然的适应能力：《庄子·达生》载有"夫形全精复，与天为一。天地者，万物之父母也。合则成体，散则成始。形精不亏，是谓能移。精而又精，反以相天"。形体健全，精神饱满，就与道合一。天地是万物的父母，两者相合就形成了物体，两者分离就回归原始。形体和精神不亏损，就能顺应世间各种变化；修养了再修养，最后归于自然。因此要顺应自然之道，生命才能得到保全，而享尽天年。《淮南子·泛论训》曰："全性保真，不以物累形，杨子之所立也。"所谓"全性"，清静恬淡寡欲，不为外物所累。所谓"保真"，就是保持自然赋予人身的真性。强调了顺应自然之性，也有利于保持心神的和谐平静。此外，人是自然的组成部分，自然界存在着人类赖以生存的条件，自然界的运动变化，常常直接或间接地影响着人体，即"天人相应"。

人受到自然规律的支配和制约，天地四时变化和阴阳消长，与人体五脏气血盛衰及功能活动密切相关。不论是日月运行、地理环境还是四时气候、昼夜晨昏，各种变化都会对人体的生理、病理产生重要影响。保持健康就要与自然相应，使外不伤于六淫，内不伤于七情，正气存内，恬惔虚无，精神内守，百病不生。人在掌握自然的变化规律后能够顺应自然的运动变化来调摄，与天地阴阳保持协调平衡，也是一种保持和促进健康的能力。

1）人有适应昼夜变化的能力：人体的昼夜阴阳变化与自然相应，《素问·金匮真言论》云："平旦至日中，天之阳，阳中之阳也；日中至黄昏，天之阳，阳中之阴也；合夜至鸡鸣，天之阴，阴中之阴也；鸡鸣至平旦，天之阴，阴中之阳也。故人亦应之。"

2）人有适应四时变化的能力：人生理的变化与四季变化也相对应，正所谓"春生、夏长、秋收、冬藏"。其四季之气的过盛亦能影响到人体，即《素问·金匮真言论》所论述的"东风生于春，病在肝……南风生于夏，病在心……西风生于秋，病在肺……北风生于冬，病在肾……中央为土，病在脾"。可见，不论是日月运行、地理环境还是四时气候、昼夜晨昏，各种变化都会对人的生理、病理产生影响。

因此，掌握和了解四时气候变化规律和不同自然环境的特点，顺应自然，保持人与自然环境的协调统一，方能维护健康。正如《素问·四气调神大论》中提出的春夏秋冬的养生原则："夫四时阴阳者，万物之根本也，所以圣人春夏养阳，秋冬养阴，以从其根，故与万物沉浮于生长之门。"《素问·宝命全形论》载"人能应四时者，天地为之父母；知万物者，谓之天子。天有阴阳，人有十二节。天有寒暑，人有虚实。能经天地阴阳之化者，不失四时"，说明人具备与四时阴阳相应的能力。《灵枢·本神》提出："故智者之养生也，必顺四时而适寒暑，和喜怒而安居处，节阴阳而调刚柔，如是则僻邪不至，长生久视。"

3）人有适应地域变化的能力：如《素问·五常政大论》曰"阴阳之气，高下之理，太少之异也。东南方，阳也，阳者其精降于下，故右热而左温。西北方，阴也，阴者其精奉于上，故左寒而右凉。是以地有高下，气有温凉，高者气寒，下者气热"，也说明人同样应与地势阴阳相应。因此《素问·异法方宜论》指出"各得其所宜"的康复策略，因时、因地、因人制宜，体现人与自然阴阳相合的主动能力。

《素问·生气通天论》云"夫自通天者，生之本，本于阴阳。天地之间，六合之内，其气九州、九窍、五脏、十二节，皆通乎天气"，强调人体的各个部分，与天地相参相合，人体五脏肢节九窍等功能与自然界的规律也相通相合。

（2）"天人相应"包括人与社会的统一和谐：人受到天地和周边人事的影响，如《素问·阴阳应象大论》言："上配天以养头，下象地以养足，中傍人事以养五脏。"《素问·举痛论》言："善言天者，必有验于人；善言古者，必有合于今；善言人者，必有厌于己。"天人相应不仅体现在人与自然，也体现在人与社会环境彼此相适应的状态。同时，一个健康的人也应当处于与自然和社会相和谐的状态。

人除了与自然万物共生共荣，和谐发展外，还具备良好的适应周围环境的能力，才能体现和维持"形神合一""天人相应"的健康状态。《素问·生气通天论》曰："是以圣人陈阴阳，筋脉和同，骨髓坚固，气血皆从。如是则内外调和，邪不能害，耳目聪明，气立如故。"中医学将人和健康与其所处的自然和社会统一起来考虑，《素问·宝命全形论》曰："夫人生于地，悬命于天；天地合气，命之曰人。人能应四时者，天地为之父母；知万物者，谓之天子。天有阴阳，人有十二节。天有寒暑，人有虚实。能经天地阴阳之化者，不失四时；知十二节之理者，圣智不能欺也；能存八动之变，五胜更立；能达虚实之数者，独出独入，呿吟至微，秋毫在目。"环境、气候和情绪变化对人体健康产生影响，人通过维持人与自然和社会的统一和谐才能实现健康。

《灵枢·本脏》曰"志意者，所以御精神，收魂魄，适寒温，和喜怒者也……志意和则精神专直，魂魄不散，悔怒不起，五脏不受邪矣"，说明人对精神的调摄作用。因此，《素问·上古天真论》载："夫上古圣人之教下也，……是以志闲而少欲，心安而不惧，形劳而不倦，气从以顺，各从其欲，皆得所愿。故美其食，任其服，乐其俗，高下不相慕，其民故曰朴。是以嗜欲不能劳其目，淫邪不能惑其心，愚智贤不肖不惧于物，故合于道。所以能年皆百岁而动作不衰者，以其德全不危也"，说明了人与社会相和谐的最佳状态。

人对社会环境不适应则容易阴阳失衡，尤其对心理健康的作用更大。《素问·举痛论》说明"百病生于气也，怒则气上，喜则气缓，悲则气消，恐则气下……惊则气乱，思则气结"，说明了异常情志对气血运行和畅的负面影响，也说明了精神意志平和的重要性。这也是《黄帝内经》强调治神的重要原因。因此，《素问·疏五过论》曰"圣人之治病也，必知天地阴阳，四时经纪，五脏六腑，……，知病本始，八正九候，诊必副矣"，体现了人与自然社会相应的整体观。

中医历来重视形体与精神的整体调摄，提倡形神共养，动静结合。养形，指通过各种传统运动导引、针灸推拿及饮食、起居调摄等方法来强健体魄。养神，指通过调节精神、情志、心理和怡情养性等多种手段，培养良好的道德修养，高尚的志向情操，超凡脱俗、乐观豁达的处世态度，节制私欲、调和喜怒的自我调节能力等。保持神气清静，可使形体强健、精神充沛，身体和精神得到协调发展。中医健康观体现人具有主动调摄身心的功能，增强人体对自然和社会客观环境的适应性，也有助于获得健康的体魄和心理。

（二）阴平阳秘是健康的功能状态

1. 阴阳的协调统一是健康的根本

"生之本，本于阴阳"（《素问·生气通天论》），阴阳的协调统一是人体生命健康的根本，而阴阳两者的平衡就是阴阳协调统一的根本表现。中医学认为"阴平阳秘"即健康状态，如《素问·生气通天论》曰："阴平阳秘，精神乃治；阴阳离决，精气乃绝。""阴平阳秘"为阴气平和，阳气固密，是人健康态的表征，反映着阴与阳的相互关系，是阴阳关系的最佳状态。阴阳之间既各自处于正常状态，也具有相互协调、配合关系。如此，则身体健康，精神愉快。"阴平阳秘"反映了人的有序稳态，是人的生命活动中物质、能量、信息变化的各种复杂情况相对平衡的体现。如阴阳之间的关系遭到了破坏，就会导致"孤阴不生，独阳不长"，甚至"阴阳离决，精气乃绝"。

"阴平阳秘"体现在生命活动的不同方面和不同层次，不仅类似于"内稳态"的生理平衡状态，也是形神及天人协调统一的表现。

2. "平人"的健康模型体现阴阳平衡的功能状态

《素问·调经论》曰："阴阳匀平，以充其形，九候若一，命曰平人。""平人"的健康模型，体现了阴阳平衡的功能观。《灵枢·终始》曰"形肉血气，必相称也，是谓平人""所谓平人者不病，不病者，脉口人迎应四时也，上下相应而俱往来也，六经之脉不结动也，本末之寒温之相守司也。形肉血气必相称也，是谓平人"，说明《素问·上古天真论》的"人之常平"，是指机体没有任何病痛，表现出形体、精神、机体适应性良好的功能状态。

（1）平人的特征体现形神功能的协调状态：《黄帝内经》中对这些状态的描述可以帮助借鉴现代健康的评估工具进行评测。身体结构如《灵枢·逆顺肥瘦》所载"常人"的特征是"端正敦厚"，当为发育良好、体格健壮、体形匀称之意。肌肉表现如《灵枢·本脏》认为卫气和调"则分肉解利，皮肤调柔，腠理致密"，《灵枢·岁露论》认为气血充盛则"肌肉充，皮肤致……腠理郄（闭合）"，提示健康的标志是肌肉滑利无滞，皮肤柔润，腠理致密闭合。从毛发特征看，《灵枢·岁露论》认为气血盛则"毛发坚"，可能具有发质坚韧和不易脱落的含意。《灵枢·阴阳二十五人》指出，十二经气血充盛，则经脉所过处的体毛茂盛而美。如足阳明胃经气血充盛，在面部可见"髯美长"。如果人体内血气和调，皮肤色泽特征表现于外则气色华润光泽，即正常的五色特征。

以各部分功能状态来看，《灵枢·天年》曰："五脏坚固，血脉和调，肌肉解利，皮肤致密，营卫之行不失其常，呼吸微徐，气以度行，六腑化谷，津液布扬。"《灵枢·脉度》认为，五脏之气可通达显露于七窍，五脏和则七窍敏，故"肺和则鼻能知臭香矣……心和则舌能知五味矣……肝和则目能辨五色……脾和则口能知五谷矣……肾和则耳能闻五音矣"，由此可见，视觉、听觉、嗅觉、味觉等是衡量五脏健康的重要指征。睡眠则表现为顺乎节律，日出而作，日落而息，"昼精而夜暝"（《灵枢·营卫生会》）。《灵枢·通天》记载阴阳和平之人的心理特征是"居处安静，无为惧惧，无为欣欣，婉然从物，或与不争。与时变化，尊则谦谦，谭而不治"，即清静自处，心安适意，不计名利，兼和以治；同时还记载阴阳和平之人的行为特征是"委委然，随随然，颙颙然，愉愉然，暶暶然，豆豆然"，即举止落落大方，态度随遇而安，处事温和谦虚，神情和颜悦色，目光亲善慈祥，动作有条不紊。《灵枢·本脏》指出，人体健康有赖于"经脉流行，营覆阴阳"，从而达到"筋骨劲强，关节清利"的状态。良好的适应能力是健康的重要标志，需要如脏腑经络、气血津液、关节筋肉等多方面的形神功能作为基础，故《素问·生气通天论》曰："筋脉和同，骨髓坚固，气血皆从，如是则内外调和，邪不能害。"

总之，"平人"特征表现于形体结构，包括发育良好、体格健壮、体形匀称、体重适当、面色润泽、须发润泽、肌肤致密；功能状态，包括双目有神、双耳聪敏、食欲正常、食量适中、睡眠正常、排便正常、脉象正常；心理状态，包括乐观豁达、意志坚强、处事谦和、情绪稳定；活动能力，包括精力充沛、耐力较强、动作协调；适应能力，包括适应社会环境能力、抗御刺激能力等五个方面，除此之外还涉及形与神俱、形气相任、精神内守等，涵盖生理、心理、社会、环境等多层面。"平人"功能状态的内涵即为中医的健康状态。

（2）平人应与时空社会环境相协调："平人"不仅为气血阴阳相对平和的状态，同时与四时、环境、社会的变化协调平衡，这与现代"健康"的定义也是相契合的。健康不是生活目的，而是社会和个人的资源，是个人能力的体现。健康的人有能力履行自己所重视的家庭、工作和社会角色，他们能够处理生理、心理及社会的压力，拥有良好安适的感觉，并且把患病和死亡的风险减至最低。更广义来说，健康让人类与自然、生物和社会环境之间取得平衡，在共容共存下，充分发挥功能。健康是指"整体健康"；健康与适应和克服躯体、精神和社会领域的能力有关；健康是"平衡"和"共容"，让人发挥应有的功能。这些均说明功能是保障全面健康的重要成分。

3. "阴平阳秘"是阴阳协调的功能体现

对个体而言阴阳可能并非完全均等，可能存在阴阳的比例不同而成为"二十五行人"，如《灵枢·阴阳二十五人》曰："六合之内，不离于五，人亦应之。故五五二十五人之政，而阴阳之人不与焉。"但平人更多是从阴阳平衡的功能角度，如《素问·至真要大论》曰"气之相守司也，如权衡之不得相失也。夫阴阳之气，清静则生化治，动则苛疾起"；《素问·五常政大论》曰"阳和布化，阴气乃随，生气淳化，万物以荣"；《素问·生气通天论》曰"凡阴阳之要，阳密乃固"，均体现人体平衡稳定的健康状态。

"阴平阳秘"的健康态与康复结局评估中注重的生活质量（quality of life，QOL）的内容相似，QOL 包含 ICF 的三个层次内容，尤其侧重人的社会属性所体现的参与功能的评估，强调人的整体功能，这与中医学强调了人和自然、社会相合的观点一致。

阴阳不能平衡可能带来功能的失衡，或者低水平的阴阳可能也达到一定的对等状态，但这不一定是健康的状态，可能体现某些功能水平的整体下降，也非真正的阴阳平衡状态，同样需要中医康复的干预。基于"阴平阳秘"与生活质量的一致性，可以考虑借鉴生活质量的评估对不同程度或水平的阴阳失衡情况进行功能评定。例如，WHO 制订了若干衡量健康等级的分类系统，这些评估方面如失能、功能、感知生活质量和幸福。休伯提出的健康在六个维度中体现：躯体功能、精神功能和感知、灵性维度、生活质量、社会和社交参与及日常自理功能。目前关于健康的评测主要通过患者自评量表（PRO）及生活质量的综合量表来反映。中医康复学可以考虑通过对不同程度或水平的阴阳失衡伴随的功能水平进行量化，从人体各个环节功能的测评结果来体现健康状态。

与之相应，康复应该朝"以平为期"的健康方向进行康复。如《素问·至真要大论》言："谨察阴阳所在而调之，以平为期，正者正治，反者反治。"通过"高者抑之，下者举之，有余折之，不足补之，佐以所利，何以所宜""寒者热之，热者寒之"等方法调整阴阳平衡，恢复健康状态。

4. "阴平阳秘"体现阳气主导的作用

历代医家均重视阳气在形神功能方面的主导作用。例如，《扁鹊心书》云："为医者，要知保护阳气为本，……人有一息气在则不死，气者，阳所生也，故阳气尽必死。"《素问·生气通天论》曰"阳气者，若天与日，失其所，则折寿而不彰，故天运当以日光明，是故阳因而上，卫外者也""阳不胜其阴，则五脏气争，九窍不通"，说明阴阳虽然相互为用，但阳气在维护生命活动中起主导作用。《中藏经·阴阳大要调神论》说："得其阳者生，得其阴者死。"张景岳更强调"天之大宝只此一丸红日，人之大宝只此一息真阳"

"人而无阳犹天之无日，欲保天年，其可得乎"。

《素问·生气通天论》曰"阳气者，精则养神，柔则养筋"，说明阳气对形神功能的具体作用。人以阳气为本，阳气的推动和温煦作用是生命活动的主要动力，人体脏腑的气化、气血的流通、肢体的运动、精神的调摄等都依赖于阳气的动力作用。

当阳气虚损时，五脏等功能受到影响，如清·洪缉庵《虚损启微》认为"伤于阳者，病必自上而下也""一损于肺，而病在声息肤腠；二损于心，而病在血脉颜色；三损于胃，而病在饮食不调；四损于肝，而病为痿疭疼痛；五损于肾，而病为骨痿"。《景岳全书·传忠录》中说："人得天地之气以生，而有生之气即阳气也。凡阳所不充则生意不广，而况乎无阳乎？故阳惟畏其衰，阴惟畏其盛。"清·郑钦安强调阳气的重要性，《医理真传》中说"有阳则生，无阳则死""阳行一寸，阴即行一寸，阳停一刻，阴即停一刻，可知阳者阴之主也。阳气流通，阴气无滞……阳气不足，稍有阻滞，百病丛生"。《医宗必读·水火阴阳论》也认为"万然物不生于阴而生于阳，譬如春夏生而秋冬杀也，又如向日之草木易荣，潜阴之花卉善萎也"，治疗时强调"阴阳并需，而养阳在滋阴之上"。《素问·上古天真论》说"形劳而不倦，气从以顺……故合于道"，说明功能的正常发挥需要形气神的支持。因此《素问·生气通天论》提出的"阴平阳秘，精神乃治"的状态实际上也是"阳气"的主导作用在整体形神功能的体现。因为，"凡阴阳之要，阳密乃固"。张志聪《素问集注》中注解为"阴阳之要……归重于阳，盖阳密则邪不外淫，而精不内亡矣"。

（三）和态功能水平是健康的目标

"和"出自中国传统文化中颇具特征性的哲学思想，对中医康复健康观念的传承和发展影响深远。平人模型的具体表现也是气血、志意、寒温等均平和协调的功能状态。《灵枢·本脏》曰："人之血气精神者，所以奉生而周于性命者也；经脉者，所以行血气而营阴阳、濡筋骨、利关节者也；卫气者，所以温分肉、充皮肤、肥腠理、司关合者也；志意者，所以御精神、收魂魄、适寒温、和喜怒者也。是故血和则经脉流行，营覆阴阳，筋骨劲强，关节清利矣；卫气和则分肉解利，皮肤调柔，腠理致密矣；志意和则精神专直，魂魄不散，悔怒不起，五脏不受邪矣；寒温和则六腑化谷，风痹不作，经脉通利，肢节得安矣，此人之常平也。"

1. 人自身的和态

这与"形神一体"的观点相应，《黄帝内经》关于"和"的健康观可分为躯体"气血和"，心神"志意和"，天人相应"寒温和"等方面。如《灵枢·本脏》所说："是故血和则经脉流行，营复阴阳，筋骨劲强，关节清利矣；卫气和则分肉解利，皮肤调柔，腠理致密矣；志意和则精神专直，魂魄不散，悔怒不起，五脏不受邪矣；寒温和则六腑化谷，风痹不作，经脉通利，肢节得安矣，此人之常平也。"这里的一个"和"字描述了人体各个方面的和谐状态。

（1）气血和：《灵枢·本脏》曰"卫气和则分肉解利，皮肤调柔，腠理致密矣""血和则经脉流行，营覆阴阳，筋骨劲强，关节清利矣"，说明人体的"气血和"在维持人体健康中的重要意义。

（2）志意和："志意"指机体的心理活动、精神情感等方面的调控功能。《素问·五脏别论》曰："凡治病必察其下，适其脉，观其志意，与其病也。"异常时如《灵枢·大惑论》曰："故神劳则魂魄散，志意乱。"《素问·汤液醪醴论》曰："精神不进，志意不治，故病不可愈。""志意"能使"喜怒"和调，调节人的心理活动，并使之和谐有序则"悔怒不起"。可见"志意"对调节心神，即精神情绪的作用。

（3）寒温和：《灵枢·本脏》云"寒温和则六腑化谷，风痹不作，经脉通利，肢节得安矣"。若寒温调和，则人体内在功能正常，一切致病因素也无法伤害人体，经脉中的气血流通畅达，躯体安然无病。

和态健康观中的气血和、志意和、寒温和，既重视其自身及其内部关系的和谐，也强调三者关系的协调统一。

2. 人与自然社会的和态

这与"天人合一"的观点一致。《素问·阴阳应象大论》曰"故天有精，地有形，天有八纪，地有五理，故能为万物之父母。清阳上天，浊阴归地，是故天地之动静，神明为之纲纪，故能以生长收藏，终而复始"；《素问·六节藏象论》曰"天食人以五气，地食人以五味。五气入鼻，藏于心肺，上使五色修明，音声能彰；五味入口，藏于肠胃，味有所藏，以养五气，气和而生，津液相成，神乃自生"；《素问·宝命全形论》曰"人能应四时者，天地为之父母；知万物者，谓之天子"。"故阳气者，一日而主外，平旦人气生，日中而阳气隆，日西而阳气已虚，气门乃闭"，均说明人与自然时空的和谐相应。因此有因时、因地制宜的康复原则。

《素问·上古天真论》载"美其食，任其服，乐其俗，高下不相慕，其民故曰朴。是以嗜欲不能劳其目，淫邪不能惑其心，愚智贤不肖不惧于物，故合于道。所以能年皆度百岁而动作不衰者，以其德全不危也"，说明是人与社会相和的最佳状态。如果不能与社会环境的变化一致，则可能内化为情志的不和而产生功能失衡或疾病状态，《素问·疏五过论》言："尝贵后贱，虽不中邪，病从内生，名曰脱营。尝富后贫，名曰失精，五气留连，病有所并。"

中医康复的目的是保持人的健康，最佳状态是达到"形神合一""天人相应"，人的自身及与自然社会的和谐是健康的本质，同时，达到天地人和的功能水平也是健康的体现。《素问·上古天真论》说："其知道者，法于阴阳，和于术数，食饮有节，起居有常，不妄作劳，故能形与神俱，而尽终其天年，度百岁乃去。"健康就是维护人与自然、心与身、气与血的和谐。中医康复学的功能观与 WHO 提出的健康概念也不谋而合，体现人的躯体、精神心理和社会适应性等方面的协调、适应。

因此，无论是"阴平阳秘"还是"和"的状态，都是中医学对功能的认识，都是为了达到良好的功能状态，即健康的最终目标，健康的目标是通过"形神合一""天人合一"来实现的。

二、中医学对功能与疾病关系的认识

中医学的疾病观是由古代哲学及自然科学交织而成，以整体综合模式为主，综合社会环境和精神心理的影响；在病因上内外因并重；病理上强调整体性和恒动性，病因病机方面主要强调形神功能受外界环境及内在因素影响后导致的病变状态及对功能的损伤。

（一）疾病证候中体现对功能的认识

《说文解字》中的病证用语，大部分均为视觉可观察判断的疾病，以五官、体表、骨学相关作为描述重点，脏腑和经脉病证及其他非视觉可判断的病证较少。神志病所描述大都为癫狂类或非正常之动作；头部形状描述如颡、硕、颁、颟等颇为细致，但对"色"的描述不多，主要是解剖性结构差异的面相描述；暂未见明显而连贯的病因思想，主要对字的解释为主。

《释名》中对病证的记录和解释，体现"气"在疾病概念中的含义，如"病，客气中人急疾也"；消渴条云"肾气不周于胸胃中"，说明气论对疾病理解方面的反映；病证以体表及五官类为主；疾病中除感官所体会的一般反应外，还描述各种主观感受如虚弱感可以表现为"酸、消、懈"，酸，逊也，逊遁在后也。脚疼力少，行遁在后，以逊遁者也。消，弱也。如见割削，觔力弱也。懈，解也，骨节解缓也。其他主观感受也显示与"气论"的明显联系，如"痞"和"厥逆"的解释为气之否结及气从下厥，以气的作用来说明疾病与功能的联系。

经脉病候在《阴阳十一脉灸经》（包括《脉书》）、《足臂十一脉灸经》及《灵枢·经脉》中体现得较丰富，三种经脉医书共通的经脉病候有痛证如项（痛）、腰（痛）、痔、腨（痛）、胁痛、齿痛等；功能缺失：耳聋、小趾不用等；病理反应及外观差异：瘅、上气（咳）、嗜卧、噫；特殊身体感：舌干、咽干、腹胀、心烦。这些经脉病候中均体现功能的影响，病候均以患者自主感觉为核心，对形态关注较少。而且体现经脉病候的发展情况，早期由痛开始，再纳入不同的身体感觉如寒热，再加入精神病证，最后才与脏腑建立关系。

（二）疾病治疗中体现对功能的认识

医方药类著作《五十二病方》纳入治疗范围的，大部分为外科疾患，《诸病源候论》与《六十病方》所关注的则多倾向于内科疾患。《武威汉代医简》对退行性的病变和衰退及经脉的病证有所关注，如气脉壹绝、气脉不通。

马王堆汉墓出土竹简《天下至道谈》曰"疾使内，不能道，产病出汗楢（喘）息，中烦气乱；弗能治，产内热；饮药约（灼）灸以致其气，服司（饲）以辅其外，强用之，不能退，产痤種（肿）橐；气血充赢，九竅（窍）不道，上下不用，产痤睢（疽），故善用八益、去七孙（损），五病者不作"，说明年龄衰老是一个重要病因，适当调养可以减少衰老相关的疾病和功能障碍，使心神安宁、腠理致密、气血充盈、身体轻利和九窍通利。

《吕氏春秋》提出"流水不腐，户枢不蠹""形气亦然，形不动则精不流，精不流则气郁。郁处头则为肿为风，处耳则为挶为聋，处目则为睺为盲，处鼻则为魀为窒，处腹则为张为府，处足则为痿为蹷"，说明气郁导致不同部位的功能障碍表现不同。汉简《脉书》中也强调"动"的重要性"夫留（流）水不腐，户镢（枢）不蠹（蠹），以其勤（动），勤（动）者实四支（肢）而虚五臧（脏），五臧（脏）虚则玉体利矣"，指出四肢要动要暖，也指出气要静要清。以流水比喻，强调动与气流的关系。另外还提出"五脏虚"，强调血脉通畅的重要性。

疾病过程中表现出相应的形神功能障碍，因此在疾病治疗中针对其功能障碍进行调治。各种传统康复治疗方法的应用均体现对功能观的应用，例如，传统运动疗法提倡三调合一，运动以养形为先，养形不忘调神，体现了形神合一的功能观的应用；子午流注针法、飞腾八法、灵龟八法、三伏灸等针灸方法则体现了天人合一功能观的应用。

综上所述，中医康复的功能观不仅体现在人的形神一体，形神在功能及其相应的功能障碍方面有完整的理论体系，同时也体现了天人合一的整体性，在对健康和疾病的认识中均体现了形神合一、天人相应的功能观对健康促进及疾病康复的核心作用。

第三章 中医整体功能观的康复思想

第一节 整体功能观的内涵

整体功能观是中医学的全面康复思想，从形神合一、天人合一的角度认识和评估人体的功能状态。人体功能水平的维持与提升必须从整体功能观角度出发，进行综合的预防、评估与治疗。整体功能观的提出为中医康复的预防、治疗和评价提供了理论指导，为中医康复的科研提供了理论支撑。整体功能观包含以下几个方面的内涵。

一、人体功能构成的整体性

整体功能观强调人体功能构成的整体性，人体功能不仅包含脏腑、肢体、神志活动等形、神功能，还包含环境适应能力、社会活动能力等功能。形神之间相互影响，天人之间交互统一，这些要素共同构成人体功能的整体性。人体功能的全面康复，注重各种因素对人体的综合作用，脏腑、肢体、神志功能等协调统一，环境适应性和社会活动能力的全面提升，最大限度提高人体的功能水平，增强康复效果。

（一）人的功能由形、神功能构成

《灵枢·天年》曰："血气已和，营卫已通，五脏已成，神气舍心，魂魄毕具，乃成为人。"中医学认为人体是形神的统一体，一个完整的人不仅包含脏腑器官的完备、气血功能的和调，还需具备"神气"的功能，魂魄毕具，才是一个完备的人。《素问·调经论》曰："人有精气、津液、四肢、九窍、五脏十六部。"人的形体包含五脏六腑、四肢九窍、气血津液等。《素问·调经论》又进一步提出"夫心藏神，肺藏气，肝藏血，脾藏肉，肾藏志，而此成形。志意通，内连骨髓而成身形五脏"，人体以五脏功能的正常发挥为核心构成了形体功能的同时，又通过"志意通"即精神神志功能的发挥，内连骨髓而成身形五脏，说明人体的功能由形、神两方面构成，且形、神之间相互沟通，构成了完整的人。

人体是一个自组织、自适应的复杂巨系统，系统内部之间相互联系。中医学认为人体是形与神的统一体，神是形的产物，形为神的物质基础，形神合一维持着人体功能的协调统一。人体以五脏为核心，内藏五神，外合五体，并通过经络系统"内属于脏腑，外络于肢节"的作用达到脏腑、肢体、神志等功能协调统一。

1. 五脏是形神功能的调控

人体是一个高度复杂而完善的统一整体。它是以五脏为中心，内藏五神，外合五体，并将六腑、形体官窍、四肢百骸等全身组织器官联系成互相关联的一个整体，并和外在的"五味、五色、五音、五方"等相应的五行配属系统，形成了一个表里相合，内外相关的"五脏一体，形神合一"大网络。

整体功能观认为，人体可分为肝、心、脾、肺、肾五脏功能子系统，人体所有的组织器官都可以赅含于这五个系统之中。五脏系统呈多层级功能结构，构成一个多维联系的立体网络。以心的结构和功能系统为例，在人体内部包含心→小肠→血脉→舌→面→汗→喜；在外部与火→夏季→南方→苦味→赤色→徵音等相通应。心的功能系统在结构上主要以心、血脉、气血等为主体，在功能上主要体现了心为"生之本，神之变"（《素问·六节藏象论》）。心为生之本即心是人体所有功能的根本。神之变，心藏神，心为五脏六腑之大主，心神是机体生命活动的主宰。心主神明功能正常，则其他脏腑功能正常；若心神失明，其他脏腑功能亦失常。其余各脏的结构与功能系统在心神的主宰下，各司其职，构成人体整体结构和功能的协调统一。

人体各脏系统中的组成要素是存在层次性的，脏是中心，然后是腑、形体、官窍、情志、津液等。这些层次不断进行着信息、能量、物质的交流，存在系统内部的相关性。一方面，系统内部层级之间相互作用，五脏藏五神主五体；另一方面，不同系统的层级之间也存在横向联系，五脏之间、六腑之间、脏腑之间、形体官窍之间、精神情志之间、气血津液之间都存在相互联系。这就使五脏系统呈多层级功能结构，构成一个多维联系的立体网络。

2. 经络是形神功能的联络

中医学认为，经络是运行全身气血，联络脏腑肢节，沟通表里、上下、内外，调节体内各部分功能活动的通路。《灵枢·海论》曰："夫十二经脉者，内属于腑脏，外络于肢节。"经络沟通于脏腑与体表之间，将人体脏腑组织器官与四肢百骸联系成为一个有机整体，并借以行气血、营阴阳，使人体功能活动得以保持协调和相对的平衡。

《素问·调经论》曰："五脏之道，皆出于经隧，以行血气。血气不和，百病乃变化而生，是故守经隧焉。"《灵枢·玉版》曰："隧者，五脏六腑之大络也。"经络被视为脏腑之间，脏腑与周身间联系的通路，以完成气血的生成、运行、输布于脏腑和周身等过程。《灵枢·本脏》曰："经脉者，所以行血气而营阴阳、濡筋骨，利关节者也。"经络通过沟通脏腑肢节，将气血运行输布全身，内而五脏六腑，外而四肢百骸，发挥经络沟通整体，贯通周身的功能。《灵枢·脉度》曰："故阴脉荣其脏，阳脉荣其腑，如环之无端，莫知其纪，终而复始，其流溢之气，内溉脏腑，外濡腠理。"十二经脉之阴经属脏络腑，阳经属腑络脏，从而使脏腑之间一阴一阳表里相合。十二经脉首尾相接成环，给气血运行以通路，使气血能够如环无端地流经人体、四肢百骸，从而发挥行血气、营阴阳、濡筋骨、利关节的功能。

正是经络把全身的脏腑器官、四肢百骸、皮肉筋骨、气血津液、内外上下等联系成一个统一的有机整体，经络系统成为体表之间、脏腑之间、体表与脏腑之间、前后腹背和头身上下的各部之间的联络通路，经络气血营运全身内外，协调阴阳，维持人体功能的相对平衡。脏腑与肢体之间亦通过经络互相联络，如脏腑功能失常，可以通过经络反映于体表。表现于外的功能障碍，如肢体运动功能障碍，也可以通过经络影响到脏腑。经络作为人体功能的联络通路，对维持人体功能的协调平衡具有重要的作用，故《灵枢·经脉》言："经脉者，所以能决死生、处百病、调虚实，不可不通。"

3. 阳气是形神功能的主导

正气是人体抵御邪气、修复病理损伤、适应外在环境、调节和维持人体正常生理活动的能力和物质的总称。正气是一身之气与邪气相对时的称谓，正气充足且运行有序是抵御病邪，促进人体康复的关键。传统康复医疗服务目标旨在恢复人体的正气，调动正气的自然治疗能力和适应能力，以促进功能的康复。

气分阴阳，人体的正气分为阳气和阴气两部分。阴阳二气升降交感、消长变化共同推动人体的生命活动，调节人体的生理功能。《素问·生气通天论》曰"阴平阳秘，精神乃治"；《素问·调经论》提出"阴阳均平，以充其形，九候若一，命曰平人"，说明阴阳平衡是人体保持健康，维持正常功能状态的保证。"阴平阳秘"可以代表总体健康状况和良好的生存质量。"形神合一""人与自然统一""人与社会统一"是"阴平阳秘"状态的具体体现。

在人体的阴阳平衡中，阳气起主导作用。阳气有着"若天与日"（《素问·生气通天论》）的重要作用，阳气的作用，贯穿于人体生命的全过程中，人之生长壮老已、健康与疾病等过程与状态，无不体现阳气的主导作用。《素问·生气通天论》曰："阴阳之要，阳密乃固。"阳为主，阴为从，只有阳气致密于外，阴精才能固守于内。人体各脏腑组织、经络发挥正常功能及精、血、津液在人体的正常输布，均要依赖阳气的激发和推动，可以说阳气是脏腑经络功能发挥之原动力。阳气是人体生命活动的物质基础，《素问·生气通天论》曰"阳因而上，卫外者也"，阳气是人体祛邪外出的动力和防止外邪侵袭的屏障，决定着疾病的发生、发展和转归预后。阳气主要运行于经脉之中，通过经络系统运行敷布周身，以维持机体生命活动。

《素问·生气通天论》曰："阳气者，精则养神，柔则养筋。"张介宾注："神之灵通变化，阳气之精明也；筋之运动便利，阳气之柔和也。"阳气是化神的物质基础。阳气在生理状态下，在内温煦五脏而养神，主导神志活动；在外则温养全身筋脉之气，主导肢体运动。人之神得阳气温养，才能神清气爽，精力充沛，保持正常的意识思维活动；筋得阳气温养，才能弛张自如，使肢体运动灵活。

综上所述，五脏是人体功能的调控中心，经络是人体功能的联络，阳气是人体功能的主导。人的形神功能离不开脏腑、经络及阳气的调控。五脏功能协调，经络通畅，阳气充沛是形神功能正常的基础保障。

（二）人具有适应环境及参与社会活动的能力

人类具有两种属性，即生物属性和社会属性。因此，人的功能不仅包含形体、神志等功能，还会受到自然和社会因素的影响，人具有适应环境及参与社会活动的能力。《素问·宝命全形论》曰："夫人生于地，悬命于天；天地合气，命之曰人。"人处在天地之间，自然界的阴阳交感、天地相合孕育了生命。《素问·六节藏象论》曰："天食人以五气，地食人以五味。"人的生命活动亦受自然环境的影响，自然界的阳光、空气、水是人类赖以生存的根本，四季的变迁、气候的更替、居住环境变化都会对人体功能产生影响。人的生命活动与外界环境息息相关，人具有适应环境并在一定程度上具有改造环境的能力，以更好地提升人的活动能力。

《素问·移精变气论》曰："往古人居禽兽之间，动作以避寒，阴居以避暑，内无眷慕之累，外无伸宦之形，此恬淡之世，邪不能深入也。故毒药不能治其内，针石不能治其外，故可移精祝由而已。当今之世不然，忧患缘其内，苦形伤其外，又失四时之从，逆寒暑之宜，贼风数至，虚邪朝夕，内至五脏骨髓，外伤空窍肌肤。"远古时期的人们，生活简单，巢穴居处，他们面临的挑战是野兽的侵犯和自然界寒来暑往的气候变迁；寒冷侵袭，古人利用身体活动，动则生阳，以除寒冷；暑热来了，就到阴凉的地方避暑气，在内没有眷恋羡慕的情志牵挂；在外没有奔走求官的劳累形役，他们处在一个安静淡薄、不慕势利、精神内守的环境中，形神皆不容易受累，功能不易受到损害。所以既不需要药物治其内，也不需要针石治其外。而当今之人则不同，人们内为各种情绪、欲望所困惑，外为各种劳作所拖累，又不能顺从四时气候的变化，所以容易受到外来邪气的侵袭，由外而内，影响到人体的功能。中医学把人的功能置于心理、社会、自然环境之中，而不是孤立地看待。

1. 五脏调控人体适应环境的功能

中医学认为人体以五脏为中心，联系自然界的五方、五气、五色、五味等，建立起了天人合一的五脏功能系统，将人体内外环境联结成一个密切联系的整体。人体五大系统和身处的自然、社会环境之间保持着物质、能量、信息的输入、输出和反馈的互动作用。《素问·咳论》曰："人与天地相参，故五脏各以治时。"《素问·经脉别论》提出"四时五脏阴阳"，这是中医学提出的人体内部系统与外界环境共同遵循四时阴阳消长变化的规律所形成的天人合一整体观。

《灵枢·通天》把阴阳五行作为人与自然主要的共同规律："天地之间，六合之内，不离于五，人亦应之。"自然地理环境与气候变化关系密切，不同的地理环境产生的气候特点各异。五方气候的变化可相应引起脏腑系统的变化，甚至成为引发功能障碍的因素影响人体的功能水平。

从五脏自身而言，五脏与四时相通应，《灵枢·顺气一日分为四时》曰："黄帝曰：愿闻四时之气。岐伯曰：春生，夏长，秋收，冬藏，是气之常也，人亦应之。"《素问·脏气法时论》曰："肝主春……肝苦急，急食甘以缓之。心主夏……心苦缓，急食酸以收之。脾主长夏……脾苦湿，急食苦以燥之。肺主秋……肺苦气上逆，急食苦以泄之。肾主冬……肾苦燥，急食辛以润之，开腠理，致津液通气也。"五脏应四时，人体的脏腑功能随着四时的变化也出现相应的改变，在饮食上，为了适应五脏功能的变化，结合五脏之间相生相克的原理，用五味来调理脏腑功能。

"天食人以五气，地食人以五味。五气入鼻，藏于心肺，上使五色修明，音声能彰；五味入口，藏于肠胃，味有所藏，以养五气，气和而生，津液相成，神乃自生"（《素问·六节藏象论》）。人体内部系统与外界环境共同遵循四时阴阳消长变化的规律。

2. 经络沟通人体内、外环境

人体与外界环境无时无刻不进行着信息交换，经络能够沟通内、外，在信息交换中起到非常重要的作用。《金匮要略·脏腑经络先后病脉证》中提出："夫人秉五常，因风气而生长，风气虽能生万物，亦能害万物，如水能浮舟，亦能覆舟。"人处于自然环境之中，自然界的气候对人体功能产生双向影响，正常气候能够促进功能的发挥，异常气候则会损害人体的功能。接着张仲景进一步提出了外邪入侵人体的途径，《金匮要略·脏腑经络先后病脉证》曰："一者，经络受邪，入脏腑，为内所因也；二者，四肢九窍，血脉相传，壅塞不通，为外皮肤所中也。"外邪通过经络内传脏腑，或者在经络体表之间相互流传。经络是人体受邪的第一道途径，因此张仲景在康复预防指导中提出了以下原则"若人能养慎，不令邪风干忤经络，适中经络，未流传腑脏，即医治之"。当受邪轻浅，停留在经络阶段，就要及时进行干预，以免进一步深入。"四肢才觉重滞，即导引吐纳，针灸膏摩，勿令九窍闭塞"，体表经络受邪，功能异常，出现四肢重滞，及时采取导引吐纳、针灸膏摩等措施，早期干预，以防止功能的进一步受损。

皮部是十二经脉的体表分区。《素问·皮部论》不仅指出"皮有分部""皮部以经络为纪"，而且又言"皮者，脉之部也。邪气客于皮，则腠理开，开则邪气客于络脉；络脉满则注于经脉；经脉满则入舍于腑脏也"，指出疾病传变的层次是皮部—络脉—经络—脏腑，由表达里，逐渐深入。皮部居人体最外层，是机体的卫外屏障，具有卫外固表，保护机体的作用。自然界的外邪侵入，皮部首当其冲，并可循经传入相应脏腑。十二皮部是十二经脉在体表的分属部位，其分布范围和经络循行的部位基本一致。当脏腑功能异常，又可通过经脉、络脉由里达表，反映在皮部。

除此之外，随着时间的变化，经络气血也会出现相应的变化。古人将一天分为十二个时辰，与之相应的，人体有十二条经脉（十二正经），人体气血随着昼夜阴阳消长的规律流注于十二经脉。因此，十二经脉之经气相应的旺于十二个时辰。这种时间节律对于维系健康，提升功能都具有重要的指导意义。如足少阳胆经之经气旺于子时，少阳之时阳始生，阳气初升，子时重在保护阳气，让阳气潜藏于内，而睡眠则是最好的养阳方式，因此子时要入眠，以保护阳气，保证阳气功能的正常发挥。《素问·生气通天论》曰："阳气者，精则养神，柔则养筋。"在生理状态下，阳气在内温煦五脏而养神，主导神志活动；在外则温养全身筋脉之气，主导肢体运动。阳气功能正常，对于维持人体的形神功能具有重要的意义。

3. 生气通天，阳气主导天人通应

《素问·生气通天论》开篇就提出了："夫自古通天者，生之本，本于阴阳。天地之间，六合之内，其气九州、九窍、五脏十二节，皆通乎天气。"生命起源于自然界阴阳二气，生命活动的维持亦有赖于沟通天地阴阳二气，阴阳二气之中，以阳气为主导。所谓生气即是阳气，生气通天即是阳气通天。若清代姚止庵所云"生气者何？生生之气，阳气也"（《素问经注节解》）。人通乎天气，人与自然相通靠的是人体的阳气。

人体的阳气与自然界的阳气消长相通应。《素问·生气通天论》曰："故阳气者，一日而主外。平旦人气生，日中而阳气隆，日西而阳气已虚，气门乃闭。是故暮而收拒，无扰筋骨，无见雾露，反此三时，形乃困薄。"阳气具有卫外功能，自然界昼夜阴阳的消长，人体的阳气亦随之改变。清晨太阳初升，人体的阳气也随之升发，午时人体的阳气最为旺盛，而到了傍晚阳气开始内收潜藏。这时，人体一方面不适宜做剧烈活动，以免扰动阳气，另一方面也要避免雾露之邪的入侵，以免阳气耗伤。若是违背阳气的规律，则会损伤形体，劳困衰弱，功能逐渐低下。而四季之中，阴阳同样有消长的节律，人体亦应之，故《素问·四气调神大论》提出了"春夏养阳，秋冬养阴"的养护原则。

"阳气者，若天与日，失其所，则折寿而不彰"（《素问·生气通天论》）。阳气在人体中的作用就好比日之于天的作用，阳气受损，则人体的功能也会随之低下。自然界中，寒能伤阳，时能遏阳，而暑热则能耗阳。人体在过度劳累时，也会导致阳气功能发挥异常。"阳气者，烦劳则张，精绝，辟积于夏，使人煎厥；目盲不可以视，耳闭不可以听"（《素问·生气通天论》）。烦劳过度时，阳气就会亢盛而外涨，阴精逐渐耗竭。如此多次重复，阳愈盛而阴愈亏，到夏季暑热之时，便易使人发生突然性的昏厥，眼睛视物和耳朵听声功能都会受到影响。情志过极，亦会影响阳气功能，"阳气者，大怒则形气绝而血菀于上，使人薄厥。有伤于筋，纵，其若不容。汗出偏沮，使人偏枯"（《素问·生气通天论》），人的阳气，在大怒时就会上逆，血随气盛瘀积于上，与身体其他部位阻隔不通，使人发生昏厥。若伤及诸筋，使筋弛纵不收，而不能随意运动，甚至可以演变为半身不遂。由此可见，自然与社会因素均会导致阳气的功能发挥失常，进而引发人体各方面的功能障碍。

二、人体功能康复的全周期

世间万物均有其生命周期，《黄帝内经》多处提到并肯定了生命周期的重要地位，如《素问·六微旨大论》言："生长壮老已，万物由之。"天下之生物，无以生长壮老已，阐明宇宙间万事万物时刻都在发展变化，而变化的过程则离不开生、长、壮、老、已这一必经过程，故生、长、壮、老、已是一切事物都必须遵循的客观规律。人的生命过程也有明显的周期性，中医学认为，生命由两精相搏而成，经历孕育、出生、成长、壮年、衰老及死亡的生命历程。

人体的功能状态与生命周期息息相关，不同生命周期的功能特点也不尽相同。《灵枢·卫气失常》将50岁以上称为老年，20岁以上称为壮年，18岁以上称为少年，6岁以上称为小儿。《灵枢·逆肥顺瘦》进一步指出年资壮大之人血气充盈、肤革坚固，婴儿孩童肉脆、血少、气弱的不同功能状态；阐明年少之人因气血充盈而体质壮硕，而婴儿由于气血亏虚易致体质羸弱。《灵枢·天年》又分开论述"十年阶段"的健康标准，指出"人生十岁五脏始定、血气已通，故好走……二十岁血气始盛、肌肉方长……三十岁肌肉坚固、血脉盛满……四十岁五脏六腑十二经脉皆大盛以平定"；还进一步提出了50岁以后肝、心、脾、肺、肾依次渐衰，易出现发白、眼花、忧悲、皮肤枯、言善误、经脉空虚、形骸独居而终等功能衰退之象。

整体功能观从生命历程的角度来看待人体功能，充分认识不同生命阶段（生、长、壮、老、已）的功能特点、常见的功能障碍。对能影响健康水平及功能正常发挥的因素采取预防和康复措施，减少危险因素、增加保障因素，充分维持和发挥人体的功能。《寿亲养老新书》曰"主身者神"，在充分了解人体功能变化规律的基础上，发挥人的主观能动性，主动康复，主动参与功能的维护与提升。

（一）预防功能衰退，从自我管理开始

康复预防是指在功能尚未减退的时候就采取预防性康复措施。全生命周期的康复预防，以自我教育及自我管理为突破口，这是基于中医"治未病"健康理念的健康管理，使人达到良好功能状态。《"健康中国2030"规划纲要》从国家战略高度提出了全生命周期健康的概念，要把全生命周期健康管理理念贯穿城市规划、建设、管理的全过程各环节。康复预防则是根据从小到老不同阶段预期可能出现的各种功能障碍，达到"自我学习、自我调适、自我达标"的康复预防目的，从而全面提升国民的健康素质，提高功能水平，助力"健康中国2030"的发展目标早日实现。

康复预防就是预防突然发生、可能要发生或者即将要发展、继发的功能障碍。随着年龄的进展，主要是通过综合分析，预测可能发生的功能变化，功能障碍的倾向，如功能进行性的减退，制订康复预防方案，预防功能障碍的发生。在功能良好的状态下，进行积极主动的健康维护，主要是预防功能性损伤、器质性损伤和情志性损伤等突发性障碍的产生，如突发交通事故、外伤等导致的功能障碍。在功能开始出现衰退的情况下，要采取积极的康复措施，主动康复，防止轻度功能障碍向重度功能障碍发展，延缓功能衰退的进展。在已发生功能障碍的状态下，在康复原有功能障碍的基础上，要积极防止既有的功能减退引发其他功能障碍的发生。

积极主动的康复预防，关键在于自我管理。自我健康管理从饮食有节、运动有度、起居有常、社会适应、心理调适等各方面着手，形成健康理念，调动自己的积极性，有效地利用资源，有目的、主动地采取行动来达到最大化的健康效果，提升自己的功能状态。

（二）全周期的功能康复对健康促进的意义

功能水平的影响因素是复杂的。在考虑生理、心理等因素的同时，也要关注社会、文化和制度层面的变化对人体功能的影响。通过揭示生理、社会、行为和环境的保护性因素与风险因素的转变，理解功能变化的发生路径及功能障碍的机制，并据此采用一定的健康促进策略来提高个体的功能水平，提升健康状态。生命全周期的功能康复通过健康促进来优化个体的健康轨迹，而不仅仅是关注疾病治疗。对健康的衡量必须从简单地关注疾病的存在或不存在演变为对健康功能和健康潜力水平的评估上。

从人类积极发展的视角来看，无论个体当前的健康状态如何，即使处于较低的功能水平，如果个体的内在因素和外部环境因素能够很好地融合并实现积极的互动，依然具有健康发展的可能性。对于某些特定的疾病虽然不可能完全消除疾病的生物学后果，但个体的健康轨迹依然可以通过额外的康复干预策略加以修正，使其提高生命质量，并以合适的角色参与到社会活动中。这些健康干预策略的目的是增强人们以健康的方式应对问题的能力，获得适应性的发展，进而塑造属于特殊人群自身独有的积极健康状态。例如，对终身患有神经发育疾病的个体而言，关键在于提升生活质量，而不是消除"疾病"本身；要将帮助其实现个人目标，成为社会所期望的角色作为健康衡量的一个很重要的指标。对一些慢性病患者而言，更需要转变观念，不再聚焦于疾病本身，而是要提高自身的功能水平，以达到更好的健康状态。

三、康复手段的综合性

整体功能观认为，人的功能是一个有机整体，包含形与神的统一，人与自然、人与社会的统一。整体功能观指导下对于功能障碍的认识不是着眼于局部的，某一功能障碍的发生及功能障碍造成的影响也不是孤立单一的。针对功能的复杂性，障碍的多样性，围绕全面康复的思想，采用综合康复手段。《素问·异法方宜论》曰："圣人杂合以治，各得其所宜。"以"杂合以治"为核心的综合康复是中医康复整体功能观指导下功能康复的基本方法论，贯穿着从功能评估到康复实施，从康复预防到康复治疗的始终。

综合康复并非各种康复疗法的简单叠加和拼凑，而是要遵循整体功能观原则制订综合的康复方案。中医康复手段与方法丰富多样，作用各有侧重。包含传统运动疗法（如太极拳、八段锦等）、针灸、推拿、中医药内外治、情志疗法等方法。在康复医疗工作中，要结合具体功能障碍的特点，采取综合康复措施，现代康复技术与传统康复方法协同运用，充分发挥各自优势，促进功能全面康复。此外，综合康复还体现在个体化辨证康复与康复共性技术的融合，既能体现个体化辨证的优势，又能推广康复共性技术，提高康复效果。

（一）现代康复技术与传统康复技术的融合

中医在几千年的临床实践中积累了丰富多样、疗效显著、颇具特色的治疗技术，除常用的针灸、推拿、功法、药物、食疗等疗法外，还包含了物理疗法（热疗、光疗等）、作业疗法（弹琴、书法等）、精神情志疗法（以情制情、文娱疗法等）、自然疗法（森林疗法、日光疗法等）。现代康复治疗的内容非常丰富，它涵盖物理治疗、作业疗法、言语治疗、康复工程、职业训练、社会服务等多种技术，促进身心功能的康复，以提升功能水平，重返社会为目标。

针对人体功能的整体性，功能的复杂性，障碍的发生往往多因杂致，多层次受累，单一的康复方法很难取得令人满意的效果。因此，在康复过程中综合运用各种康复技术，将现代康复技术与传统康复技术有机融合，优势互补，以达到最大限度地恢复和提升功能。中医康复强调个体化的辨证与整体的辨病相结合，因人、因时、因地制宜，充分认识功能障碍的核心本质，针对功能障碍的病因、病机，确立康复原则，采取相应的康复方法。现代康复则是通过具体的功能评定，评估某一功能障碍的部位、性质、程度等，以及障碍发生的原因、预后，为预防和制订明确的康复目标和康复治疗计划提供依据。中医辨证、辨病方法与现代康复评定方法的结合，制订系统、规范、个体化的康复治疗计划，使其不仅在治疗上能起到个性化康复和整体化康复的效果，而且在功能和疗效的判定上达到指标量化和客观化的要求。

（二）个体化辨证康复与康复共性技术的融合

中医康复技术是在整体功能观指导下，体现了整体与辨证，共性与个性相融合的康复技术。个体化辨证康复是中医康复固有的优势。辨证康复是在综合分析现阶段功能障碍发生的原因、部位、性质、程度、表现及所造成的影响的基础上，结合康复对象的年龄、体质、职业、所处的环境等因素，综合分析障碍的发生发展机制，探讨功能障碍的康复、预后、结局等，制订个体化的康复方案。

康复共性技术的提取基于整体化的辨功能障碍的思路。清·徐灵胎在《兰台轨范·序》中言："欲治病者，必先识病之名，能识病之名，而后求其病之所由生……一病必有主方，一病必有主药。"在古代，中医学已经认识到要从整体上去认识把握疾病，认为每一种疾病都有相应的治疗方药。而对于中医康复而言，要从整体上去认识功能障碍。每个功能障碍都有其发生的原因、部位、性质、程度及其预后。充分认识功能障碍的本质、核心机制，确立相应的康复原则，设定康复结局目标，制订具体的康复方案，从共性规律中提取共性技术，推广应用于同一种功能障碍的康复治疗。

个体化辨证康复与康复共性技术的融合，可以提高中医康复有效技术的推荐级别，发挥其"简便效廉"的优势，便于在家庭、社区、医院重复推广使用。在康复共性技术的基础上，结合个性化辨证康复，满足个性化的康复需求，彰显中医康复智慧，是中医药能够更快发展，逐步走向国际的有效途径。

四、康复目标的全面性

功能的康复涉及人体内部功能系统的统一性及人体与外界环境的相关性。有效的功能促进，应着眼于考察人体复杂系统表现出的整体功能动态变化。形体之间相互牵动，形神之间相互依托，人与外界环境之间相互交融，功能之间相互联系耦合使人体成为一个有机整体，可以共同完成统一的生命活动。

康复目标的制订要以人为中心，以健康为导向，以提高和恢复功能水平为目的。每个人的康复目标不同，除了根据功能障碍的类型及程度外，还需综合考虑年龄、性别、职业、生活环境、社会支持等各方面的因素。

康复目标是最终能够达到某个康复结局，康复结局的评价不应该局限于人体某一具体功能的改善或某一伤病的治疗进行评估，还要从人与环境、人与社会的角度全面评价康复水平的高低。需要着眼于整体的功能评价，即涵盖身体结构、身体功能、活动与参与及环境因素等范畴。良好的康复结局需要多学科协同，它涉及康复医学、医学工程学、社会学、心理学、教育学等多学科领域。

康复目标包含改善和消除功能障碍，提高功能水平，预防功能的进一步损伤及衰退，同时还要注意情绪和心理功能的恢复，关注日常生活活动能力和社会适应能力。全面康复的目标，不仅仅在于人的脏腑生理、肢体运动、精神心理功能的恢复，还在于人适应自然环境及社会生活能力的改善或恢复。因此，在制订康复目标时，就要充分考虑功能之间的相互影响，追求形神合一、天人合一，以实现形体功能、精神功能、社会功能等在内的功能的全面提升，提高生命质量。

第二节　整体功能观的内容

一、形神合一功能观

"形神一体观"理论最早来源于《荀子》，其曰"天职既立，天功既成，形具而神生"，概括了自然界、形体及精神的密切关系；《黄帝内经》则从医学角度深入阐述了形神一体观，"形与神俱，而尽终其天年"（《素问·上古天真论》）。中医学所称的形，即是指视之可见、触之可及之脏腑经络组织、五官九窍、四肢百骸等有形躯体，以及循行于脏腑之内的精微物质。脏腑各有形状，居藏于体内，是人体最基本的组织结构，它是生命形体的基础。中医的"神"具有多重含义，广义之神指人体生命活动的主宰和总体现，气血及脏腑精气的盛衰显露于体表、面部、肢体、官窍的各种征象都是"神"的具体表现，包括眼神是否有光彩、面色是否荣润、语声是否清晰流畅、动作是否敏捷自如、思维意识是否清明从容等。狭义之神指人的精神、意识、思维、情感等神志活动，它分属于五脏，为五脏神，包括神、魂、魄、意、志；它还包含人的情绪变化，如七情——喜、怒、忧、思、悲、恐、惊。

《灵枢·天年》曰："血气已和，营卫已通，五脏已成，神气舍心，魂魄毕具，乃成为人。"即血、气、荣、卫调和畅通地运行于脏腑，产生了各种生理功能，包括人的精神意识思维活动。脏腑功能和调，神气藏于心，且五神中魂、魄等具体的神志功能具备之后，才能成为真正的人。因此，人的功能活动是形神功能辨证统一，相互作用的结果，"形神合一"是中医学对生命活动整体性的重要认识。

（一）先秦诸子哲学的形神观

形神观念的产生可以上溯到远古时期，人们在适应环境、改造自然的过程中产生的直觉感知。由于当时社会的生产力低下，人们对很多生命活动现象还难以认知，而"神"就被用来阐释能够调控万物发生发展的一种力量，即宇宙的主宰。如《管子·内业》曰："一物能化谓之神。"有关形神理论的探讨始于先秦时期的诸子百家，最早可上溯到《老子》所载的"营魄抱一"，即形神不离。《墨子·经上》载"生，刑与知处也"，首次意识到生命由"形"与"神"相合而成。《管子》提出了精气是构成人体生命活动的基础，精藏于心，"天出其精，地出其形"，形神相合乃构成了人。《庄子》提出"精神生于道，形本生于精"，精神决定形体，而养生重在养神。《荀子》第一次从朴素唯物主义的角度提出"形具而神生"的形神一元论观点。先秦诸子哲学中关于"形神"的探讨为中医"形神"理论提供了养分，是中医"形神"论的理论根基。

1. 形神不离

先秦诸子中，最早讨论形神之间关系的是老子，但老子未直接指明"形""神"两者之间的联系，而是借由"道"，将形体、精神合抱为一。《道德经》曰："道生一，一生二，二生三，三生万物。万物负阴而抱阳，冲气以为和。"道是世间一切事物所应遵循的基本规律，而人的生命活动自然也属于"道"的范畴。《道德经》第十章指出"载营魄抱一，能无离乎？专气致柔，能如婴儿乎？""营魄抱一""专气致柔"不仅强调灵魂与真道合一，还强调形体血气和灵魂的合一，即精神与形体借由"道"而合抱为一体，精神不离形魄，像婴儿一样充满了生机。

首次将"形""神"两字并举的是《墨子》。《墨子·经（上）》曰："生，刑与知处也。""刑"，即形体，"知处"，即意识、知觉，即人的生命活动离不开形体，也离不开认知活动，两者缺一不可。《墨子·所染》进一步指出"故善为君者，劳于论人而佚于治官。不能为君者，伤形费神，愁心劳意"，不善于做国君的，劳神伤身，用尽心思，然而国家更危险，自己更受屈辱。对于个人而言，形伤往往伴随着神扰，两者密不可分，互相影响。

2. 精气为形神的基础

先秦诸子中，最早提出精气学说的是《管子》。"凡物之精，此则为生"（《管子·内业》），精气的正常活动构成了生命，精气是万物的根源。"精也者，气之精者也"（《管子·内业》），精气是气中最精华的物质。人的生命也来源于精气，"凡人之生也，天出其精，地出其形，合此以为人"（《管子·内业》），天赐予其精气，地赐予其形体，形神相合，乃成为人。

精气藏于心，"定心在中，耳目聪明，四肢坚固，可以为精舍"（《管子·内业》），精气充沛，则神明清朗，耳聪目明，形体康健，四肢坚固。精气安定，则形神合一，功能正常。"精气"作为"神"的代名词，心藏精气，神藏于心，"失之必乱，得之必治"（《管子·内业》），心失去了神就纷乱，得到了神就安定。"搏气如神，万物备存……非鬼神之力也，精气之极也"。精气产生了精神思维活动，《管子》已经摒弃了鬼神之说，认为人之所以能专心致志，不是鬼神的力量，而是精气的最高作用。

3. 精神决定形体，生命重在养神

在生命的起源上，庄子持"气一元论"，《庄子·知北游》曰："通天下一气耳。"天下万物均化生于气，无形生有形，"夫昭昭生于冥冥，有伦生于无形，精神生于道，形本生于精，万物以形相生"（《庄子·知北游》），有形之形体，生于无形之精气，精神又受无形之道所主。无形之道产生了精神，精气化生形体。《庄子》以"形"与"身"代表形体，以"神"与"心"代表精神，常将"形体"与"精神"相对而论，但《庄子》中的神多以"精"来代，如"形劳而不休则弊，精用而不已则劳，劳则竭"（《庄子·刻意》），提示形劳、神伤过度会导致功能低下，疲顿枯竭。

神能伤形，《管子·内业》指出："凡心之刑，自充自盈，自生自成。其所以失之，必以忧乐喜怒欲利。能去忧乐喜怒欲利，心乃反济。""刑"通"形"，即心的形体，它本身就能自然充实，自然生成。心之形体功能之所以有所损伤，必然是由于忧、乐、喜、怒、嗜欲和贪利。如果能够保持神的安定，"利安以宁，勿烦勿乱"，则心的功能则能恢复和谐的正常状态。

《庄子》十分重视养神之道，"平易恬淡，则忧患不能入，邪气不能袭，故其德全而神不亏"（《庄子·刻意》）。一个人常保平静恬淡之心，那么忧患就不能伤心、外邪也不易入侵，因此德全而精神饱满，精力充沛，神采奕奕。接着又进一步指出"纯粹而不杂，静一而不变，淡而无为，动而以天行，此养神之道也"（《庄子·刻意》）。纯粹而不混杂邪念；清净专一、恬淡无为，遵循自然的规律，这是养神之道。《黄帝内经》继承了《庄子》的养神思想，提出"恬淡虚无，真气从之，精神内守，病安从来"，指出上古圣人之教下也，强调保养精神对养生防病的重要意义。

4. 形具而神生，形体是精神的基础

《荀子·王制》指出："人有气、有生、有知，亦且有义，故最为天下贵也。"人之所以和草木、禽兽不同，是因为"草木有生而无知，禽兽有知而无义"，而人是有气、有生命、有知觉，而且讲究道义，所以是天下间最为贵重的存在。由此可以看出，人是形神兼备的生命体，形体和精神在人身上构成了一个有机的整体。

关于形神之间的关系，《荀子·天论》指出："天职既立，天功既成，形具而神生，好恶喜怒哀乐藏焉，夫是之谓天情。"荀子认为先有形体，精神随之而产生，形体是精神的基础。在"形""神"关系上，形体是第一性，精神是第二性的，"神"必须依附于"形"，这是"形神一元论"的基础。当形体消亡时，精神也随之消灭，不存在独立于形体的精神变成魂魄，荀子是唯物主义形神论的代表。

《管子·心术上》曰"心之在体，君之位也。九窍之有职，官之分也。耳目者，视听之官也，心而无与于视听之事，则官得守其分矣。夫心有欲者，物过而目不见，声至而耳不闻也"，强调心为人身之君，有主宰作用，心需处其道，不脱离常道去干涉耳目等九窍之官，方能使感官知觉、精神思维正常发挥功能，若心被各种欲望充塞，那么知觉、意识将无法发挥功用，所谓"上离其道，下失其事"，故心静才能使"神"正常发挥作用。

《荀子》同《管子》一致，均认为心是生命活动的主导。《荀子·天论》紧接着提出："耳目鼻口形能各有接而不相能也，夫是之谓天官。心居中虚，以治五官，夫是之谓天君。"人的感官具有各自的功能，耳、目、鼻、口、形体，而生听、视、嗅、味、触等感觉。而这些感官之所以能够对外界刺激产生反应，靠的是心的管理。心具有统领感官，主宰精神活动的作用。故而，《荀子·解蔽》指出："心者，形之君也，而神明之主也，出令而无所受令。"心是形体的主宰，也是神明的主导。"故主道明则下安，主道幽则下危"（《荀子·正论》）。这对《黄帝内经》形神观的形成具有重要的影响，《素问·灵兰秘典论》"主明则下安……主不明则十二官危"的思想概源于此。

（二）中医学的形神合一观的形成

中医学从人的生命形态论"形神"，进一步发展生命宇宙观。中医的"人身"是法象天地宇宙而拟构的人身生命之象，所以对于"人"的形神的认识同时也是宇宙论的认识。生命宇宙论对生命的认识是一气化生，气是生命的本质，而"形神"的呈现是阴阳转化的结果。所以，"阴阳"是把握中医"形神"论的关键。中医学运用阴阳五行原理构建整个人，故曰："阴阳者，天地之道也，万物之纲纪，变化之父母，生杀之本始"（《素问·阴阳应象大论》)。而中医学对于人的"形神"的生成与运转机制也是从"阴阳"入手的。人的形体是精气的聚合,《素问·六节藏象论》曰:"气合而有形。"而"形神"的分化源于阴阳之分,《素问·阴阳应象大论》曰:"阳化气,阴成形。"所谓"人生有形,不离阴阳"(《素问·宝命全形论》),中医学运用阴阳学说解释"形神",解决了"形""神"谁先谁后的问题。"形""神"是精气在阴阳运转变化中呈现出的生命形态。

而"形神"表现在人的身上,则是形神合一的生命系统。如果我们从"人身小宇宙"对应的天地宇宙来看,阴阳的生化表现在天地的形象,"在天成象,在地成形,变化见矣"(《周易·系辞上》),而《淮南子》也说"夫精神者,所受于天也,而形体者,所禀于地也"(《淮南子·精神训》)。天地宇宙间气机运转,而成一体。对于人来说,人的形体为精神提供滋养,而精神则统摄形体。《素问·六节藏象论》曰:"天食人以五气,地食人以五味。五气入鼻,藏于心肺。上使五色修明,音声能彰,五味入口,藏于肠胃,味有所藏,以养五气,气和而生,津液相成,神乃自生。"人通过呼吸空气和食用食物滋养形体以保养精神。

中医学认为人的形神是不可分的生命系统,我们要把握人的形神只能通过观察形神合一的生命宇宙的生命呈象来实现,这就是中医藏象学说的智慧。形神合一的生命观,是以形神合一的观点看待自然界的生命整体,将形体的治疗与精神的调养结合,在医学中具有十分重要的理论研究价值和临床指导意义,对未来以功能为核心的康复医学也具有相当重要的启迪作用。

1. 人体结构与功能的统一

"形神合一"理论作为中医特有的思维模式,体现了人体结构与功能的统一,形体与精神的统一。《素问·上古天真论》曰:"上古之人,其知道者,法于阴阳,和于术数,食饮有节,起居有常,不妄作劳,故能形与神俱,而尽终其天年,度百岁乃去。"形神合一是生命健康的重要标志,形和神是生命的两大要素,两者相互依存、相互制约,是一个统一的整体。

《灵枢·本神》曰"故生之来,谓之精,两精相搏谓之神",指出来源于父母的先天之精的相遇,就会发生一定的相互作用,而新的生命活动即神就开始了。《素问·六节藏象论》曰"天食人以五气,地食人以五味。五气入鼻,藏于心肺,上使五色修明,音声能彰。五味入口,藏于肠胃,味有所藏,以养五气,气和而生,津液相成,神乃自生",肯定了依靠自然界的五气五味来滋养的机体,是人生命活动的物质基础。可见,由精构成的形体,是人的根本,而神则是人的形体的功能。

2. 形体与精神的统一

形体第一性,精神第二性,精神意识、思维活动的产生都是基于肉体的存在,精神不可以脱离肉体,否则就将人生意义引向了虚无主义,精神不是凭空存在的,必须有肉体的承接。同时,肉体也不能脱离精神而存在,没有精神的肉体就缺少了思维和意识,也就失去人之所以为人的根本特征,无神则形不可活,没有思维活动,人的生命也就失去了鲜活。精神也可以反过来影响形体,神的状况能影响人的身体状况。

（三）形神之间的生理联系

1. 形乃神之宅，无形则神无以生

形与神，相互制约，相互为用，是不可分割的统一整体。《类经·针刺类》曰："形者神之体，神者形之用，无形则神无以生，无神则形不可活。"人有了形体，才有生命，才有机体生命活动及情感意识的表现，亦即"神"的产生。《荀子·天论》曰"形具而神生"，明确指出有了形体后才有了生命活动。人的各种情志活动又由五脏所化生，如"人有五脏化五气，以生喜、怒、悲、忧、恐"（《素问·阴阳应象大论》），人的精神是依附于形体而存在的，只有舍于形体才有各种生命活动及神志功能。

脏腑、气血、经脉，这些都是形体的重要组成部分，也是形体功能的重要载体。《灵枢·天年》曰"血气已和，营卫已通，五脏已成，神气舍心……乃成为人"。亦论述当脏腑形成、血气营卫通和之后，"神气"才入于形体而成人。生命功能活动有赖于"形"的存在，"形"是功能活动的载体。《灵枢·平人绝谷》曰："气得上下，五脏安定，血脉和利，精神乃居。"人体的脏腑、血脉形成并功能安定正常后，精神才居于其中而发挥功能，说明脏腑、经络、气血是各种功能活动的基础。神依附于形而生，形盛则神旺，形弱则神衰。因此养形即所以养神，治形亦即练神。

（1）形体产生精神：从形神的发生学角度来看，形是第一位的，有了形体，才有神的产生，神依附于形，精神活动不能离开形体而独立存在。形神合一论，在形神的关系上，坚持了物质第一性的唯物主义观点。《荀子·天论》提："形具而神生，好恶喜怒哀乐藏焉。"形又称"器"，《素问·六微旨大论》曰："器者，生化之宇，器散则分之，生化息矣。故曰无形无患，此之谓也。"形体是生化的载体，即生命活动的载体，生命活动属广义之"神"的范畴，形体不存在，则生命活动（广义之神）随之停止，故《素问·上古天真论》称之曰："形体不蔽，精神不散。"

《灵枢·本脏》曰"五脏者，所以藏精神血气魂魄者也"；《素问·阴阳应象大论》曰"人有五脏化五气，以生喜怒悲忧恐"，肯定了脏腑精气是精神心理活动（狭义之神）产生的物质基础。《黄帝内经》还直接提出了五脏藏五神的观点，心藏神，肝藏魂，肺藏魄，脾藏意，肾藏志。五脏内藏五神，脏腑功能气化正常，则五神功能正常，强调形体对精神的作用。

心为君主之官，心不仅是统帅全身的首脑器官；心藏神，心也是主宰思维活动的最高器官，《灵枢·五色》曰："积神于心，以知往今。"神藏于心，心的功能正常，则能知往今，能够正确地认知事物，故《灵枢·本神》言："所以任物者谓之心。"

（2）气血精津是神的物质基础：《灵枢·本神》曰"故生之来，谓之精，两精相搏谓之神"，指出来源于父母的先天之精的相遇，就会发生一定的相互作用，而新的生命活动即神就开始了。这是从广义的角度，神作为一种生命活动，阐明生命之神源于先天父母之精。张介宾释之"故人之生也，必合阴阳之气、父母之精，两精相搏，形神乃成"（《类经·藏象类》）。

父母的先天之精相互作用产生了神，还有赖于后天水谷精气和气血津液的滋养，神才能发挥正常的功能。《素问·六节藏象论》曰："天食人以五气，地食人以五味。五气入鼻，藏于心肺，上使五色修明，音声能彰。五味入口，藏于肠胃，味有所藏，以养五气，气和而生，津液相成，神乃自生。"依靠自然界的五气五味来滋养的机体，使脏腑功能正常，气血津液是人的生命活动的物质基础。气血精津为化神之源，神寓于形体之中，并通过眼神、气色、声音、五味等对外界刺激做出身体的应答反应，这是生命活动即广义之"神"的外在表现。

《灵枢·平人绝谷》曰："胃满则肠虚，肠满则胃虚，更虚更满，故气得上下，五脏安定，血脉和利，精神乃居，故神者，水谷之精气也。"水谷精气是神产生的物质基础，五脏安定，脏腑气化功能正常，运化水谷成为气血精津等精微物质，气血充足，濡养于神，则精神乃居，能够发挥正常的功能活动。

（3）形的强弱直接决定神的盛衰：形体健康是保证精神饱满的物质基础，《灵枢·营卫生会》曰"壮者之气血盛，其肌肉滑，气道通，营卫之行不失其常，故昼精而夜瞑。老者之气血衰，其肌肉枯，气道涩，五脏之气相搏，其营气衰少而卫气内伐，故昼不精，夜不瞑"，指出年轻人气血旺盛，肌肉壮满，营卫运行正常，所以白天精神饱满，夜间睡眠正常；老年人气血衰弱，肌肉枯槁，气血运行不畅，营卫失调，所以白天精神不足，夜间睡眠减少。

2. 神乃形之主，无神则形不可活

中医学亦强调了神对形的反作用，人体组织结构及气血，又需要受到神的统摄，神对形具有主导作用，即"神能御其形"（《素问玄机原病式》）。《素问·五常政大论》曰："根于中者，命曰神机，神去则机息。"神是生命活动的主宰。《灵枢·营卫生会》曰："血者，神气也。"《灵枢·平人绝谷》曰："神者，水谷之精气也。"《素问·八正神明论》曰："血气者，人之神。"在人体之中，气、血、津液皆属于神，神能驭形，神主宰着脏腑、经络、形体的各种生命活动，形因神而能活。

《淮南子·原道训》言："神者，生之制也。"刘河间谓："神能御其形。"神虽依附于形体而存在，却是机体生命活动的主宰。神能驭形，神主宰着脏腑、经络、形体的各种生命活动，形因神而能活。

《素问·五常政大论》曰："神去则机息。"《素问·移精变气论》曰："得神者昌，失神者亡。"神的昌盛与否，直接决定形体的盛衰存亡。张景岳《类经·针刺类》曰："无神则形不可活。"神是生命活动的主宰及总体现，生命活动停止，则形体亦没有存在的意义。倘若人体失去神的主导，则脏腑功能紊乱，气化功能失常，甚则化气生精的最基本生命活动也随之终结，精气自然无从化生，身形也无以得养。

《类经》曰："神虽由精气化生，但统驭精气而为运用之主者，又在吾心之神。"神对形的反作用尤其表现在"心神"对脏腑的主导作用上。《素问·灵兰秘典论》曰："心者君主之官也，神明出焉……主明则下安……主不明则十二官危，使道闭塞而不通，形乃大伤。"主不明，心不安，则形伤。

（四）形神之间的病理影响

1. 形伤则神伤，形弱则神弱

形体破坏则功能损伤。健康的形体是功能活动正常的基本保证；正常的功能活动又是形体健康的根本条件；反之，如果形体受到损伤，必然影响功能活动；如果功能发生障碍，也会影响形体健康。

形为神之宅，形体破坏或形体功能异常，则神失去充养和依附，也会出现神气衰败，神的功能紊乱。《素问·汤液醪醴论》曰："帝曰：形弊血尽而功不应者何？岐伯曰：神不使也。"人体精气营血毁坏，使形体凋敝，从而神气衰败而导致人体功能不能正常发挥。所以形体死亡后，神气（生命活动）也就消散，思维意识也就不存在了，正如《灵枢·天年》所指出"五脏皆虚，神气皆去，形骸独居而终矣"。

五脏作为人体功能的核心，五脏功能失调，五脏之"形病"也会导致神的异常。如《灵枢·本神》曰："肝藏血，血舍魂，肝气虚则恐，实则怒。"五脏藏五神，舍五志，脏腑之形病，最终导致神志异常，因此，对于形神功能的康复，《灵枢·本神》进一步提出"必审五脏之病形，以知其气之虚实，谨而调之也"，从五脏之形入手，知其气血形体之盛衰，以调其形神之障碍。

五脏藏五神，心为君主之官，内藏神明，心神为五神之主。《灵枢·邪客》曰："心者，五脏六腑之大主也，精神之所舍也，其脏坚固，邪弗能容也。容之则心伤，心伤则神去，神去则死矣。"心的"形"坚固，则邪不能侵，邪侵则心的功能受损，神明亦损，神去则生命活动停止，故言"神去则死矣"。心之神明包括广义之神（统帅全身生命活动）和狭义之神（思维活动）。

形病则神病，形的功能异常会引发神的功能异常。脏腑、经络、形体是各种神志活动的载体，人的各种情志活动又由五脏所化生，如"人有五脏化五气，以生喜、怒、悲、忧、恐"（《素问·阴阳应象大论》）。脏腑功能活动正常，则精神、思维、情志活动正常；若脏腑的功能失常，则会导致精神、思维、情志的异常，从而产生各种病变。《素问·宣明五气》曰"五精所并：精气并于心则喜，……并于肾则恐，是谓五并，虚而相并者也"；《灵枢·本神》曰"肝气虚则恐，实则怒，……心气虚则悲，实则笑不休"，都说明五脏的功能失调可导致各种神志功能异常。

除脏腑外，经脉作为"形"的重要载体，经脉功能异常，也会导致神的异常。如《素问·刺腰痛》指出病在阳明经脉，令人腰痛，不能灵活转身，并且容易出现悲伤的情绪；而病在解脉（足太阳经散在腘窝部的血络），令人腰痛如折，并伴有恐惧的情绪。

气血精津作为神的物质基础，气血功能紊乱，也会导致神的障碍。如《素问·四时逆从论》曰："夏刺肌肉，血气内却，令人善恐；夏刺筋骨，血气上逆，令人善怒。"《灵枢·经脉》曰："气不足则善恐，心惕惕如人将捕之。"无论是气血不足，还是血气上逆，均会导致气血功能障碍，神明失养，出现"善恐""善怒"等情绪异常。《素问·调经论》曰"血有余则怒，不足则恐"；《素问·宣明五气》曰"五精所并：精气并于心则喜……并于肾则恐"，并而虚者也，精血不足，神志失养，情绪异常。临床上，劳伤筋骨，精血亏虚，不仅会出现肢体疼痛麻木、痿废不灵之形的功能障碍，还会引起精神倦怠，目无神采，或悲伤烦躁等神伤的表现。

2. 神伤则形伤

神是形体的外在生命活动的表现，同时支配并影响形体活动。若神受损伤，则机体调节功能失常，形体相应的也产生功能障碍。《素问·五常政大论》曰："根于中者，命曰神机，神去则机息。"神是机体功能的主宰，神去则生命活动停止，更遑论形体功能的发挥。

神病形亦病，神的功能异常会引发形的功能异常，正如《刘子新论·清神》所说："神静而心和，心和而形全；神躁则心荡，心荡则形伤。"《素问·移精变气论》曰："失神者死，得神者生。"形的功能活动发生异常会影响到神的正常活动，同样人的各种精神、情志、思维活动异常亦可导致脏腑、经络、形体的病变。《素问·汤液醪醴论》云："帝曰：形弊血尽而功不立者何？岐伯曰：神不使也。"神的功能异常，会导致形弊血尽影响形体功能的正常发挥，故曰"功不立"，治疗康复无效。又谓："精神不进，志意不治，故病不可愈。"狭义之神的功能异常，即精神心理异常，也会影响疾病的预后，导致疾病不能正常康复。

肢体功能活动障碍，痿废不用，属于"形"的障碍。《素问·痿论》根据五脏和五体的对应关系，将痿证分为"筋痿""脉痿""肉痿""皮痿""骨痿"，并且从病因上认为痿证的发生与情志异常密切相关，认为"五脏因肺热叶焦发为痿躄"，而肺热叶焦的产生是因为"有所失亡，所求不得"，导致肺气哀鸣。而在论述具体五痿的病因时，又进一步提出，"悲哀太甚"发为脉痿，"思想无穷，所愿不得，意淫于外"发为筋痿。以上，皆为"神"障碍导致"形"障碍的具体例证。

人有五脏化五气，情志为五脏所化，情志功能是神的重要组成部分，情志功能异常也会影响脏腑功能的正常发挥。《素问·举痛论》曰："余知百病生于气也，怒则气上，喜则气缓，悲则气消，恐则气下，寒则气收，炅则气泄，惊则气乱，劳则气耗，思则气结。"情志活动异常，会导致脏腑气机紊乱，从而影响其相应的五脏而导致各种功能障碍。《素问·阴阳应象大论》曰"怒伤肝""喜伤心""思伤脾""忧伤肺""恐伤肾"。《灵枢·百病始生》曰："喜怒不节则伤脏。"心为五脏六腑之大主，"悲哀忧愁则心动，心动则五脏六腑皆摇"（《灵枢·口问》），则进一步论述了情志过激会直接引起相应的脏腑功能失调，即神病损形。

3. 形神俱伤

在病因的认识上，《黄帝内经》充分肯定了形伤之因与神伤之因的结合，而不是将两者孤立对待。《素问·移精变气论》认为往古之人，"内无眷慕之累，外无伸宦之形"，在内没有情志之累，在外没有劳役形体，恬淡处世，就算感受外邪，邪气也不能入深，故治疗康复的手段也比较简单。而今时之人，"忧患缘其内，苦形伤其外"，形神俱损，"内至五脏骨髓，外伤空窍肌肤"，单一的康复手段已经很难达到很好的康复效果，必须"毒药治其内，针石治其外"。

人体神形相合，一荣俱荣，一损俱损。形神之间不协调，容易导致不同的功能障碍。

《素问·血气形志》指出"形乐志苦，病生于脉""形乐志乐，病生于肉""形苦志乐，病生于筋""形苦志苦，病生于咽嗌""形数惊恐，经络不通，病生于不仁"。心藏神主血脉，形体安逸而精神痛苦的人，容易发生血脉病证；脾藏意主肌肉，无论是精神还是形体都过度安逸的养尊处优之人，则容易出现肌肉病证，如形体肥胖。肝藏魂主筋，身体劳苦而精神愉快之人，在劳作过程中容易出现形体筋脉的损伤。肺藏魄司呼吸，形体劳苦，精神苦闷，气血俱损，容易出现肺和咽喉病证。肾藏志，主控骨髓代谢和骨骼关节活动，如果屡受惊吓，气血错乱，经络不通，容易出现肢体麻木不仁。

形神俱伤，也是康复结局的一个重要判断。《灵枢·热病》指出，对于"偏枯"而言，偏身不用，属运动功能障碍，如果未波及言语功能和认知功能，"言不变，志不乱"，用"巨针取之"，则其预后较好，"乃可复也"。而相应的，对于"痱病"（又称"中风痱"）而言，表现为"四肢不收，智乱不甚，其言微知，可治"，肢体不能随意运动，伴有轻微的认知及言语障碍，则尚能康复，如果出现"甚则不能言"，形神俱损，则不可治也，其结局较差。

二、天人合一功能观

"天人合一"思想，是中华民族五千年来的思想核心与精神实质。其思想概念最早是由庄子阐述，后被汉代思想家董仲舒发展为"天人合一"的哲学思想体系，并由此构建了中华传统文化的主体。中医学汲取了这一思想，构建了"天人相应"理论的基本框架，强调人与外界环境的和谐、统一，由此构成了中医学的基本观点及特征，奠定了中医学理论体系坚实的基础。

中医学所说的"天"，是指独立于人的意志之外、不以人的意志为转移的客观存在，是不断运动变化的物质世界。"天"不止包含天象、天气、气候等，也包含"地"和环境中的各种因素；也就是说不但包含产生人和对人发生影响的自然之天，也包含人事社会之天。人不仅具有自然属性，还具有社会属性，中医学以"天人合一"为理论核心，探讨人体生命活动的规律。

"天人合一"强调人与外界环境的和谐统一，外界环境包含自然环境和社会环境。中医学极为重视人与自然的周期性变化关系，认为四时气候的更替、昼夜阴阳的消长、西北东南的地域变化是影响人体生理功能的重要因素，人类应该遵循和掌握这个生物节律，使之为康复医疗服务。康复医疗的目的是帮助人们的潜在能力和患者的残存功能恢复到最佳状态，使之获得生活能力，重返社会，平等地享受人的各种权利。因此，社会康复在整体康复中占有十分重要的地位。将人与社会的统一性纳入"天人合一"范畴，丰富了中医整体功能观思想的内涵，强调了重返社会的中医康复目标。

（一）传统文化中的天人合一观

作为中国传统文化的基石，"天人合一"思想已成为中国人认识世界的深层心理结构，深刻影响了中国传统文化和古代科学技术的发展。中医药作为中国古代科学的瑰宝，也深受"天人合一"思想的影响。中国传统文化中关于"天"和"天人关系"内涵的理解主要包括以下四个方面。

1. 神人交通

在上古时期，因社会、政治条件的需求，中国古代哲学对"天"的认识常将自然"天"之力转嫁于神性之"天"，逐渐覆盖"天"之自然性。这一时期的天人合一观是"神人交通"，部落里的所有人都可以借助巫师的帮助以沟通天神，而这也是我国传统文化中天人合一观最初的形态。巫师在上古时期负责沟通天神，主持部落里的大小事务，同时他们也是最初的知识分子，掌握原始的医药知识，负责为人治疗疾病，上古时期医学的源头概源于此。

这一阶段对天人合一思想而言，具有神学的特质，其认识和理解是有时代局限性的。上古时期关于天人之际关系的探索，还处于神人关系范畴，表现在原始崇拜和神话传说中。随着《周易》的问世，提出了天-地-人三才"三位一体"的整体思想，如《周易·系辞下》云"天地氤氲，万物化醇，男女构精，万物化生"，把天从"神"的地位下降到现实世界，天地作为万物化生之根本。后来的儒、道、释等诸家从人与义理之天、道德之天、人与自然之天合一等角度对天人合一思想进行了进一步的阐释与发挥。

2. 自然与人合一

以老子、庄子为代表的道家的天人合一思想，强调了人与自然的统一。道家所理解的"天"摈弃了宗教神秘色彩，指的是大自然。人从大自然中来，又回归到大自然去。《老子》曰："域中有四大，而人居其一焉。人法地，地法天，天法道，道法自然。"道是宇宙万物的本原，天道、地道、人道"统归于一"。"道"是万物之根源，从最根本的源头而言，人与天地的关系是同根同源的关系。道家从"无为"的立场出发，主张人与自然融合一体，以更好地体悟和适应自然规律。《庄子·齐物论》曰"天地者，万物之父母也""天地与我并生，而万物与我为一"。天指自然，人是自然的一部分，天人本是合一的。天地是万物之母，"天道运而无所积，故万物成"（《庄子·天道》），天与地之间的气交流变化，促发了万物的生长，同时也是万物不停变化的原因。

《吕氏春秋》《淮南子》明确表达出了"天"乃自然甚至宇宙环境。《吕氏春秋·季春季》云："天生阴阳、寒暑、燥湿、四时之化、万物之变……圣人察阴阳之宜，辨万物之利以便生，故精神安乎形，而年寿得长焉。"圣人能够洞察自然界产生的四时气候变化，利用自然之利以保养形神，故能保生长寿。《吕氏春秋·不苟论》曰："民无道知天，民以四时、寒暑、日月、星辰之行知天。""天"是什么，人们可以通过四季寒暑、天体气象等自然现象去观察体悟。至此，中国古代哲学思想之"天"已经完全脱离了"天"之神性，而是将其归为"物质之天"，泛指一切外界自然环境，或是宇宙。同时也说明中医学在研究人体、疾病等客观事物的过程中，其思想理论沿袭了中国古代哲学朴素唯物的思想内涵。这有利于中医学正确认识人体、认识疾病状态和健康状态。

天地万物是一个整体，人是这个整体的一部分，不可能脱离这个整体的宇宙观而单独存在。人应当"法自然"，顺应环境的自然规律，人是一个小乾坤，人的生命是自然的一个缩影。天供人以生存的必要条件，人应顺应天地自然的规律，使之达到天人相应的境界，这样才能长生久视，尽终天年。

3. 天德与人性合一

以孔子、孟子为代表的儒家认为，天具有明显的道德属性。"天"指义理之天、道德之天，意指天地间的最高原理。"天人合一"是人与义理之天、道德之天的合一。春秋时期儒家把天作为道德的本原，孔子心目中的"天"是一个有着伦理意义和道德倾向的天。

孔子认为人都受天命的制约，天要求人要有道德，人便要有责任达到天的要求。达到天人关系的这种义务和责任就是从"礼"出发，建立关系。孟子认为人与"天"的主要联系靠"心"，《孟子·告子章句上》曰："恻隐之心，仁也；羞恶之心，义也；恭敬之心，礼也；是非之心，智也。"仁、义、礼、智四者，"我固有之也"，只要尽心、知性、思诚便可达到天人相通，达到"万物皆备于我矣"（《孟子·告子章句上》）的天地合一的境界。

孔子极力推崇"仁"，认为"仁"是心之本体，是天道在人身上的体现，是人天生就拥有的情感，可以说是天与人合于仁，因此如果想要达到天人合一的境界，便需要实践心中的"仁"道，不断推行下去，达到至善的境界。孟子沿袭了孔子的仁爱思想，提倡"亲亲而仁民，仁民而爱物"（《孟子·尽心章句上》）。"医乃仁术""医者仁心"是医学的行业准则和医者的行为规范。因此天人合仁、天人合一的观点深深影响着中医药文化的发展，影响着古往今来无数个中医人的世界观、价值观、人生观的形成，不断激励医者以救死扶伤为己任，在医学道路上，实践"仁"道。

儒家的"天人合一"扩大了"天"的内涵，除了说明人与自然界的关系外，还从社会角度论述人的活动与"天"的关系，更赋予"天"伦理性、道德性内涵。"天何言哉？四时行焉，百物生焉，天何言哉？"（《论语·阳货》），天虽然不语，但天有四时周而复始，百物因之而生生不息。人应该效法天地之道，与天地合其德，以天地之德行作为自己的行为规范，推天道以明人事，"天人合一"便是最高的伦理，这也奠定了中国传统文化极重的伦理化色彩。

4. 天道与人道合一

宋代是中国古典哲学体系的完成期，在思辩水平上达到了中国古典哲学的高峰。这一阶段是天人合一思想提升为主导认识形态和中医药思维价值体系的重大变革时期。这一时期的代表人物张载，他融汇了孔、孟的"道德之天"，老、庄的"自然之天"，正式提出了"天人合一"的命题。张载《正蒙·乾称篇》曰："儒者则因明致诚，因诚致明，故天人合一。""明"，指人道，"诚"，指天道，又指圣人所达到的境界。学习求知而体悟天性、天理；尽心、知性而穷理、识天，天道和人道之间互为因果，穷理尽性，最终达到天道与人道的统一。"性和天道合一存乎诚"《正蒙·诚明》，人道和天道完整融合，达到"至诚"之境界，即"天人合一"。

张载的天人合一更加强调"人道"与"天道"的统一。"天人不须强分，易言天道，则与人事一滚论之……自然人谋合，盖一体也，人谋之所经画，亦莫非天理（耳）"（《张载集·横渠易说系辞下》）。"天"包括"天德""天道"，是人所追求的方向和标准。《正蒙·天道》曰："天道四时行，百物生，无非至教；圣人之动，无非至德，夫何言哉。"天地运行不止，万物才会生长，圣人的德行深厚，所以能感召人们向他们学习，其实圣人也是没有言语说教的，他们只是体察到天地万物的运行规律，顺应"天道"而为。人们默察天地、四时、昼夜、阴阳的变化而裁断事物的发展规律，根据其规律而顺其行，始终合于天道，故能达到"不见而章，不动而变，无为而成"的境界，自然心中澄明，充满智慧。

宋明时期儒家"天人合一"思想的发展，伴随着新儒学体系——理学的产生而渐趋完善。周敦颐在《太极图说》中以"以究天人合一之源"为要，张载正式提出"天人合一"命题，程颢、程颐将其系统化，朱熹为集大成者。这一阶段是天人合一思想提升为中国古代哲学主导意识形态的重要时期。在中医的临床实践中，也全面推行了理学的思辩思维方法，使得天人合一思想在中医药发展中的主流地位得到确立和巩固。

（二）中医学的天人合一观的形成

中医文化深受传统文化的影响，而我国传统文化之中，天人观是任何学术派别都无法逃避的核心概念，天与人之间的关系，规定着世界观、价值观、行为方式等，具有多方面的影响。从上古时期开始，天人合一观就深深地烙印在中华民族的心灵上，并且随着时间流逝，因为文化的发展、朝代的更替等原因，天人合一观一直在演变，内涵也随之改变。中医学作为吸收了古代哲学学术成果而生的学科，也深受传统天人合一观的影响，无论是中医药的起源、发展，还是中医药预防、诊疗、康复思想都深受天人合一观的影响。

钱穆先生认为："中国文化的特质，可以'一天人，合内外'六字尽之。"他还提到，"天人合一"是中国文化的最高信仰，也是中国文化最有贡献的一种主张，是中国文化对人类最大的贡献。中医学禀承了中国传统文化的基因，从天的研究到人，从人的探讨到天，可以认为中医学是以"天人合一"为理论核心，探讨人体生命活动规律的科学。

国医大师邓铁涛教授指出："中医学受中华文化'天人合一'观的影响，把人放在时间、地域、人群、个体中，进行健康保健预防与治疗的观察研究。中医诊治疾病，不单单在追求'病'上，而是按'时、地、人'把大环境以至个体的整体进行辨证论治与预防。"

中国传统医学自诞生起，就集结了"天人合一"的思想，认为人与自然相通应，不论四时气候、昼夜晨昏，还是日月运行、地理环境的各种变化都会对人体的生理、病理产生重要影响。《黄帝内经》作为中医经典理论的奠基之作，并没有明确记载"天人合一"一词。但《灵枢·岁露论》提出"人与天地相参也，与日月相应也"；《灵枢·刺节真邪》曰"与天地相应，与四时相副，人参天地"，均蕴含了天人合一的实质内涵。《黄帝内经》把"天"与"人"作为一个整体来认识，人体是一个以五脏为中心的"天人合一""形神一体"内外相应的大系统，这一思想符合系统论的原则，充分体现了中医学的学术特点，奠定了中医学独特的医学模式和方法论，包含着丰富的科学内容。

"天"指的是人类赖以生存的整个宇宙，即人类生存的时空环境，主要指由于太阳与地球相对运动所形成的四季的气候、昼夜的更替及地域差别等。所谓"天人相应"是指人在长期进化过程中形成的一系列生理调控机制与宇宙的时空变化规律相通应。"人以天地之气生，四时之法成"，自然界的发展变化是由阳气的生、长、收、藏形成四时气候，又以五行为框架分列一年四时自然界万物的特点。人体以五脏为核心，配属五行，通过经络，联络六腑、五体、四肢、九窍等成为一个有机的整体。

人类生存于自然环境之内，在长期的进化过程中，人体获得了与自然规律相适应的自稳调节能力。人类在繁衍生息中，烙上了自然环境因素的印迹。个体对自然环境的适应能力、适应程度，也就表现在其身体的结构与功能特征上。人类必须随气候条件的变化而不断自我调节，以顺应其生存环境的变化规律，保持人体生理活动的平衡协调。

人既生活在自然界中，又生存于人事社会之中，不能离开社会群体而生存。影响健康和疾病的因素，既有生物因素，又有社会和心理的因素，这是自古以来人们已察觉到的客观事实。中医康复思想以"天人合一"为指导，从人与自然、人与社会的关系中去理解和认识人体的健康与疾病，重视外界环境对人的影响，并将其贯穿在病因考察、诊断治疗及保健预防的各个环节中。

（三）人体功能与自然环境

1. 人与天地同源

人与天地同源，是指人类作为自然万物之一，与自然万物有着共同的化生之源。"气一元论"认为精气是构成宇宙万物的本原。庄子提出了"气"的概念，此为气一元论的初始，他进一步提出"通天下一气耳"，将万物存在的根源都归结为气。中医学承袭了哲学上的"气一元论"，认为天地万物都由气化生。人作为自然万物之一，也是由气构成。《素问·宝命全形论》曰"人以天地之气生，四时之法成""夫人生于地，悬命于天；天地合气，命之曰人"。

另外，气作为无形的不断运动的精微物质，充斥于宇宙天地之间，是宇宙万物之间相互感应的中介物质。人处于天地气交之中，通过气的中介作用，与外界环境相通应。《素问·至真要大论》曰："天地之大纪，人神之通应也。"《灵枢·岁露论》曰："人与天地相参也，与日月相应也。"通过肺、鼻、腠理，人体内外之气进行着交换；人通过感官，感受与传递着自然与社会环境中的各种信息。天地、日月、昼夜、季节、气候变化对人体生理和病理的影响都凭借着气的中介作用而实现。

2. 人与天地同构

人与天地同构指的是人体与自然界结构相似或者类似。《黄帝内经》认为人的形体就是天的副本。《素问·阴阳应象大论》中说："天有四时五行，以生长收藏，以生寒暑燥湿风，人有五脏化五气，以生喜怒悲忧恐。"自然界存在春夏秋冬四季的推移、五行之间的生克变化，包含着生长收藏的规律，从而产生了寒、暑、燥、湿、风等气候现象。人体也与之相应，人有五脏，五脏对应着五时（春、夏、长夏、秋、冬），五时有相应的气候特点，五脏又可以化生五气，产生喜、怒、悲、忧、恐五种精神情志。

《黄帝内经》还把人体的各个器官同天进行了精确的比附，《灵枢·邪客》中说："天圆地方，人头圆足方以应之。天有日月，人有两目；地有九州，人有九窍；天有风雨，人有喜怒；天有雷电，人有声音；天有四时，人有四肢；天有五音，人有五脏；天有六律，人有六腑；天有冬夏，人有寒热。"凡是天拥有的现象和特征，人的身体都会与之相对应。虽然这样的比对在今天看来并不精确，略显机械，但这是古圣先贤在探索大自然和生命之间的关系做出的努力，至今对于我们来说仍有启示的意义。

3. 人与天地同律

人与天地同律，是指人体与自然有着相同或相似的节律，人与天地万物共同遵循着自然变化的基本规律。一方面，人体的生理、病理规律受自然规律的直接影响；另一方面，自然规律也影响着人类的生长生存及康复医疗活动。《灵枢·岁露论》曰："人与天地相参也，与日月相应也。"自然界变化与人体变化相适应，人是受天地之间变化规律支配的，自然界中一切运动变化，必然直接或间接地影响人体的生理功能和病理变化。自然是生命的源泉，机体的生理、病理、生长、发育、衰老、康复都与自然的变化息息相关。中医学极为重视人与自然的周期性变化关系，认为昼夜、四时和年月的变化是人体生理生化功能变化的主因，人类应该遵循和掌握这个生物节律，使之为康复医疗服务。

《素问·六节藏象论》曰："天食人以五气，地食人以五味……气和而生，津液相成，神乃自生。"生命活动是自然发展到一定阶段的必然产物，人的形神功能随着自然界的运动而发生相应的变化。《灵枢·顺气一日分为四时》曰："春生，夏长，秋收，冬藏，是气之常也，人亦应之。"四时与五脏相通应，人的生理功能随着四季的更替而发生生、长、收、藏相应的变化。四时气候变化表现为春温、夏热、长夏湿、秋燥、冬寒，而人体的气血也会发生相应的变化，正如《素问·八正神明论》所言："是故天温日明，则人血淖液而卫气浮，故血易泻，气易行；天寒日阴，则人血凝泣而卫气沉。"

一天之内随昼夜阴阳的消长进退，人体的生理、病理也发生相应的改变，在功能减退的人身上反应尤为明显。《素问·生气通天论》曰："故阳气者，一日而主外。平旦人气生，日中而阳气隆，日西而阳气已虚，气门乃闭。"人们可以利用这种阳气的日节律来安排体育运动、气功、康复医疗，以求达到最佳的效果。

除了气候变化、季节变迁外，地域环境的改变也会对人的身体结构和功能产生影响。《素问·五常政大论》曰："一州之气，生化寿夭不同，其故何也？岐伯曰：高下之理，地势使然也。"地理环境的差异，包括地域性气候、人文地理、饮食习惯、风俗民情等，可在一定程度上影响人们的生理功能，对人的健康产生不同的影响。《素问·异法方宜论》指出不同的地域环境，由于地势不同，人们的习俗、生活习惯不一，人的体质也会发生相应的变化，治疗的方法亦有所不同："故东方之域，天地之所始生也。鱼盐之地，海滨傍水，其民食鱼而嗜咸，皆安其处，美其食。鱼者使人热中，盐者胜血，故其民皆黑色疏理。其病皆为痈疡，其治宜砭石。"

（四）人体功能与社会环境

人是社会的主体，社会的发展伴随着人类的进步和科技的创新。人作为社会的一员，处在社会环境之中也必然会受到政治、经济、文化、地位、事业、人际关系等多方面影响。人通过各种物质和信息交换与社会环境发生着联系，从而导致生理、心理层面的多方面变化。《素问·疏五过论》曰："凡未诊病者，必问尝贵后贱，虽不中邪，病从内生，名曰脱营。尝富后贫，名曰失精，五气留连，病有所并。"中医学很早就认识到了社会环境的变化会对人体造成影响，所以同适应自然环境免受疾病困扰的思路一样，人们也要努力适应社会环境，才能保持正常的生命活动，才能更好地融入到社会中去。

　　形体功能作为人体活动的基本功能，中医学很早就认识到其功能障碍与社会因素之间的关系。如《素问·通评虚实论》曰："凡治消瘅，仆击偏枯，痿厥，气满发逆，肥贵人则膏粱之疾也。""仆击偏枯"，即卒然昏倒，醒后半身不遂。中医学认为半身不遂的发生，多见于肥贵之人。肥贵之人，在古代社会地位较高，平素嗜食肥甘，肥人多痰湿，加上养尊处优，缺乏运动，性格骄恣易怒，容易引起体内气血不畅，阻滞不通，从而突发疾病，引起功能障碍。又如痿证，属于随意运动的丧失，即瘫痪。由于其发病缓急、病变范围、年龄病程等差异很大，病情极为复杂。《黄帝内经》讨论痿证的病因，亦所涉甚广，并多与社会心理因素相关。《素问·疏五过论》记载了由"始富后贫"而致的"痿躄为挛"。《素问·痿论》据痿证症状特点及病位，分为五体痿。其中，痿躄（皮痿）得之"有所失亡，所求不得"，脉痿得之"悲哀太甚"，筋痿得之"思想无穷，所愿不得，意淫于外，入房太甚"，肉痿得之"有渐于湿，以水为事，若有所留，居处相湿"，骨痿得之"远行劳倦，逢大热而渴"。"悲哀太甚""思想无穷""所求、所愿不得"等病因多涉及情志因素，而"远行劳倦"和"居处相湿"，则与患者的社会职业、居住环境及其行为特点有关。

　　除形体功能障碍外，《黄帝内经》认为精神神志功能异常也与社会因素密切相关。狂证，为后世所称癫狂，属精神疾病的范畴。《灵枢·癫狂》曰："狂始生，先自悲也，喜忘苦怒，善恐者，得之忧饥。""得之忧饥"，一方面因贫困、饥谨，另一方面因忧愁抑郁，渐至绝望而精神崩溃。《素问·病能论》曰："帝曰：有病怒狂者，此病安生？岐伯曰：生于阳也。帝曰：阳何以使人狂？岐伯曰：阳气者，因暴折而难决，故善怒也，病名曰阳厥。""暴折而难决"，则是因遇重挫而难以疏解，久郁而发狂。在《黄帝内经》中已经认识到这些功能障碍背后的社会心理因素，是因为从中医学对于功能障碍的认识不仅局限于功能障碍本身，而是落在"人"身上，意识到处于自然和社会环境中的人不是孤立存在的，各种环境因素对人都会产生影响，这种思想体现了中医学以人为本的理念。

　　人与社会一体观认为人与社会是一个统一的整体。人生活于社会中，是社会的一员，所以复杂的、不断变迁的外部社会因素会直接或间接地影响人的身心功能和疾病的发生、发展及康复过程。中医康复医疗的目的是帮助患者的残存功能和潜在能力恢复到最佳状态，使之获得生活能力，重返家庭和社会，平等地享受人的各种权利。此外，中医康复工作的目的还在于健康长寿，强调了能够参与日常活动，才能获得有质量的生活，健康幸福地享尽天年。正如《万病回春》所说"万病得此，可以回生。由是颐养天和，乐享太平之春以永终"。

第三节　人体生命活动的整体调节

　　人体的基本生命活动，包含神志活动、运动功能、呼吸调节、消化吸收、血液循行、水液代谢、生长生殖、环境适应能力等。这些基本的生命活动虽为各相关脏腑所主，具有各自的活动规律，但均是各种功能之间相互协调配合的结果。机体通过阴阳、气血、经络、脏腑等调节机制，使各种功能活动成为整体性活动，维持着机体内、外环境的相对稳定，实现了机体的完整统一性。这种调节机制是在整体功能观的指导下，脏腑之间相互配合，形神之间相互为用，机体内、外环境之间相互协调，共同作用的结果。

一、神志活动

神志，又称神明、精神，志为情志，亦属于神的范畴。人的神志活动主要包括五神（即神、魂、魄、意、志）和五志（即喜、怒、思、忧、恐）两个方面。

《素问·宣明五气》曰："心藏神，肺藏魄，肝藏魂，脾藏意，肾藏志。"神、魂、魄、意、志中医学习称"五神"，是中医学表述人体精神心理活动的重要术语。五脏各藏其神，即魂、魄、神、意、志构成了整个机体生命活动的主宰和总体现。五神脏理论把人体的精神活动分属于五脏，认为人的精神、情志、意识思维与五脏的生理活动密切相关。

情志泛指人的情感、情绪，也是人的心理活动，亦属于神的范畴。故曰"分言之，则阳神曰魂，阴神曰魄，以及意志思虑之类皆神也。合言之，则神藏于心，而凡情志之属，惟心所统，是为吾身之全神也"（《类经·藏象类》）。喜、怒、思、忧、恐是人们对外界信息所产生的情志变化，是整个精神活动的重要组成部分。情志活动要通过五脏的生理功能表现出来，故也将其分别归属于五脏之中。

（一）五神的整体调节

1. 神是人体生命活动的中心

《素问·六节藏象论》云："心者生之本，神之变也。"一切神之变化乃为心所主宰和支配。《灵枢·本神》曰："所以任物者谓之心。"心具有接受和处理外来信息的作用，正是神明之心的"任物"功能，才会产生精神、意识、思维活动，对外界事物进行判断和处理。《灵枢·邪客》曰："心者，五脏六腑之大主也，精神之所舍也。"心为君主之官，五脏六腑的功能活动，在心的主宰下，才能相互配合，进行统一协调的生命活动。

2. 魂建立在神气活动基础之上

《灵枢·本神》曰："随神往来者谓之魂。"魂则是建立在神气活动基础上的，汪昂注解"魂属阳，肝藏魂，人之知觉属焉"。魂主要指一些非本能性、较高级的精神心理活动，被理解为感觉基础上的知觉。张介宾曰："魂之为言，如梦寐恍惚，变幻游行之境皆是也。"《黄帝内经》所言"魂"是依附形体而存，由肝脏所藏，与神并出，是人的精神活动的一部分。人的精神情志活动，除由心神所主宰外还与肝的疏泄功能密切相关，故有"肝主谋虑"（《素问·灵兰秘典论》）之说。肝主谋虑就是肝辅佐心神参与调节思维、情绪等精神活动的作用。

3. 魄是与身俱来的生命活动

《灵枢·本神》云："肺藏气，气舍魄。"《素问·六节藏象论》曰："肺者，气之本，魄之处也。"言即肺为魄之舍，魄舍于气，气是魄的物质基础，肺主气以养魄。东汉许慎《说文解字》曰："魄，阴神也。"《灵枢·本神》曰："并精而出入者谓之魄。"即说明魄是与生俱来且以形体为基础的。《难经正义·三十四难》曰："人之初生，耳目新识，手足运动，啼哭为声，皆魄之灵也。"魄是不受意识支配的，属于人体与生俱来、本能的感觉和动作，即无意识活动，如新生儿啼哭、嘴触及乳头吮吸等非条件反射性动作和四肢运动、耳听、目视、冷热痛痒等感知觉及记忆等。

明代张景岳《类经·藏象类》云："精对神而言，则神为阳而精为阴；魄对魂而言，则魂为阳而魄为阴。"魂和魄均属于人体精神意识的范畴。但魂是后天形成的有意识的精神活动，魄是先天获得的本能的感觉和动作。

4. 意是心理活动的开端

《灵枢·本神》曰："脾藏营，营舍意。""意"包含三层含义，一指注意，表现为对一定事物的指向和集中，是进行思维活动的开端，如张介宾《类经·藏象类》所云："一念之生，心有所向，而未定者，曰意。"二指记忆与意念的产生，如《灵枢·本神》云："心有所忆谓之意。"三指测度，如段玉裁《说文解字注》云："意之训为测度。"《黄帝内经》又言"脾在志为思"。思即思考、思虑。脾主思虑，智虑出焉，故《难经·四十二难》称"脾藏意与智"，《素问遗篇·刺法论》称"脾为谏议之官"。

脾属土，居中央，为孤脏以灌四傍。注意虽然不是独立的心理活动过程，但却是一切心理活动的开端，且伴随人的各种精神心理活动始终，因为有了注意才能清晰地反映周围世界中的某一特定事物，任何心理活动过程总是由于注意指向它所反映的事物才能产生，正如土养万物一般。记忆，是人思维、想象、意志过程的基础，而思考、思虑、测度，则是人思维过程、想象与意志过程的关键之处。思维过程就是思考问题、解决问题的过程；想象则要求注意力高度集中于思考对象，属抽象思维活动的继续，使人认识无法直接感知到的事物的形象；而意志则采取决定与执行决定两阶段心理活动组成，其中"意之所存"属前者，而"存变""远虑""因虑处物"则属后者。可见思维、想象、意志过程均以思考、思虑、测度为其重要环节，这一点正如土居五方之中央，为调节人体五脏气机之枢纽一般。

5. 意已决而志立

"志"，为志向、意志，有着明确目标的意向性心理过程，亦即现代心理学所说的动机与意志。"志"是主意已定、决心已下，为达到目的而去实施的思维活动。如《灵枢·本神》曰："意之所存谓之志。"张介宾对此注曰："意已决而卓有所立者，曰志。"肾主水，主封藏。"志"则为人的思维过程终结进而形成坚定不移的目标，这一目标靠自觉确立，含有藏伏之性，故曰"肾藏志"。

《素问·灵兰秘典论》曰："肾者，作强之官，伎巧出焉。"即把伎巧之智也归属于肾。肾藏精，精生髓，脑为髓之海。脑为元神之府，人的生命活动、思维、感觉、意识与脑、肾均有着密切的关系。肾精充足，髓海充盈，则精力旺盛，肾之在志的精神、思维、意识活动正常；相反，若髓海亏虚，则见志无所藏而晕眩、健忘、倦怠疲惫。

6. 五神之间的相互作用

人体是以五脏为核心构成的整体，人的精神、意识、思维活动，是各个脏腑生理功能的反映。神居于五神之首，《类经》云："心为脏腑之主，而总统魂魄，并赅意志。"可见，五神虽分属于五脏，但心为五脏六腑之大主，神居五神之首，心是藏神之所，是精神心理活动发源地。

神、魂、魄、意、志五神相互作用，共同构成了人类认知、思维、意识等活动的全过程。五神具体包含了感知觉、注意、记忆、思维、想象、意志等认知活动。古人很早就已经认识到认知思维的过程，《灵枢·本神》曰："故生之来谓之精，两精相搏谓之神，随神往来者谓之魂，并精而出入者谓之魄，所以任物者谓之心，心有所忆谓之意，意之所存谓之志，因志而存变谓之思，因思而远慕谓之虑，因虑而处物谓之智。"

神是机体一切生命活动的基础，魂是在神的基础上产生的，而魄是在精的基础上产生的，神、魂、魄构成了神志活动的基础。"任物者谓之心"，从心感知外界事物开始，人的精神思维活动由此产生。正常情况下，神明之心接受和反映客观外界事物，进行精神、意识、思维活动。感知觉，一方面需各感官参与而分归各个脏腑所主，另一方面则需在感觉基础上根据以往的经验与记忆加工推理而为知觉，而此正归属于心，正如《墨子·经上》所云："闻，耳之聪也……循所闻而得其意，心之察也。"世界上的万事万物无不由心察之，以至于非常细小纤微之事物。心具有接受和处理外来信息的作用。

"心有所忆谓之意"，说明心有主意之功。"意"有注意与意念产生之意向，前者是进行思维活动的开端，后者是在感知觉、记忆与注意基础上进行简单思维活动的结果。心主任物、记忆、注意而有产生意念之功，而这些又是人体思维、意志、情感等活动的基础与前提。心仅言神而不言其具体，是因为心的功能已渗透于其他"四神"之中。从意、志、思、虑、智一步步地加深对事物的认识，通过思考，最终做出处理事物的决策和方法，这整个思维活动，即是"神"的具体体现。

（二）情志的整体调节

1. 情志受五脏所主

情志包含七情和五志。"七情者，喜、怒、忧、思、悲、恐、惊是也"（《三因极一病证方论》），五志则包含了喜、怒、思、忧、恐。七情之中，悲与忧可以相合，惊可以归于恐。因此，七情和五志统一起来，合称为情志。《素问·阴阳应象大论》曰："人有五脏化五气，以生喜怒悲忧恐。"中医学从整体来认识人的生命过程，把常态的情志也看作五脏功能系统的有机部分，即情志是由五脏直接产生的。

情志功能的正常发挥以五脏功能为基础。心在志为喜，心藏神功能过亢，可出现喜笑不休，心藏神功能不及，又易使人悲伤。肝在志为怒，肝为刚脏，主疏泄，其气主动主升，体阴而用阳，所谓"忿怒伤肝"（《灵枢·百病始生》）。大怒伤肝，可导致肝的疏泄功能异常。脾在志为思，"思伤脾"（《素问·阴阳应象大论》），思虑太过则会导致脾的运化功能失常，水谷精微难以化生，气血乏源，而致肌肉瘦削，软弱无力，甚至痿废不用。肺在志为忧，因肺主气，所以忧愁过度易于伤肺，所谓"悲则气消"。肺虚而不能主气，容易出现气短、喘促、呼吸不利等功能障碍。肾在志为恐，"恐伤肾"（《素问·阴阳应象大论》），"恐则气下"（《素问·举痛论》）。过度恐惧，可以损伤肾气，可使肾的封藏功能失职，肾气不固，气泄于下，导致二便失禁等异常表现。

2. 情志之间的相互作用

人的情志喜、怒、思、忧（悲）、恐（惊），分属于五行。情志相胜理论建立在中医五行学说之上。《素问·五运行大论》提出的"悲胜怒""恐胜喜""怒胜思""喜胜忧""思胜恐"就是基于五行相克的原理。张子和深谙《黄帝内经》提出的情志相胜理论，将以情胜情疗法应用于具体实践，创立了丰富的情志疗法。他在《儒门事亲·九气感疾更相为治衍二十六》中提出："悲可以治怒，以怆恻苦楚之言感之；喜可以治悲，以谑浪亵狎之言娱之；恐可以治喜，以恐惧死亡之言怖之；怒可以治思，以污辱欺罔之言触之；思可以治恐，以虑彼志此之言夺之。"

中医情志疗法与现代心理疗法有着千丝万缕的联系。"以喜胜悲""以怒胜思"常用于治疗抑郁、焦虑等情绪障碍。研究发现，目前流行的音乐疗法中用节奏明快、情调欢乐一类的曲子来治疗抑郁症，而欢笑疗法、幽默疗法、娱乐疗法、垂钓疗法、吟诗疗法、舞蹈疗法等均含有古人以"以喜胜悲"之治疗原理。现代心理学中运用较多的宣泄疗法（发泄解郁法）、原始狂叫法等即用"怒胜思"原理将压抑的情绪宣泄出来，以减轻和消除心理压力。

（三）神志活动的整体调节

何者为神？《灵枢·天年》给出了答案："血气已和，营卫已通，五脏已成，神气舍心，魂魄毕具，乃成为人。"《灵枢·平人绝谷》曰："神者，水谷之精气也。"人的神志活动以脏腑为中心，以气血精津等精微作为物质基础。神志活动是脏腑功能主导下人体对外界刺激所做出的能动反应。

五脏各藏其神，主导于心，心藏神，为君主之官，《素问·灵兰秘典论》曰："主明则下安……主不明则十二官危。"心神作为五神的主导，能够统领魂魄，总赅意志。《素问·阴阳应象大论》曰："人有五脏化五气，以生怒喜悲忧恐。"情志亦生于五脏。

神志活动是人的高级精神心理活动，是一个精密完整、环环相扣的生命活动过程，正如《灵枢·本神》所提到的"精、神、魂、魄"，这是一个从生命体出生就具备的本能生命活动到较高级的知觉活动过程。从心任物开始，产生"意、志、思、虑、智"完整精神意识思维的全过程。我们很难把某一神志活动直接按照神、魂、魄、意、志的属性进行归类，神志活动从来不是单一某个脏腑直接产生的，而是在脏腑整体调节下，人体功能协调有序、密切配合构成一个整体的思维过程。人体各种复杂的生理、心理活动均是脏腑功能活动协调有序运行的结果，诚如《素问·灵兰秘典论》所言："凡此十二官者，不得相失也。故主明则下安，以此养生则寿，殁世不殆，以为天下则大昌。"

神志活动由脏腑所主，脏腑功能异常可直接导致五脏所主之神志异常。如《灵枢·本神》曰："肝气虚则恐，实则怒，心气虚则悲，实则笑不休。"五脏所主之神志异常，又可进一步导致外在肢体活动、官窍等功能的异常。如《灵枢·本神》曰"脾，愁忧而不解则伤意，意伤则悗乱，四肢不举，毛悴色夭死于春""肾，盛怒而不止则伤志，志伤则喜忘其前言，腰脊不可以俯仰屈伸，毛悴色夭死于季夏"。

神志活动反过来可直接影响脏腑的功能状态，如《灵枢·本脏》曰："志意和则精神专直，魂魄不散，悔怒不起，五脏不受邪矣。"可见，正常的神志活动对五脏功能的调节具有积极的意义。神志的异常亦可直接损伤脏腑功能。《素问·阴阳应象大论》曰："怒伤肝，喜伤心，思伤脾，忧伤肺，恐伤肾。"情志过激可引起气机逆乱，过度的精神意识活动，会破坏机体内环境的生理平衡，引起脏腑气机紊乱而产生各种功能障碍。

二、运动功能

生命在于运动，运动是人体重要的生命活动，运动功能受大脑支配，在全身各组织器官的配合下发挥正常的功能。《灵枢·经脉》曰："人始生，先成精，精成而脑髓生，骨为干，脉为营，肉为墙，皮肤坚而毛发长。"脑为运动功能的调控中心，精血为物质基础，骨为干、肉为墙，是运动功能重要的载体。五脏各有所主，《素问·宣明五气》曰："五脏所主：心主脉，肺主皮，肝主筋，脾主肉，肾主骨。"中医学认为运动功能与五脏密切相关，脏腑之间协调配合维持了正常的运动功能活动。

（一）神为形之主，为运动功能的调控

神为形之主，形神是相互统一的，形体的运动离不开神的调摄。人始生先成精，精成而脑髓生，脑为髓海。元神是与身俱来之神，形具而神生。脑为元神之腑，主宰人的生命活动。清·刘思敬《彻剩八编内镜》指出："脑散动觉之气，厥用在筋，第脑距身远，不及引筋以达四肢，复得颈节膂髓，连脑为一，因遍及焉。"脑散动觉之气于筋，通过全身筋脉牵引四肢而达百节，支配肢体运动。"心为身之主宰，万事之根本"（《饮膳正要·序》），心为君主之官，五脏六腑、四肢百骸需在心的统一调控下才能发挥正常的生命活动。运动功能作为人体生命活动的重要表现形式，也受心之神明的主宰。

运动功能的调控受神主宰，神功能的正常发挥是心脑相通、密切配合的结果。脑为元神，心主藏神，心脑相通，正如《医学衷中参西录·痫痉癫狂门》所言："心脑息息相通，其神明自湛然长醒。"神明之心，实质为脑，神能御形，脑髓充足，神的功能正常，则肢体活动灵活，身体轻劲有力。髓海不足，则脑转耳鸣，神明失养，胫酸眩冒，懈怠安卧。

（二）运动功能的五脏调节

人体是以五脏为中心的有机整体，五体（筋、脉、肉、皮、骨）是运动功能的重要载体。五体从属于五脏，受五脏调控。

1. 肝与运动

人的运动能力属于筋，又称为"筋力"。肝主筋，主束骨而利关节，《素问·痿论》曰："宗筋主束骨而利机关也。"筋附着于骨而聚于关节，是连接肌肉、关节，司运动的重要组织。中医学的"筋"包括现代医学的肌腱、韧带、筋膜。只有筋正常收缩和弛张，关节才能收缩自如，运动灵活；而关节的活动带动肌肉、骨骼，才能形成人体屈伸及转侧等各种运动。《素问·经脉别论》曰："食气入胃，散精于肝，淫气于筋。"脾胃运化的水谷精微布散于肝，使肝血充盈，筋脉得养，筋的正常功能得以发挥。

肝藏血，为运动提供能量来源。肝血充足，筋能得到充分濡养，发挥其张弛坚韧之性，关节活动自如，刚强有力。各种原因导致的肝阴不足、肝血亏虚，会导致筋脉失养，如《素问·痿论》曰："肝气热，则胆泄口苦，筋膜干，筋膜干则筋急而挛，发为筋痿。"肝气热，劫灼津液，筋膜失去滋养而导致筋脉挛急，肢体屈伸不利，引发筋痿。

同时，肝可以调节全身血量分配，《素问·五脏生成》曰："故人卧血归于肝，肝受血而能视，足受血而能步，掌受血而能握，指受血而能摄。"当人体安静休息时，血液归于肝以养之，而当人体活动时，肝所藏之血重新分配，输布于四肢、肌肉、骨骼等肢体组织，是运动功能的重要保障。

2. 心与运动

心藏神，是运动功能的调控。心主血脉，心气推动血液在脉内循环运行，脉管遍布周身，血液运载着营养物质以供养全身，使五脏六腑、四肢百骸、肌肉皮毛，整个身体都获得充分的营养，借以维持其正常的功能活动。心主血脉功能正常，则血液运行畅通，为运动功能提供了重要的能量支撑；反之，心气不足，鼓动无力，脉道不充，气血运行不畅，血脉瘀阻，瘀血阻滞关节肌肉，引起关节疼痛，屈伸不利等活动障碍。

3. 脾与运动

脾主运化，为运动提供精微保障。脾主运化，能够将饮食水谷转化为精微物质，水谷精微是维持生命活动所必须的物质能量来源，也是气血化生的基础。只有脾气健运，饮食水谷才能化生为气、血、津液，才能使全身脏腑组织得到充分的营养，以维持正常的生理活动。

脾主四肢，明·彭用光《体仁汇编》曰："四肢为脾之外候。"四肢与躯干相对而言，是人体之末，故又称"四末"，它们是运动功能的主要执行者。《素问·太阴阳明论》曰："四肢皆禀气于胃，而不得至经，必因于脾，乃得禀也。"若脾失健运，清阳不升，布散无力，脾为胃行其津液的功能障碍，则脾经无气可运，脉道不通，四肢得不到水谷精微的营养则痿软无力。这就是"脾病四肢不用"的机制。故《素问·太阴阳明论》曰："今脾病不能为胃行其津液，四支不能禀水谷气，气日以衰，脉道不利，筋骨肌肉，皆无气以生，故不用焉。"

脾主肌肉，肌肉是运动的基本器官之一，人的各种运动形式均需肌肉、筋膜和骨节的协调合作，肌肉的收缩弛张，对于运动调节具有非常重要的作用。古人很早就能通过肌肉的丰满程度来判断人的活动能力，如《灵枢·天年》指出："二十岁，血气始盛，肌肉方长，故好趋；三十岁，五脏大定，肌肉紧固，血脉盛满，故好步。"而肌肉的营养主要来源于脾胃运化的水谷精微，脾气健运，化源充足，则肌肉壮满；反之，脾胃虚弱，气血乏源，则会导致肌肉瘦削，《脾胃论》曰"脾虚则肌肉瘦削"，甚至出现肢体痿弱不振，发为痿证。

4. 肺与运动

肺主气，肺通过呼吸运动参与气的调节与运行。气是人体运动的动力来源，肺司呼吸参与一身之气的生成与运行。肺气的宣发、肃降之功又可调节全身气机，使气机调畅，津液和调，保证运动的正常进行。清·陈士铎《辨证奇闻·痹证门》曰："肺为相傅之官，治节出焉。统辖之气，无经不达，无脏不转，是乃肺之充，而肺乃气之主也。"肺朝百脉主治节，肺主一身之气，贯通血脉，以助心行血，维持气血的正常运行。气为血之帅，肺为运动功能提供了气血保障。

5. 肾与运动

肾藏精，为先天之本。人始生先成精，精是维持人体生长发育的精微物质。在人体生命过程中，随着肾中精气的盛衰变化，而呈现出生、长、壮、老、已的不同生理状态。《素问·上古天真论》记载了女子"四七筋骨坚"；男子"三八肾气平均，筋骨劲强""四八筋骨隆盛，肌肉满壮"，肾精肾气充足，则生长发育良好，骨骼肌肉壮满，筋骨劲强，运动灵活。而随着年老增龄，天癸竭，肾精少，肾脏衰，形体皆极，出现形体损伤，运动能力减弱。

肾主骨，骨骼是形体的重要支撑，也是运动系统的重要组成部分。肾藏精，精生髓，髓充骨。肾精充足，则骨髓充盈，骨骼强健有力。《素问·脉要精微论》曰："骨者髓之府，不能久立，行则振掉，骨将惫矣。"肾精虚少，骨髓空虚，就会出现骨骼软弱无力，不能久立，行则不稳，出现平衡功能障碍。肾主骨功能失常，小儿常见骨骼发育不良，骨软无力；老年人则易出现步履蹒跚，骨质脆弱，甚至不能正常行走。

三、呼吸运动

呼吸运动是人体生命活动的重要指征。"吸之则满，呼之则虚，一呼一吸，消息自然，无有穷也"（明·翟良《经络汇编·脏腑联络分合详说》），一吸一呼之间，完成了人体内外气体的交换，吐故纳新促进人体不断进行新陈代谢。

（一）肺为呼吸之主

肺主气司呼吸，为呼吸之主，清·熊芴《中风论·论总》曰："天气至清，全凭呼吸为吐纳。其呼吸之枢，则以肺为主。"肺气宣发肃降，是呼吸运动的基本形式。肺气宣发，向上向外呼出体内浊气。同时，肺气宣发卫气于皮毛，调节腠理之开阖。肺主皮毛，皮毛也具有呼吸的功能，通过腠理的开阖实现体内、外气体交换。如外感风寒时，腠理闭塞，卫气不能发挥正常的功能，呼吸功能亦受到影响，除了恶寒、无汗，人体也会感觉到胸闷、呼吸不畅，如《伤寒论》第35、36条的"无汗而喘""喘而胸满"。

肺气肃降，可以吸入自然界的清气，同时还可以清肃肺和呼吸道的异物，保持呼吸道通畅。肺为清虚之脏，异物不容，外邪、痰饮水湿犯肺，必会导致肺的功能异常，出现咳嗽、咳痰、气喘、气促等异常表现，正如《理虚元鉴》所言："肺气一伤，百病蜂起，风则喘，寒则嗽，湿则痰，火则咳，以清虚之府，纤芥不容，难护易伤故也。"

肺气宣降相因，互相配合，保证了呼吸运动有节律地一呼一吸。而节律的呼吸运动对于维持人体正常的生命活动具有重要意义。肺主气司呼吸功能正常，除了肺本身的生理功能正常外，还与气道的通畅与否有关。中医学认为气道属"肺系"，为肺所主，咽喉为肺之门户，鼻为肺之外窍。肺气宣降保证了呼吸道的畅通，以维系正常的呼吸。肺一旦失去了正常的呼吸功能，轻则导致肺气壅塞，出现呼吸急促、气喘、咳嗽、胸闷等，重则呼吸受阻，生命亦随之终止。

（二）脾胃为升降之枢、宗气之源

脾胃为后天之本、气血生化之源，也是宗气重要的来源。宗气由脾胃运化的水谷精气与肺吸入的自然界清气结合而成，《医门法律·明辨息之法》曰："膻中宗气主上焦息道，恒与肺胃关通。"宗气基于胸中，出于肺，循喉咙，完成了呼吸运动。《灵枢·营卫生会》载："人受气于谷，谷入于胃，以传于肺，五脏六腑，皆以受气。"脾胃的水谷精气，上输于肺，通过肺的宣发肃降，周流全身，五脏六腑皆以受气，故明·章潢《图书编·养肺法言》曰："肺在诸脏之上，而诸脏之气咸由之吐纳也。"

脾胃居于中焦，脾气升清，胃气降浊，为全身气机升降之枢纽。五脏气机升降相互作用，形成了机体升降出入气化活动的整体性，肝升肺降，脾胃则斡旋其中，维持着升降出入的动态平衡。脾胃化源不足，影响宗气生成和布散。凡言语、声音、呼吸的强弱，均与宗气的盛衰有关。宗气不足，则会出现呼吸微弱，语音低微，乏力气短等表现。脾胃气机升降失常，脾不升清，胃不降浊，除了脾胃自身的功能障碍，还会出现头晕、气短、乏力等全身性气机失常的表现。

（三）肾为呼吸之根

肾居人体下焦，为封藏之本。肺吸入的自然界清气下达于肾，由肾来摄纳，方能保持呼吸运动的深度和平稳，从而保证体内外气体得以正常交换。《类证治裁》曰："肺为气之主，肾为气之根，肺主出气，肾主纳气，阴阳相交，呼吸乃和。"肺与肾，一上一下，肺主气，肾纳气，肾中精气是一身之气的根本。因此，肾的纳气对于维持呼吸运动的深度具有十分重要的意义。

只有肾气充沛，摄纳正常，才能使肺的呼吸匀长，气道通畅。如果肾虚不能纳气，肺吸入之清气不能下行而上逆，即可出现呼吸表浅，呼多吸少，吸气困难，动则气喘等呼吸障碍。临床上，对于慢性呼吸障碍，如肺气肿、肺源性心脏病等，多肺肾同治，从而取得了较好的疗效。

（四）呼吸运动的整体调节

呼吸运动是一个完整过程，包括吸清与呼浊，是全身脏腑密切配合的结果。人体的呼吸运动以肺为主导，肺居于胸中，通过肺系（气管、支气管）、喉、鼻直接与外界相通，进行气体交换。脾胃居于人体中央，脾升胃降促进人体上下气机的贯通。肺吸入的清气与脾胃运化的水谷精气结合成为宗气，积于胸中，贯心脉，司呼吸。肾为气之根，主纳气，保证了呼吸的深度。除此之外，心主血脉，血能载气，呼吸之气以血为载体，通过血脉，贯行周身。肝为刚脏，主升主动，肝左升与肺右降相互配合，斡旋气机，使全身气机得以舒展，肝气疏泄，促进全身气机的运行。五脏都参与了呼吸运动的调节，而五脏之中，尤以肺、脾、肾为关键。

四、血液循行

血液是构成人体和维持人体生命活动的基本物质之一，具有营养和滋润作用：血在脉中循行，内至五脏六腑，外达皮肉筋骨，对全身各脏腑组织器官起着营养和滋润作用。"血脉营卫，周流不息，上应星宿，下应经数"（《灵枢·痈疽》）。"营在脉中，卫在脉外，营周不休，五十而复大会，阴阳相贯，如环无端"（《灵枢·营卫生会》）。血液在循行过程中，不但为各组织器官提供丰富的养料，同时又将各组织器官新陈代谢过程中所产生的废物，分别运输到有关器官而排出体外。因此血液的运行主要起着运输机体内各种物质的作用。

（一）心是血液循行的动力

全身的血液，都在脉中运行，依赖于心脏的推动作用而输送到全身。心脏是血液循环的动力器官，它推动血液在脉管内按一定方向流动，从而运行周身，维持各脏腑组织器官的正常生理活动。心与血脉相连，心脏所主之血，称为心血，心血除参与血液循环、营养各脏腑组织器官之外，又为神志活动提供物质能量，同时贯注到心脏本身的脉管，维持心脏的功能活动。

心为血液循行的动力，脉是血液循行的载体，血在心气的推动下循行于脉管之中。心脏、脉管和血液构成了一个相对独立的系统。心主血脉，心气是维持心脏正常搏动，从而推动血液循行的根本动力。全身的血液，依赖心气的推动，通过经脉而输送到全身，发挥其濡养作用。心气充沛与否，心脏的搏动是否正常，在血液循环中起着十分关键的作用。

因此，心气旺盛、心血充盈、脉道通利，心主血脉的功能才能正常，血液才能在脉管内正常运行。若心的气血不足，推动血液循环的力量减弱，则产生种种功能障碍。例如，心血瘀阻、血脉阻滞，则出现心悸、胸闷，甚至心前区剧烈疼痛等心功能失调的表现。

（二）肺助心行血，气足则血行

心脏的搏动是血液运行的基本动力，而血非气不运，血的运行，又依赖气的推动，随着气的升降而运至全身。肺司呼吸而主一身之气，调节着全身的气机，辅助心脏，推动和调节血液的运行。清·邵同珍《医易一理》充分认识到了肺与心在血液循行的交互作用："肺主气，心主血。肺之呼吸以行脏腑之气；心因之一舒一缩，以行经络之血……心脏舒出紫血之浊气，缩入赤血之清气。赤血即受肺吸入清气生气，由心运行血脉管，滋养周身之精血也；紫血即受脏腑经脉浊气毒气改变之血，由回血管复运行肺内，待呼出浊气，得吸入之清气，则紫血复变为赤血，仍流布周身之内，以养生命。人身之血脉运行，周而复始也。"

肺朝百脉，全身血液通过肺脉流注于肺，通过肺的呼吸功能，进行气体交换，然后再输布全身。肺主一身之气，调节全身之气机，而血液的正常运行，亦赖于肺的敷布和调节，故有"血非气不运"之说。

（三）肝主疏泄，气行则血行

肝主藏血，具有储藏血液和调节血流量的功能。根据人体动静的不同情况，调节脉管中的血液流量，使脉中循环血液维持在一个恒定水平。在一般情况下，人体各脏腑组织器官的血流量是相对恒定的，但又必须随人体的功能状态及气候变化等影响，而发生适应性调节。例如，人体在睡眠、休息等安静状态下，机体各部位对血液的需求量就减少，则一部分血液回归于肝而藏之。"故人卧血归于肝，肝受血而能视，足受血而能步，掌受血而能握，指受血而能摄"（《素问·五脏生成》）。当在劳动、学习等活动量增加的情况下，人体对血液的需求量就相对增加，肝脏就把其储藏的血液排出，从而增加有效循环血量，以适应机体对血液的需要。

气是血的运行动力，气行则血行，气滞则血瘀。这里所说的气，除了与心气的推动、肺气助心行血、脾主统摄血行等作用有关外，还与肝主疏泄的功能有关。肝的疏泄功能能调畅气机，一方面保障肝本身的藏血功能，另一方面对血液通畅地循行也起着一定的作用。

（四）血液循行的整体调节

五脏调控血液循行。心主血脉，为血液循行的基本动力。全身的血液依赖心气的推动在脉中正常运行，输送各处。"诸血者皆属于心"（《素问·五脏生成》），"人心动则血行诸经"（《医学入门·脏腑》）。心气充沛，才能维持正常的心力、心率、心律，血液才能在脉内正常运行，周流不息，营养全身。肺主治节，朝百脉，助心行血，全身的血液都要通过经脉而会聚于肺，通过肺的呼吸进行气体交换，然后再输送到全身。"人周身经络，皆根于心，而上通于肺，以回于下，如树之有根有干有枝。百体内外，一气流通，运行血脉，以相出入"（清·石寿棠《医原》）。肝藏血是指肝有储藏血液和调节血量的生理功能。在正常生理情况下，人体各部分的血量是相对恒定的。但是随着机体活动量的增减，血量亦随之改变。"肝藏血，心行之，人动则血运于诸经，人静则血归于肝脏"（王冰《补注黄帝内经素问》）。脾统血是指脾有统摄血液在经脉之中流行，防止逸出脉外的功能，"五脏六腑之血全赖脾气统摄"。肾主藏精，精血同源，血液的正常运行有赖于血液本身的充盈，肾精是化生血液的重要来源，肾阳是化生血液的主要动力，"夫血者，水谷之精微，得命门真火蒸化"（清·周学海《读医随笔·气血精神论》）。

综上所述，血液循行是在心、肺、肝、脾等脏腑相互配合下进行的。因此，其中任何一个脏腑生理功能失调，都会引起血行失常。其中，心为血液循行的基本动力，肺助心行血，亦为其动力；肝之疏泄藏血，脾之统摄，肾精化而为血，又为人身阴阳之本，则是血液循行的重要调节因素。

五、津液代谢

津液是人体一切正常水液的总称。津液分布于全身，内而脏腑，外而肌肤，孔窍骨髓无所不达。《灵枢·决气》曰："何谓津？岐伯曰：腠理发泄，汗出溱溱，是谓津。何谓液？岐伯曰：谷入气满，淖泽注于骨，骨属屈伸，泄泽补益脑髓，皮肤润泽，是谓液。"

津液作为人体重要的精微物质，是构成人体和维持人体生命活动的基本物质。

津液具有濡润滋养的功能。《灵枢·五癃津液别》曰："津液各走其道，故三焦出气，以温肌肉，充皮肤，为其津；其流而不行者，为液。"不同部位的津液发挥着不同的作用，分布于体表的津液，能滋润皮肤，温养肌肉，使肌肉丰润，毛发光泽。分布于内在脏腑的津液，能够滋养脏腑，维持各脏腑的正常功能。渗入骨髓的津液，能充养骨髓和脑髓；流入关节的津液，能滑润通利关节；津液是维持骨关节运动屈伸的重要保障，也是保证充髓养脑的重要物质来源。涎、唾、涕、泪等皆为津液，为脏腑所化，注入孔窍，使口、眼、鼻等九窍润养，使其发挥正常的功能。

津液是化生血液的重要来源，《灵枢·痈疽》曰："中焦出气如露，上注溪谷，而渗孙脉，津液和调，变化而赤为血。"津液能够渗入脉中，使血液充盈，故有津血同源之说。津液盛衰还是调和全身阴阳平衡的重要保障。人体通过调控津液的排泄达到机体内外的阴阳平衡，以适应外界环境的变化，《灵枢·五癃津液别》曰："水谷入于口，输于肠胃，其液别为五，天寒衣薄则为溺与气，天热衣厚则为汗。"人具有适应外界环境的自我调节功能，天寒时腠理紧闭，人体代谢后的水液主要通过尿液排出体外，尿量增多；而天热时，腠理开发，汗液排出增多，小便减少。

津液的代谢包含了津液生成、输布和排泄。《素问·经脉别论》曰："饮入于胃，游溢精气，上输于脾，脾气散精，上归于肺，通调水道，下输膀胱，水精四布，五经并行。"此条文很好地概述了人体津液代谢的全过程，津液代谢是全身各脏腑组织器官密切配合的复杂生理过程，尤以肺、脾、肾三脏功能为核心。

（一）肺主行水，通调水道

肺主行水，为水之上源。人体的津液由脾胃运化转输而来，上归于肺，由肺气的宣发肃降，实现通调水道的功能。肺气宣发，将津液向上向外布散于体表，发挥充养肌肉，润泽皮肤毛发的功能。同时，肺气宣发还能将人体代谢后的水液化作汗液通过皮肤汗孔排出体外。肺气宣发，能够调节汗液排泄，汗液排泄适度，是调节人体水液代谢的重要途径。肺气肃降，能够将脾胃运化的水液向下输布，将水液下归于肾，使水道畅通无阻。代谢后的水液，经肾的气化，化作尿液，通过膀胱排出体外。肺主行水功能异常，可以出现水肿、小便不利等异常表现，水饮内停，进一步影响到肺主气的功能，会出现短气喘息、呼吸不利等功能障碍的表现。

（二）脾气散精，津液之源

在津液的生成方面，脾为主导。津液主要来源于饮食物。清·周学海《读医随笔·燥湿同形同病》曰："水之入胃，其精微洒陈于脏腑经脉，而为津液。"水谷入于胃，受纳腐熟之后，经脾气运化成水谷精微，化生为津液。脾作为津液运行与输布的枢纽，一方面，脾主运化转输，将津液上输于肺，通过肺的宣发肃降，将津液敷布于全身以濡润之。另一方面，脾居中央，以灌四旁，可以直接将津液向四周输布。此外，脾开窍于口，涎为口津，涎具有保护和清洁口腔的作用。口腔分泌涎液，可以湿润和溶解食物，使之易于吞咽和消化。在正常情况下，涎液上行于口但不溢于口外，参与咀嚼、吞咽和消化功能。

（三）肾司气化，水之动力

《素问·逆调论》曰："肾者水脏，主津液。"肾为水脏，主司气化，是津液代谢的主宰。水化于气，肾中阳气是胃受纳水谷、脾运化水液、肺通调水道、三焦水道通畅、膀胱排泄尿液的原动力。只有在肾中阳气蒸腾气化作用下，各脏腑之间才能并行不悖，协调配合，完成水液代谢的全过程。同时，各脏腑组织代谢后的液体通过三焦下归于肾，经肾的气化重新泌别清浊。清者重新吸收，通过三焦上归于肺，宣发肃降，布散周身，物尽其用，充分发挥其功能。浊者化为尿液，通过膀胱排出体外。如此循环反复，以维持人体水液代谢的平衡。

（四）津液代谢的整体调节

津液代谢是人体复杂的生命活动过程，是在各个脏腑功能的密切配合下完成的。水液来源于饮食水谷，经脾胃的腐熟运化才能转化为人体可吸收利用的津液。在人体的津液代谢过程中，肺主行水，为水之上源；脾主运化，为津液之枢纽，肾主气化，为水液代谢之主宰。正如《医宗必读·水肿胀满论》曰："凡五气所化之液，悉属于肾；五液所化之气，悉属于肺；转输之脏，以制水生金者，悉属于脾。"水液的代谢以肺、脾、肾三脏为核心。除此之外，肝主疏泄，气行则津行；心主血脉，水血互生，行血而利水运；三焦为决渎之官，是津液运行的通道。因此，水液的代谢是一个整体，肾的气化作用贯穿于水液代谢的始终，全身各脏腑组织器官在肾的主导下，密切配合，相互为用，共同维持了人体津液的正常代谢，使之发挥滋润濡养，调节人体阴阳平衡，维持人体生命活动的正常功能。

六、环境适应能力

人具有适应环境的能力，人生存的环境包含自然环境和社会环境。中医学对人体功能、健康和疾病的认识置于人所处的动态环境之中。

"人禀五常，因风气而生长"（《金匮要略》）。人是自然的一部分，自然孕育了生命，滋养了人类。自然界一切运动变化，必然直接或间接影响人体生理功能和病理变化。人体的功能活动随着自然界的运动而发生相应的变化。《灵枢·顺气一日分为四时》云："春生、夏长、秋收、冬藏，是气之常也，人亦应之。"适应自然，遵守自然的规律，是人类维持生命活动、维护健康的基本遵循，正如王冰注《素问·生气通天论》所云"但因循四时气序，养生调节之宜，不妄劳作，起居有节，则生气不竭，永保康宁"。

"人与天地相参，与日月相应"（《灵枢·岁露论》），人对自然环境的适应不是消极的、被动的，而是积极的、主动的。随着科学技术的发展和人类文明的进步，人们对外界环境的认识不断深入，人类自身在主动地适应环境，遵循自然规律的基础上，能在一定程度上利用自然的有利条件、改造环境，使自然环境更好地为人类服务，以提高健康水平，预防疾病。如《素问·移精变气论》提出"动作以避寒，居阴以避暑"；《医学纲目》记载"治中风，无密室者，不可疗。强人居室不密，尚中风邪，况服药之人乎"，强调了居室环境改造对人体功能及疾病康复的影响。

　　人是社会中的一员，社会是生命系统的一个组成部分。社会环境中的各种因素包括社会地位、经济、文化、教育、职业、人际关系等均会对人的功能产生影响。随着科学的发展、社会的进步、社会环境的变迁，对人身心功能的影响也在不断发生变化。从单纯生理温饱的保障到身心功能协调发展的关注，都与社会因素密不可分。人在适应社会环境、维持生命活动的过程中，也在不断地认识世界、改造社会环境。《医学源流论》曰："不知天地人者，不可以为医。"中医学从天人合一的整体观念出发，强调康复的最终目标是提升功能，适应环境，回归社会，让人们获得健康与幸福。

　　在康复的过程中，必须遵循人体内外环境相统一的客观规律，方能保持健康。既要考虑到自然环境，顺应自然法则，因时、因地制宜；又要注意调整因社会因素导致的精神情志和生理功能的障碍，提高适应社会的能力，以更好地融入社会，发挥人是社会一员的社会功能。中医学历来强调治病、康复，"必知天地阴阳，四时经纪"（《素问·疏五过论》），"必先岁气，勿伐天和"（《素问·五常政大论》）。否则，"治不法天之纪，不用地之理，则灾害至矣"（《素问·阴阳应象大论》）。

（一）气是沟通天人之间联系的中介物质

1. 气化是人体与外界环境相互作用的基本形式

　　天地万物皆本于气，人亦因气而生。"气一元论"认为气是构成天地万物及人类生命的共同原始物质，王充谓"天地合气，万物自生"（《论衡·自然》）。

　　人之所以能够与外界环境相互通应，靠的就是气的作用。中医学将"气一元论"引入到生命医学，认为气是生命的本原，人禀天地之气而生，天地阴阳二气的交感为生命的产生提供了动力来源。故曰："人生于地，悬命于天，天地合气，命之曰人"（《素问·宝命全形论》）。人生存在自然和社会环境之中，他必须和外界环境不断地进行物质、能量和信息的交换，而这种交换是通过气化来实现的。

　　气化是生命活动的基础，没有气化就没有生命活动，故曰"物生谓之化，物极谓之变"（《素问·天元纪大论》）。升、降、出、入是气化的基本形式，故曰："非出入，则无以生、长、壮、老、已，非升降，则无以生、长、化、收、藏"（《素问·六微旨大论》）。人体生命活动的全过程（生长壮老已），健康与疾病，皆本于气，故曰："人之生死，全赖乎气。气聚则生，气壮则康，气衰则弱，气散则死"（清·王三尊《医权初编》）。

　　人体通过气机的升降出入运动，把外界的空气和摄入的水谷转化为气、血、津液、精等精微物质，完成"味归形，形归气；气归精，精归化；精食气，形食味；化生精，气生形"（《素问·阴阳应象大论》）的物质和能量转化、利用和代谢过程。这种代谢过程是人体维持机体内部及机体与外界环境之间动态平衡的关键。因此，气化的过程也是顺应环境的过程，《灵枢·逆顺》曰："气之逆顺者，所以应天地、阴阳、四时、五行也。"人体气化正常，则可以适应外界环境；反之，气化失常，出入废，则神机化灭；升降息，则气立孤危，生命活动亦随之停止。

2. 正气是人体适应环境的主导

　　中医学的"正气"指的是人体的正常功能活动，以及对外界环境的适应能力、抗病能力和康复能力。正气具有维护自身生理平衡与稳定的功能。正气的强盛与否决定了人体适应环境能力的高低。

对于人体生存的外环境，《吕氏春秋》认为"天生阴阳，寒暑燥湿，四时之化，万物之变，莫不为利，莫不为害"。《金匮要略》也指出"风气虽能生万物，亦能害万物，如水能浮舟，亦能覆舟"。外界环境的变化可以对人体产生积极或消极的影响，关键在于人体对环境的适应能力，人体对环境具有主动的适应能力，而这种适应能力，来源于人体的正气，故有"正气存内，邪不可干"《素问遗篇·刺法论》、"五脏元真通畅，人即安和"（《金匮要略》）之说。

（二）神是维持机体与外界环境整体平衡的关键

1. 神是生命活动的主宰

《素问·天元纪大论》曰："神在天为风，在地为木；在天为热，在地为火；在天为湿，在地为金；在天为寒，在地为水。"神在天为寒来暑往、昼夜交替的规律，是天地变化的内在动力，是自然界变幻莫测的规律和现象，"天地之动静，神明为之纲纪"（《素问·阴阳应象大论》）。《灵枢·五色》曰："积神于心，以知往今。"神在人为主管精神意识思维情感的高级中枢，是人体生命活动的主宰。

中医学认为，凡具有呼吸、语言、饮食、排泄等生命活动者，神便寓于其中，所有生命活动的外在表现包括脏腑外在的生理功能表现、显露于外的外在征象均属于神的内涵。《灵枢·小针解》曰："神者，正气也。"《素问·八正神明论》曰："血气者，人之神，不可不谨养。"《灵枢·平人绝谷》曰："故神者，水谷之精气也。"神气充足，是脏腑功能旺盛的外露征象，能够做到应天时、适寒温、调情志、节饮食。《素问·五常政大论》曰："根于中者，命曰神机，神去则机息。"神气消亡，则人的生命活动亦会停止。

人体是一个统一的整体，不但机体自身各部分之间保持着密切的相互协调的关系，而且与外界环境也有着紧密的联系，人与自然、社会相适应，也依赖神的调节。《灵枢·本脏》曰："志意者，所以御精神，收魂魄，适寒温，和喜怒者也。""志意"代表了神气的作用，神气不仅可以调节精神、魂魄、喜怒等神志活动，还能"适寒温"，调节机体对外界环境变化的适应能力。人体精神活动正常，具有良好的适应外界环境的能力，是人体健康平和的标志。

2. 形神合一是天人合一的基础

人体是形神合一的统一体，《灵枢·天年》曰："血气已和，营卫已通，五脏已成，神气舍心，魂魄毕具，乃成为人。"形神之间的辩证统一关系，促成了人体生命活动的完整性。

人体是一个由多层次结构构成的有机整体。对于人体自身层次而言，人体以五脏为核心，通过经络将六腑、形体组织、五官九窍等联系在一起构成一个统一整体。五脏内藏五神，形神相互依附，不可分离。对于人体与外界环境而言，人与自然、社会环境之间时刻进行着各种物质与信息的交流。通过肺、鼻及皮肤，体内外之气进行着交换；通过感官，感受传递着自然与社会环境中的各种信息。通过五脏、五方、五时、五气、五志等构建起庞大的人与外界环境相互联系的时空层次整体。

精气产生了人的有生命的形体，有生命的形体又产生了人所特有的精神。形与神俱构成了人体正常生命活动的保证。人体的生命活动必然受到外界环境的影响，而人在适应和改造外界环境的过程中也时刻影响着形神之间的相互作用。

第四节　整体功能观指导临床康复

一、形神合一对临床康复的指导

（一）形神合一对功能评估的指导

1. 四诊合参以辨形神、判预后

《素问·疏过五论》提出："凡欲诊病者，必问饮食居处，暴乐暴苦，始乐后苦，皆伤精气。"在诊病时，既要体察饮食居处，即外在环境对形体的影响，又要详细询问其情志苦乐（问诊）。诊病如此，功能评估亦如此。在进行功能评估时要兼顾形、神两端，两者不能偏废。形神不离，形、神障碍在功能障碍发生中互为因果，形变可致神变，神的功能障碍亦会影响形功能的正常发挥。综合评估一个人的功能水平，全面了解其日常生活活动能力，需详细评估形、神两方面的功能。

临床通过形神诊察来判断疾病轻重、功能强弱及转归预后。如《素问·脉要精微论》指出："切脉动静而视精明，察五色，观五脏有余不足，六腑强弱，形之盛衰，以此参伍，决死生之分。"通过望诊察五色（观形，五色为五脏之华）、视精明（望神），切诊（切脉动静），以此来判断脏腑功能正常与否、形之强弱、神之盛衰。形神互参，这样才能更好地判断预后转归。

《素问·五脏别论》指出"凡治病必察其上下，适其脉，观其志意，与其病也。"对于诊察疾病而言，在形体诊察方面要"察其上下"（望诊）、"适其脉"（切诊）等，在神志诊察方面更要"观其志意"，把形与神结合起来全面诊察。对于功能评估而言，同样需要考察形神两个方面，形体异常可以通过神反映出来，神是生命活动的外在体现，因此，神的状态集中反映了整个机体的健康状况。观察人的精神状况不仅可以了解神气的盛衰，还可以了解人体正气的强弱。《灵枢·本神》曰："察观病人之态，以知精神魂魄之存亡得失之意。"对于形态的观察也应当立足于神，以推知其精神情志状况，如《素问·脉要精微论》曰："头者精明之府，头倾视深，精神将夺矣。"头是神明汇聚的地方，如果头歪向一侧，眼眶深陷，则提示精气神气即将衰败，形神俱损，预后不良。

2. 目通于脑，察目以望神

李时珍最早意识到"脑为元神之府"（《本草纲目》），汪昂进一步提出"人之记性，皆在脑中"（《本草备要》），王清任更是直接指出"灵机记性不在心在脑"（《医林改错》）。神藏于心，元神在脑。元神是先天之神，心神所主的神明活动是在脑中元神的基础上后天获得的，属识神范畴，故曰"脑中为元神，心中为识神"（《医学衷中参西录》）。脑主元神，具有精神、意识、思维、记忆等功能，是生命活动的枢纽，"为一身之宗，百神之会"（《修真十书》）。

眼睛不仅是大脑获得外界信息的重要渠道，而且是大脑思维活动、情绪变化的反映。《脾胃论》云"视听明而清凉，香臭辨而温暖，此内受脑之气而外利九窍者也"，说明中医学很早就认识到了人的视听功能、感觉功能皆与脑神紧密相关。《医学原始》云："耳目口鼻之所以导入，最近于脑，必以脑先受视像而觉之、寄之、存之。"眼睛的明外视物是大脑之所以产生五神、五志及七情变化最重要和最多的信息来源；而同时，眼睛从内发出的目光也是辨别"神"变化的一个重要窗口。因此，察目可望神，目的变化可以反映脑的功能。

在人体之中，神广泛存在于人的脑髓、经络、目光、语言、形体动作，乃至人的面色之中。大到人体的各种生命活动，小到人的精神意识，无不蕴含着神气。由于神的分布广泛，因此望神是中医诊察疾病和评估功能的重要手段。神藏于心，外候在目，望神之中，又以望眼神为重，王泰云："眼者，六神之主也。"《望诊遵经》强调："凡观气色，当视精明。精明者，目也，五脏六腑之精也。"《景岳全书》也指出："视目光精明，诊神气也。"目可以反映人体的生命活动及精神、意识、思维等人体最高功能层次的情况，通过望目可以诊察神气。

《素问·脉要精微论》指出"夫精明五色者，气之华也"，眼睛的精亮明润和面部的色泽是五脏内在精气的外在表现。望神可以了解五脏精气的盛衰和功能高低，以及康复的整体预后。望神应重点观察人的精神、意识、面目表情、形体动作、反应能力等，尤应重视眼神的变化。"夫精明者，所以视万物，别白黑，审短长"（《素问·脉要精微论》），精为神的物质基础，若"以长为短，以白为黑"，则提示神伤形亦伤，"如是则精衰矣"，脏腑精气衰败。

（二）形神合一对功能康复的指导

中医康复过程中，始终贯穿着形神合一的理念，不仅重视客观形体的康复，还重视主观感受与精神的康复。治形与调神在康复的过程中相辅相成，缺一不可。临床康复的过程中，可以通过治形以养神，亦可以通过调神以治形。通过恢复体内气血阴阳的平衡及脏腑器官形体的功能，可以提升人体的功能活动和改善精神状态；而通过改善人体的功能活动和精神状态也能使人体的身体损伤得到修复，脏腑功能活动得到提升。治形和疗神两种手段，其治疗内涵不仅包括脏腑生理功能和精神状态的改善或恢复，还包括日常生活能力、就业能力、社交能力等功能的全面改善和恢复。

1. 治形，形治神安——治形以调神

中医学治形有着丰富的实践经验，《素问·三部九候论》指出："必先度其形之肥瘦，以调其气之虚实，实则泻之，虚则补之。必先去其血脉，而后调之，无问其病，以平为期。"形障碍的康复原则为虚者补之，实者泻之。"形不足者温之以气，精不足者补之以味"是其代表性治法。《金匮要略·脏腑经络先后病脉证》提出了一系列治形的具体方法，包括

"导引、吐纳、针灸、膏摩,勿令九窍闭塞",除此之外,还从生活习惯、饮食行为等方面进行干预"房室勿令竭乏,服食节其冷、热、苦、酸、辛、甘",其最终目的是为了达到"不遗形体有衰,病则无由入其腠理"。

形障碍者当以治形为主,锻炼形体以健形,是中医练形的重要手段,早在《吕氏春秋·尽数》中就已提出了锻炼形体对于健康的重要性,指出"流水不腐,户枢不蠹,动也。形气亦然,形不动则精不流,精不流则气郁"。临床上针对以形体障碍为主的功能障碍,如平衡功能障碍、运动功能障碍等,进行运动训练,可以促进气血流通输布,气血周流,不仅有利于形体功能的恢复,还有助于激发精神,提升康复的积极性和主动性。

形体先于精神而存在,形体是人体生命存在的基础。历代传统康复理论极为重视保养形体在康复医疗中的作用。《素问·六微旨大论》曰:"无形无患,此之谓也。"张景岳提出了养形之说"吾所以有大乐者,以吾有形,使吾无形,吾有何乐?是可见人之所有者唯吾,吾之所赖者唯形尔。无形则无吾矣,谓非人生之首务哉"(《景岳全书·传忠录·治形篇》)。养形与养神有着密切关系。张景岳进一步提出"善养生者,可不先养此形以为神之宅,善治病者,可不先治此形以为兴复之基乎"(《景岳全书·传忠录·治形篇》),借此来强调神依附于形而存在。形盛则神旺,形衰则神衰,一旦形体消亡,不能进行功能活动,便是生命的告终。

形障碍常伴随着神障碍,在康复形体的同时佐以调神,在药物、针灸、导引等治形的基础上,配合调神方法,如情绪疏导、言语引导等治法,以达到形神并治的目的。如《杂病广要》引《古今医统》云:"治心风,以五志诱之,然后药之,取效易。五志诱之者,如求利而不遂病者,则诱之以金银,或作以惠之,而先定其心志,然后济之以药,是得治之要也。"即是药物疗法配合五志疗法,最终达到疾病康复的目的。

2. 治神,神治形全——调神以治形

广义之神是生命活动的总体现,因此广义上治神,是恢复机体的生命活动,提高正气,提升功能水平。神失治,正气失守,则邪气内犯,诚如《素问遗篇·刺法论》所言:"十二脏之相使,神失位,使神彩之不圆,恐邪干犯。"广义上治神的方法有很多,包括服药食、针灸、导引等。《素问遗篇·刺法论》中讲述的"存思法"、服用金丹法、刺法等守神方法,目的都是"全神养真",实现"气出于脑,即不邪干"。"气出于脑"就是身体受到调节后正气处于被激发的状态,从而达到"即不邪干"的效果,即机体维持在比较高的功能水平,不易受邪气的侵扰,生命活动不受影响。

狭义上的治神是调节精神情志活动,以达到调畅气机,燮理脏腑,促进功能恢复的目的。《灵枢·本脏》曰:"志意者,所以御精神,收魂魄,适寒温,和喜怒者也。是故血和则经脉流行,营复阴阳,筋骨劲强,关节清利矣。"告诉我们,志意可以统御精神,收摄魂魄,使人体能够适应外部季节温差变化及喜怒变化,达到功能协调。所以血液调和,顺利在经脉中运行,行走全身并带去营养物质,以达到保持筋骨强劲有力,关节滑利自如的目的。

人的主观意识、精神状态也是"神"的重要方面。《素问·汤液醪醴论》曰"病为本,工为标,标本不得,邪气不服",强调医工和患者之间的关系上,患者为本,医工为标,

一切的医疗行为均当以患者为中心。临床上在充分评估功能水平的基础上，了解其精神心理状态、情绪变化，达到形体与精神的统一。取得患者的信任，建立良好的医患关系，激发其参与医疗活动的主动性与积极性，提高依从性，有利于更好的康复。

《淮南子·原道训》认为："以神为主者，形从而利。"神的昌盛与否，直接影响形的盛衰存亡，若欲健全形体，勿忘养神。故《黄帝内经》强调"得神者昌，失神者亡"（《素问·移精变气论》）；"精神内伤，身必败亡"（《素问·疏五过论》）。情志异常可导致形体损伤，《灵枢·本神》反复论述了此观点，提出"心怵惕思虑则伤神，神伤则恐惧自失，破䐃脱肉，毛悴色夭""脾忧愁不解则伤意，意伤则悗乱，四肢不举""恐惧不解则伤精，精伤则骨酸痿厥"。无数事实证明，许多病证皆因情绪波动导致病情加重、恶化，功能障碍进一步加深，甚至陷于不治，故有所谓"十剂之功，败于一怒"之说。《素问·汤液醪醴论》亦揭示了神的功能异常而影响疾病康复"形弊血尽而功不应者何？岐伯曰：神不使也……精神不进，志意不治，故病不可愈"。

二、形神合一对康复结局的指导

形神合一对于康复结局目标管理具有重要的指导意义。对于中医康复而言，其康复目标不仅包括调整脏腑生理功能，改善或恢复因脏腑功能失调、气血失常、经络不通、阴阳失衡等导致的各种身体功能障碍，更包括调整人们心理、精神状态，改善不良情绪，调节心理功能，引导人们正确认识自己的身体，积极面对疾病及功能障碍，提高主动康复意识。这种"形""神"兼顾的康复目标管理，是中医整体康复的优势，其最终目的在于提升整体功能水平，以更好地回归家庭、回归社会，提高生活质量。

在进行康复结局评价时，既要考虑"形"这一层面的客观指标体系改善，全面评价脏腑、形体、经络、气血津液等功能显现于外的功能表现，更要关注功能活动、精神意识和主观感觉方面的改善，即"神"的主观指标体系的变化。中医临床实践中，非常关注患者的主观感受，这些主观感受直接表达了其治疗需求、个人功能活动能力、精神意识感受、生存质量等。因此，在临床实践中需加强对患者"神"，即主观指标体系改善的关注，这种评价体系是基于中医形神一体观指导下的结局评价体系，彰显了中医的特色与优势。

中医形神一体观指导下的康复结局评价，是一种整体性评价，不仅关注外在形体障碍等客观性指标的改善评价，同样重视康复治疗行为对个人主观意识、精神状态、生存质量等方面的评价。形神合一对康复结局的指导主要体现在以下两个方面。

（一）测病情，观疗效

《素问·上古天真论》曰："形与神俱，而尽终其天年，度百岁乃去。"形神的和谐统一，是健康的重要标志；反之，形神失调，则容易导致疾病和功能障碍。观察形神变化，可以了解人体正气的强弱、功能水平的高低，预测疾病的进退吉凶。一般而言，随着病情的进一步深入，出现神志改变，往往提示病情较重，预后不良。如中风的不同阶段，"邪在于络，肌肤不仁；邪在于经，即重不胜；邪入于腑，即不识人；邪入于脏，舌即难言，口吐涎"（《金匮要略·脏腑经络先后病脉证》）。中风初起病在经络，以皮肤感觉异常、肢体运动障碍等形障碍为主要表现，随着病情深入脏腑，进而出现昏不识人、言语功能障碍等神志异常的表现。

神之功能正常与否不仅是病情进退的重要标志，也是影响临床疗效的重要指标。在疾病的疗效判断方面，神对于形的作用非常重要。正如《素问·汤液醪醴论》指出当疾病发展到形体弊坏、气血竭尽，治疗没有效果的原因是因为患者的神气已经受损，不能发挥正常的功能，谓之"精神不进，志意不治，故病不可愈"，进一步又提出"嗜欲无穷，而忧患不止，精神驰坏，荣泣卫除，故神去之而病不愈也"。可见，患者的精神状态、心理因素对于治疗的效果有直接的影响，《类经》对此指出："凡治病之道，攻邪在乎针药，行药在乎神气，故治施于外，则神应于内。"疗效的好坏，与患者的神气密切相关，神能御气，气以生形，促进形体功能的恢复。基于此，在疾病康复的过程中，首要任务就是"治神"，取得患者信任与配合，增强康复信心，以良好的精神心理状态投入到功能康复中，能取得事半功倍的效果。

（二）判预后，决死生

中医学通过四诊合参以诊察形神功能强弱及疾病的预后转归。《素问·脉要精微论》曰："切脉动静，而视精明，察五色，观五脏有余不足，六腑强弱，形之盛衰，以此参伍，决死生之分。"临床上，脉诊的动静变化，要结合望诊，观察目之精明，以候神气，以审脏腑之强弱虚实及形体的盛衰，形神互参，来判断其预后转归。神是机体生命功能的总体现，生命功能旺盛则神旺；神也是人的精神活动的重要反映。通过望神，可以了解机体精气盛衰、脏腑功能强弱、病情轻重及预后。

通过精神、意识、面目表情、形体动作、反应能力、眼神变化等以察神之强弱，神气充足与否直接决定其结局预后，故《素问·移精变气论》有"得神者昌，失神者亡"之说。神气充足，可表现为目光晴彩，言语清亮，神思不乱，肌肉不消，气息平和，大小便如常等。神气足则提示精气充盈，脏腑功能未衰，正气未伤，提示功能水平较好，病情轻浅，预后良好。若神气不足，可表现为精神不振，健忘困倦，声低懒言，怠惰乏力，动作迟缓等，提示精气不足，脏腑功能衰退，功能水平较低，病情较重，预后较差。若神气衰败，可表现为目暗睛迷，形羸色败，喘急异常，或通身大肉已脱，或两手循衣摸床，或言语失伦等，提示神气将去，精气耗竭，脏腑功能衰败，病情危重，预后不良，甚至死亡。

形神合一，相互协调是良好功能状态的表现。若单纯出现形变，神未障碍，其预后较好，有康复之机。如《灵枢·热病》指出："偏枯，身偏不用而痛，言不变，志不乱。"采用针刺疗法，益其不足，损其有余，乃可复也。若形变及神，出现神障碍，其轻微者，预后较好，其重者，预后较差。如《灵枢·热病》进一步以痱病为例："痱之为病也，身无痛者，四肢不收；智乱不甚，其言微知，可治；甚则不能言，不可治也。"若阴阳失调，形神阻绝不通，形气绝而血菀于上，出现突发性的昏厥，如《素问·生气通天论》所言之"薄厥"，其势危急，对功能活动影响较大。若出现形神分离，则"神去则机息"，如《灵枢·天年》曰"百岁，五脏皆虚，神气皆去，形骸独居而终矣"，明确指出形骸独居，神气皆去，则"形神分离"，意味着生命的终结。

三、天人合一对中医康复的指导

（一）自然环境与功能康复

1. 自然环境对人体功能的影响

中医学的发病因素中，通常把气候的异常变化作为重要的致病因素。《黄帝内经》很早就认识到四时气候变化与人体发病的关系，四时气候变化，都能损伤五脏。所以临床上，春季多肝病，夏季多心病，长夏多脾病，秋季多肺病，冬季多肾病。《素问·金匮真言论》曰："故春气者，病在头；夏气者，病在脏；秋气者，病在肩背；冬气者，病在四肢。故春善病鼽衄，仲夏善病胸胁，长夏善病洞泄寒中，秋善病风疟，冬善痹厥。"

一天之内随昼夜阴阳的消长进退，人体的生理、病理也发生相应的改变，在患者身上反应尤为明显。《灵枢·顺气一日分为四时》曰："夫百病者，多以旦慧、昼安、夕加、夜甚，何也？岐伯曰：四时之气使然。"这是因为昼夜阳气的变化导致人体的阳气也相应地发生变化，从而影响到邪正斗争，病情出现旦慧、昼安、夕加、夜甚的情况。这就要求在临床时，能掌握病情的每日规律变化，以指导康复医疗。如缺血性中风患者，目前临床研究发现，缺血性中风具有一定的日节律特点。缺血性中风在早晨6～8时（卯时和辰时）时间段发病率最高，其发生机制和人体血压、血浆中一些活性物质的生物节律密切关联。因此，在一天昼夜晨昏阴阳变化之时，也应采取相应的康复预防措施。由于清晨时阳气初生，晨起要缓慢，避免动作幅度过大，同时要注意控制晨间血压。

2. 利用自然促进康复

人与天地相应，受外界环境的影响，人不完全是消极的、被动的，也可以是积极的、主动地。中医康复医学的天人相应观强调了两个方面：一是人类的生存必须与自然相适应，适应自然是康复的重要前提；二是人类在认识自然的基础上，能动地利用自然、改造自然，以便更好地适应环境变化，从而提高健康水平。

天人相应的整体思想把适应自然，避免外邪侵袭作为康复的重要原则。强调要"顺四时而适寒暑""虚邪贼风，避之有时"（《素问·上古天真论》）。一年之中的四时之序，一月之中的月廓空满，一日之中的子午更迭，这些变迁使得人体阴阳的升降，营卫的流行，脏腑的虚实，气血经脉的盛衰，产生与之相应的周期性、节律性变化。甚至连人的精神情绪也毫不例外，有春-怒、夏-喜、秋-忧、冬-恐、长夏-思的相应变化。四时六气是人类生、长、壮、老、已的重要影响因素，人们要经常保养精神，锻炼身体，增强体质，才能适应气候变化、抵御外邪，保持或恢复健康。古人根据四时六气，对养生康复提出"七防"，即"一年之内，春防风，又防寒；夏防暑热，又防因暑而致感寒；长夏防湿，秋防燥；冬防寒、又防风"（《理虚元鉴·知防》）。

人类不仅能够认识自然、适应自然环境的变化，而且能够掌握自然规律，能动地改造自然，使之更加适合生存，促进康复。《吕氏春秋·尽数》曰"天生阴阳寒暑燥湿四时之化，万物之变，莫不为利，莫不为害"，说明气候条件对人类的影响，有有利的一面，也有不利的一面。利用有利的环境因素，增强体质，恢复健康，避免不利气象条件对人类健康的影响。《备急千金要方》要求："凡人居住之室，必须固密，勿令有细隙，致有冷风气得入，久而不觉，使人中风"。《延寿丹书》云："病人卧房宜宽敞，窗户宜开爽，光线宜充满。"这些都是环境改造，以更好地适应外界环境变化的具体措施，体现了中医学对人主动适应和改造环境的认识。

《素问·五常政大论》曰"故治病者，必明天道地理，阴阳更胜，气之先后，人之寿夭，生化之期，乃可以知人之形气矣"，说明将人和周围的自然环境联系起来加以考虑，就能较全面地掌握人的生理病理变化，这对康复医疗实践是不可忽视的指导原则。自然万物，包罗万象，阳光、空气、水、高山、河海、森林、花草、泥石、声音、颜色、气温……这些都是人类赖以生存的条件，在每时每刻与人类进行物质、能量和信息交换的过程中，对人的生命活动产生影响，发展成为许多自然康复疗法。

（二）社会环境与功能康复

1. 社会环境对人体功能的影响

社会环境的各种因素，包括地位、经济、思想、文化、职业、语言、家庭、人际关系等，都会影响人的身心功能，进而影响人体健康。中医学很早就发现，当人的社会地位、经济状况、生活环境发生某种变化时，人体内部的脏腑功能、气血运行、形体特征也会随之出现相应的改变。如《医宗必读·富贵贫贱治病有别论》曰："大抵富贵之人多劳心，贫贱之人多劳力……劳心则中虚而筋柔骨脆，劳力则中实而骨劲筋强。"医者诊病时也应当综合考虑社会因素对疾病的影响，如《素问·疏五过论》强调"凡未诊病者，必问尝贵后贱"，通过了解患者的社会地位、经济条件的变化，患者的情绪波动及嗜好欲望，从而推断人体的阴阳气血变化。

不同的经济条件、生活方式，也会对健康产生不同的影响。《素问·疏五过论》记载了因经济条件的变化而导致的痿证"始富后贫，虽不伤邪，皮焦筋屈，痿躄为挛"。《素问·痿论》还根据痿证症状特点及病位，将痿证细分为五体痿。其中，肉痿得之"有渐于湿，以水为事，若有所留，居处相湿"，骨痿得之"远行劳倦，逢大热而渴"。"远行劳倦"和"居处相湿"，这些都与患者的生活习惯、职业特点和行为特征相关，说明社会环境的改变会对患者的身体结构和功能产生不同的影响。清·李学川《针灸逢源·中风论》记载"中风病多见于富贵之人，而贫贱绝少……富贵之人，身既安逸，内风已炽，尚图乘风纳凉，沐泉饮水，以解其热，致阳气郁遏不舒，加以浓酒厚味之热，挟郁阳而为顽痰，阻塞经络"，提示了中风的发病与不良的生活习惯、经济水平等密切相关，这与现代对中风发病的认识也是相一致的。

不良的社会环境会对疾病的康复产生负面影响，而良好的社会环境则会对患者的康复产生积极的效应。研究显示，家庭功能良好及社会支持满意的患者社会参与水平明显优于家庭功能中、重度障碍和社会支持一般的患者。良好的家庭支持可以提高患者的自信，自主地投入到家庭生活中。情感上的关爱及身体方面的照料则可以帮助患者调动内在的心理资源，来处理自身情绪和心理的问题，从而增强患者主观回归社会及家庭的信心。临床康复的过程中，良好的社会支持能给患者带来一定的物质资源和精神支持，能提高患者就医的保障感和安全感，有助于增强患者康复训练的依从性。同时，良好的社会支持，有利于患者家属与医生、康复治疗师的沟通，可以提高患者家属的康复意识与知识，从而提高了患者社会支持利用度，患者则更有信心战胜疾病，自我效能感水平提高，最终能获得较好的康复疗效。

2. 利用社会环境促进功能康复

康复的最终目的是要让患者的功能和能力得以协同恢复，最后重返社会生活。因此社会康复在中医综合性康复措施中亦占有十分重要的地位。中医康复学以人与社会一体观为指导，一方面利用社会环境因素，康复身心与消除疾病；另一方面是努力提高功能障碍的人群适应社会的能力。

适应复杂的社会环境，首先在于避免来自社会环境中的各种不良刺激，进行必要的精神意识锻炼，古人曾提出许多有益的方法。例如，清·翁藻《医钞类编》云"养心在凝神，神凝则气聚，气聚则形全"，指出虚静守神可以御邪防病。用情志相互制约的关系，有针对性地运用社会环境因素影响情志，以情制情，调和情志，以达到精神和疾病康复的目的。中医康复学中，关于这类疗法很多，如语言疗法、行为疗法、音乐疗法、文娱疗法、精神疗法、暗示疗法等，都是利用社会环境因素形成的信息作用于人的情志，而发生康复效果的。

康复的最终目的是使人能够适应环境，作为一个有用的社会成员，最终回归到社会生活。在古代，瘖、聋、跛、躄等残疾人群虽丧失了一部分的功能，但他们有的人并不是完全丧失劳动能力，因此除了生活必需品的给付之外，还有根据他们的具体情况给予职业上的训练，让他们充分地发挥自己的长处，更好地融入社会。《礼记·王制》曰："瘖、聋、跛、躄、断者、侏儒，百工各以其器食之。"《荀子·王制》有云："五疾，上收而养之，材而事之，官施而食之。""五疾"即《礼记》中记载的五种残疾（哑、聋、瘸、骨折、身材异常矮小），"各以其器食之"和"材而事之"，指的是根据残疾人的实际才能，给予职业的机会，让他们发挥自己的所长。这样的制度不仅仅是一种社会救助，更是给予他们人格的尊重，助其实现自我价值，让他们能够更加自信地融入社会。现代社会中，各种法律、制度的制订，职业教育，无障碍环境的建设，全面的社会支持等，这些都是从人与社会一体观出发，以增加病伤残者适应社会生活的能力，提高其生活质量为目的。

第四章　人体不同时期的功能状态

从胎儿期到死亡的生物、心理和社会过程中，人体的功能水平随着年龄阶段的改变出现高低不等的变化。个体在整个生命周期中所表现出的功能特点，既存在差异性，但也不乏规律性。在人生广阔又有连续性的框架中，把与年龄相关的人生阶段和事件互相结合起来，有可能发现在某一阶段发挥重要作用的过程和事件，也可能对一生起重要作用。通过了解人体不同时期的功能状态，预防并早期发现异常，选择合适的康复治疗手段、获得良好的康复治疗效果，是促进正常发育、提高健康水平的有效手段。

第一节　人体生长发育的基本过程

一、生命发生发展的规律

生、长、壮、老、已是人类生命发展的自然过程，这个过程在不同的年龄阶段、不同性别的人群，各有其不同的功能特点和表现，但总体来说其中蕴含的规律又具有普适性。

（一）小少壮老的总体规律

《素问·六微旨大论》曰："生长壮老已，万物由之。"万事万物均在发展变化，变化的过程则是生长壮老已，此为一切事物都必须遵循的客观规律。《灵枢·卫气失常》曰："人年五十以上为老，二十以上为壮，十八以上为少，六岁以上为小。"《黄帝内经》将人的生命周期划分为老、壮、少、小，此划分较为宏观、整体、综合，以恒动、变化的眼光看待人体，是对生命发生发展的总体认识。后世医家均在《黄帝内经》小少壮老的总体生命周期划分基础上区分、认识人体生长壮老的时间节点，如宋代刘昉《幼幼新书·叙初有小儿方》亦载："五十以上为老，其六岁以下经所不载。"

随着经济和社会的发展，现代人体发育学对生命周期的划分一般认为：从受精卵形成到胎儿娩出前为胎儿期；出生至 1 岁为婴儿期；1～3 岁为幼儿期；3 岁至 6～7 岁入小学前为学龄前期；入小学前至青春期前为学龄期；18～25 岁为青年期；25～60 岁为成年期；60 岁以后为老年期。这与历代医家对小少壮老的认识及划分相差甚小，是每个个体生命正常情况下必经的、不以个人意志为转移的总体生命规律。

（二）10 年阶段的一般规律

《黄帝内经》将人的生命周期划分为老、壮、少、小，同时，认为人体每 10 年会出现较为特殊且有代表性的功能变化。《灵枢·天年》对人自出生以后，从幼年、健壮、衰老直到死亡的各个阶段生理、体态行为和性情变化上的情况，以 10 年为一个阶段做了详细的论述。如《灵枢·天年》曰："黄帝曰：其气之盛衰，以至于死，可得闻乎？岐伯曰：人生十岁，五脏始定，血气已通，其气在下，故好走。二十岁，血气始盛，肌肉方长，故好趋。三十岁，五脏大定，肌肉坚固，血脉盛满，故好步。四十岁，五脏六腑十二经脉，皆大盛以平定，腠理始疏，荣华颓落，发颇斑白，平盛不摇，故好坐。五十岁，肝气始衰，肝叶始薄，胆汁始灭，目始不明。六十岁，心气始衰，苦忧悲，血气懈惰，故好卧。七十岁，脾气虚，皮肤枯。八十岁，肺气衰，魄离，故言善误。九十岁，肾气焦，四脏经脉空虚。百岁，五脏皆虚，神气皆去，形骸独居而终矣。"

上文根据人的年龄增长与体内血气、脏腑盛衰的变化，把人生整个过程以 10 年为基数分段，对人体生长壮老各时期的藏象特质及功能活动做了生动的描述。这些论述阐明了人之所以有生命，其决定因素是五脏精气之盛衰，神气之有无，提示保养精、气、神是保持健康的关键。同时指出人生长、发育、衰老的过程，亦即五脏精气的盛衰过程。如"好走""好趋""好步"，都标志着生长发育的生长过程，也就是五脏精气旺盛的阶段；"好坐""荣华颓落"，则标志着生长发育的停止和衰老的开始，也就是五脏精气由盛转衰的表现。此后，随着五脏之气的衰竭，神气也逐渐衰败，至百岁，"神气皆去，形骸独居而终矣"。五脏精气的盛衰，决定了生命力的强弱；神气的有无，决定了生命的存亡。

《素问·阴阳应象大论》则以 10 年为一阶段，详细论述了人在 40～60 岁的衰老变化。该规律与《灵枢·天年》一致，却增加了许多关于衰老具体表现的论述，为《灵枢·天年》的有力补充，如"帝曰：调此二者奈何？岐伯曰：能知七损八益，则二者可调，不知用此，则早衰之节也。年四十，而阴气自半也，起居衰矣；年五十，体重，耳目不聪明矣；年六十，阴痿，气大衰，九窍不利，下虚上实，涕泣俱出矣。故曰：知之则强，不知则老，故同出而名异耳。智者察同，愚者察异，愚者不足，智者有余，有余则耳目聪明，身体轻强，老者复壮，壮者益治。是以圣人为无为之事，乐恬淡之能，从欲快志于虚无之守，故寿命无穷，与天地终，此圣人之治身也"。

这里论述了如若不知七损八益，阴阳调摄不当，则致出现早衰之变的具体表现。而对早衰的表现，亦是以 10 年为一个阶段展开论述其规律。如"起居衰""体重""耳目不聪明"，都是功能出现衰退的具体表现。但若阴平阳秘，神气旺盛，则就算随着年龄增长，功能亦可维持在较高水平，年五十而"耳目聪明，身体轻强"，所谓"老者复壮，壮者益治"是也。

（三）女七男八的特殊规律

人体不同生命周期的功能特点，除了小、少、壮、老的总体规律和 10 年为周期的一般规律外，不同性别的个体之间也存在差异性。《素问·上古天真论》中根据性别不同，分别以七、八作为女子和男子生命阶段的基数论述其不同时期的功能特点，如"帝曰：人年老而无子者，材力尽耶，将天数然也？岐伯曰：女子七岁，肾气盛，齿更发长；二七而天癸至，任脉通，太冲脉盛，月事以时下，故有子；三七，肾气平均，故真牙生而长极；四七，筋骨坚，发长极，身体盛壮；五七，阳明脉衰，面始焦，发始堕；六七，三阳脉衰于上，面皆焦，发始白；七七，任脉虚，太冲脉衰少，天癸竭，地道不通，故形坏而无子也。丈夫八岁，肾气实，发长齿更；二八，肾气盛，天癸至，精气溢泻，阴阳和，故能有子；三八，肾气平均，筋骨劲强，故真牙生而长极；四八，筋骨隆盛，肌肉满壮；五八，肾气衰，发堕齿槁；六八，阳气衰竭于上，面焦，发鬓斑白；七八，肝气衰，筋不能动，天癸竭，精少，肾藏衰，形体皆极；八八，则齿发去。肾者主水，受五脏六腑之精而藏之，故五脏盛，乃能泻。今五脏皆衰，筋骨解堕，天癸尽矣。故发鬓白，身体重，行步不正，而无子耳。"

上文主要是从生殖能力的角度来讨论，肾气在人的生长、发育、生殖及整个生命活动中起重要作用，在肾气的作用下，男子以 8 岁为基数、女子以 7 岁为基数进行变化。《黄帝内经》认为人体的生长发育情况和生育能力皆赖于肾气盛强；而人体衰老，功能减退，失去生育能力，皆因肾气衰竭。人体自幼年开始，随着肾气的逐步充盛，出现齿更发长等迅速生长的现象，形体和脏腑器官由小到大，功能由无到有，由低下到成熟，是肾气直接激发、推动、促进作用于机体的表现和结果。之后"天癸"的产生，女子出现"月事以时下"，男子出现"精气溢泻"的排精现象，性功能逐步成熟而具备了生殖能力。至中年以后，肾气逐渐衰少，天癸逐渐耗竭，生殖功能逐步消失，性功能逐步衰退，形体日趋衰弱至老年。肾气充足，促进人体生殖功能发育成熟，生命力旺盛；肾气不足，则无力推动全身或局部的生理功能活动，出现局部或全身虚弱的征象。总体上"男不过尽八八，女不过尽七七，而天地之精气皆竭矣"。

二、不同时期人体功能的影响因素

个体的功能是健康状况和背景性因素相互作用的结果。背景性因素包括环境因素和个人因素。个人因素对人体功能的影响，在不同时期亦有其不同的特点。识别不同时期影响功能的个人因素并进行科学干预，对各类功能障碍的防治有重要意义。创造有利的社会环境，避免不良环境因素的干扰，有利于身心健康。

（一）自幼至老，升降出入，藏精化气

《黄帝内经》云："有诸于内，行诸于外。"脏腑精血充盈，脏腑之间平衡、和谐，是人体自幼至老功能状态得以正常实现的物质基础。脏腑藏精化气功能正常与否与人体健康息息相关。正如《灵枢·本脏》载"五脏者，所以藏精神血气魂魄者也；六腑者，所以化水谷而行津液者也"；又如《素问·通评虚实论》云"邪气盛则实，精气夺则虚"。人体是以五脏为中心，联系六腑，向外联络和主宰骨骼、经筋、肌肉、皮毛等结构组成的一个有机整体。人体通过五脏的功能活动，主宰气血津液精等生命物质的生成、运行与功能，进而供给和调控全身功能的正常进行。五脏之气及其升降出入又是五脏功能活动得以维持的保障。生命生长壮老已的发生发展，除依赖机体气血充盈外，还须气机运行如常。《素问·五常政大论》曰"根于外者，命曰气立，气止则化绝"；《素问·六微旨大论》曰"出入废则神机化灭，升降息则气立孤危。故非出入，则无以生长壮老已；非升降，则无以生长化收藏"，均说明气机运行正常对人体正常发育的重要性，反之则早衰病夭。明代张介宾《景岳全书·时气》曰："故气盈则盈，乘之则多寿；气缩则缩，犯之则多夭。顾人生六合之内，凡生长壮老已，何非受气于生成？"亦阐明气机盈缩是人体生长壮老已的根本原因。

（二）婴儿者，元气未散，阳气为肇

胚胎是人体发育的最初阶段，功能发育及生理学特征逐渐形成是胎儿期最突出的特点之一。父母之精结合而成胎元，并逐渐发育，即《灵枢·经脉》所说"人始生，先成精，精成而脑髓生，骨为干，脉为营，筋为刚，肉为墙，皮肤坚而毛发长"的胎儿发育过程。胚胎发育仰赖母体阳气及在母体作用下胎儿自身之先天元阳的推动下完成。《颅囟经·脉法》曰："凡孩子三岁以下，呼为纯阳，元气未散。"

阳气在人身中的地位和作用对于小儿来说尤为突出。小儿犹如初生之旭日，方萌之草木，与成人相比较，其生长发育过程尤为蓬勃、迅速。婴幼儿处于脑发育的关键期，此期粗大运动发育、精细运动发育、言语语言发育、认知功能发育迅速进行，对个体适应生存及实现自身发展具有重要意义。阳气作为动力，对促进生长发育起着关键的作用。小儿生长发育全赖阳气的生发，是以"阳"升为主导趋势带动"阴"津不断生长，使其处于动态的阴阳平衡之中，旧的阴阳平衡不断被新的平衡所取代，不断更迭、螺旋上升，逐渐发育成熟、完善。此期固护阳气是促进功能正常发挥的有效举措。

（三）天癸化生，男子藏精，女子系胞

青春期是由儿童发展到成人的过渡时期，以体格生长突增、性发育成熟为突出特点。此期肾气旺盛、肾精充沛，天癸至，男女生殖功能正常，故能有子。清代张锡纯《医学衷中参西录·寿胎丸》曰："男女生育，皆赖肾气作强……肾旺自能荫胎也。"肾气的充盈产生天癸，天癸进而促进了男女生殖功能的发育。在男子表现为"精气溢泻"，即男子具有排泄生殖之精的能力。在女子为"太冲脉盛，月事以时下"，即通过任脉和冲脉将血气输送至女子胞，于是月经来潮，具备受孕的能力。金代张元素《医学启源·五脏六腑除心包络十一经脉证法》曰："肾者，精神之舍，性命之根，外通于耳，男子以藏精、女子以系胞，与膀胱相表里，足少阴太阳是其经也。"认为肾中精气是生命的根本，与男女生殖功能关系密切。清代沈金鳌《妇科玉尺·求嗣》中引万全语曰："男子以精为主，女子以血为主，阳精溢泻而不竭，阴血时下而不衍，阴阳交畅，精血合凝，胚胎结而生育滋矣。"说明肾气、天癸、男精女血乃生殖功能正常的物质基础。清代傅山《傅青主女科·妊娠恶阻》则认为"经水出诸肾""妇人受妊，本于肾气之旺也，肾旺是以摄精"。亦即肾气充盛，肾阴阳平衡，是月经来潮，孕育胚胎的前提与关键。肾中精气亏耗，在男性则出现精少、梦遗等症状，进而影响生殖功能。隋代巢元方《诸病源候论·虚劳病诸候》曰："肾气虚弱，不能藏精，故精漏失。"若素体禀赋不足，或房劳过度，耗伤肾气，精血亏虚，或早婚多产，损伤肾气，或久病失养，均可导致肾虚，出现"交而不孕，孕而不育，育而子脆不寿"。

（四）年质壮大，脾气散精，肤革坚固

随着年龄的增长，人体肌肉质量和密度也随着增长，以满足日常活动和运动等需求。此时，营养供给对功能正常发挥显得尤为重要。对于生命个体而言，先天之精为本，但有赖于后天之精的不断补充和滋养。明代张介宾《景岳全书·脾胃》曰："盖人之始生，本乎精血之源；人之既生，由乎水谷之养。非精血无以立形体之基，非水谷无以成形体之壮。是以水谷之海本赖先天为之主，而精血之海又必赖后天为之资，此脾胃之气所关于人生者不小。"《景岳全书·脾胃》曰："故人之自生至老，凡先天之有不足者，但得后天培养之力，则补天之功，亦可居其强半，此脾胃之气所关于人生者不小。"脾居中焦，有运化水谷，运化水液的功能，此外脾主升清，又主肌肉四肢。脏腑经络、四肢百骸、皮肉筋骨所需要的营养物质，是通过脾气散精得以提供的。故《黄帝内经》称脾为中州之土，"孤脏以溉四旁"。水谷精微充养五脏，灌溉六腑，使机体不断发育、生长和壮大。脾气健旺，则气血充盛，自然形体强壮，肌肉坚实，精力充沛；反之，脾气虚弱，气血生化乏源，则形体瘦弱，肌肉消瘦，精神疲惫，易感疾病。

（五）人过壮年，肾精日减，衰老即现

壮年期后人体步入老年期，此期跨越的年度较长，人的发展方向是多维度、多方向的，是成长和衰退共同作用的结果。此期受到多种因素制约，其中肾精肾气的作用尤为凸显。肾藏精，生、长、壮、老的生命过程随肾气旺盛、肾精虚弱而改变。人过壮年，肾中精气逐渐衰减、机体各项功能下降，出现了诸多衰惫不足的征象。隋代巢元方《诸病源候论·毛发病诸候》曰："足少阴肾之经也，肾主骨髓，其华在发。若血气盛，则肾气强，肾气强，则骨髓充满，故发润而黑；若血气虚，则肾气弱，肾气弱，则骨髓枯竭，故发变白也。"《素问·上古天真论》曰："肾气养骨，肾衰故形体疲极。"《黄帝内经太素·伤寒》曰："肾间动气，人之生命，动气衰矣，则神志去之，故死也。"以上论述皆描述了肾气作为人体生命发生发展动力的重要性。肾居下焦，主骨生髓，上通于脑。男女虽阴阳各异，但随着年岁增长，肾精日减，均无法避免出现髓减脑消、发鬓斑白、容颜颓落、腰腿不便、身疲肢重等诸多功能减退的表现。此时人体功能或是处于较低的平衡水平，或是出现由功能不足导致的诸多障碍。可见，肾中精气不足，则衰老之象即现。

第二节　小　儿　期

小儿初生，乍离母腹，脏腑柔弱，正如宋代钱乙所谓，小儿五脏六腑"成而未全，全而未壮"。胃气始生，气血未充，其适应能力和调节能力常常不足，抵抗力弱。但此期处于各项功能发展的关键期，运动功能、语言功能、认知功能等身心功能在此期迅速完善。故针对此期功能特点悉心调护，给予科学合理的早期干预尤为重要。

一、小儿功能特点

（一）纯阳之体——生机旺盛，发育迅速

我国最早的一部儿科专著《颅囟经》（东汉），用"纯阳"一词以说明小儿生理特点。《颅囟经·脉法》曰："凡孩子三岁以下，呼为纯阳，元气未散。"由此提出小儿为"纯阳之体"之说，且历代医家对此亦有不同的理解。

其一，将"纯阳"当盛阳或阳盛解，认为与体内属阴的物质相比，小儿阳气充盛，处于相对优势。如宋代钱乙《小儿药证直诀·序言》曰："小儿纯阳，无烦益火。"金代刘完素《河间六书·小儿论》曰："大概小儿病在纯阳，热多冷少也。"阳盛则热，在发病过程中，认为小儿易患热病。或一旦患病，也易于从阳化热，出现一派热象表现。此种观点对后世影响较大。如宋代政府组织编写的《圣济总录·小儿风热》曰："小儿体性纯阳，热气自盛，或因触犯风邪，与热气相搏，外客皮毛，内壅心肺。其状恶风壮热，胸膈烦闷，目涩烦渴是也。"清代吴谦《医宗金鉴·婴儿部》曰："婴儿纯阳，火证居多。"清代叶天士《临证指南医案·幼科要略》曰："襁褓小儿，体属纯阳，所患热病最多。"

然亦有医家认为，"纯阳"非"盛阳"之谓，但当独阳无阴解。明代万全《万氏家藏育婴秘诀·鞠养以慎其疾》有"小儿纯阳之气，嫌于无阴"的记载。但《素问·宝命全形论》云："人生有形，不离阴阳。"《素问·生气通天论》亦云："阴平阳秘，精神乃治。阴阳离绝，精气乃绝。"以上论述皆阐明了"阴生于阳，阳生于阴；阴阳互根，互相依存"的观点。明代张介宾《类经·阴阳类》载："阳不独立，必得阴而后成，……阴不自专，必因阳而后行。"也说明了阴阳互相依存的关系。清代高秉钧《医学真传·婴儿》曰："人禀天地阴阳之气以生，父母精血之形以成，甫离胞胎，腑脏之形未充，阴阳之气已立。"直接指出小儿出生后虽形气未充，但已阴阳皆俱。基于对阴阳学说的认识，说明将纯阳解读为"独阳无阴"的观点是不正确的。

再者，有将"纯阳"当"稚阳"解。"纯阳"者，有阳气尚未成熟之意。即小儿机体的生理功能活动虽然已经开始运转，但相对于成人而言，不成熟也不完善。具体体现在肺主气功能尚未健全、脾胃运化功能尚弱、肾气尚未充盛等方面。如清·罗整齐《鲆溪医论选》曰："小儿年幼，阴气未充，故曰纯阳，原非阳气之有余也，特稚阳耳！"此处论述即是从小儿阳气尚未充实、完善的角度来分析的。

现今，"纯阳"是对小儿机体生机蓬勃、发育迅速这一生理现象的概括。正如唐·房玄龄等《晋书·郭璞传》曰："时在岁首，纯阳之月。""纯阳之月"指一年之首春季，万物生机旺盛，欣欣向荣。由此得出"纯阳"有生机旺盛、发育迅速之意，而此时必然需要水谷精微的不断补充。所以"纯阳"还指小儿对水谷精微的迫切需求，因此常常表现为阳的旺盛，而相对地感到阴的不足而言。综上所述，"纯阳"并非阳盛、阳多阴少或有阳无阴，而是对小儿此期生机旺盛、发育迅速的生理特点的高度概括。

小儿初生，禀受母体胎元之气，尚未耗伤，在纯阳元气的作用下，后天饮食水谷化为先天之精，充养机体，使脏腑功能不断成熟和完善。正如春季，一年岁首，旭日东升，生

机盎然。元·朱丹溪《格致余论·慈幼论》曰："小儿十六岁以前，血气俱盛，如日方升，如月将圆，惟阴长不足。"正是说明小儿生机蓬勃，如旭日之东升，发育迅速，如草木之方萌的特点。

小儿生长发育迅速，年龄越小体格增长越快，出生后最初 6 个月体格生长最快，尤其是前 3 个月，第一年为生后第一个生长高峰。此时感觉和运动功能迅速发育，在不断抗重力伸展发育过程中，从卧位到坐位直至站立和行走。智能发育迅速，语言、思维和社交能力的发育日渐增速。正如清·吴鞠通《温病条辨·解儿难》言："小儿者，春令也，东方也，木德也。"生机蓬勃，发育迅速，体现在小儿机体内，无论体格、智力、脏腑功能，皆不断向成熟方面发展。小儿从出生开始，无论是身高体重、体围、坐高、指距等体格发育方面，还是骨骼、牙齿、肌肉组织及神经系统、生殖系统发育方面，都是朝向逐渐成长、成熟、完善的方向发展的。

1 周岁与出生时相比，小儿体重增至 3 倍，身长增至 1.5 倍，头增大 1/3 左右，脏腑功能也在不断发育。1 周岁后体格生长发育速度较前稍减慢，但是中枢神经系统发育加快，智能发育迅速，语言、思维和感知、运动的能力增强。小儿生长发育的成熟赖于阳气，表现出其特殊的阳气偏盛，生长迅速之特点。在阴平阳秘的前提下，阳气相对占主导地位，以促进其脏腑组织及生理功能不断完善。明·董宿《奇效良方》曰："古云男子七岁曰髫，生其原阳之气；女子八岁曰龀，其阴阳方成，故未满髫龀之年，呼为纯阳。若髫龀满后，呼为儿童。"因此，"纯阳之体"，即是指小儿初生，禀受母体胎元之气，真气未耗，生机蓬勃，发育迅速的功能特点。此时必须充分注意合理营养，尤其对于新生儿、早产儿而言，顾护一身之阳气，甚为重要。

（二）稚阴稚阳之体——脏腑娇嫩，形气未充

"稚阴稚阳"的观点历代医学家均有看法。如东汉《颅囟经·病证》曰："孩子气脉未调，脏腑脆薄。"宋·钱乙《小儿药证直诀》曰："五脏六腑，成而未全，全而未壮。"至清·吴鞠通《温病条辨·解儿难》更进一步指出小儿的生理特点有气血未充、精气不足、经脉未盛、神气怯弱、机体柔嫩等。并提出小儿生长发育的过程是阴足而阳充的过程，清·吴鞠通《温病条辨》曰："男子……十六而精通，可以有子，三八二十四岁真牙生而精足，筋骨坚强，可以任事，盖阴气长而阳亦充矣。女子……十四而天癸至，三七二十一岁而真牙生，阴始足，阴足而阳充也。"同时，该书"俗传儿科为纯阳辨"中提出："古称小儿纯阳，此丹灶家言，谓其未曾破身耳。非盛阳之谓，小儿稚阳未充，稚阴未长者也。"明确指出小儿为"稚阴稚阳"之体，创立了小儿"稚阴稚阳"之体的新说。

稚者，幼稚幼小之意也。阴与阳即阴阳学说之阴阳，指构成人体的物质及其生理功能。如精、血、津液、脏腑、骨骼、肌肉、筋骨等有形之物为阴，体内肾气、肺气、脾气等无形的生理功能活动为阳。"稚阴稚阳"则包含物质基础（阴）与功能活动（阳）两个方面，两者均幼小，发育不全，阴阳二气均不足。说明小儿在物质基础，抑或生理功能上均幼稚且发育不完善，为小儿生理特点之一。

终上所述，"稚阴稚阳"有两个含义，其一，"稚阴"的"阴"，本意是指小儿体内有形可见的精、血、津液物质及有物可触的筋、肉、骨骼、五脏六腑、四肢百骸。在小儿

时期，这些形物都是虚少和脆弱的，故谓之"稚阴未长"。"稚阳"的本意是指这些形物实体所表现出来的作用和功能，而这些功能又是不完善和易伤易损的，因此是"稚阳未充"。小儿脏腑功能不够完善，因此存在脏腑柔弱、血气未充的功能特点。如肾乃先天之本，主骨生髓，先天之禀赋本为雏形，其形待长，其气待充，本始即为稚阴稚阳。

婴幼儿期各器官系统生长发育不够成熟和完善，脑在结构和功能上都有很强的适应和重组能力，其可塑性最强，是学习运动模式最具有潜力的时期，也是语言发育的关键期。围生期危险因素、遗传因素、环境因素、神经肌肉疾病和脑损伤等多种因素一个或多个出现异常，可致婴幼儿期功能发育障碍。故小儿出生后可出现多种脑部、脊髓、骨骼等畸形或疾患，致运动功能、言语语言功能、认知功能等出现异常发育。"稚阴稚阳"学说的确立，得以从功能和物质的角度对小儿生理体质进行全面的认识。

二、常见功能障碍

（一）运动功能发育异常

运动功能伴随着人体的成长不断分化，逐年多元化、复杂化，其发育与运动系统、神经系统密切相关。小儿处于运动功能发育的关键期。姿势和移动、上肢功能与视觉功能三者互相作用、互相促进，良好的运动发育对小儿其他方面的发育具有促进作用，对个体适应生存及实现自身发展具有重要意义。运动功能发育异常可由先天因素及后天因素所导致的与运动功能有关的神经系统、运动系统损伤所致。小儿运动功能发育异常的表现和特点，见于"五迟五软""五硬"的相关记载。

五迟指立迟、行迟、发迟、齿迟、语迟，主要表现为发育迟缓的表现。有关五迟的记载，首见于现存最早的儿科著作《颅囟经·病证》，其曰："孩子头面胸膊肌浓，臂胫细瘦，行走迟者，是小时抱损。"《颅囟经》的论述仅提及了五迟中的行迟一项。至隋·巢元方《诸病源候论·小儿诸病源候》的论述始有丰富，如"齿久不生""数岁不能行""发疏薄不生""四五岁不能言语也"，分别描述的是齿迟、行迟、发迟、语迟四项。至明·万全《幼科发挥·肾所生病》增加了坐迟、立迟，曰"尻骨不成，则儿坐迟矣""胯骨弱，则不能立矣"，并将两者与"不能行""齿生迟""发不生"并"谓之五软"，而未界定其为五迟证。之后的诸多医著亦是从行、发、齿、语四个方面分别加以论述。至清·周震《幼科指南》始有坐迟、行迟、发迟、齿迟、语迟五个方面的描述，但未总结命名为五迟。其后清·冯楚瞻《冯氏锦囊秘录·杂症大小合参》曰："小儿禀受肾气不足，而有五迟五软。"首次提出了"五迟"一词，但只对行、发、齿、语四迟有具体论述。清·张璐《张氏医通·婴儿门上》曰："五迟者，立迟、行迟、齿迟、发迟、语迟是也。"该论述首次明确地将立、行、齿、发、语五方面界定为五迟。

五软指头项软、口软、手软、足软、肌肉软，突出痿软无力的特征。宋代之时，软证多与迟证并论，与疳疾、营养缺乏和脾虚等均有密切的关系。宋代《小儿卫生总微论方·五气论》分"五气论"描述"语晚、行迟、肉瘠、解颅"，认为"心气虚而语晚，肝气微而行迟，脾气弱而肉瘠，肾气怯而解颅"，虽无"软"字样出现，但是已认识到小儿先天之心、肝、脾、肾之不足导致发育的迟缓和落后。元·曹世荣《活幼心书·五软》始有"五软"之名："戴氏论五软证，名曰胎怯。良由父精不足，母血素衰而得，……爰自降生之后，精髓不充，筋骨痿弱，肌肉虚瘦，神色昏慢，……便致头项手足身软，是名五软。"至明代儿科著名医家鲁伯嗣在《婴童百问·五软》始明确立名"五软"，认识五软之证的病因"胎风病后软"，指出了"五软"在婴儿时期就可以有所表现，提出五软病名"五软者，头软、项软、手软、脚软、肌肉软是也"。近代吴克潜《儿科要略·弱症》提出"五软，谓头项软、手软、脚软、身软、口软是也"，"五软"定义沿用至今。

五硬指头项硬、口硬、手硬、足硬、肌肉硬，描述了肌张力过高导致的肢体僵硬症状。明·徐春甫《古今医统大全·五软五硬》中提及五硬之名，即"五硬证，头硬不能俯视，气壅胸膈，手足心冷如冰而硬，名曰五硬"。清·陈复正《幼幼集成·五软五鞭证治》首次以"五软五鞭"列为一段论述，"小儿生后，有五软五鞭之证，乃胎元怯弱，禀受先天阳气不足，不耐寒暑，少为六淫所犯，便尔五软见焉。五软者，头项软、身体软、口软、肌肉软、手足软，是为五软……五鞭者，手鞭、脚鞭、腰鞭、肉鞭、颈鞭也"，"鞭"字为"硬"之通假字，明确描述了五硬之临床表现。明·鲁伯嗣《婴童百问·五硬》在论述了"五软"的同时，其后跟随"五硬"的描述，主张以"小续命汤加减治之尤良"。明·薛铠《保婴撮要·五硬》中有"五硬者，仰头取气，难以动摇，气壅作痛，连于胸膈，脚手心冷而硬。此阳气不营于四末也……此证从肝脾二脏受病，当补脾平肝"。其后提及"行迟"尊前人用"六味地黄丸"治疗的同时，描述"若手拳挛者，禀受肝气怯弱，致两膝挛缩，两手伸展无力，……足拳挛者，禀受肾气不足，血气未荣，脚趾拳缩，不能伸展"，主张分别以"薏苡仁丸"和"海桐皮散"治疗。"五硬""手拳挛""足拳挛"，皆是其肢体强直拘挛的临床表现。

运动发育异常主要责之先天禀赋不足，后天失于调养。其中，先天因素居于主要地位。清·陈复正《幼幼集成·头项囟证治》曰："有小儿生下颈便软者，胎气不足也，由禀父母之肾元虚败。"清·吴谦《医宗金鉴·幼科杂病心法要诀》曰："小儿五迟之证，多因父母气血虚弱，先天有亏，致儿生下筋骨软弱，步行艰难，齿不速长，坐不能稳，要皆肾气不足之故。"明·薛铠《保婴撮要·五软》亦载："夫头软者脏腑骨脉皆虚，诸阳之气不足也。乃天柱骨弱，肾主骨，足少阴太阳经虚也。"清·冯楚瞻《冯氏锦囊秘录·杂症大小合参》曰："此为胎怯也。有因父精不足，母血衰少而得者，有因母之血海既冷，用药强补而孕者。有因受胎，母多痰病，或年迈而有子者，或日月不足而生者，或服坠胎之剂不去，而耗伤真气者。"孕母体弱，血海久冷；年迈而后孕育，用药强补有孕，服堕胎之剂不去而成孕；孕中受惊、情志不畅；妊娠期纵欲、外感邪气；母体调护失当，宫腔感染、胎盘病变、多胎妊娠等因素导致胎儿在母体中发育不良，形气未充，脏腑筋骨肌肉失养；或因产时出现早产、难产、窒息，颅内出血、缺氧，体虚感邪，均可导致胎儿禀赋不足。先天精髓不充，气血不荣，神窍不通，四肢百骸失于润养，表现为发育迟缓，肌肉僵硬枯瘦，关节活动不利。或小儿出生后，调护喂养不当，锻炼不足，也可致气血运化失常，出现运动发育异常。

无论是先天禀赋不足，或后天失于调养，基本病理变化无外乎虚实两端。虚者为先天精血亏损、后天气血不足所致脾肾两虚，实者为肝风内动，病位在脑，与肝脾肾及经络系统密切相关。肾主骨生髓，为先天之本、生长发育之源，与小儿坐、立、行等粗大运动关系密切；脾主运化，为气血生化之源，亦主肌肉四肢，为后天之本，与小儿综合体质水平及肌力关系密切；肝主筋，筋束骨而运动枢利，与肢体运动有关，肝的气血充盛，则筋力强健，运动灵活。肝肾受损，精髓不足，筋失所养，则立迟、行迟或步态不稳、肢体运动不协调。若水不涵木，肝木偏亢，肝风内动，则可见肢体强制拘挛，头项硬、口硬、手硬、足硬、肌肉硬。《素问·痿论》曰："肝气热则胆泄口苦，筋膜干，筋膜干则筋急而挛，发为筋痿。"脾虚不运，气血精微无以充养四肢肌肉，故头项软，抬举无力；手软无力，握拳、抬举受限；足软无力，难以行走。《素问·太阴阳明论》云："四肢皆禀气于胃而不得至经，必因于脾乃得禀也。今脾病不能为胃行其津液，四肢不得禀水谷气，气日以衰，脉道不利，筋骨肌肉皆无气以生，故不用焉。"明·薛铠《保婴撮要·五软》曰："手足软者，脾主四肢，乃中州之气不足，不能营养四肢，故肉少皮宽，饮食不为肌肤也；口软着，口为脾之窍，上下龈属手足阳明，阳明主胃，脾胃气虚，舌不能藏，而常舒出也。"

小儿运动发育异常可见于脑性瘫痪、脊髓性肌萎缩症等疾病。宋·钱乙《小儿药证直诀·杂病证》中提到"长大不行，行则脚细，齿久不生，生则不固，发久不生，生则不黑"。宋·王怀隐、陈昭遇《太平圣惠方·治小儿中风诸方》云"小儿中风，口眼偏斜、筋脉拘急""筋脉拘急、项强、腰背硬、手足搐搦"；同时在其"治小儿脚拳不展诸方"一章中还论述了"小儿脚拳、手拳"的病名。明·楼英《医学纲目·小儿部》中提出偏风及痿厥的病名及症状，云"足痿软不收为痿厥""口眼㖞斜，言语不正，手足偏废不举"。清·王清任《医林改错·小儿半身不遂》中记载"小儿自周岁至童年皆有"，又云"突然患此症者少，多由伤寒、瘟疫、痘疹、吐泻等症"引起，出现"手足痉挛，周身如泥塑，皆是气不达于四肢"。

（二）言语和语言发育异常

婴幼儿时期是语言发育的关键期，语言发育在婴幼儿认知和社会功能的发生发育中亦起着重要作用。儿童到了5岁左右，语言系统基本完善，可以在社会环境中进行最基本的语言交流。儿童语言的发生依赖其发音器官、语音听觉系统和神经中枢的发育与成熟。任何一项功能异常均可导致不同程度的言语及语言功能障碍。同时，儿童语言的习得和发育受到多种因素的影响，如果在语言发育的过程中，遭受生理疾病、心理打击或语言环境的剥夺，也有可能导致语言发育问题的可能，甚至形成交流障碍。言语和语言异常是儿童常见的一种发育异常，对日后阅读和书写均可产生影响，应引起足够重视并及早干预和治疗。言语和语言发育异常，见于"五迟"中"语迟"的相关记载。

早在隋·巢元方《诸病源候论·小儿杂病诸候》中就有"四五岁不能语候"的记载。唐·孙思邈《备急千金要方·初生出腹》有"论小儿初出腹有连舌，舌下有膜如石榴子，中隔连其舌下，后喜令儿言语不发不转也"的描述，最早记载了治疗小儿不语的方药"治小儿四、五岁不语方，赤小豆酒和敷舌下"。南宋刘昉所著《幼幼新书·语迟》最早对语迟一病的病因病机、诊断治疗进行了较全面的总结，载："内动于儿脏，邪气乘于心，使心气不足，舌本无力，故语迟也。"至明清时期，语迟的记载颇为丰富。明·张介宾《景岳全书·谟集·小儿则》认为该病多禀于母气，与父母的禀赋息息相关，云："凡骨软行迟，齿迟语迟，囟门开大，疳热脾泄之类，多有由于母气者。虽父母之气俱有所禀，但母气之应在近，父气之应在远。"明·龚廷贤《寿世保元·初生杂症论》曰："一论小儿语迟者，心气不足也。"明·薛铠《保婴撮要》中已有关于小儿语迟医案的记载："一小儿五岁不能言，咸以为废人矣但其形色悉属肺肾不足，遂用六味地黄丸加五味子、鹿茸，及补中益气汤加五味子。"

语迟病因虽不一，然总归先天、后天两端。明·赵献可著《医贯》，认为小儿语迟乃先天不足，因先天母气肾衰，母火衰则子从幼有肾虚证。明·张介宾《景岳全书》认为语迟虽然与所禀受的父母之气有关系但多由母气者，认为母气之应在近，父气之应在远。清·冯楚瞻《冯氏锦囊秘录·杂症大小合参》则记载了语迟"有因其父肾气耗损而禀清阳之气不能上升者"。据此，语迟病因多认为责之先天禀赋不足。清·张璐《张氏医通·婴儿门上》亦有相关记载："语迟之因不一。有因妊母卒然惊动，邪乘儿心不能言者。有禀父肾气不足而言迟者。有乳母五火遗热，闭塞气道者。有病后津液内亡，会厌干涸者。亦有脾胃虚弱，清气不升而言迟者。"此论述在《外治寿世方》（清·邹存检）、《神灸经纶》（清·吴亦鼎）中亦有记载。故至清代，亦有医家认为语迟与后天因素有极大相关。民国陈守真《儿科萃精·身体诸病门》云："口软者，语迟也……口软为虚。五软之症，厥有二因：（甲）因禀受先天不足。（乙）因大病或久病之后。"至今先天遗传因素、后天疾病和环境因素均被认为是语言发育的影响因素。

据历代医籍所载，语迟发生与脏腑密切相关。《灵枢·五阅五使》载："舌者，心之官也。"隋·巢元方《诸病源候论·小儿杂病诸候六》曰："人之五脏有五声，心之音为言。小儿四五岁不能言者，由在胎之时，其母卒有惊怖，内动于儿脏，邪气乘其心，令心气不和，至四五岁不能言语也。"宋代《小儿卫生总微论方》曰："心气盛者。则伶俐。早言笑。形神清而多发。心气怯者。则性痴而迟语……心系舌之本。怯则语迟也。"心开窍于舌，心与语言、声音有关，舌体运动及语言表达功能均赖于心神的统领。心主血、藏神功能正常则语言流利；若心主神志功能失常则可见语塞、失语等。

《圣济总录·小儿门》（宋代政府组织编写）又增肝气不足，曰："论曰心为言，肝为语，其经属手少阴足厥阴。其气上通于舌，舌者声之机，若禀受之初。母怀惊怖，则子之心火不足，而肝木弱，故令机关不利，气不宣扬而语迟。甚者有经数岁不能言者。"从五脏配五音理论出发，认为语迟病机为心火不足，肝木虚弱，气机不畅。明·王大伦《婴童类萃》指出语迟还与肺相关，曰："经云：肺主声，心为言。舌乃心之苗，心肺失调，致舌本强，故不能发而为言也。"清·冯楚瞻《冯氏锦囊秘录·杂症大小合参》曰："夫言为心之音，有由妊胎卒被惊恐，内动于胎，故令心气不足。舌本不通，而不能言者，有因其父肾气耗损，而禀清阳之气不能上升者。"肺主声，心为言，肝为语，肾经系舌本，络于肺，故语迟发生责之诸脏功能失调。

语言发育异常是多种疾病和功能失调的临床表现之一。引起儿童语言发育异常的常见疾病包括发育迟缓、听力障碍、孤独症谱系障碍等。儿童语言发育的异常，表现为语言的习得和发育的障碍，主要有语言障碍和言语障碍两大类。中医康复治疗技术在改善患儿的语言交流能力方面取得了一定的疗效。如针刺头部穴位可有效改善患儿的大脑皮质供血情况，帮助神经元的修复与再生。穴位注射可刺激经络，修复神经损伤，促进轴突再生。小儿推拿按摩手法如循经按摩、捏脊、按揉穴位等，亦可起到调整脏腑功能、促进语言能力发育的作用。

（三）精神发育异常

认知功能在小儿得到了快速的发展，是人的信息加工系统不断改进的过程，包括个体成长中的感知觉、记忆、想象、思维等各方面复杂行为的发展。而情绪、情感在小儿认知、行为、社会关系、个性的形成与发展中亦起重要作用，在小儿生活及整个心理发展中占有重要地位。儿童精神发育异常的特征表现为个体的认知、情绪调节或行为方面有临床意义的功能紊乱，反映了潜在的心理、生物或发展过程中的异常，并可造成在社交、学业、未来的职业或其他重要活动中显著的痛苦，对个人、家庭乃至社会均造成严重的不良影响。儿童精神发育异常，古医籍散见于多种疾病的记载中。

1. 智力发育障碍

智力发育障碍又称智力障碍，或称智力低下，发病往往由生物、心理、社会多种因素引起。遗传变异、产前损害、分娩时产伤、内分泌异常等出生前、产时和出生后各种影响脑发育的因素均可导致本病的发生。智力发育障碍患儿以感知速度慢、缺乏言语组织能力、注意力与记忆力差为典型症状，主要临床表现是智力发育落后于同龄儿及社会适应能力缺陷，可见于"呆病""解颅"等病的相关记载。明·鲁伯嗣《婴童百问·五软第二十六问》中指出："五软者，……又有口软，则虚舌退场门。"是云伸舌样痴呆。宋·钱乙《小儿药证直诀·解颅》中载有："年大而囟不合，肾气不成也，长必少笑，更有目白睛多，白色瘦者，多愁少喜也。"宋代《小儿卫生总微论方·五气论》亦有"心气怯者，则性痴而迟语"的记载。

隋·巢元方在《诸病源候论·四五岁不能语候》中把智力低下的病因归纳为先天禀赋不足、后天失养，因其母怀胎之时受到惊吓所致，"在胎之时，其母卒有惊怖，内动于儿脏"所成。其后，明·徐春甫在《古今医统大全》中明确地提出父母精血不足、孕期多病、早产、产妇高龄或堕胎不成等与本病密切相关。清·李学川在《针灸逢源·论治补遗》中云："郁结不遂，思疑惊恐，而渐致痴呆。"认识到出生前母体因素对胎儿智力的影响。清·吴亦鼎在《神灸经纶·小儿症略》中认为，后天小儿调养不当，伤及后天可导致智力低下，"小儿吐泻后脾胃亏损，与夫阳气脱陷者，亦多患之人有忽得痴呆者"。故本病一为母因，"妊娠母因有惊怖，邪乘儿心，心气不足"，生前母亲的情绪为致病原因之一；二为子因，多源于小儿先天禀赋不足；三为久病大病之后，病后体虚，邪气相乘。

肾为先天之本，主骨生髓，脑为髓海；心为君主之官而主神明。小儿先天不足或后天失养，均可导致心、肾二脏损伤，最终导致髓海不充，神气不明，致智力低下。《素问·灵兰秘典论》便提出："心者，君主之官，神明出焉。"心主神明的生理功能正常，则神志清晰，思维敏捷，精神充沛；如心有病变，影响到神志活动，则可出现精神意识思维方面的异常表现。《素问·邪客》也提出"心者，五脏六腑之大主也，精神之所舍也""肾者，作强之官，伎巧出焉"，肾主作强而出伎巧，"作强"就是指坚强的工作能力，"伎巧"是指思维活动敏捷。清·唐容川云"事物之所以不忘，赖此记性，记在何处，则在肾经，益肾生精，化为髓，而藏于脑中""精足则髓足，髓足则脑充，技巧之所以出，故肾为作强之本"。《素问·阴阳应象大论》明确指出："肾生骨髓。"因肾藏精，精生髓，髓充骨，髓又上充于脑，脑为髓海，府精神明。故精足则令人能力坚强，智慧灵活。清·王清任《医林改错·脑髓说》亦云："灵机记性不在心在脑，……所以小儿无记性者，脑髓未满。"故小儿神智、思维、技巧的功能主要与心、肾、督脉与脑密切相关。

智力发育障碍患儿的智力水平停留在较低阶段，不能学习和劳动，动作笨拙，不能进行有效的交流，生活基本不能自理，严重阻碍生长发育、日常学习、适应社会。轻者身体发育较晚，表达缺乏逻辑性，经过学习训练后可从事简单的工作。智商 50 以下的智力发育障碍患儿几乎都有中枢神经系统某种器质性缺陷。临床应重视此类患儿，将早期筛查与早期干预相配合可有效改善患儿的智力水平及其对社会的适应能力。同时，尽可能明确病因并消除病因，并通过婴幼儿生长发育监测，及早发现营养不良、视力不良、听力不良等疾病，进行针对性的矫正。早期诊断和早期干预是改善患儿康复预后的关键及重要途径。大多数智力发育障碍患儿经过积极的康复治疗，能够激发其潜能，提高患儿的生活质量。

2. 注意缺陷多动障碍

注意缺陷多动障碍主要表现为持续存在与年龄不符的注意力不集中、注意广度缩小和（或）多动冲动症状，包括不分场合的过度活动或情绪冲动，并伴有认知障碍和学习困难。本病可造成患儿学业成就、职业表现、情感、认知功能、社交等多方面损害。患儿智力可正常或接近正常。一般 6 岁前起病，学龄期症状明显，男童发病率明显高于女童，约为 3：1。注意缺陷多动障碍患儿发生对立违抗障碍、品行障碍和青少年期反社会行为的风险较同龄儿童明显升高，降低了患儿自信心和生活质量，增加了父母的养育压力。

本病在古代医籍中未见专门记载，但在一些医籍中可见类似症状的描述。《灵枢·行针》即有与本病类似的记载，"重阳之人，其神易动，其气易往也……熵熵高高，言语善疾，举足善高，心肺之脏气有余，阳气滑盛而扬，故神动而气先行。"明·龚廷贤在其《寿世保元·健忘》中亦有类似症状的描述记载，"陡然而忘其事也，尽心力思量不来，为事有始无终，言谈不知首尾"，并提出用聪明丸治疗。现今认为本病根据其神志涣散、多语多动、冲动不安，可归入"脏躁""躁动"证中；由于患儿智能接近正常或完全正常，但活动过多、思想不集中而导致学习成绩下降，故又与"健忘""失聪"有关。

目前注意缺陷多动障碍的病因仍不明确，是多种遗传、生物、心理和社会因素所致的一种综合征。明·张介宾《景岳全书·传中录》记载："以人之禀赋言，则先天强厚者多寿，先天薄弱者多夭。"如父母精血不足、气血虚弱，则致小儿先天禀赋薄弱。肾精不盈，髓海失充，元神失藏，则神思涣散，注意力不集中，动作笨拙。肾阴不足，水不涵木，肝阳亢盛，可见性情执拗，冲动任性。因此，先天禀赋不足为本病病因之一。窒息、早产、产伤、出生时体重过轻等围产期各种不良损伤因素，以及出生后其他外伤等因素都可能对脑窍发育造成影响。此外，儿童注意力涣散、多动等症的发生发展与后天护养密切相关。

儿童体禀纯阳，阳常有余，精血津液等物质相对不足，阴虚不能制阳，易出现阴虚阳亢的病理变化。《素问·阴阳应象大论》曰："阴静阳躁。"《素问·生气通天论》亦言："阴者，藏精而起亟也；阳者，卫外而为固也。阴不胜其阳，则脉流薄疾，并乃狂。"阴阳失调，阴失内守，阳躁越于外，则出现兴奋不宁、多动不安、烦躁易怒等症。此外，本病与心、肝、脾、肾密切相关。《素问·灵兰秘典论》载："心者君主之官也，神明出焉。"心失所养，则心神失守，神志不宁，表现为情绪多变，专注程度低，注意力不集中等。肝藏魂，"随神而往来者谓之魂"，又言"肝者，将军之官，谋虑出焉"，若肝阳上亢，可见冲动任性、多言多语、急躁易怒等躁动症状。儿童"脾常不足"，脾虚失养，静谧不足，脾不存意，则表现为思虑不足，兴趣多变，言语冒失，做事有始无终等缺乏意志力表现。《素问·灵兰秘典论》述："肾者，作强之官，技巧出焉。"肾精不充，髓海不盈，则脑失精明，故记忆力差，神志愚萌，动作笨拙。肾藏精，精舍志。肾气未盛，肾藏志之功能失调，表现为做事有头无尾，目标性差，注意力难以控制等症状。

注意缺陷多动障碍主要临床表现可见注意缺陷，难以将精力集中于所需完成的任务中，无法抵御干扰因素，注意力难以保持长久。同时见多动，冲动，行为和情绪都具有冲动性。行为唐突，在采取行动前缺乏思考、不顾及后果。情绪不稳，易于过度兴奋，或易于受挫折。极度缺乏耐心，要求必须立即满足，否则就哭闹，发脾气，难以自制。患儿经常不被同龄伙伴接受，如果无法得到及时的治疗，相当一部分患儿的症状会持续终身，对个人、家庭和社会产生深远的负面影响。患儿成年后受教育的年限较正常儿童低，工作能力、工作独立性及完成任务的能力，与上级融洽相处的能力亦较正常儿童差。本病患儿反社会性人格障碍的发生率更高，被动-攻击人格等其他人格障碍也很常见。患儿成年后更容易出现与社会格格不入、消极及情绪紊乱等状况。

此外，注意缺陷多动障碍患儿在运动发展和运动执行方面存在问题，常常表现出较差的协调能力或平衡能力。同时，患儿可能存在较差的认知和神经心理功能。近年来，注意缺陷多动障碍与躯体症状的关系也引起越来越多的学者关注，如注意缺陷多动障碍与肥胖之间可能存在关联。同时，行为生活方式（如饮食行为、长期久坐、缺乏体育活动等）对注意缺陷多动障碍的症状也可能产生一定影响。

3. 抽动障碍

抽动障碍是一种起病于儿童时期，以抽动（抽搐、眨眼、噘嘴、耸肩、摇头、不由自主出声、清喉咙和大叫等）为主要表现的神经发育障碍性疾病。临床以不自主的、反复的、无目的、快速的一个部位或多个部位肌肉运动性或发声性抽动为主要特征，可伴见注意力不集中、多动、强迫性动作和思维或其他行为症状。眼部、面部或头部的运动抽搐通常为首发症状，向颈、肩、肢体或躯干发展，由简单症状发展为复杂症状。

古籍中没有本病病名的记载，亦缺乏系统的论述，但不乏与本病相类似的症状描述。宋·钱乙《小儿药证直诀·肝有风甚》云："凡病或新或久，皆引肝风，风动而止于头目，目属肝，风入于目，上下左右如风吹，不轻不重，儿不能任，故目连劄也。"明·王肯堂《幼科证治准绳·慢惊》亦言："水生肝木，木为风化，木克脾土。胃为脾之腑，故胃中有风，瘈疭渐生。其瘈疭症状，两肩微耸，两手下垂，时复动摇不已，名曰慢惊。"明·楼英《医学纲目·颤振》中载："颤，摇也振，动也……风颤者，以风入肝脏经络，上气不守正位，故使头招而摇，手足颤掉也。"现代多数学者将本病归于"慢惊风""抽搐""瘈疭""筋惕肉𥆧""肝风证"等范畴，但以"慢惊风"和"肝风证"命名者为多。

抽动障碍的病因是多方面的，与先天禀赋不足、产伤、窒息、感受外邪、情志失调等因素有关。东汉《颅囟经》原序言："小儿之瘦病，盖他人之过也。"明·虞抟认为："夫小儿在胎也……辛辣适口，胎气随热……皆能令子受患。"元·朱震亨在《格致余论·慈幼论》中记载："儿之在胎，与母同体，得热则俱热，得寒则俱寒，病则俱病，安则俱安。"孕母的体质、精神、营养、起居、疾病、用药等各种因素均可导致儿童先天不足，精血不充。肾水不充，水不涵木，则筋脉迟缓，易出现虚风内动，引起抽动。同时肾水不足以上济于心，水火不济，则心失所养，心神不宁，风火相煽出现一系列抽动症状。若父母过于溺爱，或学业过重，导致心理压力过大，或受惊吓等刺激易致脏腑失和而产生精神行为疾病。如元·曹世荣在《活幼心书·痫证》中记述了因"气郁"导致的急性及慢性抽动表现。"中焦不和，饮食时偶被惊搐……气郁痰结，痰结则风热生"，则记载了因惊吓而致化火生风，引起抽动的表现。

抽动为类"风"之象，风病当责之于"肝"，其源于《黄帝内经》"风气通于肝""诸风掉眩，皆属于肝"之说。宋·钱乙亦强调"肝"与"风"关系密切，认为肝主风，肝病可出现哭叫、目直、项急等症状。明·万全在《万氏家传育婴秘诀·五脏证治总论》中也曾记载"肝有风，则目连扎，肝有热，则目直视。又肝主筋，肝病则筋急，为项强，为搐搦牵引。"若情志失调，五脏失和，气郁化火，引动肝风，上扰清窍，阴精耗伤，筋脉失养，则见皱眉眨眼、张口歪嘴、摇头耸肩、口出秽语、肢体颤动等表现。本病并非单一因素所致。心为君主之官，主神明，居太阳位，在五行属火。儿童心常有余，心火亢盛，故感邪易从阳化热。加之肝常有余，易动肝风，火热之邪易随肝风内动而为患，发为抽动之症。宋·钱乙认为"心主惊"，多次提到心热与抽搐的关系，如"肝有风，目连扎不搐，得心热则搐""肝有热，目直视不搐，得心热则搐"。可见心热为本病的始动因素。

对于抽动障碍的患儿，早期诊断、早期治疗有利于疾病的痊愈。同时，患儿家长应对疾病有一个正确的认识，培养患儿健康的饮食和生活习惯，给患儿提供良好的学习和生活环境，去除有可能使患儿产生焦虑不安情绪的因素，尽量减轻患儿的学习压力，同时积极鼓励患儿参与体育锻炼，提高免疫力，并给予患儿足够的社会关怀，是促进本病痊愈的有效方法。

第三节 青少年期

一、青少年期整体功能状态

人在10～20岁这个年龄时段，正当人生的青少年时期，即现在所说的青春期。此时期是指一个人由儿童逐渐发育成为成年人的过渡时期，也是继婴儿期后，人体第二个生长发育的高峰。

中医学认为，人在青少年时期，身体各部分的器官发育迅速，五脏六腑功能活动和经脉气血运行都比较旺盛。正如元代著名医家朱震亨在《格致余论·阳有余阴不足论》中所说："故人之生也，男子十六岁而精通，女子十四岁而经行。"但是，青少年在这段时期的生理特点正处于"人生十六岁以前，血气俱盛，如日方升，如月将圆。惟阴长不足，肠胃尚脆而窄"（《格致余论·慈幼论》）。即脏腑功能和气血运行、身体发育等情况，正处于渐盛阶段，体内的阴精还没有达到最充盛的程度。

清·吴仪洛的《本草从新·鹿角》引《梦溪笔谈》云："骨最难长，故人二十岁，骨髓方坚。"《灵枢·天年》也说到："人生十岁，五脏始定，血气已通，其气在下，故好走；二十岁，血气始盛肌肉方长，故好趋。"因此，整个青少年期是一个骨骼渐壮，肌肉渐充，肤革逐渐坚固，神气逐渐旺盛的生长过程。

青少年五脏逐渐坚固，气血得以化生，精神魂魄旺盛；六腑发育良好，水谷化为精微，津液润养全身，《列子·天瑞第一》曰："其在少壮，则血气飘溢。"青少年荣卫气血运行通畅协调，脏腑肢节得养，皮肤腠理致密而不易受病邪侵扰。生命活动和谐有序，个体健康，功能健全，生机蓬勃。

二、青少年期具体功能表现

（一）肺气渐盛，邪无蓄积

中医学认为"气"是构成人体和维持人体生命活动的基本物质，是推动和调控脏腑功能活动的动力，如《管子·枢言》曰："有气则生，无气则死，生者以其气也。"《难经·八难》亦云："气者，人之根本也。"《素问·六节藏象论》亦曰："气合而有形，因变而有生。"气是人体生命不息的动力源泉。同时，又是人体生命活动和精神思维活动的物质基础，《素问·六节藏象论》曰："气和而生，津液相成，神乃自生。"除此之外，人体之气尚有推动、激发、温煦、敷布、固摄、防御、蒸腾等作用。因此，人的生命力就是"气"的生命力的体现。

青少年肺气渐盛，而肺司呼吸之气，关乎立命之本始。肺通过呼吸，吸纳天地精纯之清气，呼出体内之浊气，实现了体内外气体的交换。正因肺主呼吸功能，呼吸吐纳，清浊出入，化转精纯气血，给青少年带来了旺盛的生命力。

青少年肺气宣卫，开阖有度。首先，"正气守内，邪不可干"，肺通过宣发卫表，将津液敷布于周身头面官窍、皮毛肌腠，以发挥其濡养肌肤、润泽皮毛功效，从而提高肌表御邪之能力，使青少年不容易受邪气侵扰。其次，肺气宣发，散汗液，清邪气。汗液的排泄依赖于腠理的开阖，腠理开阖赖卫气调节，而卫气的敷布则有赖于肺的宣发。青少年肺主宣发功能逐渐强盛则卫气充足，运行正常，腠理开阖有度，汗泄正常。

因此，青少年通过正常的宣发卫表，排汗于外，则邪可清除，疾病自愈。最后，肺主呼吸，吸入清气，吐出浊气，其中呼浊即是在肺主宣发作用下向上、向外的作用。呼出浊气的同时，亦呼出少量未被机体利用的水津，此称为败津，从而发挥调节体内水液代谢平衡的作用。青少年呼吸功能强盛，排浊能力强，使邪有去路，而无积邪之患。

五脏以储藏为补，六腑以通降为顺。青少年期脏和腑通，升降有序，气机调畅，邪不内生，阳气旺盛，生机勃勃。肺主肃降，通调水道，是排泄浊液并生成尿液的主要通道。

同时，肺通过肃降之职将脾转输的津液，"若雾露之溉"，向下向内敷布于其他脏腑组织，发挥滋润、濡养作用，以维持肺的"虚如蜂窠"的形质和"肃虚"特性。青少年肺气宣降渐趋协调，清肃下行，津液正常布散，则肺及气道内的痰浊不生，下焦之腑亦能通降下行，不留浊邪。

因此，肺气清肃关乎一身气机之协调，青少年旺盛的生命力需赖肺司肃降，排浊于外，邪去身净，诸病不生，五脏安和。

（二）脾胃健运，体健少病

脾为后天之本，"夫人受天地之中以生，莫不以胃为主。盖胃受水谷，脾主运化，生血生气，以充四体者也"（《严氏济生方·呕吐论治》），"胃受水谷，脾主运化，主血生气，内濡脏腑者也"（《严氏济生方·十灰丸》）。脾化生气血，营养五脏六腑、肌肉筋骨；青少年脾胃健运，气血生化有源，肌肉筋脉得其所养而筋健肌充，体健少病。

脾主运化，主消化、吸收转化精微等。"饮食入胃，先行阳道，而阳气升浮也，浮者，阳气散满皮毛，升者，充塞头顶，则九窍通利也"（《脾胃论·脾胃胜衰论》）。在青少年时期，脾的升清功能趋于健旺，饮食物入胃，通过脾的运化作用将水谷精微上输于心肺，浊气下降至膀胱，元气生成有源，九窍通利。

"盖胃为水谷之海，饮食入胃，而精气先输脾归肺，上行春夏之令，以滋养周身，乃清气为天者也。升已而下输膀胱，行秋冬之令，为传化糟粕转味而出，乃浊阴为地者也"（《脾胃论·天地阴阳生杀之理在升降浮沉之间论》）。饮食水谷是气血生成的物质基础，提供后天生命活动所必需的营养物质，维持机体功能正常。"食入胃，则脾为布化气味，荣养五脏百骸"（《儒门事亲·刘河间先生三消论》），脾对胃中的饮食所化生的精微有进一步消化输布的作用。青少年脾的运化功能强健，能化生足够的营养物质，全身脏腑组织才能维持正常的生理活动。但刘完素认为少年时期"血气未成，不胜寒暑，和之伤也。父母爱之，食饮过伤"，因此，在青少年期也要注意合理饮食，勿伤脾胃。

同时，脾运化水湿，调节、维持人体水液代谢平衡。青少年期脾运化水液的功能日渐强盛，不仅能濡润滋养体内各脏器，而且能防止水液在体内发生不正常停滞，防止湿、痰、饮等病理产物的生成。

脾主气血生化，而气血、营卫之气亦影响青少年的睡眠，《素问·调经论》云："人之所有者，血与气耳。"《景岳全书·血证》云："人有阴阳，即为血气。阳主气，故气全则神旺；阴主血，故血盛则形强。"气血不足则神失所养、阴阳失衡、营卫不和、脏腑不灵。青少年期脾胃健运，气血、营卫化源渐充，经络畅行无阻，脉道通畅，肌肉滑利，所以白天精神饱满、夜晚安然入睡，称为"昼精而夜寐"。

脾主统血，脾气上输心肺，下达肝肾，外灌溉四旁，充溢肌肉。同时，脾运化水谷精微，内养脏腑，外养四肢肌肉。青少年脾气健运，四肢有力、肌肉坚实。

（三）肾精渐盈，元气充沛

青少年期从女子二七、男子二八到女子三七、男子三八，最根本特征是肾气渐盛、筋骨愈健。肾为先天之本，储藏一身之精气，肾中精气是人体生长发育和维持身体健康的根源。青少年期肾精渐充，以养肾所主形体官窍，并影响其形态与功能活动。

肾精主骨、荣齿。肾在体为骨，肾精为肾之精，故有着充养骨骼的作用，《黄帝内经太素·七邪》称："肾精主骨。"青少年时期，肾精渐充则骨量渐增，而齿为骨之余，肾精对齿同样有着滋养作用，青少年牙齿的发育、坚固程度及光泽都有赖肾精的充盛，元·危亦林《世医得效方·口齿兼咽喉科》云："精盛则齿坚。"

肾精生髓。髓有骨髓与脑髓，皆与肾精关系密切，由精所化。《素问·痿论》曰："髓者，骨之充也。"肾精化生骨髓，以养骨与齿。而脑髓也由肾精所主，《黄帝内经太素·气论·津液》曰："肾主脑髓，故咸走髓海也。"而"肾为作强之官，伎巧出焉"（《素问·灵兰秘典论》），"夫肾为作强之官，精为一身之本，所以运动形体者也"（《圣济总录·肾脏门》）。青少年肾精逐渐充盛，髓海渐渐盈满，头脑清明而灵活，记忆力强，同时骨骼渐壮，筋骨隆盛，手足精巧。

肾气与肾精互生互根，密不可分，肾精充足则肾气足。因而，肾气对全身的生长发育有着重要推动作用。肾气推动并维持青少年本脏及所属脏腑、形体官窍与血津液之功能活动。肾的生理功能依赖肾气的调节作用，肾气摄纳一身精与气，维持肾藏精、纳气之功，肾气推动膀胱气化，通于二阴，推动青少年时期血的化生与津液的运行输布。

随着青少年期肾气调控和固摄精、气、血、津液代谢能力的增强，不仅对全身精、气、血、津液有着推动作用，促进其不断运动化生；又有着固摄作用。因肾主封藏，肾藏精又有纳气之功。清·林珮琴《类证治裁·喘证论治》曰："肺为气之主，肾为气之根，肺主出气，肾主纳气，阴阳相交，呼吸乃和。"肾藏精纳气的功能有赖肾气的推动。青少年期肾气逐渐充足，则肾的摄纳作用也在不断增强，精与气得以纳藏。

青少年期肾阳不断推动温煦肾系统的脏腑、形态官窍功能活动。膀胱的气化，调节水液代谢的功能有赖肾阳的温煦。《冯氏锦囊秘录·真武汤》曰："肾阳足而水自安。"同时，推动温煦全身脏腑功能活动。肾藏五脏六腑之精，为一身之本，因而肾阳为一身阳气之根本，五脏六腑之脏腑的功能活动有赖肾阳的温煦。肾阳温煦推动五脏六腑生理功能活动。

青少年期肾阴渐生，对整个肾系统都起到了濡养的作用，而且能抑制和调控脏腑的各种功能，滋润全身脏腑、形体官窍。肾藏五脏六腑之精气，因而肾中精气与其他脏腑精气相互资生。肾阴可滋润、濡养各脏腑，保持各功能。肾阴为一身阴气之源。明·赵献可《医贯·内经十二官论》称命门之水为真阴、无形之真水气，"其左旁有一小窍，乃真阴，真水气也，亦无形。上行夹脊，至脑中为髓海，泌其津液，注之于脉，以荣四支，内注五脏六腑"。

第四节　中　年　期

一、中年期整体功能状态

中年者，介于青少年和老年之间，是人一生中必经的重要时期。中年时，机体发展到鼎盛时期，气血充足、阴阳隆盛、脏腑完实，同时也是人体由盛转衰的开始，这一时期，脏腑由完实转为不足，形气逐渐虚少，阴阳不足或失衡。如明·李中梓《内经知要·道生》云："由是则四十之时，正升阳之气与降阴之气相半，阳胜阴则强，阴胜阳则衰，阴阳相半，衰兆见矣。"

当人步入中年后，其具体形态表现和功能特征都有所改变，脏腑生理功能由盛转衰，整个机体呈缓慢、协调、有序的衰退，呈现一系列不可逆的衰退。综合古代医家的论述，初步认为中年人的脏腑功能衰减集中于肾、肝及脾胃，见于《灵枢·天年》"四十岁，五脏六腑十二经脉，皆大盛以平定，腠理始疏，荣华颓落，发颇斑白，平盛不摇，故好坐"，以及《素问·上古天真论》描述的男女中年期脏腑功能衰减的特点，如男子"五八，肾气衰，发堕齿槁；六八，阳气衰竭于上，面焦，发鬓颁白"等。

其具体的脏腑功能衰减特点总结如下。

（一）肾气始衰，日减日消

肾中精气的衰退是中年始衰的始动因素，也是最基本的机制。明·李梴《医学入门·保养》云："人至中年，肾气自衰。"肾精乃先天之精，先天之精指导着人体生命延续的方向与方式，也决定着个体始衰出现的时象。清·徐灵胎在《医学源流论·元气存亡论》中将人40岁以后日减日消的根源归于元气衰少，归于先天，即"四十后，虽无嗜欲、劳苦、思虑，然而日减日消，此其故何欤？……当其受生之时，已有定分焉。所谓定分者，元气也"。由于肾其华在发，肾精气渐亏，外华不荣，故人至中年，则头发开始花白，甚至出现部分脱落的现象。

古人认为"年四十，而阴气自半也，起居衰矣"（《素问·阴阳应象大论》）。"阴气"即肾气也，清·章虚谷《灵素节注类编·摄养为本总论》云："是故常人至年四十，而阴气自半，正如一日而过午之时，起居衰矣。"《类经·阴阳类·法阴阳》也云："四十之后，精气日衰，阴减其半矣。然此言常人之大较，至若彭殇椿菌，禀赋不齐，而太极国中，则又各有其局象。"

（二）肝气始衰，筋目失养

在中年40岁肾始衰的基础上，随着年龄的增长，渐渐累及肝脏精气衰减，出现肝肾两衰，但此时表现以肝为主，肝系亏虚的表现逐渐出现并凸显出来。肝开窍于目，此期比较突出的特点是围绕眼睛的各种衰退，见于清·黄庭镜《目经大成·黑白通四十二》其曰："又中年人，脾肾衰甚，不能资生养化，致木失春荣，视物如烟树云林，或瞳子高低不平，色浊如淤泥，赤带抱风轮而系。"

肝为罢极之本，人至中年，肝精气渐不足，故对疲劳的耐受力下降，容易倦怠；同时，肝主筋，《素问·上古天真论》曰："七八，肝气衰，筋不能动。"中年人由于肝之气血衰减，筋膜失养，会逐渐出现筋柔韧性降低，筋力不健，运动不利等功能衰减表现。

（三）脾胃始衰，食饮易伤

脾胃为"后天之本"，亦为"仓廪之本""气血化生之源"，中年人的功能衰减也见于脾胃。明代医家徐春甫的《古今医统大全·饮食编》指出："人年五十始衰，脾胃虚薄，食饮不多，易饥易饱，不得日限三餐，察其情而渐加之。"即中年人脾胃功能衰减则脾运不健，胃失受纳，易饥易饱，易于伤食。

二、中年期异常功能状态

《素问·调经论》曰："帝曰：神有余不足何如？岐伯曰：神有余则笑不休，神不足则悲。血气未并，五脏安定，邪客于形，洒淅起于毫毛，未入于经络也，故命曰神之微。"神之微病为"邪客于形，洒淅起于毫毛"，内脏没有明显的偏盛偏衰，邪仅犯表，病情轻微，故曰"神之微"。

"神之微"相当于中年人的亚健康状态。调查显示，中年医务人员亚健康状态发生率为66.2%，高校中年教师亚健康状态发生率为65%。中年人亚健康状态的范围很广，躯体上、心理上的不适感觉在相当长的时期难以确诊，多种身心功能异常均可以概括其中。处于亚健康状态的中年人，其工作效率低下，对社会、环境的适应能力也降低，人体各个功能下降明显。

具体表现总结如下。

（一）脾虚湿阻，气血渐虚，机体渐肥

多项研究表明，我国社区人群超重/肥胖率近年增加，增长幅度较大，且以中年人群最高。肥胖会导致中年人呼吸功能低下，心肺活动受限，人之肥者，其血则实，而气必虚，所以行动多喘。即元·朱丹溪在《丹溪心法·中湿四》中述："凡肥白之人，沉困怠惰，是气虚。"气虚者，能耐寒而不能耐热，热伤气，损其不足之气也。张景岳在《景岳全书·非风诸证治法》中解释道："肥人多有非风之证，以肥人多气虚也。何以肥人反多气虚？盖人之形体，骨为君也，肉为臣也。肥人者，柔胜于刚，阴胜于阳者也。且肉以血成，总皆阴类，故肥人多有气虚之证。"指出了肥胖与气虚的密切关系。

此外，清·沈金鳌在《杂病源流犀烛》中也说："人之肥者必气虚。"究其因，概为中年人久坐少动的工作性质，体育运动缺乏，至沉困怠惰、气虚阳微，进而使津液输布失常，津停为痰，痰湿泛滥浸渍周身而肥胖。

《素问·通评虚实论》中说："肥贵人，则高粱之疾也。""夫五味入口，藏于胃，脾为之行其精气，津液在脾，故令人口甘也，此肥美之所发也，其人必数食甘美而多肥也"（《素问·奇病论》）。脾主身之肌肉，脾胃升降转输、运化水谷精微而营养周身，使机体发达丰满。清·金子久在《医林荟萃》中说："体肥丰腴，肌肤柔白，阳虚禀质显然，体质魁梧，似属阳虚，素嗜茶酒，必有内湿，湿痰偏多，无有不亏也。"中年人饮食结构不合理，或嗜食肥甘厚腻，饮食偏咸，或嗜食辛辣之品，或吸烟酗酒，超过脾胃运化功能，使得气不化水，水湿内停，痰湿易生，日久则痰瘀互结，逐渐导致肥胖。

（二）筋骨渐疲，气机不畅，疼痛渐生

明·李梴《医学入门·保养》曰："人至中年，肾气自衰。"随着中年人年龄增长或损耗过多，可导致肾精不充，而精血同源，肾精亏虚则肝血不足，肝肾两虚则筋骨失去濡养，久则经气不行，脉络瘀阻，致使筋骨疲弱，经络气滞，产生疼痛，即"不荣则痛"。如《诸病源候论·腰背病诸候》所述："三曰肾虚，役用伤肾，是以痛。"

同时，中年人因其工作压力大、社会负担重、休息不足致使身体长期处于消耗状态，清·陈士铎《辨证录·虚损门》云："人有行役劳苦，动作不休，以至筋缩不伸，卧床呻吟，不能举步，遍身疼痛，手臂酸麻，人以为痿症之渐也，谁知是损筋之故乎。"

中年人大多久坐、缺乏运动，致使瘀血阻滞腰部经络，导致气机不畅，气滞血瘀则产生疼痛；而气为血之帅，气机不畅则血运失常，更易导致血液阻滞，如此循环往复，则使不通之痛缠绵反复，易引发相应部位的运动功能障碍。如明·王肯堂《证治准绳·杂病》曰："瘀血为病，其脉必涩，转侧若锥刀之刺，……日轻夜重，名沥血腰痛。"故"腰痛不可以转摇"（《素问·骨空论》）。

（三）脏腑始伤，气血失调，情志不舒

当今之世，节奏快，竞争激烈，社会伦理、道德、风尚、秩序、治安、家庭、人际关系等社会因素，以及由此产生的欲望追求和心态环境等，使得中年人精神负荷过重，易情志不舒。

南北朝陶弘景《养性延命录·杂戒忌禳灾祈善篇》曰："远思强健伤人，忧患悲哀伤人，喜乐过差伤人，忿怒不解伤人，汲汲所愿伤人，戚戚所患伤人。"大体而言，中年或恼怒太过，或思虑缠绕，或欲愿不遂，或多愁善感等，其高强度或长时间的精神刺激，情绪变化，直接伤害心、肝、脾等脏，导致脏腑气血功能失调。清·林珮琴《类证治裁·郁症论治》云："若思忧悲惊怒恐之郁伤气血，多损脏阴，可徒以消散治乎！七情内起之郁，始而伤气，继必及血，终乃成劳。"根据"邪之所凑，其气必虚"的发病规律，加之中年人原本机体就存在着"脏气衰减"的内在因素，一定程度上降低了中年人对外在精神刺激的排解能力，从而气血不调，情志不舒。

肝气郁结、忧思恼怒是引起中年人情志不舒的主要原因之一。明·赵献可《医贯·郁病论》云："予谓凡病之起，多由于郁。""凡郁皆肝病也，木中有火，郁甚则火不得舒，血不得藏而妄行"（《医贯·血症论》）。肝为风木之脏，具有调畅气机、推动气血津液运行、促进脾胃运化和调畅情志的功能。肝喜条达而恶抑郁，其志在怒，忧思恼怒、厌恶憎恨等精神因素，均可使肝失条达，气机不畅，以致肝气郁结。因此，肝气郁结的中年人可能会表现出情绪不宁、郁闷烦躁、胸胁胀痛、脘闷嗳气等异常功能状态。正如《丹溪心法·六郁五十二》所述："气血冲和，万病不生，一有怫郁，诸病生焉。故人身诸病，多生于郁。"

《素问·举痛论》云："思则心有所存，神有所归，正气留而不行，故气结矣。"因此，欲愿不遂、精神紧张、遭遇不幸、家庭不睦、忧愁悲哀等精神因素，损伤心气、心血、心阴，使中年人心失所养则会发生一系列病变，引发心理功能障碍。心主神明，对人体的情志有调控作用；若心脏功能失调，则易生血脉及神志性疾病。心主血脉，全身血液的运行依赖于心气的推动；若心气不足，则会出现心悸胆怯，自汗，气短；若心血不足则会心神不宁，倦怠易惊，头晕神疲；而气血不足，则心失所养，心神失守，可扰及脑神，以致精神惑乱。

脾主运化水谷精微，为后天之本、气血生化之源；脾主升清，脾气上升，水谷精微等营养物质才能输布到全身发挥其营养功能；脾主统血，血液的正常运行与脾气的固摄作用密切相关；脾在志为思，若中年人思虑不解，或思虑太过，必然伤及脾脏，影响脾之运化功能。所以，情志不舒的中年人可能会出现多思善虑、心悸、失眠、健忘、倦怠乏力、面色不华等。

总之，中年情志不舒皆因郁怒、思虑、悲哀、忧愁七情所伤，导致肝失疏泄，脾失运化，心神失常，脏腑阴阳气血失调而成。

（四）五脏劳伤，气血乏源，睡眠不佳

《灵枢·天年》曰："五十岁，肝气始衰，肝叶始薄，胆汁始减。"清·张隐庵在《黄帝内经素问集注》中注："人卧则血归于肝，肝气伤而不能纳血，故不得卧也。"中年人肝气始衰，肝不藏血，气血逆乱，魂无所附，发生血虚、血瘀、血热时均可出现睡眠不佳。正如《血证论·脏腑病机论》中述："肝之清阳，即魂气也。故又主藏魂。血不养肝，火扰其魂，则梦遗不寐。"而中年人肝气始衰，也易使邪气上扰神明，魂不安藏，而肝藏魂，白昼魂出于肝则目开而寤，入夜则魂归于肝则目瞑而卧，如果阳浮于外，魂不入于肝，则不寐。即"有由肝虚而邪气袭之者，必至魂不守舍，故卧则不寐，怒益不寐，以肝藏魂、肝主怒也"（清·沈金鳌《杂病源流犀烛》）；"平人肝不受邪，故卧则魂归于肝，神静而得寐。今肝有邪，魂不得归，是以卧则魂扬若离体也"（宋·许叔微《普济本事方·中风肝胆筋骨诸风》）。

由于当今社会工作压力、生活压力大，导致人们精神紧张、思虑过度，尤其在中年人最为显著。《灵枢·本神》曰"怵惕思虑则伤神"，而"神不安则不寐"，即"劳倦思虑太过者，必致血液耗亡，神魂无主，所以不眠"（《景岳全书》）。《类证治裁·不寐》也提及"思虑伤脾，脾血亏损，经年不寐"。可见，中年人思虑劳倦太过，易劳伤心脾，脾伤则生化乏源，营血亏虚而不能上奉于心，以致心神不安；心神不安则气血乏源，神魂失养而睡眠不佳。恰如《清代名医医案精华·不寐》记马培之治一患者："忧思抑郁，最损心脾，心主藏神，脾司意志，二经俱病，五内俱违。心为君主之官，脾乃后天之本，精因神怯以内陷，神因精伤而无依，以故神扰意乱，竟夕不寐。"

另外，中年人生活节奏紧张，易瘀血阻络，血行不畅，血不归肝，魂失所养、魂不守舍也可致睡眠不佳。急躁，不眠，夜睡梦多，心慌，均因于血瘀，卫气不入阴所致。髓海若有阻滞，使脑气虚，元气不达血管，血管无气，必停留而瘀。王清任在《医林改错·血府逐瘀汤所治症目》中也明确提出"夜寐多梦，是血瘀""夜不安者，将卧则起……此血府血瘀也"。血瘀日久，血不行则心失所养，亦致失眠。

第五节　妇　人

女子主阴主血，有其独特的生理结构和功能特点。女子胞宫是行经和孕育胎儿的器官。脏腑、经络、气血乃至天癸的功能作用于胞宫，产生女子经、孕、胎、产、乳有别于男子的特殊功能表现。唐·孙思邈《备急千金要方》曰："夫妇人所以有别方者，以其血气不调，胎妊、生产、崩伤之异故也。"了解妇人生理特点及常见功能障碍，对提高女性健康水平及生活质量有重要意义。

一、功能特点

（一）任通冲盛，月水如期

女子的特殊生理最主要的是月经，月月如期，经常不变，女子方可怀孕、生子。《素问·上古天真论》曰："女子……二七天癸至，任脉通，太冲脉盛，月事以时下，故有子。"其中，"月事以时下"为女子具有生育能力的标志。天癸成熟，任脉通、太冲脉盛，月事以时下，月经的形成标志着女子性功能开始成熟，女子开始具备经、带、胎、产、乳等特有的生理功能特点。月经的正常，是胎、孕、产、乳功能正常发挥的前提和基础。清·魏荔彤《伤寒论本义》曰："妇人与男子，同此六经，同此脏腑，似乎无所分别其治法矣。独是妇人阴体，在天应月之盈亏，在地应潮之往来，经血行止有定时，与男子不同。"

妇人行经期间阴血外泄，气随血脱，血海空虚，阳气外耗，故较平日不耐疲劳。因此，经期尤当注意劳逸结合，不可克伐人身正气。宋·陈自明《妇人大全良方·调经门》曰："若劳动过多，致脏腑俱伤，而冲任之气虚，不能约制其气血，故忽然暴下。"亦有"若愆期者，由劳伤血气壅结，故令月水不适也"。劳力太过则耗气动血，或者不能固摄经血导致崩漏，或者气少血结导致月经不调。此外，明·龚信《古今医鉴·妇人科》曰："若其时劳力太过，则生虚热，亦为疼痛之根。"经期过劳耗气动血，内生虚热，会导致经期失常，也会导致痛经诸疾。再者，经期妇人亦不可过于安逸。正如清·亟斋居士《达生编》所言"倘安逸不动，则筋骨柔脆，血气不行"。过于安逸会导致气血凝滞而影响月经排泄。因此，经期妇人当劳逸适度，以助气血正常运行。

（二）阴血下注，气血周流

女子月经按期来潮，就有了孕育的功能。清·何涛、浦天球《女科正宗·广嗣总论》言："男精壮而女经调，有子之道也。"妊娠后母体发生一系列变化，主要表现在月经停止来潮，脏腑、经络的阴血下注冲任，以养胎元。妊娠期间，胎儿全赖母体气血以供养，故妊娠期间妇人将养合宜，使气血调和尤为重要。孕期适当的运动有助于气血的运行，有助于妊妇顺利分娩。金·张从正在《儒门事亲·过爱小儿反害小儿说九》中指出："儿在母腹中，其母作劳，气血运行，体形充实……多易生产。"清·静光禅师《女科秘要·保胎法》云："宜小劳，劳则气血流通，筋骨坚固。胎在腹中，习以为常，虽微闪挫，不至坏事。然非孕后方劳，正云平日不宜逸耳。"清·曾懿《女学篇·胎产》亦指出："孕妇宜运动肢体，调和饮食，居室面东南，日光和煦，空气流通，时或散步园林，或遐眺山川，呼吸空气，以娱心目，或纵观经史以益神智。"

若过于安逸，则容易使气血凝滞，经脉不通，造成滞产。宋·朱瑞章在《卫生家宝产科备要》中指出："妊娠脏气皆壅，关节不利，切不宜多睡。"强调孕期不宜多卧多睡，少动可致气血运行不畅，尤其在孕后期，直接对胎儿分娩造成不利影响。宋·陈文中《陈氏小儿病源方论·养子真诀》批评富贵之家孕后的一些不良做法："豪贵之家居于奥室，怀孕妇人饥则辛、酸、咸、辣无所不食，饱则恣意坐卧，不劳力，不运动，所以腹中之日，胎受软弱。儿生之后，洗浴绷包，藏于帏帐之内，不见风日，譬如阴地中草木，少有坚实者也。"指出富贵之家，妇人妊娠期间营养摄入充足，但少有运动，恣意坐卧，致胎儿娩出后体格多孱弱。

妇人妊娠期间好逸少动，可致气不运行，血不流顺，大大增加难产发生的概率。清·陈复正《幼幼集成·难产七因》言："盖妇人怀胎，血以养之，气以护之，宜常时微劳，令气血周流，胞胎活动。如久坐久卧，以致气不运行，血不流顺，胎也沉滞不活动，故令难产。"明·万全《万氏妇人科·胎前》亦曰："妇人受胎之后，常宜行动往来，使血气通流，百脉和畅，自无难产。若好逸恶劳，好静恶动，贪卧养娇，则气停血滞，临产多难。"因此，妇人妊娠期间不宜久坐久卧，否则易致胎受软弱，难产滞产。

然而，孕期有其特殊性，虽应适量运动，亦应注意避免不当的运动方式，通过最合适的运动形式、强度从而获益。宋·陈自明《妇人大全良方·逐月养胎》根据胎儿在母腹发育情况，提出妊妇应动静有节："孕一月，不为力事，寝必安静，毋令恐畏；孕二月，居必静处，男子勿犯；孕三月为定形，应端坐清虚，外象而内感；孕四月，儿六腑顺成，当静形体；孕七月，始受水精，以成骨，劳身摇肢，无使定止，动作屈伸，以运血气；孕八月，始受土精，以成肤革，和心静息，无使气极；孕九月、十月，缓带自时而待之，摇肢节，缓步行，以待生。"陈氏对孕妇的适度运动提出了具体的要求，主张"劳身摇肢，无使定止，动作屈伸，以运血气"，建议孕妇"凡妊娠至临产，当安神定虑，时常步履，不可多睡"，从而保证孕妇未来的产程顺利。

妊娠期是妇人一生中的重要阶段，此期适度运动，做好将养，在一定程度上可有效维护妊妇及胎儿的安全，有助于预防妊娠疾病发生、促进胎儿优育及正常分娩。

（三）产后骤虚，脏腑劳伤

分娩使妇人生理发生急剧变化，如清·陈复正《幼幼集成·保产论》所言"产后百节俱开，气血两败，外则腠理不密，易感风寒；内则脏腑空虚，易伤饮食。稍有不慎，诸证丛生"。产妇在自然分娩过程中，用力汗出和产创出血，使机体产后出现"阴血骤虚，阳气易浮"的生理特点。宋·陈自明《妇人大全良方·产后虚羸方论》所云："夫产后气血虚竭，脏腑劳伤……满月便得平复。如产后多因血气虚弱，虽逾日月，犹常疲乏。"唐·孙思邈《备急千金要方·妇人方》亦云："妇人产讫，五脏虚羸，惟得将补，不可转泻。"元·朱丹溪在《丹溪心法·产后》中也明确提出："产后无得令虚，当大补气血为先，虽有杂证，以末治之。一切病多是血虚，皆不可发表。"从中可以看出妇人分娩耗伤气血、脏腑之大。除此之外，乳汁乃血气所化，产后哺乳亦需耗费精血。因此妇人产后多有气血亏虚、脏腑劳伤这一生理特点。

此外，妇人产后阴道有余血浊液排出，为"恶露"。《妇人大全良方》指出产后首当"逐败生新"。金·张从正《儒门事亲》曰："产后病须问恶露多少有无。"清·张曜孙《胎产指南·产后之脉贵虚》言："产后则扶虚消瘀，此其要也。"产后瘀血作为产后审查的第一要素，其重要性可见一般。宋·宋仲甫《女科百问·产后遍身疼痛》认为"产后百节开张，血脉流走，遇气弱，则经络肉分之间，血多留滞，累日不散，则骨节不利"。说明产后血液易流散于因生产导致松动的皮肤、肌肉和骨骼之间的筋膜间隙，加之产后气虚推动无力，易致瘀血阻络，使关节活动不利。产后瘀血待排为妇人产后又一生理特点。

妇人刚生产后，不宜立即躺卧休息，当先坐位休息，然后高枕床头仰卧，收腿立膝。因产后气血虚弱不定，若立即平卧恐致血气上冲头目，从而发生产后头晕；同时高卧仰卧、立膝的体位配合腹部按摩也有助于恶露的排出。宋·陈自明《妇人大全良方·产后将护法》言："凡妇人生产毕，……不得便卧，且宜闭目而坐，须臾方可扶上床仰卧，不得侧卧，宜立膝，未可伸足。高倚床头……使无孔隙，免被贼风。"宋代《圣济总录》（政府组织编写）亦载："须臾立膝仰卧，高枕床头。"

同时产后气血亏虚、五脏虚羸，百日内宜休养，不可过度劳累。《妇人大全良方·产后将护法》言："强起离床行动、久坐；或作针线，用力工巧……当时虽未觉大损，盈月之后即成蓐劳。"指出产妇强行劳作，即便当时不觉劳累，日久也会致病。清·竹林寺僧《宁坤秘笈·既产调护法》曰："百二十日内，不可劳力过度。"因劳力过度，可致"手脚及腰腿酸重冷痛，髓间飕飕如冷风吹，继有名医亦不能疗"。可见，产后强行劳动会导致腰腿和骨节的病变，且不易治愈。

因此，应根据产妇体质和身体状况调整运动量，促进产后恢复。产后适宜运动量的活动，有利于瘀血排出，产后复旧。且提倡产后应尽早适当活动，经阴道自然分娩的产妇，产后 6～12 小时即可起床轻微活动，于产后第 2 天可在室内走动。产后适当活动有利于体力恢复、排尿及排便，避免或减少栓塞性疾病的发生，且有助于盆底及腹肌张力恢复。《妇人大全良方·产后调理法》指出："若产后将息如法，四肢安和无疾苦，如有不慎，将致落下病痛，缠绵不愈。"强调产妇将息，对促进产后复旧委实重要。

（四）任虚冲衰，天癸少竭

随着年龄的增长，肾气渐衰，精血渐亏，冲任亏虚，天癸将竭，生殖能力下降，女性开始出现衰老征象。正如《素问·上古天真论》所载"女子五七阳明脉衰，面始焦，发始堕；六七三阳脉衰于上，面皆焦，发始白；七七任脉虚，太冲脉衰少，天癸竭，地道不通，故形坏而无子也"。在天癸衰竭之年，月事或三四月不行，或一月再至，由紊乱直至月事停闭，经水断绝，形坏无子。《妇人大全良方·调经门·妇人天癸过期经脉不调方论》中载："妇人天癸过期而经脉不调，或三四月不行，或一月再至，腰腹疼痛。"

老年妇人由于肾气虚衰，肾精亏虚，致骨髓生化不足，骨骼关节失养，可见周身骨痛，腰背酸软疼痛，常易抽筋，下肢萎软，不能持重，多汗等表现。《素问·上古天真论》载："七八，肝气衰，筋不能动，天癸竭，精少，肾藏衰，形体皆极。"清·唐宗海《中西汇通医经精义》亦指出："肾藏精，精生髓，故骨者，肾之合也，髓者，精之所生也，精足则髓足，髓在骨内，髓足则骨强。"肾精充沛，骨髓化生有源，骨骼得以滋养，才能坚固有力；若肾精亏虚，骨髓无以化生，则会出现骨软无力，易于骨折之况。《灵枢·经脉》云："足少阴气绝则骨枯。"《素问·痿论》亦云："肾主身之骨髓……骨枯而髓减，故足不任身，发为骨痿。"

绝经后女性各脏腑生理功能均有所衰退，脾虚不运，则气血生化无源，先天之精无法得到充足的濡养，故肾精亏虚，骨失所主，髓失所养。《素问·太阴阳明论》中有"四肢皆禀气于胃而不得至经，必因于脾乃得禀也。今脾病不能为胃行其津液，四肢不得禀水谷气，气日以衰，脉道不利，筋骨肌肉皆无气以生，故不用焉"之论述。金·李东垣在《脾胃论·脾胃胜衰论》首次提到"骨蚀"之名，与现代骨质疏松的概念相类似，认为脾虚可导致骨蚀："脾病则下流乘肾，土克水，则骨乏无力，发为骨蚀。"

此期女子易无故悲伤欲哭，情绪容易波动，诸多临床症状变动不拘，来去无凭，而身形却无显著的病态。明·王肯堂《证治准绳·女科·调经门·经闭》中言："肾水绝则木气不荣，而四肢干痿，故多怒，鬓发焦，筋骨痿。"女子烘热面赤、烦躁易怒、腰骨酸楚的表现可见一般。《金匮要略·妇人杂病脉证并治》记载："妇人脏躁，喜悲伤欲哭，象如神灵所作，数欠伸，甘麦大枣汤主之。"《金匮要略·百合狐惑阴阳毒病脉证治》亦载："百合病者，百脉一宗，悉致其病也。意欲食，复不能食，常默默，欲卧不能卧，欲行不能行；饮食或有美时，或有不用闻食臭时；如寒无寒，如热无热，口苦，小便赤，诸药不能治，得药则剧吐利。"以上均详细描述了此期妇人常见的情志问题。

（五）有余于气，不足于血

妇人经、带、胎、产、孕最易耗血伤血，相对血之不足而言，气常有余。正如明·王肯堂《女科准绳·杂症门上·惊悸》言："妇人以血旺气衰为本。"《灵枢·五音五味》亦言："妇人之生，有余于气，不足于血，以其数脱血也。"元·罗天益《卫生宝鉴·妇人门·热入血室证治并方》记载："妇人平居，水养木，血养肝，方未受孕，则下行之为月水，既妊则中蓄之以养胎，及已产则上壅之以为乳汁，皆血也。"可见，肝所藏之血下注冲任，应时而下为月经，若其孕育，则肝血聚而养胎。产后乳汁也为精血所化。

有余于气，乃女子更易发生肝气不调或肝气郁结之证。清·江涵暾《笔花医镜·妇女证治》有云："妇女之症……然大要不离乎情志郁结者近是。盖妇女阴啬之性，识见拘墟。一有逆意，即牢结胸中，又不能散闷于外，则郁久而成病矣。"情志疾病产生的心理负担及不良情绪，直接影响女子对周围环境的适应及社会功能的实现，也是夫妻关系或家庭关系不和睦的直接因素。对处于疾病康复期的女子，情志疾病在很大程度上决定其康复进程和康复疗效。

肝藏血、主疏泄，与气血关系密切，较之其他脏腑于女子有其无法取代的独特性。清·叶天士《临证指南医案·淋带》曰："女科病，多倍于男子，而胎产调经为主要。淋带瘕泄，奇脉空虚，腰背脊膂牵掣似坠，而热气反升于上。从左而起，女人以肝为先天也。"肝处中焦，主疏泄，为三焦诸脏气机升降出入之枢纽。肝脏亦是通过调节气机实现对情志的调节作用。疏肝解郁为妇人调畅情志的要法。刘渡舟《肝胆源流论》曰："所以善治郁者必善调肝，肝气一和则气枢得畅，诸郁未有不解之理。"

二、常见功能障碍

女性功能障碍的发生与冲任督带密切相关。在生理上胞宫是通过冲任督带和整体经脉联系在一起的，病理上脏腑功能失常、气血失调损伤冲任督带与各种功能障碍的发生密切相关。明·薛己《校注妇人良方·调经门》称："妇人病有三十六种，皆因冲任劳损而致，盖冲任之脉为十二经之会海。"清·徐大椿《医学源流论》说："凡治妇人，必先明冲任之脉……冲任脉皆起于胞中，上循背里，为经脉之海，此皆血之所从生，而胎之所由系，明于冲任之故，则本源洞悉，而候所生之病，则千条万绪，以可知其所从起。"

影响冲任督带的因素有淫邪因素、情志因素、生活因素和体质因素。淫邪因素之中以寒、热、湿为多发；情志因素中以怒、思、恐为常见；生活因素主要指早婚多产、房事不节、饮食失调、劳逸过度、跌仆损伤等；体质因素（包括先天因素）则指体质强弱，即脏腑、经络、气血功能活动的盛衰。淫邪因素、情志因素和生活因素作用于机体，是否导致功能障碍的发生，以及功能障碍的表现形式、程度与转归如何，则是体质因素决定的。

随着年龄的增长，机体新陈代谢减慢，女性肌肉质量更易丢失，导致肌肉力量降低，脂肪组织取而代之，体重增加，关节稳定性和活动度降低。绝经之后，雌激素水平迅速降低易致内分泌失调，此时女性更易出现骨密度降低和骨钙含量的减少，出现骨质疏松，同时骨折的风险增加。《素问·阴阳应象大论》曰："人年四十而阴气自半也，起居衰矣……肾气盛，月经始；肾气衰，月经绝。"《素问病机气宜保命集·妇人胎产论》曰："妇人童幼天癸未行之间，皆属少阴；天癸既行，皆从厥阴论之；天癸已绝，乃属太阴经也。"认为乃绝经后脾胃之气不充，气血生化乏源，经脉空虚，冲任失濡，肌肉筋骨失养所致。而女性由于特有的解剖结构和经、带、胎、产、孕的生理功能，其最常见的功能障碍为盆底功能障碍和情绪情感障碍。

（一）盆底功能障碍

盆底功能障碍严重影响女性生活质量，适时对盆底功能进行评估，及早发现异常，及时进行康复治疗，是预防和治疗盆底功能障碍性疾病的关键。盆底功能障碍的发生，主要责之冲任不固、提摄无力。或因素体虚弱，中气不足；分娩时用力太过，或产后操劳持重，或久嗽不愈，或年老久病，便秘努责，损伤中气，中气下陷，固摄无权，系胞无力；或先天不足，或房劳多产，或年老体弱，肾气亏虚，冲任不固，系胞无力所致。

妊娠使子宫体积增大、重量增加，子宫位置发生改变、腹压增大，增加盆底肌肉组织及结缔组织的机械性损伤。同时妊娠期激素水平的变化亦改变盆底结缔组织的胶原代谢，致盆底支持结构减弱。而绝经后雌激素水平下降，亦导致盆底肌肉韧带组织的支持力下降。因此，妊娠和分娩是女性盆底功能障碍性疾病的独立危险因素，而年龄是导致盆底组织支持能力薄弱的失代偿因素。女性产后和老年期是盆底功能障碍性疾病的高发时期。

1. 尿失禁

盆底功能障碍可累及一个或多个器官，从而导致大小便失禁。其中尿失禁分为压力性尿失禁、急迫性尿失禁及混合性尿失禁三大类，以压力性尿失禁最常见。压力性尿失禁的特点是正常状态下无漏尿，打喷嚏、咳嗽或运动等致腹压突然增加时尿液自动流出。其中90%以上为解剖型压力性尿失禁，因盆底组织松弛引起；约 10%为尿道括约肌障碍型压力性尿失禁，为先天性缺陷。

尿失禁古籍中见于"遗溺""膀胱咳""小便不禁""遗尿"等相关记载中。《素问·宣明五气》言："膀胱不利为癃，不约为遗溺。"将尿失禁称为遗溺。唐·孙思邈所著《千金翼方》中亦提到"妇人遗尿不知出时"。至宋·陈自明《校注妇人良方·妇人遗尿失禁方论》曰"妇人遗尿失禁亦有生产伤膀胱，不时而遗者"，则有"遗尿""小便失禁""小便不禁"等病名记载。

分娩是尿失禁发病的危险因素，妊娠使盆底肌肉的承载力加重，同时生产可能造成会阴部神经和肌肉的撕裂，对盆底肌肉和神经造成不可恢复的损伤，影响尿道横纹肌的收缩功能。小便失禁一症，室女少见，产后妇人多见。清·阎纯玺《胎产心法·小便数及遗尿不禁论》记载："产后气血虚脱，沟渎决裂，潴蓄不固，水泉不止，故数而不禁耳。"明·武之望《济阴纲目·小便数》曰："夫产后小便数者，乃气虚不能制故也。"《济阴纲目·小便不禁》载："妇人产褥，产理不顺，致伤膀胱，遗尿无时。"隋·巢元方《诸病源候论·产后遗尿候》言："有遗尿者，由产用气，伤于膀胱，而冷气入于胞，胞囊缺漏，不禁小便，故令遗失，多因产难之所致。"

产后小便不禁之因总结有二，一为肾气虚：产妇素体虚弱，复因生产耗伤肾气，膀胱失约而开阖失职，尿液不禁而下。二为产难：产时用力过猛，伤及胞络；或产程过长或产中失血过多，产育过多，劳力伤气，气随血耗，寒气入体，膀胱失于约束，动辄小便频数或失禁。又或因手术处理不当，不慎损伤膀胱，膀胱失约所致。

随着年龄增长，盆底周围肌肉萎缩，导致膀胱和尿道压力受影响。此外，绝经带来的激素水平紊乱致使胶原纤维下降，对盆底肌肉的支撑作用减弱，同时尿道周围肌肉筋膜及尿道括约肌松弛，造成老年女性尿失禁。肾藏精，为元阴元阳之府，与膀胱相表里，主司气化，固摄水液，开窍于前后二阴。老年女性绝经后天癸衰竭，肝肾亏虚，或伴随多种慢性疾病，或大病、久病耗伤肾气，命门火衰，膀胱无以温煦，则膀胱气化无权，不能固摄所致。肾气不足，无力固摄，或肾阳虚衰，不能温化水液，而尿出不知。正如清·林珮琴《类证治裁·闭癃遗尿》所言："气不摄而频数不禁。"《诸病源候论·小便不禁》进一步指出其病机是"肾气虚，下焦受冷也，不能制约其水液"。

《素问·脉要精微论》云："水聚不止者，是膀胱不藏也。"膀胱者，与肾相表里，肾气不充或肾精不足，下元虚冷，则膀胱虚寒，不能约束水液，以致小便不禁。尿液的排出虽责之于膀胱，但与三焦气化功能亦有密切关系。《素问·灵兰秘典论》载："三焦者，决渎之官，水道出焉。"清·林珮琴《类证治裁》亦言"夫膀胱仅主藏焉主出溺者，三焦之气化耳"。故而尿液的正常排泄，有赖于膀胱与三焦功能的健全。若三焦气化不足，致膀胱失约，则每有小便失禁之患。而三焦气化，与上焦肺气的通调、中焦脾气的转输升运、下焦肾气的蒸化封藏密切相关。故遗尿或不禁，又责之肺、脾、肾三脏。故此，小便失禁病位在膀胱，病变又不离肺、脾、肾三脏。

尿失禁不同程度地影响患者的日常活动、社交生活和心理健康，使其生活质量严重下降。尿失禁白天限制患者的活动，夜间则严重影响患者睡眠。因漏尿产生的自卑、羞怯、尴尬情绪使患者心理负担加重。因担心受到歧视，患者不愿倾诉与求助，同时为了避免漏尿带来的尴尬，刻意减少外出及社交活动等，导致社交回避。大多数患者为了维持自尊，想方设法掩盖或否认有尿失禁，但可能随着控制能力的日益衰退，与社会的接触越来越少，甚至完全与社会隔离。因此，尿失禁患者抑郁的患病率显著增加。此外，长期漏尿还会导致泌尿系统疾病如膀胱炎、尿毒症，以及妇科疾病如阴道炎等疾病的发生。

在中医康复理论的指导下，运用中药、针灸、食疗、耳穴压豆、穴位敷贴等方法，可发挥培补元气、益肾固精、收敛固涩的作用，从而使膀胱通调，约束有权，减少漏尿。正视女性尿失禁健康问题，通过增加对女性尿失禁患者的关注度，增强女性对尿失禁的认识水平和自我保健意识，改变其心态主动就医，进行早期的诊治和康复，能有效改善尿失禁的康复结局。

2. 慢性盆腔痛

慢性盆腔痛以各种功能性和（或）器质性原因引起的骨盆及周围组织疼痛为主要表现。临床上可见患妇少腹部隐痛、胀痛或刺痛，痛连腰骶，常于劳累、性交后及月经前后加重，伴带下增多，月经不调，不孕或异位妊娠等，可伴低热起伏、全身疲乏无力等症状。根据其症状见于"妇人腹痛""癥瘕""不孕""痛经"等症状描述或疾病论述中。

汉·张仲景在《金匮要略》中记载"妇人腹中痛，小建中汤主之""妇人腹中诸疾痛，当归芍药散主之"。于此描述了非经期腹痛。隋·巢元方于《诸病源候论·八瘕候》中曰"血瘕者……为血瘕之聚令人腰痛，不可俯仰，横骨下有积气，牢如石，小腹里急苦痛，背普痛，深达腰腹下弯阴里……此病令人无子""……若血余未尽而合阴阳，即令妇人血脉挛急，小腹重痛"。描述了盆腔深部疼痛，痛甚及腰背、会阴的临床表现。另外，清·傅山《傅青主女科·黑带下》记载："妇人有带下而色黑者……其症必腹中疼痛……是火结于下而不炎于上也。"指出"热极"为致病之因。明·王肯堂《女科证治准绳·积聚瘕》中描述"血瘕之聚，令人腰痛不可俯仰……少腹里急苦痛，此病令人无子"。明·朱橚《普济方》则云"……积聚症瘕，脐下冷痛……皆令孕育不成"。均有妇人腹痛伴有不孕的记载。

慢性盆腔痛病因不外乎外邪侵袭、情志失调、饮食失节、劳倦内伤、手术创伤。主要为宫腔或盆腔术后，或经期保健卫生不当，正气虚弱，外邪入侵，稽留于冲任及胞宫脉络，素体虚弱无力抵御外邪，以致气机不畅，瘀血内停，阻滞胞脉、胞络。疾病迁延日久，胞脉胞络之瘀阻成疴。《素问·举痛论》云："厥气客于阴股，寒气上及少腹，血泣在下相引，故腹痛引阴股。"隋·巢元方《诸病源候论·小腹痛候》亦载："小腹痛者，此由胞络之间，宿有风冷，搏于血气，停结小腹。"皆认为寒邪内侵为本病的发病因素。清·陈念祖《女科要旨》记载："肝邪乘脾，则土受伤而有湿，湿生热，热则流通……如湿热拂郁于内，则腹痛带下。"提出湿热停留为本病发病因素。明·张景岳在《景岳全书·妇人归》中对病因记载曰："瘀血留滞作癥，唯恐妇人有之。其证则或由经期、或由产后，凡内伤生冷，或外受风寒，或怒伤肝，气逆而血留……则流滞日积，而渐以成癥矣。"

妇人腹痛多为湿热余邪，客于胞宫、冲任所致。余邪留恋下焦，胞宫胞脉、冲任气血运行不畅而致瘀，湿、热、瘀互结，发为本病，影响脏腑气血功能，日久而致损伤正气，致脏腑、气血、阴阳虚损。另外，脏腑气血不足，不单使余邪易于残留，亦能引起寒、热、湿、瘀内生，而致使本病缠绵难愈、病情冗长、反复发作。据此，本病初以湿热瘀结为常见，日久者常寒热并见、虚实错杂。由于湿、热、寒、虚皆可致瘀而发为本病，所以瘀为本病之病理核心。正如明·武之望《济阴纲目·调经门》曰："经事来而腹痛者，经事不来而腹亦痛者，皆血之不调故也。"清·叶天士《临证指南医案·诸痛》亦云："气血皆瘀，则流行失司，所谓痛则不通也。"瘀血内结，留著于胞宫，则下腹部疼痛结块，痛连腰骶；经期胞宫满溢，瘀滞更甚，则疼痛加重，经血量多有块；病久气血耗伤，中气不足则精神不振，疲乏无力。

慢性盆腔痛的治疗目标为改善功能与缓解疼痛。中医康复治疗本病的方法及给药途径多样，且各具特色，可依据患者自身情况，选择性地运用各种方法，因人施治。主要包括中药内服法和外治法（灌肠、针灸、穴位贴敷、穴位注射等），在缓解疼痛、防止复发方面有一定疗效。由于本病病灶在盆腔，其病理改变有粘连、纤维组织增生等。中药保留灌肠、中药熏蒸治疗等治疗方法还可使药物直达病所，促进盆腔炎症消散，最终达到局部直接治疗的作用，使患者盆腔疼痛程度大大减轻，具有确切的疗效和明显的优势。

3. 盆腔器官脱垂

盆腔器官脱垂是影响众多女性生活的一种极为常见的功能障碍，由各种原因导致盆底支持组织薄弱、松弛或盆底缺陷，造成盆腔器官及其相邻脏器下降移位引发器官位置及功能的异常。通常表现为一个或多个盆腔器官如阴道、子宫、膀胱、肠道下移，以外阴部块状物脱出为主要症状。脱垂会导致器官功能下降，出现局部疼痛、出血、渗液、排尿排便障碍、感染等症状，以及造成排尿排便习惯改变，程度不等地影响个体生活质量。盆腔器官脱垂见于古籍中"阴挺""阴脱""阴菌""阴痔""产肠不收"等相关记载中。

晋·王叔和《脉经》有"少阴脉弦者，白肠必挺核"的记载，这里"白肠必挺核"是以状如核来形容子宫颈从阴道口暴露的症状。隋·巢元方首次提出"阴挺"之说。宋·陈无择《三因极一病证方论》指出："妇人趣产，劳力努咽太过，至阴下脱，若脱肛状，及阴下挺出，逼迫肿痛，举重房劳，皆能发作，清水续续，小便淋露。"清·吴谦《医宗金鉴·妇科心法要决》曰："阴中突出一物如蛇，或如菌，如鸡冠者，即古之口疝类也。"以上均是对盆腔器官脱垂形象描述的记载。

本病的形成与局部的肌肉筋膜损伤有关，病因多为产育过多，分娩时产程长，用力过度或处理不当，损伤胞络；或产后过早参加重体力劳动，过久站立及蹲位；或体质虚弱，长期咳嗽、便秘等导致腹压增高，使盆底肌肉及筋膜过度伸展或损伤。隋·巢元方《诸病源候论·妇人杂病诸候·阴挺下出脱候》云："胞络伤损，子脏虚冷，气下冲则令阴挺出，谓之下脱。亦有因产而用力偃气而阴下脱者。"明确指出本病病因为"胞络伤损，子脏虚冷，气下冲"，并认识到分娩损伤也是其病因之一。《医宗金鉴》亦云："妇人阴挺，或因胞络伤损，或因分娩用力太过，或因气虚下陷，湿热下注。"说明本病的发生与分娩用力、气虚下陷、房事不节、湿热下注等因素有关。目前认为盆腔器官脱垂的发生与产伤、衰老密切相关。

因于分娩者，多为身体虚弱、产程过长、难产、产后劳力、产育过多，导致气弱、中气下陷，维系子宫的胞络松弛，从而宫体移位下坠。常见病因有以下三类：一为先天不足，后天失养。产妇素体虚弱或多产耗伤，宿有虚冷，气血匮乏，盆底组织失养，系胞无力则阴挺出。二为生产用力过度。产妇分娩时用力过度或产后举重提挚，劳则耗气，气虚则提摄无力而陷下。三为产伤。子宫依靠胞络之维系而居于骨盆中央，产伤致盆底组织过度伸展或裂伤破损，产时未及时修复，后期又失于调养，盆底组织弛缓难复。故总言之，产后阴挺责之宿有虚寒、气虚不固或胞络提系三端之因。

由于医疗条件的改善，因产伤直接影响造成产后即发生的盆腔器官脱垂已明显减少，使老年女性成为盆腔器官脱垂的又一高发人群。随着年龄的增长，自身功能退化，盆底松弛。而绝经后雌激素水平下降，引起骨盆组织中胶原蛋白含量的降低，使盆底肌肉韧带组织支持力下降，可见妇人出现阴挺、脱肛或阴出肉线的表现。脾主肌肉，胞络系于肾，年老体弱，脾肾亏虚，无力系胞，虚则陷，陷则脱，故胞络迟缓无力，日渐下垂脱出。脱垂后若感染热湿病邪又生他变，导致虚实兼杂，缠绵不愈。

气虚、气陷贯穿盆腔器官脱垂的始终。脾气主升，可托举脏腑，能起到维持内脏位置的相对稳定，防止其下垂的作用。脾胃之间的升降相因，协调平衡，是维持人体内脏位置相对恒定的重要因素。正是由于脾气的升清作用，才使机体内脏不致下垂。脾气充足，盆腔脏器位置正常；脾气不足，中气下陷，无力升举，任带两脉失于提摄，则脏腑位置失于托举而下移。或又长期营养欠佳，脾胃虚弱，无力化生气血，导致气血不足，肌肉失养，以致胞络松弛无力，不得维系宫体。肾藏精，主生殖，胞络者系于肾。若肾虚冲任不固，带脉失约，不能系胞，则脏器固摄无力；或老年体虚，肾元虚急，天癸竭，精血虚少，胞宫、胞脉失于濡养；或肾阳亏虚，命门火衰，胞络、子脏失于温养，"子脏虚冷"，故气下冲而阴挺出。

随着社会的进步及生活水平的提高，人们对盆腔器官脱垂的认识也日渐提高，对此病的防治需求亦日益增加。加强对盆腔器官脱垂防治知识的宣教，对患病危险因素进行早期干预，对临床盆腔器官脱垂的未病先防具有重要意义。

（二）情绪情感障碍

女子多气而少血，生理上常处于气有余而血不足的状态，气有余则易发郁遏。"郁，谓奔迫也"。就其内涵而言，主要与气机运行失畅有关，即当行者不得行，当升者不得升，当降者不得降，当出者不得出，当入者不得入，当变化者不得变化，是一种以"结聚而不得发越""抑而不通"为特征的状态。

对于郁证的认识是一个逐步发展完善的过程，起源于战国，发展于秦汉，完善于金元，而鼎盛于明清。战国时期《黄帝内经》首次提出了五郁的概念，发展至汉代《金匮要略》对"郁"的病名进行了拓展，提出了"脏躁""梅核气""百合病"的病名。直至金元《丹溪心法》对郁证进行了新的诠释，明确提出六郁的概念，对郁证的内涵外延进行了拓展。发展至明·虞抟在《医学正传·郁证》首次提出了郁证的病名，为后世郁证发展奠定了基础。张景岳在《景岳全书》中则进一步明确了郁证的治法、方药等，将其分为五郁和情志三郁。清代以后，郁证有了更为详尽的区分，清·李用粹《证治汇补》中首次提出了五脏郁证的病名。

"郁"的概念和范畴经过逐渐演变和发展，从秦汉时期以五运六气之郁为主，发展到唐宋时期以疾病症状病机为主，再转变为明以后以情志之郁为郁证的主要内容，其理论内核经历了多次转变。现今，郁证多被认为是以心情抑郁，情绪不宁，胸部满闷，胁肋胀痛，或易怒易哭，或咽中如有异物梗塞等为主要表现的疾病，主要见于古籍中"郁证""脏躁""梅核气""百合病""癫病""卑蝶"等相关记载中。

"郁"会影响人体各种不同功能，即"随其郁结之微甚，有不用之大小"（《素问玄机原病式》）。气血宣行通利，则神自清利，人之眼、耳、鼻、舌、身、意皆能应机而为用。如目得血而能视，耳得血而能听，掌得血而能握，足得血而能步。一旦壅闭则气血行微，其道不得通利，则功用劣弱。郁甚则气血不能宣通，神无所用，不遂其机。故"目郁则不能视色，耳郁则不能听声，鼻郁则不能闻香臭，舌郁则不能知味"（《难经》），筋凄骨痹诸不用，皆可由热甚郁结所致。此外，毛发脱落、皮肤不仁亦可由热气佛郁，玄府闭密所致。

1. 常见情感障碍

（1）郁证：《黄帝内经》中虽没有郁证病名，但首先将"郁"的概念引入医学。《素问·六元正纪大论》云"郁极乃发，待时而作""郁之甚者治之奈何？……木郁达之，火郁发之，土郁夺之，金郁泄之，水郁折之"。隋·巢元方《诸病源候论·气病诸候·结气候》云："结气病者，忧思所主也。心有所存，神有所止，气留而不行，故结于内。"明确指出忧思可引起气机郁结。金元时代，朱丹溪《丹溪心法·六郁》指出"气血冲和，万病不生，一有怫郁，诸病生焉。故人身诸病，多生于郁"，并提出了气、血、火、食、湿、痰六郁之说。明·王履在《医经溯洄集》中指出，感受外邪及情志不舒都可以致郁，非独五运之变才会导致郁证。明·虞抟首次在《医学正传》中采用"郁证"作为病名。明·张介宾《景岳全书·郁证》说："凡五气之郁则诸病皆有，此因病而致郁也。至若情志之郁，则总由乎心，此因郁而病也。"清·叶天士《临证指南医案·郁》所载病例，则多属情志之郁。清·王清任总结自身的临床经验，对郁证血行郁滞的病机做了阐述。郁症病机治法的发展认识可见一般。

现代一般认为郁病的主要病因为情志失调，发病的首要病机为气机郁结，病位主要在肝，后及五脏，以心、脾、肾为主。肝主疏泄，性喜条达，忧思郁怒等精神刺激，均可使肝失条达，气机不畅，以致肝气郁结，而成气郁；气为血帅，气行则血行，气滞则血瘀，气郁日久，必及血分，导致血行不畅，甚至发生瘀血阻滞，形成血郁；气郁日久化热，发生肝火上炎，则形成火郁；津随气行，气郁则津液运行不畅，停聚于脏腑经络，凝聚为痰，则形成痰郁；郁久则耗伤阴血，导致肝阴不足；肝气郁结，肝郁犯脾，致脾虚运化无力，水湿内停，形成湿郁；脾失健运，必致食积不消，而成食郁；肝郁犯脾，则饮食减少，气血生化乏源，心失所养，导致心脾两虚。

（2）脏躁、梅核气、百合病及癫证：汉·张仲景《金匮要略·妇人杂病脉证并治》中有脏躁和梅核气等证候的记载，谓"妇人脏躁，喜悲伤欲哭，象如神灵所作，数欠身，甘麦大枣汤主之""妇人咽中如有炙脔，半夏厚朴汤主之"，指出本病以女性多发。清·尤在泾《金匮要略心典》指出："血虚脏躁，则内火扰而神不宁，悲伤欲哭如有神灵而实为虚病。"由此可知，脏躁是以情绪抑郁为主的一系列症候群。

《金匮要略·百合狐惑阴阳毒病脉证治》中有关于百合病的描述，"意欲食复不能食，常默默，欲卧不能卧，欲行不能行，饮食或有美时，或有不用闻食臭时；如寒无寒，如热无热，口苦小便赤；诸药不能治，得药则剧吐利，如有神灵者；身形如和，其脉微数"。可见，沉默不语，睡眠障碍，行为失调，食欲减退，为百合病的主要临床表现。其描述的精神症状和躯体症状与抑郁症颇为相似。

癫证以精神抑郁，表情淡漠，沉默痴呆，语无伦次，静而少动为特征，与伴有精神症状的重度抑郁有相似之处。《金匮要略·五脏风寒积聚病脉证并治》说："邪哭使魂魄不安者，血气少也，血气少者属于心，心气虚者，其人则畏；合目欲眠，梦远行而精神离散，魂魄妄行。阴气衰者为癫，阳气衰者为狂。"指出因心虚而血气少，邪乘于阴则为癫，邪乘于阳为狂。

2. 特殊时期特点

女性在一些特殊时期，更容易发生情志疾病，以产后和围绝经期最为突出。

（1）产后抑郁：产褥期女性精神情感障碍的发病率明显高于其他时期，尤以产后抑郁较为常见。产后抑郁主要在产后 2 周出现，4～6 周症状明显，可持续 3～6 个月，主要表现为产后 6 周内第一次发病（既往无精神障碍史），以抑郁、悲伤、沮丧、哭泣、易激动、烦躁，重者出现幻觉或自杀等一系列症状为特征。清·吴谦《医宗金鉴·妇科心法要诀》中有"产后血虚心气弱，惊悸恍惚不安宁，养心须用茯神散，参苗地苟桂茯神，琥珀龙齿归牛膝，忧思归脾砂齿灵"的论述。指出产后阴血虚少，心气衰弱，血虚心神不宁，常会出现心惊心悸、恍惚不安的表现。

隋·巢元方《诸病源候论·产后风虚癫狂候》较早论述了类似的病源。宋·陈自明《妇人大全良方》较广泛地论述了相关病证，分列有"产后癫狂、产后狂言谵语如有神灵、产后不语、产后乍见鬼神"等方论，为后世奠定了基础。宋·严用和《重订严氏济生方》云："妊娠而苦烦闷者，由母将理失宜，七情伤感，心惊胆怯而然也。"明·薛己《校注妇人良方》则认为心肺虚热，痰积于胸，停痰积饮，寒热相搏为本病的病机。明·王肯堂《证治准绳》亦有"产后心神恍惚，言事失度，睡卧不安"的描述。清·吴谦《医宗金鉴·订正仲景要略论》提出"或平素多思不断，情志不遂，偶触怀疑，卒临景遇"，认为情绪不稳定、好思虑等不良情感体验是产后抑郁发病的主要原因。

因产妇的体质各异，又因亡血伤津、瘀血内阻、元气受损，故而形成了产后多虚多瘀的生理特点。产后多虚，心血不足，血脉失养，心气不畅，则神明不安，脏腑气机失调。此外，过度忧思，亦损伤心脾；或七情所伤，肝郁气滞，肝血亏虚，魂失统摄；或产后多瘀，瘀血阻滞，上攻于心。故产妇时觉胆怯惊恐，情绪不稳，心神不安，记忆模糊，语言错乱，头晕目弦等，均是产后抑郁的表现。宋·陈沂《陈素庵妇科补解·产后恍惚论》云："产后恍惚，由心血虚而惶惶无定也。心在方寸之中，有神守焉，失血则神不守舍，故恍惚无主，似惊非惊，似悸非悸，欲安而忽烦，欲静而反忧，甚或头旋目弦，坐卧不安。"以上描述指出本病由产后气血亏虚，血不养心，心失所养，神明失守所致。

产后抑郁的预防不容忽视。产前有必要进行心理咨询及辅导，重视产妇可能出现的危险因素，引导其学会处理情绪问题。分娩时应持续给予产妇心理和情感上的支持，对其进行不可缺少的教育及管理。产后可指导产妇及家属护理新生儿，正确的母乳喂养、情感交流，帮助产妇顺利完成角色转换，使产妇心理更多一份保障感，鼓励并重视产后早期锻炼，尽可能减少产后发生的各种不适。

（2）围绝经期抑郁：围绝经期是女性生理功能从旺盛走向衰老的一个转折时期。女性在此期会出现卵巢功能衰退、雌激素水平降低，下丘脑-垂体-卵巢性腺功能失调等一系列身体变化，同时易罹患情绪情感障碍。围绝经期抑郁为此期女性高发情感障碍，可见焦虑不安、心情低落、疲倦乏力、喜怒易哭，甚至自伤、自杀等行为，同时伴随月经不调、失眠、自主神经紊乱等一系列症状。

围绝经期女性处于自身和家庭、工作等多方面转变的关键时刻，此时往往面临父母的年老或过世、子女离家上学或成家、退休、经济条件的变化等多种情况，极易致情志过极，从而出现抑郁和脏腑气血等功能的紊乱。而妇人于七七这一由盛至衰、天癸将竭的分界线时期，若先天禀赋本弱之人，则更不能耐受这些变化，易受到情志过极的侵扰。女性禀性阴柔，常喜少而怒多，从而易于郁而成病，而围绝经期的一系列生理改变又会进一步加重情志之郁。

《黄帝内经》中已经明确指出，女子七七之期因为天癸渐竭，而肾气衰退、月经停止、机体开始衰老，是此期各种疾病发生的根本。这也是围绝经期疾病病机的最早论述。脾在志为忧，主统血，为后天之本。忧思伤脾，思则气结，既可导致气郁生痰，又可导致肝郁抑脾，饮食渐减，生化乏源，气血不足从而心神失养，引发抑郁。金·刘完素《素问病机气宜保命集》言：“妇人童幼天癸未行之间，皆属少阴……天癸已绝，乃属太阴也。”可见，脾胃之气不足所致之气血两虚，同时脾胃之气不得升降，五脏之气血及周身上下气血均不得通达，亦是女性在天癸将绝的围绝经期患病的病机关键。正如朱丹溪所言“凡郁皆在中焦”。

围绝经期女性正确认识这一时期的自身变化及特点十分重要。接受围绝经期是从成熟到衰老的转折，是一种自然规律，坦然面对、乐观对待这一特殊时期所面临的生理、心理变化。除此之外，加强各种情志调理措施，如参与文体锻炼、参加社会活动、维护家庭关系等。通过多方面的预防和调摄，方能帮助女性顺利度过围绝经期。

第六节　老　年　期

一、人口老龄化与衰老

人口老龄化是一个全球性话题，联合国老龄化与健康的议题中写道：世界各地人们的寿命正在延长，到 2050 年，世界 60 岁以上人口总数预计将达到 20 亿；世界各地人口老龄化的速度也在急剧加快，到 2050 年时，仅中国便将有约 1.2 亿 80 岁以上人口，而世界范围内这一年龄组的人数将达到 4.34 亿。

我国已经进入人口老龄化快速发展阶段，《中华人民共和国 2021 年第七次全国人口普查》显示，60 岁及以上人口为 2.64 亿，占总人口 18.70%，其中，65 岁及以上人口为 1.91 亿，占总人口 13.50%。与 2010 年相比，60 岁及以上人口的比重上升 5.44 个百分点。我国人口老龄化程度进一步加深，未来一段时期将持续面临老龄化长期均衡增长的压力。

衰老是一个普遍存在的、渐进性的、积累性的和不可逆的生理过程。中医认为，衰老是生命体的必然规律，地球上一切生物，从有生命开始，无不遵循生、长、壮、老、已的自然规律。刘完素在《素问病机气宜保命集·素问元气五行稽考》中述："五十岁至七十岁者，和气如秋，精耗血衰，血气凝泣，思虑无穷，形体伤惫，和之违也。百骸疏漏，风邪易乘，和之伤也……七十岁至百岁者，和气如冬，五脏空洞，犹蜕之蝉，精神浮荡，筋骨沮弛，和之违也。触物易伤，衣饮浓薄，和之伤也。"

在衰老过程中，机体各组织器官功能随着年龄增长而发生退行性变化。因此，衰老引起的功能减退是一种无法避免的正常生理现象。远在先秦时期，就已经认识到老人普遍存在视听功能的减退。《史记·扁鹊仓公列传》记载："扁鹊名闻天下……过雒阳，闻周人爱老人，即为耳目痹医。"《灵枢·天年》以 10 岁为一个年龄段对衰老过程中各阶段的功能表现做了生动的描述："六十岁，心气始衰，苦忧悲，血气懈惰，故好卧。七十岁，脾气虚，皮肤枯。八十岁，肺气衰，魄离，故言善误。九十岁，肾气焦，四藏经脉空虚。百岁，五脏皆虚，神气皆去，形骸独居而终矣。"

后世医家对衰老有进一步的描述，如北宋·陈直《养老奉亲书·医药扶持第三》曰："上寿之人，血气已衰，精神减耗，危若风烛，百疾易攻，至于视听，不至聪明，手足举动不随，其身体劳倦，头目昏眩，风气不顺，宿疾时发，或秘或泄，或冷或热，此皆老人之常态也。"此时对老人衰老状态的记述已较为形象。

其后，元·朱丹溪《格致余论·养老论》曰："人生至六十、七十以后，精血俱耗，平居无事，已有热证。何者？头昏，目眵，肌痒，溺数，鼻涕，牙落，涎多，寐少，足弱，耳聩，健忘，眩运，肠燥，面垢，发脱，眼花，久坐，兀睡，未风先寒，食则易饥，笑则有泪。但是老境，无不有此……夫老人内虚脾弱，阴亏性急。内虚胃热则易饥而思食，脾弱难化则食已而再饱，阴虚难降则气郁而成痰，至于视听言动，皆成废懒。百不如意，怒火易炽。"形象地记述了老人的多方面衰老表现。将衰老之象记述得如此全面，在中医古籍中十分罕见，有力补充了中医对五脏衰老之象的认识。

二、衰老的具体功能表现

（一）后天五体，形态衰变

颜面部的皮、肉、筋、脉、骨五体，形态结构在中年之时到达最鼎盛，之后随着年龄增长而不断衰变，而且改变的程度各不相同；但是，五体的生理功能不会发生重大的变化，仍然能够包绕五官七窍，咀嚼吞咽饮食，形成表情，发出声音，外护卫表而内通血脉。

从五体的功能来看，虽然五体的形态随着增龄逐渐衰退，但是仍能保持其功能。如皮肤虽然皱坠，但仍然能够防御外界邪气；筋肉虽然枯瘦，同样能形成表情、发出声音；骨骼虽然下陷，但还能维持颜面之形。色者，容之表也。颜面气色最为表浅，在皮肤这一层就已展现，随着年龄的改变也最为直观。《论衡·无形》有"人少则肤白，老则肤黑，黑久则黯，若有垢矣"；《灵枢·天年》也有"七十岁……皮肤枯"的论述；《释名汇校》对人 70 岁以后颜色改变的描述更为直观："七十曰耄，头发白耄耄然也。八十曰耋，耋，铁也，皮肤变黑，色如铁也。九十日鲐背，背有鲐文也。或曰黄耈，鬓发变黄也；耈，垢也，皮色骊悴，恒如有垢者。"总体上分为色之变黑转黯与气之光泽不再两类。

皮肤为人体第一道外围，精气内含，宝光外发。随着人体衰老，古人描述其发生了"碎纹""面无光泽"等变化。颜面皮肤的衰败从厚度最薄、活动量最大的部位开始，逐渐向其他方向延伸。五官周围的皱纹是最早发生的改变，也是改变最为明显的地方，因其活动量最高，主要从眼周、口唇周围、眉心皮肤的衰败，逐渐扩大至整个面部。而颜面血脉的衰败，是从最外层的皮部开始，逐渐向里层延伸。随着皮肤下的毛细血管网的衰减，使得血供降低，毛细血管网的透射减弱，则整个脸面荣华颓落，红润不再。

另外，颜面骨骼的衰败由上而下，不经细察不易发现。随着眼眶骨的细微下陷，下颌骨的逐渐增粗，需要较长时间才能明显看出来。当然，其间可能会因整体的骨萎而出现骨折、牙齿脱落而被感知。最后，颜面毛发的衰败，最早从头发开始变白脱落，逐渐向髯须、眉毛递进，最后是面部的毳毛。从经络在头部位循行来看，头发属足少阴，而髯须、眉毛属足阳明。少阴肾气需要维系全身，消索较快，因而头发之色容易改变；而阳明胃气得到了后天水谷补足滋养，故而髯须、眉毛衰变得较慢；最后精气完全衰竭于上，细小的毳毛同样无法避免脱落。

人体由壮年到老年的时期，先天肾精的匮乏，宗气不足以托举，以及元神的衰减，使得面部骨骼衰而下陷，再随着牙齿脱落和筋肉下坠，整体轮廓逐渐变得塌瘪而扁平。总结人体后半程因衰老而使得颜面轮廓的改变，是以额部为代表的上部逐渐单薄，中部牙齿的逐渐脱落，以下颌为代表的下部逐渐增宽，致使面部整体变得相对塌陷。

（二）五官七窍，功能衰退

五官七窍有"体"（形态结构）与"用"（生理功能）之分。从外表形态来看，官窍被覆盖的皮肉筋骨部分仍然归于五体的范畴，且由于五官处的活动最为频繁，因而受到筋肉牵拉，官窍周边皮肤出现细小皱纹会较他处更甚；但是从官窍内部的结构看，是不容易随着年龄的增长而发生明显改变的。反而，其生理功能会随着年龄增长而衰退，人体感知外界的能力下降，会造成社交活动的诸多不便。

《灵枢·口问》云："上气不足，脑为之不满，耳为之苦鸣，头为之苦倾，目为之眩。"说明上气不足可以导致头面官窍出现功能失常的病理表现，而这些表现正是由于年龄增长而使脾气下陷，清阳不升，精微不能濡养上窍，头面失于荣养所致。明·李梴《医学入门·养老》中也指出年老精血俱耗，会引起七窍反常。其曰："年老精血俱耗，平日七窍反常，啼号无泪，笑如雨流，鼻不嚏而出涕，耳无声而蝉鸣，吃食口干，寐则涎溢。"

鼻、耳、口及眼的附属组织，作为中空的官窍，由五体围成。因长期受到上奉之津液、血气的滋养，且化生的五液长期濡养着官窍，孔窍内部不易发生较大的改变。但是从其功能来看，五官七窍等感觉器官对事物的感知，均反映于脑。清·王惠源《医学原始》曰："五官居于身，……最近于脑，必以脑先受其象而觉之，而寄之，而存之。"李东垣《脾胃论·五脏之气交变论》引张洁古文云："视听明而清凉，香臭辨而温暖，此内受天之气，而外利九窍也。"明确指出人的视觉、听觉、感觉等，都是脑的功能活动。王清任在《医林改错》中指出："灵机记性在脑者……两耳通脑，所听之声归脑两目系如线长于脑，所见之物旧脑鼻通于脑，所闻香臭归脑小儿周岁脑渐生，舌能言一二字。"也把人的视觉、听觉、嗅觉、记忆和言语等功能归之于脑。随着老龄精气的消耗、元神的昏沉，长久感知外物时间过长，最终使听觉、味觉、嗅觉等感觉逐渐迟钝退化，难以发挥正常的生理功能。

《素问·金匮真言论》曰："开窍于目，藏精于肝。"人的视觉主要归肝所主，依赖肝血的濡养和肝气的疏泄，故肝在旁为目。《灵枢·脉度》也说："肝气通于目，肝和则目能辨五色矣。"随着年龄的增大，渐渐累及肝脏精气亏虚，出现肝肾两亏，但此时表现以肝为主，肝系亏虚的表现逐渐出现并凸显。

肝开窍于目，此期比较突出的特点是围绕眼睛的各种衰老改变，如视力下降，白睛靠近黑睛处发黄，血丝增多等。同时，《素问·五脏生成》认为"肝受血而能视"，这说明眼能视万物，别黑白，审长短，与肝有密切的关系。明·傅仁宇《眼科大全》云："目得血而能视，今肝伤血少，故令目暗。"清·马化龙《眼科阐微·亨集·老年眼症》中提及："老者气血两虚，精粹者不能上升于目。"老年人肝血不足，目失所养，就会出现两眼干涩，视力减退或夜盲；肝火上炎，常见目赤多泪。

肺开窍于鼻，在液为涕。鼻作为呼吸的门户之一，与肺相连，其通畅与嗅觉功能，由肺所主。所以《灵枢·脉度》曰："肺气通于鼻。"鼻腔的湿润，要靠涕的分泌润泽，而涕也主要与肺相关。60岁，在肝肾精气亏虚基础上，衰老渐渐累及心脏，出现心系的衰老，鼻系的衰老为外在突出特点。心血不足，空窍失养，故九窍皆不利，涕泣等窍之液均不得收摄，故涕泣俱出。

脾开窍于口，其华在唇。《灵枢·脉度》曰："脾气通于口，脾和则口能知五谷矣。"《素问·阴阳应象大论》曰："脾主口……在窍为口。"《灵枢·五阅五使》曰："口唇者，脾之官也。"口唇为脾之外候，脾脏所化生的精气向上荣养于口唇，脾脏的盛衰影响口唇的荣枯色泽变化。脾气健气血足，则口唇红润饱满有光泽；老年脾气衰气血虚，则口唇萎黄枯槁颜色晦暗。

《素问·宣明五气》曰："五脏化液……脾为涎。"《灵枢·九针论》曰："脾主涎。"脾在液为涎，一方面与脾主运化津液的功能有关，涎为津液的一种，能保护口腔黏膜，润泽口腔，并有助于食物的吞咽和消化；另一方面与脾经的走形有关，脾经连舌本，散舌下，涎为口中之津液，因此脾在液为涎。脾气健运则涎液分泌适中，老年期脾功能减弱，运化或升清不足，可导致津液不能上承，涎少而口干；若脾胃不和，会导致口涎过多。70岁时，在肝肾精气亏虚，心血不足，心脉不利的基础上，渐渐出现并凸显脾衰表现。脾开窍于口，脾气不足，运化不利，痰湿上泛，故口中痰涎增多，舌不知味；脾不升津，故口干。

耳的功能，即听觉的功能状况，与肾密切相关。故《灵枢·脉度》曰："肾气通于耳。"因此，增龄导致的肾功能衰退，将引起听觉衰退。除此以外，《素问·通评虚实论》又有"头痛耳鸣，九窍不利，肠胃之所生也"。

舌主司味觉，并是人发音出语的重要器官之一。舌之功能正常，依赖于心主血脉及主神志功能的正常。故《灵枢·脉度》曰："心气通于舌，心和则舌能知五味矣。"老年人心气不足，将引起舌功能衰退，影响老年人辨五味，舌头转动的灵活度、说话流利顺畅度等。

由以上可知，五官七窍随着时间的推移改变，重点主要在于主司感觉外界的生理功能逐渐退化；其形态结构的改变不为主要矛盾，且归在五体改变当中。

（三）心神瞬变，元神久昏

心神和元神都在年老之时随着年龄的增加逐渐衰退，西汉《淮南子·原道训》曰："夫精神气志者……躁而日耗者以老。"明·徐春甫《古今医统大全·老老余编（上）》曰："老人衰倦无所用心，若只令守家孤坐，自成滞闷。"徐春甫在此补充了心之衰老的表现。60岁，衰老渐渐累及心脏，出现心系的衰老。心藏神、主神志，心血不足，心脉不利、脑海失于荣养，故元神久昏。

人之年岁渐增，上有父母，下有妻儿，处处都要安顿完善，时时皆需考虑周全，俗务缠身，耗气伤精，心血消耗巨大，元神逐渐衰惫，面色始现老象。清·刘一明《象言破疑》总结此时"内而七情六欲，迷其真，外而万缘万事，劳其形，认假为真，以邪为正，以苦为乐，顺其所欲，无所不至，将本来精气神三宝，消化迨尽"。元神由鼎盛时期的聪慧敏捷，到近百之龄时"神气皆去，形骸独居而终矣"，逐渐地昏沉。

《灵枢·口问》曰："液竭则精不灌，精不灌则目无所见矣。"由于精元衰减导致神无所化，自然难以视物。其次，元神对外界刺激做出的反应迟钝而顽固。由于供养元神之心血的逐渐亏损，元神逐渐不禁消耗，从而逐渐反应迟钝，不易改变。《淮南子·精神训》曰："夫孔窍者，精神之户牖也；而气志者，五脏之使候也。耳目淫于声色之乐，则五脏摇动而不定矣。五脏摇动而不定，则血气滔荡而不休矣。"再深入下去，魂魄飞散于外，元神混沌难明，则易痴傻呆滞，不辨亲疏远近人物。当元神长久不得充养，心血亏虚到极致之时，不但白天不精神而夜晚不易安睡，久则更会出现健忘、痴呆等失神的表现。神随物化，气逐神消。《灵枢·大惑论》曰："上气不足，下气有余……虚则营卫留于下，久之不以时上，故善忘也。"

最后，老年人能够掌控的事物变少，开始患得患失；再加上如果有容颜、官窍、身体各处的改变，造成连正常生活都出现疼痛不便、处处受限，焦虑和苦恼更是无处发泄。孤阴不能制阳，元阳亢奋，表现在元神上则是元神孤僻之火象，《千金翼方·养老大例第三》曰："老人之性，必恃其老，无有藉在，率多骄恣，不循轨度，忽有所好，即须称情。"

因此，人到老年之后，元神昏沉。《格致余论·养老论》曰："视听言动，皆成废懒。百不如意，怒火易炽。虽有孝子顺孙，亦是动辄扼腕。况未必孝顺乎！"

（四）脏腑亏虚，运动迟缓

《素问·上古天真论》曰："七八，肝气衰，筋不能动，……今五脏皆衰，筋骨解堕，天癸尽矣。"说明衰老之人，尤其是男性，由于肝之气血衰退、筋膜失养，会导致筋的柔韧性降低，筋力不健，运动不利。再者，《素问·五脏生成》曰："诸筋者，皆属于节。"筋的功能下降，自然会影响到其联络的关节出现僵硬、屈伸不利等衰老变化，也会使人的运动能力下降。

同时，肝为"罢极之本"。《素问·六节藏象论》赋予肝以"罢极之本"，即肝为人体忍疲耐劳的根本。也就是说，肝中气血充足，则人能耐受疲劳，运动耐力强健；肝中气血衰弱，则人不耐疲劳，运动耐力下降。

又因肾藏精，生髓充养骨骼。《素问·六节藏象论》曰："肾者……其充在骨。"故骨骼的衰老也会使年老之人运动能力下降。

除此以外，人体的行动、运动，主要由四肢发出，而四肢的营养来源于脾胃运化的水谷精微；营养能达于四肢，也要靠脾对清阳的升腾宣发。故《素问·阴阳应象大论》曰："清阳实四肢。"因此，年老脾胃衰弱，气血衰落，肌肉自然失于满壮。如清·李用粹《证治汇补·内因门》曰："脾衰则运动迟难。"

（五）营卫虚少，昼夜失调

从《黄帝内经》的观点来看，寤寐的发生与自然界日夜节律息息相关，人体阴阳二气随着自然界昼夜节律的运动变化决定了人体的寤寐周期。

《灵枢·口问》曰："卫气昼日行于阳，夜半则行于阴，阴者主夜，夜者卧；阳者主上，阴者主下；故阴气积于下，阳气未尽，阳引而上，阴引而下，阴阳相引，故数欠。阳气尽，阴气盛，则目瞑；阴气尽而阳气盛，则寤矣。"卫气从足太阳膀胱经开始日行于阳经，阳跷脉为膀胱经之别，阳跷脉气盛则目开而寤；卫气从足太阴肾经夜行于阴经，阴跷脉为肾经之别，阴跷脉气盛则目合而寐。

而年老之人其睡眠-觉醒节律会随着衰老而前移，昼夜节律失调。《灵枢·营卫生会》曰："黄帝问于岐伯曰：……老壮不同气，阴阳异位，愿闻其会……黄帝：老人之不夜瞑者，何气使然……老者之气血衰，其肌肉枯，气道涩，五脏之气相搏，其营气衰少而卫气内伐，故昼不精，夜不瞑。"可知老人睡眠昼夜颠倒即白天精力不足、晚上睡眠不实或不足，与其气血不足、五脏之气衰少、卫气内耗有关，归根结底是由于营卫气血亏虚，导致了老年人睡眠-觉醒节律的改变。

《难经·四十六难》曰："老人卧而不寐，少壮寐而不寤者，何也？然：经言青少年者，血气盛，肌肉滑，气道通，荣卫之行不失于常，故昼日精，夜不寤。老人血气衰，肌肉不滑，荣卫之道涩，故昼日不能精，夜不得寐也。故知老人不得寐也。"此论与《素问·营卫生会》基本相同，均将老者和壮者昼夜睡眠不同的生理情况作对比，解释了其关键是由于营卫运行的正常与否、气血的充盈或衰少所致，说明营卫衰少、气血不足，破坏了营卫昼夜运行规律而影响老年人的睡眠-觉醒节律。营卫虚少，气血不足，五脏失养而功能异常，营卫不能协调而行，白天卫气不能正常地行于阳，故昼不精，夜间卫气难以正常地行于阴，故夜不寐。

（六）脾肾虚衰，二便异常

明·万全《养生四要·却疾》曰："人年六十，法苦大便艰涩秘结。"年老之人肾气虚衰，失于固摄、膀胱失约，抑或肺脾气虚、下焦不固，易夜尿频多；若脾胃失健，运化无力，大肠传导失职，糟粕内停，则生便秘；肾主五液，司二便，肾之阴津损耗，则肠道干涩，肾阳不足，命门火衰，则阴寒凝结，传导失常而成"老人秘"。

明·虞抟《医学正传·秘结》曰："肾主五液，故肾实则津液足而大便滋润，肾虚则津液竭而大便结燥。"《千金翼方》曰："人年五十以上，皆大便不利，或常苦下利。"清·叶天士《临证指南医案·便闭》曰"高年下焦阴弱，六腑之气不利，多痛，不得大便""六旬又六，真阴衰，五液涸……大便秘闭"。故脾肾虚衰，胃肠郁滞，腑气不通，促衰老也。

《儒门事亲·推原补法利害非轻说十七》曰："老人目暗耳聩，……心火上乘肺而不入脬囊，故夜多小溲，若峻补之，则火益上行，脬囊亦寒矣！"解释了肾衰而现衰老表现的机制，并论及老人用药不可峻补，实为经验之谈，补充了《黄帝内经》论述之不足。

三、老年期常见的功能障碍

（一）运动功能障碍

平衡和步态功能障碍是老年人最常见的运动功能障碍，也是引发老年人跌倒的主要原因。每年有30%的65岁以上老人发生跌倒，其中17%的跌倒归因于平衡障碍或步态异常，85岁以上老人跌倒相关的死亡率已经超过1/10 000。《素问·上古天真论》曰："今五脏皆衰，筋骨解堕，天癸尽矣……行步不正。"反映了老年人因五脏衰退，筋骨懈怠无力，天癸枯竭，而使身体沉重，步态不稳定。在日常生活中，老年人为了增加步态稳定性，可能会采取更加谨慎的、缓慢的步行策略，体现在步行速度下降，步长变短，步幅下降，双支撑时间增加，摆动时间减少。

清·冯兆张《冯氏锦囊秘录》曰："脑为元神之府，……四肢百骸之用。"《灵枢·海论》曰："髓海有余，则轻劲多力，……髓海不足，懈怠安卧。"说明髓海充盈与否，直接关系到整个机体的运动。脑是一身之统帅，为支配、统调躯体各个器官协调运动的总指挥，包括骨骼、肌肉、皮毛及其他组织在内的统一整体。脑与经络一气贯通，血脉相连。清·朱沛文《华洋脏象约纂》曰："统领官骸，联络关节。"脑是维持、调节和指挥整个人体生命活动的最高级主宰器官。年老之人髓海不足，则失于统摄，致使官骸、关节协调能力下降，导致老年人平衡和步态功能障碍。

脾主一身之肌肉，脾病则筋骨肌肉皆无气以生。《素问·脏气法时论》曰："脾病者，身重善肌肉痿，足不收，行善瘈，脚下痛。"又因脾主生血统血。清·汪宏《望诊遵经·老少望法相参》曰："血气盛，肌肉滑，气道通，营卫之行速。及其老也，血气衰，肌肉枯，气道涩，营卫之行迟。"老年人因增龄而内脏精血虚耗，荣卫气血失度，或脾胃亏虚不能运化水谷精微达于四肢，日久肌肉筋骨不养，或脾虚下陷，胸中大气虚损致使肌力、耐力、肌肉质量、最大等长收缩力下降，增加跌倒、骨折的风险。除此以外，随着年龄的增长，老年人中枢神经控制能力下降，躯干摇摆幅度大，反应能力下降、反应时间延长，平衡能力、协同运动能力下降。

《养老奉亲书·形证脉候第二》曰："年老之人，痿瘁为常。"《素问·痿论》曰："肾气热，则腰脊不举，骨枯而髓减，发为骨痿。"宋·窦材在《扁鹊心书·骨缩病》中曰："此由肾气虚惫，肾主骨，肾水既涸则诸骨皆枯，渐至短缩。"清·唐宗海《中西汇通医经精义》曰："肾藏精，精生髓，髓养骨，故骨者，肾之合也，髓者，精之所生也，精足则髓足，髓在骨内，髓足则骨强。""肾者水脏也，今水不胜火，则骨枯而髓虚，故足不任身，发为骨痿"（《素问·痿论》）。肾其充在骨，藏精生髓，年老之人肾精不充，肾气渐虚，肾水枯竭，气血生化无力，肌不充骨不长，筋骨疲惫，痿软无力，以致骨痿，使其步态不稳，行走困难。

老年人常见的疾病如膝痹，也是引发平衡和步态功能障碍的主要疾病。老年人五脏俱衰，精气渐竭，筋骨衰退亦可致膝痛。清·张璐《张氏医通·膝痛》曰："经云：膝者筋之府，屈伸不能，行则偻俯，筋将惫矣。"《寿世保元·脚气》曰："风湿流注经络间，肢节缓纵不随。老人脚膝疼痛，不能履地。"《临证指南医案·腰腿足痛》曰："老年腰膝久痛，牵引少腹两足，不堪步履。"陈士铎《辨证录·痹证门（十一则）》曰："人有脚膝疼痛，行步艰难。"膝痹还可改变行走方式和承重能力。这种改变会扭曲足部的承重平面，在引起疼痛、畸形的同时，影响老年人的平衡功能，降低了老年人的活动能力，增加了跌倒风险。

除老年人常见的肌肉骨骼疾病以外，老年肺胀患者在形体上表现为腹肌虚弱无力，腰酸腿软，步履蹒跚，行动迟缓，不耐行走，平衡性差，容易跌倒。

（二）认知障碍

1. 记忆障碍

记忆障碍是指个人处在一种不能再记住或回忆信息或技能的状态，是老年人认知功能障碍的突出和早期症状，是诊断认知功能障碍的必需条件。老年记忆障碍主要表现为记忆力下降，记事不牢，容易忘事。

脑为髓海、元神之府，清·汪昂《本草备要·辛夷》曰："吾乡金正希先生尝语余曰：人之记性，皆在脑中。"王学权《重庆堂随笔》曰："人之记性含藏在脑，……水髓充足，则元神清湛而强记不忘。"清·林珮琴《类证治裁·健忘》曰："健忘者，陡然忘之，尽力思索不来也……老人健忘者，脑渐空也。"人至老年脏腑功能减退以致肝肾亏虚、肾精不足不能生髓，髓海空虚、神机失用而记忆减退。

虽健忘发病病位在脑，然亦与五脏、痰瘀浊毒等密切相关。《圣济总录·心脏门·心脏统论》曰："心衰则健忘，心热则多汗。不足则胸腹胁下与腰背引痛，惊悸恍惚，少颜色，舌本强。有余则骨痛胸中支满，胁下及膺背肩胛两臂痛。"此段是心脏疾病的总论，其后子目中列有疾病"心健忘"，曰"健忘之病，本于心虚，血气衰少，精神昏愦，故志动乱而多忘也"。可知"心衰则健忘"中的"心衰"是因，具体指因心的气血衰少而致的"健忘"。因而《圣济总录》中的"心衰"指的是健忘的病机心气血衰少，而不是一种疾病名。现代学者也多认为此处之"心衰"指心气血不足、气力衰微之义，与心力衰竭无关。故老年心气血衰少易致健忘也。

《黄帝内经》将记忆、思维归于"神"，由心主宰并与五脏相关，《素问·宣明五气》曰："心藏神，肺藏魄，肝藏魂，脾藏意，肾藏志。"五脏在精神意识、思维活动、记忆等功能中起主导作用，五脏所藏精气为"五神"化生的物质基础，五脏精气充盛则五神安藏守舍而神识清晰、思维敏捷、反应灵敏；且适度的喜、怒、忧、思、悲、恐、惊有助于维持人体正常心理状态，而喜、怒、忧、思、悲、恐、惊过度将导致疾病，健忘亦不例外。年老患者由于脏腑气血功能衰退，外加生活琐事烦扰，常会出现情志不畅而致健忘，如《灵枢·本脏》曰："心高则满于肺中，悗而善忘，难开以言。"《素问·调经论》曰："肾，盛怒而不止则伤志，志伤则喜忘其前言。"又如陈士铎在《辨证录·健忘门》中曰："人有气郁不舒，忽忽如有所失，目前之事竟不记忆，一如老人之善忘。"

老年人认知功能障碍的记忆下降多以近事记忆及瞬时记忆损害为主。《辨证录·健忘门》曰："人有老年而健忘者，近事多不记忆，虽人述其前事。犹若茫然，此真健忘之极也。"而瞬时记忆损害则表现为："人有对人说话，随说随忘，人述其言，杳不记忆，如从前并不道及。"清·李中梓《证治汇补·健忘》曰："健忘者，陡然而忘其事也，为事有始无终，言谈不知首尾。"上文都是对瞬时记忆损伤的描述。

老年健忘者不仅近事记忆及瞬时记忆减退，而且回忆启动困难，暗示亦不能改善其症状，并且反复出现，持续存在，时作时止。明·龚居中《痰火点雪》曰："健忘者，陡然而忘其事，尽心竭力，思忖不来，为事有始无终，言谈不知首尾，时作时止。"明·王肯堂《证治准绳·杂病》中曰"心之昏者，精神既短，则目前不待于伤心，而不能追忆其事矣""语后便忘，不俟终日已。神志不定，事多健忘""多忘善误"。清·王学权《重庆堂随笔》曰："语后便忘，不俟终日，纵复追忆，邈若山河。"

老年健忘常见于中风，《杂病源流犀烛·中风》曰："中风后善忘。"老年人群元气亏虚，气为血之帅，气虚不能鼓动血脉运行，血行无力，瘀滞脑络，则神机失用，可见转盼遗忘、多忘善误等认知功能损伤症状。

2. 意识障碍

意识障碍是多种原因引起的一种严重的脑功能紊乱，为临床常见脑功能障碍之一。祖国医学无意识障碍病证名称，《黄帝内经》记载"暴露不知人"，与意识障碍状态特点相似，但无相关病名。金·成无己《伤寒明理论》曰："昏冒而神不清者，不知痛痒，世谓之昏迷者是也。"他首次提出"昏迷"一症，其所指神识障碍包括昏愦迷蒙、谵语烦躁或伴手足抽搐等，内涵广泛，与意识障碍不尽相同。老年意识障碍，尤其是长期的意识障碍，会伴有多种并发症，严重影响老年人的身体健康和生活质量，也会给社会带来巨大负担。

老年意识障碍可见谵语、癫狂、不知人。中医认为胃肠实热上扰轻则烦躁，重则谵语。《伤寒论·辨阳明病脉证并治》中"阳明病，胃中燥，大便必硬，硬则谵语""阳明病，谵语，有潮热，反不能食者，胃中必有燥屎五六枚也"等论述，肯定了胃肠干燥，大便不通可引起失神改变。《黄帝内经》中也指出老年阳明有病易致失神的改变，《素问·热论》曰："二日则阳明与太阴俱病，则腹满，身热，不欲食，谵言。"《素问·诊要经终论》中也较多论述了阳明经气绝，虚阳上越，扰及神明，神志失常的症状，可见口目抽搐等，正如论中所说"阳明终者，口目动作，善惊，妄言"。

除谵语，《黄帝内经》认为癫狂的主要原因也在阳明。《素问·厥论》论述六经脉之厥状病能，唯独阳明病致脑神失常症，其中说"阳明之厥，则癫疾欲走呼，腹满不得卧，面赤而热，妄见而妄言"。《素问·阳明脉解》曰"阳明者……，病甚则弃衣而走，登高而歌，或至不食数日，逾垣上屋，所上之处，皆非素所能也""其妄言骂詈，不避亲疏而歌者，何也？岐伯曰：阳盛则使人妄言骂詈，不避亲疏，而不欲食，不欲食，故妄走也"。

"不知人"也类似昏迷、昏睡等意识障碍表现。《黄帝内经》认为主要与阳明邪气亢盛有关。《素问·热论》曰："阳明者，十二经脉之长也，其血气盛，故不知人。"

（三）心肺功能障碍

心肺同居上焦，心主血、肺主气，气血相依，肺与心在病理上常常相互影响，肺之病变可以传于心，如"温邪上受，首先犯肺，逆传心包"（《温热论》）；心为阳中之阳，肺为阳中之阴，正常心阳有温煦肺金之功，若心阳有余却又可化火上炎伤肺，是故心之功能异常也可导致肺的病变，所谓"心火太盛，必克肺金"。因此，心肺相互的病理影响将使心肺之间的关系失衡，引起心肺功能障碍。心肺功能障碍会导致老年人的体能下降，限制日常活动能力，严重影响生活质量，甚至危及生命。

1. 气病及血，易扰心神

肺病易传心，因为肺与心毗邻，又卫气营血相关。肺病逼心，最为关键的是气病及血。气为血帅，血液生成、运行与肺密切相关。肺主气，年老之人肺伤则气损，气损则营血化生乏源、津液血行迟滞，导致痰浊内生，心脉瘀痹，困阻胸阳，扰动心神，致使气血失和、痰瘀互见。

肺病及心，主要是肺主气、司呼吸的功能障碍而影响心主血脉、心主藏神功能。清·吴谦《订正仲景全书伤寒论注·辨不可汗病脉证篇》曰："动气在右，肺气不治，心不恒德。"年高体弱，肺气虚损、宣发肃降失常或肺气有余，皆易动血扰心神。唐·杨上善《黄帝内经太素·色脉诊》曰："肺气并心，心实故惊。"

肺病对心血生成的影响，清·杨时泰《本草述钩元》认为，若肺阴不降入心，则清中之浊不能入胃而生血，血液生成不足最终还是导致心之功能障碍。杨时泰在书中多次提及肺气伤则包络之血不生，对于气病及血的心肺相关的功能障碍变化，杨时泰认为是因为肺之阴气亏虚引起，肺之阴气亏则导致心火炎上而不降，心火不降则刑金而金不生水，肾为肺之子，肾中精气失肺金之孕育，故肾水不及化而血病。老年肺病影响心血的生成与运行，使心血凝滞而成瘀，水液不化而成痰，痰、瘀复伤气，故气虚、痰、瘀相兼为患。清·俞根初《重订通俗伤寒论·夹痢伤寒》曰："盖心主血，肺主气，凝滞则伤气，郁热则伤血，气血既病，则心肺亦病矣。"

2. 外邪逆传，由肺及心

肺开窍于鼻，外合皮毛，是人体和外界沟通的直接通道，承担着布散卫气抵御外邪之功。年老之人肺失卫外，寒邪内侵，可致心阳闭阻、心神受困。《黄帝内经太素》谓："肺以逼心，故肺病，心寒喜惊，妄有所见。"清·何梦瑶《医碥》曰："包络之邪，皆由各脏腑经脉传来，如从胸痛至心，是肺心病。"

肺源性心脏病多以老年人为高发人群。年高体弱，正气虚衰，肺气不足，出现少气不足以息、声低气怯等表现。而包络之邪由肺传心，元·王好古《此事难知·伤暑有二》曰："伤寒始自皮毛入，是从肺中来。"温病与伤寒同属外感热病，叶天士《温热论·温病大纲》曰："温邪上受，首先犯肺，逆传心包。"肺居上焦，开窍于鼻，主司呼吸，与天气相通；肺为华盖，其位最高；肺外合皮毛，与卫气相通，主一身之表，所以温邪初犯人体，肺卫先伤，即见肺卫表证。手太阴肺的病变不解则内传，传至阳明气分为"顺传"，传变至心包是邪入营分内陷为"逆传"。

心肺在温病的病变过程中，叶天士认为，肺主气属卫，心主血属营。卫气通肺，营血通心，外邪自卫直接入营，是为逆传。温病外邪逆传，由肺及心，是病邪传变迅速，病情急剧，病势险重的表现。温病四大家之吴鞠通在《温病条辨》中也提出"凡病温者，始于上焦，在手太阴"，认为"温病由口鼻而入，鼻气通于肺，口气通于胃，肺病逆传则为心包"。故老年肺源性心脏病或者因久病肺虚，迁延失治，痰浊潴留，气还肺间，日久导致肺虚，肺虚卫外不固，外邪六淫易于反复乘袭，诱使本病发作，病情日益严重。障碍首先在肺，后期病及于心。

3. 心气有余，火盛乘肺

心肺相邻，老年心病也常影响及肺，早在《黄帝内经》中就有"心移寒于肺""心移热于肺"之论，《素问·气厥论》曰："心移寒于肺，肺消，肺消者，饮一溲二，死不治。心移热于肺，传为膈消。"后世医家论述集中体现在"心火炽盛，灼伤肺金"。如《冯氏锦囊秘录·阴阳别论》曰："心火太盛，必克肺金。"明·李中梓《内经知要》曰："心传肺者，为火克金，曰死阴，不过三日死。"张介宾《类经·阴阳发病》曰："心之肺，自心传肺也。以火克金，阴气散亡，故曰死阴，不过三日而死。"

老年心火传于肺的障碍多表现为心烦嗌干，口干，咳血，鼻衄，痰多等。张志聪《黄帝内经素问集注·五常政大论篇第七十》曰："心热烦，嗌干善渴，火炎于上也。肺者心之盖，鼽嚏善悲，火热烁金也。"明代汪绮石论劳嗽责之心火乘金，《理虚元鉴·心肾不交论》曰："心肾不交，心火炎而乘金，天突急而作痒，咯不出，咽不下，喉中如有破絮粘塞之状，此劳嗽已成之症也。"清代喻嘉言认为，心君之火可伤肺致咳，而心君之火与下焦相火两火相合为患最烈，肺咳十有八九是由此两火相合上犯引起的，即清·喻嘉言《医门法律·咳嗽论》所说"进而求之于火，则有君相之合，无内外之合，而其足以令人致咳者，十常八九"。心肺同居胸上，心火原本就容易克制肺金，然而喻嘉言认为，"君火无为而治，恒不自动，有时劳其心而致咳，息其心咳亦自止，尚不为剥肤之灾也。惟相火从下而上，挟君火之威而刑其肺，上下合邪，为患最烈"。

明代张景岳认为"火病于心而并于肺"，因肺在志为悲，可引起"悲妄"；火逼血而妄行，可引起鼻衄。龚廷贤注意到心肺病理上相互影响与火、痰两个病理因素有密切关系，"火者痰之根，静则伏于脾土，动则发于肺金"。心火炼液为痰，所以说火是痰之根，肺主通调水道宜润宜畅，火邪、痰浊皆不利肺金之清肃，痰火动则肺发痰嗽，所谓"水澄则清，水沸则浑"。金代刘完素认为老年中风也与心肺病理上相互影响有关，《素问病机气宜保命集·病机论第七》曰："中风偏枯者，由心火暴盛，而水衰不能制，则火实克金，金不能平木，则肝木胜，而兼于火热，则卒暴僵仆。"

由于心火乘肺的心肺功能临床常见，有医家总结了其具体的障碍表现。如明·董宿《奇效良方·咳嗽通治方》曰："咳嗽喘呕，痰涎壅盛，胸膈痞满，咽嗌不利。"《证治准绳·杂病》曰："心移热于肺，传为膈消是也。舌上赤裂，大渴引饮，少食，大便如常，小便清利，知其燥在上焦。"

4. 心阳不足，火衰金冷

年老之人心阳不足，肺失温煦，可发为肺冷，肺冷则气机升降失常。清·唐宗海《医经精义》曰："心火不足，则下泄，上为饮咳，皆不得其制节之故也。惟肺制心火，使不太过，节心火不使不及，则上气下使，无不合度。"张介宾《类经·四时脏脉病有太过不及》曰："夏脉太过，则阳有余而病在外，故令人身热肤痛，而浸淫流布于形体；不及则君火衰而病在内，故上为心气不足而烦心，虚阳侵肺而咳唾，下为不固而气泄。以本经脉起心中，出属心系，下膈络小肠，又从心系却上肺故也。"

年高体弱，心气不足则神伤，神伤则心失五脏之主，肺金亦为之影响。明·李中梓《内经知要》曰："悲生于心，故心系急，并于肺，则肺叶举。不通不散，则气壅而为水，火主刑金，金主气，故气消也。"明·秦景明《症因脉治·内伤劳伤》曰"心虚劳伤之症，惊悸恍惚，神志不定，心痛咽肿，喉中介介如梗，实则毛焦发落，唇裂舌赤，烦热咳逆，此心劳之症也""心虚劳伤之因，曲运神机，耗散心血，内而欲火妄动，外而起居如惊，则诸念动处皆是火，火旺伤金，咳逆气急，则心劳之症作矣"。

（四）心理障碍

老年认知障碍患者还常伴有情感障碍、反应迟钝、兴趣降低等心理功能障碍。唐·孙思邈《千金翼方·养老大例第三》曰："人年五十以上，万事零落，心无聊赖，健忘瞋怒，性情变异。"比较符合老年认知障碍患者出现的懒动、沉默寡言、神情淡漠、情绪失常或缺乏兴趣等表现。

唐·王焘《外台秘要·镇心丸》曰："喜怒愁忧，心意不定，恍惚喜忘，夜不得寐。"宋·赵佶敕《圣济总录·心健忘》曰"精神不足，健忘，懒语多惊""久怀忧戚，气滞血涩，失志健忘，饮食无味"。以上医家都认为认知功能障碍患者可伴有抑郁心境。元·朱丹溪《丹溪心法·健忘六十二》也说："健忘者，此证皆由忧思过度，损其心胞，以致神舍不清，遇事多忘，及思虑过度，病在心脾。"其他古医籍中的久怀忧戚、心烦意乱、烦躁易怒、忧愁、思虑、昏惑悲妄、不欲闻人声、反常心性、志意不定、心神不宁等，也都从不同角度反映出认知功能障碍患者的情绪变化。

（五）视觉功能障碍

中医学认为，脑为元神之府，古代医家已经认识到视、听、嗅、言等感觉功能皆归于脑。清·王清任《医林改错·脑髓说》曰："灵机记性在脑。"并对脑功能进行详细阐述："两目即脑汁所生，两目系如线，长于脑，所见之物归于脑。"而年老之人则如《灵枢·海论》云："髓海不足，则脑转耳鸣，……，目无所见。"

"目始不明"是人体最先出现的衰老表现。人进入老年之前常常出现两目干涩，视物模糊等功能减退。《灵枢·天年》曰："五十岁，肝气始衰，肝叶始薄，胆汁始减，目始不明。"《素问·阴阳应象大论》曰："年五十……耳目不聪明矣。"强调了在人体衰老过程中，视力减退是人体进入衰老期最先出现的功能衰退表现。

《素问·六节藏象论》曰："肝者，罢极之本，魂之居也。其华在爪，其充在筋，以生血气。"《灵枢·脉度》曰："肝气通于目,肝和则目能辨五色矣。"人步入老年期之后"肝气始衰",而目为肝之窍,肝在体合筋,因此衰老初期的功能衰退主要表现在目和筋方面。《灵枢·天年》曰："七八肝气衰,筋不能动。"人50岁以后,肝气衰少,因而筋屈伸不利,人体运动能力下降,肝气的盛衰决定了筋的功能,即体力活动能力。因此,肝气的盛衰在人体生命过程中是至关重要的。

同时,老年肝气亏虚引起的视觉功能障碍不仅会影响老年人的视力,又因"肝气入巅"还会导致视觉传入中枢神经系统的信息敏感度下降,从而影响机体的平衡功能,增加跌倒风险。

（六）睡眠功能障碍

人到老年,营卫气血必趋于衰退,"年过四十而阴气自半,起居衰矣",说明阴阳的平衡从40岁开始,阴气自半,为了维持平衡状态,阳气也随之减半,人的生理功能逐渐减退,这种阴阳平衡是较年轻人水平为低的一种水平,阴阳亏虚后必然导致起居衰退,主要表现为睡眠障碍（包括失眠、鼾眠、睡眠颠倒、嗜睡等）。

睡眠障碍是严重影响老年人生活质量和健康的原因之一,白天极度困乏,注意力不集中、记忆力减退,产生抑郁焦虑情绪；随着病程进展,甚至引起多脏器功能损害,并影响日常生活能力；若长期应用助眠药则增加老年人跌倒、摔伤的风险。

1. 失眠

老年失眠症属中医学"不寐"范畴,亦称"不得眠""不得卧""目不瞑"等,是因外感或内伤等病因致使人体阴阳不交,营卫不合,脏腑功能失调,导致经常不得入寐。《黄帝内经》认为人和自然界息息相通,人体营卫、气血、经络等亦顺应"天人相应"而循环往复,从而维持正常生命。睡眠与气血强弱、营卫循行密切相关。

肝藏血而舍魂,人卧血归肝,魂也随之而归,潜藏涵养于血中。若年老血虚或素禀肝血不足,或久病失血,肝血亏损,血不涵魂,夜卧则血难归肝,魂不归藏而病不寐。《难经·四十六难》曰："老人血气衰,肌肉不滑,荣卫之道涩,故昼日不能精,夜不得寐也。"

另《灵枢·大惑论》曰："卫气不得入于阴,常留于阳,留于阳则阳气满,阳气满则阳跷盛,不得入阴则阴气虚,故目不瞑矣。"意为卫气不入于阴常留于阳,致阳盛阴虚,故目不瞑；老年人由于脏腑功能减退,营卫运行失常,气血津液流通受阻、肌肉肌肤枯涩,易出现夜不能寐或少寐、多梦、自汗、白天精神萎靡、疲乏无力、纳差；又如《灵枢·营卫生会》曰："老者之气血衰,其肌肉枯,气道涩,五脏之气相搏,其营气衰少而卫气内伐,故昼不精,夜不瞑。"明确阐明老年人机体特点是气血衰、肌肉枯、气道涩、五脏之气相搏,故其失眠病机为营气衰少而卫气内伐,具体表现为昼不精、夜不瞑。机体随着衰老易出现白天嗜睡、晚上失眠的征象,故谓"昼不精,夜不瞑"。

2. 睡眠颠倒

中医学没有"昼夜睡眠节律障碍"的病名,其临床表现的睡眠时相前移障碍和不规律的睡醒节律障碍,类似于中医学的睡眠颠倒。其最早描述见于《灵枢·营卫生会》。《灵枢·营卫生会》曰："帝问于岐伯曰……老壮不同气,阴阳异位,愿闻其会……黄帝曰:

老人之不夜瞑者，何气使然……老者之气血衰，其肌肉枯，气道涩，五脏之气相搏，其营气衰少而卫气内伐，故昼不精，夜不瞑。"这是目前已知最早记载老年人睡眠昼夜颠倒的经典医籍。老年人睡眠开始和结束时间均比常规时间大幅提前，在刚入夜就感到困倦（典型时间为晚上 7～8 点）和清晨早醒（典型时间为早晨 3～4 点）。年龄相关的昼夜生物节律变化、较少的日光暴露和活动减少可能是老年人睡眠颠倒的主要原因。

3. 嗜睡

随着年龄的不断增长，老年人出现肝肾逐渐亏虚、脑减髓消的自然衰老变化。《灵枢·海论》曰："髓海不足，则脑转耳鸣，胫酸眩冒，目无所见，懈怠安卧。"精、气、神三者为人体生命活动的根本，为人之三宝。精足，则上补脑髓，故髓海有余则足轻健而多力；反之，若髓海不足则其精气必虚，精虚则神无所养，神衰气去而诸症并现，必见怠惰安卧，多寐嗜睡。关于老年人嗜睡的生理机制有两种说法，首先是《灵枢·大惑论》曰："邪气留于上焦，上焦闭而不通，已食若饮汤，卫气留久于阴而不行，故卒然多卧焉。"提出了邪气留于上焦引发"卒然多卧"的机制。其次是清·冯兆张《冯氏锦囊秘录方脉·不寐合参》曰："《灵枢》曰：阳气尽，阴气盛，则目瞑，阴气尽，阳气盛，则寤矣。所以夜半之时，万民皆卧，命曰合阴，盖斯时卫气已尽，营气方盛故耳，寐至夜半之后，则阴气已尽，阳气方盛，故多寤者，老人阴虚，尤多犯此，是以少阴病，但欲寐嗜卧耳。"从阴阳之气来解释睡眠和觉醒的机制，提出了老年人多阴虚不寐或多寤的生理机制。

（七）吞咽功能障碍

吞咽功能障碍是以吞咽食物梗噎不顺，重则食物不能进入胃腑，食入即吐为主要障碍表现的一种病证。《灵枢·邪气脏腑病形》曰："脾脉急甚为瘛疭，微急为膈中，食饮入而还出，后沃沫。"西医学认为，吞咽障碍是由于吞咽相关的口、咽、喉、食管的神经功能紊乱，导致吞咽启动延迟、吞咽时间延长、喉抬高不良所致。

《金匮要略·中风历节病脉证并治》曰："邪在于络，肌肤不仁；邪在于经，即重不胜；邪入于腑，即不识人；邪入于脏，舌即难言，口吐涎。"张仲景认为卒中后吞咽障碍属中风范畴。孙思邈《备急千金要方·论杂风状第一》曰："风痱者，身无痛，四肢不收，智乱不甚，言微可知，则可治，甚则不能言，不可治。风懿者，奄勿不知人，咽中塞，窒窒然。"

祖国传统医学中虽然没有吞咽障碍这个名称，但是根据卒中后吞咽障碍的临床表现，如饮水呛咳、构音障碍等，其主要的障碍表现为：《针灸甲乙经》曰"暴喑气哽，喉痹咽痛不得息，食饮不下"；宋代《铜人腧穴针灸图经》曰"口噤，舌根急缩，下食难"；《备急千金要方·风痱第五》曰"夫风痱者，猝不能语，口噤，手足不遂而强直者是也"。戴元礼在其著作《证治要诀》中亦提出："中风之证，卒然晕倒，昏不知人……或舌强不语。"

除上述外，老年人因年老体弱等原因，致阴津亏虚，气血枯燥，食管失于润养，干涩难下而见吞咽功能障碍；或脾肾衰败，阳气虚弱，运化受阻，浊气上逆也可发为吞咽功能障碍。《素问·脉解》曰："所谓人中为喑者，阳盛已衰，故为喑也。内夺而厥，则为喑痱，此肾虚也，少阴不至者，厥也。"

（八）二便功能障碍

老年人二便功能异常发生率较高，严重影响其生活质量。中医认为，"有诸内必形于诸外"，排便是脏腑功能活动的表现形式之一，反映了脾、胃、肾、膀胱气化的功能状态，是体内气血津液气化功能的外在体现。同时，二便异常也可从侧面反映机体功能状态。

在老年人的二便功能障碍中，夜尿频多、便秘的发生率最高。夜尿频多，多责之老年人肾气虚衰，失于固摄，膀胱失约，亦与肺脾气虚、下焦不固有关。便秘，因大肠传导功能失常所致，但便秘不离大肠，然亦不止于大肠，盖五脏不调，皆令人秘。同时，五脏六腑不调，寒热气血失和均可导致便秘，这也是老年人便秘多发的原因。

其次，尿急、排便无力也较为常发。尿急，也常伴有尿频，多责之肺脾肾三脏之气虚，膀胱气化不利而致的水道失约。排便无力，多有大便难以排出，但却未必大便燥结，排便无力可隶属于便秘的伴随障碍，但其辨证不甚相同，无力多责之老年气虚，大肠传导失司，无力推动，气失升降，谷气不行。

对于神经系统疾病，尤其是神经变性病，二便功能障碍十分常见。如帕金森病、路易体痴呆、多系统萎缩、阿尔茨海默病等患者多有便秘症状，且在疾病早期即可发生。

1. 便秘

老年人便秘多见，发生率比青壮年高 2～3 倍。随着年龄的增加，便秘的发生率会逐渐增高，65 岁以上占 30%左右，到老年期便秘的发生频率男性可达 9%～26%，女性可高达到 21%～34%，80 岁以上的老人 80%有便秘，排便间隔时间和排便时间比老年前期分别延长了 29.7%和 39.8%，且障碍程度也随着年龄的增长而逐渐增加。

中医认为，脾肾虚衰是老年人便秘的根本原因。便秘主要是由大肠传化失司，肠腑气机升降失调，津亏肠燥所致。脾主运化，运即转运传输，化即消化吸收，运化即把水谷化为精微，供应滋养全身。同时亦运化糟粕，促进新陈代谢。大肠为"传导之官，变化出焉"，通降为顺，脾胃与大肠的关系最为密切，只有脾胃功能正常，大肠才能发挥其正常功能。因此脾主运化，胃主受纳，而大小肠皆属于胃，若脾虚胃失通降，大肠传导失司，气虚大肠推动无力，血虚大肠失润，则胃肠郁滞，腑气不通，气机失畅，脏腑功能失调，变生诸症而致衰。张从正曰："脾主运化，胃主消腐，总以通畅为贵，一有积滞，诸症锋起。"大肠传化不利，则可出现腑气不通，大便秘结。肾司二便，主气化，开窍于前后二阴，若肾气不足，气化减弱，阳虚肠道失于温煦，阴虚不能濡养肠道，大肠传化不利，则可出现腑气不通，大便秘结。

人到老年，脾肾两虚，脏腑功能逐渐衰退，新陈代谢日渐迟缓，抵抗力下降，容易并发多种疾病，而且肠胃的运化功能也见衰退，经常发生壅滞现象，发生便秘。所以治疗便秘调养脾胃尤为重要。便秘可致清气不升，浊气不降，气机失于调畅，从而影响五脏六腑，上下内外的协调统一，而发生种种病变，诸如肝气郁结、肝气横逆、胃气上逆、脾气下陷等，促进衰老。

肾开窍于二阴，大肠的传导功能有赖于肾气的温煦与肾阴的滋润，便秘的形成与肾的功能正常与否关系密切。东垣云："肾主五液，津液盛则大便如常。"明·万全《养生四要·却疾》曰："肾虚则津液不足，津液不足则大便干涩不通。"朱丹溪则提出"老人秘"的概念，认为"虚人脏寒，而血脉枯，老人肾脏寒而气道涩，此大肠之夹冷故也"。同时，气、血、津液是构成人体的基本物质，是脏腑、经络等组织器官进行生理活动的物质基础，是维持人体生命活动的必要因素，所以治疗便秘要注意气、血、津液的关系。

对年老体弱及病后体虚所致的慢性习惯性或老年性虚证便秘，多责之气血不足，阴阳不调，肠道传输失职，病机关键在于脾。盖因脾胃为气机升降之枢纽，大、小肠之运动受脾气运化的支配，肾气也赖后天脾胃的充养；而肝主疏泄，能调畅全身气机，以助大便排泄之故。《素问·五脏别论》曰："大肠者，诸气之道路也。"一旦由于各种原因致气机郁滞，致肠胃消化障碍，通降失常，传导失职，最终致糟粕内停而不得下行；或因气虚而大肠传导无力；或血虚津枯，不能下润大肠皆可使大便艰难，排出不畅。张景岳认为老年性便秘主要由脾肾虚弱、气血不足所致；脾虚则气血化源不足，肾虚则开阖失司，不能蒸化津液，气虚则大肠传送无力，血虚则津少，不能滋润大肠。再由饮食失调、劳倦、七情内伤或久病等因素的影响，均致病情加重，出现大便秘结，或大便非干而排出困难，排出时间延长等一系列症状。

中医学认为老年性便秘多属于"虚秘"。《景岳全书·秘结》曰："凡属老人、虚人多有病为燥结者，盖此非气血之亏，即津液之耗。"《兰室秘藏·大便结燥门》曰："又有年老气虚，津液不足而结燥者。"其病机为老年人气虚津亏，气虚无力推动糟粕，津亏无以濡润肠道，肠道干涩，是故便秘。老年性便秘虽属大肠传导功能失常，但与肺脾肾的关系非常密切。便秘主要由燥热内结、气机郁滞、津液不足和脾肾虚寒所引起。

便秘反过来对脏腑功能及寿命又有何影响？金·李东垣《医学发明》曰："大便利，邪气去，则气逆、呕哕自不见矣。"清·陈复正《幼幼集成·大便证治》曰："夫饮食之物，有入必有出，苟大便不通，出入之机，几乎息矣。"可见，升降失职，则阴阳失衡，百病由生。《素问·六微旨大论》曰："升降息，则气立孤危。"因此，大肠通过排泄糟粕，疏调肠道气机以达到影响全身气机活动的效应，大肠收张有度，升降有序，开阖有常，是阴阳对立统一体的表现。此论突出了大肠的活动在脏腑的整体辨证方面有其重要的实践意义，所以，清·吴达《医学求是》曰："明乎脏腑阴阳升降之理，凡病则得其要领。"《素问·五脏别论》中提出"魄门亦为五脏使，水谷不得久藏"理论，阐明大便通畅在维持健康中的重要地位。汉·王充在《论衡》中提出"欲得长生，肠中常清，欲得不死，肠中无滓"，说明保持大便通畅，肠腑清洁，就有益健康长寿。晋·葛洪在《抱朴子》中也提出"若要衍生肠胃常清""若要长生，肠中常清，若要不死，肠中无屎"。唐代名医孙思邈提出"便难之人，其面多晦"。说明 2000 年前古医家已经观察到便秘对人健康和寿命的影响。其后医学家又逐渐提出了消除这一不利影响的疗法。元·朱丹溪提出"倒仓法"等说明要及时排出肠胃中的糟粕留毒，保持肠道通畅进而减少疾病的发生，延缓衰老。中医认为，六腑以通为补，衰老本虚在脾肾二脏，而胃肠郁滞，气血不和为衰弱之标，所以要延缓衰老宜用补脾胃，通腑降浊，调和气血之法。

2. 尿失禁和尿潴留

咳笑时遗尿也是老年人常见的二便功能障碍。咳笑时遗尿，隋·杨上善《黄帝内经太素·咳论》认为"肾咳不已，则膀胱受之，膀胱咳之状，咳而遗溺"，西医称之为"压力性尿失禁"。《素问·气厥论》曰："膀胱移热于小肠，膈肠不便。"肾虚而致小便频多。

当代名医李可论述阳气的重要性讲道："正邪交争的焦点，全看阳气的消长进退，阳虚则病，阳衰则危，阳复则生，阳去则死。阳气易伤难复，故阳常不足。老人涕泪自流，小便失禁，乃真阳衰，不能统束诸阴。"

第五章　人体功能水平变化的影响因素

中医康复学从整体功能观的角度来认识人体功能水平的高低，进行功能障碍的早期预防与辨识。人体功能水平的变化受到诸多因素的影响，如伤病、增龄、先天禀赋、情志、生活方式、长期制动及环境等一系列因素。不同因素对人体外在形体和内在生理的功能具有不同程度的影响，故全面地认识其对人体功能水平的作用特点，把握功能变化的病因病机及发生发展规律，审证求因，审因康复，才能最大限度提高人体的功能水平，增强康复效果，从而达到全面康复，促进身心健康。

第一节　伤　病　因　素

一、创伤对人体功能水平的影响

《素问·生气通天论》中记载："骨正筋柔，气血以流，腠理致密，如是则骨气以精。"当创伤发生时，人体正常的生理状态被破坏，产生一系列症状及功能障碍。正如明·薛己在《正体类要》中所述"肢体损于外，则气血伤于内，营卫有所不贯，脏腑由之不和"，明确地指出了外伤与内损、局部与整体之间的相互关系，进而导致脏腑功能失调，营卫失和，继发不同的功能障碍表现。

创伤后局部表现有骨断筋伤、疼痛肿胀、麻木不仁，如清·胡廷光在《伤科汇纂·损伤总论》中记述"跌磕者，骤然跌倒，磕擦而成伤也""如登高堕下，其人必惊，惊则气陷；争斗相打，其人必怒，怒则气逆；戏耍跌扑，其气必散……拳手之伤，肌损血滞而轻；金石之伤，骨折筋断而重"。严重创伤可引起全身反应及不同程度的功能障碍，甚则出现大出血、意识障碍等危及生命的状况。如《伤科汇纂·压迮伤》曰："压迮伤，意外所迫致也。或屋倒墙塌，或木断石落，压着手足，骨必折断；压迮身躯，人必昏迷。"

（一）皮肉损于外，筋骨伤于内

外部创伤发生时，常外损于皮肉，内伤及筋骨。轻者表现为皮损之证，隐隐作痛，重者表现为骨折、骨碎或筋伤、筋断。《医宗金鉴·正骨心法要旨·内治杂证法》曰："伤损之证，骨伤作痛者，乃伤之轻者也。若伤重，则或折、或碎。"

创伤发生时，多以损伤皮肉为先。《伤科汇纂·用药总论》曰："凡刀刃所伤，从高跌坠，皮肉破损，出血过多。"同时亦有医家提出金疮所伤不仅可以造成皮破血流，亦能导致筋断血飞。明·陈实功在《外科正宗·杂疮毒门·跌扑》中记述："金疮乃刀刃所伤，或有磁（磁，同'瓷'）锋割损，浅者皮破血流而已，深者筋断血飞不住。"

当发生严重创伤时，筋骨扭转，可导致肢体运动受限或障碍，表现为不能行走，并产生剧烈疼痛。如《医宗金鉴·正骨心法要旨·四肢部》曰："或驰马坠伤，或行走错误，则后跟骨向前，脚尖向后，筋翻肉肿，疼痛不止。"或表现为手臂肿胀，不能抬举，并产生麻木感。《医宗金鉴·正骨心法要旨·四肢部》曰："以上若被跌伤，手必屈转向后，骨缝裂开，不能抬举，亦不能向前，惟扭于肋后而已，其气血皆壅聚于肘，肘肿如椎，其肿不能过腕，两手筋反胀，瘀血凝滞，如肿处痛如针刺不移者，其血必化而为脓，则腕掌皆凉，或麻木。"

创伤损及骨骼时，轻则导致疼痛不止、躯体运动受限等。《医宗金鉴·正骨心法要旨·四肢部》曰："凡臂骨受伤者，多因迎击而断也。或断臂辅二骨，或惟断一骨，瘀血凝结疼痛。"《金疮秘传禁方·刘国师禁方》曰："倒须箭射入骨，痛，抽箭扯带筋出，肿痛欲死。"如跌打损伤发生时，骨碎筋弯，导致手指屈伸不利，手指不能伸展。《医宗金鉴·正骨心法要旨·四肢部》曰："跌打损伤，骨碎筋弯，指不能伸，以手捻其屈节，则指必舒直。"损伤日久，如不及时医治康复，则可能成为顽疾，反复发作，以致肢体功能障碍。《伤科汇纂·损伤总论》曰："挫闪者，非跌非打之伤，乃举重劳力所致也。或挫腰瘀痛，不能转侧，或手足拗闪，骨窍扭出，其伤虽属寻常，若不即时医治，失于调理，非成痼疾，即为久患也。"

与此同时，筋伤也会导致一系列的肢体运动功能受限。如日常生活中的跌仆闪挫，导致脊筋错位等情况发生，具体表现为背部伛偻，同时伴有屈伸不利等肢体功能障碍。《伤科汇纂》云："脊背腰梁节节生，原无脱髎亦无倾，腰因挫闪身难动，背或伛偻骨不平。大抵脊筋离出位。"若将筋按捺归原处，筋若宽舒则病体轻，即可减轻疼痛或恢复运动功能。清·钱秀昌在《伤科补要·背脊骨伤》中记述："或跌打伤者，瘀聚凝结，脊筋陇起，当先柔筋。"如若肢体被伤，筋断不续，可致营卫失和，气血瘀滞，肿痛不已。《圣济总录·伤折门·被伤绝筋》曰："论曰凡肢体为物所伤，致筋断绝不相续者，使荣卫失道，血气留瘀而为肿痛，宜治以活血续筋之法。"

（二）伤骨常伤筋，筋骨并重

人体筋骨相互依存，相互为用。一旦伤损，轻则伤皮肉及筋，重则伤筋及骨。临证时，必须筋骨并重。《难经》曰："四伤于筋，五伤于骨。"说明筋骨本同源，伤筋必及骨，伤骨必损筋，由外伤可导致"骨离缝，筋出槽"。如《证治准绳》提出："人多有挫闪，及久坐失枕而致……无以养筋，故机关不利。"又如《理伤续断方》曰"……治跌扑伤损，筋骨碎断""……筋骨差爻，举动不得，……劳伤筋骨，肩背疼痛"。又或《类经·缪刺巨刺》曰："凡堕坠者，必病在筋骨，故上伤厥阴之脉。"说明堕坠伤可造成骨折或软组织损害，骨伤与筋伤密切相关，均损伤了"筋"。

筋和骨相连，骨的损伤常会伤筋。筋伤内动于肝，导致肝络瘀血阻滞，使筋失所养，筋病难愈。筋伤致束骨无力，也会影响到骨的愈合。如此则骨折不易接续，关节活动不易恢复。如《医宗金鉴·正骨心法要旨》有云："凡跌打损伤、堕坠之证，恶血留内，则不分何经，皆以肝为主。"《诸病源候论·金疮病诸候·金疮伤筋断骨候》曰："夫金疮始伤之时，半伤其筋，荣卫不通，其疮虽愈合，后仍令痹不仁也。若被疮截断诸解、身躯、肘中，及腕、膝、髀若踝际，亦可连续，须急及热，其血气未寒，即去碎骨便更缝连，其愈后直不屈伸。若碎骨不去，令人痛烦，脓血不绝。不绝者，不得安。诸中伤人神，十死一生。"表明创伤所致筋骨同损，"筋骨同伤"是重要的病因病机。如腰部闪挫伤或跌仆闪挫，究其根本就是骨筋错位，导致屈伸不利等肢体运动功能障碍。如《医宗金鉴·正骨心法要旨·四肢部》曰："若落马坠蹬等伤，以至跟骨拧转向前，足趾向后，即或骨未碎破而缝隙分离，自足至腰脊诸筋，皆失其常度，拳挛疼痛。"

人为一个整体，表里内外相关，皮肉筋骨之伤病，又与脏腑经络、气血精津有着密切的关系。损骨能伤筋，伤筋能损骨，伤筋损骨也必然累及脏腑精气，表明筋骨伤病与脏腑气血存在表里内外关系。

（三）骨错筋伤，气血俱损

筋骨损伤常累及气血，引起气血运行紊乱。《素问·阴阳应象大论》曰："气伤痛，形伤肿。"先痛而后肿为气伤形，先肿而后痛为形伤气，故伤病多以肿痛并见。创伤会造成气、血、精、津液输布与转化异常。若皮肉受害、筋骨病损，则局部组织为肿为痛；若经络阻塞、脏腑不和，则停积体内化邪为患，以致气血凝滞，或则精津亏耗，而引起一系列病变。

薛己在《正体类要》中强调创伤有伤气、伤血之分，伤气可有气滞，如"营卫气滞"可导致"肌肉间作痛"，气虚则"四肢困倦"，或"新肉不生"；伤血则有血瘀，如瘀血在内，可导致"疼痛不已"，瘀血在外，则见"肿暗"，血虚则导致"出血过多"，伤阳络则见吐血、衄血等，伤阴络则见血瘀、肌肤紫暗。此乃创伤所致气血功能紊乱而致。《伤科汇纂·出血》曰："凡伤损之症，肢体麻木，若口眼如常，腰背如故，而肢体麻木者，气虚也。"表明伤损之症引起气虚，虽然可以口眼运动协调，腰背活动正常，但是会出现肢体麻木感。隋·巢元方《诸病源候论》提出"夫腕伤重者，为断皮肉、骨髓，伤筋脉，皆是。卒然致损，故血气隔绝，不能周荣""夫金疮始伤之时，半伤其筋，荣卫不通，其疮虽愈合，后仍令痹不仁也"。则充分说明创伤引起筋脉断离之后，气血离绝不能继续荣养皮肉筋骨，而致麻木不仁。

肢体损伤，必然伤及气血，伤气则气滞，伤血则血凝，气滞能使血凝，血凝能阻气行，如《杂病源流犀烛》曰："跌扑闪挫，卒然身受，由外及内，气血俱伤病也。忽然闪挫，必气为之震，震则激，激则壅，壅则气之周流一身者，忽因所壅而聚在一处……气凝在何处，则血亦凝在何处。"滞于肌表则为青紫肿痛，如明代《普济方》描述："凡举动不慎，为外物所击，致死折腕者。筋骨损，血气蹉跌，或留积，或瘀肿疼痛。"血瘀则会积瘀化热，积于胸胁则为痞满胀闷，结于脏腑则为癥瘕积聚。如《诸病源候论·腕伤病诸候·卒被损瘀血候》曰："从高顿仆，内有血，腹胀满。其脉牢强者生，……得蔼掠，内有结血。"《世医得效方·正骨兼金镞科·通治》曰："治重物压迮，或从高坠下，作热，吐血下血，血出不能禁止。或瘀血在内，胸腹胀满，喘粗气短，兼能打去恶血。"与此同时，陈士铎在《辨证录·接骨门》中指出治疗骨折伤损"必以活血化瘀为先，血不活则瘀不能祛，瘀不祛则骨不能接"，也从治疗层面支持了创伤之后气滞血瘀的内在病机，而促进筋骨愈合和肢体功能恢复的前提是"行气活血"。

若严重创伤时，也会出现气不能续，血出过甚，阴阳离绝的情况。如《备急千金要方·备急方·诸般伤损》曰："治从高堕下，及为木石所迮，或因落马，凡伤损血瘀凝积，气绝欲死。"《太平圣惠方·治一切伤折恶血不散诸方》曰："治从高坠下，及落车马。胸腹中有恶血，喘息不得。"《医宗金鉴·正骨心法要旨·内治杂证法》曰："伤损之证，头目眩晕……有因亡血过多，以致眩晕者。"

创伤之后气血皆损，可致营卫失和，亦可导致邪气袭扰，亦可导致疾病传变。如《圣济总录·伤折门》曰："凡肢节伤折，皮肉破裂，久而未合，为外风所触，则令肌肉受寒，既不得收敛，又与血气相搏，不得消散，故为风肿。风肿不散，即变脓血败坏之疾。"如此类伤损兼邪，若未能细致辨证，则会延误治疗导致疾病传变，不能混以为伤而治。明·周文采所著《外科集验方》认为新伤失治，久治不愈可转为陈伤，内因之年老体弱，外因之风寒外袭，相互夹杂可致陈旧伤病的疼痛发作。

（四）骨断筋离，脏腑失调

创伤通常是肢体被外力作用所致，引起体内气血运行紊乱，而致使脏腑功能失调。创伤虽外伤皮肉，内伤筋骨，但是皮肉筋骨亦受到脏腑功能的调摄与管理，所以外在创伤亦会导致脏腑功能失调。《杂病源流犀烛·跌仆闪挫源流》指出："虽受跌仆闪挫者，为一身之皮肉筋骨，而气既滞，血既瘀，其损伤之患，必由外侵内，而经络脏腑并与俱伤。"薛己在《正体类要》中也明确指出：局部肢体损伤与人体整体功能之间的关系，即相互作用与相互影响。古籍亦有记载由于皮肉受害或筋骨病损，导致气血失和，伤及五脏，出现吐血下血等症状。《诸病源候论·腕伤病诸候·压迮坠堕内损候》曰："此为人卒被重物压迮，或从高坠下，致吐下血，此伤五内故也。"《太平圣惠方·治坠损吐唾血出诸方》曰："治从高坠下，犯伤五脏，微者唾血，甚者吐血。"

创伤导致机体出现内损脏腑的病理变化，症状上多见以发热、吐血、下血、出血不止、烦闷欲死、惊悸等。若内损肺肝，症见吐血；若败血流入胃脘，则呕吐黑血；若血气错乱，则昏迷不醒。如元·危亦林在《世医得效方·正骨兼金镞科·内损》中曰："治打扑伤折，内损肺肝，呕血不止，或瘀血停积于内，心腹胀闷……治从高坠下，兼挟惊悸，血气错乱，昏迷不省。"《素问·刺要论》曰："筋伤者内动于肝，骨伤者内动于肾。"这也说明创伤后筋骨失养可导致肝肾功能异常。

筋骨损伤类疾病辨证论治过程中，不能脱离全身脏腑气血经络的变化而孤立存在，以免失治误治。如《素问·脉要精微论》有云："背者，胸之府，背曲肩随府将坏矣。腰者肾之府，转摇不能，肾将惫矣。膝者筋之府，屈伸不能，行则偻跗，筋将惫矣。髓者骨之府也，不能久立，行则振掉，骨将惫矣。"如心肺两脏损害可致背脊高突，两肩下垂；肾脏虚衰可致腰椎旋转功能受限；膝关节屈伸功能障碍，行走向前倾斜则为伤筋；小腿疼痛站立困难，行走不稳则为伤骨。因此，在筋骨损伤类疾病过程中不能只注重损伤的四肢百骸，而是要将其与脏腑功能特点紧密结合在一起，从脏腑经络沟通内外的角度出发，将损伤的人体看成是有机的整体，进而达到内外兼治的目的。

创伤之后肢体受损而致脏腑不和，经络阻塞，气血凝滞，瘀血内阻。明·陈实功在《外科正宗》中记述："从高堕下，未经损破皮肉者，必有瘀血留注脏腑。"损伤之证，恶血留内，不分何经，败血凝滞。《金疮跌打接骨药性秘书·金疮赋》曰："夫折伤者为被物所伤于身体，或刀斧或坠险地或为跌扑伤筋。骨损皮破肉遂致伤身，有血出不止者，有瘀血停积于脏腑结而不散者治之。"当瘀血内停经络，则致疼痛不已。《圣济总录·伤折门·伤折恶血不散》曰："若因伤折，内动经络，血行之道，不得宣通，瘀积不散，则为肿为痛。"说明伤折之后，经络受阻，不能通达内外表里，表现为肿胀疼痛。若当瘀血内留脏腑则会导致一系列的脏腑症状，如腹胀便秘、昏迷不醒等。如《外科正宗·杂疮毒门·跌扑》曰："……，或从高坠下以致瘀血流入脏腑，昏沉不醒，大小便秘；及木杖后瘀血内攻，肚腹膨胀，结胸不食，恶心干呕。"

（五）伤及脑髓，神机失用

当头部受到外伤时，由于气滞血瘀，阻于清窍，使清阳不升，浊阴不降，气机逆乱，神明错蒙，以致大脑出现认知功能障碍。临床上以伤后神志昏迷，烦躁不宁，呕吐，鼻鼾息微，瞳仁散大，大汗淋漓，手撒遗尿为常见症状。

创伤若损及脑部，脑络受损，可导致元神失养，神机失用。在《灵枢·厥病》中即有"头痛……有所击堕恶血留于内"的记载，认为头部创伤的病因病机为"有所击堕""恶血留于内"。脑之创伤，而致瘀血闭塞，灵机受障。李时珍在《本草纲目》中指出："脑为元神之府。"故头部外伤会影响脑的功能，出现神志改变。头部遭受暴力，脑髓震荡，统摄失司，气机逆乱，闭阻清窍，而不省人事或神志恍惚；脑部经脉受损，脉络破裂，血溢脉外，积而成瘀，瘀阻清窍，亦可致昏迷不醒，瘀阻经络则偏瘫失语；如脑部血壅气滞，津液输布障碍，水湿停聚，闭阻清窍，亦可致昏迷或神志朦胧；脑髓损伤严重，元神失散，气无所主，成脱证，而出现神昏肢软、气弱脉绝之危候。

在古代文献中已有记载说明创伤可以损及脑部，甚者危及生命。如《诸病源候论·腕折破骨伤筋候》曰："凡人伤折之法，即夜盗汗者，此髓断也；七日死，不汗者不死。"说明脑部创伤导致髓断，在夜间会出现盗汗，若7日内不汗则会危及生命；《伤科补要·颠顶骨伤》曰："颠顶骨，男子三叉缝，女子十字纹，一名天灵盖，位居至高，内函脑髓，以统全体者也。或跌打碰撞等伤，卒然而死，身体强直，口鼻尚有出入之气，心口温热跳动者，可救。"亦表明如发生跌打损伤，伤及巅顶骨或脑髓，虽身体僵硬，但如仍有呼吸，则可救。清·吴谦《医宗金鉴》曰："凡头被伤，而骨未碎筋未断，虽瘀聚肿痛者，皆为可治，……若已缠头拍击足心，意不觉疼，昏不知人，痰响如拽锯，身体僵硬，口溢涎沫，乃气血垂绝也，不治。"即脑部损伤后，意不识人，身体木僵，痰声作响，则不治。

"脑为元神之府"，故头部创伤后，脑髓震荡，统摄失司，影响神识功能，出现不省人事或神志恍惚。《圣济总录》《普济方》对头部创伤后引起的意识障碍有详细的论述，如"凡脑为物所击，伤破而髓出者，治疗宜速。盖头者诸阳所会，因者物有所受命，若脑破髓出，稽于救治，毙不旋踵，宜速以药封裹，勿为外邪所中，调养荣卫，安定精神，庶几可活，其证戴眼直视不能语者，不可治"。其表现为头部被外物所击，头破髓出，若及时救治或有存活的机会，若瞳孔散大，不能言语，甚者昏迷，则预后不良。《全体伤科提要目录》曰："顶心及囟门，伤出髓者不治，偏大偏右相同；囟门在正面发际下，伤后骨出不治，头颅额角相同；太阳穴在两眼稍后，不论骨碎与不碎，伤后昏迷难救。"若创伤损及囟门伴有髓出者、伤及颅后或额角者，皆难以救治，且患者表现为意识障碍。

创伤导致脑络受损，脉络破裂，血溢脉外，积而成瘀，瘀阻清窍，亦可致意识障碍，瘀阻经络则言语功能障碍。钱秀昌在《伤科补要》中云："如外皮未破，而骨已碎，内膜已穿，血向内流，声哑不语，面青唇黑者，不治。或顶骨塌陷惊动脑海，七窍出血，身挺僵厥，昏闷全无知觉者，不治。或骨碎髓出，不治。"表现为创伤致颅骨破碎，伴言语障碍者或顶骨塌陷，七窍流血，身体僵硬，伴有意识障碍者或颅骨碎，脑髓出者，均难以救治。又或《诸病源候论·腕伤病诸候·被打头破脑出候》曰："夫被打，陷骨伤头，脑眩不举，戴眼直视，口不能语，咽中沸声如独子喘，口急，手为妄取，即日不死，三日小愈。"头部创伤后，表现为瞪眼仰视，语言障碍，同时咽中伴有小猪叫声，并且手乱抓，如果当日没有危及生命，亦可得救。清·赵竹泉在《伤科大成》中记述："桥梁墙垣倒压，折伤骨节，伤头颅骨碎者，箝去碎骨收口，方无后患。防染破伤风，服托里散，次以接骨散。伤两太阳昏迷不醒，饮食不入，言语不出者，不治。脑浆出者不治。"表现为头颅损伤后，如果及时救治则愈后无患，若伤及太阳穴，不能进食，口缄不语，则会危及生命。

（六）火毒内攻，热胜肉腐

烧烫伤是一种突然发生的物理性热损伤，中医称为火烧疮、汤火伤、汤烫疮、火疮、汤泼火伤、水火烫伤等，它既不同于一般的跌打损伤，又不同于外感六淫中的"热毒"与"火毒"。烧伤后出现的"热毒"与"火毒"是热损伤后在创面病理变化过程中出现的病理产物，而并非烧伤的直接病因。

由于经络阻塞、气机阻滞、气血不通，不通则痛，是烧伤创面产生疼痛的病理机制；肌肤损伤、经络气机阻滞、营卫失和、卫外不固、营气不从、气血津液运行输布失常、水湿聚积，或津液、气血不循常道，溢于脉络之外而致创面渗出、肿胀、水疱；经络阻塞、气血瘀滞、水湿瘀积、瘀久化热，或复染毒，热毒蕴结，则热胜肉腐，蒸酿而成疮成脓，即形成创疡的病理机制。

若热毒炽甚，进一步发展则化生火毒，火毒攻里则出现脏腑失调等病变。烧伤则血瘀气滞，血瘀气滞则不通，不通则湿积，湿积则腐；烧伤亦是疮，疮则腐肉脓血，易热毒炽盛入里，易溃烂不愈。创面的病理演变过程是由伤造成瘀，由瘀化热，热胜肉腐成疮。

一般认为烧伤均为外来火热之邪产生和传变所致。在早期阶段，它可造成经络阻滞，血液停滞，并且在后期，它将产生有毒之邪，内攻脏腑，并最终导致脏腑气血的功能失常。因此，有效防止有毒之邪产生和传变的关键，是要在烧伤的早期阶段尽快消除创面的火热症状。需使创面尽快形成顺变之势，如此毒邪便不复产生和传变。

隋·巢元方《诸病源候论》提出烫伤致病的初步理论"凡被汤火烧者，初慎勿以冷物，及井下泥、尿泥及密淋溺之，其热气得冷即却，深搏至骨，烂入筋也，所以中汤火后喜挛缩者良由此也"。这说明烫伤创面不能以污物淋塌，否则，感染后可以"烂入筋也"，而感染后创面加深是瘢痕挛缩的重要病因。

唐·孙思邈《千金方》提出烫伤的内服及外治的方法，其处理步骤为先以内治法治疗烫伤休克"火烧闷绝不识人"，再用具有抗菌作用的栀子、黄芩、白蔹等配成的药液清洗创面"淋之令溜去火热毒"。王焘《外台秘要》继承了以往的经验，将烫伤分为"未成疮""已成疮""火灼烂坏"等不同创面并给予不同的治疗，采用胶类药物"遍封疮上"，以结成药痂，保护创面，并说明"一封之后，比至痂落不痛"，从而达到痂下愈合的目的。

唐代以后，人们进一步认识到了烫伤对全身的影响。明·薛己校注《外科宝鉴》对烫伤内治法的辨证十分详尽，提出内治原则，如对类似烫伤毒血症"发热作渴，小便赤涩"提出应该"养阴血以消毒"，浅度烫伤"患处肉未死而作痛"可"健脾胃以消毒"，深度烫伤早期"患处肉已死而不溃"应该"补气血以排脓"，溶痂后感染创面"患处死，已溃而不敛"则"健脾胃以生肌"，并指出小儿烫伤尚有一些特有症状的辨证治疗。孙思邈在《千金方》中记载明确反对冷疗，称禁用冷水洗创面，"火疮得冷，热气更转入骨，坏人筋骨难瘥"。直到乾隆年间也没有具体论证为何"初终禁用冷水井泥浸溺伤处"。《医宗金鉴》关于烧伤病因已有详细记载，"汤烫火烧，皮肤疼痛外起燎疱，将疱挑破，放出毒水，使毒轻也""重者须防火毒热气攻里"，指出烧伤的病因是火毒。北宋《圣济总录》指出火毒未散导致瘢痕发生。因此烧伤的病变机制为伤则血瘀气滞，瘀则不通，气滞则湿积，湿积则霉腐。

烧伤病在皮肤，殃及全身，甚至可以引起休克。祁坤《外科大成》曰："烫破火伤者。患自外来也。然甚则火毒攻内。令人烦躁口干。昏聩而闷绝。"《医宗金鉴》记载："汤烫火烧，皮肤疼痛外起燎泡，将疱挑破，放出毒水，使毒轻也，共症虽属外因、然形势必分轻重。轻者，施治应手而愈，重者须防火毒热气攻里，令人烦躁作呕、便秘，甚至神昏而闷绝。初终禁用冷水井泥浸塌伤处，恐热毒内伏、寒气外束，致令皮肉臭烂、神昏、便秘、端启、气喘，多致不救。"《备急千金要方·火疮》云"凡火烧损，慎以冷水洗之，火疮得冷，热气更深转入骨，坏人筋骨难瘥"；若"火烧闷绝，不识人，以新尿冷饮之及冷水和蜜饮之"。此记载与现代的烧伤引起休克，急需补液疗法非常吻合。

陈士铎《洞天奥旨》认为烫伤的危害性在于"火毒内攻"，其在《外科秘录》中说："汤烫疮……轻则害在皮肤，重则害在肌肉，尤甚者害在脏腑。害在脏腑者，多至杀人。然内治得法，亦可救也。内用托药，则火毒不愁内攻。"《医宗金鉴》中"火毒热气攻里"或"火毒攻心"等，相当于现在的烫伤感染脓毒血症及败血症。邹五峰在《外科真铨》中指出"汤火疮系好肉暴伤，汤烫火烧，一时皮消肉烂成疮，此等之疮，正所谓意外之变，非气血内损也，轻则害及皮肤，重则害在肌肉，甚至害在脏腑，害在脏腑者，亦可杀人"；并认为"火烧重症，必须内外同治，火毒方解"。

二、疾病对人体功能水平的影响

（一）急症对人体功能水平的影响

急症发生时，人体功能急剧下降，随着危重症治疗方法的进步，危重症患者的生存率逐步提高，但有一部分患者仍可能出现严重的运动、心肺、认知、吞咽功能障碍等后遗症。早期康复介入可以预防并发症，最大限度地减轻和改善功能障碍，提高日常生活能力，其最终目的是使患者回归家庭，回归社会。

1. 起病急暴，传变迅速

急症因邪气过盛或外部创伤，侵袭人体，以致突然发病，如《圣济总录纂要·诸风门》曰："卒中风之人，由阴阳不调，脏腑大虚，气血衰弱，荣卫乏竭，故风之毒邪，尤易乘间，致仆倒闷乱。"又可因正气虚弱而导致外邪直入，或病理产物损伤重要脏腑，以致宿疾突然发作或瞬间加剧。《太平圣惠方·治卒心痛诸方》记载道："夫卒心痛者，由脏腑虚弱，风邪冷热之气，客于手少阴之络，正气不足，邪气胜盛，邪正相击，上冲于心，心如寒状，痛不得息，故云卒心痛也。"

急症具有急、猛、快、多的病性特点，即发病急、来势猛、传变快、变症多。发病之时，邪势迅猛，正气奋起抗邪，但耗伤正气，正不胜邪，形成邪盛正衰的局面，由于正邪力量消长、变化迅速，转瞬之间即可发生传变。诚如《素问·六元正纪大论》所云"疫大至，民善暴死"，此揭示了疫疠之气触之即发，且大多起病急骤，来势凶猛，病情危笃。

传变一般由表入里，由浅入深，虚实错杂，阴阳失调，甚至阴阳离决，病转危重。如清·喻嘉言在《医门法律》中提到："厥心痛，乃中寒发厥而心痛，寒逆心包，去真心痛一间耳。手足逆而通身冷汗出，便溺清利不渴，气微力弱，亦主旦发夕死。"又如清·叶天士在《临证指南医案·脱》中云："脱之名，惟阳气骤起，阴阳相离，汗出如油，六脉垂绝，一时急迫之症。"

急症后常导致人体功能急剧下降并留下后遗症，出现运动、感觉、吞咽、认知等功能障碍。历代医家以病势深浅、内外病邪和症状特点进行论述。孙思邈在《备急千金要方·论杂风状》中曰："偏枯者，半身不遂，肌肉偏不用而痛，言不变，智不乱，病在分之间。"又言："风痱者，身无痛，四肢不收，智乱不甚，言微可知，则可治，甚即不能言，不可治。"指出中风后遗症功能障碍的辨证要点。

急症发作，多有先兆，若不及时救治，可导致病情延误，亦会影响功能。如《素问病机气宜保命集·中风论》曰："凡人如觉大拇指及次指麻木不仁，或手足不用，或肌肉蠕动者，三年内必有大风。"又如明·秦景明在《症因脉治·中风总论》中所说："中风之症，卒然仆倒，昏不知人，若痰暂升，少倾即醒，此中之轻者，卒然倒仆，昏不知人，口噤失音，良久不醒，渐渐沉重，此中之重者。"

由于急症发生发展的过程中，正邪力量悬殊，而气机又多逆乱，病理产物丛生，各种病因与多种病理产物之间往往形成恶性循环，加速功能的衰退。因此，整个病变在顷刻之间即可发生。《灵枢·大惑论》曰："故邪中于项，因逢其身之虚，其入深，则随眼系以入于脑，入于脑则脑转。脑转则引目系急，目系急则目眩以转矣。"

外感急症，初起以邪实为主，但因邪毒致病力强，传变迅速，正不敌邪，进而导致正气耗伤，病情迅速由实至虚，或表现为虚实夹杂。巢元方在《诸病源候论·风头眩候》中描述："风头眩者，由血气虚，风邪入脑，而引目系故也。五脏六腑之精气，皆上注于目，血气与脉并于上系，上属于脑，后出于项中。逢身之虚，则为风邪所伤，入脑则脑转而目系急，目系急，故成眩也。"

内伤急症，多在久患痼疾，脏腑气血阴阳亏损基础上，复加某种诱因导致病情卒然发作，出现气滞、血瘀、水停、痰聚、生风诸变，这些病理产物又可成为致病因素，或助邪或伤正，导致阴阳失调，气机逆乱，脏腑衰竭，表现因虚致实，虚实并见的特点。如胸痹，病由心之气血阴阳亏虚而起，久之血脉瘀阻，水饮内停，愈致困遏心之阳气，最终出现多脏俱损，脾肾阳衰、肺气闭绝、心阳欲脱等危候。

2. 病情复杂，病势凶险

急症的发生，其病机关键在于脏腑功能严重损害，临床上必然来势凶猛，而且预后险恶，若有疏忽，则可危及生命。如关格重症，浊邪壅塞三焦，气机升降紊乱，上下关格，阴阳闭绝，"一日即死，最为危候"。《医门法律·中风论》曰："中风一证，动关生死安危，病之大而且重，莫有过于此者。"说明中风病势凶险，可危及生命。宋·严用和在《严氏济生方·中风论治》中指出"卒然中风，神昏如醉，四肢不收，涎潮于上，声如牵锯，牙关紧急，汤药不能下咽，命在须臾"。

历代医家描述了许多急症病势的发病特点。明·皇甫中在《明医指掌·心痛证四》中按："世人患真心痛者极少。真心痛者，平素原有痰，卒然大痛如割，入于无声，汗出不休，舌强无言，手足厥冷，此疾一作，死在旦夕。针灸之所不施，药力之所未及，患之者十无一生。盖寒邪直中心经，君火不能抗敌故也。"他指出真心痛患者平素有痰结于胸中，一旦寒邪侵袭，则病情危重，预后不佳。又如《医宗必读》谓"喘者，促促气急，喝喝痰声"，甚者则"喘汗润发为肺绝，脉涩肢寒命不昌，喘咳吐血不得卧，形衰脉大气多亡"，描述了喘证重症的症状特点。

急症若不及时救治，可使人体津液丧失，以致亡阴亡阳的危重证候。如《医学心悟·论下法》曰："此皆在当下之例，若失时不下，则津液枯竭，身如槁木，势难挽回矣……若误下之变症峰起矣……郁热蓄甚，神昏厥逆，脉反滞涩，有微细欲绝之象，世俗未明造化之理，投以温药，则不可救；或者妄行攻下，致残阴暴绝，势大可危。"又如《类证治裁·厥症》记述："由吐泻后真阴大伤，厥气上逆，阴阳失交，……故现痉厥重症。"

3. 邪盛正虚，阴阳失调

疾病的发生和变化虽错综复杂，但概括起来，不外乎是邪气作用于机体的损害与正气抗邪之间邪正斗争的过程。急重症患者发病即是人体正常生理功能在某种因素作用下受到破坏，也就是邪正斗争对机体破坏的过程。

暴病之发，多因邪气肆虐或正气急虚。《素问·至真要大论》曰"五疫之至，皆相染易，无问大小，病状相似""疠大至，民善暴死"。前述之"三虚至，其死暴疾也"，即"乘年之虚，则邪盛也。失时之和，亦邪盛也。遇月之空，亦邪盛也。重感于邪，则病危也"，亦因邪盛之故。不属外邪之暴病，则因邪气暴涨，或久逆迭加所致。前者如"隔塞闭绝，上下不通，则暴忧之病也""暴厥而聋，偏闭塞不通，内气暴薄也"。后者如"消瘅、仆击、偏枯、痿厥、气满发逆，肥贵人则膏粱之疾也""黄疸、暴痛、癫疾、厥狂，久逆之所生也"。亦有湿气、恶血等故邪久留不去，"虽不遇贼风邪气，必有因加而发"为卒病者。所谓"必有因加"，系指喜怒不节，饮食、寒温不适等诱因。《素问·缪刺论》曰：

"邪客于手足少阴太阴足阳明之络，此五络皆会于耳中，上络左角，五络俱竭，令人身脉皆动，而形无知也，其状若尸，或曰尸厥。"此为邪客大络之征。

在某些情况下，正气急剧耗损在急症发病中也占有重要地位。危重症患者发病，多出现真寒假热、真热假寒或阴阳亡失等复杂的病理现象。如虚寒性疾病发展到严重阶段，其证除有阴寒过盛之面色苍白、四肢逆冷、精神萎靡、畏寒蜷卧、下利清谷、脉微细欲绝等症状外，又可见面红、烦热、口渴、脉大无根等假热之象。又有阳极似阴的四肢厥冷或微畏寒等症，或者表现为大汗淋漓、手足逆冷、精神疲惫、神情淡漠，甚则昏迷、脉微欲绝等一派阳气欲脱之象及汗出不止、汗热而黏、四肢温和、渴喜冷饮、身体干瘪、皮肤皱褶、眼眶深陷、精神烦躁或昏迷谵妄、脉细数无力，或洪大按之无力等阴脱证。如《素问·玉机真脏论》说："急虚，身中卒至，五脏闭绝，脉道不通，气不往来，譬于堕溺，不可为期。"《灵枢·岁露论》也认为："贼风邪气之中人也，不得以时。然必因其开也，其入深，其内极病，其病人也卒暴。"

4. 损及脏腑，功能失常

急症发病的一大特点，就是病损及于脏器，使五脏受其实质性损害，其功能失常大乱。其中如"心，君主之官也，神明出焉……主明则下安。主不明则十二官危，使道闭塞而不通，形乃大伤"。温邪逆传心包，直犯心营，如败血症；真心痛是脏真受损，其病势均危重。《素问·六微旨大论》说："器者，生化之宇。"人体脏腑经络之连为一体，阴阳气血津液之生化通调畅达，升降出入，皆赖乎"器"之所在。而其五脏之精气神一切功能之展现，皆赖于脏真之盛衰。脏真者，五脏皆有，承受于先天，济养于后天，乃五脏之"元真"也。《灵枢·本神》说："五脏，主藏精者也，不可伤，伤则失守而阴虚，阴虚则无气，无气则死矣。"

一般疾病，临床仅见于脏腑功能紊乱恢复较易；而危急重症大多兼有脏器的损害，即伴有腑的实质性伤害，恢复较难。《温病条辨·上焦篇》曰："按有邪搏阳明，阳明太实，上冲心包，神迷肢厥，甚至通体皆厥，当从下法。"又比如温、热、火、毒皆为阳邪，但损害则有深浅程度及器质之不同。热为温之渐，其病大多呈现功能亢奋；火为热之盛，毒为火之极，火毒为害，不仅可劫灼脏器，也可损害脏真，消灼脏真，腐灼气血，耗竭脏真……不仅脏功能大乱，其脏器也大受伤损。又如湿、水、饮、痰，湿为水中之气，湿停为水，水聚为饮，饮凝为痰，通常湿与水大多来源于脏腑功能紊乱，但为饮、为痰每多兼有脏器之伤损，怪病、难治病、危急重症大多兼夹有饮有痰，"怪病多痰""久病挟瘀"之说正反映了其实质脏器的损害。诸如《医学摘粹·中风》描述："故邪中于络，口眼㖞斜。"又如《医宗金鉴·杂病心法要诀·中风总论》曰："左右不遂筋骨不用，邪在经也。"

当人体真元虚弱时，邪气直中于里，脏腑功能损伤，危及生命。《杂病源流犀烛·诸厥源流》描述"诸厥真元虚病也。手足逆冷为厥。经曰：阳气衰于下则为寒厥，四肢逆冷，身冷，面青，蜷卧，手指甲青暗，腹痛，不渴，小便自利，大便溏，完谷不化，不省人事，脉微迟。阴气衰于下，则为热厥，四肢厥逆，身热，面赤，唇燥，口干，舌苦目闭，或不闭，燥渴，小便短，大便燥结，不省人事，脉滑数。夫寒厥者即阴厥，……热厥者即阳厥。"《医学入门·总论》曰："寒厥则阴缩而四肢冷，热厥则津于不荣四肢，赤而手足热。"

5. 脑髓受损，神明失司

急症在危重阶段常出现神志异常的表现，其通常由于人的精神、意识活动等出现异常所致，表现为神昏、谵语、昏蒙、如狂等多种表现形式，是急性疾病危重症阶段常见的症状之一。

中医学认为其病机为邪陷心包或上蒙清窍，心神失养，病位以心、脑为主，病因主要有气滞、痰凝血瘀、湿浊、热毒等。《素问·生气通天论》所说"大怒则形气绝，而血菀于上，使人薄厥"，指出由于阴虚阳亢，气血上逆，心神昏冒，导致卒发昏仆造成意识障碍。《素问·调经论》曰"血之与气并走于上，则为大厥，厥则暴死，气复反则生，不反则死"，说明厥证会导致气血逆乱，损伤脑髓，蒙蔽清窍，神明失司，则卒然昏仆。如《素问·大奇论》曰："暴厥者，不知与人言。"又《景岳全书·杂证谟·厥逆》曰："犯之者……精神不宁，或口噤妄言，痰涎壅塞，或头旋运，倒不省人事。"又如《三因极一病证方论·叙论》提到："尸厥者，胀满，暴不知人。"以上描述到暴厥等急症发作时，常出现意识障碍等危重证候。

龚廷贤在《万病回春·厥证》中提到："卒中暴厥者，卒然不省人事也。"又如《时病论·中湿》曰："今忽中者，必因脾胃素亏之体，宿有痰饮内留，偶被湿气所侵，与痰相搏而上冲，令人涎潮壅塞，忽然昏倒，神识昏迷。"均表现为病发之时的猝然倒仆，导致意识障碍。

（二）慢性病对人体功能水平的影响

慢性非传染性疾病（又称慢性病），随着邪正消长与阴阳盛衰的变化，具有发病隐匿、病情发展缓慢、发病时间长等特征。由于慢性病通常反复发作，预后较差，导致脏腑功能失调，气血津液等运行失常，临床多表现出正虚为本，气滞、血瘀、痰阻为标的病机特点。从慢性病的自身因素分析，其高风险阶段主要在于患者已存在的疾病危险因素或疾病发展过程中可能发生的严重并发症或功能障碍。如吴谦在《医宗金鉴·杂病心法要诀》中阐述："虚者，阴阳、气血、营卫、精神、骨髓、津液不足是也；损者，外而皮、脉、肉、筋、骨，内而肺、心、脾、肝、肾消损也。成劳者，谓虚损日久，留连不愈，而成五劳、七伤、六极也。"表明邪气不去，羁留成劳，反复日久，则成旧疾。

叶天士在《临证指南医案》中指出："经几年宿疾，病必在络……因久延，体质气馁。"由此可知，慢性病是由于患者年事渐高，脏腑亏虚，阳气不足，导致气血津液阻滞经络而导致诸症发生，往往因邪实正虚，因虚又生实，使得邪正斗争的过程中，阴阳失衡，气血耗伤，津液亏耗，其中又以阳气功能受影响较大，而导致机体功能减退或衰弱，形成无力抗邪或病理产物难以清除而致病情缠绵难愈。

1. 久病多虚，易伤阳气，病情反复

慢性病多见正虚邪实或正虚邪恋或一派虚损之象，呈阴阳失衡，脏腑不和，气血亏虚的状态。痼疾日久耗伤正气，久病之下定无完气，正虚则六淫来犯，气损及血，气血虚弱，脏腑虚衰，正气不足，以致慢性病迁延难愈，病情反复发作。

慢性病日久，且患者多为中老年人，由于体虚或邪盛或四时变化等原因，导致疾病反复发作，损伤机体功能，严重影响患者生活质量。《千金翼方·养老大例》曰："人年五十以上，阳气日衰，损与日至，心力渐退，忘前失后，兴居怠惰。"《素问·阴阳应象大论》曰："年四十而阴气自半也，起居衰矣。"老年人脏腑功能多以"肝肾亏虚、气血亏耗"为生理特点，或因某些不当生活方式（如嗜好烟酒、饮食不节、劳逸过度、忧悲恚怒、罹患疾病等），导致气血阴阳失衡加剧，亦会产生"风、火、痰、瘀"等病理因素，进而形成慢性病"久病多虚"的特征。

慢性病日久，导致阳气耗伤，使得阳气日弱，不能荣养，甚则成为留邪之地。如张仲景在《金匮要略·胸痹心痛短气病脉证治》中将胸痹病机概括为"阳微阴弦，即胸痹而痛"，指出胸痹的发生可由阳气不足，阴邪内生所致。《玉机微义·心痛》曰："然亦有病久气血虚损及素作劳羸弱之人患心痛者，皆虚痛者。"亦说明阳气不能荣养，留虚为患，导致久病虚衰则"不荣则痛"。林珮琴《类证治裁》曰："胸痹，胸中阳微不运，久则阴乘阳位而为痹结也……胸痛彻背……阳微乃胸中宗气不足。"以胸痹心痛而言，心阳亏虚，可致胸中阴浊邪盛，发为心痛。正如叶天士所言"至虚之处亦是留邪之地"。

慢性病日久，常损及肺肾，导致久咳久嗽，造成呼吸功能障碍。《诸病源候论·久咳嗽上气候》曰："久咳嗽上气者，是肺气虚极，气邪停滞。"说明久病肺虚，气上冲胸，久不能复。同时，久病肺虚，日久危及脾肾，可反复发作喘证、肺胀等呼吸系统疾病，导致呼吸功能障碍。《医贯·喘论》记载："真元损耗，喘出于肾气至上奔……乃气不归元也。"说明久病肺肾亏虚，真元虚耗，气不归元，出现喘咳上逆的表现。陈士铎在《辨证录》中记述："久咳之人未有不伤肾者，以肺金不能生肾水，而肾气自伤也。"说明久病及肾，金水不生，而致咳嗽、气喘等呼吸功能障碍复发，不能恢复。

2. 起病隐匿，合为并病

慢性病早期（如高血压前期、糖尿病早期、癌病早期等）大多已有疾病或者功能障碍发生的早期征兆，即"病虽未成，已有征兆"。《备急千金要方》指出"凡积久饮酒，未有不成消渴"，说明若患者存在某些不良饮食行为，随着时间的推移病情则会不断地进展；《灵枢·五变》曰"五脏皆柔弱者，善病消瘅"，说明脏器功能衰退亦可引起消瘅发生；《杂病源流犀烛》曰"邪积胸中，阻塞气道，气不得通，为痰……为血，皆邪正相搏，邪既胜，正不得制之，遂结成形而有块"，说明邪气乘虚袭肺，郁结胸中，积聚成块，形成癌病早期的癥瘕积聚。

同时随着慢性病的持续发展，在邪正斗争过程中，会出现多种并发症或者并病的情况。如糖尿病可导致多种并发症的发生，带来多器官或组织的功能障碍，包括糖尿病心脏病、糖尿病脑血管病变、糖尿病肾病、糖尿病足、糖尿病周围神经病变等并发症。因此，糖尿病慢性并发症的临床表现亦呈现多样性，亦导致出现不同的功能障碍类型。《丹溪心法》曰"消渴，肾虚受之，腿膝枯细，骨节烦疼"；《医学入门》曰"常木为瘀血碍气……血脉不贯，谓之不仁"；《王旭高临证医案》曰"十余年来，常服滋阴降火……近加手足麻木，血不能灌溉四末，暗藏类中之机"，均与糖尿病周围神经障碍相近。

慢性病由于正气亏耗，导致疾病迁延不愈，甚则造成其他疾病或功能障碍。慢性病之亏多表现为"气血阴阳衰减，阳气耗散"，而致机体渐亏，功能衰退。如《圣济总录》提出"消瘅者……此久不愈,能为水肿痈疽之病,慎此者、服药之外,当以绝嗜欲薄滋味为本",说明消瘅久病不愈,可继发水肿、痈疽等症;《圣济总录》曰"三消久之,精血既亏,或目无视,或手足偏废无风疾,非风",说明糖尿病并发症期,多因虚致损,或久病入络,气血亏损,导致目不能视或手足不能用等功能障碍的表现。又如,《证治准绳·喘》指出"肺病日久,肺之气阴亏耗,不能下荫于肾,则肺虚及肾……逆气上奔而为喘",说明久病伤及肺肾二脏,宣肃失司,则病发胸闷、气短、声低等呼吸功能异常的表现。

3. 久病入络,脏腑功能失调

《灵枢·终始》曰:"久病者,邪气深入。"表明疾病日久可致使邪气深入,亦可加速功能障碍的形成。如《灵枢·百病始生》中所载"是故虚邪之中人也,……留而不去,则传舍于络脉,在络之时,痛于肌肉,其痛之时息,大经乃代",指出邪滞不去,客居于络,则会肌肉疼痛。

清代叶天士从"久病入络"观点,论述了慢性病的传变过程,如"久病入络""久痛入络"等,即慢性病日久,络脉闭阻,联络不通,气血运行不畅而致瘀血内停,痰湿闭阻,气机涩滞。叶天士在《临证指南医案》中指出"初病在经,久痛入络,以经主气,络主血""初为气结在经,久则血伤入络,痛久则入血络""初病在气,久必及血""初病在经在气,其久入络入血"。从上述内容可知,慢性病日久,即久痛久病之后,则会"血伤入络"。叶天士认为"久发、频发之恙,必伤及络。络乃聚血之处,久病必瘀闭"。《素问·痹论》曰"病久入深,荣卫之行涩,经络时疏,故不通,皮肤不营,故为不仁";《灵枢·阴阳二十五人》曰"其结络者,脉结血不和,决之乃行",说明慢性病以"荣卫不荣不通"为病理特点,则会产生相应的疼痛等功能障碍。

慢性病的病因病机复杂,常与脏腑功能异常、脏腑之间的相互影响、气机失调、邪正斗争等有关。慢性病通常先伤本脏,日久多会累及其他相关脏腑,导致其他脏腑功能异常,出现多脏同病。如《金匮要略》中有"肝病传脾"的著名论述。旧疾日久,就会迁延其他脏腑,如《伤寒论》曰"病胁下素有痞,连在脐旁,痛引少腹,入阴筋者,此名脏结",说明病在胸胁,患病日久,导致痛引少腹,以致病情加重。《石室秘录》也指出"盖久病不愈,未有不肾水亏损者",亦说明久病可耗损肾气。张景岳在《景岳全书》中指出:"不知劳瘵之损,即损之深而虚之甚耳。""久虚不复"可导致肾精受损,即"久病及肾"。

此外,慢性病也会引起气血津液或经络经筋等功能的异常,造成某些代谢性症状或虚弱状态,如消渴、肥胖、虚劳等;同时还有某些慢性病造成经络阻滞,引起相应症状,如痹证、痛证等。例如,消渴日久不愈,若复感邪气,循经入络,脉络瘀阻而成血瘀,阻于心络,则可导致"消渴"并发"心悸""怔忡""胸痹""心痛"等范畴。糖尿病迁延难愈,病久则由气入血入络;因心主血脉,故邪滞心络,进而损伤心体,出现心脏功能障碍,证属本虚标实。本虚为心络气虚、阴虚、阳虚,标实为血络瘀阻、痰饮、湿热、气滞,心络瘀阻贯穿疾病始终,体现了"久病必虚""久病入络"的病机特点。"久病入络"患者存在明显的血瘀证,且病程越长,血瘀症状越重,因虚致瘀、因瘀愈虚,兼夹气滞、痰湿、热毒等。

慢性病日久,由于脏腑功能异常,气血亏耗,某些慢性病会并发神识异常。李东垣认为消渴患者时有"四肢痿弱，前阴冰，喜怒健忘"。《伤寒论》曰："消渴本有久瘀血，故令喜忘。"同时，慢性病也会导致患者的情志功能异常，而情志功能也是认知功能的重要组成部分。《灵枢·邪客》曰："心者，五脏六腑之大主也，精神之所舍也，其脏坚固，邪弗能容也，容之则伤心，心伤则神去，神去则死矣。"心肌梗死后患者心脉痹阻，气滞血瘀，脏气失调，加之疾病带来的精神打击，导致气机不畅，心神失养，扰及神明，导致情志障碍。《理虚元鉴》曰："虚劳之人，其性情多有偏重之处。"对于因境遇者，提示"未详五脏，先审七情"。因为持续或过激的情志变化，不仅可影响气机的运行使其紊乱，还常直接伤及脏腑，致脏腑生理功能的发挥受到影响。

4. 正虚邪恋，虚劳不复

慢性病日久，耗血伤阴，邪气留恋，正气亏损难复，精气耗伤，由虚致损，成为虚劳。《外台秘要·伤寒》曰"其人血气先虚，复为虚邪所中，……，五脏犹虚，故虚羸而生病焉"，指出大病后，若不加慎养，虚处受邪，易成虚劳。虚劳是以脏腑精气亏损、营卫阴阳虚衰，久虚不复为病因，病证繁多，且易造成人体功能下降。慢性病致虚劳多有基础性疾病在先，故"因病致虚，久虚不复成劳"的特征更为显著。《临证指南医案》曰"久虚不复谓之损，损极不复谓之劳"，认为虚损是较为轻浅的阶段，劳病较深。清·顾松园在《顾氏医镜》中提到"阴虚则内热生，而成虚劳之症"，表明慢性病日久，则会积劳成虚，积虚成弱，积弱成损。

慢性病共同特征是患者年事渐高，累及多脏，人体阳气不足，导致气血津液阻滞，诸症发生，往往因邪实正虚，因虚又生实，使得邪正斗争的过程中，阴阳失衡，气血耗伤，津液亏耗，其中又以阳气功能受影响较大，而导致机体功能减退或衰弱，形成无力抗邪或病理产物难以清除而致病情缠绵难愈。清·沈金鳌在《杂病源流犀烛》中曰："虚者，气血之虚。损者，脏腑之损。虚久致损，五脏皆有。"其实，无论为虚、为损、为劳、为极、为伤，衰弱之病总不离"阴阳、气液、脏腑亏损"之基本病理变化。《千金翼方》曰："人年五十以上，阳气日衰，损与日至。"人至四十，阴阳渐消，阴阳失衡，阳气虚衰，功能低下。《素问·举痛论》曰"劳则喘息汗出，外内皆越，故气耗矣"，指出虚劳损肺则会出现喘息、汗出等阳虚的症状；《难经》曰"一损损于皮毛，皮聚而毛落；二损损于血脉"，描述了五体虚损的特点。

老年慢性病病因复杂，证治烦琐，若医者不辨其法，杂药乱投，则正气屡伤，轻病转重，日久致衰。清·吴澄在《不居集》中记述："外损一证，即六淫中之类虚损者也，凡病在人，有不因内伤而受病于外者，则无非外感之证。若缠绵日久，渐及内伤，变成外损……然其中之虚虚实实，不可不察。有外感之后，而终变虚劳，亦有虚劳而复兼外感，此二者是易混淆，辨别不明。"《杂病广要》曰："虚劳之成，未必皆本虚也，大抵多由误药所致。"

（三）热病瘥后对人体功能水平的影响

热病瘥后是指伤寒、温病、疫病等外感热病之后，或因余邪留滞，或因正气亏虚，将息失宜而引起的久久不能康复的一类病证，该证以正气亏损、余邪未尽或复感外邪为其共同病机，多以体虚未复、气阴亏虚，脾胃虚损，调摄失宜为主要表现。如外感热病瘥后诸症主要有低热、浮肿、多汗、食少、便秘等。宋·郭雍在《伤寒补亡论》中指出反复的"瘥后复病"会导致人体功能障碍，"盖大病之后，脏腑气血不与平日同也，……盖一劳复之后，必困于前病时，再复之后，又困于一复时，况有三复四复，殆不甚其用矣"。

1. 邪气已退，正气亏虚

外感热病后，多卫气不充，恶风畏寒，自汗频出，气短乏力，热病瘥后最易损伤正气。明·汪绮石在《理虚元鉴》中记述"虚人再经不得一番伤寒，或一番痢疾，轻伤风感冒，或半年几月疟疾，亦不宜辄受"，也指出虚人又感，即使是轻微感冒，也会导致正气受损。热病初愈以后，较易发生感复。如清·俞根初在《重订通俗伤寒论》中曰"瘥后伏热未尽，复感新邪，其病复作"，提示疾病初愈，病理过程尚未完全结束，机体御邪能力下降，新感之邪会引动旧病病机复燃，从而进一步损伤正气，形成恶性循环，使病情更为复杂。

正气未复，若不注意调摄，极易病复。在《素问·热论》中所载"帝曰：发病已愈时有所遗者，何也？岐伯曰：诸遗者，热甚而强食之，故有所遗也。若此者，皆病已衰，而热有所藏，因其火气相薄，两热相合，故有所遗也。帝曰：治之奈何？岐伯曰：视其虚实调其逆从，可使必已矣"，即表示疾病初愈，如若调养不慎易致病复，亦说明病后调摄与康复的重要性。张仲景在《伤寒论·辨阴阳易差后劳复病脉证并治》中指出"大病瘥后，劳复者，枳实栀子豉汤主之""病人脉已解，而日暮微烦，以病新瘥，人强与谷，脾胃气尚弱，不能消谷，故令微烦，损谷则愈"，表明热病初愈，邪气虽退，但脾胃中气馁弱，受纳运化之力不足，若"人强与谷"则中宫阻塞，内生积热，与余邪相合而复病作矣。"瘥后"即疾病初愈阶段，与健康的未病状态或是尚未传变的已病状态均有所不同。在病愈阶段，调节机体阴阳，使之平衡达到功能稳定，从而防止疾病的复发，达到病后康复的目的。

何廉臣在《重订广温热论》中所言"温热复症，有复至再三者……每见屡复之后，多有酿成四损、四不足者"，指出温病屡复后的最终病理结果是四损、四不足，即为久病后，气血两虚，阴阳并竭，为"四损"，而"四不足者"指气、血、阴、阳不足，表明了病复多者，则会导致气血两虚，阴阳衰竭。

热病治疗多用苦寒之药或伤脾胃，因此瘥后多见脾胃之气虚弱。《医宗金鉴·伤寒心法要诀》曰"新愈之后，脏腑气血皆不足，营卫未通，肠胃未和"，表明热病后期多见食不知味、纳呆、唇齿干燥、舌干少津等脾胃功能受损的表现。清·余师愚在《疫疹一得》中曰"瘥后不欲饮食，纵食亦不化，此脾胃虚弱"，说明热病初愈，患者体内尚有余热，不可过早使用温补剂，恐因误服补剂而致复发。若患者被某种药物治疗有效后，不及时减量或停用药物，亦可导致病情复发。

2. 余邪尚在，气血亏耗

诸如低热不退，以持续性低热为主要证候，伴见神疲体倦、懒言、纳呆、脉弱无力等，多由于大病之后，余邪未清而作，或因劳碌、体虚外感、内伤饮食所致。《灵枢·邪气脏腑病形》曰："邪气不出，与其真相搏，乱而不去，反还内著。"邪气未除，则会损伤正气，变生他疾，表明余邪留恋，使得气血日渐耗伤，津液亏耗，导致病情反复发作，甚至产生其他疾病或者功能障碍。

热病初愈，余邪未散又感外邪，引动余热而致使热病复发。伤寒热病患者，病中汗出伤津，肌肤失养，皮肤憔悴，虽大病已去，但腠理疏松，卫气不固，六淫外邪则乘虚而入致病复发热。如《重订通俗伤寒论》曰："瘥后伏热未尽，复感新邪，其病复作。"

热病后余邪未尽，气津两伤，多见低热不退、虚羸少气、口干舌燥、呕恶不思食等症状。《伤寒论·辨阴阳易差后劳复病脉证并治》曰："伤寒解后，虚羸少气，气逆欲吐。"热病瘥后发热，是体内余热未尽，引起津液耗伤，多为阴液亏虚。其中以肺、胃、大肠、肾的阴液受损为主。《重订通俗伤寒论》云："大病瘥后，血气津液未平复，余热未尽……劳役使血气沸腾而邪热遂还于经络而发热也。"鉴于瘥后低热多因人体阴阳气血失调，微邪遗留所致，因而治疗上宜正邪兼顾。

热病后期以形体消瘦、神倦肢乏、少气懒言或声颤无力、语不接续为主要表现，常伴见身热汗出、口干喜饮、烦闷欲呕、舌干少津、脉虚数等。多由于余热未清，或津气耗损所致。其病机为肺胃津亏，余热未尽，胃火上升，或热病之后津亏气弱，气逆所致。《伤寒论纲目》云："身中津液为热邪所耗，余热不清，必致虚羸少气，难于康复。君更气逆欲吐，是余邪复夹津液滋扰。"清·王士雄在《温热经纬·疫证条辨》中言："瘥后声颤无力，语不接续……乃气虚也。"因而治疗上宜先明其夹邪与否，予以补虚损，祛邪实，使得津气得以恢复。

3. 正气未复，新邪复生

外感热病后期或瘥后原有的证候已消失，又复见发热、烦闷、头重目眩、脘腹胀满、不欲饮食，或见腰背酸软乏力等症。《伤寒溯源集》中说"大病新瘥，如大水浸墙，水退墙酥，不可轻犯"，指出大病复感，导致身体功能更加亏虚。由于热病后期气血尚未复常，余热未清之际，而操劳过度，或饮食不节，或七情所伤等因素促使旧病复发，或新病又见。

热病后正气不足，腠理疏松，卫气不固，导致感复或劳复。吴又可《温疫论》曰："疫邪已退，脉证俱平，但元气未复，或因梳洗沐浴，或因多言妄动，遂致发热，前证复起，……谓之劳复。"瘥后劳力、劳神皆易复病。吴坤安《伤寒指掌》曰："伤寒瘥后，元气未复，稍加劳动，其热复作，即多语、梳头、洗面、更衣之类，皆能致复。"《诸病源候论》曰："温病新瘥，津液未复，血气尚虚，因劳动早，更生于热，热气还入经络，复成病也。"此"温病劳复"即劳力致复。宋·许叔微在《伤寒九十论》中曰："神之所舍，未复其初，而又劳伤其神，营卫失度。"此乃劳神致复。此外，《重订通俗伤寒论·伤寒复证》阐述伤寒怒复"伤寒瘥后，因事触怒，相火暴发，因而余热复作"。由此可见，情志失常乃疾病复发的重要原因之一。

热病初愈，脾胃尚弱，可致食滞内停，身热复作，甚至迁延难愈。《灵枢·热病》曰："病热少愈，食肉则复，多食则遗，此其禁也。"《温疫论》曰："若因饮食所伤者，或吞酸作嗳，或心腹满闷而加发热者。"另可见吐利、发汗、日暮微烦。《伤寒论》曰："病人脉已解，而日暮微烦，以病新瘥，人强与谷，脾气尚弱，不能消谷，故令微烦，损谷则愈。"五脏热病愈后饮食的禁忌主要是为了防止疾病复发，虽然正气已恢复十之八九但是余邪尚在，所以饮食禁忌是非常重要的。热病初愈，胃气还未完全恢复，如果骤然摄取很多食物，会导致因脾胃运化无力而使饮食内停日久化热，饮食之热与体内余热相合可导致热病复发。

与此同时，当余邪余热未尽，可见新病再起。热病过程中热邪炼液成痰，瘥后多见痰热滞留，导致睡眠障碍和神志异常。如瘥后惊悸、怔忡、梦寐不安或昏睡不醒，多由痰热扰心。热病伤阴，后期往往导致阴亏血涸，血行不畅而成瘀，但见瘀而化热。大病新瘥，气血多虚，而"气血虚者，其经络多瘀滞"。热病后，若肾阳大伤，加之湿热邪气从阴化寒，更伤阳气，不能化水，水湿内停，见形寒肢冷、神疲乏力、心悸头眩、面浮肢肿、小便短少。《伤寒论》曰"大病瘥后，从腰以下有水气"，是湿热留滞，膀胱气化不利，水气不行，蓄于下焦，可见膝胫足跗皆肿，或伴大腹肿满、小便不利。

第二节　增　龄　因　素

增龄，是指人随着年龄的增长，生理、心理及社会功能的不断减退，即随着自然年龄的增长，人体的结构和功能日趋衰老，人的体力、智力及工作能力等功能日趋减弱。人之所以中年始衰，其原因在于先天禀赋薄弱、五脏脆弱、脏腑功能活动不健全，而后天不知调养，身体虚弱抗病能力差，易感外邪而多病，故不能寿终。《灵枢·天年》提出"人之寿夭各不同，或夭寿，或卒死，或病久，愿闻其道。五脏坚固，血脉和调，肌肉解利，皮肤致密……通调营卫，三部三里起，骨高肉满，百岁乃得终""其不能终寿而死者，何如？其五脏皆不坚，使道不长，空外以张……真邪相攻，乱而相引，故中寿而尽也"。

生命过程遵循生、长、壮、老、已的自然规律。随着年龄的增长，五脏六腑虚衰逐渐增重，出现记忆衰退、行动不利、视物模糊、齿发脱落等衰老征象。

一、五脏虚衰，气血失和

机体衰老与功能衰退、五脏虚衰密切相关。如《灵枢·天年》所说"五脏坚固，血脉和调……故能长久"，而"五脏皆不坚……中寿而尽也"。

肾虚是衰老之本，是五脏虚损的核心要素之一。《素问·上古天真论》曰："帝曰：有其年已老而有子者，何也？岐伯曰："此其天寿过度，气脉常通，而肾气有余也。"从衰老角度，说明肾中精气的强弱，对人体衰老有决定作用。明·虞抟在《医学正传·命门主寿夭》中记述"夫人有生之初，先生二肾，号曰命门，元气之所司，性命之所系焉，是故肾元盛则寿延，肾元衰则寿夭"，说明肾中精气，即"肾元"，是人寿夭的根本因素，肾中精气虚衰，则寿命短。

肾精不足，则会表现出腰膝酸软，耳鸣耳聋，发脱齿松，健忘等功能衰退征象。东汉·王充在《论衡·气寿》中曰"夫察气握则其体强，体强则命长，气薄则其体弱，体弱则命短，命短则多病寿短"。可见元气之盛衰决定了人体寿命的长短，肾为元气之根，藏元阴而寓元阳，肾气不足则导致早衰。

脾胃为后天之本、气血生化之源，若脾胃虚衰，气血生化不足，则机体脏腑组织失养，代谢失常，致使机体功能下降。《黄帝内经素问集注·上古天真论》曰"是以老年之人，能饮食而脾胃健者，尚能筋骨坚强，气血犹盛"，说明老年人脾胃健运、饮食正常者，能够保持气血旺盛，延缓衰老表现。

　　肝与衰老的关系也十分密切。《灵枢·天年》曰："五十岁，肝气始衰，肝叶始薄，胆汁始灭减，目始不明。"清·马化龙在《眼科阐微·亨集·老年眼症》中记载"夫人一身气血之精粹者，上注于目而为明。老者气血两虚，精粹者不能上升于目"，阐明了肝脏虚衰，出现视物模糊等功能障碍。肝气不足则气血运行不畅，导致肝气郁结，肝郁则会加剧衰老的进程，朱丹溪在《丹溪心法》中指出"气血冲和，百病不生，一有拂郁，诸病生焉"。清·周学海在《读医随笔》中说"凡脏腑十二经之气化，皆必藉肝胆之气化以鼓舞之，始能调畅而不病"，说明肝气条达则气血冲和，脏腑协调而无病，若肝失疏泄，气机不畅则致气郁而衰。

　　从肝所主之筋的角度，《素问·上古天真论》曰"七八，肝气衰，筋不能动"，说明衰老之人，由于肝之气血衰退，筋膜失养，会导致筋的柔韧性降低，筋力不健，运动不利。再者，《素问·五脏生成》曰："诸筋者，皆属于节。"筋的功能下降，影响到其联络的关节出现僵硬、屈伸不利等衰老变化，也会使人的运动能力下降。

　　肺主气司呼吸，肺主一身之气，与宗气的生成密切相关，宗气是推动呼吸和循环的动力，肺气虚损对衰老的发生具有重要作用。陈修园在《医学实在易》中曰："气通于肺脏，凡脏腑经络之气，皆肺气之所宣。"清代名医江笔花曰："肺气之衰旺，关乎寿命之短长。"《景岳全书·天集·杂证谟》曰："愈老愈衰，精血日耗。"即人到老年之后，年龄越大，衰老越加严重，精血每日消耗。同时，随着肺气虚衰，会出现气短、气促等呼吸功能障碍。清·陈士铎《辨证录·虚损门》曰："肺衰则气衰。"明·李梃《医学入门·外集·杂病》记载："肺衰气降。"

　　衰老之人，常见呼吸功能的下降，出现呼吸音重、呼吸频率加快、呼吸浅等衰老之象，皆源于肺功能的衰弱。另外，人体发声出语，是鼻、喉、舌协调作用的结果，其中喉受肺气冲击而发声是最主要环节。肺的衰老，自然伴肺气不足，冲喉发声无力，所以老年人说话大多偏于无力及含混不清。加之肺衰魄虚，对语言的控制能力下降，说话内容也会出现错乱，缺乏逻辑性。肺的这些关键性衰老改变，皆源于"肺气"的衰退，是肺为"气之本"在衰老中表现出的特殊作用。

　　心主一身血脉，气血源源不断地对全身各脏腑组织起着营养和滋润作用，以维持机体正常功能和生命活动。《素问·灵兰秘典论》曰"心者，君主之官……主明则下安，以此养生则寿……主不明则十二官危"，强调心在人身中的重要性。心是整个生命活动的主宰，运行血脉，协调脏腑，若心气虚衰，则出现心悸气短、脉沉细迟或结代等心功能障碍，从而影响其他脏腑的生理功能。

　　《千金翼方·补益》曰："凡人不终眉寿或致夭殁者，……聚毒攻神，内伤骨髓，外败筋肉。血气将亡，经络便壅，皮里空疏，惟招蠹疾。正气日衰，邪气日盛。"脏腑虚衰，阴阳失调，精气生化乏源，气血运行不畅，机体功能衰退，可产生瘀痰等瘀滞。进一步导致脏腑气机不通，变生他疾，加速增龄。

二、肾气亏虚，元气衰少

　　增龄是人体在生、长、壮、老、已过程中的必然现象，肾气的盛衰决定人体寿夭长短、虚衰的速度。《医学正传》曰："肾气盛则寿延，肾气衰则寿夭。"《论衡·气寿》揭示了人体不同阶段演变的演变规律，即人体的生长—发育—衰老—死亡与肾中精气初生—盛极—衰退—耗竭的相互对应，提示肾气虚衰是增龄的主要机制，精不足则化气无源，气不足则温煦失司，逐渐出现虚衰之象，出现功能障碍或者发生疾病。

徐灵胎、张景岳等医家均将衰老的根源归于元气衰少，表明肾气衰败，则病自来袭。《医学源流论·元气存亡论》言："四十后，虽无嗜欲、劳苦、思虑，然而日减日消，此其故何欤？……当其受生之时，已有定分焉。所谓定分者，元气也。"《景岳全书·杂证谟·非风》曰："夫人生于阳而根于阴，根本衰则人必病，根本败则人必危矣。所谓根本者，即真阴也。"

三、神明失主，喜忘不记

健忘与年龄增长，脏腑功能衰退密切相关，尤与心脾肾联系最甚。"心藏神"功能失职则一切思维意识活动失常。"脾为后天之本"，"脾在志为思"，若老年时脾胃运化衰减，则脏腑失濡养，思考能力下降。健忘与心存在密切关系，《圣济总录·心脏门》曰"心衰则健忘"，将健忘归于心衰，也从侧面说明心与衰老相关。老年人久居家中，也会导致情志不畅。如《古今医统大全·老老余编》曰："老人衰倦无所用心，若只令守家孤坐，自成滞闷。"老年人好躺卧，心情容易忧伤悲哀，心气衰会影响气血流行不畅，故情感失常。如《灵枢·天年》曰："六十岁，心气始衰，苦忧悲，血气懈惰，故好卧。"

"肾藏精，精生髓"且"脑为髓海"，当老年肾精亏虚，髓海不足时，脑的记忆功能自然会衰退，如陈无择在《三因极一病证方论》中对健忘内涵进行了阐述"尽心力思量不来""常常喜忘，故谓之健忘"。陈士铎在《辨证录》中曰"健忘者，近事多不记忆""忽忽如有所失"等。唐·孙思邈《千金翼方·养老大例》曰："人年五十以上……忘前失后、兴居怠惰，计授皆不称心，视听不稳……心无聊赖，健忘嗔怒，情性变异，食饮无味，寝处不安，子孙不能识其情。"此段记载描述了老年人由于增龄的原因，出现记忆减退、性格改变等症状。

人的精神、神志活动的物质基础是肾精与脑髓。《本草备要》曰"人之记性皆在脑……，老人健忘者，脑渐空也"；《医林改错·脑髓说》也说"高年无记性者，脑髓渐空"，证明健忘是脑空的表现。脑髓枯萎则神机失用，喜忘不记，恰如《医灯续焰·劳极脉证》所述"精极，令人少气，嗌嗌然内虚，五脏气不足，发毛落，悲伤喜忘"。《辨证录·健忘门》曰："人有老年而健忘者，……，谁知是肾水之竭乎？"因此说明，若"神气清明，水足髓充"，则健忘自去；若"脑空髓消"，则喜忘不记。

由于增龄可以导致老年人精神、性格、行为上的异常表现，陈直编撰的《养老奉亲书》中以"咨煎背执，等闲喜怒，性气不定，返同小儿"来描述。随着年龄增长，老年人会出现善忘等认知功能障碍。《灵枢·大惑论》曰："上气不足，下气有余，肠胃实而心肺虚，虚则营卫留于下，久之不以时上，故善忘也。"洪迈《夷坚志·徐偶病忘》记载道"暮年忽病忘，世间百物皆不能辨，与宾客故旧对面不相识……阅三年乃卒"，指出了老年人出现记忆受损和认知功能减退的症状。朱丹溪在《丹溪心法·健忘》中描述了记忆障碍的具体表现"为事有始无终，言谈不知首尾"。张景岳在《景岳全书》中指出增龄所导致的认知功能障碍，是由于"或以郁结，或以不遂，或以思虑，或以疑惑，或以恐"等因素，表现为"言辞颠倒，举动不经，或多汗，或善愁"等特点。

同时，增龄老人也可能出现"言善误"和"默默不语"等症状，即为言语障碍和情感障碍的表现。如《灵枢·天年》曰"八十岁，肺气衰，魄离，故言善误"；清·陈士铎在《石室秘录》中记述"默默不言，如饥而悠悠如失也，意欲癫而不能，心欲狂而不敢，有时睡数日不醒，有时坐数日而不眠；"以及《辨证录》中"人有终口不言不语，不饮不食""终日闭户独居，口中喃喃，多不可解"等描述正符合老年人主动性减少、情感淡漠等人格改变和精神障碍的表现。

四、筋骨痿弱，四肢不用

随着生长周期的变化，脏腑功能逐渐衰退，阳气衰弱，阴精亏损，气血不足，不能濡养筋骨，导致筋骨失养，从而导致肢体运动功能减退。宋·陈直在《养老奉亲书》中记载"年老之人，痿痹为常"，表明随着年龄的增长，脏腑功能萎痹，外表体窍也表现出衰老退化征象，四肢功能衰退。

由于随着年龄的增长，肾气渐虚，肾水枯竭，进而导致类似骨质疏松症的"骨缩病"的发生，导致老年人发生跌倒或骨折等功能障碍。如宋·窦材在《扁鹊心书》中曰"此由肾气虚惫，肾主骨，肾水既涸则诸骨皆枯，渐至短缩，治迟则死"；明·秦景明在《症因脉治》中记载"肾虚劳伤之症……腰脊如折""精虚劳伤之症，大骨枯槁……尻以代踵，脊以代头"；明·龚廷贤在《寿世保元》中提及"肾主督脉，督脉者行于脊里，脊坏则督脉虚，故令腰脊不举。骨枯髓减者，枯涸之极。"中医理论认为，肾藏精、主骨生髓，明·赵宜真在《外科集验方》中曰"肾实则骨有生气"，说明肾、骨、髓之间存在密切的生理联系。

由年龄增长继发肌肉骨骼的萎缩，导致四肢尤其以下肢痿软，活动不利为主要表现的功能障碍。如《素问·痿论》提出了皮、脉、筋、肉、骨的五体痿，且着重论述了下肢痿废，不能任地等特征，如脉痿中的"枢折挈，胫纵而不任地"；骨痿中"坐不能起"，筋痿中的"筋急而挛""不能久立"均表现为四肢痿软无力，出现下肢运动功能障碍。年老者肾精不足，骨髓空虚，经脉瘀阻，不能荣于腰脚，如《素问·脉要精微论》曰："腰者，肾之府，转摇不能，肾将惫矣。"

老年人体弱，肝肾亏虚，气血失荣，肝亏则筋弛，肾虚则骨疏。当老年人出现增龄性的骨骼肌纤维体积、数量和质量减少，骨骼肌力量下降等表征，则会产生形体消瘦、自主活动能力下降、平衡能力下降等功能障碍表现，正如《素问·太阴阳明论》曰："脾病，四肢不得禀水谷气，筋骨肌肉皆无气以生，故不用焉。"《灵枢·决气》曰："谷入气满，淖泽注于骨。"脾主肌肉，为后天之本、气血生化之源。脾运化水谷精微的能力旺盛，才能更好地化生气、血、精、津，充养肌肉骨骼，使其强健有力。若脾胃虚弱，其受纳、运化、输布功能失常，气血生化之源不足，无以生髓养骨而发生筋骨痿弱。

老年人肝肾不足，精亏血少，则筋脉骨骼失于濡养，而致骨弱髓空，筋挛节痛，关节不利，同时至虚之处，便是容邪之处，闭阻筋脉骨节。肝藏血，主筋，肝血虚则筋脉失充。《素问·经脉别论》曰："食气入胃，散精于肝，淫气于筋。"肝与肾关系极为密切，肝藏血，肾藏精，精血同源互化，肝阴源于肾阴，肝用不足或过度，均可影响肾藏精的功能，以致骨无所充，髓无所养。脾主运化，为后天之本，主四肢肌肉，年老脾虚，气衰血少，运化失常，可致肢体失养。

第三节　先天禀赋因素

先天禀赋是子代出生以前在母体内所禀受的一切，包括父母的生殖之精质量、血缘关系所赋予的遗传性、生育的年龄等。先天禀赋是体质形成的基础，确定了体质的"基调"。明·万全在《幼科发挥·胎疾》中记载："子于父母，一体而分。"石寿棠在《医原·阴阳治法大要论》中记述："内伤百病，不起于先天，即起于后天；起于后天，又必病及先天。"同时，周慎斋认为无论病生于先天后天，根本原因在于先天之气的盈虚，其在《慎斋遗书·阴阳脏腑》中论述："凡病不起于先天，即起于后天，是先天后天，皆为人身万化之本矣。然其真本，又惟在元阳一气。"

"人之禀赋言，则先天强厚者多寿，先天薄弱者多夭""人之生也，有刚有柔，有弱有强，有短有长，有阴有阳"，强调了先天禀赋是人体体质形成的基石。小儿受外邪较少，又少有情、劳、欲等所伤，其小儿体质的形成中，先天禀赋因素在小儿体质形成中的影响较在成人体质中的影响多，小儿先天禀赋根于父母。明·周之干在《慎斋遗书·亢害承制》中提及"人受气以成形，气失其平则成病，火亢、水亢、木亢、金亢"，诸脏腑过亢常累及脾脏，"一有所亢，皆不能无累于脾"，脾主后天生化，滋养先天之气，"脾有累，则后天气伤，后天伤，则先天不能成其生生之气"。

一、先天不足，形体虚衰

《灵枢·天年》中论述了人之始生，"以母为基，以父为楯"，两精相搏，生命代谢开始了生、长、壮、老、已流转的过程。因此，禀受于父母的先天能量和物质基础对于全生命周期有着重要的影响。《灵枢·经脉》云："人始生，先成精，精成而脑髓生，骨为干，脉为营，筋为刚，肉为墙，皮肤坚而毛发长，谷入于胃，脉道以通，血气乃行。"若先天不足，则会导致脑髓失充，筋骨痿软，气血失和，肌肤失养，进而导致智力发育异常或者记忆力减退、身体瘦弱、皮肤枯槁、气血衰少等功能障碍。

《灵素节注类编·禀赋源流总论》中记述："先天精气，为阴阳之根而无形，脱则即死，此言后天之精气也。其先天衰，则后天精气日少而至空虚。"先天禀赋为生命的根本，由此可知先天精气亏虚或脱竭，又会引起后天之精气亏虚。

精气夺，则会出现虚损等表象，总归于先后天之原因。《类经》曰："夫人之虚损，有先天不足者，有后天不足者。先天者由于禀受，宜倍加谨慎，急以后天人事培补之，庶可延年，使觉之不早而慢不为意，则未有不夭折者矣。"同时也说明：先天不足可以通过后天进行培补与调养，亦可以起到延年，改善功能的作用。

二、禀赋不足，疾病始生

禀赋不仅包括形态、体格等形体因素，还包括智力、性格等心理因素。《灵枢·决气》提出："两神相搏，合而成形，常先身生，是谓精。"张景岳《类经》亦云："夫禀赋为胎元之本，精气之受于父母者是也。"可见传统中医学认为禀赋是生命本原，来源于父母之"精气"，并且可以概括为"形"和"神"两个方面。父母之精是胚胎形成的基础，而父母的形体强弱、气血盛衰各有不同，所以禀赋也不同。《灵枢·寿天刚柔》云："余闻人之生也，有刚有柔，有强有弱，有短有长，有阴有阳。"因此，婴儿出生时也有身体强弱、身形长短的差异。

人体先天禀赋与疾病的相关性有三方面原因。

其一是人在出生时因受先天禀赋的影响，体质也存在差异，体质决定了个体对疾病的易感性、病变类型、倾向及转归，体质可以反映禀赋的形、神两方面内容，也就是说禀赋作为基础，虽具有稳定不变的特征，但是从分析个体的禀赋因素入手，对疾病的防治和预后具有深刻意义。

先天禀赋包含种族、家族遗传、婚育，以及养胎、护胎、胎教等因素，是体质形成的基础和体质强弱的前提条件。种族、家族的体质特征具有承继性和相对稳定性，如后代可秉承父母的体质类型而可能出现相应的强、弱、大、小、胖、瘦等不同的体型与性格。婚育状况也能影响到胎儿未来的体质，如父母的健康状况、婚育年龄、怀孕时机、父母生殖之精的优劣等都对保证后代未来体质有重要影响，如万全在《幼科发挥·胎疾》中指出："父母强者，生子亦强，父母弱者，生子亦弱。所以肥瘦长短，大小妍媸，皆肖父母也。"《医宗金鉴·幼科心法要诀》亦指出："小儿五迟之证，多因父母气血虚弱，先天有亏。"此外，胎儿的营养发育状况，对体质特点的形成也有重要作用。胎孕环节对胎儿体质与禀赋的形成至关重要，如《素问·奇病论》提到"胎病，此得知在母腹中时，其母有所大惊"，指出对孕妇的情志等方面也要加强重视，表明孕期情志可能会影响胎儿体质。

其二是禀赋不足会导致小儿出生后表现出皮肤脆薄、毛发不生、形寒肢冷、面黄肌瘦、筋骨不利、腰膝酸软等"五迟""五软""五硬""胎寒""解颅"病证，此即《理虚元鉴》虚证有上因所言"因先天者，指受气之初，父母或年已衰老，……此皆精血不旺，致令所生之子夭弱，故有生来而或肾，或肝心，或脾肺，其根底处先有亏，则至二十左右，易成劳怯，然其机兆必有先现，或幼多惊风，骨软行迟；稍长读书不能出声，或作字动辄手振，或喉中痰多，或胸中气滞，或头摇目瞬"。此皆先天不足之征。

其三，胎儿生长发育阶段母体情绪变化可直接影响胎儿。《素问·奇病论》对先天性癫痫的发病作了描述："人生而有病巅疾者，病名曰何？安所得之？"岐伯曰："病名为胎病，此得之在母腹中时，其母有所大惊，气上而不下，精气并居，故令子发为巅疾也。"

某些疾病的发生与个体的禀赋或遗传有密切的关系，某些生理缺陷和特异体质也与遗传有关。如《诸病源候论·漆疮候》说："漆有毒，人有禀性畏漆，但见漆便中其毒……亦有性自耐者，终日浇煮，竟不为害也。"如癫狂、哮喘、小儿花剥苔等，多有家族史。

如有花剥苔的小儿，多为过敏体质，易患奶癣、哮喘等过敏性疾患，调查其父母也大都有类似的病史。由此可见，禀赋遗传对体质和发病的影响是值得重视的。

三、禀赋异同，功能各异

在很大程度上，个体体质的形成、体质差异的存在是由以遗传和性别为主的先天禀赋所决定的。不同的体质特征分别具有各自不同的禀赋背景，这种由禀赋背景所决定的体质差异，是维持个体体质特征相对稳定的一个重要因素。先天禀赋的差异，不仅导致个体在形态结构方面的"长、短、肥、瘦、大、小"差异及功能方面的强弱差异，更表现在阴阳气血质与量方面的差异，而且先天禀赋对体质差异影响的作用方式主要是通过气血阴阳方面的差异表现出来的。《黄帝内经》关于不同体质之间差异的论述无不表现在阴阳气血方面，如"人生有形，不离阴阳""人之所有者，血与气耳"。

先天禀赋有父母之精之意。父母之精对小儿体质有着重要影响，许多医家认为男女之精健康、成熟才可交合有子。古籍中很早便有相关记载，如《灵枢·寿夭刚柔》提出"人之生也，有刚有柔，有短有长，有阴有阳"。此即说明个体体质源于父母先天的遗传，禀赋的不同决定了个体体质差异。

明·万全在《广嗣纪要》中记述"种子者，男则清心寡欲以养其精，女则平心定气以养其血"；褚澄在《褚氏遗书·问子篇》中记载"合男女必当其年，男虽十六而精通，必三十而娶；女虽十四而天癸至，必二十而嫁，皆欲阴阳气血完实而后交合，则交而孕，孕而育，育而为子，坚壮强寿"；以及清·何涛在《女科正宗·广嗣总论》中记述"男精壮，而女经调，有子之道也"等，皆透露着父母之精的重要性。

体质是人体生命过程中，在先天禀赋和后天获得基础上形成的形态结构、生理功能和心理状态方面综合的、相对稳定的固有特质，是人类在生长、发育过程中所形成的与自然、社会环境相适应的人体个性特征。张景岳在《景岳全书·杂证谟》中首次提出"体质"二字，"矧体质贵贱尤有不同，凡藜藿壮夫，及新暴之病，自宜消伐"。可见，个体的体质状态不同，决定了其功能状态的异同。同时，体质禀承于先天，得养于后天，个体功能的异同受到先天因素和后天因素的共同影响。如在《金匮要略·脏腑经络先后病脉证》中有"若五脏元真通畅，人即安和"，说明人体体质是决定发病与否的关键，即内因，另又言"客气邪风，中人多死"，说明发病受外因影响，但内因是关键，体质是内因，即体质决定发病与否。

先天禀赋又指受胎之时，即母孕期间对胎儿的影响。胎儿的形成依赖于父母的精血，胎儿时期的生长发育则完全依靠于母亲的身体状况，如元·朱丹溪在《格致余论》中所言"儿之在腹，与母同体，得热则热，得寒俱寒，病则俱病，安则俱安"。母亲的健康、营养及精神状态等各方面直接影响着胎儿的体质。

清·陈复正在《幼幼集成·护胎》中论述"胎婴在腹，与母同呼吸、共安危，而母之饥饱劳役，喜怒忧惊，食饮寒温，起居慎肆，莫不相为休戚"。《景岳全书·小儿则》断言"母多火者，子必有火病；母多寒者，子必有寒病；母之脾肾不足者，子亦如之"。胎儿时期母亲的身体状况不仅影响着小儿的身体素质，亦对小儿某些疾病的产生有着重大影响。明·万全有言"子于父母，一体而分，如受肺之气为皮毛，肺气不足，则皮脆薄怯寒，毛发不生；受心之气为血脉，心气不足，则血不华色，面无光彩；受脾之气为肉，脾气不足，则肌肉不生，手足如削；受肝之气为筋，肝气不足，则筋不束骨，机关不利；受肾之气为骨。肾气不足，则骨软"。

四、禀赋强弱，影响寿夭

禀赋体质的强弱对于人类寿夭的影响极大，禀赋得强者，诚如《灵枢·天年》所言"五脏坚固，血脉和调，肌肉解利，皮肤致密，营卫之行，不失其常，呼吸微徐，气以度行，六腑化谷，津液布扬，各如其常，故能长久"；而禀赋薄弱者，则"五脏皆不坚，使道不长，空外以张，喘息暴疾；又卑基墙薄，薄脉血少，其肉不石，数中风寒，血气虚，脉不通，真邪相攻，乱而相引，故中寿而尽"。故《灵枢·寿夭刚柔》明确指出："形与气相任则寿，不相任则夭，……，此天之生命，所以立形定气而视寿夭者，必明乎此。"此处"形"指形体，包括脏腑百骸、五官诸窍在内；所谓"气"则为"禀气"，即"禀赋"之意。《灵枢·阴阳二十五人》正是据此对人之寿夭做出推论，其曰："火形人，好颜，急心，不寿暴死。水形之人，不敬畏，善欺绐人，戮死。"由此可见，人类寿命的长短与禀赋体质的强弱密切相关。

第四节　情　志　因　素

情志因素是指情志刺激或其他不良因素突然强烈反复或持久地作用于人体，超过了机体自我调节的范围，导致阴阳失调，脏腑气血功能紊乱而发生情志障碍。情志因素的致病作用，除了与情志刺激的强度、时间、性质、脏腑气血有关外，还与体质因素、心理因素、社会因素等有关，其中尤与社会事件因素、个体心理素质的强弱、个性及其对事件的认知评价系统观念与态度有密切关系。

《黄帝内经》中最早提出了"五郁"的概念，认为五脏与情志的变化密切相关。《素问·宣明五气》提出了五脏藏五神，五脏化五气，五气变化五志。如"五脏所藏，心藏神，肺藏魄，肝藏魂，脾藏意，肾藏志，是谓五脏所藏""人有五脏化五气，以生喜怒思忧恐"。《灵枢·寿夭刚柔》曰："忧恐忿怒伤气，气伤脏，乃病脏。"《黄帝内经》认为五气、五志与五脏息息相关，且气机的变化、情志的变化与脏腑的变化是密不可分的。

中医学认为"七情"是人对外界刺激的正常反映，"七情"包括喜、怒、忧、思、悲、恐、惊。一般情况下，七情并不致病。但如果七情太过就会伤及脏腑而导致疾病的发生。"七情五志"本来是人体对客观外界事物和现象所做出的情感反应，属于正常的精神活动。当情志过激或有不及，超越了人体生理和心理所能适应和调节的能力，则会七情内伤。气血失和，气机逆乱，情志异常，进而产生情志障碍。

一、五志过极，脏腑失常，情志郁结

"情志致病"最早起源于《黄帝内经》，其中记载了"喜乐无极""盛怒不止""思虑无穷""悲哀太过""恐惧不解"等五志过极均可以导致情志致病，为情志障碍奠定了重要的基础。

张仲景对情志症状均有具体的描述。如"烦""躁""心中懊恼""心愦愦""恍惚心乱""惊悸""怵惕""嘿嘿""不得眠""不得卧""不能卧""不得睡""卧起不安""但欲寐""但欲卧""但欲眠睡""多眠睡""嗜卧"等，又首次提到"悲伤欲哭，象如神灵所作，数欠伸"的妇人脏躁，"意欲食复不能食，常默默，欲卧不能卧，欲行不能行，欲饮食，或有美时，或有不用闻食臭时，如寒无寒，如热无热，……如有神灵者"情志异常的百合病，还有"因惊怖而发"的奔豚气病和"妇人咽中如有炙脔"的梅核气等情志障碍的表现。

情绪异常会造成不同脏腑的功能异常。如《灵枢·口问》曰："悲哀愁忧则心动，心动则五脏六腑皆摇。"《金匮要略·百合狐惑阴阳毒病脉证治》曰"意欲食复不能食，常默默，欲卧不能卧，欲行不能行，欲饮食，或有美食，或有不闻食臭时，如寒无寒，如热无热"，指出"百合病"是饮食、精神、睡眠、语言、行为、感觉等功能失调。

脏腑功能失调，气血失和，加之病理产物壅滞，久而成郁。叶天士在《临证指南医案》中记载："七情之郁居多，如思伤脾，怒伤肝之类是也，其原总由于心，因情感不遂，则郁而成病矣。"《丹溪心法》创立了"六郁"学说，即气郁、血郁、痰郁、火郁、湿郁、食郁等。《丹溪心法》中记载"气血冲和，万病不生。一有怫郁，诸病生焉。故人生诸病，多生于郁"，提出"郁"是导致情志障碍发生的关键因素之一。《诸病源候论》中记载"结气病者，忧思所生也。心有所存，神有所止，气留而不行，故结于内"，体现了人体气机结滞不畅与情志的关系。清·顾锡在《银海指南》中记载"气血不顺，脉不平和，即是郁证，乃因病而郁。至若情志之郁，则有三焉：一曰怒郁。方其盛气凌人，面赤声厉，多见抚掌。及其怒后，……多见胀满疼痛，倦急少食之症。一曰思郁，……心有所忆而生意，意有所属而生思，思有未遂而成郁，……一曰忧郁。或因衣食之累，或因利害之牵，终日攒眉，而致郁者，志意乖违，神情萧索，……饮食日少，肌肉日削""然五气之郁，因病而郁者也，情志之郁，因郁而病者也"，其中指出"忧郁"有情绪低落、兴趣减退、主动性降低、表情悲怨等情志障碍的表现。

同时，情志障碍多伴有某些合并障碍，如失眠、记忆力减退等，因此也有医家将"情志问题"归因于"失眠""健忘"等障碍；《圣济总录》从病因、证候、用药等方面，对与情志障碍相关的病证和论治进行了详细论述，并将其归因于"健忘"。宋代《太平惠民和剂局方》记载了情绪障碍的症状表现"少腹拘急，四肢酸疼，面色黎黑，唇口干燥，目暗耳鸣，心松气短，夜梦惊恐，精神困倦，喜怒无常，悲忧不乐，饮食无味，举动乏力，心腹胀满"，从此段文字可以清楚地认识到情绪障碍又可导致多种功能障碍表现，如睡眠、饮食、活动等功能障碍。

二、情志不遂，虚烦不眠

五志过极、七情所伤，皆可成郁，郁久皆可化痰、化火、化瘀，扰动心神，脑为神所居，神不安，则情志变化无常，日久则神疲乏力，情志低落，虚烦不寐。任何的情绪过度，或是不良的情绪，都可以影响人们的精神活动，使神不能静，进而对睡眠产生影响。如日本的丹波元坚在《杂病广要·不眠》中云："心为事扰则神动，神动则不静，是以不寐也。"

清·吴澄在《不居集》中对"不寐"的病机解释是心神被扰，则神动不安。华佗《中藏经》记载"心病，虚则多惊悸"，说明以虚损为主的状态容易导致心慌惊悸，故导致惶恐警惕而不能入眠。《灵枢·本神》曰："心气虚则悲。"悲伤的情绪与心气失和密切相关。因长期低落的情绪伴有多思多虑，这种情况常见于老年体弱之人。心气失和，气机不畅，郁滞化火，躁扰神明，出现躁烦不得眠的症状。若伴有多思多虑，耗伤心神，表现为心悸不寐。如清·王士雄在《四科简效方》中所述"凡心神过扰，营血耗伤，不寐善忘，悲愁不乐。"表现为入睡困难或困意全无，并长期伴有悲伤、低落的情绪。

异常的情志状态会导致睡眠障碍的发生。古代医家已经发现因事扰心则神动，多思多虑则失眠。《诸病源候论·七气候》曰"忧气则不可极作，暮卧不安席"，描述了忧思太过，会使人到了晚上不能安卧，造成难以入睡。《医宗金鉴》曰"平素多思不断，情志不遂"，即是平时思虑过度导致情志抑郁，或偶触惊疑，又偶遇惊恐等事物而"形神俱病"。清·沈金鳌在《沈氏尊生书·不寐》中云"心胆俱怯，触事易惊"，亦表明心胆气虚的人容易担惊受怕，梦多不祥，虚烦不眠，睡眠常常不安详，容易产生虚烦难以入睡的情况。

长时间思虑，还会影响脾的化生功能，进而影响睡眠。表现为茶饭不思，或手足烦热、不思饮食或四肢酸痛、倦怠不眠等躯体症状。如徐春甫《古今医统大全·诸气门》所记载"思气所致之不眠……为得后与气快然而衰，为不嗜食"。

当受到异常的情志刺激时，常导致睡眠的异常表现。如宋·邵雍在《能寐吟》中记述"大惊不寐"，是指因惊吓过度导致失眠；"大忧不寐"，是指过于忧伤造成不能睡眠；"大喜不寐"，即过于欢喜不能睡眠，或因心理郁闷伤及肝，郁火上扰到脑，而致神失安宁而不静，不能入睡；或劳倦思虑太过，伤及脾，意味着劳倦过度伤及心、脾两脏，伤于心则阴血暗耗，神识不能被滋养，不能上奉滋养于脑，亦令不寐。当惊恐过度，会使人气泄神乱，神魂不安，引起失眠，由惊恐导致失眠表现为因惊恐无法入睡，或眠中惊醒，或伴有心悸，疑神疑鬼等表现。其中在《不居集·恐怖不寐》中记述，将不寐归因为"血气耗损，惊惧恐畏，精亏气弱，神无所依"。又如清·程国彭在《医学心悟》中曰："有惊恐不安卧者，其人梦中惊跳怵惕是也。"

愤怒的情绪会引发肝气上逆，肝气郁结，气机失和，神识混乱，不能平静，因而失眠。如《类证治裁·肝风脉案》中记载："沈氏，当夏郁怒不寐，五更起坐，倏然头摇手战，目闭耳鸣，晕绝身冷。此怒动肝阳，内风挟痰火上目也。"此为愤怒而致不眠。

三、情志不舒，形神异常

由情志障碍所导致的躯体形式障碍的病因病机较为复杂，历代医家认为多由情志内伤、肝郁气滞，致使以脏腑阴阳气血功能失调为基础的病理变化，大多归属于"郁病""脏躁""百合病""梅核气""奔豚"等疾病的主要伴随症状。《素问遗篇·本病论》中提及"人或恚怒，气逆上而不下，即伤肝也"，说明情志不舒，肝气郁结，愤懑郁怒，使肝失条达，气机不畅。《素问·举痛论》所云"余知百病生于气也，怒则气上……，思则气结""思则心有所存……正气留而不行，故气结矣"。因此，情志失常，忧思、悲愁过度可出现气机郁滞，气机郁滞不畅可出现百病。

朱丹溪在《丹溪心法·六郁》中提出"六郁"，强调了郁证的主要病机是气机郁滞。张景岳在《景岳全书》中提出了"因郁致病"的思想，认为情志不畅，气郁日久可变生他病。由此可见，七情不遂所致肝气郁结，气机郁滞可继发引起各系统无器质性症状，如躯体疼痛、麻木，味觉、舌觉异常，体重变化异常等一系列躯体功能障碍的表现。

情志不舒，肝气郁结，郁怒伤肝，使肝失条达，气机不畅，以致成气郁，气郁日久，血液运行不畅而成血瘀，不通则痛，出现躯体不适、疼痛症状；气郁日久化火，则肝火上炎，耗伤津液，耗气伤阴可出现易怒、口干口苦、潮热盗汗等症状。忧思伤脾，肝气郁结横犯脾气而致使脾失健运，运化失常，水湿内停，凝为痰浊，可出现头晕、头重如裹、少气懒言、神疲乏力等症状；脾胃运化失司，无法消磨水谷，以致食积，出现胃胀、恶心欲吐、胃脘不适、嗳气嘈杂、痞满纳呆等症状；食积日久，饮食减少，气血生化不足，气血亏虚而使脾虚及心神失养，导致脏腑阴阳气血失调，而郁病日久又可引起各脏腑一系列障碍的发生。

中医学历来重视"整体观"和"形神一体观"，认为人的身体和神志是不可分割的整体，两者在生理上关系密切，在病理上互相影响，任何一方的变化都会引起另一方产生相应的变化，故有形病则神病，神病形亦病。

过极的心理活动与疾病的发生发展有密切关联。若五志过极则有可能引动五脏而产生"怒伤肝""喜伤心""思伤脾""忧伤肺""恐伤肾"等病理变化，进而导致脏腑或组织器官的"形变"，由情绪的应激状态转而伴随躯体症状的产生，如《灵枢·口问》载："忧思则心系急，心系急则气道约，约则不利，故太息以伸出之。"

躯体疾病也可能导致异常心理活动的发生。经脉、脏腑的虚实盛衰或气机的升降出入异常在产生躯体不适时亦会影响情志的变化，如《灵枢·本神》云："心藏脉，脉舍神，心气虚则悲；实则笑不休。"又如《灵枢·五乱》所说"故气乱于心，则烦心密嘿，俯首静伏"。

第五节　生活方式因素

从"天人合一"的理论角度出发，饮食、起居、劳逸等生活方式不当，会导致阴阳、脏腑、营卫气血津液及形神的失和，导致功能障碍的发生，影响人体的健康状态。在《金匮要略·脏腑经络先后病脉证》中记述："若人能养慎，不令邪风干忤经络，适中经络，未流传脏腑，即医治之……，服食节其冷、热、苦、酸、辛、甘，不遗形体有衰，病则无由入其腠理。"因此，在起居、饮食等诸多方面应顺应四时变化，调护正气，才能保持良好的功能水平。

下文将从常见的生活方式（如运动、饮食等方面）进行论述。

一、运动因素

《素问·宣明五气》曰"五劳所伤：久视伤血，久卧伤气，久坐伤肉，久立伤骨，久行伤筋，是谓五劳所伤"，论述了人体长时间保持某种姿势或固定于某种状态，可耗伤五脏所藏精气，从而使相合的五体功能受到损伤。清·姚止庵《素问经注节解·宣明五气》进一步阐释"久坐伤肉"的病理机制："包藏脏腑，拥护筋骨，而丰满于一身者，肉也。肉也者，外静而内动，气血流焉，脾胃应焉。若久坐，则气血凝滞而肉疾矣。"越来越多的研究证明，久坐行为是许多慢性病的独立危险因素，如糖尿病、高血压、心脏病、肥胖、结肠癌及心理疾病。多数成年人在工作中或多或少都被迫久坐或者老年人退休后久居家中缺乏运动，对身体功能和健康均可造成不良影响。

长期脑力劳动、久思、久虑、久坐、活动偏少容易引起脾胃气滞，气血郁滞，耗伤心血，五脏失养，故见头晕目眩、失眠易惊等功能异常表现。《辨证奇闻·虚损门》曰："思虑无穷，劳其心矣，心劳则血必渐耗，而神无以养，恍恍惚惚，有无定之形，且神宜静不宜动，神动则心更动，心动而血益亏，血亏而神愈动。"《素问·举痛论》云"劳则气耗……劳则喘息汗出，外内发越，故气耗矣"，阐明过劳则气喘汗出，喘则内气散越，汗出外气散越，使气耗伤，损害机体健康。

适宜的运动强调动静相合，训练适度，以达到动而不伤的目的。运动强调不劳不倦，劳倦则伤气，一方面气主行血与津液，倦则气血津液在体内快速循环代谢，故气耗；另一方面气负载于血与津液之上，劳倦则大汗出，呼吸喘促，气随津泻。孙思邈在《备急千金要方》中也强调："养生之道，常欲小劳，但莫大疲及强所不能堪耳。"

运动顺应四季与昼夜阴阳变化的规律即顺时而动。春夏养阳，动则阳气升，故春夏可以适量运动，但若过量汗出，阳气易随汗液外泻。秋冬养阴，故不宜剧烈运动，特别是冬季阳气闭藏，不宜扰动。顺应"春夏养阳，秋冬养阴"的运动亦可应用于人体的昼夜变化规律中，表现为白天养阳，夜晚养阴。白天顺应人体的阳气运动，调动气血的循环；夜间则需静养，才能维稳健康。

明·王蔡在《修真秘要》中提及："人欲劳于形，百病不能成。"形体运动可以抵御疾病，提高生命质量。中医学主张"动以养形"，如太极拳、五禽戏、八段锦等，均有很好的防病健身功效。同时，《庄子·在宥》曰："必静必清，无劳汝形，无摇汝精，乃可以长生。"《素问·痹论》云："静则神藏，躁则消亡。"后世医家也积极倡导"养静为摄生首务"，始终保持精神专一，排除杂念，心无妄用的精神状态。中医学主张"动静结合"，通过调控意识和呼吸等来调整脏腑的生理功能。

二、饮食因素

饮食作为人体精微物质的产生之源，对人体整个生命活动的调节和保持健康状态至关重要。《备急千金要方·食治篇》曰"安身之本，必资于食，……不知食宜者，不足以生存也"；又指出"夫在身所以多疾者，皆由饮食不节故也"。宋·陈直在《寿亲养老新书》中记述"主身者神，养气者精，益精者气，资气者实，食者，生民之天，活人之本也"，明确指出饮食是"精气神"的营养基础。机体营养充盛，则精气神自健旺。《灵枢·五味》曰："谷不入，半日则气衰，一日则气少矣。"陶弘景在《养性延命录》中认为"百病横夭，多由饮食"。

在通常情况下，饮食不仅不是致病因素，而且是人体摄取营养物质以维持人体生命活动的重要来源。若饮食不节、不洁、偏嗜，就会成为致病因素。如《灵枢·五味》指出："谷不入，半日则气衰，一日则气少矣。"又如《素问·痹论》说："饮食自倍，肠胃乃伤。"饮食偏嗜，会造成人体内某些营养成分的过剩或不足，导致阴阳失调而发病。又由于寒热阴阳之不同，如偏嗜寒性食物或偏嗜热性食物，亦可导致疾病的发生。《素问·阴阳应象大论》说："水谷之寒热，感则害于六腑。"

《素问·平人气象论》曰："人以水谷为本，故人绝水谷则死。"食物是人类赖以生存和维持生命活动最基本的物质条件，说明食物是人生命活动最基本的保障。《素问·五常政大论》曰"谷肉果菜，食养尽之，无使过之，伤其正也"；《伤寒杂病论》云"凡饮食滋味，以养于生，食之有妨，反能为害"，这些论述说明食物选择和使用得当，可以养生，反之则有害健康。

气、血、津、液是构成人体并维持机体生命活动的物质基础。气血津液的生成，皆源于饮食水谷。以气的生成而言，《灵枢·刺节真邪》曰"真气者，所受于天，与谷气并而充身者也"，说明人体真气，虽然秉受于先天，但必须得到后天水谷之气的不断充养才能形成；营气是水谷精微中清柔而富含营养的部分，营在脉管之中，是血液的重要组成部分。《素问·痹论》云："营者，水谷之精气也，和调于五脏，洒陈于六腑，乃能入于脉也。"《灵枢·营卫生会》曰："人受气于谷，谷入于胃，以传于肺，五脏六腑，皆以受气。其清者为营，浊者为卫。营在脉中，卫在脉外。"卫气具有保卫、固护作用，亦由水谷精微所化生，《素问·痹论》曰："卫者，水谷之悍气也。"以血的形成而言，主要源于胃受纳、腐熟水谷，再经脾的转输消化，摄取其中的精微，变化为血，即《灵枢·决气》所谓"中焦受气取汁，变化而赤，是为血"；《灵枢·营卫生会》所谓"中焦亦并胃中，出上焦之后，此所受气者，泌糟粕、蒸津液，化其精微，上注于肺脉，乃化而为血"。以津液的生成及运行而言，《素问·经脉别论》中记述："食气入胃，浊气归心，淫精于脉，脉气流经，经气归于肺，肺朝百脉，输精于皮毛。毛脉合精，行气于府，府精神明，留于四脏，气归于权衡，权衡以平，气口成寸，以决死生。饮入于胃，游溢精气，上输于脾，脾气散精，上归于肺，通调水道，下输膀胱。水精四布，五经并行。"

以上论述，不仅指出了自然界的空气、水津、食物等是人类维持生命活动必不可少的物质条件，同时强调五脏六腑只有在得到饮食水谷所化生的精微物质源源不断的供养时，才能充分发挥各自的生理功能。故明代医家李中梓《医宗必读·不能食》强调指出："夫脾为五脏之母，土为万物之根，安谷则昌，绝谷则亡。"既然脾胃是受纳、腐熟、运化水谷的主要器官，为后天之本，所以，合理的饮食、充足的营养是保证脾胃运化正常、机体健康发育的必要条件。若饮食失宜，必然先伤脾胃。脾胃一伤，则百病丛生。基于此，《金匮要略·禽兽鱼虫禁忌并治》指出"凡饮食滋味，以养于生，食之有妨，反能为害"；陶弘景《养性延命录·教诫篇》亦云"百病横夭，多由饮食。饮食之患，过于声色。声色可绝之逾年，饮食不可废之一日。为益亦多，为患亦切"，进一步阐述了饮食所伤与疾病的关系。

饮食偏嗜，即酸、苦、甘、辛、咸五味偏爱其中的某一味或几味，而偏嗜的人更易发展为偏颇体质，偏颇体质更易患病，老年人本身抵抗力差，容易诱发疾病，所以，饮食不可偏嗜，保持平和质或者尽量接近于平和质，更容易健康长寿。《黄帝内经》云"天食人以五气，地食人以五味"，过食五味不仅损伤本脏，还能损伤相关脏腑功能。如《素问·生气通天论》说："阴之所生，本在五味；阴之五宫，伤在五味。是故味过于酸，肝气以津，脾气乃绝。味过于咸，大骨气劳，短肌，心气抑。味过于甘，心气喘满，色黑，肾气不衡。味过于苦，脾气不濡，胃气乃厚。味过于辛，筋脉沮，精神乃央。"饮食五味可以和合五脏之气，促进精气神的生成，若偏嗜一味，则五脏失和。

人体的精神气血都是由饮食五味所资生，五味与五脏各有其"亲和性"。《素问·至真要大论》云："夫五味入胃，各归所喜。故酸先入肝，苦先入心，甘先入脾，辛先入肺，咸先入肾。"如果长期嗜好某种食物，就会造成相应内脏功能偏盛，久之则可损伤其他脏腑，破坏五脏的平衡协调，导致疾病的发生。《素问·生气通天论》和《素问·五脏生成》先后提出，过食酸味的食物，导致肝盛而乘脾，可出现皮肉变厚变皱，口唇干裂；过食咸味的食物，导致肾盛乘心，可出现胸闷气短，面色无华，脉滞血瘀。同样，过食甘味的食物可脾盛乘肾，过食苦味的食物可心盛乘肺，过食辛味的食物可肺盛乘肝。从其脏腑关系看，五味偏嗜之致病符合五行相克规律，使原来相克之脏腑发生相乘，而出现疾病。

食物的温度有寒热，膳食应注意冷热均衡，且不同体质的人宜选择不同的寒热之品，若饮食过寒或过热，会影响脾胃功能，导致疾病的产生。《灵枢·师传》云："食饮者，热无灼灼，寒无沧沧。寒温中适，故气将持，乃不致邪僻也。"《素问·阴阳应象大论》曰："水谷之寒热，感则害于六腑。"寒热饮食均衡，方可促进身体健康。

注重顺应四时调节饮食，如春季普通民众的饮食习惯是制作一些冷食和米食，但若脾胃虚薄，应忌食黏冷肥腻的食物，不然有损脾胃；到了夏季，气候暑热，易贪食冷品而致腹泻，尤其像瓜果冷饮，所以即使在夏季，也应奉以温软之食，同时减少肥腻的食物，避免肠道滑泄，损伤正气；而秋季，为果实成熟的季节，此时新登五谷上市，但是刚成熟的谷物，因其质地较硬，不易消化，应减少食用；入冬后，气候干燥，人体之气和天地之气，都阴在外而阳伏于内，对于气血虚弱之人，此时适宜进食一些补益之品，并少吃一些煎烤燥热之品，以防燥热伤津。

《吕氏春秋·季春纪》云"食能以时，身必无灾"，强调定时饮食对身体健康的重要性。这里的定时不仅指每天的早、中、晚饮食要有规律，还特别强调饮食要符合四季时令的变化。《老老恒言》引用《黄帝内经》"日中而阳气隆，日西而阳气虚"的论述，指出"故早饭可饱，午后即宜少食，至晚更必空虚"，即中午之前阳气最盛，脾胃消化功能借助阳气上升而增强，宜多食，以便为身体提供充足能量。而午后至夜间，阳气缓慢下降，脾胃消化功能也逐渐变弱，宜少食或不食，从而减轻脾胃负担。其次，饮食还要符合四季气候的自然变化，如元·忽思慧在《饮膳正要》所云中"春气温，宜食麦以凉之；夏气热，宜食菽以寒之；秋气燥，宜食麻以润其燥；冬气寒，宜食黍，以热性治其寒"，不同季节适宜摄入食物的性质各不相同，如能随季节变化合理安排饮食，则有益健康。

饮食的味之厚薄要以脾胃的运化能力为标准，过于肥甘厚腻或过于清淡都不能促进健康。《素问·生气通天论》曰"高粱之变，足生大丁"；《素问·奇病论》曰"肥者令人内热，甘者令人中满，故其气上溢，转为消渴"，均表明常食肥甘厚腻之品易致人生内热，胸腹满闷，导致痛风、消渴等。过食肥甘会产生一系列代谢性疾病，如糖尿病、高血压、痛风等。同时饮食过于清淡易致气血不足，使五脏失养。

《黄帝内经》首次提出"食饮有节"，饮食自倍，肠胃乃伤，随着增龄的影响，胃肠功能开始减弱，过饱与过饥都会导致诸多疾病。饮食不节太过者，会造成正气的损伤，如暴饮暴食之"暴"，《素问·痹论》曰"饮食自倍，肠胃乃伤"，可见暴饮暴食可导致胃肠受损，筋脉受伤，气机逆乱。《素问·生气通天论》曰"因而饱食，筋脉横解，肠澼为痔。因而大饮，则气逆"，明确指出饱食会导致胃的收缩功能下降，出现经脉横逆弛缓，也会导致胃肠积热，形成痔疮等；过饮则痰湿内生，水液停聚，引发气机升降失调，形成气机逆乱的变证。《备急千金要方·养性序》说"不欲极饥而食，食不可过饱；不欲极渴而饮，饮不欲过多。饱食过多则结积聚，渴饮过多则成痰癖"，说明过饱，则食物积滞，脾胃运化不及则损伤胃气，且极易蕴而化热，影响脾胃气机，出现胃气上逆以致胃痛、痞满等。过饥也不利于健康，易致气血不足，不能濡养五脏，如《灵枢·五味》所言"故谷不入，半日则气衰，一日则气少矣"。饮食过饥，脾胃生化乏源，水谷之精难以充养全身，长此以往，正气亏虚，疾病乃生。

三、起居因素

从《素问·四气调神大论》中可知起居生活要顺应四时变化的规律。春季阳气生发，起卧应顺应其生发之势，做到"夜卧早起"；秋季阴气初起，阳气收敛，起卧应顺应其收敛之势，做到"早卧早起"；冬季阴气旺盛，阳气闭藏，起卧应顺应其闭藏之势，做到"早卧晚起"。孙思邈在《备急千金要方·养性序》中提出"善摄生者，卧起有四时之早晚，兴居有至和之常制"，即日常的起卧作息只有顺应自然界四时阴阳的变化，才有益于健康。《千金翼方·养老大例》云："行住坐卧，言谈语笑，寝食造次之间能行，不妄失者，则可延年益寿矣。"可见孙思邈认为老年人起居日常中，应依据自身生理特点，顺应四时寒暑的变化。

因一日昼夜亦有四季之分，故每日的寅、卯、辰为春，巳、午、未为夏，申、酉、戌为秋，亥、子、丑为冬。每日在寅、卯、辰时起能顺应肝之生发之气，如若过辰不起，则阳气将得不到生发，其人易患抑郁、气滞、寒病等。亥、子、丑时入睡能顺应肾之闭藏之气，如若过丑不睡，易损害人体的肾脏。故起卧只有顺应自然四季与昼夜变化规律才能保持健康，否则易伤身。

有规律的作息是促进健康的重要法则。人们只有规律且合理地作息，才能使精力充沛，身体健康；反之，则精神萎靡，体弱多病。但起居也分年龄，《老老恒言》曰："老年人，往往天未明而枕上已醒。凡脏腑有不安处，骨节有酸痛处，必于生气时觉之。先以卧功，次第行数遍，反侧至再，……乍起慎勿即出户外。"

好的居住环境对人体的健康很重要，其不仅可以避风、寒、暑、湿、燥、火等外邪，还可以调节人的情志，使人心情愉快。身处风、寒、暑、湿、燥、火之地，则必须进行适当调节方能养生，如湿气过重之处，应该居于高处。清代名医尤乘在《寿世青编·居处宜忌说》中记述"人之家室，土厚水深，居之不疾……常坐之处，令其四面周密，勿令小有细隙"，否则，风入室内，极易伤人。所以说居室应避风，即"虚邪贼风，避之有时"。

穿衣要顺应四季的变化规律、顺应自身气血阴阳的运行规律，才能保持健康。《素问·脏气法时论》曰："病在肝……，禁当风；病在心……，禁温热衣；病在脾……，禁温食饱食，湿地濡衣；病在肺……，禁寒饮食寒衣；病在肾……，禁犯焠㶼热食温灸衣。"从五脏病理禁忌事宜的角度道出了穿衣要具有防风、透气、吸湿、保温、防寒的功能。曹庭栋的《老老恒言》曰"衣食二端，乃养生切要事……衣但安其体所习，鲜衣华眼，与体不相习，举动便觉乖宜。所以……衣取适体，即是养生之妙药"，指出穿衣与个人习惯相符，能起到促进健康的效果。

穿衣应因时制宜。《摄生要义·四时篇》云："冬月天地闭，血气藏，伏阳在内，心膈多热，切忌发汗以泄阳气。"冬季是阳气内伏、万物闭藏的季节，此时应当"去寒就温，无泄皮肤，使气亟夺"。因此服饰要温暖厚实，但不宜过热，更不宜使身体出汗，汗出则伤阳又损阴。

《素问·异法方宜论》认为不同地域的生存环境和气候特点造就了不同的人体素质，因此应依据地域穿衣，即因地制宜。《丹溪心法》曰："东南之人，多是湿土生痰，痰生热，热生风也。"潮湿而又闷热的气候容易滋生细菌，潮湿的环境还易引发人体其他病证，如风湿痹证。所以，这一区域的人们穿衣应选择通风透气且吸湿力强的衣服，同时，服饰要轻薄、宽身，要经常洗晒，勤换。

第六节　长期制动因素

制动是指人体局部或全身，保持固定或限制活动。制动的形式主要有局部固定、长期卧床及肢体瘫痪等方面。长期制动可引起制动或失（废）用综合征，主要见于急性疾病或外伤后长期卧床者，或因瘫痪而不能离床者。对于严重疾病和损伤患者，卧床是保证度过伤病危重期的必要措施，但长期制动对人体的影响是全面的，可能增加新的功能障碍，其后果较于原发病和外伤的影响更加严重，甚至累及多系统的功能。

一、久卧伤气，久坐伤肉

"久卧伤气"相关理论起源于《黄帝内经》，《素问·宣明五气》中提出："久视伤血，久卧伤气，久坐伤肉，久行伤筋，久立伤骨，是谓五劳所伤。"久卧会在一定程度上导致气的耗损，影响气机运行。若卧床时间过长，则容易导致气血运行受阻，各脏腑经络得不到充分濡养，使人体虚弱无力，这就是"久卧伤气"传达的思想。久坐、久卧可阻碍气机在人体内的正常运行，导致四肢末梢的气血流通不畅，影响气血对四肢的濡养，而脾主四肢肌肉，就会间接导致脾的运化功能失司。同时脾作为后天之本、气血生化之源，脾的功能受损，则难以提供其所主四肢所需的营养物质，日久加重肌肉的损伤。

久卧伤气，首先伤及肺气，"诸气者，皆属于肺"，肺主气，并赖此调节全身气机，肺气所伤，则津液不布，精气不行，四脏皆危，发而为病。久卧伤及肺气可表现为肺失宣降、肺气不足，患者症见咳嗽痰多，甚则呼吸困难，声低懒言，疲倦自汗，面色白，舌质淡，脉虚弱无力，多为虚实夹杂之证。明代医家吴正伦所著《养生类要》曰："久卧伤肺损气。"肺气已损会导致宣发肃降失司，引起气喘咳嗽等症状。《寿世传真》中记载："久卧伤气，卧时张口散气，合口壅气，故伤气……觉多则魂强，寐久则魄壮，魂强者生之人，魄壮者死之徒也。"患者制动可导致呼吸系统功能低下、最大通气量和肺活量降低。呼吸肌瘫痪患者表现更为明显。

久卧于床者，气机运行失常，津液代谢出现障碍，脾不能正常运化水液，脾气也会在一定程度上受损。且水谷精微经由脾上输于肺，再通过肺气的宣发作用布达全身，发挥营养作用，肺气虚弱，脾无以运化，进一步加重了虚证。肾为生气之根，久卧伤及脾肺，脾虚运化失职，肺虚不能布散水液，气血生化乏源，伤及肾阳，而致肾气更虚，久之肺脾肾三脏俱虚。

此外，久卧可导致心肺功能下降，体内正气虚弱，阳气失于振奋，以致脏腑经络功能减退，体质虚弱，正气不足，抵抗力下降等。故常见动则心悸、气喘汗出等，或抗邪无力，易感外邪致病。

清·汪宏曰："逸则多弱。"意为适当劳作，气血才能通畅，阳气得以振奋。四体不勤，神机不用，又复奉养过度，因其正气不运，故身体功能多虚弱。故一是形体过逸，久坐久卧，脏腑形体功能减退，气机壅滞，阳气失于振奋，正气不足，久则进一步影响血液运行和津液代谢，内生瘀血、痰浊、水湿等，散逸于四肢血脉经络孔窍，轻则气机受阻、周身困重、心悸气短，重则痰瘀互结、痹阻胸阳，发为胸闷胸痛等症；二是神志过逸，若心气收敛太过，神情淡漠，思维迟钝，则心血运行缓慢，加之阳气不振，可致神气衰弱，常见精神萎靡、健忘、反应迟钝等；三是奉养过度，过食肥甘厚味，贪逸少动，水谷精微积聚于脾胃，日久化生痰饮湿热，阻滞心脉，导致胸痹心痛等严重病证。

"久坐伤肉"最先于《黄帝内经》。清·顾世澄在《疡医大全》中阐述了"久坐伤肉"的病机。书中道："久坐伤肉，劳于脾也。又曰：脾为万物之母，胃为水谷之海，帝曰：脾病而四肢不用，何也？岐伯曰：四肢皆禀气于胃，而不得径至，必因于脾，乃得禀也。今脾病不能为胃行其津液，四肢不得禀水谷气，气日以衰，脉道不利，筋骨肌肉皆无气以生，故不用也。""久坐伤肉"是脾虚而致脾主肌肉的功能减弱。张景岳在《景岳全书》中记述"欲令脾实，气无滞，饱无久坐，食无太酸，无食一切生物，宜甘宜淡"，表明饱食久坐会导致脾气损伤。

二、肌萎筋缩，骨节滞凝

长期制动者常出现肌力减退，肌肉萎缩，筋腱挛缩，耐力减退，而关节的长期制动会不同程度地出现韧带和关节囊的挛缩。关节软骨的坏死剥脱，关节囊内纤维渗出，最后关节严重粘连挛缩，失去功能。制动后不能进行有效功能锻炼，导致气机不利，经脉闭阻，气血津液运行不畅。筋骨关节失去濡养，导致筋腱挛缩，气血不散，聚结成块，使骨节周围组织变硬，骨节滞结，活动障碍。若为风寒湿邪乘虚内侵，痹阻筋骨，则更加剧筋脉拘挛、收引与凝滞，终而肌萎筋缩，骨节滞凝，屈伸不利。

《黄帝内经太素·顺养》曰"人久静坐，脾则不动，不动不使，故久坐伤脾，脾伤则肉伤也"，指出久坐不动，脾气损伤，因脾主肌肉四肢，故四肢肌肉受损，患者可出现肢体痿软无力的表现。

北宋医家唐慎微《证类本草》曰"久坐久卧，大饱大饥，脾之为病矣"，指出久卧伤脾的病机。《养生导引秘籍》中明确指出久卧会伤肉，其言："不欲远唾以损气，不欲疾步以损筋，不欲极视而昏精，不欲疾听而伤肾，不欲久立而伤骨，不欲久卧而伤肉。多唾浊神，频醉散气，多汗损血，力困伤形。"可见医家早已认识到久卧不仅会损伤人体肺气，还会导致脾的运化功能失常，从而造成肌肉的损伤。清代医家柏鹤亭所著《神仙济世良方》中进一步指出："如人久坐，则血滞疏，久卧则肉痿而骨缩。"

同时，长期制动可使关节运动度下降，关节挛缩，关节囊内和关节周围结缔组织重构，软骨变薄，血管增生，骨小梁吸收，骨质疏松，易发生骨折。

临床上，由于石膏固定造成非损伤关节发生关节挛缩畸形的情况屡见不鲜，便是例证。制动后长期卧床的典型改变是髋关节和膝关节的屈曲挛缩畸形，踝关节处于跖屈畸形。上肢挛缩畸形少见。可见手指屈曲畸形、肘关节和腕关节屈曲畸形、肩关节内旋挛缩畸形。

三、易发压疮

长期制动对皮肤组织的影响主要是产生压疮，中医学称之为"席疮""褥疮"等。患者因久病、重病长期卧床，或不能自行转侧，久病体虚或久卧伤气以致气血亏虚、气滞血瘀，肌肤失于濡养，加之重力及摩擦力的作用，以致皮破肉绽，溃烂成疮。申斗垣《外科启玄》曰："席疮乃久病着床之人，挨擦磨破而成。上而背脊，下而尾闾，……，庶不致损而又损，昼夜呻吟也。"压疮多见于截瘫、大面积烧伤、慢性消耗性疾患及深度昏迷等长期卧床患者，好发部位为骶骨、椎坐骨结节、股骨大转子等处，其次为跟骨、枕骨、髂前上棘、内外踝等部位。

长期卧床后使骨突部位受到压迫，或体力极度虚弱，或感觉运动功能丧失，无力变换卧位，经络不通，气血运行不畅，肌肤失养，稍加摩擦，受压部位气血失养，气滞血瘀，瘀结化毒，损皮腐肉，溃烂成疮，迁延不愈，则继发感染。

局部躯体长期受重力、摩擦或挤压力，导致气血运行不畅，经络阻塞，肌肤失养，腐肉成疮，即"凡疮皆起于荣卫不调，气血凝滞，乃生痈肿""诸疮原因气血凝滞而成"。

此外，卫生不良，护理不当，可导致皮肤细菌或真菌感染。

长期卧床，肢体失用不遂，气血运行不畅，日久气血瘀滞，经络阻隔，肌肉筋脉失养，溃腐成疮。故本病以气血亏虚为本，挤压摩擦为标。初起患处可有指甲至钱币大小斑片，其色灰白或暗红，轮廓鲜明，中心色深，边缘渐淡。逐渐扩大，其上生有水疱，继而皮破肉绽。患处腐肉灰白或黑色，周边紫暗，平塌散漫，疼痛不甚。脓汁渗出，稀少臭秽。若肿势局限，腐肉脱尽，新肉渐生，皮色转红，为渐愈佳兆。然终因气血已亏，故愈合甚慢。若肿势扩大，疮底灰白，脓腐不尽，脓汁黑绿，则恶臭难闻，预后多不良。

四、脾胃虚弱，开阖失司

卧床患者胃肠蠕动减弱，血虚津少，运化失职，肺脾等脏器虚弱，气滞血瘀于腹，气机升降失调，中焦受浊气影响，纳差，不思饮，秽气经胃肠，则致脏腑气机不畅达，出现脘腹胀满等胃肠功能障碍。《黄帝内经》中记载："人有所堕坠，恶血留内，腹中满胀，不得前后，先饮利药。"

以中风后长期制动患者为例，中风患者多因阳气不足，温煦无权，寒自内生，久卧伤气，气机失调，而凝滞肠胃，传导迟缓，宿食滞结，胃肠功能下降；或因年老久病，肢体痿弱，活动不利，导致脏腑亏虚，脾肺气虚，经脉阻滞，脾胃受损，纳运失调，致胃肠功能障碍。《医林改错》中提出："既得半身不遂之后，无气力使手足动，无气力使舌言，如何有气力到下部催大恭下行？以此推之，非风火也，乃无气力催大恭下行，大恭在大肠，日久不行，自干燥也。"

刘河间在《素问病机气宜保命集·中风论》中提出"若忽中腑者，先以加减续命汤，随证发其表；若中脏者，则大便多秘涩，宜以三化汤通其滞"；并提出"内有便溺之阻格"者可以三化汤、大承气汤、调胃承气汤治疗。张锡纯发现，凡中风患者多有大便燥结之证，并提出："是治此证者，当以通其大便为要务，适服药至大便自然通顺时，则病愈过半矣。"

沈金鳌在《杂病源流犀烛》中指出："中脏者病在里，……如唇缓、二便闭，邪之中较深，治宜下之……，中腑者病在表，……然目犹能视，口犹能言，二便不秘，邪之中犹浅。"其不仅对中脏、中腑的症状有了区分，并且以胃肠功能正常与否来判断本病的深浅及病后的转归。

第七节　环　境　因　素

人与自然的关系，是有机的统一整体。正如恩格斯所言："人本身是自然界的产物，是在他们的环境中，并且和这个环境一起发展起来的。"人与环境，像鱼和水一样密不可分。环境创造了人类，人类依存于环境，受其影响，不断与之相适应；人类又通过自身的生产活动不断改造环境，使人与自然更加和谐。

生活环境对人类的生存和健康意义重大，适宜的生活环境，可保证工作、学习的正常进行，促进人类的健康长寿，有利于民族的繁衍兴旺；反之，如果对人类生产和生活活动中产生的各种有害物质处理不当，不仅损害人类健康，还会产生远期潜在危害，威胁子孙后代。孟子指出"居移气，养移体，大哉居乎"，说明人们很早就认识到居住环境对保障人类健康和改变居民体质的意义。

《素问·移精变气论》曰"往古人居禽兽之间，动作以避寒，阴居以避暑，内无眷慕之累，外无伸宦之形，此恬淡之世，邪不能深入也。故毒药不能治其内，针石不能治其外，故可移精祝由而已"，指出远古先人居住在一个相对单纯的环境中，他们面对的是大自然的严寒酷暑、飞禽走兽。后世医家如明·李中梓在《医宗必读》中说："禀赋有厚薄，年岁有老少，身形有肥瘦，性情有缓急，境地有贵贱，风气有强弱，天时有寒热，昼夜有重轻。"其认为人体功能水平与先天禀赋、年龄、性情、境况及气候等因素相关。

人与自然和社会环境处于和谐状态，谓之"天人合一"；人体本身与神志功能要处于和谐统一的状态，谓之"形神合一"，此为健康。自然界的运动变化及周围环境的改变时刻影响着人体气血运行及脏腑功能的调节，人的意识、情志、思维等精神活动与人体本身密切相关并相互作用。

一、自然环境

自然环境是指天然的地理和地形等因素。自然环境与人的寿命密切相关，对健康和寿命的影响也各有不同。《素问·异法方宜论》中就有论述东西南北中五地，地域环境不同，造就人们不同的生活习惯，因而易发的病证也不同。《素问·五常政大论》中记载"东南方，阳也，阳者其精降于下，故右热而左温。西北方，阴也，阴者其精奉于上，故左寒而右凉……，阴精所奉其人寿，阳精所降其人夭。且一州之气，生化寿夭不同……高者其气寿，下者其气夭，地之小大异也，小者小异，大者大异"，明确指出地理环境不同，地势高下不同对人的寿命都有客观影响。生活在地势较高气候寒冷的地区，人多长寿，而居住在气候炎热的低洼地区，人的寿命相对较短。人们长期定居生活在某个区域，生理功能会逐渐适应当地环境。如南方海拔相对较低，气温高，湿度大，生活在此地的人，腠理疏松，体格柔弱瘦小；西北地区海拔高，气温低，湿度低，生活在此地的人，腠理致密，体格壮实粗犷。若突然环境改变较大，多数人在初期会有"水土不服"的不适感，严重者会引发疾病。

唐代医学家孙思邈也认为"山林深远，固是佳境……背山临水，气候高爽，土地良沃，泉水清美……若得左右映带岗阜形胜最为上地，地势好，亦居者安"，说明古人对环境与人体健康的关系已有一定水平的认识。现代科学家经过研究认为，良好的生活环境可使人的寿命增加。人类适宜的自然环境包含洁净而充足的水源、新鲜的空气、充足的阳光、良好的植被及幽静隽秀的景观等；反之，当自然环境受到污染，则危害人体健康。

隋·巢元方等编著的《诸病源候论》总结了隋以前关于病因证候的认识，提出疾病与外界有害物质有关。唐·孙思邈在《备急千金要方》中谈到特殊的地理环境会引起某种地方病，"凡遇山水坞中出泉者，不可久居，常食作瘿病"，即指地方性甲状腺肿而言；孙氏还指出："凡用药皆随土地所宜，江南岭表，其地暑湿，其人肌肤薄脆，腠理开疏，用药轻省；关中河北，土地刚燥，其人皮肤坚硬，腠理闭塞，用药重复。"金元刘完素和张元素也强调疾病与气候和环境有关，治病要因时、因地制宜。陈无择的《三因极一病证方论》、沈括的《梦溪笔谈》、宋徽宗的《济世经》、王安道的《医经溯洄集》及清·吴又可的《温疫论》等都提出气候变化和地形的区域差异，与疾病的发生和治疗之间的关系。

由此看出，自然地理条件的差别对人们的健康状况可产生不同的影响。如长期生活于东南沿海地区的居民，由于地面及地下水中含盐量相对较高，特别是沿海滩田、土壤多呈盐碱性，导致在该种土壤中生产的粮食及饮用水含盐量也相对较高，且当地居民食用海洋动植物食品的机会较多，所以居住在沿海地区的人可表现出嗜盐的饮食习惯。正如《素问·异法方宜论》所说"东方之域，天地之所始也，鱼盐之地，海滨傍水，其民食鱼而嗜盐，皆安其处，美其食，鱼者使人热中，盐者胜血，其民皆黑色疏理，其病皆为痈疡"。这是对沿海居民生活及发病因素的一种概括。清·刘献廷在《广阳杂记》中高度精确地概括为"物随食变，食决物之形质"的理论，即生物学家达尔文总结的生物适应论的科学内涵。

二、社会环境

社会环境包含社会体制和服务，社会政策、规则和法律等，在社会环境因素中，社会的接受程度也会对患者的作业表现产生很大的影响，同时包括整个社会政治、经济、文化、风俗及个人经历、人际关系等。中医学受中国古代哲学思想及传统文化的影响，提出了"天人相应""形神合一"的理论，认为人类生活在自然界中，与外界环境息息相关，各种社会因素可对人体的功能水平产生影响。

（一）社会境遇

社会境遇亦称为社会地位，通常取决于个体的文化水平、家庭背景、职业等。社会地位的差异及变化，不仅对个体的心理状态产生影响，与人体功能水平的变化亦有密切关系。例如，富贵之人多患虚损，而贫贱之士易病外感。社会地位的变迁，往往是疾病发生或加重的重要因素。故《素问·疏五过论》云"凡未诊病者，必问尝贵后贱，虽不中邪，病从内生，名曰脱营。尝富后贫，名曰失精""凡欲诊病者，必问饮食居处，暴乐暴苦，始乐后苦，皆伤精气，精气竭绝，形体毁沮"，论述了习惯了养尊处优的王公贵族因社会的变革或天灾人祸变为布衣粗食的平民，巨大的反差往往导致他们精神崩溃。明代医家绮石《理虚元鉴》中明确提出"境遇之因"，是虚劳常见的致病因素之一。以上均反映了社会境遇对个体的影响。

现代研究发现，一个高度稳定的社会环境，有助于帮忙人们消除和减轻社会境遇突变所带来的危害。在平等的基础上参与社会活动所建立起的社会网络，可以有效限制和缓解这种危害。如《素问·上古天真论》中"是以志闲而少欲，心安而不惧，形劳而不倦，气从以顺，各从其欲，皆得所愿。故美其食，任其服，乐其俗，高下不相慕，其民故曰朴。是以嗜欲不能劳其目，淫邪不能惑其心，愚智贤不肖，不惧于物，故合于道。所以能年皆度百岁而动作不衰者，以其德全不危也"的论述，也说明平等、安详、稳定的社会环境是保持人体功能水平正常的重要因素。

（二）政策法规

我国自古就有扶弱济残的文化传统，有关康复与养老保障方面的思想根基深厚且传承不殆，随着历史推移不断丰富和发展，更在历朝历代指导着人民健康保障的相关实践，发挥着能动作用。

历史上针对残障群体的恤养方式主要有施粥、施药、发放寒衣及居养等，其中各种物质救助一般是临时性政府行为，居养则是政府安置残疾人的主要方式。养恤思想在我国历史上可追溯至《周礼》，《周礼》有云："疾医，凡民有疾病者分治之；司救，……，凡有天患民病，……，则以王命施惠。"可以看出，养恤从发生之始就是国家责任。《周礼•地官•司徒》提出"保息六政"，即"以保息六养万民：一曰慈幼，二曰养老，三曰振穷，四曰恤贫，五曰宽疾，六曰安富"，此说与西周"尚德保民"思想一脉相承。

魏晋南北朝时期，政府部门继承了历朝的传统，赐予老人官爵（虚衔）和几杖。为了便于照顾和赡养老年人，政府部门会酌情减免老人家属的赋税徭役，而且政府部门非常重视对子女孝行的褒奖，还针对老年人制订了一系列的救助政策和措施，如梁武帝萧衍于普通二年在都城建康（今南京）创办了中国历史上第一家"养老院"——孤独园，由国家来收养孤儿和无人赡养的孤寡老人，负责其衣、食及医疗等。

唐朝时期，政府部门下发养老诏令多达73次，并延续了历代给老人赐杖赐封、赏赐财物的传统。颁布《唐律疏议》，规定"诸犯十恶、故杀人、反逆缘坐本应缘坐，老、疾免坐者，亦同"，在律法上减免了对老人的刑罚。唐律规定，若家中有老人需赡养，子孙则要在家侍奉老人，不可远游，否则要被问罪。子女要"色养"老人，即晚辈侍奉老人时要和颜悦色，使老人心情愉悦。政府部门还派官吏专门负责养老机构相关事宜，使养老机构得到继承和发展。例如，武则天在位时期，唐朝开设了"悲田养病院""普救病坊"等，收住无人赡养的老人。

宋朝初期的老人以家庭养老为主，朝廷致力于家庭养老行为的奖惩，以规范民众养亲行为。之后，为救助鳏寡独老，宋神宗时开始推行集中居养的方式，将其收养于"四福田院"，随后，又开设了"居养院""养济院""安济坊"等慈善性质的养老机构。入院老年人的年龄，也放宽到了50岁以上。同时，民间养老院也普遍兴起。

元朝同样重视养老，元世祖忽必烈曾采纳汉臣刘秉忠的建议，逐步建立和完善了元朝的收养救助制度，当时各路均设立养济院，救助、收养"诸鳏寡孤独、老弱病残、穷而无告者"。

明朝官府提倡社会人士收养孤老，并给予相应的奖励，从而促进社会对孝敬老年人、赡养老年人行为的认可和赞同。清朝继续开办"养济院""施棺局"等养老机构，民间资本也大力捐赠养老机构，并参与到各类养老机构的管理和运营中。

由此可见，我国古代社会重视康复与养老保障，通过推行政策、设立康复养老机构，为包括老幼病残等弱势群体提供了保障。

近现代，随着我国社会的快速发展及政治、经济、文化、科技等领域的深化改革，人们的生活水平不断提高，法律意识及保健意识不断增强，保证残障人群福利待遇及促进职业健康与安全的法律法规也不断完善。工伤保险是世界上普遍建立的社会保障制度之一，我国于 20 世纪 50 年代开始建立工伤保险制度,2004 年 1 月 1 日开始施行《工伤保险条例》,明确规定了工伤保险的目标之一是"促进工伤预防和职业康复",并对"工伤康复治疗"和"假肢、矫形器和康复辅具器具装配"等的费用做出了原则规定。2011 年 1 月 1 日实施的新《工伤保险条例》,更加注重以医疗康复为基础,以职业康复为核心,先康复后评残,建立工伤预防、康复、补偿三位一体化的新型工伤保险体系,改善工伤职工的生理、心理、社会及职业功能,预防工伤的发生、发展,避免各种严重并发症、合并症的发生,保持现有功能或延缓功能衰退,使工伤职工能最大限度地参与有生产性和创造性的生活及休闲娱乐活动。

2017 年 10 月,民政部等四部门印发《关于加快精神障碍社区康复服务发展的意见》。该意见指出,社区康复服务是精神障碍患者恢复生活自理能力和社会适应能力,最终摆脱疾病、回归社会的重要途径,是多学科、多专业融合发展的社会服务。加快精神障碍社区康复服务发展,是贯彻落实《"健康中国 2030"规划纲要》,努力实现残疾人"人人享有康复服务"目标的重要举措,是贯彻落实《中华人民共和国精神卫生法》,坚持预防、治疗、康复相结合的原则,补齐精神卫生康复体系短板的必然要求,有利于预防精神障碍患者致残致贫,有利于促进患者家庭减轻负担、精准脱贫、加快全面小康进程,对于促进患者家庭幸福和社区和谐,维护社会稳定具有重要意义。

国家卫生健康委员会于 2021 年 6 月 16 日发布了《关于加快推进康复医疗工作发展的意见》。该意见提出,2020 年,我国每 10 万人口要拥有 6 名康复医师、10 名康复治疗师的目标。该意见还提出 24 条发展意见,包括增加医疗机构与床位供给;鼓励社会办医参与建设连锁化康复医疗中心;鼓励一二级医院转型康复医疗;促成公立与民营,三级医院与基层共建医联体联合开展服务;鼓励基层开展社区居家康复项目;大力发展康复医疗信息化及相关智慧产业发展等。

康复相关法律法规的不断推出和逐步完善,将更好地保障患者功能康复,恢复生活自理能力和劳动能力,回归家庭,回归社会。

（三）工作环境

理想的工作、劳动环境,有助于激发人们的热情,充分发挥聪明才智,为社会创造财富。而恶劣的工作环境,不仅会导致躯体性疾病,还可产生消极的情绪,引起心因性疾病。

1. 精神压力

科学技术日新月异的发展,使生产力水平不断提高,就业压力日趋增大。工作岗位的激烈竞争,使得许多人终日处于紧张焦虑之中。对前途过度担心,或感到工作环境不遂己愿,或自己努力工作得不到上司的承认和褒奖,以及工作性质和计划突然变化时,很容易产生愤怒、失望、焦躁等不良情绪,进而引起一系列心身疾病。

2. 职业性伤害

由生产性有害因素直接引起的疾病称作职业病。职业性伤害与社会劳动条件有关。人们在从事劳动生产的过程中,若企业的劳动防护条件和卫生保健措施不利,往往易造成对人体的种种职业性伤害,即人们常说的"职业病"。例如,不安全的机器设备,常导致意外伤害；长期从事化工、制药等职业的人员易产生慢性中毒，患虚劳及癌症等；铸字、制版、印刷、焊接、电镀、冶金工人有可能患铅、锰、铬中毒等；从事橡胶、染料、油漆、涂料等生产的工人和技术人员，因长期接触苯等有害的有机物，易导致急、慢性中毒；建筑打桩工、货车司机、冲床工人、锻造工人、铁路道口居民、交通指挥警察、乐队指挥等在高强度噪声中生活或工作的人，易导致听力损伤，形成职业性或噪声性耳聋；长期在阴冷潮湿的环境下工作劳动的人，如矿工、地质工作者、潜水员等易患痹证、历节等；从事矿山开采、隧道工程、玻璃及陶瓷制造的工人，因经常接触粉尘，易患咳喘、肺痿等呼吸系统疾病。

长期接触某种微量生产性有害因素，不至于引起职业病，但能降低机体对非生产性因素的抵抗力，表现为某些常见疾病的发病率升高。例如，普通感冒、支气管炎、胃肠道疾病等，系非生产性有害因素所引起，但如长期接触微量生产性毒物，可导致机体健康水平降低、白细胞数目减少及吞噬作用减弱，使机体对这些疾病的抵抗力降低，造成发病率升高。生产性有害因素的这种作用称为非特异性作用，引起的疾病称职业性多发病。一般来说，机体对生产性有害因素的非特异性作用比特异性作用出现得早。各种生产性有害因素引起的职业性多发病不尽相同，而各有其特点。

（1）致癌作用：劳动环境中的某些生产性有害因素有致癌作用，长期接触这些有害因素可引起癌瘤。有致癌作用的生产性有害因素，目前已知的有物理因素，如放射性物质、X射线和紫外线等；化学因素，如多环芳香族烃类、芳香胺类、有机醚类和有机酯类、某些金属、类金类及其盐类、石棉类。根据一些资料的推论，由化学物质引起的癌症约占癌症总发病率的70%。

（2）致突变作用：某些生产性毒物，如工业上广泛应用的乙烯亚胺类、磷酸三甲酯及三芳基磷酸酯等，已经证明是高度致突变性的化学物质。它们在低于毒性剂量时，对实验动物的繁殖无明显影响，但能引发突变。突变有不同的恶劣后果，表现为早期胚胎死亡，或遗传性缺陷，如软骨发育不良、多指症、苯酮尿症等。

（3）致畸作用：某些生产性有害因素有致畸作用，但是，目前研究得还很不够，一般认为，汞的化合物等有明显的致畸作用。

（四）居住环境

古人对居住条件与人体功能水平的关系早有认识。《黄帝内经》中就有居处不良致病的论述。如《素问·阴阳应象大论》曰："地之湿气，感则害皮肉筋脉。"《素问·痿论》有"有渐于湿，以水为事""居处相湿，而致痿病"的记载。所以，居处环境，包括周围自然环境、气候、水土等都是居住环境健康需考量的因素。如《吕氏春秋》曰："室大则多阴，台高则多阳，多阴则蹶，多阳则痿，此阴阳不适之患也。"房间光线太强，会使人心情烦躁，阳气过旺；光线过暗又会使人情绪低落。因此房间大小适宜，采光合理，对于人的情绪和健康都有好处。

明代医家龚居中在《痰火点雪》中提到："内待曹都使，新造一宅，迁入半月，饮酒大醉，卧地失音不能语。招孙至，诊之曰：因新宅，故得此病耳，半月当愈。但服补心山药丸，治湿用细辛、川芎，月余全安。曹见上，问谁医，曰：孙兆郎中。乃招孙问曰：曹何病也？对曰：凡新宅壁上皆湿，地亦阴多，人乍来，阴气未散，心气素虚，醉后毛窍皆开，阴湿之气入而乘心，故不能语。"由此说明新迁之居，由于室内装修或新添置的家具所产生的浊恶之气可通过皮肤等途径使人患病。

清·尤乘在《寿世青编》中指出"屋无高，高则阳盛而明多；屋无卑，卑则阴盛而暗多。故明多则伤魄，暗多则伤魂。人之魂阳而魄阴，苟伤明暗，则疾病生篇""若盛暑所居，两头通屋，弄道夹堂，风回凉爽，其为害尤甚""人卧室字，当令洁净，净则受灵气，不洁则受故气"，强调居住环境不良，可伤害人体健康。

在居住环境方面，强调要从朝向、结构和卫生等方面考虑。居住环境应坐北朝南，保持适当光线。明·高濂在《遵生八笺·起居安乐笺》中记载"南面而坐，东首而寝，阴阳适中，明暗相半。"《备急千金要方》中记载建筑结构上应做到"凡人居止（处）之室，必须周密，勿令有细隙，致有风气得入"；《老老恒言》中记载庭院景观营造可"院中植花木数十本，不求名种异卉，四时不绝便佳"；卫生环境应做到经常打扫，保持环境清洁卫生，《寿亲养老新书·宴处起居》中记载"栖息之室，必常雅洁。夏则虚敞，冬则温密"。

现代人的居处环境与古人已有很大不同，居室的外环境，受到种种因素影响，随时在变，居室的内环境、结构是否合宜，与健康密切相关。不良的住宅条件将给人以不良作用或不适感。住宅外的不良环境必然影响居室内的环境。如果居室内微小气候不良，人们长期生活在潮湿寒冷的环境中，就容易患冻疮、感冒、风湿病、关节炎和心血管系统疾病。

当住宅设计不合理造成通风不良时，居室内空气中含大量的二氧化碳、灰尘、病原微生物和不良异味不能及时排除。当污浊不良气味的空气长期作用于人体时，可使大脑皮质出现抑制状态，表现为头晕、疲倦、记忆力减退、办事效率低、精神不振、情绪抑郁。在住宅面积狭小、居住拥挤、人员往来频繁的居室中，如果有带菌或患病者，易增加疾病传播的概率，尤其是通过空气传染的疾病，如流感、麻疹、肺结核等则更易传播。如卫生设备构造不合理，又常常会造成肠道传染病，如痢疾、伤寒、传染性肝炎等传染的机会增加。

家庭是居住环境的基本单元，承担着多种社会职能，如组织生活、繁衍生息、奉养老人、抚育子女等。家庭成员之间的关爱程度，与每个家庭成员的身心健康都息息相关。对患者而言，家属和亲友对其病情及治疗的态度，直接影响着其康复的进程和生活质量。如《养老奉亲书》指出老年人的健康，除了取决于其身体素质之外，更重要的是由家庭因素所决定，其中描述到"寿眉之人，形气虽衰，心亦自壮，但不能随时、人、事遂其所欲，虽居温给，亦常不足，故多咨煎背执，等闲喜怒，性气不定，止如小儿，全在奉承颜色，随其所欲，严戒婢使子孙，不令违背。若性怒一作，血气虚弱，中气不顺，因而饮食，便成疾患，深宜体悉。常令人随待左右，不可令孤坐独寝，缘老人孤僻，易于伤感，才觉孤寂，便生郁闷"，若患病后能够得到亲属较多的关心和适宜的照顾，有助于患者树立战胜疾病的信心，充分调动机体的抗病能力，促进病变向愈。倘若患病后亲属因耗财费力而滋生厌烦，则会加重患者的思想负担，不利于其早日康复。

（五）人文环境

良好的人文环境，有利于患者的身心健康，促进患者功能康复。患者因躯体功能障碍及环境限制，早期会出现一定程度的日常活动能力及社区活动能力下降，若家属不具备一定的康复知识，对患者的康复将造成一定负面影响。同时，治疗师对患者进行教育时也需结合患者的受教育程度、心理状况，疾病的恢复过程、康复过程、预后等对家属实施同步教育。

医院环境、医护服务及家属照护是医疗人文关怀的重要组成部分。医院环境包括硬环境和软环境，即物质环境、医疗服务环境及医院管理环境。医院的建设不仅应从生物学的角度考虑，更应从心理学与社会学的层次考虑，通过对医院的环境设计，让患者感觉是在社会环境中接受治疗，促使他们以健康身心回到自然，回归社会。以人为本的环境设计，以宽敞、舒适、便捷、美观为原则，使患者感到舒适与安心。医院内环境是患者进行治疗、护理、康复、生活的重要场所，尊重、理解、关爱患者，为患者提供舒适安全的治疗环境，消除患者对陌生环境的不适应，在解决生理上痛苦的同时，让患者感到温暖，从而树立信心，早日康复，回归家庭和社会。

护理人文环境是优质医疗服务的保证，护理人员置身于良好的人文软性环境中，可建立良好的护患关系，充分履行患者知情同意权，注意保护患者的隐私，在操作中做到操作前解释、操作中指导、操作后嘱咐，良好的护患沟通，可缩短护患之间的心理距离，让患者在疾病治疗及康复过程中感受到人文关怀，对医护人员更加信赖，从而更加积极康复。

第六章 功能与健康

第一节 功能与寿命

中医康复学认为，功能是形神活动的综合表现，同时受到自然环境和社会环境的影响。形神合一、天人相应是人体功能强健的基本特征。早在《黄帝内经》中就指出，形神合一是人类健康长寿的基础，如《素问·上古天真论》中所云"上古之人，其知道者，法于阴阳，和于术数，食饮有节，起居有常，不妄作劳，故能形与神俱，而尽终其天年，度百岁乃去"。此处的"天年"即指人的自然寿命。中医学认为，只有达到"形与神俱"、形神合一的和谐状态，人类方可尽享"天年"，实现寿终正寝、无疾而终的健康目标。而天人相应则代表着人与环境（即"天"）之间的相互作用及人对自然和社会环境的适应能力。只有顺应天地四时的变化规律，并拥有强大的适应自然和社会环境变化的能力，方能实现生命的良好存续，故而《素问·脉要精微论》云："与天地如一，得一之情，以知死生。"由此可见，良好的功能水平离不开形神功能的协调统一和天人相应的养生法则，它决定着人的体质健康和寿命长短。此外，人体的功能水平又以阴阳为总纲，阴阳平衡是生命活力的根本，机体一切的功能失调皆可用阴阳失衡来概括，因而谨守"阴平阳秘"的平衡状态，同样有利于维持良好的功能水平，促进人类的健康与长寿。

一、阴阳平衡与寿命

中医学认为，在人体内，阴阳两者始终处于不断消长变化的运动之中，并在此过程中彼此保持着动态平衡；任何一方的偏盛偏衰皆可打破阴阳双方的稳定状态，进而导致阴阳失调，影响疾病的发生、发展、传变和预后。机体保持阴阳平衡，不仅不容易生病，还可表现出健康平和的功能状态。在气血方面，可表现为气血充足；在精神方面，可表现为精力充沛；在脏腑功能方面，可表现为五脏六腑运转正常且功能协调；在外表方面，则表现为容光焕发且面色红润。如果阴阳消长的幅度过大，超过机体的自我调节阈值，可导致阴阳自和功能受损，人体内部的阴阳运转失去稳态，则人体容易产生疾病，且病情容易恶化，甚则导致死亡，即所谓"有阳无阴则精绝，有阴无阳则气绝，两相离决，非病则亡，正以见阴阳不可偏废也"（明·张景岳《类经·疾病类》）。

《素问·生气通天论》有云"夫自古通天者，生之本，本于阴阳……阴者，藏精而起亟也；阳者，卫外而为固也……凡阴阳之要，阳密乃固，两者不和，若春无秋，若冬无夏，因而和之，是谓圣度。故阳强不能密，阴气乃绝"，指出阴气的主要作用是滋养和凉润机体各组织器官，负责藏精于内，以不断地扶持阳气，同时制约阳气，避免阳气过分外露；阳气则主要负责卫护于外，使体表固密，抵御邪气入侵，起到温暖身体、促进生长和抵御疾病的作用。阳气以热、动和升为主要特点，阴气则以寒、静和降为主要特点，阴气对于阳气的制约作用还有利于预防上火。若阳用太过则不能固密，阴气亦可被逐渐耗竭。故而《素问·生气通天论》曰："阴平阳秘，精神乃治；阴阳离决，精气乃绝。"明·张景岳《类经·疾病类》注云"人生所赖，惟精与神，精以阴生，神从阳化，故阴平阳秘，则精神治"，指出阴气和平、阳气固密，达到阴阳协调的状态，人的精神才会正常，如果阴阳相互脱离、相互决裂，人的精气将随之耗伤而枯竭，生命也就随之断绝而终止了。换言之，阴气平和而阳气固密，精与神即协调守序；若阴阳失和而分离决别，精气亦随之竭绝，可致疾病迅速恶化，乃至死亡。

王冰进一步指出："阴气和平，阳气闭密，则精神之用，日益治也。若阴不和平，阳不闭密，强用施泻，损耗天真，二气分离，经络决懑，则精气不化，乃绝流通也。"阳气主动，阴气敛藏，阴阳两者在发病中保持动态拮抗，任何一方的偏盛或偏衰都可影响疾病的传变和预后。在相对健康的状况下，人体的功能水平良好，阳气一般较为充盛，此时疾病预后一般较好；反之，若阳气大亏以致不能固密，阴气亦不能内藏，躁动于外，严重者可致死亡，如《素问·痹论》所言："阴气者，静则神藏，躁则消亡。"此外，随着年龄的增长，人体的阴精阴气亦逐渐虚损，如《素问·阴阳应象大论》所述"年四十而阴气自半也，起居衰矣"，提示衰老的发生与肾中阴精阴气的衰少有关，而肾之精气决定着五脏功能的盛衰和寿命的长短。

"阴藏精"和"阳化气"是人体气化运动相反相成的两个方面，反映着物质、能量和信息的流通与转化。其中，"阴藏精"主要反映生命物质的合成和生命能量的存储过程，它为"阳化气"提供物质和能量来源；"阳化气"则反映生命物质的分解和能量的释放过程，它为"阴藏精"提供动力的源泉；阴阳之间通过物质、能量、信息的交换和转化，实现生命协调有序的稳态。因此，"阴平阳秘"并非简单的"平衡"定态，而是阴阳协调所形成的"和谐"变化。

东汉·华佗《中藏经·阴阳大要调神论》强调，阴阳两者中，阳气乃生命之根本，曰："阳者生之本，阴者死之基……顺阴者，多消灭；顺阳者，多长生。"明·张景岳《类经图翼·大宝论》亦提出"凡万物之生由乎阳，万物之死亦由乎阳；非阳能死物也，阳来则生，阳去则死矣"，认为人之生长壮老皆由阳气所主，精血精液之生成，皆由阳气所化，"阳强则寿，阳衰则夭"，阳气决定着人的生死。《素问·生气通天论》亦云"阳气者，若天与日，失其所，则折寿而不彰"，认为阳气的致密最为重要，若阳气虚损，则无法固密机体，可进一步导致阴气耗损、阴阳失调而发病，甚至导致寿命的减损甚至夭折。因此，维持阳气的充盛及阴阳两者的协调配合和相互为用是维系生命与健康的根本。

中医学认为，神属阳，在生命活动中易于动而耗散，难以清静内守，务须养之以静；而形属阴，易静而难动，故养形以运动为贵。唯有动以养形，静以养神，动静兼修，形神共养，体内气血方可通畅条达，达到阴阳平衡之态，最终实现延年益寿的健康目标。常见的动养方式主要包括跑跳运动、球类运动、游泳、骑自行车等，而常见的静养方式则包括静坐、闭目养神等。太极拳作为我国传统健身拳术之一，乃动静结合、内外兼修之功法，既动中求静，又以静御动，长期练习有利于调和阴阳，和畅气血。对于个体而言，侧重动养，还是偏于静养，需因人而异。针对老年人群，在运动时尤应注意不宜骤起骤停，以舒缓柔和为原则，以周身微汗为锻炼适度的判定标准，注意避免过汗损伤阳气，建议动静结合、静多动少，以保护阴阳二气，维系阴平阳秘的平衡状态，从而促进健康长寿。

综上，谨守人体内部阴阳两者的平衡状态，是维持人体功能强健、实现健康长寿目标的重要基础。

二、形神功能与寿命

《黄帝内经》提出，健康无病之"平人"常表现为"形肉血气相称""志意和"的形神协调功能状态，如《灵枢·终始》所云"所谓平人者不病，不病者……形肉血气必相称也，是谓平人"；《灵枢·本脏》又云"血和则经脉流行，营复阴阳，筋骨劲强，关节清利矣；卫气和则分肉解利，皮肤调柔，腠理致密矣；志意和则精神专直，魂魄不散，悔怒不起，五脏不受邪矣……此人之常平也"。所谓"人之常平"，即"平人"，亦指健康无病之人。《灵枢》中提出，健康应以"和"为标准，主要涵盖"血和""卫气和""志意和"三个层面。其中，"血和""卫气和"可概括为血气运行和畅，"志意和"则可理解为精神活动正常。所谓健康的本质就是和谐，包括形与神的和谐、气与血的和谐，和则健，不和则病。

中医学认为，人的形体和精神思维活动是一个统一的整体，形为神之宅基，神为形之功用，两者相互依存、相互影响、密不可分，即所谓"形神一体观"。"形神合一"又称"形与神俱"，指人的形体与精神达到和谐统一的完好状态，这契合 WHO 对于健康的最新定义，即健康是涵盖躯体健康和心理健康的完备状态。只有生理、心理和自然、社会环境适应都处于良好的状态，才算是真正的健康。

根据形神在人体生命过程中的功能活动，可以分为对立统一的两个部分，亦即阴阳，它涵盖了脏腑经络、形体器官、气血津液、精神情志及一切对内调节、对外适应的功能活动与物质代谢的过程。如机体在上述过程中处于匀平、和谐、协调的状态，即在内，阴阳的消长变化处于合理的范围之内，并维持功能的稳定，机体状态保持相对的动态平衡，此即所谓的"权衡以平"；在外，表现为"九候"脉象正常一致，即可谓健康之"平人"。正如张介宾《类经》中所云"人禀天地阴阳之气以生，借血肉以成其形，一气周流于其中以成其神，形神俱备，乃为全体"；嵇康《养生论》亦云"形恃神以立，神须形以存"，指出人首先是以形体物质的形式存在而成为精神的载体，精神则赋予形体物质以生命的活力，即形体是精神的物质基础，精神是形体的功能表现，两者一荣俱荣、一损俱损、相亲相济、不可分割，共同维系着人的正常身心功能与体质健康。由此可见，只有维持"形神合一"的功能状态，方能实现健康长寿这一人类发展的核心目标。

康复医学认为，完善的人体功能主要涵盖良好的脏腑生理功能、躯体运动功能、精神心理功能及适应自然和社会环境的能力，是中医学中形神合一和天人相应的表现，与以心肺功能为核心的脏腑功能、肌肉力量、身体成分、平衡能力、精神情志等息息相关。大量流行病学调查研究证实，功能水平与人的寿命及死亡率存在一定相关性，是决定人类寿命长短的核心要素之一，有利于维持良好的人体功能，延长预期寿命，降低全因死亡率。

（一）脏腑功能与寿命

中医学认为，死亡是机体邪正斗争达到极端状态时，身体功能迅速恶化的一种表现。脏腑功能衰惫是导致死亡的核心要素，因为脏腑功能在一定程度上决定着机体的抗邪能力及邪正交争的最终结局，诚如《素问·移精变气论》所云"忧患缘其内，苦形伤其外，又失四时之从，逆寒暑之宜。贼风数至，虚邪朝夕，内至五脏骨髓，外伤空窍肌肤，所以小病必甚，大病必死"，指出不少现代人为追求名利，内心产生各种各样的忧虑，内因忧患、思虑而伤神，导致情绪不良而患病，外复因寒暑或劳作而伤形，加之违背四时节气变化的天道法则，反季节、逆寒暑而肆意妄为，导致脏腑功能严重受损，故易受外界"虚邪贼风"的侵袭，进而内犯五脏骨髓，外伤九窍肌肤，以致轻病必重，重病必死。若脏腑功能低下，抗邪能力不足，则易受外在或内在致病因素的侵扰而发为疾病，脏腑功能复因疾病损伤进一步恶化，可致病情日益加重乃至死亡。

人体是以五脏为中心的有机统一体，脏腑功能的协调平衡有利于维持人体自身内环境与外部自然、社会环境的和谐统一，进而保障人体生命活动的正常进行，不为邪气所犯，正所谓"内外调和，邪不能害"（《素问·生气通天论》）。作为人体功能的核心组成部分，五脏功能的充盛调畅与否与疾病的死亡率及其预后关系密切，《素问·脉要精微论》中有言"五脏者，中之守也……得守者生，失守者死……五脏者，身之强也……得强则生，失强则死"，意即五脏的功能为守护精气和神气，使之得以内守而不外泄，若五脏能够正常发挥藏精守内的作用，即便生病也容易好转或者痊愈，而一旦五脏藏精守内的功能受损或丧失，病情容易进展甚则导致死亡。

《黄帝内经》中的大量条文皆以"死"字代表邪正斗争、人体功能失常不治而致的病情危急之况，且大多以脏腑功能失常为主要病机，如《素问·热论》有云"五脏已伤，六腑不通，荣卫不行，如是之后，三日乃死……阳明者，十二经脉之长也，其血气盛，故不知人，三日其气乃尽，故死矣"，指当疾病发展至五脏俱伤、六腑不通、营卫失能的时候，病情可迅速进展，常待三日后而死，这是因为阳明经为十二经脉之长，此处气血最盛，阳明经气血三日后耗竭，则患者死亡。此外，足三阴气机逆乱亦"死"，如足少阴经气血衰竭，则症见"面黑齿长而垢，腹胀闭，上下不通而终矣"（《素问·诊要经终论》），若"三阴俱逆，不得前后，使人手足寒，三日死"（《素问·厥论》），此处的"三阴俱逆"指患者已病入膏肓，阳气衰微已极，膀胱气化功能和大肠传导功能失常，出现小便点滴不通或小便失禁，以及大便闭结不通或大便失禁的症状，此时五脏六腑均不得其用，故曰"三日死"。再如《素问·阴阳别论》云"三阴三阳俱搏，心腹满，发尽不得隐曲，五日死"，指出当阴阳相搏、心腹胀满之病发展到极点时，将出现"不得隐曲"之二便闭塞不通的危急状况，此时三阴三阳之脉皆可见真脏脉的击搏，同时伴有心腹胀满，因阴阳之气发泄已尽，大小便不通，则五日死。

中医学认为，五脏精气充沛乃身体强健之根本，各种原因导致的五脏精气衰竭和功能水平低下都与疾病的不良预后乃至死亡息息相关。如果五脏精气衰竭，五体失养，则可出现头部低垂难以抬起、眼睛凹陷没有神采、背部弯曲而肩下垂、腰部不能转动、走路屈背低头、无法久站或行走动摇不稳等虚衰表现，此类患者的预后往往较差。如果五脏功能能够逐渐得以恢复强健，则患者仍有好转的希望；如果五脏功能无法由弱转强，脏腑气机虚衰，人体功能水平低下，则抗邪能力不足，致病因素可渐次深入，导致脏腑功能进一步恶化，病情逐渐加重，甚则发生变证乃至死亡。此即《灵枢·本神》所谓"是故五脏，主藏精者也，不可伤，伤则失守而阴虚，阴虚则无气，无气则死矣"，指出五脏以藏精气为主，而精气不可受损，一旦受损，即可导致精气失守而阴虚，阴虚则不能气化，进一步导致死亡。

《黄帝内经》还进一步指出，在疾病传变时，若五脏病变依五行的相生次序传变，则预后一般较好；若依五行相克的次序传变，则预后往往较差。正如《素问·阴阳别论》所云"所谓生阳死阴者，肝之心谓之生阳，心之肺谓之死阴，肺之肾谓之重阴，肾之脾谓之辟阴，死不治"。凡死阴者，不过三日即死；凡生阳者，不出四日即愈。而所谓生阳、死阴，如肝病传心，为木生火，得其生气，谓之生阳；心病传肺，为火克金，金为火所消亡，谓之死阴。肺病传肾，以阴传阴，无阳之候，谓之重阴；肾病传脾，水反侮土，谓之辟阴，皆为不治之死症。由此可见，一旦脏气衰败，失去正常的滋生和制约关系，疾病往往容易进一步恶化，甚则导致死亡。

康复医学中的心肺功能隶属于中医学"脏腑功能"范畴，而心肺功能水平的低下已被证实与人类预期寿命的缩短和死亡风险的增加直接相关。心肺功能是体质健康的核心要素，是人体整体功能的核心。美国心脏协会（American Heart Association，AHA）2016年年底发布的一项权威声明提出，应将心肺功能作为评价人体生命状态的第五大生命体征，认为心肺功能的下降预示着疾病甚至死亡，而心肺功能的提升意味着死亡率的降低和预期寿命的延长。

心肺功能（cardiorespiratory fitness，CRF）又被称为心肺耐力或有氧能力，是指持续体力活动中，心肺系统从空气中摄入氧气，并将氧气通过血液循环系统输送至全身各组织细胞供其使用的能力，涉及肺部摄取氧气及气体交换的能力、心脏的泵血功能、血液循环系统携带氧气的能力及骨骼肌等外周组织利用氧气产生能量的能力，综合反映人体的呼吸系统、循环系统和骨骼肌系统相互协调的能力。最大摄氧量（VO_{2max}）是目前国际公认的评价心肺功能的金标准，其单位为 mL/(kg·min)，常用代谢当量（metabolic equivalent，MET）表示，1MET=3.5mL/(kg·min)。

大量流行病学和临床研究证据业已证实，心肺功能低下与早期全因死亡风险的增加（尤其心血管疾病所致的死亡）及各种癌症死亡率的增加均存在显著关联，改善心肺功能有利于降低全因死亡率和心血管疾病（cardiovascular disease，CVD）死亡率。

研究显示，心肺功能是各类CVD预后强有力的预测因子，包括与中风、心衰和手术相关的预后；心肺功能每提升1~2MET，即可降低10%~30%的心血管不良事件发生率。一项国外研究发现，慢性肾脏病患者心肺功能的下降与主动脉硬化加重、左心室后负荷增加、左心室功能下降及心血管风险的增加均独立相关，预示心肺功能的低下可在很大程度上增加慢性肾脏病患者的心血管风险。

此外，高水平的心肺功能还与不良健康结局的减少显著相关。研究显示，成人心肺功能水平＜5MET 与高死亡率相关，而心肺功能水平＞8～10MET 则与生存率的增加相关。心肺功能的低下可能加速疾病的恶化，甚至导致死亡。由美国学术团体协会（American Council of Learned Societies，ACLS）主持的一项临床研究发现，心肺功能与男性糖尿病患者的病死率呈显著负相关。术前优化心肺功能，可以改善包括手术风险、手术死亡率和术后功能恢复在内的各项预后。临床研究显示，科学的运动锻炼可使基线心肺功能水平最差人群的全因死亡率和 CVD 死亡风险下降大约一半。因此，建议临床医师将心肺功能视为与体温、脉搏、呼吸、血压同等重要的生命体征，将其纳入常规检查项目，并将改善心肺功能作为临床治疗的标准组成部分。

一项随访长达 46 年的大样本观察性研究结果显示：在降低累计全因死亡率方面，与低于心肺功能正常值下限的人群相比，心肺功能正常值低值人群、心肺功能正常值高值人群、心肺功能高于正常值上限人群的平均预期寿命分别增加 2.1 年、2.9 年和 4.9 年，且 VO_{2max} 每增加一个单位，约可增加 45 天的寿命；而在降低 CVD 死亡率方面，与低于心肺功能正常值下限的人群相比，心肺功能正常值低值人群、心肺功能正常值高值人群、心肺功能高于正常值上限人群的平均预期寿命分别增加 2.2 年、2.6 年和 4.5 年，且 VO_{2max} 每增加一个单位，约可增加 30 天的寿命。研究人员认为，高水平的心肺功能可以显著降低全因死亡率和 CVD 死亡率，进而延长预期寿命。

《美国心脏病学会杂志》发布的一项纳入 75 万余人次的研究发现，心肺功能每增加 1MET，死亡风险将降低 14%；当男、女性的心肺功能达到 14MET 时，死亡风险最低，分别下降 76% 和 77%；心肺功能最好的男性和女性分别比心肺功能最差者多活 6 年和 6.7 年。研究人员还指出，30 岁以后，人的心肺功能将以每年 1% 的速率下降，但如果能够保持较高的活动水平，与年龄相关的下降幅度将减少一半。

多项临床研究结果证实，与传统的预测因子（如吸烟、高血压、高胆固醇、2 型糖尿病、肥胖等）相比，心肺功能很可能是全因死亡率更为可靠的独立预测因子，心肺功能低下在男、女性全因死亡率的各种影响因素中居于首位，其归因百分比分别为 16% 和 17%，将心肺功能纳入传统风险预测模型，可以显著提高死亡风险的预测效能。如果每个人的心肺功能都能达到中等水平，全因死亡率将降低 17%，而去除肥胖这一危险因素，死亡率仅降低 2%～3%。现代人对于吸烟、高血压、高胆固醇、糖尿病、肥胖等传统危险因素的认识逐步加深并越来越关注，然而对于更加重要的心肺功能，了解和重视程度却严重不足。国外一项前瞻性研究发现，肺功能低下的 21～35 岁成人，在随访 30 余年期间的心脏病和慢性阻塞性肺疾病（chronic obstructive pulmonary disease，COPD）的死亡风险均显著高于肺功能正常者，建议将肺功能作为成人早期心肺死亡风险的重要预测因子。另一研究显示，心肺功能是 60 岁以上老年人群死亡率的独立预测因子，不论其总体肥胖或腹部肥胖状况如何。

综上可知，维持良好的心肺功能、提升个人心肺功能水平可以有效降低全因死亡风险和 CVD 死亡风险，进而延长预期寿命，实现延年益寿的目标。

（二）肌肉力量与寿命

康复医学中的肌肉力量素质与中医学中脾的功能息息相关，正如《素问·痿论》所云

"脾主身之肌肉"; "脾主运化水谷之精,以生养肌肉,故主肉"(《素问集注·五脏生成篇》); "脾胃者,水谷之精,化为气血,气血充盛,营卫流通,润养身形,荣于肌肉也"(《太平圣惠方·治脾胃气虚弱肌体羸瘦诸方》),提示脾脏与肌肉的关系最为密切,负责维持肌肉的正常功能。这里的"肌肉"包括骨骼肌、心肌、平滑肌、脂肪、肌肉组织、皮下组织及保持其功能整体各部分位置相对稳定的横膈、网膜、系膜等所有肉质器官组织。

中医学认为,脾为后天之本、气血生化之源。人出生之后,全身脏腑组织的功能皆有赖气血津液的供养,而气血津液的化生与充实,则源于脾的运化,因而脾的健康状况直接影响着全身脏腑组织的功能水平。李东垣在《脾胃论》中曰"内伤脾胃,百病由生";《金匮要略》则云"四季脾旺不受邪",指出脾胃功能的盛衰关系着人体抗病能力的强弱。脾胃健运,则有利于维持人体功能水平正常,表现为五脏六腑、四肢百骸强健有力,机体正气旺盛,不给疾病以可乘之机。而良好的功能水平、健康的身体状态均有利于延长预期寿命和降低全因死亡率。

若脾的运化功能健旺,可将饮食中的精微物质输送至全身,以满足全身肌肉的营养需求,为肌肉活动提供充足的能量,促使肌肉丰满健壮,活动有力,即清·黄元御《四圣心源·天人解》所云"肌肉者,脾土之所生也,脾气盛则肌肉丰满而充实"。此外,脾与胃的功能密切相关,只有脾胃的受纳、消化、输布功能正常,才能起到营养肌肉的作用,如脾胃虚弱,气血乏源,脾气虚弱,脾失健运,肌肉失去滋养,营养缺乏,则逐渐消瘦,甚则痿软松弛,表现为身体倦怠无力,肌肉痿废不用或痹弱不仁,如《太平圣惠方·治脾胃气虚弱肌体羸瘦诸方》所云"若脏腑不足,脾胃虚伤,不能饮食,则令气血减少,肌体羸瘦也"。

中医学认为"脾主四肢",因为只有肌肉丰满壮实,四肢才能灵活有劲,如脾胃功能虚衰,四肢肌肉营养不足,则易出现四肢倦怠无力等表现。《素问·太阴阳明论》曰"四支皆禀气于胃,而不得至经,必因于脾,乃得禀也。今脾病不能为胃行其津液,四支不得禀水谷气,气日以衰,脉道不利,筋骨肌肉,皆无气以生,故不用焉",认为人体四肢禀受胃中水谷精气的濡养,但胃中水谷精气不能直接到达人体的四肢经脉,必须依赖脾气的传输以营养四肢;若脾脏有病而不能为胃输送水谷精气,则四肢逐渐失去营养,精气亦日渐衰减,经脉不得畅通,筋骨肌肉亦得不到濡养,四肢将丧失正常的生理功能。因此,脾的功能正常亦有利于维持肌肉的正常功能,而肌肉功能的正常与否从某种程度上也反映着脾的功能状况,它也是人体健康状况和死亡风险的重要预测因子。

现代研究发现,良好的肌肉力量有利于提升人体基础代谢率,使人精力充沛,并延缓衰老,而肌肉力量的增龄性减退是导致老年人功能障碍的重要原因。据报道,老年绝经后女性是肌少症的高发人群,其总体患病率约为15%,由于全身肌肉量的减少、肌强度的下降及肌肉生理功能的减退,导致日常生活活动能力下降,影响生活质量,并增加死亡风险。

从康复医学的角度看,良好的肌肉力量在改善疾病预后进而延长寿命方面具有重要的临床价值。2015年《柳叶刀》发布的一项涉及17个国家、近15万例35~70岁城乡居民、平均随访4年的前瞻性流行病学调查(PURE研究)显示,握力与全因死亡风险、心血管死亡风险呈负相关,握力每减少5kg,心血管死亡风险增加17%,心肌梗死死亡风险增加7%,中风风险增加9%,糖尿病风险增加3%,且与已知的预后判断因子收缩压相比,握力对全因死亡率和心血管死亡率的预测价值更强。由此可见，握力测量是一种简便、经济、实用的全因死亡和心血管死亡风险预测手段；握力及肌肉力量、肌肉功率都被认为是全因死亡率的可靠预测因子。国外一项最新研究显示，成年人每周进行 30~60 分钟的肌肉强化运动可以降低 12%~17% 的全因、CVD、总体癌症、糖尿病和肺癌的死亡率，且将肌肉强化和有氧运动联合使用效果更佳，可将全因、CVD 和总体癌症的死亡率分别降低 40%、46% 和 28%；研究者推荐的肌肉强化运动包括举重、俯卧撑、仰卧起坐、下蹲、阻力带运动等。

大量研究证据显示，在肌肉力量衰减的早期，抗阻训练是一种安全有效的可直接改善老年人肌肉力量的锻炼方式；单纯的抗阻训练（即肌力训练）或包含抗阻训练的练习可以通过增加肌肉力量，有效降低人群的全因死亡率及 COPD、癌症等疾病的死亡率，改善患者预后。

研究发现，与不运动的人群相比，坚持单纯的抗阻训练与进行有氧、抗阻联合运动分别可使全因死亡率下降约 15% 和 40%；每周进行 2~6 次肌力训练的人与每周进行 0~1 次肌力训练的人相比，死亡风险降低约 20%。Meta 分析结果显示，肌力训练约可降低 26% 的肾癌发生率，且与癌症总死亡率的下降密切相关。

此外，肌肉功率也被证实与老年人的死亡风险密切相关。研究发现，不论体质量指数（BMI）、腰围、体脂肪率如何，与肌肉功率水平较低的同龄人群相比，肌肉功率水平较高的老年人群，其全因死亡率显著下降，预示肌肉功率很可能是老年人全因死亡率的另一独立影响因子。

（三）身体成分与寿命

康复医学认为，身体成分是指人体中肌肉、脂肪、骨骼、水、矿物质等各种成分的含量及其比例特征，是与健康密切相关的一项体质评价指标。从人体解剖学、生理学和体质学的角度看，身体成分（如脂肪、肌肉、水分等）保持适当、合理的比例，则有利于维持人体各组织器官的正常结构和功能，从而达到"形肉血气相称"的平人状态，有利于健康长寿。身体成分中脂肪的不正常或过度蓄积可导致超重或肥胖，而超重或肥胖已被证实与全因死亡风险及心血管死亡风险的增加显著相关，然而身体成分中肌肉含量的适度增加则有利于降低早亡风险。

根据《中国居民营养与慢性病状况报告（2020 年）》，我国 18 岁以上成人的超重或肥胖率高达 50.7%，肥胖问题已经成为威胁我国居民健康和寿命的重大公共卫生问题。国外研究发现，BMI 每增加 $5kg/m^2$，患心源性猝死（sudden cardiac death，SCD）的风险即可增加 16%，且肥胖已被确定为 SCD 最常见的非缺血性原因，其中腹型肥胖与 SCD 的相关性更高。《欧洲临床营养学杂志》发布的一项纳入 109 万人次的调查研究显示，成年人的体重每增加 5kg，其老年阶段的死亡风险即可增加约 11%。《美国医学会杂志》子刊发表的另一项由英国拉姆癌症中心联合上海癌症研究所的科研人员共同开展的纳入上海近 10 万例居民的研究同样发现，从成年早期到中年期间，体重每增加 5kg，且 BMI 超过 $23kg/m^2$，可使男性和女性的晚年全因死亡风险分别升高 9% 和 14%，心血管死亡风险分别增加 26% 和 23%。

《柳叶刀》子刊发表的一项研究发现，相较于健康人士，肥胖男、女性的预期寿命可分别减少 4.2 年和 3.5 年，而与 BMI 相关的死因主要包括癌症、心血管疾病和呼吸系统疾病等。另有研究指出，超重可以减少 0～3 年的预期寿命，中度肥胖者可减寿 1～6 年，而严重肥胖者则可能减寿 1～8 年；不仅如此，超重或肥胖者的健康寿命（指健康生活、没有或轻微失能、生活基本自理、未有因各种疾病导致的生理或心理受损、能够适应自然和社会环境的生存年限）的下降幅度，是预期寿命下降幅度的 2～4 倍。

与脂肪相反，肌肉含量的增加则能在一定程度上降低死亡风险。美国一项研究指出，肌肉含量与老年人的早亡风险呈显著负相关，科学的力量训练有利于增加老年人的肌肉含量，从而降低其早亡风险，延长预期寿命。

（四）平衡能力与寿命

良好的平衡能力是人体功能的重要组成部分，亦是中医"形"的功能正常发挥的基础。所谓平衡能力，即指人体维持自身稳定性的能力，包括维持某种姿势的能力，特别是在较小的支撑面上控制身体重心的能力，或受外作用力时调控机体保持平衡的能力。平衡能力反映了身体对于来自前庭器官、肌肉、肌腱、关节内的本体感受器及视觉等各方面刺激的协调能力，是一切静态与动态活动的基础。人的任何运动几乎都是在维持身体平衡的状态下进行的，尤其是大肌肉群的活动，更需要有良好的平衡能力作为基础。人体正常姿势的维持有赖于前庭器官、视觉器官和本体感觉感受器的协同活动，其中以前庭器官的作用最为重要，前庭器官在平衡的维持中占主导地位。

随着年龄的增长和视力的减退，人的平衡能力随之下降。大量研究显示，平衡能力的不足或下降可以显著增加老年人群的跌倒风险，严重者导致骨折、脑损伤甚至死亡。《美国家庭医生》杂志发文指出，全球 75 岁以上老年人群的意外死亡约 70% 可归因于跌倒。进入 21 世纪以来，我国居民的整体平衡能力呈下降趋势，尤其中老年人群，这进一步增加了因平衡能力减退所致的跌倒事件发生的概率。

权威研究显示，老年人跌倒后的骨折发生率高达近 1/3，而骨折后的长期卧床可引发致命性的肺部感染、深静脉血栓等，甚至导致多器官功能衰竭，这使跌倒成为我国 65 岁以上老年人群因伤致死的第一位原因。2021 年发表于《美国医学会杂志》子刊的一项研究发现，平衡功能障碍大约可以增加 44% 的全因死亡风险、65% 的心血管死亡风险和 37% 的癌症死亡风险。前庭功能是维持人体平衡的关键要素，研究显示，前庭功能障碍约可增加 31% 的全因死亡风险、65% 的心血管死亡风险和 39% 的癌症死亡风险。2022 年《英国运动医学杂志》发布的一项为期 12 年的研究结果显示，无法保持单腿站立平衡姿势 10 秒的中老年人，在未来 10 年内死亡的可能性是能够完成该姿势的同龄人群的 1.84 倍；在对年龄、性别及其他相关因素进行校正后发现，无法保持单腿站立平衡姿势 10 秒与 84% 的全因死亡风险增加相关。

多项针对老年人群跌倒事件的调查分析结果显示，身体因素占跌倒原因的 30%～40%。肌肉力量下降和老年性肌少症与老年人的平衡控制能力下降密切相关，由于老年人群的下肢肌力普遍下降，且肌肉功能减退，加之大脑中枢衰退，导致其智力、反应力、平衡能力及协调运动能力均明显下降，容易出现步态不稳等，显著增加跌倒风险。

流行病学研究结果证实，下肢肌肉力量与平衡能力之间存在显著关联，坚持负荷伸膝等运动训练可以通过增加肌力（尤其下肢伸膝肌力），有效提升老年人群的平衡能力。此外，木兰拳、太极拳等中医传统功法训练亦可通过改善前庭功能，提升中老年女性的平衡能力，进而降低跌倒致死的风险。

（五）精神情志与寿命

早在《素问·上古天真论》中就阐述了精神情志与疾病防治、延年益寿之间的关系，其曰"夫上古圣人之教下也，皆谓之虚邪贼风，避之有时，恬淡虚无，真气从之，精神内守，病安从来"，指出保持精神情志的平和稳定，使精神守持于内，则正气旺盛，能够发挥抵御邪气入侵的作用，从而促进人体的健康与长寿；又云"外不劳形于事，内无思想之患，以恬愉为务，以自得为功，形体不敝，精神不散，亦可以百数"，认为情绪的愉悦和豁达自得是圣人能够长寿至百岁的重要原因。

《素问·上古天真论》在谈及人是如何衰老时说道"不时御神，务快其心，逆于生乐，起居无节，故半百而衰也"。这里的"半百而衰"，指的是过早衰老，而早衰的关键原因就在于"不时御神"。此处的"御"即驾御、控制，"不时御神"即指不善于控制自己的精神，因为贪图一时享乐，违背日常生活规律，导致身心健康受损，日久可致人体过早衰老。

精神耗散、不能守持于内，之所以会导致早衰，其原因就在于"血气也，人之神"（《素问·八正神明论》），气血是神的物质基础，过分地耗散精神可使气血损伤，加速衰老的进程。如果能够时刻保持稳定的心理状态和达观的处世态度，顺应事物的自身发展规律解决问题，正如《寿世青编·养心说》中所述"未事不可先迎，遇事不可过扰，既事不可留住，听其自来，应以自然，信其自去，忿忧惧，好乐忧患，皆得其正，此养之法也"，即对外部环境事物采取安和的态度；所谓"安"者，即对外界事物的各种刺激顺其自然而适应；所谓"和"者，即对外界事物的反应要顺之而去，如此方能健康长寿。南北朝·吴普《太上老君养生诀》中亦云"且夫善摄生者，要先除六害，然后可以保性命延驻百年。何者是也？一者薄名利，二者禁声色，三者廉货财，四者损滋味，五者除佞妄，六者去妒忌"，强调保持精神情志的良好状态有利于延年益寿。

目前，在全球范围内，精神障碍疾病已经成为导致死亡的主要原因之一。所谓精神障碍，是指大脑功能活动发生紊乱，进而诱发认知、情感、行为、意志等精神活动发生不同程度障碍的总称。统计数据显示，近年来中国城市居民精神障碍疾病的死亡率呈明显上升趋势。2019 年，中国城市居民精神障碍疾病的死亡率达到 3.10/10 万，较 2018 年增加了 0.10/10 万；其中，男性死亡率为 2.91/10 万，较 2014 年的 2.68/10 万增加了 0.23/10 万；女性死亡率为 3.30/10 万，较 2014 年的 2.64/10 万增加了 0.66/10 万。

《加拿大医学协会杂志》发布的一项研究结果表明：1993～2012 年，精神分裂症患者的死亡率是一般人群的 3.12 倍，且死亡个体主要集中于女性、年轻人和低收入地区生活者。《美国医学会精神病学杂志》发布的另一项探讨精神疾病死亡风险的 Meta 分析结果显示，精神疾病患者的死亡率较一般人群（或无精神疾病人群）高 2.22 倍，潜在生命丧失年数的中位数达到 10 年；其中，精神病的死亡风险明显高于抑郁症、双向障碍和焦虑症；由精神疾病导致的人群死亡率归因危险度（population attributable risk，PAR）占到 14.3%；全因死亡率 PAR 估计中，精神分裂症占 1.3%，抑郁症占 12.7%；自杀的 PAR 估值为：精神分裂症占 8.9%，抑郁症占 11.2%，躁郁症占 4.8%，严重精神疾病占 7.7%。

2021 年，《柳叶刀》发布的一项最新研究结果显示，新冠疫情影响下，抑郁症和焦虑症引起的伤残调整生命年（DALY，即由于疾病所致的伤残或早死引起的健康寿命损失年）大幅增加，且女性的增加幅度远大于男性；其中，由抑郁症导致的 DALY 增加了 137.1/10 万，女性和男性分别占到 182.0/10 万和 92.5/10 万；由焦虑症导致的 DALY 增加了 116.1/10 万，女性和男性分别占到 157.2/10 万和 75.3/10 万。由此可见，新冠疫情的出现一定程度上增加了抑郁症和焦虑症患者的死亡风险。

综上可知，精神障碍疾病与死亡风险的增加和预期寿命的减少存在显著关联，临床上需要更多地重视精神疾病干预对于降低死亡率的重要价值。

良好的认知功能亦是维持精神情志状态正常的基础。大量研究发现，认知功能对于老年人的死亡风险可产生一定影响，认知功能损伤或低下可能不同程度地增加中老年人的死亡率。一项针对中国 45 岁以上人群的前瞻性研究结果显示，以高认知水平人群作为对照，认知水平较低组和认知水平低下组的死亡风险分别增加 29.6% 和 40.3%，建议加强对早期认知功能受损的中老年人群的认知干预。另有研究指出，认知功能损伤还是中老年维持性血液透析患者全因死亡风险增加的独立危险因素，其中，记忆力、执行功能认知域损伤及 3～5 个认知域联合损伤患者的全因死亡风险显著增高。

三、天人相应与寿命

《素问·宝命全形论》中有云"人以天地之气生，四时之法成"，指出人秉天地阴阳之气而生，随生、长、收、藏之四时规律而活。所谓养生的最高境界就是顺应自然、合乎天道，追求天人合一，道法自然。人乃万物之灵，亦为大自然的一部分，只有人的心灵、身体与行为遵循四时变化的规律与法则，与自然环境达到和谐统一的状态，才能得以健康长寿。而天人相应涵盖着人对自然和社会环境强大的适应能力，它是实现人类健康长寿目标的重要基础。

《灵枢·本神》曰："故智者之养生也，必顺四时而适寒暑……如是则僻邪不至，长生久视。"此处的"长生久视"即指寿命延长、不易衰老，而"长生久视"的关键就在于"顺四时而适寒暑"，强调养生长寿的要义在于顺应四时阴阳的变化规律，让自己日常的衣食住行适应四季气候的冷暖更替变化。

《素问·上古天真论》中亦指出，养生延年的原则主要包括两个方面：一要顺应外界四时气候的阴阳变化规律，二要养成良好的生活习惯和作息规律。具体应做到以下五点：一是法于阴阳（阴阳平衡），顺应四时（顺应四季变化），调养身心（保持心态通达）；二是和于术数（方法技巧），锻炼身体，保精养神；三是饮食有节，五味和调，滋养气血，日常饮食有节制、有规律；四是起居有常，按时作息，睡眠充足，怡养神气；五是不妄作劳，劳逸结合，保养形气。如此保形全神，方能实现祛病延年、健康长寿的目标。

在中医学"天人合一"自然观的指引下，人的生命境界的高低由其与天地合一的程度进行判定。与天地的契合程度越高，人往往也就越健康长寿。《黄帝内经》将养生有道的人分为以下四个层次。

第一层次："提挈天地，把握阴阳"——完全契合天地规律，完全天人合一。所以能不食五谷，吸风饮露，而"肌肤若冰雪，绰约若处子"，寿命和天地一样没有终老时。

第二层次："和于阴阳，调于四时"——也与天地完美契合。这个层次道德醇厚，不违背阴阳大道，能和于阴阳，调于四时，离开世俗，不与世俗同流合污，也能高寿强健。

第三层次："处天地之和，从八风之理"——在世俗生活，但能很好地遵循天地规律，行动上做到天人合一。这种人在世俗中能调适自己的欲望，不离世间，不同流合污，在外不为俗事烦扰，在内不为思想纠结，没有多余的欲望，能够做到心情快乐、自我满足，故而身体不衰败，精神不消散。

第四层次："法则天地，象似日月"——努力学习、认知天地规律，然后去适应这种规律，是较低层次的天人合一。普通大众通过坚持调养都可以达到，由于不违背阴阳的规律，也可以增加寿命。

中医学认为，在天时变化中保持阴阳的动态平衡是健康长寿的基础，也是机体进行正常生命活动的保障。任何疾病发生、发展乃至恶化的内在原因大多都源于阴阳的偏盛偏衰，而所谓的养生防病就是纠正阴阳的不平衡状态，补其不足，泻其有余，恢复阴阳的相对平衡。比如长期熬夜或白天睡觉、晚上工作的黑白颠倒作息模式严重违背自然规律，长此以往，容易导致生物钟紊乱，机体免疫力低下，从而容易患病，或已有病情容易进展或恶化，可见一到冬季就手脚冰凉或怕冷的症状，为阳气不足、"阳气不达四末"所致。由于白天阳盛，人体的生理功能以兴奋为主，夜间阴盛，人体的生理功能以抑制为主，长期熬夜可导致患者体内的阴阳处于失衡状态，只有纠正阴阳失衡，方能达到养生长寿的目的。

健康的人体应当处于一种阴阳动态平衡的状态，机体具有能动地调节不平衡之处的功能，这是人与生俱来的自我调节能力。只要后天不违背四时的运作规律而损伤自我调节能力，人体的阴阳自平衡系统就能正常运转，也就不容易生病，所以法于阴阳、顺应天时，对于维持人的健康至关重要，这是人人皆需重视的"长寿之本"。

《素问·四气调神大论》云："春夏养阳，秋冬养阴。"此为四时调摄的宗旨，是根据自然界和人体阴阳消长、气机升降（气的升降出入）、五脏盛衰不同时间的特点状态而制订的四时养生原则。"夫四时阴阳者，万物之根本也"，强调天地四时阴阳之气的变化是万物生长收藏、终而复始的根本，也是决定生与死的根本，即所谓"从阴阳则生，逆之则死"。"所以圣人春夏养阳，秋冬养阴，以从其根，故与万物沉浮于生长之门，逆其根，则伐其本，坏其真矣"，意思是，如果不能顺应自然气候的变化，就容易受到病邪的侵袭而滋生疾病。自然界的阴阳变化对于人体有着很大的影响，人体皮肤腠理的开阖、脉象的变化、十二经脉气血的运行都会随着季节、时间的推移而发生规律性的变化。因此，人应当顺应自然的变化，合理安排自己的日常活动和作息。

如果能够顺应春温、夏热、秋凉、冬寒的四时阴阳变化规律，则有利于维持人体"阴平阳秘"的平衡状态，从而维持相对良好的健康水平，实现健康长寿的目标；而违背这一规律，则可导致体内阴阳之气紊乱，长期如此，可诱发小便不通与呕吐并见之"关格"，严重者可能致死，即所谓"故阴阳四时者，万物之终始也，死生之本也，逆之则灾害生，从之则苛疾不起，是谓得道……从阴阳则生，逆之则死；从之则治，逆之则乱。反顺为逆，是谓内格"。

第二节　功能与疾病

古人在长期同自然和疾病做斗争的实践过程中逐渐认识到，人体功能水平的高低是决定疾病发生、发展和预后的关键要素，而环境致病因素对于疾病也有着重要影响。中医学认为，人体功能的充盛强健有赖于形神功能的协调统一和天人相应的养生法则，形神功能失调或天人相应的能力下降皆可损伤人体功能，进而导致疾病的发生、进展甚至恶化。所谓未病先防，最重要的就是维持和促进良好的人体功能，提高自身抗病能力，以抵御各种致病因素的侵袭。本节将从功能水平与疾病发生发展、功能水平与疾病预后两个方面展开论述。

一、功能水平与疾病发生发展

中医学认为，疾病的发生与否主要取决于人体功能水平的强弱及自然或社会环境中的致病因素对于人体的影响。凡各种致病因素导致人体"形神合一"的功能失调，主要表现为脏腑功能、肌肉力量、身体成分、平衡能力和精神情志的异常，即可诱发一系列疾病的发生。以下将从形神失调与疾病、天人相应与疾病两个方面阐述。

（一）形神失调与疾病

形神功能失调是疾病发病的基本特征。中医学认为，疾病的发生虽然是一个复杂的病理变化过程，但从总体看，不外乎病邪作用于人体引发损害和正气动员机体各种防御功能以对抗损害这两个方面的矛盾斗争过程。正邪相搏是疾病从发生、演化到结局的病变过程中最基本、最具有普遍意义的病理变化。而疾病发生的根本原因就在于体内正气的匮乏衰惫和整体功能水平的下降，导致人体正常的生理功能无法维持，难以抵御外来邪气的侵害，即所谓"正气存内，邪不可干""邪之所凑，其气必虚"，这是《黄帝内经》对人体发病机制的高度概括。在阐明这一发病机制的基础上，《黄帝内经》还进一步指出邪正双方的矛盾关系，即邪正双方在生命活动的全过程中始终相互对立、不断交争，其矛盾关系也处于动态变化之中，导致人体随之发生不同的健康状态变化，同时强调正气的强弱和人体功能的盛衰是决定疾病发生与否的关键。

功能水平反映了人体当下的综合健康状态及脏腑阴阳气血等的功能状态，它贯穿于疾病的全过程，成为影响疾病发生、发展及其预后的关键要素。良好的功能水平能够为人体生命全过程提供一个相对稳定的健康状态；反之，如果出现功能异常或功能障碍，人体功能水平下降，则容易诱发疾病，个体还可产生对某些致病因素的易感性及对特定病变类型的倾向性。如孕妇在妊娠期出现甲状腺功能减退，甲状腺激素水平下降，可进一步导致胰岛功能减退，胰岛素降解减少，肠道葡萄糖不断下降，糖耐量曲线下移，进而诱发脂质代谢紊乱；此外，胰岛素降解减少还可诱发或加重胰岛素抵抗，导致胰岛素分泌不足，进一步增加妊娠期糖尿病的发生率。

　　中医学认为，当邪正交争以邪气亢盛、正气虚损为主要矛盾时，由于此时人体功能水平低下，难以抵御病邪的侵袭，"虚邪之风，与其身形，两虚相得，乃客其形"（《灵枢·百病始生》），可诱发一系列病理变化；反之，如果人体正气充足，脏腑功能强健，气血调和，阴平阳秘，即保持良好的功能水平状态，则人体能抗御病邪于外，或祛除已产生的邪气，不易为邪气所伤而罹患疾病，正所谓"正气存内，邪不可干"（《素问遗篇·刺法论》），"邪之所凑，其气必虚"（《素问·评热病论》）。

　　由此可见，人的体质健康与其形神功能是否和谐统一、功能水平是否充盛强健密切相关，谨守"形神合一"的互亲互济、互依互存，构建形与神、身与心的良性互动，同时维持良好的人体功能水平，对于健康的维系和疾病的预防具有重要意义。

　　此外，"形神合一"关乎气。形、气、神是构成人体生命活动的三要素，而人体生命活动的健康有序有赖于形、气、神三者的协调统一。西汉学术典籍《淮南子·原道训》首次提出形、气、神"三位一体观"，曰"夫形者，生之舍也；气者，生之充也；神者，生之制也"，强调形、气神是中医生命观的重要组成部分，是相互影响、相互依存、相互联系的统一整体。其中，"形"是人体生命活动的基础，内而五脏六腑，外而四肢皮肉筋脉骨等，但凡视之可见、触之可及的有形之实体，均可归属于"形"的范畴；"气"是人体生命活动的特殊物质，充斥周身，气的运动变化是人体生命活动的重要形式和内容；"神"则是人的精神意识和生命活动的主宰。在健康状态下，形、气、神三者协调统一，共同维系人体生命活动健康有序、平衡稳定的状态。

　　《黄帝内经》视"气"为形神之枢纽，认为人体的生命活动主要依赖气的维持，而气的功能又由神主宰。气是形神沟通的重要媒介，形可以通过"气"对"神"产生影响，而神也可通过"气"来支配"形"。中医学认为，人体功能的表现形式即为气化，如东汉·王充《论衡·自然》所言"天地合气，万物自生"；元·朱丹溪《格致余论·夏月伏阴在内论》曰："天地以一元之气，化生万物。"古代哲学认为，元气是宇宙万物的唯一本原，即"气一元论"，"气化"囊括了一切物质形态的运动与变化，主要包括升降、聚散的过程，而人体功能之"气化"并非静态的表现，而是时刻保持运动的状态。人体之气化主要是指人体生命活动中涵盖形体运动、脏腑生理、精神心理等人体形神功能在内的能量转换过程，在这一过程中，只有保持形神功能的和谐统一，方可维持人体良好的健康水平，是故"人以天地之气生"（《素问·宝命全形论》）。

　　综上可知，只有维持形、气、神三者的协调统一，方可促进人体功能的充盛强健，进而预防疾病的发生。中医学认为，"形肉血气相称"是"形"的功能正常发挥的生理基础，它涵盖了人体身形、骨肉、脏腑、气血等功能的协调统一，与康复医学中的心肺功能、肌肉力量、身体成分、平衡能力等关系密切。而中医学中"神"的功能主要体现为各种心理活动，维持认知、情感、精神、意识、思维、知觉等的协调统一，同样是"神"的功能正常发挥的情志基础。

1. 脏腑功能与疾病

（1）脏腑气血阴阳失调与疾病：中医学认为，气血阴阳是脏腑功能活动的主要物质基础。如清·费伯雄《医醇剩义·虚劳最重脾肾论》所云"五脏六腑，化生气血；气血旺盛，营养脏腑"；明·龚廷贤《寿世保元·血气论》曰"人生之初，具此阴阳，则亦具此气血。所以保全性命者，气与血也。血气者，乃人身之根本乎"；南宋·严用和《济生方·积热痼冷门》亦谓"夫人一身不外乎阴阳气血，相与流通焉耳"。因此，在中医学中，对脏腑生理功能正常者，亦常用气血阴阳来概括说明。如心气充沛，心血充盈，心阴充足，心阳旺盛，则心就能正常发挥其主血脉、藏神的功能。关于脏腑气血阴阳的作用特点，一般认为，脏腑之气以推动和固摄作用为主，脏腑之阳以温煦作用为主，脏腑之血以营养作用为主，脏腑之阴以滋润作用为主。在气血阴阳四者的良好协同作用之下，脏腑才能各自发挥其特殊的生理功能。

各种致病因素伤及脏腑，主要是损伤或扰乱脏腑的气血阴阳。如外感六淫、内伤七情、饮食不节、劳逸失当等伤及脏腑时，皆可导致脏腑气血阴阳失调，其中主要包括脏腑阴阳的偏盛或偏衰、脏腑气血的不足或运行失常等。比如过劳可以损伤或扰乱脏腑气血阴阳，如《医醇剩义·劳伤》所云："百忧感其心，万事劳其形，有限之气血，消磨殆尽矣。思虑太过则心劳，言语太多则肺劳，怒郁日久则肝劳，饥饱行役则脾劳，酒色无度则肾劳。"譬如西医学之痛风、风湿热、风湿性关节炎、坐骨神经痛、腰肌劳损等以四肢、关节疼痛或功能障碍为主要特征的疾病，其病机一般可归纳为风、寒、湿、热等邪气侵袭肢体，闭阻经络，导致气血不通则痛。病初在肌表经络，久则深入脏腑，病及五脏，影响五脏之气血阴阳平衡。综上可知，各种致病因素在伤及脏腑时，主要产生的病理损伤就是脏腑的气血阴阳失调。

气血阴阳失调是脏腑病机之总纲。如心的病变，主要表现为心悸、心烦、胸闷、胸痛、失眠多梦、神昏、谵语，以及面色、舌质、脉象等的改变，反映心主血脉、主藏神，以及心开窍于舌、其华在面等方面的功能失调，可根据临床表现的不同，分别以心气虚、心血虚、心阴虚、心阳虚及心阳（火）亢盛、心血瘀阻等概括其病机及证候性质。再如肾的病变，主要表现为小儿生长发育不良、成人早衰、不孕不育、男子阳痿、遗精或女子月经不调、带下及水肿、尿少或多尿、虚喘、腰膝酸软、耳鸣耳聋、健忘、脱发等病症，反映肾藏精、主生长发育和生殖、主水、主纳气、主生髓充脑，以及肾主骨、开窍于耳与二阴、其华在发等方面的功能失调；在临床辨证时，可根据其不同表现，以肾精、肾气、肾阴、肾阳不足及肾气不固、肾不纳气等概括说明其病理性质。至于肝病的辨证，则多以肝气郁结、肝阳上亢、肝血不足、肝阴不足及肝气郁结化火生风、肝阳亢盛生风、血虚生风、阴虚生风等概括其病理性质。肺病辨证，多以肺气不足、肺阴不足、肺气不宣、肺气不降（上逆）、肺气不清等概括其病理性质。脾病辨证，多以脾气虚弱（包括脾不健运、脾不升清、脾气下陷、脾不统血）、脾阳不足、脾阴不足概括其病理性质。六腑病变则以实证为多见，辨证时多以六腑气机不畅、气化失司等概括六腑功能失常的病变性质。脏腑疾病之间的相互影响多以气血阴阳失调来概括，如心脾气血不足、肺脾气虚、心肾阴虚、肺肾阴虚、肝肾阴虚、脾肾阳虚、心肝火旺等。

当人体脏腑阴阳失调时，"权衡规矩"的自我平衡调节功能随之受损，无法执行生理范围内的自我调节，因而易于感邪，可出现明显的病象。这种病象还可因脏腑阴阳的具体损伤，而以"阴象"或"阳象"出现。其中，阳象主要反映病发于外感，因伤及的脏腑功能不同，可表现为不同的病象，如心气受损可见五心烦热，肺气受损可见鼻塞咳喘，肝气受损可见眼睛红肿，脾气受损可见口唇生疮，肾气受损可见头发失泽、脱发等；阴象则主要反映病发于脏腑内伤，可因所伤及脏腑的不同而出现不同的病象，如心阴虚可见心烦多汗，肺阴虚可见干咳有黄痰，肝阴虚可见两眼昏花，脾阴虚可见五谷不化，肾阴虚可见头晕耳鸣等。

中医学认为，守卫机体之阳气是防病的关键。所谓"阳主阴从"，指阴阳两者以阳为主导。《素问·生气通天论》曰"阳气者，若天与日，失其所，则折寿而不彰，故天运当以日光明，是故阳因而上，卫外者也""阳不胜其阴，则五脏气争，九窍不通"，指出人身之阳气若失去正常的位次而无法发挥其重要作用，则可导致寿命的减损甚则夭折，强调人身之阳气应在上在外，以发挥保护机体、抵御外邪的作用，若阳衰阴盛，则五脏之气开始争夺阴气，最终可致九窍不通。

东汉·华佗《中藏经·阴阳大要调神论》亦提出"阳者生之本，阴者死之基……顺阴者，多消灭；顺阳者，多长生""凡万物之生由乎阳，万物之死亦由乎阳；非阳能死物也，阳来则生，阳去则死矣"，认为阳气决定着人的健康程度，所谓养生即是固阳。《素问·生气通天论》进一步指明"凡阴阳之要，阳密乃固，两者不和，若春无秋，若冬无夏；因而和之，是谓圣度。故阳强不能密，阴气乃绝"，认为阳气的致密最为重要，若阳气虚损，不能固密机体，可导致阴气耗损、阴阳失衡而发病。因此，维持阴阳的协调平衡和相互为用，才是维持健康状态的最高标准。

以老年抑郁症为例，中医学认为，肾阳不足是发病的重要原因，诚如清·汪昂《医方集解·补养之剂》中所载"人之精与志，皆藏于肾"，指人的记忆力与肾关系密切，肾主骨生髓通于脑，肾之精气充盛，则脑髓充而精力旺盛。由于阳气对机体具有温煦、促进等作用，而肾阳是全身阳气之根本，可振心阳、温脾阳、调冲任，调节内分泌功能，维持和促进各器官的正常功能活动和脑的功能。若年高肾亏，久病及肾，元阳渐亏，心神无力振奋，则可见抑郁、少眠、健忘等症状；肾志为恐，心主神志，肾阳不足，心神受伤，可见惊恐胆怯；温煦失职，则见形寒畏冷；功能减退，则见少动喜卧、周身疲乏、精力减退、性欲低下、月经不调等；肾阳不足，脾土失温，运化失健，可见纳差、便溏等。垂体前叶、肾上腺、甲状腺、性腺等内分泌功能减退的部分症状即为肾阳虚的表现，而上述功能变化多与大脑皮质和下丘脑有关。对于老年抑郁症患者而言，则与脑的老年性变化有关。总之，老年抑郁症的病位在肾，影响到心、脾，病性为阳虚，病机主要责之于心肾阳虚和脾肾阳虚。

以脑卒中后遗症为例，卒中后若肾中阳气不足，不能发挥"阳主动"的作用，脏腑失于肾阳之温煦推动，整体功能水平减退，脏腑运转迟滞，可表现为抑制、淡漠等精神不振的"不动"表现，包括情绪低落、嗜睡无度、懒散恶动、自觉无助、强烈的自罪感和自疚感甚至厌世自杀等情绪变化，此乃肾阳亏虚、不能上温心火、心阳无力振奋所致。同时，肾阳不足，不能鼓动后天精微化生先天以充养脑髓，可致脑失所养，神识失常，表现为记忆力减退、认知迟钝、感觉异常及强迫行为等。因此，肾阳亏虚、肾精虚损致神机失养是脑卒中后遗症的基本病机。

当然，肾阴不足同样是疾病发病的重要诱因。由于人体阴液具有润养、宁静等作用，而元阴出自肾中精气，是全身阴液之根本，可以滋心阴、抑肝阳、益阴精，以及时补充脑髓及各器官的物质基础。以自主神经功能紊乱、内分泌功能失调所致的更年期抑郁症或老年抑郁症为例，其主要病机为肝肾阴亏、心肾不交。由于年老体虚，元阴渐少，阴液不足，失于肾阴凉润宁静之作用，可致机体功能水平代偿性亢进，神明失养，出现焦虑、忧郁、紧张、猜疑等精神焦躁的症状；若阴虚生内热，扰及心神，则可见心悸、失眠等症状；肝肾阴亏，则见腰膝酸软、烦热盗汗、舌红少苔、脉细数等。

因此，调补脏腑气血、燮理阴阳是治疗脏腑病变的基本原则。如《素问·至真要大论》所云："谨察阴阳所在而调之，以平为期。"《伤寒寻源·脉分阴阳死生论》曰："所谓病者，悉由乎阴阳之偏也。仲景治病诸法，第就其阴阳之偏胜者，济其偏而病自已。"《景岳全书·传忠录》亦指出："病之生也，不离乎气，而医之治病也，亦不离乎气。"《医醇剩义·虚劳最重脾肾论》进一步提及："治气血虚者，莫重于脾肾……救肾者，必本于阴血……救脾者，必本于阳气。"临床各科疾病，凡涉及脏腑病变，一般都要通过调理气血阴阳达到治疗目的。

（2）脏腑功能盛衰与疾病：脏腑气血阴阳失调，可导致脏腑功能的失常，进而产生脏腑病变。如《素问·调经论》所云："五脏之道，皆出于经隧，以行气血，气血不和，百病乃变化而生。"《灵枢·根结》曰："阴阳俱竭，血气皆尽，五脏空虚"，指出气血阴阳的不足可导致脏腑功能低下。《济生方》提及"一阴一阳之谓道，偏阴偏阳之谓疾"；清·沈金鳌《杂病源流犀烛·虚损劳瘵源流》有云"其所以致损者，曰气虚，曰血虚，曰阳虚，曰阴虚"，指出气血运行不畅或亏损，阴阳偏盛或偏衰，皆可导致脏腑功能失常而产生脏腑病变。以血管性痴呆为例，该病是因脑血管的广泛梗死，引发大量脑细胞广泛而散在的缺血，最终导致脑功能不全，临床上以痴呆为主要表现的一组疾病。以中医学"心主血脉"的功能为例，若心气、心血不足，可见心悸怔忡、面色无华、脉细无力等心主血脉功能低下的症状；若心气不畅、血行瘀阻，可见胸闷、胸痛、面色青紫、脉涩不畅等心血瘀阻的表现；若心阴不足，可见心悸、面色潮红、低热、脉细数等阴虚内热的表现；若心阳不足，温煦无能，则见心悸、手足不温、舌淡、脉迟等血脉寒滞的表现。由此可见，脏腑功能异常与其气血阴阳失调关系密切。

中医学认为，脏腑功能是人体功能的核心。人体是一个有机的整体，人体各脏腑之间，在生理上密切联系，在病理上相互影响。任一脏腑发生病变或出现功能障碍，都可能影响到整体的功能水平，并使其他脏腑发生病理改变，脏病及脏，脏病及腑，腑病及脏，腑病及腑，导致脏腑组织之间病变的转移变化。基于不同脏腑的生理功能不同，当发病时，每一脏腑往往各有其不同的证候特点和证候表现。在某些情况下，即便是相同或相似的病症，亦可因脏腑功能的不同而呈现不同病机，或虽然病机相同，但由于脏腑功能的差异，呈现出不同的病理表现。脏腑之间相互联系，又可共同致病，往往一个疾病的发生可以涉及多个脏腑的功能异常。当疾病发生后，人体功能常受到不同程度的影响，若平素功能水平低下，可进一步加重疾病状态，导致整体功能的进一步损伤，陷入"功能损害-疾病加重"的恶性循环。

中医藏象学说以五脏为中心，倡导五脏一体观，主要从脏腑的生理功能和病理变化探讨人体健康与疾病之间的关系。早在《金匮要略·脏腑经络先后病脉证》中，张仲景就提出"五脏元真通畅，人即安和"的观点，从五脏一体观的角度阐释了健康与疾病之间的关系，指出天赋五脏真气充盈、运行畅达且生克制化有序，并能与自然环境相生相长、协调融合，即可保持健康的生理状态；如天赋五脏真气不充、运行不畅且生克乘侮无序，导致脏腑功能失调、气血不畅、阴阳失衡，复因自然界六淫邪气乘虚入侵，而使五脏元真失畅，进而导致疾病。由此可见，"五脏元真通畅"是维系健康的重要前提，而"五脏元真失畅"是疾病发病的基础。《灵枢·本脏》即指出"五脏六腑，邪之舍也……五脏皆坚者，无病；五脏皆脆者，不离于病"，指出五脏六腑功能虚衰或偏颇者，邪气容易滞留；五脏功能坚实者，则不易患病；五脏功能虚衰者，易患病且难愈。因此，维持脏腑功能的充盛强健是预防疾病的关键环节。

1）脏腑功能与疾病发病：人体是由脏腑、经络、皮肉、筋骨、气血、津液等共同组成的有机统一体。人体的生命活动主要是脏腑功能的外在表现。脏腑各有其不同的生理功能，通过经络联络全身的皮、肉、筋、骨等组织，构成复杂的生命活动。它们之间保持着相对的动态平衡，互相联系、互相依存、互相制约，不论在生理还是病理上都密切联系、不可分割。中医学认为，任何疾病的发生都与五脏六腑的功能失调或虚衰有关，因而维持脏腑功能的充盛强健对于疾病的预防具有重要意义。

以骨伤科疾病为例，由于人体是一个完整的有机统一体，因而骨伤科疾病虽然绝大多数发生于皮、肉、筋、脉、骨的某一特定部位，但与脏腑仍然存在着密切的联系。如皮肉为人之外壁，内充卫气，人之卫外者全赖卫气；而肺主气，达于三焦，外循肌肉，充于皮毛，如室之有壁、屋之有墙，故《灵枢·经脉》谓"肉为墙"。肺气虚衰可致卫外不固，机体免疫功能低下，易感外来之风、寒、湿邪而发为痹证。又如骨为奇恒之腑，《灵枢·经脉》云"骨为干"；《素问·痿论》曰"肾主身之骨髓"；《素问·脉要精微论》又云"骨者，髓之府，不能久立，行则振掉，骨将惫矣"。因肾藏精，精生髓，髓养骨，合骨者肾也，故肾气的充盈与否很大程度上影响着骨骼的发育、壮健与再生。肢体的运动也有赖于筋骨，而筋骨是肝肾的外合，肝血充盈，肾精充足，则筋劲骨强，故肝藏血、肾藏精的功能强弱直接关系着筋骨的生长与衰退。肝肾功能失调或虚衰，则容易导致骨质疏松、生长发育迟缓等病变。

心肺功能是人体脏腑功能的核心。良好的心肺功能不仅有利于降低CVD、2型糖尿病、抑郁症、慢性炎症等的患病风险，还有助于预防并发症的发生，降低病后伤残率。Meta分析结果显示，学前儿童心肺功能低下可显著增加CVD、超重或肥胖的患病风险；而良好的心肺功能是CVD的保护因素，对CVD风险具有较高的预测价值。研究还发现，不论BMI分级如何，心肺功能水平的提高均可显著改善中年男性的CVD风险及其各项危险因素。已知心率变异性对于高血压、冠心病、慢性肺源性心脏病、心律失常、慢性充血性心力衰竭等多种CVD的发病预测、疗效评价和预后判断具有重要价值。有研究发现，男性肥胖者心肺功能水平的提高可显著增加迷走-副交感神经活性，削弱交感神经张力，从而降低心率变异性，改善心脏自主神经系统功能，降低CVD风险。此外，慢性肾脏病患者心肺功能的下降亦与主动脉硬化加剧、左心室后负荷增加、左心室功能下降和 CVD 风险的增加独立相关，提示心肺功能对于 CVD 并发症亦具有良好的预测价值，通过个体化的运动康复可以有效改善患者心肺功能，降低 CVD 并发症风险。

心肺功能还可作为慢性低度炎症的预测指标，且其在抗炎效应中的作用不依赖于肥胖程度，只要提高心肺功能，即便不能降低 BMI，也可起到抗炎效应。一项国内研究发现，不论体重正常、超重或是肥胖，随着心肺功能水平的提高，中老年健康男性的 C 反应蛋白、白细胞介素-6 等相关炎症因子均呈显著下降趋势；且在心肺功能高水平的人群中，无论 BMI 正常、超重或是肥胖，其炎症因子水平均显著低于心肺功能低水平的 BMI 正常人群。另一项以 BMI、腰臀比、体脂肪率作为超重或肥胖评价指标的临床研究发现：心肺健康削弱了 BMI 和体脂肪率与白细胞介素-6 的相关性，提示较高水平的心肺功能可能削弱超重和肥胖对系统性红斑狼疮女性体内炎症的刺激作用。还有研究指出，低水平的心肺功能很可能是肌肉骨骼损伤的危险因素。

研究表明，健康老年人群的心肺功能与每日的皮质醇输出呈负相关，高水平的心肺功能能够改善由于增龄所致的下丘脑-垂体-肾上腺轴功能失调，在缓解年龄相关的认知和生理功能衰退方面可能起到有益作用。此外，有氧训练可以通过提高心肺功能改善多发性硬化症患者的认知能力，其对认知处理速度的提升不受抑郁情绪、疼痛和疲劳的影响。

康复医学中的心肺功能与中医学中心肺气血功能的调和关系密切。《灵枢·经脉》曰："心手少阴之脉，起于心中，出属心系……复从心系却上肺。"心肺二脏同居膈上胸中清阳之地，位置相邻，经络相连，因而心与肺的功能高度相关。故《素问·灵兰秘典论》有云："心者，君主之官也，神明出焉。肺者，相傅之官，治节出焉。"

心与人的精神活动密切相关，可调节五脏六腑的功能，肺则主要负责治理调节周身之气，辅助心脏调节周身之气血，这揭示了心肺之间的"君相"关系。《素问·经脉别论》有曰"食气入胃，浊气归心，淫精于脉。脉气流经，经气归于肺，肺朝百脉，输精于毛皮。毛脉合精，行气于府，府精神明，留于四脏"，提示心肺在血脉上是相通的，肺朝百脉而能调节血液运行，肺吸入之清气（氧气）通过毛脉合精（氧合作用）而弥散入脉中，与血液合和，输送至五脏六腑、四肢百骸，起到濡养作用。这与临床医学中肺循环和体循环的机制基本一致。此外，肺气也有助于血液的生成，如《灵枢·营卫生会》所云："中焦亦并胃中……化其精微，上注于肺脉，乃化而为血，以奉生身。"由此可见，心肺二脏的功能盛衰与人的呼吸功能及全身气血的正常运行和生成息息相关。

由于心肺二脏位置毗邻，且经络相连，血脉相通，因而共同构成"心肺相关"的组织结构基础。而心肺功能的协调平衡又有赖于宗气的调控。宗气分为营卫之气，积于胸中，注于上下，贯心脉以行呼吸，调控心肺功能，故《灵枢·邪客》云："宗气积于胸中……以贯心脉，而行呼吸焉。"《灵枢·刺节真邪》曰："宗气留于海，其下者注于气街，其上者走于息道。"《难经·三十二难》亦云："心者血，肺者气。血为荣，气为卫，相随上下，谓之荣卫。"由于宗气可以同时调控肺的呼吸功能和心脉的循环功能，因而宗气是心肺功能正常发挥的基础。宗气分营卫之气，心主神志与血脉，血为营，肺主气，气为卫，因而"心肺相关"的本质在于神与气、气与血、营与卫之间的密切关系。

大量临床研究显示，心肺疾病往往互相影响，如 COPD 后期常常出现肺源性心脏病、心力衰竭或合并冠心病，而冠心病往往又会进一步加重肺的通气功能障碍，这一现象即所谓的"心肺相关"。肺主一身之气，若肺主持、调节全身各脏腑组织器官之气的功能发生障碍，即可见气短、声低、乏力等肺脏宣发肃降功能失调及全身气机升降失常所致的一系列症状。以COPD为例，其病位在肺，以咳、痰、喘为主要临床表现。COPD的形成与肺主气司呼吸的功能失调有关，肺气虚和气逆均可引发咳嗽、喘息症状；同时"肺为水之上源，肺气行则水行"，若肺气亏虚不能通调水道，肃降不及或太过，水液气化失常，则可导致痰饮水湿，病久可见四肢水肿等表现。

在临床上，心肺功能低下的人群常表现为胸闷气短、心慌心悸、呼吸困难、头晕乏力等症状，一般于活动后症状加重，休息时缓解。从中医学角度看，心与肺在病理上相互影响，主要表现为心肺气血功能失调引发的一系列病证。如肺气虚弱，宗气不足，不能助心行血，心气亦弱，心血不能充养于肺，导致心肺气虚，临床上可见心悸气短、咳嗽喘促、动则尤甚、声低气怯、胸闷、咳痰清稀等症状，常见于肺源性心脏病、慢性肺炎等。而肺气虚弱或肺失宣肃，亦可影响心主血脉的功能，导致血液运行迟滞，出现胸闷气短、胸痛心悸、唇青舌紫等心血瘀阻的病理表现，常见于冠心病、心绞痛、心肌梗死等。如心气不足或心阳不振，血脉运行不畅，由血及气，也可影响肺的宣降功能，导致肺的宣肃功能失常，出现心胸憋闷、刺痛及咳嗽、气促、喘息等肺气上逆的病理表现，常见于肺源性心脏病等。此外，在温热病的发展过程中，疾病的传变亦可从肺卫阶段直接传入心营，即所谓"逆传心包"，临床表现初为发热、微恶寒、咳嗽，继则出现高热、神昏谵语、舌绛等类似意识障碍的中枢神经系统症状，常见于流脑、乙脑等急性感染性疾病等。

《灵枢·病传》曰"大气入脏……病先发于心，一日而之肺"，提示心病可以传肺。《素问·咳论》云"心咳之状，咳则心痛，喉中介介如梗状"，认为心脏的疾病可以影响到肺，从而导致咳嗽等肺系症状，比如各类心脏病的晚期，在出现心力衰竭的同时常常合并咳嗽、呼吸困难等症状。《素问·气厥论》亦曰"心移寒于肺，肺消，肺消者饮一溲二，死不治……心移热于肺，传为鬲消"，提出心脏寒热之邪可传于肺而成肺消之证，如心神过用，则可致心火移肺而为消渴。

此外，心痹病证亦可影响肺气的肃降，导致喘息上气等肺气上逆的症状，这与风湿性心脏病急性左心衰竭的症状极为相似，如《素问·痹论》中有一段相关的记载："心痹者，脉不通，烦则心下鼓暴上气而喘。"肺病亦可影响及心，如《灵枢·经脉》曰："肺所生病者，咳上气，喘渴，烦心，胸满"，提示喘咳等肺系疾病可影响心主神志功能的发挥，如临床上COPD患者往往合并焦虑症或抑郁症，而COPD患者在出现呼吸衰竭时亦可表现为谵妄甚则昏不识人。《黄帝内经》提出，"肺大则多饮，善病胸痹"（《灵枢·本脏》），"厥心痛，卧若徒居，心痛间，动作痛益甚，色不变，肺心痛也，取之鱼际、太渊"（《灵枢·厥病》），认为肺的功能异常亦可导致胸痹、心痛之病，如COPD患者在临床上常常出现肺源性心脏病心力衰竭或合并冠心病，治疗上当从肺经调治。关于心肺疾病的治疗，《灵枢·杂病》又云"心痛，但短气不足以息，刺手太阴"，提出心病亦可从肺论治。《难经·十四难》则提出心肺虚损性疾病的治疗原则："损其肺者，益其气；损其心者，调其荣卫。"

临床研究发现，心肺功能低下者最常见咳喘、心悸、胸痹等病证。首先谈谈心肺功能与咳喘之间的关系。中医学认为，咳、喘既是肺系疾病的症状，又是具有独立性的一种疾患。出现咳喘症状时，往往并不只是单纯的肺部病变，而与五脏六腑皆有关联。咳不离于肺，然不止于肺，如《素问·咳论》所云"五脏六腑皆令人咳，非独肺也"，强调不仅肺脏本身的病变可以引起咳嗽，他脏病变累及肺脏，亦可导致咳嗽。举凡肾虚不能纳气，或阴虚火炎；肝气上逆，或肝火犯肺；脾虚气弱，土不生金；心气不足，心血瘀阻，或心火亢盛，灼伤肺阴；胃气上逆，上干肺气，大肠之气失于通降，阻碍肺气宣降，以及胆火上逆，灼伤肺金，等等，皆可影响肺气而致病。

从心与肺的关系来看，心主血，肺主气，气为血帅，血为气母，心肺之间密切相关，故肺气虚或肺失宣肃皆可影响心的行血功能，导致血液运行失常、涩迟，出现胸闷、唇青舌紫等症状。当心阳不振、瘀阻心脉、血行异常时，亦可影响肺的宣发和肃降功能，导致咳嗽、气促等肺气上逆的病理表现。若痰湿阻肺，导致肺失宣降，心血营运不畅，则可见咳喘气短、痰白黏腻、脉滑数，并伴心慌胸闷，脉结代等心脉痹阻之象。

从肺与脾的关系来看，两脏的关系主要体现于气的生成和津液的输布代谢两个方面。人体气的生成，主要依赖肺的呼吸功能和脾的运化功能，肺所吸入的清气和脾胃所运化的水谷精气是组成气的主要物质基础。津液的输布代谢，主要受肺的宣发肃降功能和脾运化水津的功能影响。脾失健运，津液代谢障碍，水液停滞，则聚而生痰成饮，可见喘咳痰多、胸脘作闷、纳食不佳、舌苔白腻、脉濡滑等。脾与肺是母子相生关系，久咳肺虚及脾，可致食欲减退、腹胀便溏，甚则下肢浮肿。

从肺与肝的关系来看，两脏的关系主要体现于气机的调节方面。肝主疏泄，性喜升发，肺主肃降，两者相互协调，对于全身的气机调畅与平衡具有重要作用。肝与肺以经络相联，肝经循行如《灵枢·经脉》所云"其支者，复从肝别贯膈，上注肺"。故在情志不遂、肝气郁结、郁怒伤肝时，肝气循经逆乘犯肺，使肝肺之气机不利，升多降少，肺失肃降，则上逆为喘证，此即肝木侮金；肝火上炎，灼伤肺阴，逆乘于肺，肺失清肃之权，气逆咳嗽不已；胁为肝之分野，肝火肆逆，故见胁痛，性急易怒，灼热口苦，咽喉干燥，面红目赤，皆为肝火炽盛之象；若木火刑金，肺络损伤，则可见咯吐鲜血或痰带血丝等。

从肺与肾的关系来看，两脏的关系主要体现于水液的代谢和呼吸运动两个方面。肺失宣肃，通调水道失职，必累及于肾。肾的气化失司，关门不利，则阳虚水泛。如《素问·水热穴论》曰："其本在肾，其末在肺，皆积水也。"肺主呼气，肾主纳气，肾气充盛，吸入之气方能经肺之肃降而下纳于肾。故有"肺为气主，肾为气根"之说。肺肾间的阴液也是相互滋生的。临床上常见肾阳不足，命门火衰，水失其制，阳虚水泛，上凌心肺，致气促痰嗽，腿足冷肿，腰骨大痛，面目浮肿，心悸咳喘，不能平卧，小便不利，舌质淡胖，脉沉细；上盛下虚，喘咳痰多，胸闷，动则气喘尤甚，腰酸肢冷，汗出心悸，小便频数，舌苔腻，脉沉细或濡滑无力，此为痰气壅于上，肾气亏于下，为"上实下虚"之候；如肺肾阴虚，则见咳嗽夜甚，腰酸腿软，动则气促，骨蒸潮热，盗汗遗精，舌红少苔，脉细数。

从大肠与肺相表里的关系来看，肺与大肠主要通过经脉的络属构成表里关系，且肺气的肃降有利于大肠传导功能的发挥，而大肠传导功能正常亦有利于肺气的肃降。若大肠实热，腑气不通，则可影响肺的肃降，而见胸满、喘咳、痰黄、不能平卧、便秘等症状，临床上一般治以通腑降气。

从膀胱与肺相别通、肺为水之上源、膀胱为水之下源的关系来看，肺主宣发肃降、通调水道，肺的宣发和肃降功能对于体内水液的输布、运行和排泄起到疏通和调节作用。若肺的通调水道功能失调，则可发生水液停聚而生痰成饮，甚则水泛为肿。风水泛滥，眼睑浮肿，继则四肢及全身皆肿，来势迅猛，可见肢节酸重、小便不利、恶寒发热、咳嗽喘息、胸闷、舌苔薄白、脉浮滑。

以 COPD 为例，该病以咳、痰、喘为主要表现，以上均为肺系疾病的典型症状。该病的病位定位于肺，但其转归和预后与肺、脾、肾三脏均密切相关。COPD 的形成主要责之肺主气司呼吸的功能失调，肺气虚和气逆均可引发咳嗽喘息症状，病久则可导致 COPD 的发生。同时"肺为水之上源，肺气行则水行"，肺主通调水道的功能失调可直接导致水湿痰饮的形成，加速 COPD 的病情进展。当 COPD 发展至后期时，由于病程日久、迁延不愈，机体正气严重受损，机体功能日渐衰颓，肺气亏虚，导致气机功能障碍，清气输布失调，肺脏失于宣发肃降，导致肺气停滞，留于胸中，壅阻气道，进一步加重病情。COPD 的发展呈现出"咳-痰-喘-胀-肿-肿消"的发展趋势，依次经历外邪入侵、痰浊阻肺、瘀血阻络、肺脾肾虚损等病理过程。已知"脾为生痰之源，肺为贮痰之器"，肺病日久迁延不愈，反复发作，必将损伤中土之气，导致脾胃功能亏虚，水液运化功能失司，水饮内停于肺，日久聚湿成痰，痰浊储于肺中，肺脏功能受损，气道不利，气机功能失司，上气喘逆，鸣息不通，病久累及肾脏，肾不纳气，诱发喘脱。COPD 在病变过程中，以痰浊的形成为病理基础，病机则以本虚为主，正气不足，卫外不固，损伤肺脏，久病伤脾，脾胃虚弱，病程日久则伤及肾脏，肾不纳气；又因肺气虚不能化津、脾气虚不能转输、肾气虚不能气化而生痰化浊，痰浊不断化生，渐成本病不能蠲除之夙根。

其次，关于心肺功能与心悸的关系，中医学认为，心悸既是一种疾病，又是一种症状，以自觉心中悸动、惊惕不安甚则不能自主为主要临床表现。心悸包括惊悸和怔忡两大类，临床上一般呈阵发性发作，每因情志波动或劳累过度而发，发作时常伴气短、胸闷，甚则眩晕、喘促、晕厥等症。心悸多以虚证为主，亦可由虚致实，虚实夹杂。

五脏是一个有机联系的统一体，但五脏之中，心又具有至高无上的地位，如《灵枢·邪客》所云："心者，五脏六腑之大主也，精神之所舍也。"心悸的病位主要在心，心神可以统御五脏六腑，若五脏六腑的功能发生异常，亦可导致心神不宁而发为心悸，具体如下。

从心之功能与心悸的关系来看，心悸的主要病位在心。《素问·灵兰秘典论》谓之："心者，君主之官，神明出焉。"由于气血阴阳亏虚，导致心神失养或心神不宁，引发心神动摇，悸动不安。心悸之病性可分为虚实两端，虚者多因心气亏虚、心血不足、气阴两虚或心阳不振；实者则多见瘀血、痰饮为患。若久病体虚，或先天不足，或汗下太过，伤及心气，则心气不足，发为心悸；气为血之帅，血为气之母，若心气虚衰，日久不愈，可致心血不足，心失所养，亦可致悸；血属阴，心之气血亏虚日久，致气阴两虚，亦而发为心悸；心为阳脏，为"阳中之太阳"，心气虚则心阳无以温煦，心阳不振，血脉失于鼓动，则可致悸；虚实之间亦可相互夹杂转换。心主血脉，赖气以行，心气虚则心血不通，瘀阻气道，气滞血凝而致心悸；瘀阻血道，气滞津停，津液不化，停痰伏饮，积于胸中，干扰阳位，则可发展为痰瘀交阻型心悸。

从脾之功能与心悸的关系来看，脾为心之子，心主血，脾统血，又为气血生化之源；

脾虚则气血乏源，心血不足，心失所养，导致心脾两虚型心悸，症见心悸气短，少寐多梦，头晕目眩，面色不华，倦怠乏力，纳呆食少，健忘，舌淡，脉细弱。脾的另一生理功能是主运化和升清降浊，脾失健运，水湿内停，上凌于心，致水饮凌心型心悸，症见心悸眩晕，胸脘痞满，形寒肢冷，小便短少，或下肢浮肿，渴不欲饮，恶心吐涎，舌苔白滑，脉弦滑。

从肝之功能与心悸的关系来看，肝脏疏泄失司，气机失调，心气不利，血行不畅，致心脏悸动不安。心者，君主之官，神明出焉，若情志不遂，肝郁气滞，则心失所养，神失所藏，致肝郁气滞型心悸，症见心悸胸闷，每因情志因素而诱发或加重，嗳气频作，善太息，两胁胀痛，舌淡苔薄，脉弦细。心在五行属火，肝气抑郁，日久极易化热，因而心肝火旺可致肝火亢盛型心悸，症见心悸不安，失眠多梦，口干口苦，胸闷烦躁，舌红苔黄，脉弦数。

从肺之功能与心悸的关系来看，肺主通调水道，若肺气不足，气化不利，则水液代谢失常，停而为饮，或停于胸中，阻滞气机，使心阳不得布散，致痰饮扰心型心悸，症见心悸胸闷，呼吸急促，呕吐泛恶，咳逆，舌苔白腻厚浊，脉滑或弦紧。

从肾之功能与心悸的关系来看，久病体虚，或房劳过度，或遗泄频繁，伤及肾阴；或肾水素亏，水不济火，虚火妄动，上扰心神，亦可导致心悸，症见心悸不宁，心烦少寐，头晕目眩，手足心热，耳鸣腰酸，舌质红，少苔或无苔，脉细数。若肾阳亏虚，不能制水，水气泛滥上下内外，上乘凌心则悸，正如《伤寒论》所谓"太阳病发汗，汗出不解，其人仍发热，心下悸，头眩，身𣊸动，振振欲擗地者，真武汤主之"，症见心悸咳喘，不能平卧，头目眩晕，小便不利，腹胀身肿，舌淡胖，苔白，脉沉细。

从胆之功能与心悸的关系来看，胆为中正之官，主决断。如忽遇惊恐，胆无以决断，心虚胆怯，心悸渐生。如南宋·严用和《济生方·惊悸论治》所云"惊悸者，心虚胆怯之所致也"，症见心悸不宁，善惊易恐，坐卧不安，少寐多梦而易惊醒，苔薄白，脉细数或细弦。

从胃之功能与心悸的关系来看，胃失通降，胃气因之失和，浊气上逆扰心，继而气郁生痰化热，致痰热内扰型心悸，症见心悸烦躁，夜卧不安，口干口苦，舌红苔黄腻，脉滑数。

最后，关于心肺功能与胸痹的关系，中医学认为，胸痹是以胸部闷痛，甚则胸痛彻背、背痛彻心，喘息不得卧为主症的一种疾病。胸痹的临床表现最早记载于《黄帝内经》。《灵枢·五邪》指出："邪在心，则病心痛。"汉·张仲景《金匮要略》正式提出"胸痹"之病名，并进行了专门的论述，将该病的病因病机归纳为"阳微阴弦"，即上焦阳气不足，下焦阴寒气盛，本虚而标实。胸痹之病位在心，病机为心脉痹阻，病性多为本虚标实、虚实夹杂，本虚一般包括气虚、气阴两虚和阳气虚衰，标实则包括血瘀、寒凝、痰浊、气滞。任一脏腑的功能失调皆可相因为病并导致胸痹，具体如下。

从心之功能与胸痹的关系来看，心为火脏，为阳中之阳，心以阳气为用，心阳推动心脏搏动，温通全身血脉。心脉的畅通依赖心阳的温煦及推动作用，若心阳不足，温煦推动乏力，加之复感寒邪，阴寒凝滞，心血得寒则凝，可见心脉痹阻，不通则痛，并发为胸痹。临床可见患者猝然心痛，多因感寒后发作或加重，兼见手足逆冷，冷汗自出，面色青黑，舌暗，苔薄白，脉弦紧。

心脉的畅通，除了需要心阳的温煦和推动之外，同样需要心阴的凉润和宁静作用。若心阴不足，心阳偏亢，虚火内灼，则心络失养，不荣则痛。患者常于夜间发作，症见心胸灼痛，五心烦热，口干咽燥，伴随心悸失眠，盗汗便秘，舌红苔少或苔薄，脉细数或结代。心血运行，亦需心气之推动，若心气不足，鼓动乏力，心血亦可因虚致瘀，症见心胸隐痛，心悸气短，动则加重，身自汗出，神疲乏力，舌质淡暗，苔薄白，脉细弱。

从肝之功能与胸痹的关系来看，肝主疏泄，负责疏通、畅达全身脏腑经络之气机。王冰注《素问·五脏生成》云："肝藏血，心行之。"心主行血，为一身血液运行的枢纽；肝藏血，为储藏血液、调节血量的重要脏器。肝脏疏泄有度，有利于心血的正常运行。在五行学说中，肝属木，心属火，肝为心之母，心为肝之子，肝病则母病及子，心病则子病及母。情志抑郁，郁怒伤肝，肝气郁结，疏泄失职，气机失调，气滞则心肝血瘀，痹阻心胸，心脉不和，发为胸痹。长期忧思、恼怒或精神紧张均可导致神经功能紊乱，引发垂体-交感-肾上腺系统调控异常，儿茶酚胺分泌量明显升高，促使血液系统呈现高凝倾向，血小板聚集增加；此外，神经功能紊乱还可使交感特异性通路调节异常，引发血管运动功能紊乱，导致血管紧张性增高，微循环出现严重障碍，引发心肌缺血缺氧而见心痛。临床可见心胸胀痛，时时欲太息，情志不遂时可诱发或加重，嗳气或矢气后得舒，舌质多暗淡或有瘀斑，脉弦细。

从肺之功能与胸痹的关系来看，心肺同居于上焦，心主一身之血，肺主一身之气，血液的正常运行依赖于心气的推动和肺气的辅助。宗气贯心脉而司呼吸，若肺气不足，行血无力，可致心血瘀阻，发为胸痹。"肺主行水"，通过宣发和肃降功能输布水液，若外邪袭肺，肺失宣发，则水液向上向外的输布功能失常；肺失肃降，则水液不能向下输布至其他脏腑，两者皆可导致脾气散精于肺的水液无法正常布散，聚于胸中而痹阻心脉，发为胸痹。

《灵枢·本脏》最早论述了肺与胸痹的关系，曰："肺大则多饮，善病胸痹。"临床多见胸闷短气，咳嗽无力或痰多，动则加重，咳泡沫痰等左心衰竭的症状。胸痹之病，属本虚标实，多见气虚血瘀，其病位在心，涉及肺、肝、肾、脾等脏，尤与肺关系密切。

从脾胃之功能与胸痹的关系来看，脾为"后天之本"，主运化，可将饮食水谷转化为水谷精微（即谷精）和津液（即水精），并将其转输至全身各脏腑。《素问·太阴阳明论》有云："脾与胃以膜相连……脾为胃行其津液者也。"脾胃为人体"气血生化之源"，若饮食不节，嗜食肥甘厚腻，或劳倦适度，致脾胃损伤，水谷精微无以化生；或水湿停聚，聚湿生痰。《灵枢·经脉》云："脾足太阴之脉，其支者，复从胃，别上膈，注心中。"心虽位居上焦，脾位居中焦，但两者通过经筋、脉络紧密相连，相互影响。心属火，脾属土，属母子关系，脾病及心，即子病及母，因水谷精微无以化生，气血亏虚，无以上奉于心，则心脉不充，脉道滞涩，久则因虚致瘀，不荣则痛，发为胸痹，临床可见心胸隐痛，按之痛减，气短乏力，纳差，舌淡苔白，脉细涩无力。若脾失健运，聚湿生痰，痰浊痹阻心脉者，可见心胸闷痛，纳呆痰多，大便溏，苔白腻，脉弦滑。

从肾之功能与胸痹的关系来看，《灵枢·经脉》云："肾足少阴之脉，其支者，从肺出，络心，注胸中。"心居上焦属阳，在五行中属火，而肾居下焦属阴，在五行中属水。心火下降于肾，则肾水不寒；肾水上济于心，则心火不亢。心为君火，肾为相火，《素问·六微旨大论》曰："相火之下，水气承之；君火之下，阴精承之。"心肾两脏的功能通过经络相互关联，相互制约。

肾藏先天之精,主生殖,为人体生命的本原。因此,人体之生、长、壮、老、已均取决于肾精及肾气的盛衰。唐·孙思邈在《千金翼方·养老大例第三》中有云:"人年五十以上,阳气日衰,损与日至,心力渐退。"因此,胸痹的发生和人体的衰老即肾精不足密切相关。冠心病的发生应以正虚为本、邪实为标,正虚主要责之于年老体衰,正气亏虚,五脏虚损,气血阴阳俱不足,但以肾元匮乏为要,故胸痹的发生以肾虚为本,血瘀为标。

2)脏腑功能与疾病传变:《金匮要略·脏腑经络先后病脉证》言:"夫治未病者,见肝之病,知肝传脾,当先实脾,四季脾旺不受邪。"人体"五脏相通,移皆有次,五脏有病,则各传其所胜"(《素问·玉机真脏论》),指出脏腑之间并非独立存在,各个脏腑在功能上相辅相成,在病理上相互作用、相互影响。五脏中的每一脏都具有生我、我生、克我、我克的关系。五脏之间的生克制化,意味着每一脏在功能上都有母脏的资助,不至于虚损,同时又能克制其子脏,使其不至过亢。本脏之气太盛,则有他脏之气制约;本脏之气虚损,则又可由他脏之气补之。如脾(土)之气,其虚,则有心(火)生之;其亢,则有肝木克之;肺(金)气不足,土可生之;肾(水)气过亢,土可克之。若一脏太过克制其所胜之脏导致发病,则被克制之脏的子脏会反过来克制太过之脏,产生新的病机;若一脏不及,所胜之脏乘之而发病,则其所不胜之脏亦可反侮之而发病,致其子脏复而发病,如此保持五脏功能之间的协调平衡。

一般而言,母病及子和相乘谓之顺传。如水能生木,若肾阴不足,导致肝阴不足而肝阳上亢,出现眩晕、眼花、腰膝酸软、头重脚轻的症状,即属母病及子,称之为水不涵木。因肾水能滋养肝木,病情虽有发展,但邪气夹生气而来,故病虽进而易退。又如木能克土,若肝气郁结,横逆犯脾,则肝脾不调,可见胸闷胁痛、纳呆腹胀等症。木郁乘土,属病理相乘,故曰"见肝之病,知肝传脾"(《金匮要略·脏腑经络先后病脉证》)。脏气本已受制,功能失调,邪气又夹其相制之力而来,贼害必甚,但通常其病虽甚而易却。

反之,子盗母气和反侮则谓之逆传。如土能生金,在虚损劳瘵病中,其自上而来者,一损于肺,过于中则不治,即"久咳,损及中州,食减神倦,则肺无所资"(《临证指南医案·咳嗽》),"久咳便溏,脉虚而数,为肺脾俱病"(《静香楼医案》)。此为肺病及脾,子盗母气。肺主一身之气,脾乃生气之源,脾虚则生化之机日惫,使虚劳趋于难复之境,故云"脾胃一虚,肺气先绝"(《内外伤辨惑论》),即子病及母为逆。又土本克水,土虚则水反侮土,则土益虚。总之,五脏相通,移皆有次,亢则害,承乃制。

非唯五脏,六腑之间,如《黄帝内经灵枢注证发微》云"如邪气盛,则身以前皆热,其热有余于胃,则消谷善饥,为溺色黄",指的是胃中有实热,其热可下传至膀胱,津液被灼,故见溺色黄。《素问·气厥论》亦言"膀胱移热于小肠,鬲肠不便,上为口糜……小肠移热于大肠,为虙瘕,为沉……大肠移热于胃,善食而瘦……胃移热于胆",指出膀胱可移热于小肠,使肠道隔塞,大便不通,热气上行,出现口舌糜烂;小肠可移热于大肠,导致热结不散,成为伏瘕,发为痔疮;大肠可移热于胃,使人饮食增加而体瘦无力,发为"食亦"病等。由此可见,六腑功能在病理上亦可相互影响,发生传移变化。

脏与腑互为表里,两者之间的疾病传变,借由经络由表入里,或由脏及腑,或由腑及脏。一般而言,由腑及脏,其病较重,脏病难治;由脏及腑,其病较轻,腑病易医。《素问·太阴阳明论》曰:"四肢皆禀气于胃而不得至经,必因于脾乃得禀也。今脾病不能为胃行其津液，四肢不得禀水谷气，气日以衰，脉道不利，筋骨肌肉，皆无气以生，故不用焉。"《诸病源候论·寒热往来能食不生肌肉候》云："胃气挟热，热则消谷，谷消引食，阴阳交争，为血气不和；血气不和，则不能充养身体。故热往来，虽能食而不生肌肉也。"脾胃之功能相辅相成，胃喜润恶燥，若脾气虚弱，功能失调，则胃不得津液滋养，导致滋养筋骨的功能亦受到影响，或胃中夹热影响脾的运化功能，胃阳与脾阴交争，亦可进一步影响人体四肢肌肉的运动功能。东汉·华佗《中藏经·论骨痹第三十八》提出肾气、肾精亏虚可致三焦气机紊乱，病邪深入，疾病进一步发展和传变，谓之："肾气内消，则不能关禁；不能关禁，则中上俱乱；中上俱乱，则三焦之气痞而不通；三焦痞而饮食不糟粕，饮食不糟粕，则精气日衰；精气日衰，则邪气妄入；邪气妄入，则上冲心舌；上冲心舌，则为不语。中犯脾胃，则为不充；下流腰膝，则为不遂；傍攻四肢，则为不仁。"

以痿证为例，痿的病变部位虽然在四肢，但根源却在五脏，而五脏之中尤以肺为关键。《素问·经脉别论》云"食气入胃，浊气归心，淫精于脉。脉气流经，经气归于肺。肺朝百脉，输精于皮毛""饮入于胃，游溢精气，上输于脾，脾气散精，上归于肺"，指出五脏精气津液全赖肺气的敷布，方能滋养五体。若五脏气热，肺热叶焦，精气津液被灼，精亏血虚，骨枯髓减，使得筋膜、肌肉、皮毛、血脉、骨等五体失养而致痿证。《素问·痿论》曰："肺者脏之长也，为心之盖也，有所失亡，所求不得，则发肺鸣，鸣则肺热叶焦，故曰：五脏因肺热叶焦，发为痿躄，此之谓也。悲哀太甚，则胞络绝，胞络绝，则阳气内动，发则心下崩数溲血也。故本病曰：大经空虚，发为肌痹，传为脉痿。思想无穷，所愿不得，意淫于外，入房太甚，宗筋弛纵，发为筋痿，及为白淫。故下经曰：筋痿者生于肝使内也。有渐于湿，以水为事，若有所留，居处相湿，肌肉濡渍，痹而不仁，发为肉痿。故下经曰：肉痿者，得之湿地也。有所远行劳倦，逢大热而渴，渴则阳气内伐，内伐则热合于肾，肾者水脏也；今水不胜火，则骨枯而髓虚。故足不任身，发为骨痿。故下经曰：骨痿者，生于大热也。"肺脏在五脏之中位置最高，覆盖于心脏之上，为各脏之长。而痿证的发病规律是由内而外，由脏腑向肢体传变。五脏各有相应的五体所合，影响五体而致病。心气热，则生脉痿；肝气热，则生筋痿；脾气热，则生肉痿；肾气热，则生骨痿。由此可见，五脏痿证可以相互影响而发生传变。

2. 肌肉力量与疾病

除了脏腑功能（尤心肺功能）的充盛强健，良好的肌肉力量同样是"形"的功能正常发挥的重要基础。康复医学认为，肌肉力量素质是完成一切日常生活活动、体力劳动和体育运动的基础，也是健康体适能的重要组成部分。充足的肌肉力量不但是维持人体运动功能和社会参与的基础，还有利于降低骨骼和关节损伤的发生率。随着年龄的增长，肌肉力量的下降被认为是脆弱综合征的主要危险因素，严重影响老年人群的日常生活。

现代研究表明，良好的肌肉力量有利于降低疾病并发症及其所致的各项功能障碍的发生率。已知握力与整体肌肉力量呈显著正相关，研究发现，吞咽障碍患者的握力显著低于无吞咽障碍者，认为肌肉力量是吞咽障碍的保护因素，良好的肌肉力量对于老年吞咽障碍可能具有一定预防作用。一项国外研究指出，24周的力量训练对于情绪亦具有一定调节作用，提示肌力的增加可能还有利于老年抑郁症的预防。有研究报道，12周的肌肉力量训练能够显著降低老年 2 型糖尿病患者的随机血压（每次训练前和训练后的即时血压），提示肌肉力量的增加对于 2 型糖尿病患者并发的血压异常可能具有一定调节作用。

肌肉力量和肌肉功率都是老年人身体功能的重要预测指标，两者处于良好水平对于预防老年性疾病、改善老年人群的生活独立性和晚年生活质量具有重要作用。有研究表明，腿部肌肉功率的大小与膝骨性关节炎患者的疼痛症状呈显著负相关，而与健康调查简表（short form 36，SF-36 量表）中的体力状况评分呈显著正相关，提示腿部肌肉功率是膝骨性关节炎患者疼痛和生活质量的独立影响因素，提高肌肉功能水平是缓解该病患者疼痛症状并改善其生活质量的有效干预措施。以上几项研究均支持良好的肌肉力量对于预防疾病并发症和改善生活质量的积极作用，研究人员建议，应采取有效的干预措施预防老年人肌力下降，尤应重视 70 岁以下老年人的早期预防。

《素问·痿论》曰"脾主身之肌肉"；"脾主运化水谷之精，以生养肌肉，故主肉"（《素问集注·五脏生成篇》）；"夫脾胃者，水谷之精，化为气血，气血充盛，荣卫通疏，润养身形，荣于肌肉也"（《太平圣惠方·治脾胃气虚肌体羸瘦诸方》），提示脾脏与肌肉的关系最为密切，负责维持肌肉的正常功能，而脾为气血生化之源，脾的运化功能健旺，则可将饮食中的精微物质输送至全身，以满足四肢肌肉的营养需求，保证肌肉活动的充足能量，使肌肉丰满健壮，活动有力，即《四圣心源·天人解》所云："肌肉者，脾土之所生也，脾气盛则肌肉丰满而充实。"若脾的运化功能失职，肌肉失于滋养，则逐渐消瘦，甚则痿软松弛。临床上，针对某些慢性病，特别是消化系统慢性病变，出现身体逐渐消瘦者，大多根据"脾主肌肉"这一理论，从健脾益气的角度展开治疗，多能改善身体的虚弱状态，取得满意效果。

四肢，相对于躯干而言，是人体之末，故中医称之为"四末"。四肢同样需要脾气输送的水谷精微，以维持其正常的生理活动。四肢的活动与肌肉含量的多少及肌肉力量的强弱关系密切，正如《素问·太阴阳明论》所云"四肢皆禀气于胃，而不得至经，必因于脾，乃得禀也。今脾病不能为胃行其津液，四支不能禀水谷气，气日以衰，脉道不利，筋骨肌肉，皆无气以生，故不用焉"，认为脾胃虚弱，气血乏源，脾气虚弱，脾失健运，肌肉失去滋养，营养缺乏，则肌肉逐渐消瘦，甚则痿软松弛，可见身体倦怠无力、肌肉痿废不用或痹弱不仁，即"脏腑不足，脾胃虚伤，不能饮食，则令气血减少，肌体羸瘦也"（《太平圣惠方·脾脏论》），"脾病者，身重，善肌肉痿，足不收，行善瘈，脚下痛"（《素问·脏气法时论》）。因此，脾气健运，营养物质充足，则四肢肌肉丰满，活动轻劲而有力。若脾虚运化功能失职，四肢肌肉失养，则肌肉痿软、四肢无力，进而产生痿证。

痿证属于中医病名，指肢体筋脉松弛、痿弱无力、不能随意运动的一类病证。《素问·痿论》将痿证分为皮、脉、筋、肉、骨五痿，治疗上提出"治痿独取阳明"的治疗大法。痿证究其病因，可分为外感和内伤两大类：外感常因感受温热毒邪或湿热浸淫，耗伤肺胃津液所致；内伤则多由饮食或久病劳倦等损及脏腑，导致脾胃虚弱、肝肾亏损所致，如《素问·痿论》所云："五脏使人痿何也？岐伯对曰：肺主身之皮毛，心主身之血脉，肝主身之筋膜，脾主身之肌肉，肾主身之骨髓，故肺热叶焦，则皮毛虚弱，急薄，着则生痿躄也。"痿证的病变部位虽在筋骨肌肉，但其发于五脏虚损，五脏病变皆可导致痿证的发生，且脏腑之间可相互影响。

中医学认为，痿证常以本虚标实或虚实夹杂为基本病机，具体可分为以下五种。

第一是脾胃虚弱，气血生化不足。《素问·生气通天论》以重视人体阳气为理论指导，认为脾胃阳虚、气不上行为痿证之根本病机，临证时应注重培补脾胃之阳气，同时重视通利畅达三焦之阳气，使得全身阳气通行致密。脾胃居于中焦，脾升胃降如常，则可调畅机体气机，因脾主升清，胃主降浊，脾胃化生精微经脾气散精，上入于肺以成宗气，肺主气司呼吸，以朝百脉、主治节；如中气不足，气虚下陷，胸中之宗气难以延续，严重者可发展为重症肌无力危象。重症肌无力是一种由神经-肌肉接头处的传递功能障碍引发的自身免疫病，属于中医"痿证"范畴，其主要临床表现为部分或全身骨骼肌无力及容易疲劳，导致人体运动功能急剧衰退，影响日常生活。该病以脾胃虚弱为主要病机，临床治疗时亦以补益脾胃为重要原则。

第二是脾肾虚损，先后天失养。痿证之脏腑病机，以脾虚为本，涉及肾，与脾肾关系密切。因肾藏精，主骨生髓，为真阴真阳之宅，乃人身阴阳之本原，如肾阳亏虚，则火不足以温煦中土；如肾阴亏耗，则水不足以濡润中土，日久脾胃亦渐虚衰。因此，临证治疗时不必拘泥于"治痿独取阳明"之说，在重视脾脏的同时，亦应重视培补肾阴肾阳。治疗上，在"独取阳明"的同时，还应从先天之本——肾的角度出发，注意脾肾双补。

第三是肝气血亏虚，体用失调。肝血不足贯穿于痿证始终，因血虚易生内风，肝体不足，则肝用过亢，可引发肝风内动，导致筋脉筋骨失养，弛缓不收，故而肝风内动亦为痿证之主要病机。因肝具条达之性，赖肾水以涵之，血液以濡之；肝气失达，肝体欠柔，则体用失调，可影响人体之气机升降，加速疾病的进展。

第四是宗气虚滞，神气失达。痿证之病位在肌肉血脉，以宗气撑持全身、代元气统摄三焦气化之功能为切入点，宗气虚滞、神气失达亦为痿证之病机。因肺为气之主，肾为气之根，人体通过肺肾的协调，将自然界中之清气吸入肺内，与脾胃化生的精微之气结合，产生宗气。一旦肺、脾、肾三脏功能失常，则宗气来源不足，宗气乏源则虚滞，宗气虚滞则不能撑持全身，遂见全身乏力、神气失达，亦不能主司动作。此外，宗气虚滞还可进一步引发三焦气化不利，于上焦，则无力助肺主气、司呼吸；于中焦，则脾胃运化无力而纳运不相得；于下焦，则肾失纳气；三焦气化不利则气机失畅，易于形成痰饮、水湿等实邪性质的病理产物。

第五是脏腑虚损，湿浊、瘀、毒内蕴。若脾虚则土不制水，水湿泛滥，湿邪沉重浑浊，浸淫四肢及肌肉筋骨，导致四肢困重乏力，肢体痿弱而不能用。痿证之虚者主要责之于大气虚损，实者则主要责之于湿热、痰、瘀、毒等病理产物，临证则多虚实并见。

3. 身体成分与疾病

除了脏腑功能的充盛强健和良好的肌肉力量，身体成分的合理构成和比例同样是"形肉血气相称"的重要特征。研究显示，在身体成分中，以骨骼肌为主要成分的瘦体重（又称去脂体重）与人体的基础代谢率呈正相关。已知基础代谢是人体能量消耗的主要途径，占比高达70%，而肌肉活动消耗的热量约占到基础代谢的40%。因此，适度增加肌肉含量和提高肌肉比例，有助于加速人体新陈代谢，减少脂肪囤积，预防超重和肥胖的发生。此外，肌肉含量的增加还可提升人体对于碳水化合物的代谢效能，从而降低胰岛素依赖，改善胰岛素抵抗，起到预防和辅助治疗糖尿病的作用。一项国外研究发现，肌肉含量的丢失与代谢性疾病的发病存在显著相关性。

已知身体成分中脂肪的不正常或过度累积可以导致超重或肥胖，而超重或肥胖已被证实与 CVD、代谢性疾病和多种癌症的发病存在显著关联。在 CVD 方面，一项国内研究显示，BMI 和体脂肪率均可有效预测自然人群患上高血压和动脉硬化的风险，且在女性和青年人群中具有更强的预测效能，BMI 或体脂肪率超标者的高血压、动脉硬化风险显著增加。另有研究发现，BMI 的增加与冠心病、心力衰竭、心房颤动、全因中风、出血性中风、缺血性中风、高血压、主动脉瓣狭窄、肺栓塞和静脉血栓栓塞的风险增加均密切相关，并且肥胖与除中风以外的所有指标都具有因果影响，还可导致脑卒中患者的致残率增高，影响患者康复。研究还显示，超重和肥胖与其他 CVD 危险因素存在聚集现象，控制体重可以有效改善 CVD 危险因素，进而降低 CVD 发病风险。目前，肥胖已被确定为心源性猝死（sudden cardiac death，SCD）最常见的非缺血性原因，其中腹型肥胖与 SCD 的相关性更高。有研究表明，男性 18 岁以下即存在严重肥胖（BMI≥35kg/m^2）者，生命后期罹患心脏病的风险将增加 2 倍以上。

在代谢性疾病方面，现代研究发现，BMI 的增加可显著增加 2 型糖尿病的患病风险，且在静息状态或相似的运动负荷状态下，随着 BMI 的增加，2 型糖尿病患者所需的绝对耗氧量上升，而为了克服体重增加带来的额外供氧需求，人体需要启动一定的代偿机制，在超重范围时或尚可代偿，而一旦达到肥胖，或超出机体的代偿能力，每千克体重的相对摄氧量将显著下降，提示肥胖可明显加重 2 型糖尿病患者的心肺功能损伤。不仅如此，研究结果还提示，体脂肪率的增加与高尿酸血症、痛风、原发性醛固酮增多症的风险增加亦存在显著相关性。

在癌症方面，《新英格兰医学杂志》发布的一项专题报道指出，国际癌症研究机构认为：有充足的证据表明，肥胖与 13 种癌症的患病风险增加密切相关；与 BMI 正常（18.5～24.9kg/m^2）的人群相比，BMI≥40kg/m^2 的人群罹患子宫内膜癌的相对风险度（relative risk，RR）增加 6.1 倍，食管癌（腺癌）的 RR 增加 3.8 倍，胃贲门癌、肝癌、肾癌（肾细胞癌）的 RR 增加 0.8 倍，胰腺癌、脑膜瘤、多发性骨髓瘤的 RR 增加 0.5 倍，结直肠癌、胆囊癌的 RR 增加 0.3 倍，绝经后乳腺癌、卵巢癌、甲状腺癌的 RR 增加 0.1 倍。动物实验结果亦显示，通过限制热量或饮食控制达到减重效果，有利于预防乳腺癌、结肠癌、肝癌、胰腺癌、皮肤癌和脑垂体瘤。

另有研究显示，超重或肥胖与主观认知下降患者的执行功能受损关系密切，还受到性别和血压的影响；对于男性患者而言，控制体重可以有效预防其执行功能下降，从而降低阿尔茨海默病的患病风险。此外，一项基础研究结果还表明，肥胖可以干扰男性精子的产生，从而影响男性的生殖能力。

中医学认为，"脾主肌肉"与人的体质、体形密切相关。有些人虽体形丰满，但皮肉松弛，肌肉纹理不清，如肥胖者虽外型臃肿但体质较差，因而活动笨拙；而有些人虽体形清瘦，但肌肉充盛坚实，纹理清楚而有光泽，且富有弹性，如体育运动员大多外型健壮且活动灵巧。在临床上，身体成分异常主要表现为肥胖、水肿等病证。

（1）身体成分异常与肥胖：中医学认为，肥胖主要归因于"痰湿""胃火""脾虚"

"气虚""阳虚""血瘀"等范畴。其中，"痰湿"之病因多属于标，而"脾虚""胃火"等内在脏腑阴阳失调等病因则属于本。《素问·异法方宜论》曰"民华食而脂肥，故邪不能伤其形体，其病生于内"，提出肥胖虽显现于外，然病实生于内的观点。

根据中医五脏五行论，五脏功能异常皆可导致肥胖。朱丹溪提出"久卧伤气，久坐伤肉"的观点，认为年老体衰、疏于运动可以导致脏腑功能失调，水湿、痰浊、血瘀、凝脂等必将壅滞于体内经脉、肌肤、皮下等处，逐渐形成肥胖。

首先是脾胃。脾主运化属土，是津液输布之枢纽，又为后天之本；一旦脾气虚弱，失于散布精气，可使津液输布失常，导致"气虚痰湿"。《素问·通评虚实论》将"肥贵人则高粱之疾"的病机归于"气涩以迟"，指出肥胖的病因主要是喜食肥甘厚腻，贪于摄食，导致脾胃运化失常，脾不受累而虚，导致痰饮运化失调，水谷精微不得化为精血，却转变为痰浊、凝脂蓄积于体内，久而久之则形成肥胖，伴见纳呆、不欲食等症。此外，古代医家认为，"脾胃积热"的肥胖患者常表现为消谷善饥，即胃口异于常人，其消谷善饥是因热而成。

其次是肺。中医学认为，肺主气、司呼吸、属金，肺还主宣发肃降，为水之上源，负责输布津液并下输膀胱；若肺的生理功能受损，肺气停滞，不能宣发肃降水气，人体津液停滞不行，不能到达真正需要的部位，而滞留于个别器官组织之中形成痰湿，进而导致肥胖。

再次是肾。中医学指出，肾属五行之水，肾主藏精，存人体之至阴至阳，为先天之本；如肾阳旺盛，则阳气温煦推动气化有力，气机运行畅通无阻，津液蒸腾气化为人体所用，痰湿则难以形成；若肾中所藏之至阴不足，阴不制阳，火从内生，即形成"虚火"，一旦虚火形成，则必炼液成痰，痰滞经脉，气行不畅，痰湿留滞而成肥胖；若命门火衰，水火不济，则不能自制阴水之寒，更不能温养脾土，致使肾阴不能借助肾阳之力，不成精津，反成痰浊，导致肥胖虚肿。

此外，人若好逸恶劳、荒淫无度，脾肾受累过度，可致脾肾气虚或阳虚，进而引发水湿内盛。人过中年，身体各项功能开始逐渐衰退，新陈代谢开始变得缓慢，脏腑功能也会随之减退。此时若依旧喜静恶动，必将导致先天之精的耗损亏虚，脾肾功能低下，则易表现为肥胖虚肿，喜卧贪睡，周身疲乏无力，甚则出现畏寒、腰膝酸软、双下肢水肿等症，男性可伴见阳痿不举或早泄，女性则伴见经期紊乱、经期提前或经期迟滞，严重者甚至闭经。

最后是肝。因肝藏血，主疏泄，属木，喜条达而恶抑郁，与周身之气的运动（亦即"气机"）密切相关。肝在五脏之中最容易受到情志的影响，如果长期精神抑郁，则肝气不畅、气机阻滞而喜叹气；肝失疏泄，肝木伐土，必将损及脾脏，致肝脾失和，痰湿内生，久则引发痰凝血瘀，一旦停滞于其他脏腑，亦可引发其他脏腑的运化失司，导致痰湿停于体内，逐渐形成肥胖。

此外，女性情志不畅、抑郁不安，更容易导致肝郁气滞，肝气不舒，肝血不藏，冲任失调，致月经不能应期而至，继而影响内分泌，导致机体代谢紊乱，性激素分泌失调，因消耗能量的兴奋性激素分泌过少，更易形成肥胖，甚则进一步诱发甲状腺结节、乳腺结节、子宫肌瘤等疾病。

（2）身体成分异常与水肿：《素问·经脉别论》曰"饮入于胃，游溢精气，上输于脾，脾气散精，上归于肺，通调水道，下输膀胱，水精四布，五经并行，合于四时五脏阴阳，揆度以为常也"，明确指出五脏六腑的功能异常皆可导致水肿。

所谓水肿，是指体内水液潴留，泛滥肌肤，以眼睑、头面、腹背、四肢，乃至周身浮肿为临床特征的一类病证，包含西医学中的肾源性、心源性、肝源性、结缔组织病性、营养不良性、变态反应性、药物性及内分泌等因素引发的水肿。水肿是临床常见的病证，其病因较为繁杂，涉及水液代谢的摄入、转运、输布、排泄等诸多环节，而任何环节的失控都可能导致水肿的发生。由于五脏六腑之间存在复杂的生克制化、表里相属、经络互通关系，决定了五脏六腑的任一功能失调都可能影响到水液代谢的某些特定环节，最终导致水肿的发生。

1）脾之功能与水肿：中医学认为，脾居中焦，司水液之运化，为水液代谢之枢纽。胃肠消化吸收的精微物质及水液，经过脾的初步运化加工之后，清者上行，浊者下降，故张景岳云"其制在脾"。脾的运化功能是否正常主要取决于脾气、脾阳，无论外感湿邪、饮食伤中或元阳不煦等因素，只要伤及脾气或脾阳，就可能影响脾的运化功能，导致水液停聚，诱发水肿的发生。诚如《素问·至真要大论》所曰："诸湿肿满，皆属于脾。"《丹溪心法·水肿》亦云："水肿因脾虚不能制水，水渍妄行……运动其枢机，则水自行。"

2）肺之功能与水肿：中医学认为，肺为水之上源，主通调水道，职司水液之输布。津液既可经肺向上向外宣发而熏肤、充身、泽毛，布敷全身，若雾露之溉，发挥其濡养肌肤、润泽毛发、滑利官窍的作用；又可经肺向内向下布散而濡养、滋润脏腑，将余液从腠理、膀胱、呼吸间分消行走。因肺者外合皮毛，司玄府之开阖，若肺气郁闭，宣发肃降功能失常，可致玄府不开，如同水道之压力阀门关闭，水液难以排泄，故而聚于体内，形成水肿。此时一般应用宣肺开闭的方法（亦即"开鬼门"）来利水消肿，这一治法被朱丹溪形象地比喻为"提壶揭盖"。

3）肾之功能与水肿：《素问·逆调论》云"肾者，水脏，主津液"，强调肾在水液代谢中的重要性。"肾主水"主要表现在"主五液""司开阖""主气化"三个方面，其中尤以气化功能最为重要。

《难经·四十九难》曰："肾主液，入肝为泣，入心为汗，入脾为涎，入肺为涕，自入为唾。"盖五液之成，固源自水谷，由乎五脏。肾主五液，然病邪侵入肝，可化生泪液；侵入心，可化生汗液；侵入脾，可化生涎液；侵入肺，可化生涕液；侵入肾，可化生唾液。

因肾为胃关，肾脏气化正常，肾之开阖有度，则胃的摄纳水谷、游溢精气之功能正常，反之则关门不利，水谷并行于胃肠之中，留于下焦，不得下渗膀胱，水道不通，则水聚从其类而形成水肿。

《医宗金鉴·删补名医方论》云："是以肾主五液，若阴水不守，则真水不足；阳水不流，则邪水泛行。"静而不走的阴水即为生理所需之水（真水），动而不居的阳水指体内代谢过后的水（客水）。生理之水流失则易造成阴液不足，代谢所产之客水若潴留体内则易生他变。若"真水"流失，可见阴液不足之证；若客水不得正常排泄，可见水液停聚成痰成饮或泛至肌肤之症。

肾主五液与肾司开阖之功能，均赖肾之气化，肾之气化作用调节着津液的生成、输布和排泄过程中的每一个环节，即水液代谢所经之五脏六腑乃至分肉腠理，均离不开肾的气化作用。若肾气不足，阴阳偏损，气化不利，必然导致五液代谢异常、水液停聚而成痰饮水湿之患。肾阳为开，使水液代谢加快，肾阴为阖，使水液代谢减慢，阴平阳秘，开阖有度，水液代谢方可如常。

因此，肾主气化、司开阖、主五液是肾脏调节水液代谢功能的三个重要方面，只有这三者功能如常，方可保证机体水液代谢的动态平衡，否则可导致水液积聚于体内而形成水肿。

4）心之功能与水肿：《素问·痹论》曰"心痹者，脉不通，烦则心下鼓，暴上气而喘"，指出心脉不通可导致水饮内停，引发上述症状。《金匮要略·水气病脉证并治》中明确提出"心水"之病名，并对心水的证候特点进行了描述，云："心水者，其身重而少气，不得卧，烦而躁，其人阴肿。"由于"心主血脉"，而津血同出一源，唯心气充沛，血液充盈，脉道通利，方可使血循常道。若心气不足，或脉道不充，或血脉阻滞，均可致血液瘀滞，或不循常道，影响水液代谢，以致形成水肿，故张仲景提出了"血不利则为水"之观点，这是临床上水瘀互患的重要病理基础。

此外，心为君主之官，主血脉，而肺为相傅之官，朝百脉而通调水道；"肺与心皆居膈上，位高近君，犹之宰辅"（《类经·藏象类》）。若心脏功能失调，可影响肺功能的正常发挥，出现水液输布失常，形成水肿。心为火脏，肾为水脏，肾水上济于心可使心阳不亢；同样，心火也必须下降于肾，才能使肾水不寒，因此肾之气化有赖于心火的济助，若心阳不能济助肾阳，则可导致气化不利，使肾主水失职，形成水肿。

5）肝之功能与水肿：清·周学海《读医随笔·平肝者舒肝也非伐肝也》云"凡脏腑十二经之气化，皆必借肝胆之气化以鼓舞之，始能调畅而不病。凡病之气结、血凝、痰饮、跗肿、臌胀、痉厥、癫狂、积聚、痞满、眩晕、呕吐、哕呃、咳嗽、哮喘、血痹、虚损，皆肝之不能调畅所致也"，指出水肿与肝之疏泄和调畅气机的功能失调亦关系密切。

中医学认为，肝主疏泄，调畅气机，乃一身气机之枢纽，无论精血津液的生成输布，还是痰饮水湿的排泄，均有赖于气功能的正常发挥。若肝之疏泄与调畅气机功能失调，势必影响精血津液的生成输布，也会影响痰饮水湿的转输排泄，导致水液代谢失常而形成水肿。

此外，脾之运化有赖于肝之疏泄，即所谓"土得木则达"。若肝病传脾，则可影响脾之运化水湿功能，导致水肿发生。清·邹澍《本经疏注》有云"盖肺不得肝胆之阳上畅，则无以使阴下归，复其升降之常"，强调肺之宣降与通调水道功能的正常发挥亦有赖于肝之疏泄，若肝失疏泄，可使肺气郁闭，导致水液输布异常形成水肿。

6）三焦功能与水肿：《素问·灵兰秘典论》曰"三焦者，决渎之官，水道出焉"；《灵枢·五癃津液别》又云"津液各走其道，故三焦出气，以温肌肉、充皮肤为其津，其流而不行者为液……水下留于膀胱，则为溺与气"；《难经·三十一难》谓"三焦者，水谷之道路，气之所终始也"，指出三焦参与水液代谢的全过程，水液通过三焦的气化，其中的津液外敷肌腠而适寒暑，内濡脏腑而养百骸，多余的水分则经膀胱排出体外。唯有三焦通利畅达、功能正常，方能实现津输顺畅，升清降浊，推陈出新，出入升降，生生不止，周流不息；如三焦水道不利，四海闭塞，外不泄于腠理而为汗，下不渗于膀胱而为溺，水终不去，泛滥肌表，停聚脏腑，肿胀遂生，而为病水，则发为水肿。

7）胃之功能与水肿：胃是水液代谢的初始环节，正如《灵枢·五味》所云："胃者，五脏六腑之海也，水谷皆入于胃，五脏六腑皆禀气于胃。"饮入于胃，首先通过胃的受纳腐熟后，精微物质上输于脾，进入水液代谢的下一个环节。而胃的腐熟吸收功能有赖于胃气的充足，若因某种原因导致胃气虚弱或衰败，可影响胃的腐熟吸收功能，导致水液代谢异常而形成水肿。

8）大、小肠之功能与水肿：肠腑位于腹中，上接脾胃，下连魄门，迂曲回环，迭积中空。小肠主液，受盛化物，泌别清浊；大肠主津，传泻行道，变化出焉。中医学认为，水谷经过脾胃的腐熟运化之后，在小肠、大肠中还需进一步吸收，泌别清浊，此即谓"肠主燥化"，如《灵枢·营卫生会》所云："水谷者，常并居于胃中，成糟粕而俱下于大肠……济泌别汁，循下焦而渗入膀胱焉。"若大小肠之泌别清浊功能失常，可致水液停于肠中，诱发水肿。

此外，肺与大肠相表里，表里同气，津液相求，心与小肠相表里，大小肠与脾胃共司水谷消化、吸收、排泄之功能，因而大小肠之功能失常亦可影响心、肺、脾胃等相关脏腑的功能，从而间接影响水液代谢，导致水肿发生。

9）胆之功能与水肿：清·沈金鳌在《杂病源流犀烛·胆病源流》中云"十一脏皆赖胆气以为和"，指出胆腑对于气机的调节亦起到重要作用。中医学认为，胆腑为清净之府，内盛精汁，借小肠为出路，藏而不泻；胆与肝互为表里，与三焦同为少阳经，而肝为气机调节之枢纽，三焦乃元气之别使，均与气机的调节密切相关，因而胆腑之病既易气郁化火，更易生痰、生饮、生水，其机制就在于胆对气机调节的重要性。若胆腑功能异常，则可导致气机失调，进而诱发水液代谢失常，形成水肿。

10）膀胱之功能与水肿：膀胱之气化功能失司亦可导致水肿。《灵枢·本输》载："肾合膀胱，膀胱者，津液之府也。"明·张景岳《类经·十二官》云："膀胱位居最下，三焦水液所归，是同都会之地，故曰州都之官。"膀胱虽为州都之官，但亦有气化功能，并隶属于肾之气化功能，可使尿液进一步浓缩后排出体外，故《素问·灵兰秘典论》曰："膀胱者，州都之官，津液藏焉，气化则能出矣。"

此外，足太阳膀胱经司一身之表，主汗，若是太阳膀胱经气化不利，玄府不开，邪气内陷，可导致膀胱蓄水证。因此，膀胱气化功能虽隶属肾之气化功能，但其对水液代谢仍具有重要作用，若膀胱气化不利，则水停于下、散于上、聚于内、溢于外，则可发为水肿。

4. 平衡能力与疾病

良好的平衡能力亦是"形肉血气相称"的重要特征，对于疾病的预防同样具有重要意义。康复医学认为，发展平衡能力有利于提高人体运动器官和前庭器官功能，还可改善中枢神经系统对于肌肉组织和内脏器官的调节作用，保障身体活动的顺利进行，提高机体适应复杂环境和自我保护的能力。维持良好的平衡能力，对于青少年而言，有利于减少和避免运动损伤的发生；对于老年人而言，则有利于预防跌倒事件的发生。

平衡能力不足或下降可能增加老年人群罹患肌少症、衰弱、跌倒和失能的风险，且以跌倒最为常见，严重者还可导致骨折、脑损伤甚至死亡。对于老年人群而言，平衡能力的高低将直接影响其步行能力、心肺功能和跌倒风险，提高平衡能力不但有利于降低跌倒和骨折风险，还可改善老年人群的脑认知功能，对老年痴呆症亦可起到一定的预防作用。

随着年龄的增长，神经肌肉功能和肌肉骨骼功能逐渐衰退，从而导致肌肉力量下降，进一步影响协调和运动控制，人体外周感受器和神经功能的退化亦可对下肢的姿势控制产生不良影响，导致平衡能力下降，跌倒次数增多。研究显示，12 周的抗阻训练可以显著增加绝经后女性的双侧下肢肌肉量，增强膝关节的伸肌力量及其周围肌腱、韧带的组织强度，并显著改善闭眼状态下的动态平衡能力，在绝经后女性跌倒的预防及其生存质量的改善方面发挥重要作用。

另有研究显示，类风湿关节炎（rheumatoid arthritis，RA）患者发生脊柱骨质疏松性骨折（osteoporotic fracture，OPF）的风险较健康人群显著增加，且发生 OPF 人群的 Berg 平衡量表评分更低，跌倒风险增高，证实 Berg 平衡量表评分与 RA 患者发生脊柱 OPF 呈负相关，提示 RA 患者脊柱 OPF 的发生与其平衡能力的减退密切相关。

良好的平衡能力对于维持老年人群的生活质量、提高其生活自理能力具有重要价值。平衡障碍将直接影响患者的移动和行走能力，严重平衡障碍患者的移动步行能力可急剧下降，导致生活质量严重受损。有研究发现，平衡功能与帕金森病患者的移动能力、步行能力、日常生活活动能力、躯体健康、生理功能、生理职能、社会功能、总体躯体健康及心理健康等功能水平均密切相关，平衡功能是影响帕金森病患者独立生活活动能力的核心要素。针对性的平衡功能训练对于提高帕金森病患者的平衡稳定性具有重要价值，有利于增强姿势控制能力，改善步行稳定性，从而对患者生活活动能力的提高发挥积极作用。

此外，平衡能力与 65 岁以上老年人群的独立生活能力（指基础日常生活的活动能力）之间存在较强的正相关关系。一项针对养老机构的老年人群、随访长达 8 个月的纵向队列研究结果显示，采用 Tinetti 步态和平衡测试测得的平衡能力得分每提升 1 分，持续步行距离即增加 8%，持续步速即提升 4%，证实平衡能力是决定老年人群的持续步行距离和持续步速的关键要素，改善平衡能力有利于提升老年人群的生活质量。

从中医学角度看，平衡功能减退的病理基础在于人体生理功能的衰退，亦即"肝气衰"，系年老阴血不足、肝风内动、筋脉失养所致。中医学认为，肝主藏血，肾主藏精，肝为水之子，肾为木之母，故有"肝肾同源"之说。"肝肾同源"则精血相互滋生，同源互化。肾为肝之母脏，肾水可滋养肝木，肾之阴精亏虚日久，必然导致水不涵木，精血互化失常，肝血失于肾精的化生补充，可致风木动摇之象，症见眩晕、震颤、抽搐等。因肝藏血、主筋，血虚则筋脉失养，见风动而颤之象；脾为后天之本、气血生化之源，脾主肌肉和四肢，脾虚则气血生化不足，不能濡养四肢筋脉；肾为先天之本，主骨生髓充脑，肾虚则筋脉失于润养，神机失用，渐成颤证。

脾脏输送水谷精微（营养物质）的功能对于肌肉骨骼的生长发育及其生理功能的正常发挥至关重要。不仅如此，肌肉骨骼疾病的产生也与脾的运化失常密切相关。若肌肉发育失常，即可导致平衡障碍。因人体以骨骼为支撑，以脉道为运输渠道，通过脾胃运化气血等营养物质，并以肉筋为约束保护骨骼关节。若肌肉失于坚实饱满，则易患"骨痹"等疾病，且与脾胃功能失调高度相关。老年人群因肌肉力量和质量退化，导致行走失衡，跌倒风险增加，临床常见中风偏瘫、颤证、痿证、骨痹等疾病。

（1）平衡功能异常与中风偏瘫：脏腑功能衰惫是中风偏瘫的根本原因。古代医家大多认为，中风偏瘫的发病基础为"本虚"，虽病位在筋，但病发于肝肾。关于该病病因病机的认识，无论是唐宋时期的"内虚邪中"，还是金元时期的"虚风内动"，皆从脏腑虚衰、风阳内动立论。

《灵枢·刺节真邪》最早提出中风偏瘫的病因病机，曰"虚邪偏客于身半，其入深……邪气独留，发为偏枯"，指出机体正气不足、虚邪偏客于身半是该病的主要病机。汉·张仲景在《金匮要略·中风历节病脉证并治》中进一步指出，中风偏瘫的病因病机在于正虚邪中，因机体阴阳失衡，筋脉不舒，气血瘀阻，导致肢体痿软或痉挛，谓之"络脉空虚，贼邪不泄，或左或右，邪气反缓，正气即急，正气引邪，㖞僻不遂"。

偏瘫肢体功能障碍是导致患者平衡障碍的主要原因之一，亦是中风常见的典型症状，然中医学中并无肢体功能障碍这一病名，依其临床表现可归属于"痿证""筋病""痉证"等范畴。偏瘫肢体一般以软瘫无力为特点，如《灵枢·热病》云"痱之为病也，身无痛者，四肢不收，智乱不甚，其言微知，可治；甚则不能言，不可治也"；还可表现为筋脉拘急、不得屈伸，如《素问·痿论》曰："筋膜干则筋急而挛，发为筋痿"，"邪气恶血，固不得住留，住留则伤筋络骨节，机关不得屈伸，故拘挛也"（《灵枢·邪客》），"愚谓痉之为病，强直反张病也。其病在筋脉，筋脉拘急，所以反张。其病在血液，血液枯燥，所以筋挛"（《景岳全书·痉证》）。

《景岳全书·杂证谟·非风》提出内伤积损是中风偏瘫的基本病因，曰"偏枯拘急痿弱之类，本由阴虚……夫血非气不行，气非血不化……气中无血，则病为抽掣拘挛""凡属阴虚血少之辈，不能营养筋脉，以致搐挛僵仆者，皆是此证，如中风之有此者，总属阴虚证"，认为中风偏瘫是在脏腑功能衰弱的基础上，加以外邪侵袭，或痰火上扰，或痰瘀痹阻，导致机体阴阳失衡，气血亏虚，筋脉不荣，久之则见肢体痉挛拘急之象。《景岳全书》又云："凡非风，口眼歪斜，半身不遂，四肢无力，掉摇拘挛之属，皆筋骨之病。肝主筋，肾主骨，肝藏血，肾藏精，精血亏损，不能滋养百骸，故筋有缓急之病，骨有痿弱之病，总由精血败伤而然。"

隋·巢元方在《诸病源候论·风病诸候上》中亦提及，中风偏瘫的病因在于脾胃虚弱、气血不足，云"脾胃既弱，水谷之精，润养不周，致血气偏虚，而为风邪所侵，故半身不遂也"。清·王清任在《医林改错·下卷》中有谓"夫元气藏于气管之内，分布周身……无气则不能动，不能动，名曰半身不遂"，指出中风偏瘫的病机是气虚血瘀，筋脉不舒，主张采用益气活血之法进行干预，其创制的经典方剂"补阳还五汤"作为治疗半身不遂的基础方剂，至今仍值得借鉴。

综上可知，古代中医文献对于中风偏瘫之肢体功能障碍的病因病机，大多认为以内伤为本，以气血亏虚为特征，在心、肝、肾等重要脏器阴阳失衡、功能失调的基础上，加之饮食无度、情志不畅、过度疲劳等因素的影响，诱发风、火、痰、瘀等内生之邪，致使气虚血瘀，脉络痹阻，筋骨不荣，或夹杂痰火，上犯头目，或风阳上扰等。因风、火、痰、瘀等内生之邪阻滞于肢体、经络，机体阴阳盛衰之偏颇进一步加重，最终导致肢体功能障碍。临床实践中，多数中老年人因气虚血瘀，脉络痹阻，引发脑梗死发作，故中风急性期即见气虚血瘀之象。

（2）平衡功能异常与颤证：历代医家均认为，颤证是以头部或肢体的摇动、颤抖甚则颤动不止、四肢强急为主要临床特征的病证，是导致患者平衡功能障碍的主要原因之一。东汉医家指出，颤证患者多合并姿势步态障碍，表现为极小的步伐越走越快，如《华氏中藏经·论筋痹第三十七》所述"行步奔急……筋急而不能行步舒缓也"。隋·巢元方《诸病源候论》中将颤证描述为"四肢拘挛不得屈伸候"，认为本病发病可见肢体不灵、强直拘急等表现，进而导致平衡障碍。孙一奎所撰《赤水玄珠》中描述颤证的主要表现为手足震颤，如"人病手足摇动，如抖擞之状"。楼英之《医学纲目·颤振》亦云："颤，摇也；振，动也。"

从本质上看，颤证的发生与五脏的功能失调皆有关系，具体如下。

1）肝肾功能与颤证：《素问·至真要大论》谓"诸风掉眩，皆属于肝""诸暴强直，皆属于风"；《素问·阴阳应象大论》亦云"风胜则动"，指出颤证的发病与肝风内动有关，这也成为后世医家认识颤证的理论渊源。宋·陈无择《三因极一病证方论·中风治法》提出："风颤者，以风入于肝脏经络，上气不守正位，故使头招摇，而手足颤掉也。"张景岳之《类经》将《黄帝内经》掉眩的病因解释为"掉为颤掉……风淫所致也"。

《素问·脉要精微论》云："骨者，髓之府，不能久立，行则振掉，骨将惫矣。"《圣济总录·肾脏门》中亦云："论曰肾脏虚损，骨痿羸瘦者，盖骨属于肾，肾若虚损，则髓竭骨枯……不能久立，行则振掉，骨将惫矣，此之谓也。"肾主骨生髓，过劳则伤肾，肾虚则髓少，髓少则骨惫，骨惫则行颤，故肾主骨生髓的功能减退与颤证之发病关系密切。

清·章楠《灵素节注类编》注《灵枢·终始》曰"手屈而不伸者，其病在筋；伸而不屈者，其病在骨……肝主筋，肾主骨，各守其主病者而治之也"，指出颤证的发病与肝肾二脏的功能减退密切相关，认为肝肾阴虚，肾精不足，髓海空虚，神机失养，筋骨亦失养，肢体筋脉失主，则渐成颤证。清·尤怡在《金匮翼·颤振》中指出："手足动摇，不能自主，乃肝之病，风之象……肝应木，木主风，风为阳，阳主动。"肝属木，若肝肾阴虚，水不涵木，下虚则高摇，木燥风火内生，木气乘脾，土不栽木，又因肝主筋脉，故肝阳上亢化风，扰动筋脉，可发为颤证。孙一奎在《赤水玄珠·颤振门》中也提出，颤证的病机主要为肾阴不足，肝阳内动，下虚上实，"颤振者，非寒禁鼓栗，乃木火上盛，肾阴不充"。

2）脾胃功能与颤证：《灵枢·口问》曰："胃不实则诸脉虚，诸脉虚则筋脉懈惰。"脾胃为气血化生之源，且脾主肌肉，脾胃功能衰弱，则筋脉肌肉失养。后世医家在此基础上，认识到颤证的病理性质以虚为本，脾胃气血亏虚才是其根本原因，正如《太平圣惠方·治脾胃气虚弱肌体羸瘦诸方》中所云："夫脾胃者水谷之精，化为气血……脾胃气久虚，四肢无力……体虚颤掉。"

宋·张锐在《鸡峰普济方》中有谓："男子妇人血气虚弱，虚风攻注，肌体颤掉。"明·武之望《济阳纲目》则提出，产后颤振，气血亏损，不可以风为论，应以大补气血为治疗之法。清·汪宏《望诊遵经》有云"振掉者，血气俱虚"，尤怡《金匮翼·颤振》则谓"土气不足，而木气鼓之，故振之动摇，所谓风淫末疾者是也"，指出脾应土，脾主四肢，若心脾两虚，土气不足，木气乘之，土不涵木，不能濡养筋脉，故而发颤。张璐《张氏医通》则认为，"若老人及病后辛苦人"之颤证是因气血亏虚，中年之后，脾胃渐损，筋脉失于濡养，罹患沉疴，渐致脏腑功能紊乱，虚风内动，加之久病体弱，气血阴阳不足，导致筋脉失养而发为颤证。由此可见,脾胃气血亏虚、筋脉失养亦为颤证的主要病机。

3) 肝脾功能与颤证:清·何梦瑶在《医碥·颤振》中提出,肝失疏泄、脾气虚衰是颤证的重要脏腑病机,谓"风火盛而脾虚,则不能行其津液,而痰湿亦停聚",指出情志不遂,可致肝之疏泄功能失调,久之可化火生风,木气乘脾,脾气虚弱,不能为胃行其津液,聚湿而生痰,风痰相搏,阻滞经络筋脉,进而导致颤证,治疗上应重视疏肝气、健脾胃、化痰湿。明代医家薛立斋在《校注妇人良方》中提及"一妇人身颤振"之病因为"郁怒所致",同样认为情志失调,郁怒日久,肝气郁结不得畅达,可致脏腑气机失于调畅,气滞血瘀,筋脉失养,发为颤证;若肝郁化火生风,窜经入络,亦可扰乱筋脉,使颤证加重。明·孙一奎《赤水玄珠·颤振门》有云"颤振者非寒噤鼓栗,乃木火上盛,肾阴不充,下虚上实,实为痰火,虚则肾亏,法则清上补下",指出肝郁化火、肾阴不足致筋脉肌肉失养是颤证的重要病机。

(3) 平衡功能异常与骨痹:中医学认为,肝肾亏虚、气血不足为骨痹发病之本,其发病之内在因素在于肾气亏虚与骨骼失养,外在因素为风寒湿邪侵入骨骼,而瘀血、痰湿均为内在因素与外在因素共同作用下的病理产物。《素问·宣明五气》云:"肝主筋,脾主肉,肾主骨……肾主骨,生髓。"肾为先天之本,主骨充髓,肾气盛,肾精足,则机体发育健壮,骨骼强健;肝为藏血之脏,肝血足则筋脉强劲,束骨而利关节,静可以保护诸骨,充养骨髓,动则可约束诸骨,防止脱位。

人到中年以后,肾中精气日渐亏虚,骨髓失其充养,渐致筋骨衰退。此时骨骼系统很容易出现异常,进而产生疾患。《素问·上古天真论》有云:"五八,肾气衰,发堕齿槁……七八,肝气衰,筋不能动,天癸竭,精少,肾脏衰,形体皆极。"年长者之肝肾亏虚属于生理性衰退,因精血不足,筋骨失养,可致筋骨、关节易于发生病变,因而肝肾亏虚为骨痹发病之本。由于肝虚无血养筋,肾虚无精主骨生髓,筋骨失养,骨枯髓减,因而可见关节疼痛、僵硬伴肢体功能障碍的种种表现。

《素问·五脏生成》有云:"足受血而能步,掌受血而能握,指受血而能摄。"筋骨受到气血的濡养,方可正常行使"步、握、摄"的肢体功能。《类证治裁·痹证》中论述痹证之病机"由营卫先虚,腠理不密,风寒湿乘虚内袭,正气为邪气所阻,不能宣行,因而留滞,气血凝涩,久而成痹",认为正气虚弱导致外邪侵袭,气机不畅,血行受阻,瘀血阻滞,日久而成痹。《灵枢·营卫生会》曰"老者之气血衰,其肌肉枯,气道涩",指出随着年龄的增长,老年人可表现为生理性的肝肾亏虚,气血不足,脉中之血因此不能得到气的充分温煦、推动和营养,导致血运无力,加之气血不足,脉络空虚,血行不畅而成瘀血;或复受外邪侵袭,邪阻经络、筋骨、关节,气血运行不畅而致瘀,终致骨痹发作。

5. 精神情志与疾病

康复医学认为,认知是大脑皮质高级功能的反映,是人脑接收外界信息,经过加工处理,转化为内在的心理活动,从而获取或应用知识的过程。认知功能由多个认知域构成,主要包括定向力、注意、记忆、计算、分析、综合、理解、判断、语言、思维、空间识别、结构能力、执行能力等方面,是人类高级神经活动中最为重要的组成部分。任何直接或间接导致大脑皮质结构或功能慢性损伤的因素均可引发认知功能障碍,影响患者的日常生活活动能力和自理能力。现代研究发现，当以社会信任、社会支持（经济支持和生活照料支持）、社会参与和互惠作为社会资本测量的依据时，认知功能在社会资本对身体功能健康的影响中具有中介效应，提高老年人的社会资本水平可通过增强其认知功能达到改善身体功能的效果。

精神状态是人体的内在环境因素，而内环境的稳定有利于维持人体正气充盛，并保持良好的免疫力，从而预防疾病的发生。认知功能是精神情志的重要组成部分，现代研究发现，认知功能损伤是脑损伤患者并发急性应激障碍的危险因素。临床还发现，不良的情绪不但可以直接影响神经系统功能，还可导致免疫系统、内分泌系统及其他系统的功能障碍而发病。大量研究证据显示，调节情绪、调畅情志可以很好地控制溃疡病、高血压、冠心病、糖尿病、癌症等疾病的发生发展。

喜怒哀乐乃人之常情，如果情绪的变化没有超出人体的生理调节范围，则不容易诱发疾病，如《素问·气交变大论》所言"有喜有怒，有忧有丧，有泽有燥，此象之常也"，指出适度的情志活动是人体的正常生理需要，有利于脏腑的功能活动，对于防御疾病、维持健康有益。《灵枢·本脏》亦云："志意者，所以御精神，收魂魄，适寒温，和喜怒者也……志意和则精神专直，魂魄不散，悔怒不起，五脏不受邪矣。"此处的"志意"概括了"神"的作用，指出只要人的情绪变化与当时的情境相符，而且是短时的，处于合理范围之内的，就不会对身体健康造成太大影响，意即保持"志意和"的状态，也就是《素问·上古天真论》中所述"恬淡虚无"的最佳情绪状态，即可使人体精气旺盛，脏腑功能正常，故不易受邪而致病。

一旦精神情志发生异常，超出了人体的生理调节范围，则可导致脏腑功能失调而发病。例如，情志过度悲伤可致心肺俱病，上焦不通，荣卫不散，热气郁遏，而肺气消烁，如《素问·举痛论》云："悲则心系急，肺布叶举，而上焦不通，荣卫不散，热气在中，故气消矣。"临床发现，抑郁症患者不仅表现为焦虑、烦躁和抑郁，还可出现声低、语微、喘咳、胸闷等肺系症状，如《灵枢·五癃津液别》云"心悲气并则心系急，心系急则肺举，肺举则液上溢"，提示心肺两脏在病理上相互联系。

此外，《素问·上古天真论》还告诫人们不可纵欲，倡导"志闲而少欲，心安而不惧，形劳而不倦，气从以顺，各从其欲，皆得所愿。故美其食，任其服，乐其俗，高下不相慕，其民故曰朴。是以嗜欲不能劳其目，淫邪不能惑其心，愚智贤不肖，不惧于物，故合于道。所以能年皆度百岁而动作不衰者，以其德全不危也"，认为过多的欲求可使人的情志波动过度，进而导致人体气机紊乱、脏腑阴阳气血失调而发病，若能谨守"恬淡虚无，真气从之，精神内守"的最佳情绪状态，即保持心态平和，凡事平常心，不斤斤计较，避免焦虑、紧张等负面情绪的干扰，即可实现"病安从来"的养生防病目标。

《黄帝内经》还进一步指出，"阴平阳秘"是人体健康的最佳生命活动状态，亦是人体精神活动正常运行的基础，即所谓"阴平阳秘，精神乃治"（《素问·上古天真论》）。换句话说，人体内只有保持阴气和平、阳气固密的状态，精神活动才能正常进行，而精神正常是健康无病之"平人"的基本特征。"阴平阳秘"中的"平"与"秘"可以视为人体内各系统之间联系的纽带，揭示出人体在与外界进行物质和能量的信息交换之后，再进行自身物质的重新分配、能量的储藏、物质与能量之间的转化过程，蕴含着阴阳双方的对立统一、互根互用和动态转化。

所谓"阴平"即阴气平顺，"阳秘"即阳气固守，代表阴阳两者的动态平衡状态。《素问·生气通天论》曰"阴者，藏精而起亟也；阳者，卫外而为固也"，意即真阴具有收敛和收藏阴精的作用，从而保持阴精的平和、适量、舒缓、丰满，并能滋养、收敛真阳（"阴平"），即"阴藏阴而养阳"；真阳具有生长、生发和抵御外邪的作用，使真阴不外泄而固束真阴（"阳秘"），即"阳卫外而固阴"。"阴平阳秘"是指人体的各个组织、器官在物质和功能方面都保持正常，使得外邪不能入侵或干扰机体的正常生命活动，促使机体在物质和精神上达到最佳的生命状态。而平和质的健康人群往往处于"阴平阳秘"的生命状态，因而精足气和。

现代社会的快节奏、高压力导致人们容易产生一系列负面的心理应激情绪，诱发焦虑、抑郁等心理障碍，而中医所言"七情内伤"在精神心理疾病的发展中起到重要作用。所谓"五脏藏五神""五脏主五志"，脏腑的功能障碍可以导致神志活动的异常，进而诱发情志病。中医学认为，神志活动是在心神的调控之下，各脏腑气血阴阳协调作用的结果。五脏功能衰弱而不能藏神，则神志功能异常，导致形体反受其害，如《灵枢·本神》曰："心怵惕思虑则伤神，神伤则恐惧自失，破䐃脱肉，毛悴色夭死于冬。脾忧愁而不解则伤意，意伤则悗乱，四肢不举，毛悴色夭死于春。肝悲哀动中则伤魂，魂伤则狂忘不精，不精则不正当人，阴缩而挛筋，两胁骨不举，毛悴色夭死于秋。肺喜乐无极则伤魄，魄伤则狂，狂者意不存人，皮革焦，毛悴色夭死于夏。肾盛怒而不止则伤志，志伤则喜忘其前言，腰脊不可以俛仰屈伸，毛悴色夭死于季夏。"可见，过度的情绪波动可使我们身体消瘦、四肢乏力、面色憔悴、皮毛干枯、健忘、腰痛不可俯仰、下肢酸软无力等，甚至最终导致死亡。

临床上，精神情志异常导致的常见病证主要包括郁证、失眠、脏躁、痴呆等。

（1）精神情志异常与郁证：郁证主要因七情内伤、情志不遂或郁怒伤肝、肝气郁结而为病，以气、血、湿、痰、火、食六郁邪实为主，病位主要在肝，亦涉及心、脾、肾等，与脾失健运、肝失疏泄、肾阳不足等脏腑功能失调密切相关。

1）脾之功能与郁证：中医学认为，脾是运输津液的主要器官，可将津液输布至肺部，从而滋润肺部，同时亦可将津液输送至周身，称之为"灌溉四旁"。若脾脏功能失调，脾脏的津液输送功能亦随之受到影响。脾脏虚脱，则"清者难升，浊者难降"，导致痰液黏稠。痰浊郁久，引动痰火，可见头晕乏力、容易疲劳且精神恍惚，严重者可致心绪郁结，形成抑郁症。

此外，脾乃气血生化之源。食物中的营养元素经过脾脏的运化之后被输送至心肺。在心肺中，五谷精华进一步转化为血液，并将营养物质转输至全身各器官组织，保障人体生理功能的正常发挥。一旦脾的功能出现损伤，人体气血的形成过程便会受阻，导致气血两亏、心血不足，出现情绪低落、自卑、易疲劳等心神失调的症状。

由此可见，脾失健运是抑郁症的主要发病机制之一。当人处于心情低落、忧思难解的情志状态时，容易导致脾气不畅，从而食物中的营养精微难以被消化吸收，食欲亦受影响。脾气失畅反过来又会影响人的情绪，诱发头晕、嗜睡等症状，严重者可发展为自卑、思维迟钝等精神情志异常。总之，脾失健运、脾气不畅与心绪郁结可形成恶性循环，而人的情绪越差，脾脏失调就越严重，从而进一步加重抑郁症的症状。

2）肝之功能与郁证：肝脏是调节情志的主要器官。肝气顺畅，则人体气血运行通畅，性情开朗。若肝气失于调养，则人体气血受阻，可诱发一系列不良的身心反应。轻度的肝失疏泄可致情绪抑郁、焦虑烦躁、乳房胀痛等，严重者还可出现注意力不集中、思考能力下降等表现。肝气失畅日久，可致肝火郁结，表现为情绪不稳定、易发脾气等。

肝气不顺，木郁乘土，可致脾失健运、痰浊内生，水谷精微无法正常运送，容易出现精神不振、夜不能寐等症状。因痰浊易随气游走至身体各处而致病，一旦痰火上窜，即可表现为情绪低落、联想能力下降、精神异常、心智不定、心悸失眠等症状。

除了调畅体内津液的运行输布，肝脏还是储存血液、调节血量的重要器官。肝脏的储血和调血功能与其疏泄功能相互为用。当人体的血液分配平衡，能够顺畅地到达全身各部而不受阻碍时，肝气亦可随血液到达身体各部，不会出现郁而不散的情况。因气血相互为用，但以气为主，且气为血帅，亦即气为血的主导，气行舒畅则血行通畅，气机郁结则血行阻滞，气血两者相互为用。当气血失于调养时，人的情绪亦可随之发生变化，症见神智迟缓、性情暴躁、胸胁憋闷、心慌心悸、失眠健忘等，例如，女性月经来潮前一般容易出现狂躁、失眠等症状，即为气血不畅的缘故。

3）肾之功能与郁证：阳气为身体动力之源，身体动力不足，则精神不振。《黄帝内经》中将肾阳的作用描述为"阳主动"，因而肾阳不足可使人精神低迷、嗜睡乏力，反映在情绪上则表现为自卑无助、妄自菲薄。肾阳为人身阳气之根本，阳气不足则无以生髓，髓虚则不能充脑，导致自卑感和悲观情绪占据主导地位。

肾阳不足与心有关。中医学认为，"心"主人的情绪和神态。当肾气充足且通畅时，心的藏神定志功能亦能正常发挥，使得血充气足，阴阳平衡。人之心气固敛，则可抵抗消极情绪，保持情志振奋。当肾阳不足时，心阳无法得到肾阳的充养，久而久之可导致心肾阳虚，心主神志的功能失去阳气的鼓动和振奋，则精神、意识和思维活动减弱，易于抑制而不易兴奋，临床可见精神萎靡、反应迟钝、情绪低落等表现。

肾阳不足还与肺有关。因肺主一身之气，是调节全身气机的主要器官。抑郁症的发病多源于气失调养，如《素问》所述"百病皆生于气""诸气者，皆属于肺"，都强调了肺在人体气机调节中的重要作用。肾与肺遥相呼应，共同维持人体之气的通顺畅达。由此可见，肾阳不足与肺气阻滞亦为抑郁症发病的重要病机。

（2）精神情志异常与失眠：失眠又称不寐、目不瞑、不得卧等，中医学认为，该病主要表现为睡眠时间和睡眠深度的不足，轻者入睡困难，或寐而不酣，时寐时醒，或醒后不能再寐，重者则见彻夜不寐，其病因主要包括情志失常、劳逸失调、病后体虚等，与肝、心、脾胃、肺、肾等脏腑的功能失调关系密切。

1）肝之功能与失眠：肝具有主疏泄和主藏血的生理功能，前者可以疏通、畅达全身的气机，后者可以储藏血液、调节血量、防止出血。如果肝的疏泄功能正常，则气机调畅，机体阴阳平衡，则为寐；如果肝主疏泄的功能发生异常，则气机逆乱，肝不藏血，气血逆乱，发为不寐。

2）心之功能与失眠：心具有主血脉和主藏神的生理功能，前者体现为心主血（心气推动和调控血液的运行，输送营养物质至各脏腑形体官窍）和心主脉（心气推动和调控心脏的搏动和脉管的舒缩，维持脉道通利）两个方面，后者体现为心统领人的生命活动和主宰意识、思维等精神活动，两者的生理功能和病理变化关系密切。若心血不足，心神失养，可致心神异常，出现精神恍惚、心悸失眠等症状；若心神失常，亦可影响心主血脉的功能。

3）脾胃之功能与失眠：脾具有主运化和主统血的生理功能。机体生命的维持及其所需的精、气、血、津液等物质，都有赖于脾胃运化所产生的水谷精微，故脾胃又被称为"后天之本""气血生化之源"。如果脾胃的功能出现异常，气血来源不足，血液无法正常运行，水液代谢失常，神无所依，心无所养，则可出现失眠等临床表现。

4）肺之功能与失眠：肺具有主气司呼吸、主行水、朝百脉、主治节等生理功能，体现为治理调节呼吸和一身之气，以及调控血液的运行和津液的输布。基于五脏一体观中肺与心、肺与肝、肺与脾、肺与肾互根互用的理论基础，肺脏功能失调，亦可通过脏与脏之间的关系间接影响睡眠。

5）肾之功能与失眠：肾为"先天之本""封藏之本""五脏阴阳之本"，具有主藏精、主水和主纳气的功能。肾所藏先天之精与生殖关系密切，是人体生命之本原；肾精化肾气，肾气分阴阳，肾阴和肾阳可以资助、协调全身脏腑之阴阳。慢性失眠与肾虚失调密切相关，其主要病机可概括为肾阴不足、心肾不交，或肾阳不足、虚阳上浮，或精血不足、神不守舍。

（3）精神情志异常与脏躁：神经症在中医学中可归属于"脏躁""郁证"等范畴，病因多责之于情志失调、忧思过度、劳心过度等，病位在心，可累及五脏，与肝、脾两脏之功能失调密切相关。

心具有藏神和主血脉的功能。脏躁之发病，多由平素心虚胆怯，情志不畅，暴惊暴恐，损伤心气，扰乱心神；或因心脾气虚，不能养心；或因肾阴不足，心火内动；或因心阳不振、心气虚弱所致。《素问·灵兰秘典论》谓："心者，君主之官也，神明出焉。"《灵枢·邪客》云："心者，五脏六腑之大主，精神之所舍也。"故悲、哀、愁、忧等情绪皆可扰动心神，心动则五脏六腑皆摇，终致脏躁。

一般认为，脏躁之病位在心，然肝在五行属木，喜条达而恶抑郁，因肝主疏泄，可调畅情志，为气机升降之枢纽，故情志内伤首先伤肝。一旦肝失疏泄，肝木不得条达，少阳胆气抑遏不伸，气机郁滞不畅，则见精神不振、胸闷、善太息、胁痛等症。根据五行相因、母病及子之理论，肝气郁滞，顺传于心，则见惊悸、怔忡、胸闷、心痛等症。若木郁土壅，不能化生气血，心失所养，则可致心脾两虚，症见心悸胆怯、少寐健忘等；若肺气郁结，则见精神恍惚，悲忧善哭等症；若气郁化火，火盛伤阴，阴血暗耗，久病及肾，则见心悸少寐、心烦易怒等症。

赵献可认为，神经症以"木郁"为先导，在其所著的《医贯·郁病论》中提到"木者生生之气，即火气。空中之火，附于木中。木郁则火亦郁于木中矣。不特此也，火郁则土自郁，土郁则金亦郁，金郁则水亦郁。五行相因，自然之理"，强调神经症的病位虽然在心，却由肝气郁结而起，渐至心、肺、脾气机不畅，日久则累及于肾，常见心虚胆怯、心脾两虚、心肾不交等病证。本病早期病变在气，有气滞、气郁、郁火、痰浊之不同；日久则由气及血，在血分有阴亏、血虚、血瘀之别。一般新病多实，久病多虚，虚者可见心阴亏虚、心血不足、心脾两虚、肝肾阴虚，实者则见气滞、气郁、郁火、痰浊、血瘀等。

（4）精神情志异常与痴呆：中医学认为，痴呆多由七情内伤、久病年老等引发的髓减脑消、神机失用所致，是以呆傻愚笨为主要临床表现的一种神志病。所谓呆者，痴也，不慧也，不明事理之谓也。本病属于疑难病症，其病位在脑，与心、肝、脾、肾之功能失调密切相关，病机上以气血、肾精亏虚为本，以痰浊、瘀血之实邪为标，临床多见虚实夹杂之证。

1）心之功能与痴呆：心为君主之官，神之舍也，主血脉；而脑为髓海、主元神，故两者之间存在密切的生理关系，如《灵枢·本神》所云："所以任物者谓之心，心有所忆谓之意。"脑髓需要心血的不断充养，方能髓海充足而元神旺盛，如孙沛所云："故性动而灵，脑赖心血养之。"而心神对于客观世界的感知活动，则需要脑中元神的统御。在生理上，心与脑密切相关；在病理上，心的功能失常，则可出现记忆、思维、定向判断等脑功能障碍，导致痴呆等病证的发生。

已知言为心声，心开窍于舌，若心血不足，则不能充养于脑，"上气不足"髓海失养，可见言语错乱、神识痴呆、思维迟钝、记忆力差等症状。张锡纯曰："盖神明之体藏于脑，神明之用发于心。"人到六十心气始衰，衰则血气懈惰，故心气不足、心血瘀阻，可致神气不宁而病痴呆。

2）肝之功能与痴呆：肝藏魄，主谋虑，为风木之脏，善动难静；而头为至高之巅，唯风可达，故肝病常影响头目七窍。肝体阴而用阳，喜条达而恶抑郁。朱丹溪在《丹溪心法·六郁》中指出："气血冲和，百病不生，一有拂郁，诸病生焉。故人身诸病多生于郁。"《景岳全书·癫狂痴呆》亦云："痴呆症，凡平素无痰，而或以郁结，或以不遂……而渐致痴呆。"陈士铎《辨证录》立有呆病门，曰："大约其始也，起于肝气之郁，其终也，由于胃气之衰。"由此可见，老年性痴呆与肝胆密切相关，且病证有虚实之别，虚者多因肝虚胆寒，疏泄无力，脾土失疏，运化不健，精血乏源，髓海失充，致谋略无权，决断失职，神明不用；实者则因肝郁化火，灼津为痰，胆热痰扰，气滞血瘀，扰乱神明，闭阻清窍。李冰认为，人到老年，肝气始衰，加之七情失调，导致肝气郁结、肝失疏泄引发的肝虚阳亢是血管性痴呆的主要病机，而痰、湿、郁、瘀则是肝脏疏泄失调的病理产物。因此，肝血不足、郁滞不畅致神机失灵是痴呆的重要病机。

3）脾胃之功能与痴呆：脾居中州，为气血生化之源、后天之本，人身之五脏六腑皆赖脾荣养。脾藏意、主思，与神明息息相关。张锡纯谓"土主安静，人安静而后能深思……是知思也者，原心脑相辅而成，又须助以脾土镇静之力也"（《医学衷中参西论·医方（一）》）。《石室密录·呆病》又云："呆病……虽有祟凭之，实亦胸腹之中无非痰气……然而痰势最盛，呆气最深。"夏永良等医家则认为，脾胃为后天之本、气血生化之源；脾主升清，胃主降浊，同居中州，通上连下；脾气升，则肝肾之气随之而上行，胃气降，则心肺之气随之而下降，故为一身气机升降之枢纽。因此，脾胃虚弱是老年性痴呆的根本原因，由虚导致痰浊、血瘀，痰瘀阻塞清窍，进而加速痴呆的形成。

4）肺之功能与痴呆：《灵枢·邪气脏腑病形》曰"十二经脉，三百六十五络，其血气上于面走空窍"。由于肺居于上焦，主气、朝百脉，故血气上于面、走空窍以充养脑髓。与其相应的条文是《灵枢·天年》"肺气衰，魄离，故言善误"。此处的"言善误"正是老年痴呆的典型症状，由肺气虚而脑海失养所致。肺主一身之气，为相傅之官，精、气、神乃人身之三宝，且气能生精，气能御神，故老年肺气虚衰，或邪阻肺窍，均可致神失所持而犯痴呆。

《四圣心源·气血原本》曰："气统于肺，凡脏腑经络之气，皆肺气之所宣布也。"在生理上，肺主司呼吸，在志为忧，朝百脉而主治节。肺的生理功能正常，则真气充足且运行正常，得以上充于脑，发挥养脑、温脑之用而不郁结，否则其气运行受阻，不能顺利上达于脑，或虽达于脑，但运行不利而郁闭，则可表现出脑窍失荣的症状。盖老年肺虚而言误之因：一是肺虚则宗气不足，宗气者贯心脉而司呼吸，宗气虚则血脉运行无力，且肺朝百脉，故肺气虚则易致血脉瘀滞；二是气虚则神失统摄，张锡纯谓大气（即宗气）虚而下陷，不能上荣则神昏。

5）肾之功能与痴呆：肾为先天之本，肾藏精，主骨生髓，上通于脑，而脑为元阳之府，是人体精髓和神明高度凝聚之所，人的视觉、听觉、嗅觉等感觉及思维、记忆等皆出于脑，这些功能只有在脑髓充足的情况下才能发挥，而髓海的充实又有赖于肾气的温煦充养。正如《本草汇言·远志》所云："肾精不足则志气衰，不能上通于心，故迷惑善忘。"清·唐容川在《中西汇通医经精义·五脏所藏》中亦云："事物所以不忘，赖此记性，记在何处，则在肾经，益肾生精，化为髓而藏于脑中。"明·陈士铎在《辨证录·健忘门》中指出："人有老年而健忘者，近事不多记忆，虽人述其前事，犹若茫然，此真健忘之极也。人以心血之涸，谁知是肾水之竭乎。"老年人肾气渐衰是必然规律，肾衰，生髓不足，继之髓海空虚、脑失充润，神明呆滞而痴呆始生。故清·王清任在《医林改错·脑髓说》中有云"高年无记性者，脑髓渐空"，认为肾精衰枯、髓海失充可致神明失用而犯痴呆。

（二）天人相应与疾病

《黄帝内经》在儒家"天人合一"思想的影响下，从生命科学和医学科学的角度提出"天人相应"的自然观，即"人与天地相应也"，这里的"天"特指自然界和社会环境，"人"则指人的生命活动及其对自然、社会环境的各种生理反应。所谓"天人相应"，即指人与自然界及社会环境是一个有机统一的整体，人的生命活动规律及疾病的发生都与自然界及社会环境的各种变化（如季节气候、地区方域、昼夜晨昏、经济发展、文化教育等）息息相关。自然界存在人类赖以生存的必要条件，因而自然界的变化可以直接或间接地影响人体，导致机体发生相应的生理或病理反应。人类所处的自然、社会环境不同及其对自然、社会环境的适应能力不同，可致不同人群之间的体质特征和发病规律出现差异。

"天人相应"涵盖人对自然的适应能力及其与社会的和谐统一，两者是"天人合一"的具体表现。"天人合一"思想既是中医整体观的重要组成部分，也是中医诊疗疾病和养生防病需要遵循的基本原则。"天人合一"的"合"指合于道，合于自然规律。在临床上，很多疾病的发生都源于人与自然规律的不和谐。

《素问·四气调神大论》中提出四季养生的行为准则，指出人体必须顺应春温、夏热、秋凉、冬寒的四时季节气候变化规律，并能动地改变自己的生活起居和行为习惯，如此方能达到天人合一、身心健康的目标。

"春三月，此谓发陈，天地俱生，万物以荣，夜卧早起，广步于庭，被发缓形，以使志生，生而勿杀，予而勿夺，赏而勿罚，此春气之应，养生之道也。逆之则伤肝，夏为寒变，奉长者少。"意思是，春季的三个月是推陈出新、生命萌发的时令。天地自然，都富有生气，万物欣欣向荣。此时，人们应当晚睡早起，披散开头发，解开衣带，使形体舒缓，放宽步子，在庭院中漫步，使精神愉快，胸怀开畅，保持万物的生机。不要滥行杀伐，多施予，少敛夺，多奖励，少惩罚，这是适应春季时令、保养生发之气的方法。如果违逆了春生之气，便会损伤肝脏，使提供给夏长之气的条件不足，到了夏季就容易发生寒性病变。

"夏三月，此谓蕃秀，天地气交，万物华实，夜卧早起，无厌于日，使志无怒，使华英成秀，使气得泄，若所爱在外，此夏气之应，养长之道也。逆之则伤心，秋为痎疟，奉收者少，冬至重病。"意思是，夏季的三个月是自然界万物繁茂秀美的时令。此时，天气下降，地气上腾，天地之气相交，植物开花结果，长势旺盛，人们应当晚睡早起，不要厌恶日光，情志应保持愉快，切勿发怒，要使精神之英华适应夏气以成其秀美，使气机宣畅，通泄自如，精神外向，对外界事物保持浓厚的兴趣。如果违逆了夏长之气，便会损伤心脏，使提供给秋收之气的条件不足，到了秋季就容易发生疟疾，冬季还可能发展为重病。

"秋三月，此谓容平，天气以急，地气以明，早卧早起，与鸡俱兴，使志安宁，以缓秋刑，收敛神气，使秋气平，无外其志，使肺气清，此秋气之应，养收之道也。逆之则伤肺，冬为飧泄，奉藏者少。"意思是，秋季的三个月，自然界因万物成熟而平定收敛。此时，天高风急，地气清肃，人们应当早睡早起，模仿鸡的作息时间，尽可能保持神志的安宁，以缓解秋季肃杀之气对人体的影响，可通过收敛神气以适应秋季容平的特征，不使神思外驰，以保持肺气良好的清肃功能，这就是适应秋令特点而保养人体收敛之气的方法。如果违逆了秋收之气，就会伤及肺脏，使提供给冬藏之气的条件不足，到了冬季就容易发生飧泄。

"冬三月，此谓闭藏，水冰地坼，无扰乎阳，早卧晚起，必待日光，使志若伏若匿，若有私意，若已有得，去寒就温，无泄皮肤，使气亟夺，此冬气之应，养藏之道也。逆之则伤肾，春为痿厥，奉生者少。"意思是，冬季的三个月是生机潜伏、万物蛰藏的时令。当此时节，水寒成冰，大地龟裂，人们应当早睡晚起，待到日光照耀时再起床，切勿轻易扰动阳气，妄事操劳，要使神志深藏于内，安静自若，如同有个人的隐秘，严守而不外泄，又像得到了渴望的东西，把它秘密地收藏起来一样；要守避寒冷，求取温暖，不使皮肤腠理开泄，以防阳气不断耗损，这是适应冬令特点而保养人体闭藏功能的方法。如果违逆了冬令闭藏之气，就会损伤肾脏，使提供给春生之气的条件不足，到了春季就容易发生痿厥之疾。

《素问·四气调神大论》又云："逆春气，则少阳不生，肝气内变。逆夏气，则太阳不长，心气内洞。逆秋气，则太阴不收，肺气焦满。逆冬气，则少阴不藏，肾气独沉。"意思是，违逆了春生之气，少阳就不会生发，以致肝气内郁而发生病变；违逆了夏长之气，太阳就不能盛长，以致心气内虚；违逆了秋收之气，太阴就不能收敛，以致肺热叶焦而胀满；违逆了冬藏之气，少阴就不能潜藏，以致肾气不蓄，出现注泻等疾病。由此可见，如果人体无法能动地适应四时季节气候的变化，甚则违逆四时规律，则可能损伤脏腑，进而诱发疾病。

康复医学认为，健康无病之"平人"具备功能和环境协调统一的能力，而这一能力建立在人体整体功能和机体与环境和谐同步的基础之上。一旦人体功能发生异常，则可破坏这一关系，进而导致疾病的发生。中医传统发病观认为，导致疾病的因素主要包括外感六淫（风、寒、暑、湿、燥、火）、内伤七情（喜、怒、忧、思、悲、恐、惊）等内外因素，而致病因素导致疾病发生的关键就在于人体的功能是否正常发挥。

从外感六淫而论，中医学认为，人与自然辨证统一，人体具有能动地适应自然界各种环境和气候变化的能力，有《素问·至真要大论》"天地之大纪，人神之通应也"可以佐证。《灵枢·本脏》中同样指出，健康无病之"平人"能够适应外界的寒温环境，即"寒温和"，具体表现为"六腑化谷，风痹不作，经脉通利，肢节得安"，指六腑能够正常运化摄入的食物，使得风痹不易发作，经脉通畅，四肢关节的活动正常，可见顺应环境的良好能力（即天人相应）是健康的基本特征。如天人相应，则人体能够很好地适应外界环境的变化，从而不易患病。

反之，剧烈、异常的气候改变可能导致人体不能适应而发病，如《素问·六节藏象论》所云："苍天之气，不得无常也……非常则变矣……变至则病。"虽然自然气候的转换有常有变，但即便是异常的气候变化，也并非所有的人都会因之而患病，部分人群能够很好地适应这种异常变化而不发病，而不能适应这种异常变化的人群则更易患病，这与个人天人相应的能力有关。此外，在正常的气候变化条件下，如果人体整体的功能水平下降，亦可导致自身适应能力的低下，天人相应能力下降，进而诱发疾病。此时，正常的六气变化对于正气不足、功能低下的个体而言，亦成为致病之"六淫"。总之，凡六气太过或不及，或"非其时而有其气"，又或气候变化过于急骤，超出人体功能自我调节的正常阈值，导致无法适应而生病时，六气即成为致病之因素而被称为"六淫"。由此可见，"六气"与"六淫"的概念是相对的，影响机体发病与否的决定因素在于人体功能水平的强弱。当人体功能水平低下、天人相应的能力衰惫导致无法适应外界环境气候的变化时，病邪即更易于侵犯人体而致病。

综上可知，正气不足和天人相应的能力低下是疾病发生的内在基础，天人相应能力的强弱对于疾病的发病与否具有重要影响，而邪气是发病的重要条件。因此，如果人体能够维持良好的天人相应能力，即具有能动的适应自然和社会环境的强大能力，外邪则难以入侵，内邪难以产生，疾病亦不易发生。

以痹证为例，《素问·痹论》谓："风寒湿三气杂至，合而为痹也。"如外邪侵袭人体时，机体功能水平尚强，则"荣行脉中"以调脏腑，"卫行脉外"以护肌表，营卫之行有度、气血调和，则能发挥抗御病邪深入的作用，即便感受邪气亦发病轻浅，或仅表现为表证，经脉气血"不与风寒湿气合"（《素问·痹论》）而不为痹，人体能够很快地调节适应，并促进自我健康水平的恢复。由此可见，良好的功能水平涵盖对自然环境较强的适应能力（即天人相应），正气充盛，天人相应，则有利于抗御邪气，祛邪外出，预防疾病的发生和发展。

二、功能水平与疾病预后

中医学认为，邪正盛衰是决定疾病预后的关键。大多数疾病发生发展到一定阶段后终将结束，此即疾病的转归和预后。所谓疾病的预后，即指疾病发展的最后阶段，也就是疾病的结局。而邪正的盛衰进退与患病机体的体质强弱、致病邪气的性质密切相关。一旦病邪作用于人体，机体的正气必然奋起抗邪，形成邪正相争之势，产生邪正盛衰的病理变化，破坏人体阴阳的相对平衡，或导致脏腑经络功能失调，或导致气血功能紊乱，直接影响病证的虚实性质和疾病的预后转归。

所谓邪正盛衰，指的是疾病发生发展过程中，机体的抗病能力与致病邪气之间相互斗争所发生的盛衰变化。疾病过程中，邪正双方的力量对比在不断地发生消长盛衰的变化，若正气增长而旺盛，则必然促使邪气消退，若邪气增长而亢盛，则必然会损耗正气，邪正两者的盛衰变化对于疾病的预后转归通常起着决定性的作用。一般而言，正胜邪退，疾病趋于好转和痊愈；邪盛正衰，疾病趋于恶化，甚则导致死亡；若邪正双方的力量相持不下，则疾病趋于迁延或慢性化，亦即转为慢性病。

关于邪正盛衰与疾病的预后转归，通常可有四种主要表现形式：正胜邪退，疾病痊愈；邪胜正衰，疾病恶化；正虚邪恋，病势缠绵；正气未复，邪势复盛，旧病复发。当邪正双方的斗争达到极端状态时，身体功能可迅速恶化，最终以死亡的形式呈现。关于功能与死亡的关系，在本章的第一节已有详述，此处不再展开。

康复医学认为，良好的功能水平即中医学所谓"正气存内，邪不可干"的外在表现，它涵盖人体强大的自我修复和调节能力，亦即康复能力。在疾病的发生发展过程中，当邪正双方斗争之时，乃至邪去之后，正气始终处于一种自我恢复的状态，从而促进人体功能的自我康复，并逐渐战胜病邪。而疾病一旦痊愈，正气便不再损耗，其功能的逐步恢复将有利于身体各项功能的正常运转，从而维持脏腑病后的正常工作，以不断化生气血，复生正气，祛尽余邪，促使人体在良性循环中逐步康复。

（一）正胜邪退，疾病痊愈

所谓正胜邪退，是指在疾病过程中，机体正气渐趋强盛，邪气逐渐衰退，疾病向好转和痊愈方向发展的一种病理过程。而所谓痊愈，痊谓病除，愈谓病瘳，痊愈即病愈，指的是疾病的病理状态完全消失，患者完全恢复健康、康复如初的一种状态，是在邪正斗争及其盛衰变化的过程中，形成正胜邪退之势，病情逐渐好转而呈现的一种最佳结局，是疾病最常见的一种转归。疾病获得痊愈，大多由于机体功能水平良好，拥有强大的康复自愈能力，正气也比较旺盛，抗御病邪的能力较强，或加之邪气本身较弱，或因得到了及时、正确、积极的治疗，致使邪气难以深入。

在疾病痊愈的过程中，患者体内发生的主要变化：一是邪气逐渐衰退，病邪对机体的损害作用随之消失或终止；二是正气来复，表现为机体耗损的精、气、血、津液等物质逐渐得到补充，并恢复至正常水平，受损的机体得以康复，机体阴阳在新的基础上又达成了相对的平衡状态。此时，患者的症状全部消失，脏腑经络等组织的病理性损害得到修复，功能亦逐渐康复，社会行为包括劳动力亦恢复如常，心理状态也恢复正常，疾病即告痊愈。

《灵枢·邪气脏腑病形》中有云："身之中于风也，不必动脏，故邪入于阴经，则其脏气实，邪气入而不能客，故还之于腑。故中阳则溜于经，中阴则溜于腑。"意即机体感受风邪，不一定会影响到五脏，而外邪侵入阴经后，如五脏之气充实，即便邪气入侵，亦无法停留，而只能从五脏退回至六腑。可见五脏功能强健，则有利于祛邪外出，促使疾病向愈。

综上可知，良好的功能水平有利于患病时机体的自我康复，进而促进疾病痊愈。有临床研究显示，通过适当的运动干预提升 COPD 稳定期患者的心肺功能，将有利于缩短患者的住院时间和康复时间，促进病情好转。

（二）邪盛正衰，疾病恶化

邪盛正衰是在邪正消长盛衰的发展过程中，邪气亢盛，正气虚弱，机体抗邪无力，疾病向恶化甚至死亡方向转归的一种病理过程。出现这种转归，大多由于机体功能水平低下，正气过于虚弱，或邪气过于亢盛，致使机体抗御病邪的能力日趋低下，难以扼制邪气的致病作用及其进一步发展，机体遭受的病理性损害日趋严重，导致病情日趋加重和恶化。若正气衰竭，邪气独盛，机体功能衰惫，脏腑、气血、经络等生理功能低下，阴阳离决，则机体的生命活动亦宣告终止而死亡。

《灵枢·百病始生》中详细阐述了外来邪气由浅入深、由表入里的传变过程，谓"虚邪之中人也，始于皮肤，皮肤缓则腠理开，开则邪从毛发入，入则抵深……留而不去，则传舍于络脉……留而不去，传舍于经……留而不去，传舍于俞……留而不去，传舍于伏冲之脉……留而不去，传舍于肠胃……留而不去，传舍于肠胃之外，募原之间，留着于脉，稽留而不去，息而成积……邪气淫泆，不可胜论"，指出外邪侵犯人体首先侵犯皮肤，如正气虚衰，卫外不固，皮肤腠理开泄，则外邪易从毛孔而入，并逐渐向深处侵犯；若邪气滞留不散，则可依次传入络脉、经脉，并伏藏于输脉、脊里之冲脉、肠胃、肠胃之外等。如邪气愈盛，正气愈衰，人体功能水平急剧下降，则可导致邪正双方在人体内的斗争失衡，出现邪盛正衰、病势恶化的情况。当邪正斗争到达极端状态时，人体功能可加速衰退，脏腑经络等各项生理功能严重失调，终致疾病恶化乃至死亡。

中医学认为，五脏功能或天人相应的能力衰惫均可加速疾病的进展和恶化。如《养老奉亲书·夏时摄养第十》中所云"缘老人气弱，当夏之时，纳阴在内，以阴弱之腹，当冷肥之物，则多成滑泄，一伤正气，卒难补复，切宜慎之"，指出高龄老人血气已衰，具有"真气耗竭、五脏虚弱"的生理特点，尤其"肠胃虚薄，不能消纳"，整体功能水平低下，如若调养不慎，极易造成肠道传导失司，出现秘、泄、痢等大便不调的症状。故而夏季之时，老年人尤不可纵意食冷，应顺时而养生，以免损伤脾胃，导致机体顺应四时阴阳变化的能力下降。一旦正气虚衰，加之天人相应的能力受损，则感邪后疾病更易恶化。

《素问·八正神明论》又云"八正之虚邪，而避之勿犯也。以身之虚而逢天之虚，两虚相感，其气至骨，入则伤五脏"，进一步指出人体功能水平低下，则抗邪能力不足，更易遭受致病因素的侵扰而发病，加之疾病损伤，脏腑等的功能进一步恶化，正气更衰，致使病势渐深，病情持续加重则难以康复。由此可见，平素注重养护正气、病后重视恢复人体功能、保持良好的功能水平是预防疾病发生、进展和恶化的关键，尤其针对老年人群。

以当今社会对人类生命健康威胁最为严峻的恶性疾病——癌症为例，它以易转移、预后差的特性给临床治疗带来了许多难题。所谓肿瘤转移，即指肿瘤细胞从原发部位扩散到继发部位，并在该处形成继发肿瘤的过程。肿瘤细胞由原发部位脱离，侵犯周围组织，并通过血液、淋巴液循环或体腔等途径，从原发部位转移至远处器官，并在该处与宿主组织相互作用后，继续存活、繁殖和生长，形成与原发肿瘤同类型的继发肿瘤。

从中医学理论看，正气虚衰、功能水平低下是导致癌症发生和进展的主要病理基础，如清·余听鸿《外证医案汇编》所云："正气虚则成岩。"《景岳全书·积聚》亦提出："脾肾不足及虚弱失调之人，多有积聚之病。"若人体功能强健，则正气充足，机体具有良好的抗邪能力，癌毒产生前后，正气能够始终发挥其抗癌能力，预防癌症的发生和进展；当"脏腑蓄毒"后，正气还可发挥固摄和抑制癌毒扩散的作用，且这一作用贯穿癌症的整个病程。

当正虚失于固摄，可导致癌毒易于扩散，形成转移；癌毒耗散正气，又可进一步加重正虚。在癌症的发生发展过程中，机体的邪正斗争始终处于动态变化之中。疾病初期，正气的抗邪能力尚强于癌毒的致病能力，故癌毒深伏，其扩散趋势受到一定程度的抑制，临床常表现为不典型的症状和体征；若人体功能低下，随着病邪日益蓄积，正气的耗散逐渐加重，癌毒的致病作用超过了正气的自愈和抗病能力，疾病渐次进展，开始出现典型的临床症状和体征；随后癌毒进一步扩散，并发生转移，疾病进入中期；到了恶性肿瘤晚期，邪毒淫溢，癌毒流散四方，正气大虚、难以恢复，终致阳虚阴竭、阴阳离决而死亡。

肿瘤的转移是疾病恶化的主要形式之一，多表现为由腑及脏的转移。中医学认为，肺与大肠相表里，而临床医学亦显示，大肠癌容易出现肺转移，而肺癌却很少出现大肠转移，这符合病重多由腑及脏的进展次序。

由此可见，机体功能水平低下可以加速各类疾病（尤其癌症）的进展和恶化。关于脏腑功能、肌肉力量、身体成分、平衡能力、精神情志与全因死亡率及 CVD 和癌症死亡率之间的关系，在本章第一节中已有详述，此处不再展开。

（三）正虚邪恋，病势缠绵

正虚邪恋是邪正相持状态下的一种特殊病理表现。所谓邪正相持，指的是疾病发展过程中，机体正气不虚而邪气亦不亢盛，双方势均力敌，病势处于迁延状态的一种病理变化。此时，由于正气不能完全祛邪外出，邪气可以稽留于一定部位，病邪既不能消散，亦无法深入，故而称为"邪留"状态。若邪正斗争过程中，正气虽未至溃败，但已因邪气的损伤而被大大削弱，而邪气由于遭受正气的奋力抗争亦趋于衰微；此时，人体功能的自愈能力有限，难以彻底祛邪外出，而邪气深伏伤正，但对身体的影响又比较局限，无法深入传变，从而使病变局限于相对稳定的状态，而呈正气大虚、余邪未尽之势，导致疾病处于非激烈性抗争的一种相持不下、缠绵难愈的病理状态，称之为"正虚邪恋"。

所谓病势缠绵，是久病不愈的一种特殊病理状态，邪正双方势均力敌，处于邪正相持或正虚邪恋的状态，是病理过程演变为慢性迁延性的表现，多见于疾病后期，是慢性病常见的一种转归。需要区分的是，疾病的缠绵状态与后遗症不同。后遗症是指疾病的病理过程结束，或在恢复期后症状体征消失，病因的致病作用基本终止，只遗留原有疾病导致的形态或功能异常。后遗是病因、病理演变的终结，也是疾病的一种转归，是在疾病好转或痊愈的过程中对机体造成的一种附加损害，这种损害虽与疾病有因果关系，但从病理实质看，已非疾病本身，而是一个新的病理过程。而疾病的缠绵状态则是疾病本身的迁延或慢性过程，是同一疾病的自然延续。后遗症可表现为机体不同类型的形态或功能异常，如肢体震颤、身体畸形、失语、痴呆、偏瘫等形态异常，或脏腑经络功能障碍、精神情志障碍等功能异常，涉及疾病半永久性结局的概念。

还有一种情况，如病邪性质黏滞附着，亦可致病情缠绵难愈。如外感风寒之邪，由于正气虚弱，或治疗不彻底，则身热虽退，鼻塞已通，然肺的宣肃功能尚未恢复，咳嗽日久，风寒病邪恋肺迁延不愈，若不及时扶正祛邪，久而久之，则很可能发展为慢性咳喘，提示人体功能低下亦是导致病势缠绵的关键要素。

在缠绵状态下，病势具有相对稳定和不稳定的病理过程。其一，虽有缠绵，但邪与正处于相对平和的状态，病势稳定，只要施以正确的治疗和调护，促进人体功能逐渐康复，便可祛邪外出，使机体向治愈方向演变，可视作疾病的一种结局。其二，疾病缠绵，邪与正抗争不激烈，病势不稳定，易反复发作，或持续加重，若治疗和护理不当，可导致人体功能水平进一步下降，邪气亢盛而正气衰惫，则病势日趋恶化，乃至死亡。

临床研究发现，创伤性脑损伤患者常合并有不同程度的与损伤相关的持续性功能障碍，如认知、情感、行为、运动功能障碍等，且与情感、行为、运动功能障碍相比，认知功能障碍更为突出，持续时间更长，严重损害患者的日常生活能力和生命质量。由于认知功能下降，导致躯体功能等其他功能的恢复也受到严重影响，病情迁延难愈。另有多项研究结果显示，肥胖是关节置换的独立危险因素，肥胖患者行全膝或全髋关节置换，围手术期并发症的发生率更高，功能康复更慢，主要表现为手术时间较长且术中出血量较多，住院时间延长，术后疼痛症状较重，早期康复速度较慢，且伤口并发症的发生率较高。病后积极正确的治疗有利于人体功能水平的快速恢复，使得正气日渐充盛，得以鼓邪外出，打破邪正相持之迁延状态的病理僵局，推动疾病的痊愈或好转。

（四）正气未复，邪势复盛，旧病复发

复发又名复病、再发，是指即将痊愈或已经痊愈的疾病再度发作。复发是疾病过程连续性的一种特殊表现形式，其特点是原有病变经过一段"静止期"后再度活跃，即机体内原有的病因尚未完全消除，在一定条件下再度发作。出现这一病理变化，其病机大多为正气渐复但尚较薄弱，由于疾病初愈，正邪交争后人体功能衰颓，邪气虽除但余邪未尽，邪正相争近乎停止，此时机体抵御外邪侵袭和自我恢复的能力低下，易再次感邪而致旧病复发。如果忽视病后人体功能的康复，或出现损害人体功能水平的条件，便易于打破邪正相安之势，致使邪势复盛而旧病复发。由此可见，维持病后人体功能的强健、注意病后培补正气对于预防和延缓疾病的复发具有重要作用。

中医学认为，疾病复发的常见类型主要包括"重感致复""自复""食复""劳复""情志致复""药物复"等。

1. 重感致复

关于"重感致复"，是指疾病治愈后，因余邪未清、正气尚虚，机体抵抗力下降，易复感邪气而复发。重感致复发生于热病初愈之后，恰如《增订通俗伤寒论·伤寒感复》中所云"瘥后伏热未尽，复感新邪，其病复作"，提示疾病初愈，邪气未尽，病理过程尚未完全结束，此时机体的御邪能力下降，新感之邪可以引动旧病之病机而复燃，从而进一步损伤正气，形成恶性循环，致使病情更为复杂。

以感冒为例，患者常因体质虚弱，病后正虚而余邪未尽，又复感新邪，而致旧病复发。

一般而言，无论是外感性疾病，还是内伤性疾病，均可因重感邪气而复发，但临床多见于热病新瘥之后。因此，强调病后调护、慎避外邪、防寒保暖，对于预防疾病复发具有重要意义。对于新冠感染恢复期患者而言，重视培补正气、以防余邪对于防治重感致复具有重要意义。

2. 自复

自复是指疾病初愈后，不因饮食、劳累、情志及感邪所诱发，而是无明确诱因而自行复发者。这类复发多由余邪未尽，正气尚虚，无力御邪，致使伏邪暗长，而致旧病复发。

研究发现，加强防护、分层管理、正视自复是新冠感染恢复期防复策略的关键环节。有学者指出，部分新冠感染患者出院后再次出现发热、核酸检测阳性等现象，与新冠病毒的生物学特性、患者的基础疾病、临床状况及糖皮质激素的应用有关，认为应基于临床指南进一步对出院患者进行分层管理，尤其高龄、有基础疾病或重症、危重症患者。由于患者自身功能水平低下，可能需要采取针对性的干预措施，对于患者住院后长期吸氧、难以完全脱氧者，采用个体化的干预手段和差异化的出院评估标准，旨在确保患者的彻底治愈，并尽可能恢复其病前功能水平，从而最大程度上预防出院后的复发。

3. 食复

关于"食复"，其又名食劳复，指疾病愈后，脾胃尚虚，因饮食失节而致疾病复发者。中医学认为，调养脾胃功能、维持脾胃功能强健有利于预防"食复"的发生。早在《素问·热论》中便有记载"病热少愈，食肉则复，多食则遗"；汉·张仲景《伤寒论·辨阴阳易差后劳复病脉证并治》中记载"病新愈，人强与谷，脾胃气尚弱，不能消谷，故令微烦，损谷则愈"；隋·巢元芳《诸病源候论·时气食复候》中曰"夫病新瘥者，脾胃尚虚，谷气未复，若即食肥肉、鱼、饼饵、枣、栗之属，则未能消化，停积在于肠胃，使胀满结实，因更发热，复为病者，名曰食复也"。明代《景岳全书》亦强调新复之后，胃气初醒，尤不可纵食。《增订通俗伤寒论·伤寒感复》中则云："热病热退之后，胃气尚虚，余邪未尽。先进清粥汤，次进浓粥汤，次进糜粥，亦须少少与之，切勿过食也。若纳谷太骤，则运化不及，余邪假食滞而复作也，名曰食复。"由此可见，古人对病后的饮食进补颇为重视，一致认可病后调摄饮食的重要性。

有学者认为，食复很可能是新冠感染复发的主要原因之一。新冠感染患者在治愈后若盲目进食肥甘厚腻之品，可使脾胃功能进一步损伤，不利于正气恢复。如《伤寒溯源集·劳复食复》中所云"凡病新瘥，自宜先用陈仓米少许，煎汤少饮，俟其无恙，渐次增浓，胃气渐旺，谷食渐增，至胃气复旧，然后少进肉味，撙节爱养，自无复证"，提示疾病初愈之际，既要注意增进饮食营养以培补正气，又不可恣意进食，当视疾病过程中脾胃的受损程度，选择相宜之品，既要营养丰富，又要易于消化吸收，并掌握适当的进食量，如此方能受益而杜弊。食复之轻者损谷则自愈，重者消导方瘥，总之应重视病后脾胃功能的调养。

根据《新型冠状病毒肺炎恢复期中医康复指导建议（试行）》及《新型冠状病毒肺炎恢复期中医药综合干预方案专家指导意见（草案）》等建议，认为新冠感染以湿热重为特点，部分恢复期患者余邪未净，舌苔厚腻，因此饮食宜以清淡为总则，建议素食为主。一方面要调摄饮食，忌食生冷油腻；另一方面要健脾养胃，注意膳食纤维的合理摄入，有利于恢复肠道微生态,新冠感染恢复期患者在胃口好转后仍应少食多餐,以防食复。

4. 劳复

所谓"劳复",指的是疾病初愈,余邪未清,因过度劳累而致疾病复发者。劳复一般分为劳力致复、劳神致复和房劳致复三种。劳力与劳神是指体力和脑力的过度操劳。有时在正常人看来是微不足道的劳动,但对于疾病初愈者来说却是不堪忍受,亦属过度操劳。《诸病源候论·温病劳复候》云:"温病新瘥,津液未复,血气尚虚,因劳动早,更生于热,热气还入经络,复成病也。"此处的"温病劳复"指的是劳力致复。《伤寒九十论·汗后劳复证》载:"神之所舍,未复其初,而又劳伤其神,营卫失度。"此乃劳神致复。伤寒瘥后,元气未复,余邪未清,稍加劳动,其热复作,即便只是多语、梳头、洗面、更衣之类的低强度日常活动,也可能导致疾病复发。因而疾病初愈之际,应注意充分休息,以促进正气早日恢复,待人体功能由衰渐盛,此时虽需辅以适度的体力活动以促进气血畅行,但须量力而行。

至于房劳复,指的是当病后余邪未尽、正气亏虚之际,又行房事,甚至房事过度,徒伤正气,使邪无所制而疾病复发,此又称为"房复""色复""交接劳复""男(女)劳复"。《伤寒论·辨阴阳易差后劳复病脉证并治》曰:"伤寒阴阳易之为病,其人身体重,少气,少腹里急……烧裤散主之。"此处之"阴阳易"指病愈之后,因触犯房事,男女之间互相染邪,导致病愈后机体尚未恢复的精气进一步受损,亦可进一步影响其他脏腑功能,最终导致旧疾复发。因房劳伤精,精亏则气血更虚,正气不足,人体功能衰惫,导致病势日益重笃,发展为劳复之重证,因而病后尤应重视节欲惜精,保养精气。

中医学认为,形为神之基,神为形之主,形神两者相互依存。以新冠感染患者为例,恢复期当形神共养,才能稳定病情,防止复发。新冠感染患者出院后身体仍处于恢复阶段,应循序渐进地采取有利于形神恢复的干预措施。临床上,应当根据患者的个体特征,制订个性化的康复方案,尤其推荐八段锦、太极拳、五禽戏等中医传统功法训练,可以达到形神共养的目的。此外,《新冠病毒肺炎诊疗方案(第6版)》中指出,新冠感染恢复期患者大多处于肺脾气虚或气阴两虚的病理状态。而中医学认为,肾精乃人体阴阳之源泉,且肺属金,肾属水,母子相依,脾为后天之本,肾为先天之本,保精护精乃恢复期患者干预的重要环节。因此,新冠感染患者尤应注意调养肾精,使得精足、体健、神旺,以防劳复。

5. 情志致复

关于"情志致复",主要是指疾病初愈之际,由于情志过激而致旧病复发。《素问·举痛论》云:"百病生于气也,怒则气上,喜则气缓,悲则气消,恐则气下,惊则气乱,思则气结。"可见情志过极对于疾病的发展与转归具有深远影响。脏腑气机可因情志失调而发生紊乱,其病理变化往往呈现一定的规律性,如"怒则气上"是指暴怒可使人体气血突然逆乱而扰动脑府清明,从而引发眩晕、中风、癫狂等疾病发作。保持精神恬静而愉快,则有利于人体气机的调畅和精气血津液的正常代谢,使得正气旺盛,人体功能强健,得以促进疾病康复,减少疾病复发。而过度的精神刺激、剧烈或持久的情绪波动,均可引发人体气机紊乱、气血津液失常或脏腑功能失调,扰动余邪,致使病后更易复发。

正如《脾胃论·安养心神调治脾胃论》所云"凡怒忿悲思恐惧,皆损元气",指出情志内伤可以损害人体正气，且情志致病还可内伤人体脏腑，如"怒伤肝，喜伤心，思伤脾，忧伤肺，恐伤肾"（《素问·阴阳应象大论》），"风寒伤形，忧恐忿怒伤气，气伤脏，乃病脏"（《灵枢·寿夭刚柔》）；又如伤寒瘥后，因事触怒，相火暴发，因而余热复作者，称之为"怒复"。长期忧思不解，情怀抑郁，常致气结不行，"一有拂郁，诸病生焉"（《丹溪心法·六郁》），可见噎膈、呕吐、郁病、心悸、失眠、胸痹等病证，故《黄帝内经》有言"思则心有所存，神有所归，正气留而不行，故气结矣"（《素问·举痛论》）。《重订通俗伤寒论》中亦有一段关于伤寒怒复的论述，曰："伤寒瘥后，因事触怒，相火暴发，因而余热复作。"由此可见，情志失常是疾病复发的重要诱因之一。临床中常见的失眠、癔症、惊痫、瘿瘤、梅核气、癫狂等疾病，易受情志刺激而致疾病复发，而维持病后精神心理活动的正常对于预防情志致复具有重要作用。

基于新冠感染当下尚无特效药可医的背景下，新冠感染患者经过中医辨证论治及现代医学抗病毒和营养支持等规范治疗后，虽达到解除隔离及出院的标准，但是仍然存在焦虑、抑郁及情绪低落等现实问题。中医学对于患者心理及精神调摄方面有着丰富的理论基础和治疗手段。如《灵枢·百病始生》云："喜怒不节则伤脏。"心主神明，肝主疏泄，两者在气机情志的调畅方面发挥着重要作用，故疏肝养心是中医学防治情志问题的常用治则，代表方剂有逍遥散、柴胡舒肝散、甘麦大枣汤等，可辨证选用之。此外，临床当根据新冠感染患者恢复期的具体情况，对患者及其家属给予适当的心理干预，如采用宁神静志、移情易性、顺情从欲、音乐悦心及中药怡神等方式，提高患者对于疾病的认识和康复的信心，使其情志畅达，疏肝养心，进而有效预防情志复。

6. 药物复

所谓"药物复"，指的是疾病治愈后，因药物调理不适而复发。临床常见两种情况：其一乃误服药物引起，其二乃不及时用药引起。如《温热论·论湿邪》所云"面色苍者，须要顾其津液，清凉剂十分之六七，往往热减身寒者，不可便云虚寒而投补剂。恐炉烟虽熄，灰中有火也"，提示热病初愈，患者体内尚有余热，不可过早使用温补之剂，恐因误服补剂而致复发。若患者采用某种药物治疗有效后，不及时减量或停用药物，亦可能导致病情复发。

以新冠感染的临床治疗为例，患者在使用抗病毒及激素等基础治疗后，虽病情好转而愈，但在激素等药物减量或停用时，如不及时配合药物调摄，很可能导致新冠感染复发。临床上，应当及时发挥中医药增效解毒和降低药物副作用的优势，根据中医学"虚则补之、实则泻之、寒者热之、热者寒之"的用药原则，辨证论治，因人而异，以巩固疗效，恢复人体功能水平，避免因药物使用不当而致病情复发。

第七章 人体功能的中医康复评价

第一节 人体功能的中医康复评价原则

以中医功能观为指导，在四诊合参辨病辨证的基础上，结合现代科学技术的评估分析方法，对人体的功能状况进行定性描述和定量测量是中医康复评价的主要策略。通过观察、检查与测量，客观地、准确地评定功能水平高低的性质、部位、范围、严重程度、发展趋势、预后和转归，为康复计划的制订提供参考和借鉴。

人体功能的中医康复评价是中医康复医疗工作的基础，中医康复治疗是建立在评估结果之上的，是以对功能状态准确的评定和对功能活动受限的正确描述为保障。中医康复评价通过对诊疗对象的询问、检查，以掌握相关资料，从而对其健康状态和病变的本质进行辨识，并对所患病、证与功能情况做出概括性判断。

中医康复评价的核心是"功能"，个体、时、空不同，功能与活动情况变化不一样。评价过程体现了望、闻、问、切四诊合参的中医康复理念，同时结合自然环境、气候、社会心理等因素进行综合分析。

一、中医康复评价的目的与意义

人体功能的评定是中医康复的重要组成部分。中医康复治疗始于康复评定，止于康复评定，是一个不断循环的过程。开展中医康复评价，是从整体功能与活动能力恢复的情况，从中医康复流程、质量与效率来衡量中医康复技术的有效性和合理性，进而评价中医在疾病康复中的综合效应。传统的临床结局评价以死亡率、发病率作为主要指标。随着健康工作重心从"以疾病为中心"向"以健康为中心"的转变，功能与活动能力的改善将成为评价临床医疗成效的重要指标。因此，从人体功能与活动能力，从人与环境、人与社会的角度出发，而不仅仅从具体的器官功能的改善或某一伤病治疗进行评估，是中医康复评价的新方向。

（一）通过功能评定了解功能与活动受限的情况

（1）了解功能与活动受限的性质：寻找引起功能与活动受限的器官组织缺陷，包括先天的，如先天性心脏病；后天的，如小儿脑性瘫痪、脑卒中、脊髓损伤；继发性的，如骨折术后长期制动引起的关节挛缩、粘连，肌肉萎缩。一般而言，功能障碍在总体上属于阴阳或者正邪的偏盛或者偏衰，而具体表现为寒、热、虚、实，为功能障碍的基本病性。复杂疑难的功能障碍，多为寒热错杂、虚实夹杂，或者"大实有羸状，至虚有盛候"。所以在了解功能障碍的性质时，要评估其先后天、原发继发，还要辨别其虚实寒热及之间的主次与真假。

（2）了解功能与活动受限的范围：即明确功能与活动受限是一个或者多个方面受到限制。人体是一个有机整体，构成人体的各个部分脏腑、经络、组织和器官结构上不可分割、病理上相互影响。人体的每一个部分与其他部分每时每刻都发生着相互制约、相互支持的紧密联系。人体的皮、肉、筋、骨、脉经络与脏腑息息相关，以脏腑为中心，通过经络联通内外。如颅脑损伤患者不仅是单纯性躯体运动功能障碍，还同时存在认知、言语及心理障碍。

（3）了解功能与活动受限的程度：分清损伤、活动受限、参与限制。损伤是身体的组织器官有缺陷，或者是有明显差异或丧失；活动受限是患者在进行个体任务或行动时可能遇到的困难；参与限制指患者投入到生活情景中可能遇到的问题。例如，患者右前臂外伤导致截肢，截肢就是组织器官丧失，属于损伤；不能使用右手进食，属于活动受限；不能参加篮球比赛，属于参与限制。在评价人体功能障碍的时候，应从功能障碍的不同层次和程度上进行综合考量，以全面评估其功能状态。基于康复医学"功能评定"所拟定的康复目标，该目标是否准确，康复的程度是否适当最根本的是看它是否准确无误地评估了功能和能力的障碍情况，是否制订了正确的康复治疗和训练方案，是否在最大限度内发挥了患者残存的功能，是否充分挖掘了其潜在的能力。

（二）以功能评定结果为基础制订中医康复治疗计划

不同性质的功能障碍需要选择不同的治疗措施和方法。如关节活动受限、肌力低下或者平衡和协调功能障碍都可导致患者运动功能障碍，属同病范畴。但三者的康复治疗方法是有很大差异的，当为异治。"必伏其所主，而先其所因"，辨证论治才能达到"治病必求于本""各司其数"的根本目的。如关节活动受限主要是改善关节活动度，肌力低下需要通过力量锻炼来提高，平衡和协调功能则需要进行相对应的平衡和协调训练。中医理论中强调"同病异治"，同一种疾病，因为疾病性质不同，采用不同治疗方法。在中医康复中，针对同一种功能障碍，通过功能障碍的康复评定，其性质不同、障碍原因不同，也要采取不同的干预措施。以功能评定结果为基础制订康复治疗计划体现了中医康复辨证论治的核心思想。

（三）评价治疗效果与中医康复流程质量

一个完整的康复治疗过程应该由评定开始，又以评定结束的。通过评定找出患者存在的主要功能障碍，分清主次，制订适宜的康复治疗方案，进行有针对性的康复治疗。经过一段时间的康复治疗后，要再次评定，了解治疗效果，并根据再次评定的结果，修改治疗方案，继续治疗，然后再评定，再治疗……如此循环下去，直至达到既定的康复目标或者需要停止治疗。中医康复重视"治随证变"，在疾病和功能障碍的发展过程中，"证"是可以相互转化的，这种病证的转变是在功能障碍发展过程中和一定条件下（如康复的干预），随正邪消长、情绪的变化、天气的变异等而变化的。康复过程中，应以变化发展的观点，观察和处理功能障碍，进行阶段性功能评价，方随法移，方应证立，实时调整康复干预方案。

（四）帮助判断康复结局与预后

对预后的判断可给患者和家属心理准备，可以让制订的治疗计划更合理，避免患者及家属对康复期望值过高或过低。例如，Barthel 指数低于 20 分的卒中患者治疗意义不大，因为多数将死亡；而高于 80 分者多数会自愈，不需要进行特殊治疗。中医康复结局评价从中医理论角度关注康复医疗服务项目和干预手段给患者带来的最终结果，它既是治疗方案的疗效评价，也是残障者在某一康复阶段内计划或达到的功能或健康状态的改变，对于判断康复结局和预后也具有重要的作用。开展中医康复结局评价，从整体功能与活动能力恢复的情况，从康复流程、质量与效率来衡量中医康复技术的有效性和合理性，进而评价中医在疾病康复中的综合效应。

二、中医康复评价的原则

（一）中医康复评价应以功能评价为导向，遵循整体观的原则

人体是个有机整体，局部病变可以影响全身，内部病变能够反映于外。中医康复因时、因地、因人制宜原则的应用也体现了对于基于个体评估的重视。清·徐灵胎《医学源流论》说："天下有同此一病，而治此则效，治彼则不惟不效，反有大害者何也？则以病同而人异也。夫七情六淫之感不殊，而受感之人各殊，或气体有强弱，质性有阴阳，生长有南北，性情有刚柔，筋骨有坚脆，肢体有劳逸，年力有老少，奉养有膏粱藜藿之殊，心境有忧劳和乐之别，更加天时有寒暖之不同，受病有深浅之各异，一概施治则病情虽中，而于人之气体迥乎相反，则利害亦相反矣。"徐氏明确地指出医家诊断治疗的对象应当是"患者"而不是"疾病"。譬如在年龄上应当注意老幼之殊。老年人正气已衰，易受外邪侵袭，而且易感难愈，故病情复杂沉疴较多；另外，老年人对疾病的反应迟钝，精神衰老，主诉往往不清，不能正确地反映病情，给诊断带来困难。至于小儿，脏腑娇嫩，成而未全，全而未壮，脉促未辨，痒不知处，痛亦难言，易虚易实，易寒易热，在诊断、治疗上更有其特殊性。

功能水平的高低是康复医学的核心，也是中医康复评定的重心。由于健康人参与完整生命活动的过程中需要运动功能、认知功能和语言功能等各个功能的有机结合，这就决定了人体功能具有内部的统一性。功能评价应从整体出发，在对人体的功能评价应重视评估对象各功能的联系，综合地予以评价，整体观念贯穿患者整个康复过程的始终。如在中风的中医功能评价中，除了进行躯体方面的评定如肢体的运动功能、关节活动能力、肌肉痉挛、感觉等外，还应该评价其功能障碍对日常生活能力的影响。

形神康复一体观是中医康复学最为显著的特点之一。在中医康复对人体的功能评价中，

既要重视对人肢体运动功能、平衡功能的评价，还要重视结合情绪、认知、心理等状态的评估。在进行辨证论治疗效评价时，所评价的疗效内容，不仅要紧紧围绕脏腑这个"形"的生理特点；全面分析其病理性外露征象；还要兼顾精神意识思维与该脏腑功能的关联。因此，在中医康复对人体的功能评价中，既要重视对人肢体运动功能、平衡功能的评价，还要重视结合情绪、认知、心理等状态的评估。

中医整体观不仅强调人体自身的整体性，也强调人与自然、人与社会的整体性；同时在临床诊疗过程中要重视患者本人，应将"以人为本"的理念贯穿整个医疗过程。"气交之中，人之居也"，人与环境相互影响。在对人体功能的评价中，同样应贯穿整体功能观的思想，在评价人体自身功能的同时，将评价对象所处的自然环境、地域气候、社会环境等纳入评价范围，全面评估其功能状态。从整体出发，功能评价既要收集所有与疾病相关的资料，进行综合分析，又要从医学、社会、职业等方面系统调查研究，不仅掌握患者功能恢复、活动的情况，还应该了解其所处的社会环境（如生活、工作、居住环境等），以及自然环境对其的影响，纳入评估体系，以全面评估患者的功能状态。因此在进行患者功能障碍的评估时，考虑社会因素对功能状态及康复预后的影响，在康复社会学的理论指导下，从发生功能障碍的社会因素来考虑，也是康复评价的重要内容。

（二）中医康复评价应遵循定期开展、动态评价的原则

在实施康复治疗之前，必须对患者健康状态、功能水平和活动程度进行评定，以预测疾病引起的功能障碍的转归，确定康复目标，制订康复计划，选择康复方法。由于康复适应证有可能是沉疴固疾，病程长，病情复杂，因而在着手康复效果评定时，应分段进行，为下一步康复计划、方法选择、实施方法等的修订提供科学的依据。另外，不少需进行康复治疗的疾病与功能障碍，在其病情发展过程中，具有某些阶段性的特点，针对所处治疗阶段不同，康复措施也不尽一致，因而要求康复评定必须分阶段进行。

三、中医康复评价的分期与实施

（一）人体功能的评价应根据患者所处功能状态的不同阶段分期进行

初期评定在患者入院初期完成。目的是全面了解患者功能状况和障碍程度，以确定康复目标和制订康复治疗计划。

中期评定在康复治疗中期进行。目的是经过康复治疗后，评定患者总的功能情况，有无康复效果，分析其原因，并据此调整康复治疗计划。中期评定可进行多次。

末期评定在康复治疗结束时进行。目的是经过康复治疗后，评定患者总的功能状况，评价治疗效果，为重返家庭和社会或做进一步康复治疗提出建议。

（二）中医康复评价的实施

为了全面、准确地评价患者的能力和障碍，评定过程中评价者需要仔细观察，认真思考并充分倾听患者的陈诉。首先要全面了解患者在正常情况下是如何活动的，然后了解患

者在不同情况下或进行某些活动的反应如何，这样才能立即发现患者的活动或者反应是否异常。

例如，"患者屈伸不利"并没有回答"为什么不能"，它只说明了患者不能进行这种活动。为了治疗这种特殊的障碍，就必须知道患者的下肢肌力是否太弱，或平衡太差，痉挛是否太严重，甚至是否太胖以致不能将身体从轮椅上抬起来。

同样，也应该记录患者是否具有适当的功能步态，甚至能否使用交通工具。然而，由于伸肌张力过高，患者也许在伸髋的同时不能屈膝。为了在迈步时带足向前，患者的下肢划弧，这也许是改善步行治疗所需要的信息。

评价实施过程应注重在主动活动的过程中观察。为确定患者目前能做什么及障碍是什么，必须在主动活动的过程中观察。评价所包含的内容远不只是让患者躺在床上活动其肢体，只有当患者以其非常受限的能力活动时，而不是在帮助下完成一个容易的活动时，实际问题才能真正显现出来。在患者确实不能完成一个活动或只能以异常方式或代偿方式完成时，治疗师需要观察和记录。当然，不同患者的操作水平，根据不同的康复或恢复阶段，将有很大的差异。在急性期，患者也许只能在床上转头或翻身，而在后期，治疗师需要随时观察患者运动的微小变化，有时甚至需要患者慢跑或在身后拍手来观察患者以发现问题。

四、中医康复评价团队会议

中医康复的临床实施是一项综合性很强的医学工作，它体现了多元化、全方位的特点，也体现了团队分工与协作精神。中医康复评价团队会议是多学科合作的重要载体，也是中医康复评定工作的一种重要形式。

中医康复评价团队一般是由主管医师召集并主持中医康复团队会议，参加人员有与患者诊疗相关的各专业人员，如康复医师、物理治疗师、作业治疗师、语言治疗师、心理医师、矫形师及工程师、护士、社会工作者、营养师等，同时还包括患者本人与其家庭成员。参与患者诊疗的各成员对其功能障碍性质、部位、程度、发展、预后及康复目标充分发表意见，提出各自专业领域的康复及护理对策、康复目标和治疗处理意见，对计划执行情况进行评定、修改、补充，最终达成一致确立该患者的诊疗计划与方案。在治疗中期和出院前再召开团队会议，对患者的康复疗效和康复结局进行总结并为下一阶段治疗或出院后康复去向提出计划和建议。

跨专业团队模式将会使更多康复患者受益。利用多学科对患者功能状态的评估，获得多维度、全方位的诊疗信息，团队成员间必须进行充分的信息交流，目标一致、行动上默契协作，塑造康复团队良好的氛围。

召开中医康复评定会是中医康复临床医疗的规范化要求。是否坚持定时召开中医康复团队会是一个衡量临床康复实施的专业性与品质的标准之一。康复评定会的执行既有利于向服务对象提供高品质精准康复，也有益于不断推动康复团队自身技术提升及康复水平持续进步。

第二节　中医功能评价的主要内容

中医功能状态评估是基于中医整体观、功能观理论指导下的以辨体、辨证论治为切入点，将机体健康进行个性化、动态性、整体性的状态评估，利用中医阴阳五行、四诊八纲、脏腑经络等基本辨治要素进行综合评判，以期早期把握功能动态变化发展趋势，为临床康复防治措施提供依据。整个过程体现了望、闻、问、切四诊合参的中医康复理念。根据功能评估的结果，结合自然环境、气候、社会心理等因素对其饮食、起居、运动、情志等生活方式进行康复。中医功能评价的内容包括主观症状的定性评价、量表评价及现代科学技术的评价等内容。

一、主观症状的定性评价

康复临床中常涉及很多主观症状的描述，如疲劳、疼痛等，此外，康复临床中有许多症状或者功能状态的评价缺乏统一的标准，难以精确定量，因此评定时多采用问、望、闻、按等方式进行定性评价。

（一）问诊

问诊主要是对康复对象进行疾病与功能、活动相关信息的调查与收集。基于康复所需的核心调查内容是功能障碍与活动受限的情况。《素问•徵四失论》说"诊病不问其始，忧患饮食之失节，起居之过度，或伤于毒，不先言此，卒持寸口，何病能中？妄言作名，粗工所穷"，指出了问诊的重要性，在具体内容上又提出"必审问其所始病，与今之所方病，而后各切循其脉，视其经络浮沉，上上下逆从循之"。在《素问•三部九候论》中关于必察"病人之情"的论述，也大大丰富了问诊的内容，包括要了解患者的素禀、爱好、经历、性格、对疾病与功能障碍的认识和态度、对治疗的看法、心理思想状况等，不仅有一般的问诊内容，而且有心理行为特征的了解；不仅有直接的问诊，而且有间接的问诊。最后还谆谆告诫医者，在诊病中应以不失人情为戒，"思之慎之"，"勿为陋习"所中。

1. 功能障碍与活动受限情况

询问功能障碍是评定过程中问诊的核心内容。询问障碍史时，除要了解伤病的部位及其所产生障碍的部位、时间、性质、程度，以及障碍情况的演变过程和接受治疗的情况之外，还要了解障碍对患者日常生活活动及其职业和社会活动参与能力所造成的影响。在询问障碍史中应特别注意下面几个问题。

（1）障碍部位与引起障碍的伤病部位不一定相同。例如，脑卒中患者发生语言功能与肢体运动感觉的障碍。

（2）障碍发生的时间及其演变过程对判别预后有着极其重要的意义。如果障碍发生的时间短或是功能恢复正在继续之中，则可达到较高水平的康复；如果障碍发生的时间较长或是障碍程度长时间停滞在同水平，则难以达到理想状态的功能恢复。有的患者继障碍之后又产生二次损害，从而对功能改善产生不良的影响。

（3）障碍对日常生活活动的影响程度如何，也是询问障碍史中的主要内容。

这些资料，对于制订相应的治疗训练计划有着重要的意义。

2. 个人生活情况

个人生活情况包括康复对象的性格情绪和行为表现，以及他们的生活规律、烟酒嗜好、饮食习惯、居住条件，还有个人兴趣、业余爱好、文化程度、培训经历、个人特长、职业性质、工作条件、经济情况等。有关个人生活情况的资料，既要提供有价值的医学资料，又要提供与发生功能障碍有关的心理资料和参与社会生活能力的资料，为制订全面康复的工作计划确立依据。

3. 社会参与情况

社会参与情况包括康复对象的家庭和社区情况。例如，康复对象周围有无可给予帮助的资源，是否参加社区和社团的活动，是否在社会、政治、文化领域兼职，是否喜欢社交活动等。家庭是构成社会的最小单位，在询问家庭生活时，除要了解家族中有无遗传性或遗传倾向性疾病的病史外，还要了解本人的婚姻状况、家庭人口、配偶的健康状况、家庭关系是否和睦、经济状况等情况。对家庭生活史的了解，不仅是为了寻查与现存障碍有关联的家族性因素，而且还能为其重返家庭、重返社会提供必要的资料，如家庭的生活方式、经济负担、家庭对患者的接纳态度和关心帮助程度、患者在家庭中所承担的责任和今后仍需承担的责任、可能的代替者及其相互协作关系等。

（二）望诊

中医康复评定中的望诊，尤其关注的是望眼神、肢体、关节活动、步态等情况。主要通过对患者神色、形态、步态、局部变化等进行观察，对疾病的寒热虚实、病情的轻重缓急及功能障碍发生的部位、性质、程度等情况做出初步判断。《灵枢·本脏》曰"视其外应，以知其内脏，则知所病矣"，说明通过望诊外部的表现，可以知道内在的变化，了解所发生的疾病，认识内在的病理本质，阐释显于外的证候功能状态。《丹溪心法·能合色脉可以万全》总结曰："欲知其内者，当以关乎外；诊于外者，斯以知其内，盖有诸内者形诸外。"

1. 望眼神

《灵枢·大惑论》曰："五脏六腑之精气皆上注于目而为之精。"目光明亮、两眼灵活有神，是正气较为充沛、脏腑功能逐渐恢复正常的表现；目光晦暗无神、精神不振，则提示脏腑虚弱，正气不足；反应迟钝，目光呆滞，提示可能存在认知、情绪与精神问题。

2. 望肢体

望肢体包括身高、肢体发育是否对称、肌肉有无萎缩、身体姿势是否正常及肢体是否结构正常等情况。《素问·三部九候论》曰："比先度其形之肥瘦，以调气之虚实。"《素问·经脉别论》也说："观人勇怯、骨肉、皮肤，能知其情，以为诊法也。"重点观察各关节活动是否对称、范围是否正常、运动时相互之间的协调情况。

3.望关节活动

如肢体肌肉萎缩，筋脉迟缓，痿废不用，多见于痿病。若一侧肢体痿废不用者，称半身不遂，见于中风患者，多因风痰闭阻所致。手指挛急，指手指拘挛，不能伸直，俗称鸡爪风，多因血液亏虚，血不养筋，复感寒邪所致。

4.望步态

步态的异常通过望诊可进行观察与初步评判，如脑卒中所致的偏瘫患者，由于下肢痉挛而呈现伸肌协同模式者，通常髋保持伸直内旋，膝伸直，足内翻下垂。在整个步行周期中，由于患侧膝关节因僵硬不能放松屈曲，且缺乏足跟着地与蹬离动作，而以前足甚至足外缘着地导致摆动相时活动范围减小、患侧足下垂内翻；为将瘫痪侧下肢向前迈步，摆动相时患侧代偿性骨盆上提，髋关节外展、外旋，使患侧下肢经外侧划一个半圆弧而将患侧下肢回旋向前迈出，故又称划圈步态。严重者于行走时患侧上肢亦不能前后摆动，且肩内收，肘腕与指间关节屈曲，前臂旋前，表现为典型的偏瘫步态。

又如帕金森步态，通过望诊可以看出其具体表现为步行启动困难、踝关节于迈步相时无跖屈，拖步、步幅缩短。患者髋、膝关节常轻度屈曲，致使重心前移。为了保持平衡，患者小步幅快速前行，不能随意骤停或改变方向，常易跌倒；呈现前冲步态或慌张步态。

（三）闻诊

闻诊是指通过听声音、嗅气味来诊察病情的方法。《黄帝内经》首先提出五声五音应五脏的理论，而《难经》也指出"闻而知之者，闻其五音以别其病"。《黄帝内经》又有以声音、语言来辨病的论述，如《素问·脉要精微论》说："声如从室中言，是中气之湿也；言而微，终日乃复言者，此夺气也；衣被不敛，言语善恶，不避亲疏者，此神明之乱也。"

中医康复的闻诊，包括听语音。声音由口腔发出，发音是由唇、齿、舌、咽喉、气管、肺及鼻腔等器官共同起协调作用而产生的。声音是表达人思想感情的重要形式，故正常声音可因个体不同或感情变化而有大小、高低、急缓的差异。但一般来说，正常时应发声自然、音调和谐流畅。病态的声音则与全身病变有关，且与上述发音器官病变的关系尤为密切。语音的临床表现包括患者能否发音、语音的高低、语言的流畅度和逻辑性、呼吸的声音正常与否，还有体内脏器，如心脏器官发出的声音及骨关节的摩擦音等，可据此来判断患者正气的强弱、脏腑功能的盛衰等状况。中医学中一般将舌体运动失常或失灵所导致的语言障碍，语音含糊，或不能言语者，称为舌喑，或舌謇，多见于中风。其临床可表现为患者的语量显著减少，说话费力，有短语现象和语调异常。

听呼吸包括听呼吸的异常、气喘、哮、上气、短气、少气及太息。例如，喘证肺功能障碍，可表现为呼吸急促，甚则鼻翼煽动，气的出入不爽，张口抬肩，难以平卧。如发作较急，呼吸喘促，胸满声高气粗，出气不爽，以呼出为快，是病邪壅塞肺气；如来势较缓，呼吸喘促，气怯声低，吸少呼多，以吸入为快，气不得续，动则喘更甚，则为因肾虚不能纳气或肺虚不能主气。

听骨擦音，不仅可诊断骨折，还有助于判断骨折可能属于哪一种类型。如清·钱秀昌《伤科补要》说："皮肉不破者，骨若全断，动则辘辘有声；如骨损未断，动则无声；或有零星败骨在内，动则辘辘有声。"

（四）按诊

按诊包括切按经脉、腧穴，触摸或按压障碍部位、脏器或肿块，以帮助了解患者的病变特征。

1. 皮肤冷热

肢体残端皮肤发热为局部有瘀、热，皮肤发冷为有失血或气血供应不足。诊尺肤早在《灵枢·论疾诊尺》就有记载，其曰："余欲无视色持脉，独调其尺，以言其病，从外知内。审其尺之缓急、大小、滑涩，肉之坚脆，而病形定矣。"健康人尺肤温润滑爽而有弹性。若尺肤部热甚，多为热证；尺肤部凉，多为泄泻、少气；尺肤粗糙如鱼鳞者，多为精血不足，或有瘀血内阻。

2. 肌肉张力

按肌肉张力是查看是否有肌力减退、肌张力降低或增高等。肌力评定必须与健侧对比。以急性腰扭伤为例，急性腰扭伤是指腰部肌肉、筋膜、韧带、椎间小关节、腰骶关节的急性损伤，多因突然遭受外力所致，临床表现为腰部疼痛及活动功能障碍。查体可见腰部活动度下降，按诊可见损伤局部明显压痛点，部分患者可有下肢牵扯痛，患者常有单侧或者双侧腰部肌肉痉挛，多位于骶棘肌、臀大肌等处。

3. 摩擦感

在骨折及关节病变患者中，由于骨折端摩擦或关节面不平滑，常可触及摩擦感。

4. 压痛

应重点检查疼痛的部位、范围、性质、持续时间等。《素问·痹论》说："风寒湿三气杂至，合而为痹也。"

5. 肿胀或肿块

按肿胀或肿块需注意其形状、部位、深浅、软硬、光滑度、活动度及有无波动等。以急性腰扭伤为例，急性腰扭伤是指腰部肌肉、筋膜、韧带、椎间小关节、腰骶关节的急性损伤，多因突然遭受外力所致，临床表现为腰部疼痛及活动功能障碍。查体可见腰部活动度下降，按诊可见损伤局部明显压痛点，部分患者可有下肢牵扯痛，患者常有单侧或者双侧腰部肌肉痉挛，多位于骶棘肌、臀大肌等处。

6. 脉诊

健康人脉象特点概况称为"有胃""有神""有根"。正如《素问·平人气象论》曰"人以水谷为本，故人绝水谷则死，脉无胃气亦死"；清·陈士铎《脉诀阐微》中说"无论浮沉、迟数、滑涩、大小之各脉，按指之下若有条理，先后秩然不乱者，此有神之至也"；《难经·八难》说："然诸十二经脉者，皆系于生气之原，所谓生气之原者，谓十二经之根本也，谓肾间动气也，此五脏六腑之本，十二经脉之根。"对于功能水平低下的患者，根据其脉诊特征，辨明其寒热虚实属性的不同。

二、量表评价

量表是对某些潜在概念的一个复合量尺。康复评定量表的选择是康复医学中的重要组成部分，是康复治疗的基础，并以此客观地、准确地评定功能障碍的性质、部位、范围、程度、发展趋势、预后和转归，为科学地提出康复目标，制订康复治疗计划，选择康复治疗方法，评定康复疗效提供了客观依据。康复评定量表必须经过可信度、有效度和灵活度等综合检验后才能被公认推广应用。按照评定方式分为自评量表和他评量表。自评量表，由被评定对象自己对照量表的项目及其要求，选择符合自己情况的答案。此类量表在心理学及社会学中应用较多，包括各类问卷和调查表，如症状自评量表（symptom check list 90，SCL 90）。他评量表是由填表人作为评定者（一般为专业人员），评定者根据自己的观察和测量结果填表，如关节活动度（range of motion，ROM）测量等。

（一）运动功能评定

运动功能评定包括肌张力评定、肌力评定、关节活动范围评定、关节稳定性评价、步态分析、感觉与知觉功能评定、平衡与协调功能评定、反射评定、日常生活活动能力评定等。

肌张力是维持身体各种姿势和正常活动的基础，是维持肢体位置，支撑体重所必需的，也是保证肢体运动控制能力、空间位置，进行各种复杂运动所必需的条件。通过对肌张力的评定可鉴别是中枢神经系统还是周围神经系统的病变及肌张力异常的分布，并依此预测康复结局（表 7-1、表 7-2）。肌力是指肌肉收缩产生的最大力量。徒手肌力检查既是评定肌力的重要方法，又可用于评定肌无力。检查者应记住有许多因素能够影响患者的检查结果。关节活动度评定是针对一些引起关节活动受限的身体功能障碍性疾病的首要评定过程，如关节炎、骨折、烧伤及手外伤等。关节活动度评定可以确定功能受限或引起不适的程度、寻找和确定关节活动受限的原因或因素、确定恢复功能或减少不适所需的角度等。

表 7-1 改良 Ashworth 痉挛评定标准

级别	评定标准
0 级	无肌张力的增加
I 级	肌张力轻微增加，受累部分被动屈伸时，在 ROM 测量之末时出现突然卡住然后呈现最小的阻力或释放
I$^+$级	肌张力轻度增加，表现为被动屈伸时，在 ROM 测量后 50%范围内出现突然卡住，然后均呈现最小的阻力
II 级	肌张力较明显地增加，通过 ROM 测量的大部分时肌张力均较明显地增加，但受累部分仍能较容易地被移动
III 级	肌张力严重增高，进行被动关节活动度（passive range of motion，PROM）检查有困难
IV 级	僵直：受累部分被动屈伸时呈现僵直状态，不能活动

协调是指人体产生平滑、准确、有控制的运动能力。正常的随意运动需要有若干肌肉的共同协调作用。协调评定是评定肌肉或肌群共同完成一种作业或功能活动的能力。平衡

功能障碍评定适应证即凡任何引起平衡功能障碍或下降的疾患都有必要进行平衡功能的评定（表7-3~表7-5）。步态分析是利用力学原理和人体解剖学、生理学知识对人类行走状态进行对比分析的一种研究方法，包括定性分析和定量分析。在临床工作中，对患有神经系统或骨骼肌肉系统疾病而可能影响行走能力的患者需要进行步态分析，以评定患者是否存在异常步态及步态异常的性质和程度，为分析异常步态的原因和矫正异常步态、制订康复治疗方案提供必要的依据，并评定步态矫治的效果。

1. 肌张力评定

表 7-2　肌张力的神经科分级

分级	表现
0级	肌张力降低
1级	肌张力正常
2级	肌张力稍高，但肢体活动未受限
3级	肌张力高，肢体活动受限
4级	肌肉僵硬，肢体被动活动困难或不能

2. 平衡评定

平衡评定一般采用量表法，此方法属于主观评定后的记录方法。优点是不需要专门的设备，结果量化，评分简单，应用方便，故临床普遍使用。信度和效度较好的量表有Fugl-Meyer平衡反应测试（Fugl-Meyer assessment，FMA）、Lindmark平衡反应测试、Berg平衡量表（Berg balance scale，BBS）测试、MAS平衡测试和Semans平衡障碍分级、Tinetti活动能力量表（Tinetti balance and gait analysis）、"站起-走"计时测试（the timed "Up&Go" test）等。其中Berg平衡量表和Tinetti量表既可评定被测试对象在静态和动态的平衡功能，也可以用来测试正常情况下摔倒的可能性。而"站起-走"计时测试不仅是一种快速定量评定功能性步行能力的方法，也可评定被测试者在行走中的动态平衡情况。

临床常用平衡评定方法如下。

（1）Fugl-Meyer平衡反应测试：是瑞典医生Fugl-Meyer等在Brunnstrom评定基础上发展而来，常用于测试上运动神经元损伤的偏瘫受试者。评定内容及标准见表7-3。

表 7-3　Fugl-Meyer 平衡反应测试

评定内容	评定标准
支持坐位	0分：不能保持平衡
	1分：能保持平衡，但时间短，不超过5分钟
	2分：能保持平衡，超过5分钟
健侧展翅反应	0分：被推动时，无肩外展及伸肘
	1分：健肢有不完全反应
	2分：健肢有正常反应

续表

评定内容	评定标准
患侧展翅反应	0 分：被推动时，患肢无外展及伸肘
	1 分：患肢有不完全反应
	2 分：患肢有正常反应
无支持站立	0 分：不能站立
	1 分：站立少于 1 分钟或身体摇摆
	2 分：站立平衡多于 1 分钟
支持站立	0 分：不能站立
	1 分：完全在他人帮助下站立
	2 分：一人帮助站立 1 分钟
健肢站立	0 分：维持平衡少于 1～2 秒
	1 分：维持平衡 4～9 秒
	2 分：维持平衡多于 9 秒
患肢站立	0 分：维持平衡少于 1～2 秒
	1 分：维持平衡 4～9 秒
	2 分：维持平衡多于 9 秒

说明：Fugl-Meyer 平衡量表主要适用于偏瘫患者的平衡功能评定。此法对偏瘫患者进行 7 个项目的检查，每个检查项目都分为 0～2 分三个级别进行记分，最高分 14 分，最低分 0 分，少于 14 分，说明平衡功能有障碍，评分越低，表示平衡功能障碍越严重（无支撑坐位时双足应着地。检查健侧展翅反应时，检查者从患侧向健侧轻推患者至接近失衡点，观察患者有无外展健侧上肢 90°以伸手扶持支撑面的展翅反应）。

（2）Lindmark 平衡反应测试：是由瑞典学者 Birgitta Lindmark 在 Fugl-Meyer 平衡量表基础上修订而成，1998 年发表，方法更为适用。评定内容包括自己坐、保护性反应、在帮助下站立、独自站立、单腿站立（左腿、右腿）等，总分为 18 分，分数越高表示平衡能力越好。评定内容及标准见表 7-4。

表 7-4　Lindmark 平衡反应测试

评定内容	评定标准
自己坐	0 分：不能坐
	1 分：稍许帮助（如一只手）即可坐
	2 分：独自坐超过 10 秒
	3 分：独自坐超过 5 分钟
保护性反应：患者闭上眼睛，从左侧向右侧推；再从右侧向左侧推	0 分：无反应
	1 分：反应很小
	2 分：反应缓慢，动作笨拙
	3 分：正常反应
在帮助下站立	0 分：不能站立
	1 分：在两个人中度帮助下才能站立
	2 分：在一个人中度帮助下能够站立
	3 分：稍许帮助（如一只手）即可站立

续表

评定内容	评定标准
独立站立	0分：不能站立
	1分：能站立10秒，或重心明显偏向一侧下肢
	2分：能站立1分钟，或站立时稍不对称
	3分：能站立1分钟以上，上肢能在肩水平以上活动
单腿站立（左腿、右腿）	0分：不能站立
	1分：能站立，不超过5秒
	2分：能站立，超过5秒
	3分：能站立，超过10秒

（3）Berg平衡量表（BBS）：由Katherine Berg于1989年首先报道，包括从坐到站、从站立到坐、独立站立、闭目站立、站立位上肢向前伸、转身一周、双足交替踏台阶、单足站立等14个项目，测试一般可在20分钟内完成。评定内容及标准见表7-5。

1）测评说明：测评者按照以下说明示范每个项目和（或）给予受试者以指导。如果某个项目测试双侧或测试1次不成功需要再次测试，则记分时记录此项目的最低得分。

在大多数项目中，受试者在要求的位置上需保持一定时间。如果不能达到所要求的时间或距离，或受试者的活动需要监护，或受试者需要外界支持或测评者的帮助，则按照评定标准给予相应的分数。受试者要意识到完成每项任务时必须保持平衡，至于用哪条腿站立或前伸多远则取决于受试者。如果测评者对评定标准不明确则影响评定结果。

2）测评工具：秒表或带有秒针的手表1块，直尺或带有5cm、12cm、25cm刻度的测量尺1把。测试所需的椅子要高度适中。在进行第12项任务时要用到一个台阶或一把高度与台阶相当的小凳子。

表7-5　Berg平衡量表

测评项目	评分标准	得分
1. 从坐到站	4分：不用手扶能够独立地站起并保持稳定	
	3分：用手扶着能够独立地站起	
	2分：几次尝试后自己用手扶着站起	
	1分：需要他人小量的帮助才能站起或保持稳定	
	0分：需要他人中等或大量的帮助才能站起或保持稳定	
2. 独立站立	4分：能够安全站立2分钟	
	3分：在监视下能够站立2分钟	
	2分：在无支持的条件下能够站立30秒	
	1分：需要若干次尝试才能无支持地站立达30秒	
	0分：无帮助时不能站立30秒	
3. 独立坐	4分：能够安全地保持坐位2分钟	
	3分：在监视下能够保持坐位2分钟	
	2分：能坐30秒	
	1分：能坐10秒	
	0分：没有靠背支持不能坐10秒	

续表

测评项目	评分标准	得分
4. 从站立到坐	4 分：最小量用手帮助安全地坐下	
	3 分：借助于双手能够控制身体的下降	
	2 分：用小腿的后部顶住椅子来控制身体的下降	
	1 分：独立地坐，但不能控制身体下降	
	0 分：需要他人帮助坐下	
5. 床-椅转移	4 分：稍用手扶就能够安全地转移	
	3 分：绝对需要用手扶着才能够安全地转移	
	2 分：需要口头提示或监视才能够转移	
	1 分：需要一个人的帮助	
	0 分：为了安全，需要两个人的帮助或监视	
6. 闭目站立	4 分：能够安全地站 10 秒	
	3 分：监视下能够安全地站 10 秒	
	2 分：能站 3 秒	
	1 分：闭眼不能达 3 秒，但站立稳定	
	0 分：为了不摔倒而需要两个人的帮助	
7. 双脚并拢站立	4 分：能够独立地将双脚并拢并安全站立 1 分钟	
	3 分：能够独立地将双脚并拢并在监视下站立 1 分钟	
	2 分：能够独立地将双脚并拢，但不能保持 30 秒	
	1 分：需要别人帮助将双脚并拢，但能双脚并拢站 15 秒	
	0 分：需要别人帮助将双脚并拢，双脚并拢站立不能保持 15 秒	
8. 站立位上肢向前伸	4 分：能够向前伸出＞25cm	
	3 分：能够安全地向前伸出＞12cm	
	2 分：能够安全地向前伸出＞5cm	
	1 分：上肢可以向前伸出，但需要监视	
	0 分：在向前伸展时失去平衡或需要外部支持	
9. 站立位时从地上拾物	4 分：能够轻易且安全地将鞋捡起	
	3 分：能够将鞋捡起，但需要监视	
	2 分：伸手向下达 2～5cm 且独立地保持平衡但不能将鞋捡起	
	1 分：试着做伸手向下捡鞋动作时需要监视，但仍不能将鞋捡起	
	0 分：不能试着做伸手向下捡鞋的动作，或需要帮助免于失去平衡摔倒	
10. 站立位转身向后看	4 分：从左右侧向后看，体重转移良好	
	3 分：仅能从一侧向后看，另一侧体重转移较差	
	2 分：仅能转向侧面，但身体的平衡可以维持	
	1 分：转身时需要监视	
	0 分：需要帮助以防失去平衡或摔倒	

续表

测评项目	评分标准	得分
11. 转身一周	4分：在≤4秒时间内安全地转身360°	
	3分：在≤4秒内仅能从一个方向安全地转身360°	
	2分：能够安全地转身360°，但动作缓慢	
	1分：需要密切监视或口头提示	
	0分：转身时需要帮助	
12. 双足交替踏台阶	4分：能够安全且独立地站立，在20秒内完成8次	
	3分：能够独立站立，完成8次的时间>20秒	
	2分：无须辅助器具在监视下能够完成4次	
	1分：需要少量帮助能够完成2次	
	0分：需要帮助以防止摔倒或完全不能做	
13. 双足前后站立	4分：能独立将双脚一前一后地排列（无间距）并保持30秒	
	3分：能独立将一只脚放在另一只脚前方（有间距）并保持30秒	
	2分：能够独立地迈一小步并保持30秒	
	1分：向前迈步需要帮助，但能够保持15秒	
	0分：迈步或站立时失去平衡	
14. 单足站立	4分：能够独立抬腿并保持>10秒	
	3分：能够独立抬腿并保持5~10秒	
	2分：能够独立抬腿并保持≥3秒，且<5秒	
	1分：试图抬腿，不能保持3秒，但可维持独立站立	
	0分：不能抬腿或需要帮助以防摔倒	

说明：共14个项目，每个项目最低分为0分，最高分为4分，总分56分。根据所代表的活动状态，将评分结果分为三组。0~20分：平衡能力差，只能坐轮椅。21~40分：平衡能力可，能辅助步行。41~56分：平衡能力好，能独立行走。<40分：预示有跌倒的危险。

3. 心肺功能评定

（1）心功能分级：美国纽约心脏协会（New York Heart Association，NYHA）根据诱发心力衰竭症状的活动等级对心功能进行分级，操作简单，临床上使用最为广泛，其中MET量化的心功能将活动水平客观化，利于活动处方的指导。评定内容及标准见表7-6。在随后的专科发展中，不断有新的心功能分级指标出现，以补充NYHA单一考量症状表现的缺陷，添加了更多客观指标，如心电图、胸部影像学、心脏彩超等，生成的量表有Weber KT心功能分级。评定内容及标准见表7-7。

表 7-6 NYHA 心脏功能分级及 MET 量化心功能

功能分级	活动情况	MET
I	患有心脏疾病，其体力活动不受限制。一般体力活动不引起疲劳、心悸、呼吸困难或心绞痛	≥7
II	患有心脏疾病，其体力活动稍受限制，休息时感到舒适。一般体力活动时，引起疲劳、心悸、呼吸困难或心绞痛	≥5，<7
III	患有心脏疾病，其体力活动大受限制，休息时感到舒适，较一般体力活动为轻时，即可引起疲劳、心悸、呼吸困难或心绞痛	≥2，<5
IV	患有心脏疾病，不能从事任何体力活动，在休息时也有心功能不全或心绞痛症状，任何体力活动均可使症状加重	<2

表 7-7 Weber KT 心功能分级

	VO$_{2max}$ [ml/(kg·min)]	AT [ml/(kg·min)]
A 级	>20	>14
B 级	16～20	11～14
C 级	10～16	8～11
D 级	<10	<8

（2）自觉用力程度分级（rating of perceived exertion，RPE）：是瑞典科学家伯格（Borg）于 1962 年提出的，故又称为 Borg 量表。经过大量实验证明是科学、简易、实用的方法。它是利用运动中的自我感觉来判断运动强度，在 6～20 级中每一单数级各有不同的运动感觉特征。评定内容及标准见表 7-8。RPE 与心率和耗氧量具有高度相关性。各级乘以 10 常与达到该点的心率大体上一致（应用影响心率药物的除外）。一般运动锻炼的 RPE 分级在 12～15，说明运动强度是合理的，中老年人也应达到 11～13。确定合理运动强度的最好方法是把心率和 RPE 两种方法结合。先按适宜的心率范围进行运动，然后在运动中结合 RPE 来掌握运动强度。这样，在锻炼中不用停下来测心率也能知道自己的运动强度是否合理。

表 7-8 自觉用力程度分级（RPE）

RPE	主观运动感觉特征	相应心率（次/分）
6	安静	60
7	非常轻松	70
8		80
9	很轻松	90
10		100
11	轻松	110
12		120
13	稍费力（稍累）	130
14	费力（累）	140
15		150
16	很费力（很累）	160
17		170
18	非常费力（非常累）	180
19		190
20		200

（二）精神心理认知功能评定

精神心理认知功能评定包括智力认知测验、情绪评定、心理状态评定、疼痛评定、失用症和失认症评定、痴呆评定、人格评定等。

认知功能障碍是当各种原因引起脑部组织损伤时，导致患者记忆、语言、空间、执行、计算和理解判断等功能中的一项或多项受损，影响个体的日常或社会活动能力。认知功能障碍的评定流程包括确认患者意识是否清楚如 Glasgow 昏迷量表（Glasgow coma scale，GCS），认知功能障碍的筛查（在患者意识清楚的条件下，通过简易精神神经状态检查量表（mini-mental state examination，MMSE），或认知能力检查量表（CCSE），筛查患者是否存在认知功能障碍，这是认知功能障碍评定的关键步骤和认知功能的特异性检查等。心理也属于大脑的高级功能，是个体与环境相互作用的精神活动。人的心理现象表现为一定的过程，如认知过程、情感过程、技能形成过程等，而抑郁和焦虑是康复医学中常见的心理症状，属于情感过程。焦虑和抑郁既是一种客观存在的心理问题，又是个人对自身状态的主观感受，因此，评定方法可采用量表法进行评定，常用的量表有汉密尔顿抑郁量表（Hamilton depression scale，HAMD）、汉密尔顿焦虑量表（Hamilton anxiety scale，HAMA）、抑郁自评量表（self-rating depression scale，SDS）及焦虑自评量表（self-rating anxiety scale，SAS）。疼痛的评定包括对疼痛的程度和性质的评定。疼痛的程度可用视觉模拟评分法（visual analogue scale，VAS）评定、简化 McGill 疼痛问卷和压力测痛法等，且应动态观察其变化，以随时反映治疗情况。对于持续存在的经治疗无法缓解且有加重倾向的严重疼痛，应排除其他疾病的可能。

1. 认知功能障碍的筛查

MMSE 检查总分 30 分，评定时间为 5～10 分钟。根据患者的文化程度划分认知障碍的标准，一般文盲≤17 分，17 分＜小学文化≤20 分，20 分＜中学文化≤24 分，在标准分数线下考虑存在认知功能障碍，需进一步检查。表中包括定向力、记忆力、注意力和计算力、回忆力、命名、复述、3 级指令、阅读、书写、临摹，如答错可进行单项检测。在注意力和计算力测试中，当受试者不能完成连续减 7 任务时，请受试者完成倒转讲出句子。

2. 蒙特利尔认知评估福州版

蒙特利尔认知评估（Montreal cognitive assessment，MoCA）福州版是根据中国国情在原表的基础上修订而成，是一个用来对认知功能异常进行快速筛查的评定工具。包括视结构技能、执行功能、记忆、语言、注意与集中、计算、抽象思维和定向力 8 个认知领域。总分 30 分，≥26 分为正常，其敏感度高，覆盖重要的认知领域，测试时间短，适合临床运用。被检者受教育程度、文化背景的差异、情绪及精神状态，检查者使用 MoCA 的技巧和经验，检查的环境等均会对分值产生影响，对于轻度认知功能障碍（mild cognitive irmpairment，MCI）MoCA 的筛查更具敏感性。

3. 认知功能筛查量表

与 MMSE 类似，认知功能筛查量表（cognitive abilities screening instrument，CASI）包

括定向、注意、心算、瞬时记忆、短时记忆、结构模仿、语言（命名、理解、书写）、概念判断等，检查时间 15～20 分钟，总分 30 分，小于或等于 20 分为异常。

4. 躯体构图障碍的评定

（1）BIT 量表（the behavioural inattention test，BIT）：是评估有无单侧忽略及其程度的标准化筛查成套工具。该量表分为 2 个部分：传统纸笔测验（BIT-C）和行为测试（BIT-B）。BIT-C 和 BIT-B 分别由 6 项常用的纸笔试验（划线测验、字母删除、星形删除、临摹图形、线段二等分和自由绘图）和 9 项行为学测试（浏览图片、打电话、读菜单、读文章、读取和设定时间、硬币分类、强调和复制句子、地图导航、卡片分类）组成。治疗师根据患者在每项测试中的表现评分，得分越低，表明单侧忽略越严重。BIT-C 和 BIT-B 可单独用于单侧忽略功能障碍和能力受限的评定。BIT 可用于脑卒中后单侧忽略评估，但不仅限于脑卒中使用，全套测试耗时 30 分钟，目前 BIT 有英文版和中文版供临床使用。目前相关性研究证实 BIT 具有非常好的重复测试信度和测试者间信度，与作业治疗检测清单、Barthel 指数及 Rivermead 日常生活活动密切相关，其中 BIT-C 能很好地鉴别患者有无视觉忽略。脑卒中后 10 天时 BIT-B 分值是脑卒中后 3 个月、6 个月和 12 个月预后不良的重要预测指标。Stone 等于 1987 年建立了 BIT 的简化版，将测试时间减少到了 10～15 分钟，该版本包括 3 项传统测试（划线测试、星形删除、临摹图形）和 5 项行为学测试（浏览图片、读菜单、吃饭、读文章、硬币分类）。并已证明其具有良好的信度和效度；虽然 BIT 评定需要其他技能如书写、阅读、识字、视觉记忆和识别、视知觉等，限制其早期临床应用，但对于即将从急性期出院的患者则是很有效的测试工具。

（2）凯瑟林-波哥量表（Catherine Bergego scale，CBS）：要求患者完成 10 项具体的日常生活活动，根据其完成情况来评估忽视。10 项日常生活活动分别是清理左脸（刮胡子）、穿左袖或左边鞋、吃盘子左边的食物、吃饭后清洁左边口腔、自发向左侧注视、注意左侧躯体、注意左侧听觉刺激、碰撞左侧物体、在熟悉的地方向左侧行走及定位左侧熟悉的物品。评分标准：0 分，不能完成；1 分，部分完成；2 分，中等程度的完成；3 分，基本完成。总分为 0～30 分。CBS 比传统的"纸和笔"测试更加敏感，信度和效度均满意。CBS 的优点在于可同时通过对比患者自己完成评估量表得分情况，评估患者"病觉缺失"（anosognosia）情况。

5. 左右分辨障碍的评定

左右分辨障碍的评定采用指令完成能力检查。检查者发出指令，被检者完成，如"伸出你的右手，去摸你的左耳"。

6. 注意广度的评定

数字距是检查注意广度的常用方法。方法是检查者说出一串数字，让被检者正向和逆向复述，能正确复述出的数字串最高位数为该被检者的复述数字距。测验从 2 位数开始，检查者以 1 位数/秒的速度说出一组数字，每一水平最多允许 2 次检测（2 次数字不同），通过一次即可晋级下一水平测试，两次测试均未通过，即结束测试。如 3-7，患者复述 3-7，正确后，晋级 3 位数，7-4-9，患者复述 7-4-9。正常人正数数字距为 7±2，倒数数字距为 6±2，数字距为 3 时，提示患者为临界状态，数字距为 2 时，可确诊为异常。数字距缩小是注意障碍的一个特征，数字距往往与患者的年龄和文化水平有关。

7. 顺行性记忆评定

顺行性记忆（anterogradememory）评定是对识记新信息能力的检测，分言语和非言语检查。

8. 成套智力评定

成套智力评定通常采用修订韦氏成人智力量表（Wechsler adult intelligence scale-Chinese Revised，WAIS-RC），适用于 16 岁以上成人，测试内容包括语言量表和操作量表两部分，共有 11 个分测验。

9. 焦虑和抑郁的评定

焦虑和抑郁既是一种客观存在的心理问题，又是个人对自身状态的主观感受，因此，评定方法可采用量表法进行评定，常用的量表有 HAMD、HAMA、SDS 及 SAS。

（三）语言与吞咽功能评定

语言与吞咽功能评定包括失语症评定、构音障碍评定、语言失用评定、语言错乱评定、痴呆性言语评定、言语发育迟缓的评定、吞咽功能评定、听力测定和发音功能的仪器评定等。言语-语言功能障碍的原因可分为先天性和后天性。在进行言语-语言功能障碍评定时，首先应该判断患者是否有语言障碍（筛查）、语言障碍的性质和程度、语言障碍的类型等问题，然后选择什么样的方法进行语言功能障碍的评定。国际上常用检查方法为 Halstead-Wepman 失语症筛选测验，国内常用的检查方法为汉语标准失语症检查、汉语失语成套测验。语言发育迟缓是指儿童语言发育落后于实际年龄水平。对于语言发育迟缓的儿童，应首先检查有无听力障碍，或发音器官是否存在器质性损害。常用评估方法可利用智力评估，常用的评估有 Gesell 智能发育检查、皮博迪词汇测验（PPVT）、韦氏儿童智力量表中国修订版等提供的相关评定工具了解语言发育迟缓的程度。口吃的轻重受多方面因素的影响，如说话的方式、说话的内容、说话的速度、身心状态、情绪等，因此，在评定时应将上述因素考虑在内，并且评定不能只限于一次完成。听力障碍的评定可以采用行为测听法、条件探索听力反应检查法、脑干听觉诱发电位检查等。卒中后失语是大脑语言功能区病变而导致的语言功能障碍。属中医学"瘖痱""风懿""风喑"等范畴，病位在脑，以肾虚为本，与心、脾密切相关。中医学理论中，气、血、津液、精等属"形"的范畴，是实现语言功能的物质基础；而包括语言在内的认知功能则属于"神"的范畴。

失语症的评定方法如下。

1. 国际上常用的检查方法

（1）Halstead-Wepman 失语症筛选测验：是一种判断有无失语障碍的快速筛选测验方法。项目的设计除包括对言语理解接收表述过程中各功能环节的评价（如呼名、听指、拼读、书写）外，同时包括对失认症、口吃和言语错乱的检查，可用于各种智力水平、多种不同文化程度和经济状况的受试者。

（2）标记测验（Token test）：用于检查言语理解能力，主要对失语障碍表现轻微或完全没有的患者，能敏感地反映出语言功能的损害。Token 测验也涉及言语次序的短时记忆广度和句法能力，它还能鉴别那些由于其他能力低下而掩盖了伴随着的语言功能障碍的脑损伤患者，或那些在符号处理过程中仅存在轻微的不易被察觉出问题的脑损伤患者。

（3）波士顿诊断性失语检查：于 1972 年编制发表，是目前英语国家普遍采用的标准失语症检查方法。该检查包括语言和非语言功能的检查，语言交流及特征的定量与定性分析，确定语言障碍程度及失语症分类。缺点是检查所需时间长，评分较为困难。

（4）西方失语成套测验（the western aphasia battery，WAB）：是较短的波士顿失语症检查版本，克服了其冗长的缺点。此测验提供一个总分，称失语商，可以分辨出是否为正常语言。WAB 还可以测出操作商（PQ）和皮质商（CQ），前者可了解大脑的阅读、书写、运用、结构、计算和推理等功能；后者可了解大脑认知功能。WAB 是目前西方国家比较流行的一种失语症检查方法，很少受民族文化背景的影响。

2. 国内常用的检查方法

（1）汉语标准失语症检查（China rehabilitation research center aphasia examination，CRRCAE）：由中国康复研究中心于 1990 年编制，此检查法是以日本的标准失语症检查（SLTA）为基础，同时借鉴了国外有影响的失语症量表的优点，按照汉语的语言特点和中国人的文化习惯编制的。此测验包括两部分内容：第一部分是通过患者回答 12 个问题以了解其语言的一般情况；第二部分由 30 个分测验组成，分为 9 个大项目，包括听理解、复述、说、出声读、阅读理解、抄写、描写、听写、计算。此检查不包括身体部位辨别、空间结构等高级皮质功能检查，适用于成人失语症患者。

（2）汉语失语成套测验（aphasia battery of Chinese，ABC）：由北京医科大学（现北京大学医学部）附属一院神经心理研究室于 1988 年编制，主要参考西方失语成套测验，结合中国国情及临床经验修订。此检查可区别语言正常和失语症，对脑血管病语言正常者，也可检测出某些语言功能的轻度缺陷。通过测试可做出失语症分类诊断，且受文化差异影响较小。

（四）社会功能评定

社会功能评定包括日常生活活动能力评定、社会生活能力评定、生存质量评定、职业能力评定等。生活质量是康复医学针对患者康复工作中最重要的方面之一，在患者疾病转归后，更加关注其功能恢复和生活质量的保持与提高。健康相关生活质量（health-related quality of life，HRQOL）是指患者对于自身疾病与治疗产生的躯体、心理和社会反应的一种实际的、日常的功能性描述。基于对健康相关生活质量概念的理解，可以看出生活质量可以分为与健康有关的和与健康无关的两个方面，前者包括与被评定者健康有关的主要因素，如身体、心理、精神健康等方面；后者则包括社会环境和生活环境等方面。生活质量的评定涉及患者总体结局，全面反映疾病及其导致的躯体、心理和社会功能等方面在康复干预等作用下产生的影响，而且更着重于体现患者自身的主观感受。生活质量评定的内容主要是围绕这些因素来选取特定的指标进行的，具体内容包括躯体功能的评定、精神心理功能的评定、社会功能评定和疾病特征与治疗等。

目前常用的基本生活活动能力（BADL）标准化量表有改良 PULSES 评定量表、巴氏（Barthel）指数、改良巴氏指数、Katz 指数评定、改良 Rankin 量表和功能独立性评定等。

改良 PULSES 评定量表产生于 1957 年，由莫斯科威茨（Moskowitz）和麦卡恩（Mccann）参考美国和加拿大征兵体检方法修订而成，是一种用于评估总体功能的评定量表。1975 年格兰杰（Granger）对原评定量表进行改良和修订，该评定量表共 6 项 4 级评分，主要按照患者的依赖程度作为评分标准。常和其他评定方法一起评定患者的康复潜能、治疗过程及帮助修订和制订康复治疗计划。评定的内容包括：①躯体状况（physical condition，P）；②上肢功能（upper limb functions，U）；③下肢功能（lower limb functions，L）；④感官功能（sensory components，S）；⑤排泄功能（excretory functions，E）；⑥精神和情感状况（mental and emotional status，S），简称为 PULSES。

Barthel 指数（Barthel index，BI）是由美国弗洛伦斯·马奥尼（Florence Mahoney）和多萝西·巴特尔（Dorothy Barthel）等开发的，是美国康复医疗机构常用的评定方法。BI量表评定方法简单、可信度高、灵敏度高，是目前临床应用最广、研究最多的一种 ADL 能力评定方法。当然 Barthel 指数也有其使用上的缺陷，如"天花板效应"，即 BI 量表的最高分值可以存在于许多残疾患者中，因此，BI 量表不能对更高功能水平的患者进行残疾的评价。

BI 量表的评定内容包括进食、床-椅转移、个人卫生、如厕、洗澡、步行、上下楼梯、穿衣、大便控制、小便控制 10 项内容，总分 100 分。

Barthel 指数分级标准：0～20 分，极严重功能缺陷；25～45 分，严重功能缺陷；50～70 分，中度功能缺陷；75～95 分，轻度功能缺陷；100 分，完全自理。

改良 Barthel 指数评定（modified barthel index，MBI）是在 BI 量表内容的基础上将每一项得分都分成了 5 个等级。改良后的版本也被证实具有良好的信度和效度，且具有更高的敏感度，能较好地反映等级间变化和需要帮助的程度。改良 Barthel 指数分级标准：0～20 分，极严重功能缺陷；21～45 分，严重功能缺陷；46～70 分，中度功能缺陷；71～99分，轻度功能缺陷；100 分，ADL 完全自理。

功能独立性评定量表（functional independence measure，FIM）是由美国医疗康复系统为照护机构、二级医疗机构、长期照护医院、退伍军人照顾单位、国际康复医院和其他相关机构研制的一个结局管理系统。为医疗服务人员提供患者残疾程度和医疗康复记录，是常用的比较康复结局的测量量表。此量表推出后被世界多个国家广泛应用。

FIM 系统的核心就是功能独立性测量的应用工具，是一个有效的、公认的等级评分量表。它评估的是患者的实际残疾程度，不是器官和系统障碍程度，也不是评估患者按生理功能而言能做什么，或按条件/环境而言能做什么，而是评估患者现在实际上能做什么。此量表共 18 个条目，包括 13 项身体方面的条目，5 项认知方面的条目，身体方面的条目是基于 Barthel 指数制订，每个条目计分是 1～7 分。此量表可由医生、护士、治疗师或其他评估人员评定，但需要经过规范化培训。FIM 总分为 18～126 分，得分越高说明独立性越强。培训一位计分人员学会使用 FIM 需要 1 小时，评估一位患者需要 30 分钟。评定内容及标准见表 7-9。

表 7-9 功能独立性评定量表（FIM）

		项目		评估日期
运动功能	自理能力	1	进食	
		2	梳洗修饰	
		3	洗澡	
		4	穿裤子	
		5	穿上衣	
		6	如厕	
	括约肌控制	7	膀胱管理	
		8	直肠管理	
	转移	9	床、椅子、轮椅间	
		10	如厕	
		11	盆浴或淋浴	
	行走	12	步行/轮椅	
		13	上下楼梯	
			运动功能评分	
认知功能	交流	14	理解	
		15	表达	
	社会认知	16	社会交往	
		17	解决问题	
		18	记忆	
	认知功能评分			
		FIM 总分		
		评估人		

注：1.功能水平和评分总原则

（1）完全独立（7分）：构成活动的所有作业均能规范、完全地完成，不需修改和辅助设备或用品，并在合理的时间内完成。

（2）有条件的独立（6分）：具有下列一项或几项。活动中需要辅助设备；活动需要比正常长的时间；或有安全方面的考虑。

（3）有条件的依赖：患者付出 50%或更多的努力，其所需的辅助水平如下。

1）监护和准备（5分）：患者所需的帮助只限于备用、提示或劝告，帮助者和患者之间没有身体的接触或帮助者仅需要帮助准备必需用品；或帮助戴上矫形器。

2）少量身体接触的帮助（4分）：患者所需的帮助只限于轻度接触，自己能付出 75%或以上的努力。

3）中度身体接触的帮助（3分）：患者需要中度的帮助，自己能付出 50%～74%的努力。

（4）完全依赖：患者需要一半以上的帮助或完全依赖他人，否则活动就不能进行。

1）大量身体接触的帮助（2分）：患者付出的努力＜50%，但≥25%。

2）完全依赖（1分）：患者付出的努力＜25%。

2.单项评分细则

（1）进食：包括使用合适的器具将食物送进嘴里、咀嚼和咽下。不包括食物准备，如清洗和准备食物、烹调、备餐、切割食物等。由于使用勺子比筷子简单，因此患者不一定要使用筷子，关键在于尽可能独立完成进食活动。

评分标准：

7分：可以独立完成进食过程，操作时间合理、安全。

6分：需要假肢或辅助器具（改制的食具等）进食，或进食时间过长，或不安全（呛噎），用胃管的患者可以自己独立由胃管进食，并进行胃管护理。

5分：需要他人监护、提示或诱导，或他人帮助切割食物、开瓶盖、倒水、拿自助器具或矫形器等。

4分：可完成＞75%进食过程，偶然需要他人帮助戴自助器具或矫形器等完成进食。

3分：可完成50%～74%进食过程，经常需他人帮助带自助器具或矫形器等完成进食。

2分：可完成25%～49%进食过程，可以主动配合他人喂食。

1分：可完成＜25%进食过程，主要由他人帮助喂食或通过胃管进食。

分解评分：1～4分的评定也可采用分解方式，如将进食过程分解为夹取食物、送入口中、咀嚼、吞咽4项，每项1分。全部可以实现为5分，1项不能独立完成为4分，2项为3分，3项为2分，4项为1分。以下项目也可以参照类似方式分解。

（2）梳洗修饰：包括口腔护理（刷牙）、梳理头发、洗手洗脸、刮胡子（男性）或化妆（女性）。本项包括开关水龙头、调节水温及其他卫生设备、涂布牙膏、开瓶盖等。

评分标准：

7分：可以安全操作所有动作，并完成上述活动的个人准备。

6分：需要特制设备，包括支具、假肢等帮助活动，或操作时间过长，或不安全。

5分：需要他人监护、提示或诱导，或准备卫生设备。

4分：偶然需要由他人帮助将毛巾放到手中，或帮助完成一项活动。

3分：经常需要由他人帮助将毛巾放到手中，或帮助完成一项以上的活动。

2分：可以主动配合他人完成梳洗活动。

1分：不能主动配合他人完成梳洗活动。

分解评分：分解为口腔卫生、梳理头发、洗手洗脸、刮胡子或化妆4项，每项1分。

（3）洗澡：包括洗澡的全过程（洗、冲、擦干），洗颈部以下部位（背部除外），洗澡方式可为盆浴、淋浴或擦浴。如果患者不能行动，但自己可以在床上独立进行擦浴，仍然可以得7分。

评分标准：

7分：完全独立、安全地完成全过程，可以为盆浴、淋浴或擦浴。

6分：需要特殊的设备完成（假肢、支具、辅助器具等），或时间过长，或不安全。

5分：需要他人监护、提示或诱导，或帮助放水、调节水温、准备浴具、准备支具等。

4分：偶然需要由他人帮助将毛巾放到手中，或帮助完成2个部位的洗澡。

3分：经常需要由他人帮助将毛巾放到手中，或帮助完成2个以上部位的洗澡。

2分：需要他人帮助洗澡，但可以主动协助。

1分：需要他人帮助洗澡，但不能主动协助。

分解评分：分解为洗两上肢、两下肢、胸部、臀部/会阴部4项，每项1分。

（4）穿下衣：包括穿脱下衣（腰部以下）及穿脱假肢、支具。

评分标准：

7分：完全独立穿脱下衣，包括从常用的地方（衣柜、抽屉）取衣服，处理内裤、裤子、裙子、腰带、袜子和鞋，处理纽扣、拉链、搭袢，穿脱假肢、支具（如果有）。操作安全。

6分：需要特殊辅助器具穿脱，如尼龙搭袢、假肢、支具，或穿脱时间过长。

5分：需要他人监护、提示或诱导，或准备下衣/下肢假肢、支具，取衣服或准备穿脱设备。

4分：偶然需要他人帮助处理纽扣、拉链、搭扣等。

3分：经常需要他人帮助处理纽扣、拉链、搭扣等。

2分：需要他人帮助穿衣，但可以主动配合。

1分：需要他人帮助穿衣，但不能有效地主动配合。

分解评分：分解为套入下肢、套入腰部、处理纽扣/拉链、处理鞋袜，每项1分。也可参考穿衣的数量和难度评估。

（5）穿上衣：包括穿脱上衣（腰部以上）及穿脱上肢假肢或支具。

评分标准：

7分：完全独立穿脱上衣，包括从常用的地方（衣柜、抽屉）取衣服、处理胸罩、穿脱外套或前开睡衣，处理纽扣、拉链、搭袢，穿脱假肢、支具（如果有）。操作安全，时间合理。

6分：需要特殊辅助器具穿脱，如尼龙搭袢、假肢、支具，或穿脱时间过长。

5分：需要他人监护、提示或诱导，或由他人准备上衣/上肢假肢、支具，或由他人取衣服或准备穿脱设备。

4分：偶然需要他人帮助处理纽扣、拉链、搭扣等。

3分：经常需要他人帮助处理纽扣、拉链、搭扣等。

2 分：需要他人帮助穿衣，但可以主动配合。

1 分：需要他人帮助穿衣，但不能有效地主动配合。

分解评分：分解为套入上肢、套入头部或胸部、处理纽扣/拉链、处理胸罩或内衣 4 项，每项 1 分。也可参考穿衣的数量和难度评估。

（6）如厕：包括维持会阴部卫生和如厕（厕所或便盆）前后的衣服整理。如果大便和小便所需帮助的水平不同，则记录最低分。导尿管处理不属于此项范围。

评分标准：

7 分：大小便后可独立清洁会阴，更换卫生巾（需要时），调整衣服。操作安全。

6 分：如厕时需要特殊设备，包括假肢/支具，操作时间过长，或不安全。

5 分：需要他人监护、提示或诱导，或准备辅助器具，或开卫生巾包装盒等。

4 分：偶然需要他人在进行上述动作时帮助身体稳定或平衡。

3 分：经常需要他人在进行上述动作时帮助身体稳定或平衡。

2 分：需要他人帮助，但可以主动配合。

1 分：需要他人帮助，但不能主动配合。

分解评分：分解为脱裤子、取卫生纸或卫生巾、擦拭会阴部、穿裤 4 项，每项 1 分，参考完成的时间。

（7）膀胱管理：指患者能否独立排尿，是否需要帮助，是否需要借助导尿管或药物解决排尿及需要帮助的程度。尿失禁频率：指单位时间内发生尿失禁的次数。患者需要帮助的水平和尿失禁的程度一般非常接近，尿失禁频率越高，需要的帮助就越多。但有时也可不一致，这时应选择最低得分填在表内。

评分标准：

7 分：患者可完全自主控制膀胱，从无尿失禁。

6 分：患者无尿失禁，但需要尿壶、便盆、导管、尿垫、尿布、集尿装置、集尿替代品或使用药物控制。如果使用导尿管，患者可自己独立消毒并插入导管。如果患者采用膀胱造瘘，必须能够独立处理造瘘口和排尿过程。如果患者使用辅助器具，必须能够自己组装和应用器具，可独立倒尿，装、脱、清洁尿袋。

5 分：需要他人监护、提示或诱导，准备排尿器具、帮助倒尿具和清洁尿具；由于不能及时得到尿盆或如厕，可偶然发生尿失禁（<1 次/月）。

4 分：需要最低限度接触性帮助以维持外部装置（导尿管、集尿器或膀胱造瘘口）。患者可处理 75% 的排尿过程，可偶然发生尿失禁（<1 次/周）。

3 分：需要中等度接触性帮助以维持外部装置。患者可处理 50%~74% 的排尿过程，可偶然发生尿失禁（<1 次/天）。

2 分：尽管得到协助，但患者仍然经常发生尿失禁，或几乎每天都有失禁，无论是否有导尿管或膀胱造口装置，仍必须戴尿布或其他尿垫类物品。患者可处理 25%~49% 的排尿过程。

1 分：完全依赖。尽管得到协助，但患者仍然经常发生尿失禁，或几乎每天都有失禁，无论是否有导尿管或膀胱造口装置，仍必须戴尿布或其他尿垫类物品。患者可处理 <25% 的排尿过程。

（8）直肠管理：包括能否完全随意地控制排便，必要时可使用控制排便所使用的器具或药物。评分原则基本与膀胱管理相同，可根据需要帮助的程度和失禁的程度评判。

评分标准：

7 分：可完全自主排便。

6 分：排便时需要便盆、手指刺激或通便剂、润滑剂、灌肠或其他药物。如果患者有直肠造瘘，可自己处理排便和造瘘口，无须他人帮助。

5 分：需要监护、提示或诱导，由他人帮助准备排便器具，可偶然发生大便失禁，但<1 次/月。

4 分：需要最低限度接触性帮助以保证排便满意，可使用排便药物或外用器具，患者可处理>75% 的排便过程，可偶然发生大便失禁（<1 次/周）

3 分：需要中等度接触性帮助以保证排便满意，可使用排便药物或外用器具，患者可处理 50%~74% 的排便过程，可偶然发生大便失禁（<1 次/天）。

2 分：尽管给予最大接触性帮助，但患者仍频繁发生大便失禁，几乎每天都有，尽管有直肠造瘘，但仍然必须使用尿布或其他尿垫类物品。患者可处理 25%~49% 的排便过程。

1 分：尽管给予最大接触性帮助，但患者仍频繁发生大便失禁，几乎每天都有，尽管有直肠造瘘，但仍然必须使用尿布或其他尿垫类物品。患者可处理 <25% 的排便过程。

（9）床、椅子、轮椅间转移

评分标准：

7分：行走为主者能独立完成床-椅转移、坐到站立转移，即坐下和站起的全过程。用轮椅者能独立完成床-椅转移，锁住车闸，抬起脚蹬板，使用适合的辅助器具或设备，如扶手、滑板、支具、拐杖等，并返回原位，操作安全。

6分：需要辅助器具如滑板、提升器、手柄、特殊的椅子、支具或拐杖的帮助，或花费时间过长。用于转移的假肢和支具也属于此类。

5分：需要监护、提示或诱导，准备滑板、去除足板等。

4分：偶然需要他人在转移过程中帮助平衡。

3分：经常需要他人在转移过程中帮助平衡。

2分：需要他人帮助转移，但可以主动配合。

1分：需要他人帮助转移，但不能主动配合。

（10）如厕

评分标准：

7分：行走者能独立走入卫生间，坐厕、起立，不用任何帮助。轮椅者能独立进入卫生间，并能自己完成刹车、去除侧板、抬起足蹬，不用器具完成轮椅至坐厕转移。时间合理，活动安全。

6分：患者需要适应或使用辅助器具，如滑板、提升器、手柄、特殊的椅子、支具或拐杖的帮助，或花费时间过长。用于转移的假肢和支具也属于此类。

5分：需要监护、提示或诱导，准备滑板、去除足板等。

4分：偶然需要他人在转移过程中帮助平衡。

3分：经常需要他人在转移过程中帮助平衡。

2分：需要他人帮助转移，但可以主动配合。

1分：需要他人帮助转移，但不能主动配合。

（11）盆浴或淋浴

评分标准：

7分：行走者能独立进入浴室，进入浴缸或淋浴，不用任何帮助。轮椅者能独立进入浴室，并能自己完成刹车、去除侧板、抬起足蹬，不用器具完成轮椅至入浴转移。活动安全。

6分：患者需要适应或使用辅助器具，如滑板、提升器、手柄、特殊的椅子、支具或拐杖的帮助，或花费时间过长。用于转移的假肢和支具也属于此类。

5分：需要监护、提示或诱导，准备滑板、去除足板等。

4分：偶然需要他人在转移过程中帮助平衡。

3分：经常需要他人在转移过程中帮助平衡。

2分：需要他人帮助转移，但可以主动配合。

1分：需要他人帮助转移，但不能主动配合。

（12）步行/轮椅：首先确定是行走还是用轮椅，有些患者既可行走也可用轮椅，评估时以其主要的活动方式进行评分。用轮椅或辅助器具者最高评分不超过6分。如果出院时患者改换移动方式，则应根据出院时的方式重新评估入院时得分。

评分标准：

7分：行走者能独立行走50m距离，不用任何器具。时间合理，活动安全。

6分：行走者能独立行走50m距离，但要使用拐杖、下肢假肢或支具、矫形鞋、步行器等辅助装置完成行走。用轮椅者能独立操作轮椅（手动或电动）移动50m距离（包括拐弯、接近椅子或床，爬3%的坡度及过门坎，开关门）。或时间过长，活动不安全。

5分：有两种评估标准。①在监护、提示或诱导下，独立行走或用轮椅移动不少于50m。②家庭行走。行走者能独立行走较短距离（17～49m），不用任何器具；或独立操作轮椅（手动或电动）17～49m，不需要提示，但时间过长，或安全性不好。

4分：需要最低限度接触性帮助移动至少50m，患者用力＞75%。

3分：需要中度接触性帮助移动至少50m，患者用力50%～74%。

2分：最大限度接触性帮助移动至少17m，患者用力25%～49%，至少需要1人帮助。

1分：患者用力＜25%，至少需要2人帮助，不能行走，用轮椅至少17m。

（13）上下楼梯：患者必须能走路才能考虑上下楼。能否独立上下一层楼（一层包括12～14级台阶）及需要帮助的程度。是否需拐杖和一些辅助装置上下楼。

评分标准：

7分：可以独立上下一层楼以上，无须任何辅助，时间合理，活动安全。

6分：可以独立上下一层楼以上，但需要扶手、拐杖或其他支持，活动时间过长或有安全问题。

5分：有两种评估标准。①在监护、提示或诱导下，独立上下一层楼；②家庭步行，可独立上下4～6级台阶（用或不用辅助器具），或上下7～11级台阶，无须监护、提示或诱导，但活动时间过长或安全性不好。

4分：偶然需要他人接触性帮助上下楼梯及平衡。

3分：经常需要他人接触性帮助上下楼梯及平衡。

2分：上下楼梯不到7～11级，需要一人帮助步行。

1分：上下楼梯不到4～6级，或需要两人及以上帮助步行。

（14）理解：指听觉或视觉理解，即是否能理解口头或视觉交流（即书面、身体语言、姿势等）。评估患者最常用的交流方式（听或视）。如果两种交流方式同等，则将两种结合评估。

评分标准：

7分：完全独立，患者可理解复杂、抽象内容，理解口头和书写语言。

6分：在绝大多数情况下，患者对复杂、抽象内容的理解只有轻度困难，不需要特殊准备，可需要听力或视力辅助器具，或需要额外的时间来理解有关信息。

5分：患者在90%以上的日常活动中无理解和交流障碍。需要敦促或准备（减慢说话速度、使用重复、强调特别的词或短语、暂停、视觉或姿势提示）的机会少于10%。

4分：最低限度敦促——基本日常生活的75%～90%的情况下可以理解和会话。

3分：中度敦促——基本日常生活的50%～74%的情况下可以理解和会话。

2分：最大敦促——基本日常生活的25%～49%的情况下可以理解和会话。只能理解简单、常用的口语表达（如喂、你好）或姿势（如再见、谢谢），50%以上的情况下需要敦促。

1分：完全依赖——基本日常生活的<25%的情况下可以理解和会话。或不能理解简单、常用的口语表达（如喂、你好）或姿势（如再见、谢谢），或在准备或敦促下仍然不能适当反应。

（15）表达：包括能否用口语或非口语语言（包括符号、文字）清楚地表达复杂、抽象的意思。评估最常用的表达方式（口语/非口语），如果两种都用，则将两种结合评估。

评分标准：

7分：可清晰流利地表达复杂、抽象的意思。

6分：绝大多数情况下，患者可清晰流利地表达复杂、抽象的意思，只有轻度困难。无须敦促。可需要增强交流的装置或系统（如扩音设备等）。

5分：敦促——患者在90%以上的时间可表达日常活动的基本需要和主意。需要促进（经常重复）的机会少于10%。

4分：最低限度敦促——患者在75%～90%的时间可表达日常生活活动的基本需要和主意。

3分：中度敦促——患者在50%～74%的时间可表达日常生活活动的基本需要和主意。

2分：最大敦促——患者在25%～49%的时间可表达日常生活活动的基本需要和主意。

1分：患者在<25%的时间可表达日常生活活动的基本需要和主意，或在敦促的条件下，仍然完全或经常不能适当表达基本需要。

（16）社会交往：指在治疗、社会活动中参与并与他人（如医务人员、家庭成员、病友、朋友）友好相处的能力，反映个人如何处理个人需求和他人需求，能否恰当地控制情绪，接受批评，认识自己的所说所为对他人的影响，情绪是否稳定（包括有无乱发脾气、喧叫、言语粗鲁、哭笑无常、身体攻击、沉默寡言、昼夜颠倒等现象）。

评分标准：

7分：完全独立处理社会交往，无须药物控制。

6分：在绝大多数情况下可以与医务人员、家庭成员、病友、朋友等友好相处，仅偶然失控。无须监护，但需要较多的时间适应社会环境，或需要药物控制。

5分：只在应激或不熟悉的条件下需要监护（即监督、语言控制、提示或诱导），需要监护的情况不超过10%。可需要鼓励以提高参与的积极性。

4分：轻度导向——患者可恰当处世75%～90%的时间。

3分：中度导向——患者可恰当处世50%～74%的时间。

2分：高度导向——患者可恰当处世25%～49%的时间。由于社会行为不当，可能需要管制。

1分：完全依赖——患者可恰当处世<25%的时间或完全不能处世。由于社会行为不当，可能需要管制。

（17）解决问题：主要指解决日常问题的能力，即合理安全、适时地解决日常生活事务、家庭杂事、工作琐事、个人财务、社会事务问题的能力，并可主动实施、结束和自我修正。

评分标准：

7分：患者可认识是否存在问题，做出适当的决定，启动并按步骤解决复杂的问题，直到任务完成，如有错误，可自行纠正。

6 分：绝大部分情况下，患者可明确是否存在问题，做出适当的决定，启动并按步骤解决复杂的问题，直到任务完成，如有错误，可自行纠正。所需时间可较长。

5 分：在应激或不熟悉的条件下需要监护（提示或诱导），需要监护的情况不超过 10% 的时间。

4 分：75%～90% 的时间患者可解决常规问题。

3 分：50%～74% 的时间患者可解决常规问题。

2 分：25%～49% 的时间患者可解决常规问题。一半时间患者需要指导来启动、计划或完成简单的日常活动。可需要管制以保证安全。

1 分：<25% 的时间患者可解决常规问题。几乎任何时候患者均需要导向，或完全不能有效解决问题。可能需要一对一的指导来完成简单的日常活动。可需要管制以保证安全。

（18）记忆：包括在单位或社会环境下患者执行日常活动时有关认知和记忆的技能。这里，记忆包括储存和调出信息的能力。特别是口头和视觉内容的记忆。记忆功能的标志包括能否认识常见的人或物，记得每日常规，执行他人的请求而无须重复提示。记忆障碍影响学习和执行任务。

评分标准：

7 分：患者可认识熟人，记忆日常常规，执行他人的请求而无须重复提示。

6 分：患者只有轻度困难，认识熟人，记忆日常常规，对他人的请求有反应。可需要自我提示或环境提示、促进或辅助物。

5 分：患者在应激或不熟悉的环境下需要教促（即提示、重复、提醒者），但不超过 10% 的日常时间。

4 分：最低限度教促，75%～90% 的时间患者可认识和记忆。

3 分：中度教促，50%～74% 的时间患者可认识和记忆。

2 分：高度教促，25%～49% 的时间患者可认识和记忆。

1 分：完全帮助，<25% 的时间患者可认识和记忆，或不能有效地认识或记忆。

评估程序及注意事项：①入院资料必须在住院后 72 小时内完成。②出院资料必须在出院前 72 小时内完成。③随访资料必须在出院后 80～180 天完成［医疗康复统一数据系统（uniform data system for medical rehabilitation，UDSMR）所规定的时间］。④恰如其分地记录患者 FIM 各项记分。⑤记录者根据患者的实际功能（而不是生理潜能）进行评估。⑥如果不同环境或不同时间患者的功能评分有差别，则记录最低评分。引起差别的常见原因是患者并没有掌握功能，或太疲劳，或主动性不足。⑦患者活动需要他人事先提供准备，在所有评估项目中均归为 5 分。⑧若在测试时有给患者带来损伤的危险，则得 1 分。⑨患者不能进行的项目得 1 分，如采用床浴者的"洗澡转移"项目为 1 分。⑩如果某一项目需要 2 人帮助，得 1 分。⑪FIM 评估中不可有空栏，因此任何项目均不可填"无法评估"。⑫步行/轮椅，选择患者最常用的方式。⑬理解和表达，选择常用方式，但可以为两种方式结合。⑭移动项目（走/轮椅），入院和出院评估时采用的方式必须相同。如果患者出院时的移动模式与入院不同（通常是由轮椅改为步行），则按出院时最常用的移动方式改评入院记分。⑮随着功能障碍改善，FIM 评分会发生变化，所以应加强治疗前后定期阶段性评估，除注意总分变化外，还要注意每个项目评分变化，以了解患者功能改善程度，为制订康复目标提供依据。⑯在评估前常规与患者及其家属进行交谈，了解患者病前生活习惯及自理情况，作为评估时的参考依据。⑰有些项目可以分解成若干个动作或项目，按评分总原则，根据患者完成情况的百分程度得分。⑱有些项目（如括约肌控制）评分标准有两方面，当各方面的得分不一致时，取最低分为得分。⑲移动和运动方面的评估受环境因素影响很大，所以，要求在习惯的环境中进行评估，前后评估的场所应一致，以便于比较。⑳有些项目随着辅助设备的条件改善，原来在手控下需要帮助，后改为电动或自动控制下不需要帮助，则可以从依赖等级进入到独立等级。

FIM 的最高分为 126 分（运动功能评分 91 分，认知功能评分 35 分），最低分 18 分。

126 分,完全独立;108~125 分,基本独立;90~107 分,有条件的独立或极轻度依赖;72~89 分,轻度依赖;54~71 分,中度依赖;36~53 分,重度依赖;19~35 分,极重度依赖;18 分,完全依赖。

儿童功能独立性评定表(functional independence measure for children,WeeFIM)是为了满足在医疗康复中儿童残疾测量和交流方面的需要,1987 年由美国纽约布法罗大学医疗康复数据系统的医生、护士和治疗师专家组编制,用于测量 6 月龄以上儿童的残疾程度。WeeFIM 是直接由成人残疾程度功能独立性评定(functional independence measure,FIM)译制而来。WeeFIM 以发育的进程测量儿童功能性活动能力,以儿童发育模式原理为导向,综合了许多目前临床使用的儿童检查方法和测量手段。它的结构反映个体功能独立性的基础有两方面:①WHO 有关病损、弱能和残障的模式;②着重残疾儿童在基本生活时所要求支持的分量。所以,使用 WeeFIM 是为了从体能、技术和经济来源各方面,考虑要给予的照顾和支持,而在整个康复过程中测量功能的变化。

WeeFIM 应用于从 6 个月到 18 岁或 21 岁(在残疾组儿童的专项测量中或延至 21 岁)具有功能障碍或发育迟缓的幼儿、儿童和少年或从 6 个月到 7 岁无障碍的儿童。

WeeFIM 共有自理能力、运动功能、认知功能 3 个维度,18 个项目,其中自理能力包括吃饭修饰、梳洗、洗澡、穿裤子、穿上衣、如厕、膀胱控制、直肠控制等 8 项;运动功能包括床、椅子、轮椅间转移,如厕,盆浴或淋浴、步行/轮椅、上下楼梯等 5 项;认知功能包括理解、表达、社会交往、解决问题、记忆认知功能等 5 项。评定内容及标准见表 7-10。这些资料通过直接观察和(或)与了解孩子功能性活动能力的护理人员交谈来收集。

表 7-10 儿童功能独立性评定表(WeeFIM)

		项目		评估日期
自理能力		1	吃饭修饰	
		2	梳洗	
		3	洗澡	
		4	穿裤子	
		5	穿上衣	
		6	如厕	
	括约肌控制	7	膀胱控制	
		8	直肠控制	
		9	床、椅子、轮椅间	
运动功能	转移	10	如厕	
		11	盆浴或淋浴	
	行走	12	步行/轮椅	
		13	上下楼梯	
		运动功能评分		

续表

			项目		评估日期
认知功能	交流	14	理解		
		15	表达		
		16	社会交往		
		17	解决问题		
		18	记忆认知功能		
	社会认知评分				
		WeeFIM 总分			
		评估人			

评分标准：与 FIM 评分原则相同，在 7 个水平分级的基础上评分，所有 18 个项目分别从 1~7 给予记分，总分最低为 18 分，最高为 126 分。

7 分：完全独立。

6 分：有限制的独立。

5 分：监督。

4 分：最小帮助（自己付出 75%的努力）。

3 分：中等帮助（自己付出 50%~74%的努力）。

2 分：最大帮助（自己付出 25%~49%的努力）。

1 分：完全帮助（自己付出＜25%的努力）。

总评分分级：

126 分：独立。

108~125 分：基本独立。

90~107 分：极轻度或有条件的依赖。

72~89 分：轻度依赖。

54~71 分：中度依赖。

36~53 分：重度依赖。

19~35 分：极重度依赖。

18 分：完全依赖。

儿童功能独立评定的注意事项如下。

（1）可通过直接观察儿童和（或）询问其父母或照料者。

（2）评分是根据被测儿童按一定规则完成活动的能力，而不是该儿童偶尔能完成的活动。

（3）要评定全部 18 个项目。不要留空格。如果因安全考虑不能测量，则填写 1 分。

工具性日常生活活动能力量表（instrumental activities of daily living，IADL）是由劳顿（Lawton）等于 1969 年开发的一个量表，量表主要有 8 个维度。

（五）环境评定

依据对环境进行评定时要根据 ICF 和 ICF 量表提出的环境因素限定值和分级，限定值用"障碍"或"辅助"来判断，每项环境因素都按 5 级来评定，采用 0~4 尺度来表示。对环境的评定若根据环境的障碍程度来判断时，则分值从无障碍的 0 到完全障碍的 4；若根据在该环境下需要辅助的程度来判断时，则在分值前要冠以+号，从无须辅助的 0 到完全辅助的+4。评定内容及标准见表 7-11。

表 7-11 环境评定分级

级别	障碍		辅助		百分比
	障碍状况	障碍分值	辅助状况	辅助分值	
0 级	无障碍（没有，可忽略）	0	无须辅助	0	0%～4%
1 级	轻度障碍（一点点，低）	1	轻度辅助	+1	5%～24%
2 级	中度障碍（中度，一般）	2	中度辅助	+2	25%～49%
3 级	重度障碍（高，很高）	3	重度辅助	+3	50%～95%
4 级	完全障碍（全部）	4	完全辅助	+4	96%～100%

三、现代科学技术的评价

康复评定是对外在的功能障碍进行量化评价的过程。康复评定是现代康复医学的一项重要内容，在中医康复望、闻、问、切辨证评价的基础之上，采用现代医学康复评价的方法对患者的功能障碍进行再评估，可以在临床康复方案的选择上更加明确。现代康复学的康复评定是指在临床检查的基础上，对患者的功能状况及水平进行客观、定性和（或）定量的描述，并对结果做出合理解释的过程，又称"功能评定"。

现代康复医学评定的方法和技术多是实体的数值和图像，以物理学和临床实验学的检测及评估为主。此外，随着计算机技术的发展和应用，不断涌现了新的诊断和评估的仪器与设备，如步态分析仪、电脑平衡测试仪、VALPAR 职业评估仪、肌电图仪等。基本上可以说每一次新的评定技术的飞跃都会带来新的康复方法的诞生，很多评定的仪器如等速肌力仪等本身就身兼评定和治疗两种功能。只有积极借鉴现代的康复评定方法及现代康复评定的理念，中医康复学才能有新的活力。

（一）电诊断

电诊断包括神经肌电图、神经传导速度测定、神经反射检查、诱发电位、低频电诊断等。神经肌电图简称肌电图（electromyography，EMG），它是对肌细胞在各种功能状态下的生物电活动进行检测分析，评估脊髓前角细胞、轴索、神经肌肉接头、肌纤维的功能，同时还可以结合躯体的运动神经、感觉神经诱发电位的检查分析，了解运动和感觉神经纤维通路及病变部位，对神经肌肉做出定性、定位的诊断和功能评定。根据肌电图的表现推测病变的性质、部位和程度。神经传导测定是一种客观的定量检查。应用脉冲电流刺激运动或感觉神经，来测定神经传导速度，判定神经传导功能，借以协助诊断周围神经病变的存在及发生部位。诱发电位指中枢神经系统在感受内在或外部刺激过程中产生的生物电活动。临床上常用的诱发电位有躯体感觉诱发电位、脑干听觉诱发电位和视觉诱发电位、运动诱发电位。各种诱发电位都有特定的神经解剖传输通路，并有一定的反应形式。低频电诊断用低频电流刺激神经肌肉组织，根据肌肉对电流的反应特点来判断神经或肌肉的功能状态，以诊断疾病。

脑电图是通过脑电图描记仪将脑自身微弱的生物电放大记录成为一种曲线图，以帮助诊断疾病的一种电生理检查方法。脑电图检查可以用于癫痫的诊断、分类和病灶的定位；对颅内器质性病变如脑炎、颅脑外伤、脑血管疾病及颅内占位性病变等的诊断有辅助诊断价值，对意识障碍的评估有一定意义，随着康复医学的发展，脑电图也用于生物反馈的治疗。定量脑电图是一种可量化、客观、无创的脑功能监测手段，通过测量患者脑电生理活动，以判断患者是否存在异常脑电变化，具有客观、简单等特点。定量脑电图是用标准化和可重复的数学算法分析脑电图，将普通脑电图记录到的大脑神经元电活动信号定量、直观地呈现，可清晰显示脑电活动的演变过程，便于操作者研究和学习。既往研究其不同参数在阿尔茨海默病、帕金森病等多种疾病所致认知功能障碍的评估及筛查中可提供一定的参考价值。定量脑电图通过生物工程技术将生物电信号转化成数字信号，以便于临床定量使用，减少主观阅图偏倚。此外，对于脑卒中所致生理及心理改变无法完成量表评估者，定量脑电图可从客观角度给予一定参考价值。定量脑电图前额部α与δ功率比（DAR）与全头部α相对功率对急性脑卒中后认知障碍具有较好的预测价值，有利于指导治疗并且改善患者治疗后认知情况。将定量脑电图与认知功能量表评估结合可能可以提高临床评定的准确率。如有研究将定量脑电图与 MoCA 结合诊断帕金森病患者认知障碍比单纯一种评估方法准确率更高。定量脑电图操作简单，可重复性强，能无创地反映脑功能，作为早期预测疗效工具值得推广。定量脑电图如能结合电生理学和神经影像学及动物实验也可进一步加深对神经精神疾病的理解，更好地为患者提供个体化有效的治疗。

（二）生物力学检测

生物力学是研究生物体或生物材料在机械运动过程中，力和力的作用规律及其应用的科学。进而从功能变化推知其生理、病理含义，为预防和治疗提供依据。临床生物力学是从生物力学的角度了解和解释人体组织器官（从器官到组织、细胞、分子水平）功能失调的原因并为临床医生在治疗方面提供方法学评价，改进治疗效果。运动康复生物力学的任务包括人体运动的基本力学原理与控制，人体组织、器官的生物力学特性及其运动适应性，运动损伤预防与诊断、运动康复，矫形与健康促进，设计、改进运动训练、康复训练器械及运动护具。

生物力学从下肢肌肉力量、本体感觉、平衡控制等神经肌肉控制系统探索人体生物力学特征。近年来研究发现，运动不仅是机体对肌肉骨骼运动控制的结果，还包括感知觉、大脑认知和运动系统的交互作用。目前有研究采用双任务范式关注认知与神经肌肉行为控制的相互影响问题，是研究它们之间相互关系的有效手段。双任务范式中，会出现行走步速降低、步态变异性增大、动态稳度降低、踝关节跖屈力矩峰值降低、下落跳地面反作用力增大。双任务范式研究可能更有利于探索动作背后的认知姿势控制特征，为老年人科学高效地预防跌倒训练提供数据支撑。三维有限元法因其具有科学、客观、可重复性等优点，可模拟、计算复杂情况下脊柱不同节段各结构的生物力学特点，被广泛应用于脊柱的力学研究中。此外，采用生物力学量化研究可以为中医手法进行系统直观的描述与记录，使测量手法操作时产生的相关参数准确。力学因素在股骨颈骨折术后并发股骨头坏死过程中具有重要作用。有限元分析结果显示，股骨颈骨折术后患者站立时股骨受力主要集中于股骨干部位，股骨颈等部位应力较小；步行过程中股骨颈上下方和外侧皮质是应力主要集中的部位,起立动作时应力主要由股骨干向股骨距及股骨颈上端延伸,最大应力集中于股骨颈内侧股骨距位置并延伸至股骨干;下蹲动作时应力主要由股骨干逐渐向股骨颈方向延伸,而最大应力集中于股骨干的部位。

(三)影像检查技术

康复专业的常见疾病包括骨骼肌肉退行性改变、脊柱和头部外伤、脑卒中和中枢神经系统退行性病变。近期超声诊断在骨骼肌肉系统病变中具有广泛应用。在过去的 20 年中,计算机断层扫描(CT)和磁共振成像(MRI)已经成为评价骨骼肌肉系统及中枢神经系统最精密的检查手段。肌肉骨骼超声可提供神经、肌腱、肌肉及关节隐窝等构造的高分辨率及实时动态。神经影像学是认知功能障碍评估的重要组成部分,分别在结构、功能和代谢等方面发挥着不同的作用,为疾病的早期诊断、痴呆严重程度的评估提供客观的生物学指标,如对于血管性认知功能障碍,结构影像有脑萎缩、明显的白质低密度伴局灶性梗死等。如有研究表明,脑损害的体积、在皮质下的部位,梗死灶的数量等与痴呆的严重程度相关。有人认为左侧大脑半球、丘脑、前脑和额叶对认知障碍有重要作用。前额区梗死较其他部位额叶梗死更容易发生认知障碍,即使有很小的孤立病灶存在,也可导致认知功能缺陷。顶叶、枕叶血管病与认知障碍也有一定相关性,尤其当累及优势半球角回时,即使较小的单一角回梗死,亦可导致严重认知障碍。多研究表明,即使在 VCI 早期,白质疏松就与认知功能缺失有关。以往大多是与阿尔茨海默病进行对照。有多项研究通过定量或半定量技术发现脑白质病变的程度、部位、体积与认知障碍相关。大型流行病学调查发现,WML体积与认知损害的严重程度有关,且与额叶和颞叶相关的认知领域(如注意、视空间功能、执行功能等)更易受到损害。脑萎缩通常与退行性病变及记忆障碍相联系,皮质下缺血性痴呆患者的海马和皮质容积减少可预测痴呆患者的认知损伤。海马体积与 MMSE 呈显著相关,海马体积是常染色体显性遗传性脑动脉病认知障碍的独立预测因素。此外,有研究发现内侧颞叶萎缩也可见于血管性痴呆。

功能神经影像学检查对 VCI 病理生理方面的研究优于结构性神经影像学,在痴呆患者出现结构性病理改变之前即可发现异常。包括扩散张量成像、氢质子磁共振波谱成像(MRS)、单光子发射计算机断层扫描和正电子发射计算机断层扫描等。扩散张量成像能够检测活体组织病理状态下各组织成分之间水分子交换的功能,显示常规 MRI 无法观察到的白质纤维损害。DTI 有两个常用的测量参数:各向异性分数(fractional anisotropy,FA)和平均扩散度(mean diffusivity,MD),能反映水分子在白质内扩散的优势方向,显示脑白质纤维束的走向,从而提供组织结构的完整性信息。MD 值的升高和 FA 值的降低表示白质完整性受到破坏。华勒变性、细胞外淀粉样物沉积、小血管病变均可引起白质的这种病理改变。氢质子磁共振波谱成像能利用原子核磁共振频率的微小变化,测量活体脑内某些化学物质的代谢信息,是一种新的可直接获得活体组织细胞代谢信息的无创性检测技术。主要指标包括 N-乙酰天门冬氨酸(NAA)、胆碱(Cho)、肌醇(MI)及肌酸(Cr)的浓度。合并腔隙性梗死的痴呆患者额叶皮质 NAA 降低与 WML 体积和腔隙性梗死的数量显著相关,与痴呆组和正常组相比,其白质区 NAA 下降更加明显,痴呆组海马 NAA/Cr 明显低于正常组。单光子发射计算机断层扫描脑血流灌注显像在血管性痴呆研究中主要以 ^{99m}Tc 标记脑血流显像剂为示踪剂检测局部脑血流（regional cerebral blood flow，rCBF），反映不同脑区血流灌注和功能状态。与健康对照组比较，SIVD患者的双侧丘脑、前扣带回、颞上回、尾状核头和左侧海马旁回的标化CBF都显著降低。

正电子发射计算机断层扫描可检测不同脑区葡萄糖代谢率、氧代谢、血流状态等变化以反映脑功能，常以 $^{15}O-H_2O$、^{18}F-脱氧葡萄糖（$^{18}F-DG$）、^{13}N-氨水（$^{13}N-NH_3$）等作为示踪剂。FDG-PET研究发现皮质下腔隙性梗死可引起额叶代谢率降低，尤其是前额皮质，该区域代谢活性的下降与执行功能下降呈显著独立相关。用像素的多变量分析技术分析氟代脱氧葡萄糖图像鉴别痴呆与对照组的特异度超过90%。

功能磁共振是基于血氧水平依赖检测功能相关脑区低频波动信号。具有无创、高时空分辨率、重复性强、易定位等特点，为研究人脑功能状态提供了一种重要手段，近年来也为脑功能特别是认知功能的评估提供了辅助和可能。fMRI对研究大脑自发活动、各脑区间的功能联系、脑功能的发育及可塑性、神经精神疾病等方面具有明显优势。影像学证据显示，认知衰弱老年人可能存在记忆相关脑区的神经活动异常改变。在角回和后扣带回/楔前叶等默认网络（DMN）节点的脑区在记忆提取过程中被显著激活，提示后默认网络在情景记忆提取过程中起主导作用。

第三节　中医康复评价方法的建立

在康复医学中，客观的评估和测量可以为专业人员、疗效与科学可信性之间的关联性提供良好的科学依据。应用客观测量，可以比较患者个体间的差异，患者个体在一段时间内的前后差别，同时也可以根据个体的目前情况进行预后评估。在物理治疗学、心理学及康复医学领域，已经建立了各种测量和试验的标准，然而目前国内中医康复中使用的评估工具多源于国外引进，无法体现中医康复形神一体、功能为用的辨证思维。因此，建立一套具有中医特色、客观、便捷、规范的评价工具对于提升中医康复服务能力至关重要。

一、量表

评价量表能让评价者和患者获得及时、详细的反馈。只有在治疗后尽快给予反馈才能最有效地帮助患者在后续康复中做出积极的改变。随着从治疗到给予反馈时间间隔的延长，反馈的价值会下降。而详细的反馈比起最终的分数能够让评价者和患者更了解患者的病情。

在康复医学中，客观的测量可以为专业人员、疗效与科学可信性之间的关联性提供良好的科学依据。中医康复评价量表的编制策略是通过对整个评价过程进行总体筹划，对所应用的理论基础及定义进行界定，明确评价的目的、对象及测量学指标等，以保证评价量表的质量。

量表研制的研究小组由临床医师、心理学与伦理学专家、统计学专家及调查者组成，访谈时以患者为中心，患者对量表结构的定义、条目的提出和筛选起到关键性作用，医师主要负责量表框架调整及条目池的调适。拟定量表架构，可以参考某一个学者的看法，或是综合数个学者的理论，并结合中医康复理论和特色拟出所要编制量表的架构，具体过程如下。

决定分量表的个数：根据参考的理论，确定评价量表分量表数量。若无理论基础，则用探索性的事实因素决定其因素的多寡。如此量表有若干个因素，编制者应先将其定义写出来，以便编制题目之用。

决定正式量表的题数：一份量表的题数，并无定论。一般而言，评估可用时间越长，题目越多；所测特质的灵敏度越差，则需要越多的题目区分不同的群体。

决定预编的题数：预编题数一般要比正式题数多，对编制量表的专家而言，预编题数大约比正式题数稍多几题即可。正式的题数若定为 10 道题，则只要预编 12 或 13 道题就可供筛选。

决定量表的量尺：量表的量尺以五分或四分的形式较为多见。有的学者将量表分成六分、七分，甚至九分，主要是由于人类的感知觉不是特别灵敏。

（一）条目形成

条目形成是量表编制中的关键问题之一，应遵循重要性大、敏感度高、独立性强、代表性好、确定性好的原则。提出问题时需注意以下几点标准和要求：①问题须与研究目的一致，紧紧围绕评估主题；②问题的类型须合适；③问题容易回答；④问题不涉及个人隐私；⑤问题不得有暗示作用；⑥问题不能超出作答者的能力。

对于备选条目，组织专家进行讨论，将不易理解及语义含糊的条目删除或修改，初步保证入选条目的合理性，再联合多种方法筛选条目。在初量表的临床预试中，根据专家的意见及条目的困难度等筛选出来。在正式临床测试中，经过以下统计学方法删除条目：①t 检验。独立样本的 t 检验显示条目未达到显著性水平。②因素分析。在探索性因素分析中，按以下原则删除条目：共同度小于 0.35；载荷小于 0.35。

（二）预试

量表题目编好以后，需要进行预试，以确定题目的可用性。预试的样本应至少有 200 人。

（三）项目筛选

在预试完成后，需对条目池进行项目筛选，进一步完善中医康复量表的内容，确保量表质量。可根据以下经典测量理论的统计方法进行。

（1）离散趋势法：此法从敏感性方面筛选条目。条目的离散程度越低，区分能力就越低，因此将离散程度高的条目纳入量表，一般可利用各条目得分的标准差直接来衡量其离散程度。

（2）因子分析法：是从代表性角度筛选条目。通过因子分析，并做方差最大化正交旋转，删除各因子上负荷较小（<0.4）及在两个或两个因子以上负荷大小相近的条目。

（3）相关系数法：此法从代表性和独立性两个角度对条目进行筛选。按照预想的理论结构，计算每个条目与其所属维度及其他维度的相关系数，删除相关系数较小（<0.6）的

条目。

（4）克龙巴赫α系数（Cronbach's α系数）法：此法从内部一致性的角度对条目进行筛选。计算每个领域的 Cronbach's α系数，如果去除某条目后 Cronbach's α系数上升较大，则说明此条目的存在对该方面的内部一致性有影响，应该删除该条目，反之则保留。与 Cronbach's α系数法具有相同效果的还有修正条目相关系数法（corrected-item total correlation，CITC）。

此外还可以根据项目反应理论来弥补经典测量理论长期发展的不足，项目反应理论又称潜在特质理论，它以概率来解释被试对象对条目的反应和其潜在能力特质之间的关系。

（四）项目分析

项目分析的主要目的是针对预试的条目加以分析，以作为正式选题的参考。进行项目分析时，通常有两种方法可以使用，第一种方法是 t 检验法，第二种是相关分析法。在作项目分析时，这两种方法都是以单条目为单位来进行分析。以 t 检验而言，在进行项目分析时，是以该分量表总得分的高分组（前 25% 的受试者）和低分组（后 25% 的受试者）在每一条目得分的平均数进行差异比较。所得的值称为决断值（critical ratio，CR），CR 值必须高于查表的临界值才具有鉴别力，有的学者建议 CR 值至少应达 3 以上为佳。

在应用相关分析法时，有两种方式，一种是含本条目在内所得的相关，另一种是不含本条目在内的相关。进行第一种相关法时，首先将每个受试者分量表的总得分算出来，然后以条目为单位计算每一条目与总得分的相关。一般而言，相关系数至少应达 0.4 以上为佳。进行第二种相关法时，以每一条目和该题所在的分量表的总得分（不含该条目）求相关。一般而言，相关系数应达显著水平才算是具有鉴别力的条目。

（五）编制正式题目

在经过项目分析之后，便可开始编制正式的题目。编制者可根据项目分析的结果来进行选题，只要鉴别力合乎标准的题目都可以选为正式的题目。若项目分析所得各题的决断值都合于要求，则由高而低选出预定要的题数。

二、量表的构建及验证

（一）测量数据的类型

在临床研究和实践中，测量参数的多样性导致了测量和试验存在着多种形式。尽管测量数据众多，但是总体上可以分为 4 类：定类、定序、定距、定比数据，这决定了测量者如何分析和解读测量结果。定类和定序数据主要用于离散测量中，而定距和定比数据主要用于连续测量中。

定类数据又称名目尺度，其作用是对无等级次序的数据进行分类，其目的是依据特定的变量，将受试人群（对象）划分到不同的群体。

定序数据，又称类别尺度，作用是人为地将不同个体划分到不同类别中去，这些类别具有排他性和离散性的特点，并且存在逻辑上的分级现象。在临床实践中，定序尺度是最常见的测量数据，如徒手肌力测试和功能结果测量（如功能独立性测量）等。

和定类、定序数据不同，定距数据属于连续数据，又称为间隔尺度。一个间隔尺度包含多个连续的数据单元，这些数据单元的间距相等。临床中，关节活动度评分（将关节活动度分级）和视觉模拟疼痛评分（0～10连续等级）就属于定距数据。

定比数据又称比率尺度，也是一种定距数据，但区别在于存在基准值0，即变量值为0时，表示没有。

（二）测量目的

选择了测量数据的类型后，接下来就要确定自己的测量目的。测量目的无外乎下列两者之一：即对受试对象的某种特征、行为、功能或预后进行广度筛选或深度评估鉴定。

1. 筛选试验

筛选试验有如下3个可能的应用范围：鉴别"可疑"患者和"正常"人群；确定需要进行深入评估的人群；对若干大类的人群进行粗略评估。例如，针对康复患者的定向测试就属于筛选试验。该测试主要用于筛查继发性定向障碍患者（定向障碍继发于外伤性脑损伤、脑血管意外、癫痫发作、脑肿瘤或其他神经病变）。该测试筛查了患者对于人、人所处的情境、位置、时间、时间表及时间连续性的定向感。另外学龄前儿童的Miller评估量表也是一个较好的筛选试验。它主要用来筛查学龄前儿童以下几个方面存在的问题：感觉、运动、言语、认知、行为及视觉运动整合。

筛选试验的优势在于它可以对一系列行为、性状和特征进行抽样和总结。但是它也存在局限性，当样本量较小时，假阳性结果就会出现增多趋势。在对患者进行诊断或制订治疗计划时，一定要谨慎使用筛选试验。筛选试验最为有效的用途是，它可以提示对于患者的某些特定问题，是否需要进行更深层次的检查或治疗。

2. 鉴定试验

鉴定试验有如下5个可能的用途：深度评估受试对象的特定行为；为干预措施的制订提供有用信息；确定特殊程序的配置；为疾病进展的监控提供测量方法；提供疾病预后信息。如波士顿诊断性失语检查就属于鉴定试验。鉴定试验的优势在于假阳性率较低；评估的是一系列具有代表性的行为特征，可以用于诊断、治疗计划的制订等；可以提供有关受试个体功能水平的相关信息。它的劣势在于试验花费时间较长；需要专门经过培训的人员来进行测试、评分和解读试验结果。

（三）标准参考测验与常模参考测验

测验结果的合理解读需要参照受试对象的标准预期行为，即标准化测验。有两种类型的标准化测验：标准参考测验与常模参考测验。

1. 标准参考测验

在标准参考测验中，测验得分的解读要依照受试对象在测验中的表现，这些表现与受试对象可能达到分数的连续性需要保持关联。测量的重点在于受试个体能够做到什么，或知道什么。个体在测验中的表现需要与固定的标准预期表现相对照，而不是与参照组对照。结果的解读需要依据一个绝对标准，各单项成功完成的总得分就是一个绝对标准。标准参考测验可用来比较同一个人逐次表现间的差异。标准化测验可用来测量一组特异的行为目标。

2. 常模参考测验

常模参考测验的对象是具有代表性的人群样本，对其进行与兴趣变量相关的测试。它允许将个体的测量得分与人群剩余人员的预期得分相比较。报告的常模值（正常值）应该来源于所描述的人群。常模人群应该与测验的目标人群一致，观察目标人群的异常情况。测验结果报告的评分程序需要能够反映个体在正态分布中的位置（如百分位数、标准得分等）报告的集中趋势指标（如均数、中位数、众数）和变异性指标（如标准差、均数的标准误）要能够提供有关正常得分范围的信息，并且能够帮助确定测定结果的临床关联性。

（四）可靠性和一致性

可靠性的定义是一个测量能够提供连贯信息的程度（即消除随机误差的程度）。与之相对应的是一致性概念，它的定义是得到测量结果的相同程度。可靠性和一致性是两个完全不同的概念，需要采用不同的统计学方法来评估。高可靠性未必就意味着评估者之间存在绝对的一致性。若评估者对被评估者的评分存在差异，那么评估的一致性就较低，但却有可能同时出现所有被评估者得分的相对差异性保持一致。相反，低可靠性也并不意味着被评估者之间存在低一致性。当限制了得分范围或者分级变异较小时，低可靠性系数也会和高一致性同时出现，如果评估得分的相似性非常高，即使评分的一致性相对较高，可靠性系数也会降低，并且不能反映被评估者的相互关系。可靠性和一致性必须建立在目标人群的基础之上。

1. 评估者间信度（可靠性）和一致性

评估者间一致性的定义是独立评估者对一个被评估者的测试评估达成完全一致的程度。而相对的，评估者间信度则是指各评估者评估达到均衡的程度，可表示为均值偏差。也就是说尽管评估者间关联性的绝对数可能有所不同，但是评估者间的关联性却是相同的。评估者的独立性和观察力是确定评估者间信度和一致性的决定性因素。若评估者通过相互协调和相互参照能力的训练，那么评估者间信度和一致性系数将有可能人为地被扩大。

若多个评估者独立评估同一人群，评估者间信度和一致性系数能够让我们预估得分的测量误差。确定评估者间一致性或信度对于测试评估尤为重要，测试的评估主要依赖于评估者的技巧或判断力。合理的评估者间信度和一致性是比较多中心测试结果的基础。

2. 再测信度和一致性

再测一致性由同一评估者进行评分，被评估者在不同时期的试验中，得到完全相同分数的程度。再测信度是在不同时期的试验中，由同一评估者进行测试，同一被评估者的评估相对于其他被评估者排列顺序的一致性程度。再测信度（可靠性）是最基本和最重要的信度类型。它评估了不同的试验日，由同一评估者进行复测、被评估者受试表现的变异程度。当然，试验情境的变化也会造成评估者测试表现的变异。只有确定了被评估者和评估者逐日表现的波动幅度，我们才能确定兴趣参数真实的变化情况。在试验过程中，我们能够观察到试验参数发生变化，但是必须排除试验本身的变异及试验实施方法的不同。此外，在试验过程中，如果需要使用定量测量仪器，评估者必须要了解仪器校准的方法和频率。

对于大多数的物理测量，推荐的复测间隔时间为 1～3 天，而对于最大作用力测试，间隔时间是 7 天，这是因为必须要考虑到肌肉的疲劳因素，另外，复测间隔时间也不能超过参数预期自发变化的时间。因此。在实际操作过程中，我们必须给出足够但又相对较短的复测间隔时间，只有这样，才能将记忆、练习操作、成熟或退化等因素的影响降到最低。

3. 试验间信度和一致性

试验间信度评估了在一个试验阶段，用相同的测量工具和标准化测量、评分方法，一个评估者将重复试验排序的连续性。试验间一致性反映了在一个试验阶段内，由同一评估者对被评估者同一参数进行反复评分的稳定性。个体的测试表现，如疲劳、运动学习、动机的连贯性，都会影响到试验间信度和一致性。但是再测信度和一致性经常与试验间信度和一致性混淆，前者的试验间隔时间通常以天或周来计算，而后者的间隔时间则通常以秒或分来计算。试验结果只有来自一个试验阶段而非不同阶段的试验，才能提示高水平的关联级。

4. 复本信度和一致性

复本信度是测量同一试验的两种形式对被评估者评分的排序是否具有一致性。如果对一个被评估者进行多次测量，那么就需要考虑学习和练习因素的影响，因此就需要一个高水平的复本一致性和信度。复本一致性指的是同一试验的两种形式得到的评分的一致性。等效或平行形式是试验的两种不同形式。利用这两种不同形式的试验，我们在对等的难度水平测定被评估者的同一特征。如果一种形式的试验被当作预试验，而另外一种当作事后试验，那么复本一致性和信度就更显得尤为重要。

5. 人群特异性信度和一致性

人群特异性信度和一致性分别评估了某个特定人群测定试验的绝对和相对重复性（如 Ashworh 评分就是对脊髓损伤患者的痉挛状态进行分级）。这种类型的信度和一致性的变异也适用于测量人群的变异情况。

6. 信度和一致性的统计学解读

（1）信度（reliability）：所谓信度即是指量表可靠的程度，有信度的量表通常具有一致性（consistency）、稳定性（stability）、可靠性（dependability）及可预测性（predictability）等特性。一份稳定可靠的量表，几次所得的结果一般是一致的，而且可透过此量表对受试者做预测使用。测量的信度通常以相关系数来表示。在实际的应用中，信度指标主要有下面几种类型。

1）复查信度：所谓复查信度，是指对同一群对象，在不同的时间点采用同一种测量工具先后测验两次，根据两次测验的结果计算出相关系数，这一相关系数就称复查信度。通常两次测验的间隔以 2 周为度，有的甚至因其需要也有高达 1 个月或数个月的情形。两次测验的相关性若越高，则代表其越具有稳定性。一般而言，0.7 以上属高相关，0.4～0.6 属中度相关，而 0.3 以下则是低相关。

2）复本信度：所谓复本信度，是指将一套测量工具设计成两个（或两个以上）等价的复本，用这两个复本同时对同一研究对象进行测验，然后计算出其所得两个结果之间的相关系数，该相关系数即为复本信度。在进行这两类调查时，必须设计两份在内容、难度、长度、排列等方面都相类似的量表。这两套量表是等价的，故称为复本。然后用这两套量表先后对同一对象进行调查，并根据调查对象对这两套量表的相应问题所做出的回答结果，进行比较分析计算相关系数，就是复本信度。

3）折半信度：也称分半信度，其计算方法是将量表的题目分成对等的两半，分别求出两半题目的总分，再计算两部分总分的相关系数。分半的方法有很多，一般是将奇数题和偶数题各作为一半，而非前后分半，目的是避免顺序效应，即将调查的所有题目按性质难度编好单双数，在单数题目的回答结果与双数题目的回答结果之间求相关。使用分半信度时要注意：一是问卷题目所测的应是同一种特质；二是两半题目应是等值的。折半信度是将题目分成两半分别求得两个总分，然后再以积差（pearson）相关求两个分数的相关系数。由于题目被分为两半，常会造成信度偏低的现象。因此，需要再加以校正。较常用的校正方法有斯布（Spearman-Brown）、福乐兰根（Flanagan）、卢隆（Rulon）等校正公式。

4）克隆巴赫信度系数：在实证研究中，学术界普遍使用 Cronbach's α 系数。Cronbach's α 系数是 Cronbach 于 1951 年创立的用于评价问卷的内部一致性。Cronbach's α 系数取值在 0～1，Cronbach's α 系数越高，信度越高，量表（问卷）的内部一致性越好。Cronbach's α 系数不仅适用于两级记分的量表和问卷，还适用于多级计分的量表和问卷。

评分者间信度（可靠性）的测量误差有 4 个来源：评分者间缺乏一致性，受试个体缺乏一致的受试表现，测量仪器的测量不能保持一致性，检测者不能按照标准化程序安排测试。而影响再测信度（可靠性）的误差来源与评分者间信度的误差来源相似，如测量仪器、检测者、患者等。而有益于测量可靠性的因素也有如下几种。鉴别组别的能力：有足够的时间让患者展示他（她）最好的测试表现，而不会因为差的非典型性表现而受到惩罚；测试的组织工作要有利于患者测试表现的最佳化。此外，测试环境有利于患者的受试表现，测试者要有能力执行试验等。由于测试的适用年龄范围很广，因此每个年龄段都要进行可靠性测绘，而不是将一个年龄段的可靠性当作全体的可靠性。

总之，可靠性和一致性是客观测量的基本组成部分，缺乏再测信度的测量会包含比较大的测量误差，这将使测量成为无用测量，原因在于测量数据不能真实反映测量变量。可靠性是有效性的重要组分，但是好的可靠性或一致性并不能保证测量是有效的。

（2）效度（validity）：是指一个量表能够有效地测量到它所要测量的特质的程度，在实际的应用中，效度指标主要有下面几种类型。

1）效标关联效度：为了要验证所编的量表是否具有效度，最常用的一种方法即是效标关联效度法。此种方法是针对所编的量表找一个可参照的效标，假如所得的积差相关系数达中度相关以上（0.4 以上）即代表此份量表具有相当的效标关联效度。一般而言，适当的效标需具有相当的可靠性，否则无法有效预测所编制的量表。采用统计学方法可以评估标准相关效度的大小，对测量有效性的确认提供了明确的指导方针。两个对比试验的配对测量结果数值通常是不等的。

2）结构效度：因素分析用在效度的考验方面可分为探索性因素分析（exploratory factor analysis）和验证性因素分析（confirmatory factor analysis）两种。当编制者在没有理论作为根据而编制量表时，它只是由编制者依其概念将有关的题目编制出来，然后透过探索性因素分析了解所编的题目中究竟含有多少个因素。而当编制者依据某个理论来编制量表时，因为一个理论通常都会包含几个向度，亦即所编的量表相对也会包含这几个分量表。为了验证此项量表所包含的分量表是否和所用的理论一致就可用验证性因素分析来考验其效度。

在进行探索性的因素分析时，通常量表的编制者并不会预先知道会有几个因素，而是看特征值大于 1 的因素有几个，就决定有几个分量表。此外，虽然在统计软件包上有多种方法可抽取因素，但是一般多采用主轴法（principal axis method）。至于在转轴方面，有正交转轴（一般较常用最大变异法）和斜交转轴两种。通常可先用斜交转轴试做，看其各因素之间的相关性，若各因素之间是零相关，则改用正交转轴。若各因素之间有低相关（0.1～0.3）则直接用斜交法进行转轴。此时，以斜交转轴所抽取的因素就可加以命名，并将各因素中各题的因素负荷量较小的题目剔除（一般因素负荷量小于 0.4 的题目可予以剔除），然后重新进行一次因素分析，直至各因素所有题目的因素负荷量都达到 0.4 以上为止。假如采用正交法进行转轴也是同样的方式，先将各因素命名，然后剔除因素负荷量未达 0.4 的题目，再重新进行因素分析。

另外，在进行探索性的因素分析时，若是编制者综合若干个理论而合成一个量表（其中有几个分量表）则亦可先用斜交转轴试做，但可指定因素的数目，如编制的量表有五个分量表，就可指定以五个因素来做因素分析。因素分析后若各因素间没有相关性存在，可改用正交转轴；若各因素间呈低相关（0.1～0.3），就以此斜交转轴的结果呈现各题的因素荷量；若有两个因素间的相关性达 0.4 及以上，即表示这两个因素有很大的重合，应该将这两个因素合并为一个因素，然后再重新做斜交转轴，直到没有因素间的相关性达 0.4 以上为止。

至于验证性的因素分析，则是在量表的编制者根据某一个理论编出一个量表（其中有若干个分量表）的情况下，为了验证所编的量表是否符合原先的理论而用该方法加以验证。在进行验证时，可以使用 SPSS 的 LISREL（linear structural relations）软件包。例如，所根据的理论若有五个因素，而验证性因素分析所做出来的结果也证明是这五个因素，此时即可说此量表具有建构效度。

3）内容效度：指的是对测试的内容进行相关系统检查，以了解测试内容是否涵盖了拟测试行为领域的代表性样本。测试手册中应该给出测试的内容效度，这包括测试所需技能的相关信息、每个测试类别的测试条目数及每个测试条目的原理。通常情况下，如果专家认为行为领域的取样充足，那么就可以证明该测量的内容效度。

4）内部一致性：测量分量表和单个项目与总得分的关系，将有助于评估试验的属性。当如果一个子试验或测量条目与总得分的关联度较低，那么试验的开发者就需要对总得分相关性子试验效度提出质疑。该方法尤其适合为均质试验提供效度确认信息。一个试验倘若需要测量多种结构，那么它的预期内部关联性不会太高。Kuder Richardson 统计通常用于计算二分类数据的内部一致性。当测量存在两个以上水平的反应时，则推荐使用 Cronbach's α系数，最小接受水平通常为 0.7。

5）聚合效度和分歧效度：对于一个既定试验，如果与测量相同结构的不同试验存在高关联性（即聚合效度）。并且与测量不同属性的试验存在低关联性（即分歧效度），那么就能进一步证明其结构效度。一个试验的聚合效度最好是中等水平，这样就能表明该试验与其他试验测量的不是完全相同的结构。而如果一个试验的聚合效度很高，那么这个试验就未必有存在的必要，这是因为别的试验也可以代替该试验，完成对同一问题的解读。如果一个试验具备适当高的显著关联性，那么就表明该试验的聚合效度较好，并且与其他试验相比该试验还具备自己的独特元件，如果两个试验的关联显著性较低，那么就说明试验的分歧效度较好，这两个试验在理论上，测量的是无关的参数，如日常生活能力评估和语言表达能力评估。

6）区分效度：如果一个试验能够鉴定和评估两个受试群体的不同特征，并且两个群体的受试表现存在显著性差异，那么或能证实该试验存在确切的区分效度。

7）同时效度：主要用来处理目前推断是否具有合理性的问题。将测量结果与某些标准（如其他测量或相关现象）相比较是最具代表性的计算同时效度的方法。如果关联性很高，那么该测量就被认为有良好的同时效度。涉及同时效度的试验，通常是被用来诊断某种存在状态，而不是预测未来结局。

8）预测效度：是一个测量预测未来能力的指标如受试对象未来在其他测量中的表现，对一个干预方案的预后反应，或在某些日常生活任务中的表现等。在实际工作中，很难建立相应的预测效度，通常需要在试验被开发出来后，长期收集相关数据。因此，在康复医学领域，很少有测量确定了相应的预测效度。但是，预测效度有一子类，却对康复医学非常重要，即生态效度。这个概念指的是在自身环境下鉴别损伤、受限功能及缺损性能的能力。

9）表面效度：并不是测量效度的基本组分。它仅仅反映了被试者主观上认为测验是否测量了所要测量的心理特性。高水平的表面效度说明该试验的执行者仔细严格执行该试验的可能性较高，而受试对象也将有可能尽他（她）的最大努力完成试验。表面效度虽然不是基本效度，但是在大多数情况下，表面效度仍然是试验开发和选择的重要组件。人格和兴趣试验的表面效度不宜过高，这是因为这些试验需要隐藏其目的，以防止患者反应发生偏倚。

（3）敏感度（sensitivity）：又称反应度，是指在内、外环境变化时，若受试对象也有所变化，则测量结果对此变化做出反应的敏感程度。在临床上，如果一个评定量表的信度和效度较好，却检测不出患者出现的细微的、有临床意义的变化，还不能算是一个有效的评定量表。因此，我们可以这样理解，一个量表的信度和效度反映的是在不变状况下测量手段的准确性和精确性，那么敏感度则反映的是在变化状况下该测量手段的应变性。在实际应用中，如果受试对象经过康复治疗有所进步，评定结果能及时地反映出来，这说明该量表具有较好的应用价值。通常可从以下两方面来评价量表的敏感性。

1）统计学分析：使用该量表对患者在康复治疗前后分别进行测试，记录治疗前后的得分。如果治疗有效，则治疗前后得分的差别应该有统计学意义。此时，可使用配对 t 检验或其他分析方法进行统计学处理，根据得分的差别判断是否有统计学意义，从而判断量表的敏感性。

2）效应尺度：使用效应尺度测试评价量表的敏感度，效应尺度为治疗后得分（A）与治疗前得分（B）之差除以治疗前得分（A）结果的标准差［即（A-B）/A 的标准差］。一般说效应尺度>0.2 且<0.5 为较小效应，0.5~0.8 为中等效应，>0.8 为较大效应。如果临床上康复治疗确实有效，但该量表的效应尺度却不大，表明该量表的敏感性较差。

（4）其他因素

1）量表的简便性：是指所选择的量表简明、省时和方便实施。作为量表使用者，都希望量表简短、功能齐全、省时又无须经过特殊训练，且结果可靠。实际上，量表简短、省时就难全面；使用者不加训练和采用非标准化方法就会降低量表的信度，影响结果的可靠性。因此，使用者应根据自己的研究需要采用不同的量表，比如先用简短量表筛选，再使用项目多、功能较齐全的量表进行分类研究。几个量表同时配合使用，能弥补单一量表的缺陷。

2）量表的可分析性：使用量表的目的是要对评定对象的特征、行为或现象作质与量的评定，这就需要比较。量表的比较标准多用常模或描述性标准，而量表中的单项分、因子分及总分都是常用的分析指标。

康复评定要求有规范化的评定量表，有些评定量表是国际上公认的，而有些则是本地区、本单位根据需要自行制订的。后者在临床正式使用之前，需要对其信度、效度、敏感度和统一性进行研究。只有通过了这些研究，才能在临床使用，或推广应用。

第四节　中医康复结局评价的建立

一、患者报告结局指标概念

患者报告结局指标（patient reported outcomes，PRO），即患者报告结局指标的测评量表，包括所有直接来自患者或家属的关于其生活、健康状况和治疗的报告内容；是近年来开发的一种衡量与健康相关的生活质量的方法。PRO 量表与患者的健康和治疗结果直接相关，是目前国际上一致认可的、综合的临床疗效评价方案。在慢性病领域，该量表逐渐被认为是根据患者报告的结果指标来评估中医临床有效性的工具。参照量表编制的原理和方法，开发具有中医药特色的 PRO 量表，对促进东西方医学成果的交流、评价疾病的治疗效果，具有重要的现实意义。

随着现代医学模式从过去的纯生物医学模式向生物-心理-社会医学模式转变，人们越来越重视整体观，治疗疾病不再只是拯救生命。积极预防并发症，关注并提高患者的生活质量，是当前疾病研究的重点之一。而 PRO 正是从患者的角度出发，关注患者的主观情绪、功能改善和生活质量。

随着慢性病的增多和医学模式的转变，中医药既病防变、未病先防的理念和作用的传播，传统中医药疗效评价在传统医药研究中变得越来越重要。人们已经逐渐意识到传统医学理化指标在客观性和全面性上越来越无法满足临床结局评价的需求,在这种情况下,PRO作为从患者角度出发的疗效评价指标,在临床评价中的重要作用就显得尤为突出。合理运用 PRO 评价医疗干预措施,很多时候能够更准确、更敏感地反映问题,因而具有十分重要的实际意义。

二、PRO 量表分类

根据 PRO 量表的适用范围,大致可分为普适性量表和特异性量表两大类。临床上常见的普适性量表包括 SF-36、SF-12、NHP 等。它可以适用于各类患者和健康人,但对于患有某些疾病的患者,混合了某些与疾病无关的问题,从而造成患者一定程度的抗拒,并拒绝回答不相关问题进而造成数据缺失等。

特异性 PRO 量表是针对特定疾病设计的,对特定疾病的特定症状、体征和健康状况的变化做出更好的反映,提出更真实的反馈,如适用于癌症患者的欧洲癌症治疗研究组织生活质量量表(EORTC-QLQ-C30)。因此,临床上 PRO 量表的研制主要基于此类型。

三、PRO 与中医学的关系

(一)PRO 与中医问诊

中医学根据望、闻、问、切收集资料,进行辨证论治。数千年来中医学所沿用的"望、闻、问、切"传统四诊法中的问诊即是医生通过对患者或陪诊者进行有目的的询问,了解疾病的起始、发展及治疗经过、现在症状和其他与疾病相关的情况,以诊察疾病的方法。问诊是中医诊察疾病的重要方法,在四诊中占有重要地位,在四诊中收集的临床资料最多、最广,而且许多信息非问诊不可得。在问诊中,通过医患问答沟通,最终由患者所提供的有关疾病或自身健康状态的切身感受,均属于 PRO 的范畴。但问诊内容繁杂、信息量大,并受医患双方的主观因素影响,特别是在症状名称及内涵的规范、症状的量化分级、症状采集方法的规范、症状客观化分析等方面。因此在临床进行问诊过程中不仅需要一定的方法、技巧和经验,更应遵循科学的思维和规范的操作程序。

然而,传统中医问诊不及 PRO 量表的规范、标准和科学。PRO 量表在量化方面填补了中医问诊的不足,为中医诊断和疗效评价提供了新的工具。

(二)PRO 与辨证论治

辨证论治是中医临床诊断治疗疾病的思维方法和过程,辨证论治是中医诊断和治疗疾病的主要手段之一。辨证论治分为辨证和论治两个阶段,所谓的辨证就是将四诊:望、闻、问、切所收集的患者病史、症状等临床资料,通过分析综合来辨清疾病的原因、性质、部位、邪正之间的关系,概括判断为某种证。论治则是根据辨证的结果确定相应的治疗方法,辨证是确定治疗方法的前提和依据,论治是辨证的目的;通过辨证论治的效果,可以检验辨证论治是否正确。辨证和论治是诊疗疾病过程中相互联系、不可分割的两个方面。在临床各科及医案类著作中，记载了大量医师根据患者出现的自觉症状不同加减用药的方法，这部分内容现已成为总结中医治疗经验特色时的重点，也是中医对患者自身感受的重视在医疗实践中的又一具体体现。总之，中医通过问诊获得患者对自觉症状和生存质量的感受，并以此来评价疗效和指导治疗的辨证论治的操作模式，与现代医学对 PRO 研究和应用有着高度的内在一致性。

整体观念是中医学理论体系的主要特点之一，所谓整体，是指事物的统一性和完整性。中医学整体观念认为，人体是一个有机的整体，构成人体的各个组成部分之间，在结构上是不可分割的，在功能上是相互协调、相互作用的，在病理上是相互影响的。同时也认识到人体与自然环境、社会环境密切相关，人类在能动地适应自然和改造自然的斗争中，维持着机体的正常生命活动。这种内外环境的统一性和机体自身整体性的思想，就是中医学的整体观念。

根据 WHO 对"健康"的定义——健康不仅是没有疾病和虚弱，而且是身体、心理和社会上的完好状态。这是中医健康理论的基础和核心，其维度包括"形神统一""七情相关""天人相应"。PRO 研究是现代医学发展的产物，基于现代医学对人类健康的认识，PRO 量表的测量领域通常由生理领域、独立性领域、心理领域和社会领域等几个主要领域构成。由此不难看出 PRO 量表的领域维度与中医学整体观念的内在相关性和一致性。

四、中医 PRO 研制

（一）量表理论框架

PRO 量表的制订需要先对测量对象的概念进行界定，之后考虑从不同维度对这一概念进行反映和体现，亦即将这一概念分解为若干领域，从而构建起测评量表的域体系。WHO 认为健康有躯体、心理、情绪三个基本维度，西方的 PRO 量表在域体系构建上虽然并不完全一致，但都体现了 WHO 所倡导的健康概念。中医药 PRO 量表的研制在域体系的构建上，既要坚持 WHO 的健康概念，又要具有自身的特点。中医 PRO 量表的域体系构成虽不尽相同，但基本的领域内含是高度一致的，即以躯体症状为主要测量对象的生理领域、心理领域和社会领域三大领域为主。中医 PRO 量表的理论框架构建多是在中医理论的指导下完成的，中医问诊及病例深入访谈是中医药 PRO 量表域体系构建的特色方法。应结合中医理论包括"整体观念""辨证论治"等学说，所依托的中医核心理念包括"形神统一""五脏相关""天人合一""七情相关"等。通常来说，量表的研究者选择要测量的概念和域时，必须在与患者的访谈结合文献回顾和专家的意见基础上来确定。域体系构建完成后，便可对各个域从不同的角度设立测量指标，即将领域进一步细化为若干不同的可以进行观察的方面从而实现对抽象概念的可操作化。

（二）条目池

条目是组成 PRO 量表的最小单位，是患者报告信息的输入终端。具体条目的产生和条目池的形成是 PRO 量表研制过程中的重点和难点。中医 PRO 量表研制中常用的条目池产生方法主要包括德尔菲法（专家咨询法）、患者深度访谈法、文献分析法等。

（三）条目筛选

条目池形成后要进行预调查获得临床数据，而后利用多种统计学分析方法对条目池中的条目进行筛选。中医 PRO 量表中用到的条目筛选方法主要有离散趋势法、克朗巴赫系数法、因子分析法、专家重要性评分法等；上述条目筛选方法需综合运用确立纳入终选量表条目的准则。最后根据条目筛选的结果对量表理论框架做出优化和调整，便可最终形成正式的调查量表。

（四）性能评价

中医 PRO 量表的性能评价全面采纳了国际通用的评价模式，即通过统计学方法从可行性、信度、效度和反应度等方面对量表性能进行考核。

第八章 中医康复治疗

中医康复治疗历史久远,我国人民在长期生产生活实践和与疾病做斗争的过程中,经过历代医家的不断总结和提高,使其日趋完善。中医康复治疗方法丰富多样,包括传统运动、针灸、推拿、中药及音乐疗法等。这些疗法在保障人民健康、增强人民体质、恢复机体功能和提升活动能力上发挥了独特作用。

作为我国康复医学固有的优势和特色,中医康复治疗所包含的健康思想及其有效疗法已经成为疾病康复的核心手段,在疾病康复中发挥着不可替代的作用。比如,中医顺应自然、培养正气的健康思想与《养生延命录》"能中和者,必久寿"的摄生主张在维持良好的身心功能、预防各种疾病发生发展、减缓因增龄导致功能和活动能力下降中都发挥着重要的作用;"形神合一"的传统运动疗法不仅能改善运动能力、提高心肺功能,还能有效改善认知功能,改善精神和心理功能;针灸能改善各类功能障碍,缓解疼痛,提高生活活动能力等;中医药能有效改善内脏各系统功能、减轻慢性病患者疾病状态、减少药物依赖等。

中医康复治疗不仅强调综合协调各种有效的中医疗法恢复人体肢体运动、脏腑生理、精神心理的功能,同时注重适应自然环境及社会生活能力的提升,还强调结合自我的摄生养护与主动锻炼,从而改善伤病所导致的各种功能障碍,最大限度地发挥患者的潜在能力,提高患者生存质量,达到健康的最大化。

第一节 中医康复治疗的原则

中医康复治疗的原则是在整体康复观、辨证康复观、功能康复观的指导下而确定的,对康复医疗具有普遍的指导意义,是临床选择康复方法必须遵循的总原则。

一、形神共养

形是神的物质基础,形的功能又受制于神,中医康复治疗通过形神共养治疗功能障碍,既注重肢体、脏腑功能的康复,又强调情志活动和精神意识方面的改善。在对疾病的治疗和预防方面,中医康复主张"治神"与"治形"并用的"心身并治"。《素问·宝命全形论》就曾指出"一曰治神,二曰知养身,三曰知毒药为真,四曰制砭石大小,五曰知腑脏血气之诊。五法俱立，各有所先"，强调了形神并治，方可祛病的重要思想，使中医的治疗手段不仅仅局限于针药等躯体疗法，同时也包含了心理治疗，即通过调节生理机制而达到调节心理，或通过调节心理而达到治身之目的。

根据患者形体和精神及情志引起功能障碍的不同，中医康复治疗从形与神两个方面进行调理，既有长于养形康复的治疗方法，又包含长于养神康复的治疗方法。《素问·血气形志》曰："形乐志苦，病生于脉，治之以灸刺。形乐志乐，病生于肉，治之以针石。形苦志乐，病生于筋，治之以熨引。"形体安逸但精神苦闷的人，功能障碍多出现在经脉，治疗时宜用灸疗；形体安逸而精神也愉快的人，功能障碍多出现在肌肉，治疗时宜用针刺或砭石；形体劳苦但精神很愉快的人，功能障碍多出现在筋，治疗时宜用热熨或传统运动疗法。由此可见，形和神障碍的偏重不同，可选择不同的适宜治疗方式。

在形、神障碍均严重的情况下，中医康复治疗同时注重形神两方面的改善，体现了标本同治的思想。《素问·厥论》曰"皆因邪气乱，阳气逆，……，令身不仁，……，则令人身豚皆动，而形体皆无所知，其状如尸。"气机逆乱可导致"形体皆无所知"的精神意识障碍，同时又出现"令身不仁"的肢体功能障碍。《素问·脉解》曰："所谓少气善怒者，阳气不治；阳气不治，则阳气不得出，肝气当治而未得，故善怒。善怒者，名曰煎厥。"《素问·生气通天论》曰："阳气者，烦劳则张，精绝，辟积于夏，使人煎厥，目盲不可以视，耳闭不可以听，溃溃乎若坏都，汩汩乎不可止。"中医康复治疗认识到"煎厥"是因为肝疏泄的功能发生问题，以及阳气无法有效地输布全身，造成阳郁气热，运用针灸足厥阴肝经上的腧穴，中药天麻钩藤饮平肝息风、滋阴回阳、救逆而醒神等方法，既改善"煎厥"引发"突然昏厥，不省人事"的意识障碍和"善怒"的情志异常，又对"目不明""耳不聪"的视听功能的恢复起作用。

对于以肢体、脏腑功能障碍为主的疾病康复，通常以调和脏腑、疏通经络的传统运动、针灸、中药等疗法，治形为主，调神为辅。肢体功能障碍为主要表现的疾病，如痿证、痹证、颤证等，中医康复治疗首先解决"肌肉萎，足痿不收，行善瘛，脚下痛，饮发中满食减，四支不举"（《素问·气交变大论》）中表现出的肌力异常、运动能力减退的功能受限，以恢复功能活动、提高生活质量为先。功能受限过程中，患者容易出现情绪及精神的变化，正如《景岳全书·郁证》曰："凡五气之郁，则诸病皆有，此因病而郁也。至若情志之郁，则总由乎心，此因郁而病也。"因此，在治疗形体障碍的同时，应根据患者的精神情志变化，运用有关精神调理的治疗方法，如七情相胜疗法、疏导疗法、音乐疗法等，以提高康复的疗效。

帕金森病患者临床以静止性震颤、肌强直、运动迟缓和姿势步态异常等运动功能障碍为主要特征。随着疾病的发展，几乎所有帕金森病患者无可避免地出现情绪低落、兴趣丧失、负罪感、精神运动性迟滞或激越、焦虑等精神症状。徐震《太极拳发微·境诣第十》曰："骨节已舒，腱已柔韧，肌已调谐，肤已宽敏，步谐虚实，则置身自稳，举措自当，作止轻利，使力刚捷。"太极拳可以通过疏通经络、调和气血、强壮筋骨，在重心转移、运动控制、躯体转向等动作中，充分锻炼患者在运动过程中把握身体重心和调整姿势的能力，增加下肢运动的稳定性和灵活性，进而改善帕金森病患者的平衡和姿势稳定性，有助于改善运动迟缓、肌强直、姿势平衡障碍。与此同时，传统运动疗法中的"调神"有助于患者情绪的稳定。明·王肯堂《证治准绳·杂病》集前贤之大成，总结出了一套因人施治的治疗颤证的方剂，如星附散、独活散、摧肝丸。唐·孙思邈也在《备急千金要方》中指明，"金牙酒"可用来治疗"积年八风五痉，举身弹曳，不得转侧，行步跛僻，不能收摄"的动作迟缓和步态障碍，以上方剂通过调整肝的功能，使肝体、筋脉得以濡养，缓解肢体麻木、震颤、强直等运动功能障碍；使肝之疏泄功能正常发挥，情志得以舒畅，有利于缓解情志抑郁、心烦易怒等一系列郁证症状。针刺督脉、手足厥阴、手少阴经穴，从疏通经络、调节气血入手，"各补其荥而通其俞，调其虚实，和其逆顺，筋、脉、骨、肉各以其时受月，则病已矣"，能够治疗因气血不足、肢体失养出现的运动迟缓。

对于以情志及精神意识障碍为主的疾病康复，历代医家留下了包括情志相胜、言语开导、音乐治疗等疗法，通过调整人体精神状态、消除不良情志刺激，从而调整气机变化，恢复体内各脏腑功能的协调平衡，以治神为主，调形为辅。某些精神、情志异常的表现可以作为疾病和功能障碍的主症，这些异常情志变化同时又可以作为病因引起脏腑、气血功能紊乱，继而造成形体障碍，例如，张仲景《伤寒论》中提及的许多情志症状，如惊悸、神昏、谵语、癫狂，其中，惊悸可能引发胸闷不适的心功能异常，神昏可能导致胃肠消化功能减退等。

医者用情志相胜疗法可以有目的地激活、调动患者的特定情志体验，对气机升降、缓急等产生影响，从而纠正原有病态的气机紊乱状态，改善患者精神意识、情志活动并提高疗效。金·张子和《儒门事亲》中对情志相胜有系统而详尽的论述："喜可以治悲，以谑浪亵狎之言娱之……思可以治恐，以虑彼志此之言夺之。"在抑郁症的康复过程中，《素问·举痛论》曰："喜则气和志达，荣卫通利……则以闭塞者而和缓之。""喜胜忧"可缓解轻型抑郁或抑郁初期的"戚戚悠悠，精气但有消索，神志不振"的情绪低落、意志减退；"忧伤肺""喜胜忧"也能治疗抑郁症引起的"伤脾肺而困倦、怔忡、倦怠、食少者"（《景岳全书》）消化功能的减退。"思胜恐"可以缓解"恐伤肾"后的气机涣散，且"思"可生智，具有认知和思考的成分，医者有目的地引导抑郁症患者理性思考，训练其全面评价自我的能力，可使患者从根本上改变认知方式，形成积极、正向的思维模式，从而改善情绪低落、兴趣丧失、思维变缓、精力意志减退、自我评价过低等神方面的障碍；也能治疗顾锡论及"忧郁"时描述的"志意乖违，神情萧索，心脾渐至耗伤，气血日消，饮食日少，肌肉日削"肌力异常、消化功能减退等形方面的功能受限。

通过养形及调神之法，使人体脏腑调和、精气流通，以期达到"形与神俱，而尽终其天年"，良好的心态使患者更加积极地投入到康复活动中，以精神健全促进形体健壮，形体康健又更利于增强患者康复的信心，促进精神充沛，两者相辅相成，相得益彰，帮助患者身体恢复到先前的功能水平。

二、动静结合

中医康复治疗应当动与静结合，两者不可偏废。形体康复，以动为主；养心调神，以静为主。动以养形，静以养神，通过各种运动，促进气血畅达、精气流通，并结合呼吸训练，调节气息等方法兼能调神，促进气机通畅、气血调和、肢体舒展灵活，提高人体生理的气化作用，从而"各安其气，必清必静，则病气衰去，归其所宗"（《素问·至真要大论》），促进机体康复。

"动"一直被历代医家所重视，"动"可使阳气通畅，血脉流通，阴阳复归平和，有利于调理形体。《吕氏春秋·古乐》有记载，用"舞蹈以宣之"宣泄情绪、舒筋理脉的运动锻炼来治疗"民气郁阏而滞著，筋骨瑟缩不达"的精神抑郁与肢体功能减退。张仲景在《金匮要略·脏腑经络先后病脉证》中指出，"若四肢才觉重滞，即导引、吐纳、针灸、膏摩，勿令九窍闭塞"，通过运用导引、呼吸等方法助阳气通达全身，推拿和运动等方法疏通经络使关节活动灵活性增强，调和气血以促进血液循环，通利九窍，对于改善各脏腑功能有很强的增益作用，达到"若五脏元真通畅，人即安和"的健康状态。《后汉书·华佗传》曰："人体欲得劳动，但不当使极尔，动摇则谷气得消，血脉流通，病不得生，譬犹户枢，终不朽也。"华佗指出动能使"谷气得消""血脉流通"，阐述了运动康复的机制，并将导引术发展为"五禽戏"。形体运动还包括日常劳动，唐·孙思邈在《千金翼方》中指出"人欲劳其形，百病不能成"。除了主动的运动锻炼，日常劳动也可预防功能障碍的发生。

某些功能异常刚出现时，"静"有利于养心调神，使机体恢复之前的功能状态，正如明·汪绮石《理虚元鉴·二守》曰："初发病尚轻浅，有以静养安乐而不药得愈者。"《素问·痹论》曰："静则神藏，躁则消亡。"清·程杏轩《医述·医学溯源》中"欲延生者，心神宜恬静而无躁扰"，都是对心神宜静的论述。人能养神，保持神志清静，安宁舒畅，则能"脏安则神守，神守则身强"（《素问·脉要精微论》），有利于改善精神情志的异常变化，减少有关功能障碍的发生；反之，神不藏而躁动不安，则伤神而直接导致功能异常。心神为一身之主宰，统帅五脏六腑。中医康复治疗离不开对心神的调理。

动静结合有利于机体形神共养，促进功能的恢复。梁·陶弘景《养性延命录·服气疗病篇第四》曰："故行气之法，少食自节，动其形，和其气血，因轻而止之，勿过失，突复而还之，其状若咽，正体端形，心意专一，固守中外，上下俱闭，神周形骸调畅，四溢修守，关元满而足实，因之而众邪自出。"在疾病的康复过程中，行气导引既注重"动其形，和气血"活络肢体、调和脏腑气血来促使形的康复，与此同时，还强调"心意专一"使"神周形骸调畅"，动静结合，使营卫周流，经络相互贯通，气机协调，促进疾病向愈。

在传统运动疗法中，"动静结合"具体应用于呼吸吐纳与肢体运动相配合的功法，动肢体静呼吸，如风痹手足不随候导引法云："左右拱两臂，不息九通。治臂足痛，劳倦，风痹不随"（隋·巢元方《诸病源候论》）。因风邪滞痹于手足关节，促使手足关节气血运行迟缓、阳脉不通不能随意运动，进而导致关节功能障碍，运动行气治法，其一左右拱两臂运动肢体，动则阳气始生，使气血得以温通，手足功能渐而恢复；其二屏气不息，旨在引入清气、补正扶阳，推动气血更好地运行。诸如以不息的"静"协调配合肢体运动的"动"的功法，多有利于舒展经脉、活利关节，从而提升运动功能水平。

动静适宜，"动而中节"也是必须引起注意的。生命具有恒动的特性，朱丹溪曰："天主生物，故恒于动；人有此生，亦恒于动。"但动必须有度，不能太过，过则为妄动，过动则"煎熬真阴"而病，即"人之疾病亦生于动，其动之极也，故病而死矣"（元·朱丹溪《格致余论·相火论》）。"动而中节"可以理解为运动强度、时间、频率"中节"适度，对于不同的康复患者，运动量更应因人而异，不宜过度，做到"形劳而不倦"（《素问·上古天真论》）。动养不致太疲，静养不致过逸，对于心脏康复的患者而言，"中节"的标准则由患者自身的心肺功能、体质状况决定，其运动训练需因人、因时而异，即个体化地设计适宜的运动方案，保证慢性心衰患者运动训练安全、有效地开展。

三、技术融合

中医康复治疗方法复杂多样，针对功能障碍的核心病机，"杂合而治"，梳理、优化出最基本、最普遍适用的中医康复共性技术，融合形成可重复、可推广、规范化的技术方案，能更大程度地发挥中医康复的作用。正如《素问·异法方宜论》曰："故圣人杂合以治，各得其所宜，故治所以异而病皆愈者，得病之情，知治之大体也。"

清·杨继洲《针灸大成》中也强调指出："疾在肠胃，非药饵不能以济；在血脉，非针刺不能以及；在腠理，非熨焫不能以达。"不同的治疗方法，其效能及所达治病层次不同，临床在治疗不同的功能障碍时应考虑选择适宜的方法，同时应考虑各种方法在使用时的次第顺序。

中医康复各种治疗方法基于整体观的"因时、因地、因人制宜"也有不同的适用性。《素问·异法方宜论》中人对应春夏秋冬之四时：东方主春生，人气发于外，且"其病皆为痈疡""故宜针石以治其外"；南方主夏长，人气更发于外，且"其病挛痹"，容易引起痉挛和运动功能障碍，"故宜微针治皮毛"；西方主秋收，人气收于内，且"邪不能伤其形体，其病生于内"，容易引起脏腑功能的异常变化，"故宜毒药以治其内"；北方主冬藏，人气沉潜于下，且"脏寒生满病"容易引起虚寒引起的功能障碍，"故宜艾灸"；中央湿土主生化，人气守于中，"其病多痿厥寒热"，容易造成四肢痿弱的肢体功能障碍，"故宜引导按跷"。

其次，多种中医康复治疗方法的综合使用有提质增效的作用。肝主筋，若筋无肝血之濡养则可发为筋功能异常，出现肢体痉挛抽搐。《黄帝内经太素·痹论》云："用微熨之，令其调适，又以导引瘿紧，转引令其气行，方始刺之，此为疗瘿之要也，紧急牵令缓也。"该篇指出可先用熨法使痉挛的筋脉松弛，而后以导引之法调畅气机，再以针刺之法达到极佳的治疗效果。文中所述的熨法、导引和针刺三者综合治疗在缓解筋骨损伤后期关节僵硬疼痛，肢体屈伸旋转活动受限方面，更有利于肢体功能的快速康复。

许多需要进行康复治疗的病证，常由多因素所致，多系统受累，表现的功能障碍看似是局部的，但其形成及所产生的影响有可能会引发其他功能受限，用单一的康复方法不能解决问题。《素问·玉机真脏论》中，经络不通"盛痹不仁肿病"以致出现麻痹不仁或肿痛等活动受限，用汤熨（热敷）结合火罐、艾灸、针刺等方法来治疗。如果不及时治疗，会继而引发五脏功能不同程度的异常变化，可用按摩结合针刺治疗"肝痹"出现的胁痛和呕吐；用推拿结合中药或热汤沐浴等方法治疗脾功能减退出现的黄疸、失眠；用按摩结合中药解决小便不利的肾功能异常；用灸法结合中药治疗筋脉牵引拘挛。

中医康复传统方法与现代康复技术两者融合可提高临床疗效、改善康复结局。在轻度认知障碍的康复治疗中，认知康复训练能增强患者的定向能力、视觉空间分辨力，掌握特定的技巧与技术，发挥代偿记忆，加强分析处理问题的能力，促进功能活动。针刺百会、神庭两穴可起到通督调神、生髓益智、醒脑开窍之功。针刺神庭穴可治疗宋·王怀隐《太平圣惠方·针经》中"不识人"的记忆障碍，宋·王惟一《铜人腧穴针灸图经》中"戴目上不识人"的视力障碍，唐·孙思邈《备急千金要方》中"或烦闷恍惚，喜怒无常"的情感和行为异常。针刺百会穴可治疗《太平圣惠方·针经》中"忘前失后"的记忆障碍，《太平圣惠方·明堂》中"心神恍惚"的注意力和思维异常，《窦太师针经》"治五脏中风，不省人事，头风眩昏"的意识障碍。神庭、百会穴恰好位于与人的高级思维、记忆、情志活动等密切相关的额、颞、顶三叶的投射区，针刺神庭、百会两穴可改善脑的功能，提升认知功能。针刺结合认知训练优于仅接受认知康复训练患者，在认知康复训练的基础上辅助针刺疗法，能迅速改善疾病的临床表现，延缓疾病的进程，改善预后。

针对老年人跌倒的发生，长期规范的太极拳运动可以提高老年人的平衡能力、运动能力、反应能力，以及改善肌肉力量和步态。核心肌力训练能有效提高核心肌力，改善深浅层肌肉的灵活性和协调性，改善神经肌肉系统平衡、控制能力和本体感觉。将传统运动疗法与肌力训练进行合理的融合与优化，可优势互补，减轻老年人跌倒风险，提高康复疗效。

中西医康复方法融合及综合运用不是将多种传统方法简单的堆砌或康复技术的无序叠加，需要根据疾病本身的规律、证候、功能障碍结合三因制宜，以及各种康复疗法的特点综合分析，切合康复对象个体的实际状态，将技术进行合理地融合，起到优化中医康复方案的效果。

四、早期治疗

中医康复治疗的早期介入原则在张仲景的《伤寒论》中就有提及："凡人有疾，不时即治，隐忍冀差，以成痼疾。"其认为在疾病产生之初应立即治疗，不要等待拖延，不要希望侥幸获愈，如果拖延耽误最佳治疗时间，病情就会发生变化，可能成为难治痼疾。《素问·八正神明论》云："上工救其萌芽，……不败而救之，……下工救其已成，救其已败。"《金匮要略》曰："适中经络，未流传脏腑，即医治之。"清·徐大椿《医学源流论·防微论》说："病之始生浅，则易治；久而深入，则难治。"众多医家均认为在疾病处于萌芽阶段时，就应防微杜渐，以免加重病情，如急症或进行性加重的疾病，早期发现、早期诊断、早期治疗应给予高度重视。

在危急重症发病之初，尽早介入康复治疗，有利于保存其功能，防止功能障碍的进一步发展和加重。宋·窦材《扁鹊心书》中强调破伤风发作为急重症，曰："凡疮口或金刃破处，宜先贴膏药以御风，不然致风气入内，则成破伤风。此证最急，须早治，迟则不救。若初得此时，风客太阳经，令人牙关紧急，四肢反张，项背强直，急服金华散，连进二三服，汗出即愈。若救迟则危笃，额上自汗，速灸关元三百壮可保，若真气脱，虽灸无用矣。"在刚开始出现"牙关紧急，四肢反张，项背强直"肌肉强直性痉挛、阵发性抽搐等症状时，必须要用金华散、艾灸关元穴尽早干预，以免贻误病情。

西晋·皇甫谧《针灸甲乙经》曰："奔豚上抢心，甚则不得息，忽忽少气尸厥，心烦痛，饥不能食，善寒中，腹胀，引胁而痛，小腹与脊相控暴痛。"奔豚气一旦发作，就表现为危急症，出现胸闷心悸、气急心慌、头昏或发作心绞痛的心功能异常，以及"饥不能食""腹胀"等胃肠消化功能减退的症状。或迁延不愈，出现《难经·五十六难》中"肾之积名曰奔豚，……久不已，令人喘逆，骨痿，少气"咳嗽、憋气、呼吸困难、喘息等呼吸功能的异常。张仲景在《金匮要略·奔豚气病脉证治》中详尽精辟地论述了"奔豚气病"，其曰："病势之凶，无如此甚。然积则水邪而发则木气。其未发也，心下先悸，至其将发，则脐下悸作……此奔豚所以危剧也……凡惊悸一生，即为奔豚欲发之兆，不可忽也。"奔豚气病发作危急，在以上功能障碍还未产生之前，首先心里会因害怕而自觉心跳，因此在产生惊悸时就不能疏忽，要及早干预。

局部性障碍的存在，有可能会导致其他功能的异常变化甚至累及全身各系统，从而对疾病康复的结局产生不利影响。及早介入中医康复治疗，重视局部性障碍与整体功能之间的关联性，防止局部功能障碍的进一步发展，对于控制或减少活动受限恶化具有重要的意义。

《素问·奇病论》曰："五味入口，藏于胃，脾为之行其精气，津液在脾，故令人甘也；甘者，令人中满，故其气上溢，此五气之溢，名曰脾瘅。转为消渴。"糖尿病前期可以归纳在"脾瘅"范围中，表现为胃肠道消化功能减退。脾虚日久则脾不散精，脾胃的运化功能异常日久可生内热浊毒，由此可以导致胃、肾、膀胱等其他脏腑的功能异常，出现清·喻嘉言《医门法律》中"胃中坚燥，全不受水之浸润，转从火热之势，急奔膀胱，故溲数"记载的小便不利。隋·巢元方《诸病源候论》曰："水病者，由肾脾俱虚巧也。肾虚不能宣通水气，脾虚又不能制水，故水气盈溢，渗液皮肤。"脾肾功能均下降，表现出各种代谢异常，脾虚无法运化水湿而停滞体内形成水肿，肾虚造成膀胱不能正常气化，因而出现小便频、小便急等症状。历代医家运用针、药等方法对人体的经络、脏腑进行全面的调理，对糖尿病前期的"脾瘅"进行治疗，有利于截断功能障碍的发展，及早恢复机体"阴平阳秘"的状态。

明·秦景明《症因脉治》曰："肺胀之因，内有郁结，先伤肺气，上复感邪。"从咳嗽、咯痰、胸闷、气促进而喘证的肺功能障碍，病程日久，迁延不愈会出现《金匮要略·痰饮咳嗽病脉证并治》中"咳逆倚息，短气不得卧，其形如肿，谓之支饮""隔间支饮，其人喘满，心下痞坚，面色黧黑"类似于慢性阻塞性肺疾病烦躁心悸，面色晦暗的心功能异常；隋·巢元方《诸病源候论·痰饮病诸候》中"支饮，谓……其病，令人咳逆喘息，身体如肿之状"的水肿；甚至出现张仲景《金匮要略·肺痿肺痈咳嗽上气病脉证治》中"咳而上气，此为肺胀，其人喘，目如脱状"的意识障碍。在肺宣发肃降功能失常时立即改善患者肺功能，缓解胸闷憋喘、咳嗽、咯痰等症状，有利于稳定患者生存质量，防止肺局部功能障碍向心功能障碍发展，甚至出现意识障碍等肺性脑病表现的功能异常。

中医康复治疗的早期介入能够在机体损伤后，最大限度地恢复功能；也能够尽早预防局部功能受限的进一步发展，在治疗中具有指导意义。因此，不管危急重症还是容易迁延不愈的慢性病，都应该及早介入中医康复治疗，让人在疾病面前处于主动地位，提高康复疗效。

第二节　中医康复治疗的特色和优势

中医康复注重气候变化、地理条件等自然因素和社会因素，强调人体各个脏腑之间相互为用关系对康复疗效的影响，具有以下鲜明的特色和优势。

一、整体康复

基于人体自身相统一、人体康复与自然环境相统一、人体康复与社会环境相统一的整体康复观，中医康复诊疗强调形神合一、天人相应、顺应自然、适应社会，即利用综合性治疗的方法达到人、体、形、神功能和社会活动能力的恢复。

《灵枢·邪客》曰："天有四时，人有四肢；天有五音，人有五脏；天有六律，人有六腑；天有冬夏，人有寒热。"天地自然统一，人与天地相参，人体内部是一个有机整体。"筋、脉、肉、皮、骨"五体对应"肝、心、脾、肺、肾"五脏，对应"魂、神、意、魄、志"五神，"盖有诸内者，必形诸外"，从整体出发，把局部功能障碍与全身的脏腑、气血、阴阳的盛衰相联系，注重形和神两方面调理，做到"治病求本"。晋·皇甫谧在《针灸甲乙经·脾受病发四肢不用第六》中提及"脾病，不能为胃行其津液，四肢不得禀水谷气，气日以衰，脉道不通，筋骨肌肉皆无气以生，故不用焉"，说明肌力的功能异常与脾胃消化功能异常相关，其后"脾与胃以募相连耳""阳明者表也，五脏六腑之海"表明治疗时重视脾经、阳明经的调理。同样地，当出现"口缓不收，不能言语，手足痿躄不能行"的四肢痿软无力、行动不便并伴有言语不能时，《针灸甲乙经》解释"治痿独取阳明"，认为"阳明虚则宗筋纵，带脉不引"，治疗也应该"各补其营而通其俞，调其虚实，和其逆顺"。由此可见，中医康复是基于人体自身相统一的思想对患者进行康复治疗。当肌力下降时，重视脾胃功能的恢复，不仅能解决肌力异常问题，还对食欲下降等消化功能有所帮助。

人和自然具有相通应的关系，"人与天地相参也，与日月相应也"（《灵枢·岁露论》），"天生阴阳寒暑燥湿，四时之化，万物之变，莫不为利，莫不为害。圣人察阴阳之宜，辨万物之利，以便生，故精神安乎形，而寿长焉"（《吕氏春秋·尽数》）。中医康复治疗可以将气候、地势、自然界万事万物的变化等自然界的有利因素作为提高机体功能恢复的医疗手段。

顺应自然界的春生、夏长、秋收、冬藏的规律，依据四时气候的变化，有利于保持和恢复人体脏腑功能、调摄精神和情志，从形和神两方面促进阴平阳秘，气血流畅。正如清代医家高士宗说："四气调神者，随春夏秋冬四时之气，调肝心脾肺肾五脏之神志也"（《黄帝素问直解·四气调神篇》）。《素问·四气调神大论》专门论述了"春夏养阳，秋冬养阴"的顺时康复规律，指出对慢性阳虚体质的患者，当借助春夏自然界阳气升发之际以培扶阳气；对慢性阴虚体质的患者，应借秋冬阴气敛藏之际而滋养阴精。例如，三伏贴可以预防和治疗好发或加重于冬季的哮喘、痹证、体虚感冒等。

　　五方地域的形势差异、自然气候、水土风情、饮食起居、生活习惯等均有不同，清·喻嘉言《医门法律·申明内经法律》指出："凡治病，不察五方风气，服食居处，各不相同，一概施治，药不中窍，医之过也。"针对同一功能障碍，考虑地域差异，选择治疗方法也是中医康复治疗的特色之一。例如，同是痹证后期肢体功能轻度障碍，西北方地势高，冬季气候寒冷而干燥，可采用舞蹈疗法促使其肢体功能康复；而东南方地势低，夏季气候温暖而湿润，则可采取游泳的康复方法。日光浴、温泉疗法等方法都是在适应与利用大自然，使人与大自然协调一致，形成有利于健康的生活环境、气候条件，为恢复和增强人体健康服务。

　　中医康复治疗在天人相应的整体观指导下，综合考虑社会环境的各种因素对患者的影响，同时重视社会康复措施，根据患者的情况，有针对性地运用社会环境因素的影响来调和情志，有利于患者社会生活能力的恢复，提高生活质量。

　　古代医家很早就认识到，个人地位、经济状况的变化及人际关系等社会因素，能直接影响人体精神活动，产生喜怒哀乐等情志变化，进而影响脏腑功能的变化。如《素问·疏五过论》曰："故贵脱势，虽不中邪，精神内伤，身必败亡。始富后贫，虽不伤邪，皮焦筋屈，痿躄为挛。"明·李中梓《医宗必读·富贵贫贱治病有别论》中明确提出针对患者的不同社会环境常采取的相应治法，认为富贵者多"劳心""脏腑恒娇"，贫贱者"劳力""脏腑恒固"，"劳心则中虚而筋柔骨脆，劳力则中实而骨劲筋强"，因此"富贵之疾"采取"补正"的方法，"贫贱之疾"利于"攻邪"的治疗方法。

　　利用有益的社会环境因素，促进患者身心疾病康复的同时，增强其适应社会生活的能力。清·王燕昌《王氏医存》载"伶俐子弟，授读严师；敏慧童妇，归奉恶姑；诟责日甚，则变为痴呆"，阐述因错误教育方法的社会因素致使小儿情志不畅，心理压抑，反而"心智"受损，智窦不开。中医康复治疗重视构建和谐的社会环境，如社会制度、经济条件、职业环境、家庭关系、邻里关系等，有益于人类的健康长寿，正如汉·王充《论衡·气寿篇》所载："气和为治平，故太平之世多长寿人。"

　　中医康复治疗不仅仅在于人的肢体运动、脏腑生理、精神心理功能的恢复，还在于人适应自然环境及社会生活能力的提高或恢复，最大限度地发挥人的潜在能力、提高生存质量，达到健康的最大化，是全面的康复。

二、正气为本

　　"正气存内"是健康的标志。《素问·生气通天论》中"阴平阳秘，精神乃治"正是因为正气存内、气血充盈，组织结构完整、功能活动协调正常，使得邪气无隙可乘。"正气存内，邪不可干""邪之所凑，其气必虚"，在很大程度上，人体功能和活动能力决定着健康水平，并且影响疾病的发生与发展。人体功能和活动能力低下容易导致疾病。疾病发生后，人体功能受到不同程度的影响，机体功能的减退又加重疾病的状态，引发整体功能的进一步损害，由此进入不良循环。《素问·疏五过论》中提到"治病之道，气内为宝"；清·张璐《张氏医通》中提到"治虚邪者，当先顾正气，正气存，则不致于害……世未有正气复而邪不退者，也未有正气竭而命不倾者"，这些治疗理念均体现了中医康复的顾护正气的思想。中医康复治疗注重人的正气的培护与提升，有利于预防疾病、维护健康、提升功能，在疾病发生发展过程中，有助于改善疾病状态，利于机体康复。

正气为本作为我国康复医学固有的优势和特色，有利于维持良好的身心功能、预防各种疾病发生发展、减缓因增龄导致的功能和活动能力的下降。脏腑经络、气血阴阳的平衡是维持人体正常功能的基础，正气不足则功能异常，针灸可以通过恢复正气，增强机体免疫力而预防疾病，正如清·潘伟如《卫生要求》曰"人之脏腑经络血气肌肉，日有不慎，外邪干之则病。古之人以针灸为本……所以利关节和气血，使速去邪，邪去而正自复，正复而病自愈。"

宋·窦材《扁鹊心书》中曰"……，真气壮则人强，真气虚则人病，……，保命之法，艾灸第一""余五十时，常灸关元五壮……，渐至身体轻健，……，人于无病时，常灸关元、气海、命门、中脘，……，可保百余年寿矣"，指出在不同的年龄时期常灸关元穴、气海穴和命门穴，可以提高人体的正气，强身健体，延年益寿。

明·胡文焕《养生导引法》曰"夫生人者丹，救人者还，全则延年，去则衰朽，所以导引者，令人肢体骨节中诸邪气皆去，正气存处"，明确指出传统运动疗法发挥"正气"的主导作用，在预防早衰、治疗疾病及功能康复方面有一定优势。该篇还阐明了如果能勤奋学习、身体力行，则"骨节坚强，以愈百病"，达到增强体质的防病作用。此外，该篇详述导引治疗中风出现的"痹疴不随，耳聋不闻，头眩颠疾，逆上气，腰脊苦痛"一系列功能异常，多次强调传统运动疗法能调养正气，进而改善整体功能，对中风后遗症的康复十分有益。

对于一些慢性病，中医康复强调扶正固本，发挥减轻慢性病患者疾病状态、增强免疫力等优势。清·余听鸿《外证医案汇编》阐明"正气虚则为岩"。明·李中梓《医宗必读》则指出"积之成也，正气不足，而后邪气踞之"。历代医家认识到肿瘤（积证）发生的主要内在因素是正气不足，康复治疗必须重视调养正气。正如《医宗必读·积聚》详述："初者，病邪初起，正气尚强，邪气尚浅，则任受攻；中者，受病渐久，邪气较深，正气较弱，任受且攻且补；末者，病魔经久，邪气侵凌，正气消残，则任受补。"根据不同时期，人体正气强弱不一，提倡分期论治对早期癌症患者，正气尚足，免疫力强，可以采取力度稍大的治疗方案；对晚期癌症患者，应采取重补胜于攻的治疗措施，尽量提升正气，增强机体抵抗力，控制病情发展。金·张元素曰："养正积自除，……今令真气实，胃气强，积自消矣。"在肿瘤治疗中，中医康复治疗强调扶助正气、补益脾肾，同时力避滋腻伤中、攻伐伤正，通过调动激活机体自身的免疫力，以延长患者寿命，提高患者生存质量，甚至达到治愈肿瘤的目的。除此之外，中药治疗能够减轻和改善放、化疗的毒副作用，提高远期疗效。

在实践中，中医康复提出了"法于阴阳，和于术数"的摄生原则，在日常生活中倡导培养正气，避免伤病，以预防人体各种功能障碍；在功能损伤发生以后，培护正气使之能够与邪气抗争，防止病情的发展和蔓延，又能够提高机体对疾病的承受力，防止病情的恶化；在康复过程中，调养正气能提高机体对疾病的康复能力，改善疾病状态，提高生存质量。中医康复治疗以正气为本，旨在提高身体素质，增进身体健康，是一种更为主动的预防方法，是更加具有医学意义的积极措施。

三、防治结合

中医康复治疗中包含"上工治未病、中工治欲病、下工治已病"理念，在强调临床康复治疗的同时，也重视康复预防。防治结合以"治未病"的思想为基础，将康复贯穿于疾病的全过程，即疾病发生之前的未病先防、疾病进展过程中的既病防变，通过对疾病全程的康复干预和治疗，预防疾病的发生，减轻功能障碍，有利于保障人类的身体健康。

防病与治病，本来是对付疾病的两种手段，但在中医康复治疗中，防中有治，治中有防，相辅相成，互相为用。在"治未病"思想的指导下，一方面，针对确定的功能障碍，许多中医康复方法本身兼顾"养"和"治"的作用，传统运动、针灸、中药等本来是中医传统的治病方法，但利用其补益正气或祛除邪气的性能又可以调动机体的自疗能力，使之自然恢复健康、提升功能。

传统运动疗法常用于治疗运动功能障碍和认知功能的改善，其在春秋末年开始出现并盛行于战国时期时，《庄子·刻意》载述当时的导引之士做"吹呴呼吸，吐故纳新，熊经鸟申"的运动锻炼，并指出这种锻炼的目的是"为寿而已矣"，是为了提升功能的健康水平的措施。在《黄帝内经》和《金匮要略》中多次提到"导引按跷""导引吐纳"，同时作为治疗和预防疾病的方法得到普遍重视和采用。

中药有"药食同源"之说，《素问·脏气法时论》提出了"五谷为养，五果为助，五畜为益，五菜为充，气味合而服之，以补益精气"之说，认为食物具有补益作用。《神农本草经》中记载药物功效中，多有"耐老""增年""不夭"等字样，以示其补益防病的功效。唐·孙思邈《千金翼方·养老大例》曰"论曰：人年五十以去，皆大便不利，或常苦下痢。有斯二疾，常须预防。若秘涩，则宜数食葵菜等冷滑之物；如其下痢，宜与姜韭温热之菜"，指出人到了50岁之后，容易出现大便不利、腹泻，可以通过多吃葵菜等冷滑食物预防便秘，多吃姜、韭等温热之品预防腹泻。

针灸推拿疗法中，《素问遗篇·刺法论》曰"是故刺法有全神养真之旨也，法有修真之道，治疾也"，明确指出针刺有保全精神、调养真气的作用，而不仅作为单一的治疗方法。晋·葛洪《肘后备急方》述及了艾叶重灸住室，可防止传染性疾病蔓延。清·张璐《张氏医通》提出夏月三伏用药贴敷肺俞、膏肓俞、百劳等穴，可用于改善肺功能，预防冬季哮喘的发病。元·邹弦所续宋·陈直《寿亲养老新书》中提及按擦涌泉穴可终不染痒，面色红润，腰足轻快，预防皮肤和腰部疾患。

防治结合作为中医康复特色之一还具体表现于疾病治疗过程中把起居将息、饮食调养、情志调节等日常防病措施，作为治疗方案的组成部分加以重视和运用。正如清·齐秉慧《齐氏医案》中认识到中风先兆的症状为"有手足渐觉不遂，或臂膊，或髀股、指节麻木不仁，或口眼歪斜，语言塞涩，或胸膈迷闷，吐痰相续，或六脉弦，续而虚软无力，虽未至于倒仆，其中风晕厥之候可指日而决矣，须预防之"，并且强调预防之理为"当节饮食，戒七情，远房事"。宋·王执中《针灸资生经》将瘢痕灸应用到了中风病病前、病后的预防，强调综合防治，尤其是生活方式的干预，比如注意饮食、忌讳房事、注意修身养性等，如"凡人未中风一两月前，或三五月前，非时足胫上忽酸重顽痹，良久方解，此将中风之候，急灸三里、绝骨四处三壮，后用葱薄荷桃柳叶煎汤淋洗""若得此疾后，风药不宜暂阙，常令身上有灸疮可也。最忌房室，或能如道释修养，方能保其无他"。

在防治疾病中，危险因素常常能够起到提示预防功能问题的作用。《素问·通评虚实论》曰："凡治消瘅、仆击、偏枯、痿厥、气满发逆，肥贵人，则高粱之疾也。"这句话认识到肥胖是糖尿病、中风、肌张力降低等发作的危险因素，据此后世医家提出通过清淡饮食来预防以上问题。隋·巢元方《诸病源候论》中阐述了中风的舌强不得语、半身不遂、四肢拘挛不得屈伸等证候，并针对性地提出了治疗中风的不同方法，同时《诸病源候论·风头眩候》提出"风头眩"一病，其描述与现在所说的高血压、脑动脉硬化引起的眩晕类似，可以看作是中风的先兆或高危因素，除用"汤熨针石"等治疗方法外，还大篇幅描述导引方法，用来预防中风和补养宣导可能出现的耳聋、咽喉不利、"脊背偊强"。

唐·孙思邈在《备急千金要方·诸论》中明确指出："上医医未病之病，中医医欲病之病，下医医已病之病。若不加心用意，于事混淆，即病者难以救矣！"将疾病分为"未病""欲病""已病"三个层次，反复告诫人们要"消未起之患，治未病之疾，医之于无事之前"，并将"治未病"作为评判好医生的标准。孙氏认为"治未病"主要从养生防病和既病早治着眼，在《备急千金要方》《千金翼方》中载有包括饮食、药物、运动、情志养生等一整套养生延年的方法和措施。由上述可见，历代医家都重视康复的治疗与预防。

由于中医康复治疗方法具有防治结合的特色，在治疗的同时也注重预防，它在未病之前和既病之后都能发挥作用，具有广阔的应用范围，还能够采取和吸收多种治疗手段和方法作防病保健之用，从而增加其防病保健措施的灵活性、多样性和可操作性，提高其在康复医疗实践中的作用和价值。

四、适宜推广

中医康复疗法作为我国的传统医学，有着深厚的历史积淀和群众基础，在防治多发病、常见病和慢性病方面，具有独特的作用和确切的疗效。其具有简便验效的特色，是天然的全科诊疗思维，尤其是针刺、艾灸、拔罐、刮痧、推拿、热敷、刺络放血等综合治疗方法，无须复杂器械，往往可以就地取材，简便实用，见效迅速，易于推广。

《黄帝内经》根据地域差异有五种"医之治病"的康复治疗方法，分别是砭石、毒药、灸焫、九针、导引按跷。针刺疗法在中医康复治疗中占据重要地位。工具的使用使人类得以利用自然。针具是针刺方法的工具。从旧石器时代开始，针具就有了雏形——砭石，在商周时期出现了专门按摩或熨贴体表的砭石。汉·许慎《说文解字》云："砭者，以石刺病也。"随着社会生产力的不断发展，针具逐渐有所变化，金属是最主要的针具材质，但在金属针出现之前，人类的生产生活还处于原始阶段，能使用的工具主要是易获得、不需要过多加工的材料，如玉石、动物的骨和牙等。同时还有一些不易保存的材质被用作针具，如草木针、竹针等。仅有的文献记载也能证明草木针的曾经价值，草茎是草木针的代表之一，金·张子和《儒门事亲》中多次提到用"草茎"以刺出血用于急痛症的康复，如《儒门事亲·目疾头风出血最急》曰"以草茎弹之出血"；《儒门事亲·疮疡痈肿》曰"或先以草茎刺破亦可"。通过需要对器具做形状的选择或打磨，原始人类使用易得的植物、石头骨骼作为使用器具，制陶工艺及冶炼技术的发展使得陶针、金属针被应用，针具的演变体现了医学的发展过程，同时也体现了古代中国"天人合一"的指导思想。中国自古主张天人合一，任何发明创造都要遵循自然规律，主张以自然界为人类最基本的生存条件，"逆之则败，顺之则兴"，适应自然，利用自然。

拔罐疗法亦是历史悠久的传统疗法，古代称之为"角法"。随着人们对健康养生及自然疗法的追求，拔罐疗法在国内、国际上都被广泛应用。由于各个时期使用的罐具不同而有不同的称谓，使用兽角者称为"角法"；隋唐时期使用竹筒者称为"煮拔筒法""煮竹筒法""煮罐法"；清代使用陶罐者称为"火罐气"。中华人民共和国成立后，逐渐称之为"拔火罐"。欧洲称之为杯吸术（cupping）。

直到今日临床当中，竹罐仍然作为一种罐疗工具而存在，并且应用广泛。竹管中空又分节，不仅随处可见、制作方便，而且还可以根据要求选择口径不同的竹子制成多种样式，以满足人们的医疗需求。竹罐就地取材即可制作，对于在荒郊野外被蛇蝎咬伤的人不失为一种方便快捷的救急工具，见效快速。正如唐·王焘《外台秘要》中整理甄立言等用煮拔筒法治疗蛇蝎螫人之方："又甄立言以此蝎毒阴蛇，……遍用诸药涂傅不能应时有效，遂依角法。以意用竹依作小角，留一节长三四寸，孔径四五分。若指上，可取细竹作之。……初被螫，先以针刺螫处出血，然后角之，热畏伤肉，以冷水暂浸角口二三分，以角之，此神验。"被毒性剧烈的蛇蝎咬伤，药物外敷久久不愈，砭石切开也很难完全排尽，为了方便吸附，根据不同的部位可以采取不同大小的竹罐。此外，王焘在《外台秘要》第十三卷的骨蒸方十七首中载录了用煮拔竹筒法来治疗肺痨："患殗殜等病必瘦，……，若是此病，应弹处起作头，多可三十余头，即以墨点上记之，取三指大青竹筒长寸半，一头留节，无节头削令薄似剑，煮此筒子数沸，及热出筒笼墨点处，按之良久，以刀弹破所角处，又煮筒子重角之，……数数如此角之，令恶物出尽，乃即除，当目明身轻也。"医者使用刺络（以刀弹破所角处）与拔罐法相结合，认为拔罐疗法后发现起水疱或拔出脓水，是一个排毒的过程，正如文中所言"重角之"及在同一病位"数数如此角之"，为的就是将病态物理物质排除干净。由于竹罐取材广泛，所以使竹罐疗法在民间得到很好的普及和推广。而且从治疗效果来看，竹罐质地轻巧、吸拔力强的特性使其治疗效果明显提高。

古代称灸法为"灸焫"，又称艾灸，以艾绒为主要材料，早在《黄帝内经》中已经记述了成熟的艾灸疗法，艾灸的作用具有几千年的实践经验。艾草是灸法的最常用灸材，在中国各种地理环境中生长基本不受限制，材料易于获取，是人类利用自然的一种原始方式。在历史发展中，医家们不断尝试新的灸材，以求达到更具有针对性的医疗效果，包括汉代以前除艾以外的蒲绳，晋隋唐时期用到了蜡、竹茹、硫黄，以及药艾结合，宋金元时期首创天灸，以刺激性药物为灸材，其次鼠粪也作为灸材，明清时期阳燧锭、草纸等。隔物灸在保健灸中也具有重要意义，明·张景岳《类经图翼》载："神阙行隔盐灸，若灸至三五百壮，不惟愈疾，亦且延年。"隔物灸首见于东晋·葛洪的《肘后备急方》，其中记载了隔盐灸、隔蒜灸、隔椒面饼灸、隔雄黄灸；唐·孙思邈《备急千金要方》《千金翼方》中，在衬隔之物上有所丰富，应用了隔附子、薤、黄土饼、豆豉饼、商陆等隔物灸法，完善了隔物灸；而后包括巴豆、黄连、柏皮等30多种药物都可作为衬隔物。隔物灸在物的选择上以药物为主，但日常生活中的白纸也可以用于康复治疗，比如在明·朱橚《普济方》卷四百二十二记载隔纸灸对于病程日久的呼吸功能障碍具有效用："治久喘嗽、咯脓血有痰不愈者，右用白表纸数重折之，于冷水内浸湿了，然后燃艾炷，仍蘸些许雄黄末同燃。艾炷子安在纸上，用火点着，随即放在舌头上正中为妙。下手灸人拿着一个铜匙头，于患人口内上腭隔住艾烟，呼吸令患人如常。"由此可见，盐、蒜、黄土、白纸等生活中常见物都能被用作康复治疗的工具。

中医康复治疗方法特色突出、安全系数高、临床疗效确切，易学易用，同时具备科学性、安全性、有效性、易行性和可持续性等特点。除此之外，这些康复方法操作简便，不需要特殊的医疗设备和复杂的技术，易被康复人员、康复对象及其照护者学习和掌握，既能够在康复机构得以实施，又可因地制宜，有利于在社区医院甚至在家庭或个人中推广应用，能满足基本康复需求，同时也能方便群众，加快康复速度。中医康复治疗还注重人与自然的"天人相应"、注重人体功能的整体自我调节，能激发自身的抗病能力和康复能力，有助于病因复杂的慢性病的综合治疗和康复，也有利于康复对象主动康复。

第三节 中医康复的治疗手段

中医康复历史悠久，早在远古时期，随着医药的起源就出现了最早的康复医疗实践活动。其后历经数千年的积累和发展，逐步丰富和完善，在医疗实践中得到了广泛应用。中医康复常见的疗法有传统运动、针灸、推拿、中药、音乐等，无论是人体功能恢复，还是活动能力改善，都不应拘泥于单一的方法，各种治疗手段对疾病的不同阶段或不同病位各有优势，当斟酌权衡，择其优者。

一、传统运动疗法

传统运动疗法是我国古代劳动人民为提高健康水平，逐渐认识、创造和总结的自我身心锻炼的运动疗法。传统运动疗法以其独特的理论和有效的技术在维护人体健康、促进疾病康复中发挥着越来越重要的作用。传统运动疗法作为我国中医康复疗法固有的特色和优势，其对形神功能的康复作用已成为功能康复的核心手段。传统运动疗法在动作编创和习练要领上注重整体观的指导作用，具体表现为"调身、调息、调心"之间的三调合一。"三调合一"是传统运动疗法的本质属性，是传统运动区别于其他运动的根本特点。

（一）促进脏腑的功能康复

六字诀是促进脏腑功能康复的常用疗法。早在《吕氏春秋》中就有了呼吸导引以治病的论述。《道德经》曰："故物或行或随，或嘘、或吹。"《庄子·刻意》亦曰："吹响呼吸，吐故纳新。"从"或嘘、或吹"与"吹响呼吸"可见，"嘘"与"吹"应是春秋时期主要的行气方法，是吐故纳新的主要形式，同时也应是六字诀的原始雏形。关于六字诀的最早文献记载见于梁·陶弘景《养性延命录》，《养性延命录·服气疗病篇》曰："心脏病者，体有冷热，呼吹二气出之。肺脏病者，胸背胀满，嘘气出之。脾脏病者，体上游风习习，身痒疼闷，唏气出之。肝脏病者，眼疼，愁忧不乐，呵气出之。"可见梁时六字诀已与脏腑理论进行了有效结合，通过呼吸吐纳时特定的口型来调整和控制体内气息的升降出入，促进气的运行，进而调整脏腑功能。至唐宋时期，六字诀对脏腑的康复治疗有了新的发展。唐·孙思邈《备急千金要方·调气法》指出："肺病者，用大嘘三十遍，细嘘十遍。肝病者，用大呵三十遍，细呵十遍。脾病者，用大唏三十遍，细唏十遍。肾病者，用大呬五十遍，细呬三十遍。"可见唐时六字诀已有"大"与"细"之分，开始对呼吸频率和呼吸深度有所要求。这种有意识的呼吸训练可调节胸腹腔压力，对内脏起到了柔和的按摩作用，还可提升迷走神经功能，对人体脏腑气血运行具有正向调节作用。

明清时期六字诀取得了较快的发展，行气中肢体动作的出现是这一时期的最大特点。如明·胡文焕《类修要诀·去病延年六字法》、清·徐文弼《寿世传真·六字行功依式样歌》等所记载："肝若嘘时目睁精，肺知呬气手双擎。心呵顶上连叉手，肾吹抱取膝头平。脾病呼时须撮口，三焦客热卧嘻宁。"即要求行"嘘、呬、呵、吹、呼、嘻"六字诀发音时要结合"目睁精、手双擎、连叉手、膝头平、须撮口、卧嘻宁"等动作完成。这种肢体活动配合呼吸吐纳的传统运动可以更好地沟通肺肾，运化脾胃，宁心安神，发挥脏腑的最大功能。

六字诀中调息与调身的结合亦如明·冷谦《修龄要旨·四时调摄》所指出："用嘘字导引，以两手相重接肩上，徐徐缓缓身左右各三遍。又可正坐，两手相叉，翻覆向胸三、五遍。此能去肝家积聚风邪毒气。"《修龄要旨·四时调摄》中详细介绍了用嘘字治肝、用呵字治心、用呼字治脾、用呬字治肺、用吹字治肾的详细导引用法，采用的主要术式为叉手翻覆、挽脚摇动、作拳虚筑、据地虎视、缩身曲脊、左右引胁等，同时各式动作还具体指出了动作功效，如"去肝家积聚风邪毒气、去胆家风毒邪气、去心胸风邪诸病、去脾家积聚风邪毒气、去胸臆间风毒闭气、去腰肾风邪积聚"等。

其他以肢体活动为主的传统运动疗法对脏腑功能的康复作用更为广泛。华佗很重视运动康复。他在继承古代导引术的基础上，模仿虎、鹿、熊、猿、鸟五种动物的活动，编制了五禽戏。华佗认为"动摇则谷气得消，血脉流通，病不得生"。传统运动疗法在调和脏腑之时，尤其重视调理脾胃功能。具体如五禽戏之熊戏，在熊运一式中，向上运动时，提胸收腹，充分伸展；向下运动时，含胸松腹，充分挤压，通过一松一紧、一展一压的动作，按摩中焦脏器（即脾胃），再加上以丹田之气由内而外带动整个身体摇转的意念，以及两手在腹部以肚脐为中心的环状摩运，能够有效地促进胃肠蠕动，加强脾胃运化功能。

《引书》中也记载了传统运动疗法在脾胃康复中的应用，并体现其治疗方法由轻到重的尝试性治疗特点，曰："苦腹胀……吹之卅；无益，精呼之十；无益，精响之十；无益，复精吹之卅；无益，起，治八经之引……去卧而尻壁，举两股，两手钩两股而力引之，极之，三而已。"篇中提到，治疗腹胀，先采用呼吸吐纳方法，通过"吹、呼、响"等调息导引法去除胀气，如果无效则开始采用调身导引法。总之，治疗原则是由轻及重，由简及繁，循序渐进。

传统运动疗法作为小到中等强度的有氧运动，可以有效地调节心肺功能。明·周履靖《赤凤髓》"治一切心疼。丁字步立，右手扬起，扭身左视，左手于后，运气九口"；宋·张君房《云笈七签·杂修摄部》"平坐，生腰脚两臂，覆手据地，口徐吐气，以鼻内之，除胸中肺中痛"；隋·巢元方《诸病源候论》"两足两趾相向，五息止。引心肺，去咳逆上气"，这些均反映了传统运动对心肺功能的康复作用。中医学认为，心主血脉，上朝于肺，肺主呼吸，贯通心脉。心与肺生理上相互配合，才能保证气血的正常运行。传统运动对心肺功能有双重调节作用，长期习练可以减慢心率，增强心肌收缩力，防治心肌纤维化，改善心功能，此外，长期习练还可以提高肺活量和最大通气量，加深呼吸深度和减缓呼吸频率，提高肺功能。

在心功能的康复中，既往研究证实，太极拳、八段锦等传统运动康复措施，可以在一定程度上改善心脏病患者的相关功能。如美国波士顿贝思医疗中心的一项单盲、多中心、随机对照试验显示：太极拳习练 12 周能改善心衰患者运动功能、生活质量及情绪。从中医角度讲，心脏病患者存在"心主血脉""心主神志"功能的异常，在传统运动的康复治疗中体现为形和神的功能障碍。患者锻炼时将意识、气息、形体动作结合在一起，注重整体锻炼，运动风格柔和绵缓，进而达到改善临床症状，恢复心功能的效果。

在肺功能的康复中，传统运动疗法亦起到积极的治疗作用。钟南山院士研究团队选取了 120 例慢性阻塞性肺疾病患者在应用茚达特罗常规治疗的基础上，分别给予标准肺康复训练和太极拳训练 12 周，研究认为太极拳组的 SGRQ 和六分钟步行试验结果优于标准肺康复训练组，特别是停止 12 周后太极拳组的 SGRQ 出现更显著的临床差异。太极拳改善肺功能的机制主要有三种：一是通过调息，缓慢深长的呼吸能使呼吸肌运动变得柔和，在一定程度上能够增加胸廓活动力度和肺组织弹性；二是通过调心，由意识引导膈肌升降，形成深慢腹式呼吸的运动过程，在一定程度上降低了气道阻力，增加了肺泡通气量；三是太极拳属于有氧运动，通过持续的训练，增强呼吸肌肌肉的氧化代谢，加快组织内毛细血管血液与组织细胞之间的气体交换，从而逐渐改善慢性阻塞性肺疾病患者的呼吸功能。

传统运动疗法也可以很好地调理肝肾功能。晋·许逊《灵剑子》曰："以两手相重，按胜拔去左右，极力去腰间风毒之气及胸膈，补肝兼能明目。"隋·巢元方《诸病源候论》曰："舒两足坐，散气向涌泉，……始收右足屈卷，将两手急捉脚涌泉，挽足踏手，……去肾内冷气，膝冷脚疼。"八段锦与中医脏腑学说具有密切的联系，对肝肾功能有积极的康复作用。具体如八段锦"两手攀足固肾腰"一式，通过脊柱大幅度前屈后伸，可有效促进躯干前、后脊柱肌群的力量与柔韧性，同时对腰部附近的肾、输尿管等器官有良好的牵拉和按摩作用，达到固肾壮腰的作用。再如八段锦"攒拳怒目增气力"一式，中医学认为，肝主筋，开窍于目，其华在爪，怒目、瞪视可疏泄肝气，疏导人的情绪。两腿下蹲、十趾抓地、双手攒拳、手指逐节强力抓握等动作，可使全身肌肉受到强烈的静力牵张，长期锻炼可有效地增长气力。

传统运动疗法在提高脏腑功能方面应用广泛。《素问·标本病传论》曰："肝病头目眩，胁支满。"胁肋部为肝经循行之处，是发生肝功能障碍的主要部位。马王堆汉墓出土的《导引图》是最早记载导引术式的图谱，其中"引胠积"术式经过还原，被证实可以增强人体肝功能。人胁谓之胠，"胠积"就是气积于胁，从而出现两胁胠满作痛的症状。在《素问·玉机真脏论》《素问·咳论》等篇都提到因肝病引起的"两胁胠下满"或"两胠下满"的症状，因此胠积之证主要责之于肝的病变。胁痛的病因病机以情志不调、肝气郁结最为常见。肝主疏泄的功能正常，则气血和调，经络疏通，脏腑组织器官的功能也得以协调；反之，则可导致气机紊乱，经络痹涩。"胠积导引"，即一边散步，一边将两手交叠，由上而下按摩右胁部，所接触的部位正是肝脏和足厥阴肝经所在的部位。《素问·奇病论》中岐伯曰："病名曰息积……积为导引，服药不能独也。"即凡属"息积""胠积"之症，宜用导引与药物综合治疗。

《黄帝内经》曰"肝开窍于目"；《诸病源候论》曰"肝脏病者，忧愁不乐，头旋眼痛"，可见肝功能障碍可引起目痛、目不明等问题。《引书》曰："引目痛，左目痛，右手指擪内脉，左手指抚颤而力引之，三而已；右如左。一曰：两手之指擪两目内脉而上循之，至项，十而已。一曰：起卧而危坐，摩两手，令指热，以揗两目，十而已。"其中所载三种导引方法均可治疗目痛。由于后世对功能障碍的划分更加精细，导引方法也在不断细化，故一病多法在后世导引中越来越普遍，如《诸病源候论·目病诸候》中针对目暗不明的导引法有 6 条，曰"蹲踞，以两手举足五趾，低头自极，则五脏气遍至""仰两足趾，五息止，……令人耳闻声""伸左胫，屈右膝内压之，五息止，……令人目明""鸡鸣以两手相摩令热，以熨目，三行，以指抑目，左右有神光，令目明，不病痛""东向坐，不息再通，以两手中指点口中唾之二七，相摩拭目，令人目明""卧，引为三，以手爪项边脉五通，令人目明，卧正偃，头下，……除目暗患"。

《素问·脉要精微论》曰："腰者，肾之府，转摇不能，肾将惫矣。"可见腰痛与肾功能密切相关。《引书》曰："引腰痛，两手之指夹脊，力按以仰，极之；两手奉尻，傿头，揗之，头手皆下至踵，三而已。"导引治疗腰痛，用两手指按住腰脊部，用力后仰，再用力前俯，头手向脚跟靠拢。通过前后的拉伸运动，疏通腰部的筋脉。《备急千金要方·肾脏·腰痛》载腰痛导引法："正东坐，收手抱心，一人于前据蹑其两膝，一人后捧其头，徐牵令偃卧，头到地，三卧三起，止便瘥。"篇中指出患者收手抱心，一人在患者前面固定两膝，一人后捧其头，慢慢令其躺下，头到地，躺一次起一次，反复三遍，三次后起来可减轻腰部疼痛。《太清导引养生经》也采用了拉伸腰部的方法来治疗腰痛，曰"仰卧，两手牵膝置心上，五息止。愈腰痛"，通过仰卧，两手抱膝，将两大腿压向胸部，可以拉伸腰部关节肌肉，这个导引动作也是现代临床治疗腰椎间盘突出引起腰痛的常用方法。

《素问·灵兰秘典论》曰："心为君主之官，神明出焉。"即精神、意识、思维、情绪等活动皆出于心，由心所支配。传统运动疗法中的"调心"，主要指运动过程中的意念调节活动，意念活动包括入静、意守、引气三个方面。

传统运动疗法以放松入静为基础性习练要求，一方面，入静本身构成了一种功能康复手段，通过消除身体和精神的紧张来实现康复。正如《素问·上古天真论》曰："恬淡虚无，真气从之，精神内守，病安从来。"心神安宁的状态有利于真气的培养、气血的流畅，从而提高人体的功能水平。另一方面，入静放松为精神的内守与意念对肢体和呼吸的调节活动的完成提供了必备条件，正如《诸病源候论·风痹候》曰"令人闻耳声。久行，眼耳诸根，无有挂碍"，强调思绪上莫闲余事，收心专注意念，可使人耳清目明。

意守是内在的自我刺激模式。意守的目的，除了帮助入静之外，还有刺激气血津液的作用。值得注意的是，为"入静"而进行的"意守"往往只需要将意念集中在意守部位以排除杂念，而为刺激气血津液的意守则往往需要一定形式的呼吸辅助，并且意守的部位会有相应的改变，如此才能更好地推动局部乃至全身气血的流通。如《诸病源候论·风身体手足不随候》曰："治四肢痛闷及不随，……安心定意，调和气息，莫思余事，专意念气。"通过意守可以起到对身体内在的自我刺激，以诱导局部气血的活跃，从而帮助病灶疏通气血。

以意引气是人体可以通过意念引导体内气息运行的方式。引气需要入静、意守、呼吸等多方面的配合，只有在入静的情况下，人的精神才能实现完全地内守，才能有意识地对气息的运行进行引导，并通过呼吸的时相、深度、强度的灵活运用对身体局部或整体的气血运行进行刺激，以改善人体功能障碍。如《诸病源候论·白发候》曰："思心气上下四布，……令人气力增益，发白更黑，齿落再生。"调心导引法从心发出并向上下左右四方散布，该法有使人气力大增、乌发长齿之效。

《备急千金要方·调气法》中详细记载了调心的过程："面向午，展两手于脚膝上，徐徐按捺肢节，口吐浊气，鼻引清气……仰下徐徐定心，作禅观之法，闭目沉思。"通过调心过程对意识思维活动及心理状态进行自我调节，有利于维持机体内环境的平衡，最终达到"精神内守，病安从来"的效果。篇中亦提到"心无烦，形勿极，而助之以导引，行气不已，亦可得长年"，可见，调心导引对人体的整体功能有积极的促进作用。

调心的过程也可以潜移默化地改善人体局部功能障碍，如《诸病源候论·风偏枯候》曰："瞑心，从头上引气，想以达足之十趾及足掌心，可三七引，候掌心似受气止。盖谓上引泥丸，下达涌泉是也。"篇中"上引"是指以鼻息纳气，引外界清气入头，使头清意明，思维清晰地控制清气下行至四肢末端并以十趾及手足掌心感受微微发热为度，此法可有效促进偏枯病及各种风痹病康复。又如《诸病源候论·风冷候》曰："坐，两足长舒，自纵身，内气向下，使心内柔和适散。"通过宁心安神，专注地调动自身意识去调息行气，纳气下引至下焦，渐而补中阳，阳气渐复，风冷自消，最终使心中感到柔软舒适。以上导引均强调意念的重要性，充分发挥人的主观能动性，通过控制气息的走向与流动，进而调节人体的功能水平。

传统运动疗法将脏腑、肢体等功能障碍的改善与精神、意识、思维等有机结合，既重视"形"的修复，也重视"神"的调养。清·黄元御《四圣心源》曰："神发于心，方其在肝，神未旺也，而已现其阳魂……阳气方升，未能化神，先化其魂，阳气全升，则魂变而为神。"情志发于心而应于五脏，本质上，情绪的过程就是气机升降的过程，如肝主升，怒气冲天，则"大怒则形气绝，而血菀于上，使人薄厥"。而传统运动对情志活动有积极的调节作用，《引书》曰"喜则阳气多，怒则阴气多，是以道者喜则急呴、怒则剧吹以和之"，通过"呴、吹"泻出喜怒等情志产生的过多阴阳之气。亦如明·胡文焕《养生方·导引法》曰："肝脏病者，愁忧不乐，悲思嗔怒，头旋眼痛，呵气出而愈。"

现代研究也发现，与一般体育活动相比，太极拳对健康老年人的整体认知功能，以及注意力和记忆等认知领域具有潜在的保护效应。本团队以健康老年人为研究对象，比较太极拳、八段锦对认知功能的影响。行为学结果发现，12周的太极拳训练和八段锦均可以改善老年人的记忆功能。并且在形态结构上，与健康教育相比，12周太极拳和八段锦训练均可以增强海马灰质体积。在功能上，12周的太极拳训练可增强海马与双内侧前额叶的功能连接，在较低的阈值下，12周的八段锦具有类似于太极拳调控海马与双内侧前额叶功能连接的效应，且海马与内侧前额叶功能连接的改变与受试者记忆商的改变显著相关。

（二）促进肢体的功能康复

明·李梴《医学入门·脏腑条分》曰："人身运动，皆筋力所为。"传统运动疗法通过活动关节，可以很好地调整筋的功能。《素问·血气形志》曰："病生于筋，治之以熨引。"篇中认为筋之病可以先用熨法缓解急性疼痛，而后以导引之法进行功能训练。《类经·十二经筋痹刺》亦载："熨引所以舒筋，饮药所以养血。"文中认为熨引可以舒缓筋脉，有利于筋伤后肢体功能的恢复。《吕氏春秋·古乐》曰："筋骨瑟缩不达，故作舞以宣导之。"晋·葛洪《抱朴子·极言》曰："调利筋骨有偃仰之方。""偃仰"即导引之法。明·罗洪先《万寿仙书》中亦提到导引可"舒筋骨，而安神养血"。由此可见，通过传统运动疗法，可使"筋弛者易之以和，筋挛者易之以舒，筋靡者易之以壮，筋弱者易之以强，筋缩者易之以长"（《易筋经》），最终起到增加身体协调性，改善肢体运动功能的作用。

《灵枢·经脉》曰："骨为干。"干有支撑之意，即骨是机体进行运动的基础。传统运动具有改善骨功能的作用。《类经·五方病治不同》曰："导引，谓摇筋骨，动肢节，以行气血也。"明·罗洪先《卫生真诀（仙传四十九方）》曰："熊形：舒肋骨而安，此乃养血之术也。"《诸病源候论》曰"堰卧，展两足趾右向，直两手身旁，鼻内气七息。除骨痛""卧，展两胫，足十指相柱，伸两手身旁，鼻内气七息。除两胫冷，腿骨中痛"。传统运动具有缓解骨痛的功效，长期习练，不仅有利于血钙向骨内输送，增加骨密度，还可促进骨细胞的增殖，使骨量显著增加。正如明·胡文焕《养生导引秘籍》载"所以导引者，令人支体骨节中诸邪气皆去，正气存处。有能精诚勤习……则骨节坚强，以愈百病"，指出导引可以祛邪存正，如果勤于锻炼，可以"骨节坚强，以愈百病"。

《灵枢·百病始生》曰："夫百病之始生者，……始于皮肤。"传统运动通过肢体活动和呼吸吐纳的配合，可以调节皮肤功能。清·周守儒《达摩洗髓易筋经》认为练易筋经能起到"细腻皮肤……强健不衰"的功效。《诸病源候论》曰："胁侧卧，伸臂直脚，以鼻内气，以口出之，七息止，除胁皮肤痛。"皮肤是抵御外邪、维持正常运动功能的第一道屏障，其防御能力的强弱与卫气的盛衰相关，正如《灵枢·本脏》云："卫气者，所以温分肉，充皮肤，肥腠理，司开阖者也。"传统运动一方面通过固摄来减少卫气的损耗，另一方面通过培补后天来促进卫气的不断化生，从而温养皮肤，提高皮肤功能。同时，传统运动疗法可影响运动功能的多个方面，比如徐震《太极拳发微·境诣第十》提及练完太极拳后，"骨节已舒，腱已柔韧，肌已调谐，肤已宽敏，步谙虚实，则置身自稳，举措自当，作止轻利，使力刚捷"。

《素问·脉要精微论》曰："夫脉者，血之府也。"《素问·五脏生成》曰："足受血而能步，掌受血而能握，指受血而能摄。"可见脉对运动功能有重要的影响，传统运动具有改善脉功能的作用。梁·陶弘景《养性延命录》曰："以两手相叉，伸臂股，导引诸脉，胜于汤药。"《诸病源候论》曰"举手左右导引，手掩两耳……以手复将头五，通脉也""两手抱两乳，急努，前后振摇……众血脉遍身流布，无有壅滞""夫腕重伤者，为断皮肉骨髓，伤筋脉皆是……按摩导引令其血气复也"。脉是营卫、气血留居运行的通道，长期习练传统运动疗法，可使脉道通畅。气血流行通利，则脏腑五体四肢百骸得养、运动功能正常。

《素问·气穴论》曰："卷肉缩筋，肋肘不得伸。"肉的功能障碍多表现为四肢部位的麻木不仁、拘挛不伸、痿弱不用。《诸病源候论》曰"偃卧，展两胫两手，足外踵，指相向，以鼻内气，自极，七息。除死肌""两手却据，仰头向日，以口内气，因而咽之，数十。除热，身中伤，死肌"。可见传统运动可改善肌肉麻木等症状。《针灸甲乙经》曰："痿厥，身体不仁，手足偏小。"痿厥会出现肌肉萎缩、肌无力的情况。《丹溪心法》曰："气滞痿厥寒热者，治以导引。"导引被认为是治疗痿厥的共性技术。《素问·异法方宜论》中亦指出"其病多痿厥寒热，其治宜导引按跷"。

后世医家在临床中以《黄帝内经》中的"导引"理论为蓝本，运用传统运动疗法对肢体瘫痪患者进行康复治疗，可有效预防或缓解瘫痪肢体的关节僵硬不适，同时减缓相应的骨关节退变及废用性肌肉萎缩等。如清·陈梦富《医部全录》所载"世所苦者，瘫痪蛊膈……有呼吸之法，其熊经鸟举……导引法……远年近日瘫痪之证，无不应验"，说明采用传统运动疗法能够使瘫痪患者的病情得以改善，肢体运动功能得以康复。其中平衡功能是影响肢体运动的重要因素，美国俄勒冈研究所的一项随机对照试验结果显示：12周太极拳相比肢体抗阻训练、拉伸训练能更好地改善帕金森病患者的运动功能、定向控制和平衡功能，其防跌倒率分别减少29%和40%。

《引书》中导引法改善肢体功能障碍针对性强，如导引法治疗膝关节疼痛，"引膝痛，右膝痛，左手据权，内挥右足，千而已……又以左手据权，右手勾右足趾，后引之，十而已"。右膝痛，左手抓住木柱，用力挥动右足，做1000次为止。再用左手抓住木柱，右手勾住右足趾，向后拉拽，做十次为止。当时就认为可以通过运动来缓解疼痛，提高膝关节功能。而《太清导引养生经》曰："偃卧，屈膝，令两膝头内向相对，手翻两足，生腰，以口纳气，填腹自极，七息。除痹疼热痛，两脚不随。"卧位，两膝相对，两手抓两足，伸腰，深呼吸，仅做7次而已。后世导引动作在总体上对动作的重复性要求逐渐弱化。现代研究亦认为传统运动对膝关节功能障碍有治疗作用，美国塔夫茨大学一项随机单盲试验研究结果显示：12周太极拳能改善膝骨性关节炎患者的疼痛评分，并改善其步行能力和生存质量。

《引书》中导引法能改善肢体功能障碍，亦如脚气病，其曰"病瘳僂，引之之方，右手把杖，向壁，毋息，左足距壁，倦而休；亦左手把杖，右足距壁，亦倦而休"。治疗脚气病，扶着木杖，用脚踏墙壁，疲劳了休息一会，换另外一只脚踏墙。《诸病源候论》中记述了"脚气缓弱候"多是由于感受风毒湿邪所致，以腿脚麻木不仁伴有冰凉感、酸痛或软弱无力而致行动不利等为主要症状，其相应的导引法载"一足踏地，一足向后，将足解溪安蹁上。急努两手，偏相向后，侧身如转，极势，二七。左右亦然。去足疼痛，痹急，腰痛也"。一足踏地，另一足向后用其踝关节勾住前脚的脚跟，两手伸直交叉，向踏地一脚的方向旋转到极限，转动14次以后再换脚换手，重复相同的动作。总体上，《诸病源候论》较《引书》动作复杂，连贯性也更强。南宋·张锐《鸡峰普济方》中亦载述了导引对脚气的康复疗法，他还提到"意者气之使。意有所到则气到。每体不安处，则微闭气，以意引气到疾所而攻之，必瘥"。这种"以意领气"的方法，至今仍被广泛采用。

《诸病源候论》是我国现存最早的病源证候学专著，其记录诸证病因病机之后多附"养生方导引法"作为疾病的康复指导。后世流传的各种传统运动疗法如八段锦、易筋经、太极拳等，均可于《诸病源候论》中找到近似的内容，可见该书影响之深远。篇中对导引运动的难易程度以锻炼者舒适为宜，可做出相应的调整，辨证施功。操作上一般提倡远端肢体带动近端肢体运动搭配调息与调心进行全身心的康复，同时注重时间、频率上的协调，体现康复运动的多样性和针对性。

其中头项运动，主要适用于头项部风寒阻滞、筋脉瘀阻所致气血失和。如《诸病源候论·头面风候》云"头左右两向挪之，左右三七，……头眩尽除"，以一定的频率运动头部及颈项，对头晕目眩症有减缓功效；又云"举手左右导引，手掩两耳。治头风，令发不白"，双手抱头掩耳往左右伸引，不仅对头风有一定疗效，亦有滋养毛发的作用，因为血行可濡发，发为血之余，所以能预防头发发白。同时配合坐姿也可以治疗头颈部功能障碍，如"端坐伸腰，左右倾头，……除头风"。

上肢运动，主要适用于筋脉挛急所致肩、肘、臂痛及活动功能受限。如《诸病源候论·虚劳体痛候》云"双手舒指向上，手掌从面向南，四方回之，屈肘上下尽势四七，始放手向下垂之，向后双振，轻散气二七，上下动两膊二七。去身内、臂、肋疼闷。渐用之，则永除""端坐，伸腰，举右手，仰其掌，却左臂，覆左手。以鼻纳气自极七息，息间，稍顿左手。除两臂背痛"。《诸病源候论·虚劳体痛候》中导引法明确指出上肢振摇行气法可消缓臂、肋疼闷，且坚持锻炼有永久康复的可能。

下肢运动，主要适用于中风后躯体运动功能障碍的日常康复训练。如《诸病源候论·偏风候》云："一足踏地，一手向后长舒努之，一手捉涌泉急挽，足努、手挽，……治上下偏风、阴气不和。"一足踏地站稳后，一手保持身体平衡，另一手尽力抓涌泉，力度要先力竭后放松，通过一紧一松的方式治疗偏风。另左右摇足祛寒法记载于《诸病源候论·足寒厥逆候》中，其曰："正偃卧，展两足，鼻内气自极，摇足三十过止。除胸足中寒，周身痹厥逆嗽。"动摇足掌，目的在于疏通被寒气阻滞的阳气，若肢体末端得以温养，寒厥之象自除。

躯干运动较难区分，运动时胸、腹、胁、肋、脊、背及腰均可参与。如《诸病源候论·痹候》中导引法是以腰部运动为主，曰"左右手夹据地，以仰引腰，五息止，去痿痹"。双手做支撑保持躯体平衡后，仰背引腰，充分活动腰背肌肉，再通过配合胸腹呼吸改善气血失和所致的躯干活动不利或腰部风湿痹痛。亦如"任臂，不息十二通。愈足湿痹不任行，腰脊痹痛"。在痹证的康复治疗中，通过传统运动的锻炼，可以使经筋拘挛得到缓解，最大程度恢复关节功能，提高活动水平。

二、针刺疗法

针刺是中医特有治疗手段，能通过对经络腧穴的刺激，激发气血运行，调畅气机，调和阴阳，协调脏腑，补虚泻实，从而达到扶正祛邪，促进康复的目的，因此也是重要的康复手段。古代医家反复强调针刺的康复治疗作用，如《备急千金要方》曰："汤药攻其内，针灸攻其外，则病无所逃矣。方知针灸之功，过半于汤药矣。"孙思邈亦言："凡病，皆由血气壅滞，不得宣通，针以开导之，灸以温暖之。"

历代医书医案指明了各腧穴的位置、主病、针刺原则、宜忌，以及各种疾病的针刺方法，这些都是将针刺用于康复实践的指导。尤其对针刺原则，临床需准确把握，方能达到调和营卫，补虚泻实，愈疾康复之目的。首先要详审病之阴阳虚实，确定相应的补泻之法。如《灵枢·终始》曰："病先起于阴者，先治其阴而后治其阳；病先起于阳者，先治其阳而后治其阴。"即阴病治阴，阳病治阳。当临床遇到腹部、背部都需针刺时，对于阴盛阳虚者，背为阳，腹为阴，可先针背，后针腹。

其次需根据患者的体质确定取穴位置、数量、针入深浅、灸法缓急、针刺时间等。如《针灸大成·证治总要·中风偏枯》道"先针无病手足，后针有病手足"，认为中风半身不遂的发生，正虚为本，邪实为标，治疗时，先激发正气，后祛邪气，可提高中风恢复期的疗效。

古代医家已深刻地认识到患病后进行康复调养对疾病状态减轻、健康水平提升的重要意义，康复的理念和方法渗透于各科疾病的治疗中。针刺能有效改善各类功能障碍、缓解疼痛、提高肌力、增加关节活动度等，效果显著，至今仍是康复实践的常用方法。

（一）提高肌力

痿证是指肢体筋脉弛缓，手足痿软无力，肌肉萎缩，不能随意运动的一种病证。几千年来"治痿独取阳明"的传统选经取穴一直被广泛地应用于提高肌力的康复实践中。《素问》明确指出"治痿独取阳明"，强调痿证的治疗应注重调养阳明脾胃。这是由于："阳明者，五脏六腑之海，主润宗筋，宗筋主束骨而利机关也。"阳明是气血生化之源，故能濡润宗筋，控制骨和关节运动，而使痿证除。同时，还点明了痿证与奇经之督、冲、带脉的联系："冲脉者，经脉之海也，主渗灌溪谷，与阳明合于宗筋，阳明总宗筋之会，会于气街而阳明为之长，皆属于带脉而络于督脉。"并且"阳明虚，则宗筋纵，带脉不引，故足痿不用也"。最后又提出"各补其荥而通其俞，调其虚实，和其逆顺"的具体针刺原则，并应"各以其时受月"，说明在治痿时，既要重视阳明经，又要根据痿证相关的脏腑经络的虚实来治疗，同时还要注意选择各脏腑所主季节来"因时制宜"。

晋·皇甫谧《针灸甲乙经》首次记载了痿证具体的针刺方法。如"痿躄不能行，地仓主之""痿不相知，太白主之""痿厥，身体不仁，手足偏小，先取京骨，后取中封、绝骨皆泻之""痿厥寒，足腕不收，躄，坐不能起，髀枢脚痛，丘墟主之""虚则痿躄，坐不能起，实则厥，胫热肘痛，身体不仁，手足偏小，善啮颊，光明主之""痱痿、臂腕不用，唇吻不收，合谷主之"。提出了地仓、太白、丘墟、光明、合谷，先京骨，后泻中封、绝骨，这些治痿的穴位和方法，对痿证的临床康复具有重要指导意义。

唐·孙思邈《备急千金要方》中进一步发展了痿证的针刺治疗，在《针灸甲乙经》的治痿穴位基础上，又提出"天井、外关、曲池主臂痿不仁""冲阳、三里、飞扬，复溜、完骨、仆参主足痿失履不收""地仓、大泉（即太渊）主足痿痹不能行""髀关主膝寒不仁，痿痹不得屈伸""付（跗）阳主痿厥，风头重痛……风市……主缓纵痿痹，腨肠疼冷不仁""中封主疝瘕暴痛，痿厥身体不仁""阴市主寒疝下至腹膝，膝腰痛如清水，小腹诸疝，按之下至膝上伏兔中寒，疝痛腹满痿厥少气"；且"三里：主腹不能久立，膝痿灸刺之，多至五百壮，少至二三百壮"；又"然谷治初生小儿脐风口噤，痿厥洞泄"等新的治痿穴位。

金元四大家之一的李东垣力主湿热致痿论，对湿热痿的针刺选穴有独到的见解，他认为"脾胃虚弱，湿痿，汗泄，妨食，三里、气街（又名气冲）出血，不愈，于上廉（又名上巨虚）出血"；又说"成痿者，以导湿热，引胃气出行阳道，不令湿土克肾水，其穴在太溪"；还提出"下气不足，则为痿厥心闷，补足外踝，留之"。在《针灸聚英》中注解此为昆仑穴，李东垣首次运用气冲、足三里、上巨虚刺血，以及太溪穴治疗湿热痿证，用穴精当，义理深刻。

明·高武《针灸聚英》中首次指出用阳辅、下巨虚、涌泉、水沟、大杼、曲泉治疗痿证。如"阳辅……主……腋下肿痿""下廉（一名下巨虚）……偏风腿痿""涌泉……主痿厥"；又引用了《玉龙赋》"人中曲池，可治其痿伛"及明·高武《肘后歌》中"风痹痿厥如何治，大杼曲泉真是妙"的记载。

明·楼英《医学纲目》对痿证进行专论，并且根据《黄帝内经》理论阐发了痿证针刺的具体选穴方法，是对《黄帝内经》理论具体运用的一次重大总结。他具体阐述了《素问》中"各补其荥而通其俞"治法，主张"肺热叶焦……生痿躄……补其荥鱼际，通其俞太渊""心热生脉痿……补其荥劳宫，通其俞太陵""肝热生筋痿……补其荥行间，通其俞太冲""热生骨痿……补其荥然谷，通其俞太溪""脾热生肉痿……补其荥大都，通其俞太白"。

明·杨继洲《针灸大成》也针对痿证提出了专述，认为"痿有湿热，有痰，有无血而虚，有气弱，有瘀血"，治疗应针刺"中渎、环跳（停针待气二时方可）"，并"灸三里、肺俞"。

清·李学川《针灸逢源》认为痿证"属血气之虚……不可混同风治"，提出痿证针刺"环跳（停针待气二时方可）、中渎、三里"。清·吴亦鼎《神灸经纶》也有治痿穴位新的配伍"涌泉、阴谷、阳辅"，并且首次运用灸手足髓孔穴治疗痿证，"主治痿追风半身不遂灸百壮"。更重要的是，《神灸经纶》根据《难经》对阳跷脉主病"阴缓而阳急"的理论，提出阳跷脉治疗"腰背痛颠痫僵仆恶风枯痿痹体强"，开阳跷脉治疗痿证之先河，为后世奇经论治提供理论依据。

清代医家叶天士强调了奇经八脉在痿证治疗中的作用。如"冲任虚寒而成痿者，通阳摄阴，兼实奇脉为主。肾阳、奇脉兼虚者，通纳八脉，收拾散越之阴阳为主""胃督肾阳皆虚者，两固中下为主。并常常奇络同治""阳明虚，营络热，及内风动而成痿者，以清营热，熄内风为主""邪风入络而成痿者，以填补精髓为主"，以上都对后世从奇经取穴治痿提供了重要参考。

（二）改善二便功能障碍

近年来随着国内经济的高速发展，人口老龄化现象的出现，人们饮食结构的改变，以及心理和社会因素等多方面的影响，导致二便功能障碍的发病率呈逐年增加的趋势，是功能康复中亟需解决的重要问题。《黄帝内经》时期对于二便功能障碍已从病因病机、治则治法、预后等方面进行了论述，癃、泄、闭癃、飧泄、遗溺、不得小便、水泉不止、泾溲不利等皆是对二便功能障碍的描述。

《黄帝内经》中有关癃闭的论述较多，其选穴特点有：首先选取与病位膀胱有直接所属关系的膀胱经及别络上的穴位。如《灵枢·本输》曰："太阳之别也，上踝五寸别入贯腨肠，出于委阳，并太阳之正入络膀胱，约下焦，实则闭癃，虚则遗溺，遗溺则补之，闭癃则泻之。"委阳为膀胱经上的腧穴，亦是三焦下合穴，有沟通三焦促进水液运行之功。

其次，针刺病位膀胱经相表里的足少阴肾经上的穴位。如清·黄元御《素灵微蕴》曰："三焦者，……实则闭癃，虚则遗溺，三焦之火，陷于水底，沦落涌泉之下，则不在州都之中，故膀胱寒滑而溲溺清数，是即虚则遗溺之义也。"涌泉为足少阴肾经的井穴，有激发肾气推动水液之功；此外，清·章楠《灵素节注类编》云："足厥阴肝经之脉也，肝为肾子，子能令母实，故所现多兼肾证，腰者肾之府，少腹肝之居，故腰痛而少腹满，肝主遗溺癃闭，此病浅在经，故小便不利，似癃非癃，数数欲便而短之意也。"可见，《黄帝内经》中对癃闭的治疗多选用肾经或膀胱经相表里的腧穴，补肾纳气，调控膀胱之开阖，同时注意疏肝理气，强调了癃闭治疗之中肝经的重要性。

东汉·张仲景《金匮要略·妇人妊娠病脉证并治》中记载"妇人伤胎，怀身腹满，不得小便，从腰以下重，如有水气状，怀身七月，太阴当养不养；此心气实，当刺劳宫及关元，小便微利则愈"，为后人治疗妇人伤胎之尿潴留提供了借鉴。晋·王叔和《脉经》提出针泻横骨、关元的方法来治疗"小便难"，其曰"尺脉缓，脚弱下肿，小便难，有余沥……针横骨泻之""尺脉浮，下热风，小便难……针横骨、关元泻之""尺脉濡，苦小便难……针关元泻之"。

晋·皇甫谧《针灸甲乙经》对癃闭的针刺治疗有很大的发展。首先对《黄帝内经》中癃闭的病位本经及表里经上穴位的应用进行了扩展，如《针灸甲乙经·足厥阴脉动喜怒不时发疝遗溺癃第十一》曰："胸满膨膨然，实则癃闭，腋下肿，虚则遗溺，脚急竞竞然，筋急痛，不得大小便，腰痛引腹不得俯仰，委阳主之。"亦如《针灸甲乙经·肾小肠受病发腹胀腰痛引背少腹控睾第八》曰："腰脊痛，恶风，少腹满坚，癃闭下重，不得小便，胞肓主之。"

其次，根据癃闭的不同症状辨证论治，选用足厥阴肝经、足太阴脾经、任脉、督脉等多个经脉穴位。如《针灸甲乙经·足厥阴脉动喜怒不时发疝遗溺癃第十一》曰："有癃者一日数十溲，此不足也。腹痛上抢心，心下满癃，……行间主之……气痛癃，小便黄，气满塞，……石门主之……小便不利如癃状，数噫恐悸，气不足，腹中悒悒，……蠡沟主之。"儿科疾病中针刺疗法也有涉及，如《针灸甲乙经·小儿杂病第十一》曰："小儿痫瘛，遗精溺，虚则病诸痫癫，实则闭癃，少腹中热，善寐，大敦主之。"总之，《针灸甲乙经》中涉及对癃闭的治疗，近端取穴以腹部及腰骶部为主，远端则以膝以下之足三阴经为主。

唐·孙思邈《备急千金要方》中也论述了针刺治疗二便功能障碍的方法，并应用了大量对穴配伍以提高疗效。如《备急千金要方·针灸卷》曰："长强、小肠俞主大小便难，淋癃。秩边、胞肓主癃闭下重，大小便难。少府、三里主小便不利癃。"

宋朝《圣济总录》中也记述了不少针刺治疗二便功能障碍的方法，与《黄帝内经》相比，主要选取了足太阳膀胱经、足少阴肾经和足厥阴肝经上的腧穴，并增加了灸法。如《圣济总录·针灸门》曰："曲泉二穴，水也……丈夫癞疝阴股痛，小便难，腹胁支满，癃闭少气泄利，……针入六分，灸三壮。"明·朱橚《普济方》中同样选取了大量的对穴进行配伍，如《普济方·针灸》曰"穴中封、行间治腹胀小便血癃。穴中极、承扶治小便不利癃。穴长强、小肠俞治癃闭下重。关元、涌泉治淋癃。穴关元、阴陵泉治癃闭阴痿。"金·何若愚《子午流注针经》记载："至阴，小便不利热中伤""行间，溺难寒庙下针安"。明·张景岳《类经图翼》收录前人治疗癃闭的验穴，并采用五输穴子母补泻法来治疗本病，"泻行间而热自清，木气自下"以治"便赤溺难白浊"。可见，历代医家对二便功能障碍的治疗都有详尽的描述。

《针灸大成》对前代的文献进行了大量整理和研究，其中收录了大量治疗二便功能障碍的针刺疗法，如《针灸大成·阴疝小便门》曰："淋癃：曲泉、然谷、阴陵、行间、大敦、小肠俞、涌泉、气门。"《针灸大成·十二经治症主客原经》曰："大便坚闭及遗癃，前病治之何穴愈，阳池、内关法理同。所生病者胸满呕，腹中泄泻痛无停，癃闭遗溺疝瘕痛，太、光二穴即安宁。"

后世医家的其他大量著作也都有记述二便功能障碍的针刺疗法，以传承为主，没有较大发展创新。如《针灸问答》《针方六集》《医学纲目》等，所收录的疗法之中以单穴为主。《针灸集成》《针灸逢源》《西方子明堂灸经》等亦是在经络腧穴功用的基础上记述了穴位具有治疗二便功能障碍的功效，与前代的记述相似。

（三）改善认知功能障碍

认知功能障碍属中医神志类疾病范畴，早在《黄帝内经》中就提到用针刺治疗神志类疾病，如"喜忘、苦怒、善恐者，得之忧饥，治之取手太阴、阳明""善太息，取心胆二经灸刺之"。古代医家更强调了从肝着手治疗神志类疾病，如《灵枢悬解》曰"期门者，肝之募也，凡是木郁诸疾，以其肝主病也"；《黄帝内经太素》曰"头脉痛，心悲善泣……，刺尽去血后，调足厥阴"。这一系列的意识思维活动均是由"脑"发出，都是客观外界事物反映于脑的结果。

认知功能障碍的发生部位在脑，其发生与精气亏虚，髓海不足密切相关。认知功能障碍的中医康复旨在通过充髓养脑，布散阳气以达到改善认知功能的目的。督脉"上额交巅，入络脑"，从循行部位看，督脉在经络上归属于脑。督脉为阳脉之海，在功能上，总督一身阳气。《素问·生气通天论》指出："阳气者，精则养神，柔则养筋。"督脉布散阳气，能够起到柔筋养神的作用。此外，督脉还是脏腑精气上输于脑的重要通道，督脉条畅，起着充髓达脑的作用，脑得脏腑精气之涵养，则神机清灵。

百会属督脉要穴，为各经脉气会聚之处。在治疗认知功能障碍中，百会的作用一直都很关键。如晋·皇甫谧《针灸甲乙经》曰："癫疾，其不呕沫，本神及百会，主之。"明·杨继洲《针灸大成》曰"百会主心烦闷，心神恍惚，健忘惊悸，忘前失后""百会、水沟、治喜笑"。这些论述了百会对认知功能障碍的作用及具体的应用方法。

神庭亦属督脉要穴，督脉的经气由上星穴流出后下行流聚于此。神庭穴为治疗神志疾患要穴。宋·王执中《针灸资生经》曰："神庭、治惊悸不得安寝。"即神庭有安定心神之效。《备急千金要方》记载神庭可"治久风卒风缓急诸风，……或烦闷恍惚，喜怒无常"。《针灸大成》亦云："主登高而歌，弃衣而走……惊悸不得安寝，呕吐烦满。"从以上这些古代医书可以看出，神庭穴治疗神志病的类型范围广泛，从小儿癫痫、惊风、躁狂到惊悸等均有涉及。

百会、神庭合用可起到通督调神、生髓益智、醒脑开窍之功。现代研究认为神庭、百会穴恰好位于与人的高级思维、记忆、情志活动等密切相关的额、颞、顶三叶的投射区，针刺可改善脑的功能，提升认知功能。基础研究表明，针刺百会、神庭能够改善大鼠的学习记忆能力，临床研究也表明，针刺百会、神庭穴，可以有效地改善脑卒中患者的认知功能。

除了督脉的代表穴百会、神庭对认知功能障碍的改善作用，杨继洲《针灸大成》曰："呆痴忘事，颠狂，……可刺手心经井少冲，手小指内侧交肉者如韭叶。刺一分，行六阴数，右取左，若灸三柱，如麦大，不已，复刺神门穴"，提到针刺放血疗法治疗认知功能障碍。此外，还记载了放血疗法与艾灸、针刺相互配合的综合治疗，以及对于病情反复的后续治疗。

元·王国瑞《扁鹊神应针灸玉龙经》曰"神门独治痴呆症，转手骨开得穴真""要知脊痛治人中，痴呆只向神门许"。宋·琼瑶真人《针灸神书》曰："神门二穴治心痴呆，五痫等证。"明·高武《针灸聚英》曰："神门、灵台均主心性痴呆，健忘。"明·张景岳《类经图翼》曰："痴，心俞、神门。"由此可见，神门治疗认知功能障碍是长期实践经验的总结。中医学认为，心是"君主之官，神明出焉"，思维、精神等活动都要受到心的控制。认知功能障碍多认为是脑髓不足，心神失养，神机失用所致，故针刺神门可以调通气血，安神定志。

《针灸聚英》中，膏肓俞可治"发狂，健忘，痰病"。金·窦汉卿《针经指南·标幽赋》曰："用大钟治心内之呆痴。"足少阴肾经其支者络心，注胸中，故取大钟可以治疗心神失常之呆痴。《针灸甲乙经》提及："脾虚令人病寒，不乐好太息，商丘主之。"《针灸资生经》亦记载："凡好太息，不嗜多食……取公孙及井。"再如《针灸甲乙经》云："心澹澹而善惊恐心悲，内关主之。"《备急千金要方》亦云："凡心实者则心中暴痛，虚则心烦，惕然不能动，失智，内关主之。"《针灸甲乙经》云"惊不得眠，……水气上下，五脏游气，三阴交主之""三阴交主……惊悸不得眠"。可见中医对认知功能障碍早已有详尽的描述。

随着医家对认知功能障碍的深刻理解，越来越多的医家更加重视对于认知功能障碍的针刺治疗，在继承前人经验的基础上另加发挥，选穴上逐渐采用多穴治疗，如《针灸资生经》曰："神道、幽门、列缺、膏肓俞治健忘。"清·李守先《针灸易学》曰："失志痴呆取神门、鬼眼、百会、鸠尾、龈交、承浆。"《针灸大全》曰："后溪二穴、神门二穴、心俞二穴、鬼眼四穴，治心性呆痴，悲泣不已。"

针对针刺治疗认知功能障碍的其他穴位，在此不再列举，从历代针刺对认知功能障碍的处方中能够发现，取穴从最初的单一取穴到之后的多个取穴，每个穴位发挥的功能都不同，对应治疗的病证也有所差异。因此，在针刺治疗认知功能障碍之前，需充分辨识认知功能障碍发生的原因、部位、性质、程度、表现及其所造成的影响等，然后确立相应的康复治疗方案。

（四）缓解疼痛

传统康复方法在慢性疼痛的治疗中有着不可替代的优势，而针刺治疗疼痛是中国传统医学的重要特色之一。针刺对临床上常见的各种痛证，如创伤后疼痛、自主神经功能障碍引起的疼痛、慢性疼痛性疾病、神经痛、癌性疼痛、内脏性疼痛等，都有明显的治疗作用，不仅临床疗效肯定，而且简单、方便、经济，易为患者所接受。

针刺镇痛机制目前尚不十分清楚。大多数学者认为针刺镇痛是机体内发生的一个从外周到中枢各级水平，涉及神经、内分泌、免疫等多因素相互作用的整合过程，是协调致痛与镇痛对立统一的复杂的动态过程。"不通则痛"和"不荣则痛"为疼痛产生的主要病机。阴阳失衡，气血运行受阻，"不通则痛"；气血虚弱无力，"不荣则痛"。"不通则痛"多为实证，"不荣则痛"多为虚证。针刺具有补虚泻实的双重功效，这就决定了针刺具有镇痛的作用。针刺损其"有余"，补其"不足"，以恢复阴阳气血的平衡，最终达到"通则不痛""荣则不痛"的目的。

针刺取穴顺序是针刺辨证论治的一部分，辨证准确，施以相应的针序，可获良效。早在《黄帝内经》中已有关于针刺取穴顺序的记载，而《针灸大成·长桑君天星秘诀歌》中则记述了具体病证的取穴顺序，如"脚气酸疼肩井先，次寻三里阳陵泉。如是小肠连脐痛，先阳陵后涌泉"，认为针刺穴位顺序不同，气血变化不同，临床治疗效果亦不同。

疼痛的针刺治疗不仅在于穴位的选择，还要考虑到具体施术的先后顺序。《灵枢·周痹》曰"痛从下上者，先刺其下以遏之，后刺其上以脱之；痛从上下者，先刺其上以遏之，后刺其下以脱之"，论述了关于疼痛的针刺治疗，先针刺远离疼痛的起始处遏其痛，后针刺疼痛局部拔其本。如临床治疗肩周炎时，先辨经取远道如条口、阳陵泉、三阴交等穴，行较强刺激针刺并配合患侧肩关节活动，以促进其功能恢复，再刺局部肩髃、肩髎、臑俞等穴，疏通经气以止痛。

对于急性疼痛的病证，应先根据经脉的循行，选取远端的腧穴或有显著疗效的奇穴等，当疼痛缓解后再取局部穴位。如急性腰扭伤，应先选取人中、后溪或养老、腰痛点等穴，并让患者活动腰部，当腰痛基本缓解后，再取腰部的穴位或压痛点；急性胃肠痉挛，应先取梁丘、足三里，胃痛缓解后，再取腹部的中脘和其他穴位。慢性疼痛，往往先取疼痛局部的穴位，再根据病变所属经脉选取远端穴位，如腰肌劳损，先于腰部寻找压痛点，或取肾俞、大肠俞、腰俞等穴，再选委中、昆仑等穴。

如《灵枢·厥病》载："厥头痛，贞贞头重而痛，泻头上五行、行五，先取手少阴，后取足少阴。"即厥头痛在治疗上先泻上越之浮阳，而后取手少阴心经泻南方以去火也，最后取足少阴肾经补北方以壮水也，如此则气逆得解，阴阳调和，头痛得愈。这亦体现了痛证的针刺取穴先后顺序的重要性。

引起疼痛的病证不同，疼痛的病程不同，疼痛的程度不同，刺法、灸法的应用亦不同。正如明·汪机《针灸问对》中指出："夫病变无穷，灸刺之法亦无穷。"针刺艾灸方法必须因证而异，辨痛施术，才能奏效。

一般来说，急性痛证多用针刺，慢性疼痛除针刺外可加用灸法、刺络放血、拔罐及穴位注射等。对于扭伤引起的新伤局部血肿明显、陈伤瘀血久留、寒邪袭络等证可取扭伤部位附近的腧穴或阿是穴，先用三棱针点刺，或用皮肤针重叩出血，然后再加拔火罐。寒湿腰痛可进行肾俞、大肠俞、腰阳关、委中等穴位的针刺，同时加灸大椎温阳散寒，然后进行拔罐。

针刺疗法可用于各种痛证,起效较快。在针刺临床中,受针者常常能感受到穴区酸、麻、重、胀等感觉,施针者手下也常有吸针或沉紧感,即古人所说的"得气"感。得气是针刺临床的一个重要环节,是正确取穴、行针、判断预后的重要依据,在一定程度上针感越强镇痛效果越好。中医古籍多次论及其重要性,如《灵枢·九针十二原》言"刺之而气至,乃去之,勿复针……刺之要,气至而有效";《针灸大成》曰"用针之法,候气为先……以得气为度"等。

此外,值得一提的是腕踝针疗法的镇痛作用,其方法简单,疗效确切。对有明确位置的病证,特别是肘膝关节以下的痛证,不像体针讲究穴位配伍,取一两个进针点即可。腕踝针进针以不痛为度,患者易于接受。同时腕踝针可以长时间留针,腕踝针把毫针用胶布固定于皮下,不会影响患者正常的生活、工作,这样留针时间可长达 1 天,从而使镇痛效应持久。此外,腕踝针有安全、可靠的特点,不会有损伤神经、血管及其他组织器官的危险。

《素问·三部九候论》曰:"经病者,治其经,孙络病者,治其孙络,血病身有痛者,治其经络……索其结络脉,刺出其血,以见通之。"刺络放血可疏通经络,起到"菀陈则除之""通则不痛""痛随利减"的作用。在临床中遇到痛证患者欲采用刺络放血法来治疗,首先要检查与痛证有关的皮部是否有血络,只有患者具有属实证、热证、寒证或瘀血证的血络,才可以采用刺络放血法来治疗。有出血疾病者禁用此法。如《丹溪心法》曰:"腰痛,血滞于下,委中刺出血,仍旧肾俞、昆仑。"

(五)改善吞咽与言语功能障碍

吞咽困难是中风的常见并发症,易造成中风患者营养不良、脱水、吸入性肺炎、窒息、心理障碍等问题,极大地影响患者的康复进程;言语不利影响患者与他人的交流能力,从而影响患者的家庭生活、社会生活及职业能力。

古代医学对吞咽困难与言语不利有很多相类的记载,其病因主要是肾阴虚、髓海不足、风痰或血瘀阻于经络。清·沈金鳌《杂病源流犀烛》曰:"中脏者,病在里,多滞九窍。"此病证主要是由于机体阴阳乖戾,气血上冲于脑,风痰瘀血阻滞舌根,气机闭塞不通而致吞咽困难或言语不利。病变位置主要在脑、心、脾和肾。与吞咽相关的经络主要有任脉、手少阴心经、足太阴脾经、足阳明胃经、足厥阴肝经和足少阴肾经。

古医书记录了大量关于吞咽障碍与言语障碍的治疗方法和腧穴配伍,常用腧穴大多位于舌咽部、颈项部及头面部,包括翳风、哑门、风府、风池、廉泉、百会、天鼎、地仓等。针刺治疗吞咽困难与言语不利有其独特的优势:一是作用直接,可以根据病变的特点,对局部的气血进行调节。二是由于刺激点接近大脑,所以产生的作用既有局部的治疗作用,对脑络气血运行也有良好的调节作用。

晋·皇甫谧《针灸甲乙经》曰:"舌下肿,难以言,舌纵涎出,廉泉主之。"宋·王执中《针灸资生经》曰:"廉泉主舌下肿难言,舌纵涎出……口噤,舌根急缩,下食难。"明·楼英《医学纲目》曰:"舌根急缩,廉泉三分,得气即泻。"清·李学川《针灸逢源》曰:"廉泉一名舌本……主治中风舌缓不语。"明·王肯堂《证治准绳》曰:"东垣云:廉泉一穴,名舌本,在颔下结喉上。治舌下肿难言,舌纵涎出口噤,舌根紧缩,下食难。"

廉泉穴位于阴维脉与任脉交汇处，对舌部经络有宣泄通络的效用，对廉泉穴进行针刺，可对颏舌肌、咽缩肌及环甲肌等进行调节，使其应有的功能得到一定程度的恢复。

《灵枢·寒热病》曰："暴喑气鞭，取扶突与舌本出血。"《灵枢·杂病》曰："厥气走喉而不能言，手足清，大便不利，取足少阴。"《素问·谬刺论》曰："邪客于少阳之络，令人喉痹舌卷，口干心烦，翳风主之。"《针灸甲乙经》指出哑门可治"舌缓，喑不能言"，亦指出"口不能水浆，喝僻，水沟主之""口僻噤，外关主之"。宋·王惟一《铜人腧穴针灸图经》曰"口噤舌根急缩，下食难取廉泉、翳风治喑不能言""地仓治偏风口喎，目不得闭，失喑不语，饮食不收，水浆漏落"，并指出百会可治"中风或多哭、言语不泽"。

明·张景岳《类经图翼》曰："风池治中风不语，汤水不能入口，百会治悲笑欲死。"《针灸资生经》曰："风池主喉痹。"《备急千金要方》指出神庭可治"或口噤不言，流涎自出，……或唇缓失音、声喑""其足太阴之别，名曰公孙……主……饮食不下"。《外台秘要》曰："天鼎……主暴喑气硬，喉痹咽肿，不得息，饮食不下。"《普济方》曰："水沟一穴……口喎僻，不能开，水浆禁入，喑不能言……廉泉一穴……治舌下肿难言，舌纵涎出，上气喘息，呕沫口噤，舌根紧缩，下食难。"

《针灸大成》曰："风府……主中风，舌缓不语。"《针灸甲乙经》指出风府可治"头痛项急，不得倾倒，目眩，鼻不得喘息，舌急难言"。《备急千金要方》亦载风府可缓解"舌缓，瘖不能言"症状。《针灸逢源》曰："舌下急，身寒热强，中风带痰，每有此症，哑门、三间、中冲、行间。舌缓治同上。"《针灸全书》曰："喑哑取哑门、风府、通里、合谷。"《济生本事方》载地仓可治"偏风口喎，目不得开，失音不语，饮食不收，水浆漏落"，颊车可治"牙关不开，口噤不语，失音，牙车疼痛，颔颊肿，颈强不得回顾"。

由以上中医学文献记录中可见，古代医家运用针刺吞咽困难和言语不利的康复治疗具有长期丰富的临床实践，为后世研究、治疗不同神经性疾病引起的吞咽功能和言语功能障碍奠定了很重要的基础。

（六）增加关节活动度

痹证是由于风、寒、湿等病邪侵袭，经脉阻滞，气血不畅，筋肉关节受累而出现关节功能活动障碍的一类疾病，易出现挛缩、积聚、粘连、结节、条索等病理性改变，从而引发肢体运动功能障碍。

针刺是治疗痹证既简捷又有效的方法。早在《黄帝内经》中就载有针刺治疗痹证的丰富资料，《素问》和《灵枢》提出了各种痹证的针刺方法。如《素问·痹论》曰："病在筋，筋挛节痛不可以行，名曰筋痹，刺筋上为故，刺分肉间，不可中骨也，病起筋灵病已止。"《素问·痹论》曰："病在肌肤，肌肤尽痛名曰肌痹，伤于寒湿，刺大分小分，多发针而深之，以热为故，无伤筋骨。"《素问·痹论》曰："病在骨，骨重不可举，骨髓酸痛寒气至，名曰骨痹，深者刺，无伤脉肉为故，其道大分小分，骨热病已止。"《素问·痹论》曰："风痹往来，行无定处者，在分肉间痛而刺之。"《灵枢·周痹》曰："痛从上下者，先刺其下以过之，后刺其上以脱之；痛从下上者，先刺其上以过之，后刺其下以脱之。"《灵枢·四时气》曰："著痹不去，久寒不已，卒取其三里。"

《黄帝内经》中记载治痹证的各种针具应用明确。毫针常用于痛痹的治疗，《灵枢·九针十二原》曰"毫针者，尖如蚊虻喙，静以徐往，微以久留之而养，以取痛痹"，《灵枢·官针》曰"病痹气痛而不去者，取以毫针"。长针常用于远痹、深痹的治疗，《灵枢·九针十二原》曰"长针者，锋利身薄，可以取远痹"；《灵枢·官针》曰"病在中者，取以长针"。员利针常用于急性发作或邪在分肉之间之痹证的治疗，《灵枢·官针》曰"病在分肉间，取以员针于病所"；《灵枢·官针》曰："病痹气暴发者，取以员利针"。锋针常用于病在经络和五脏，固留不去之痹证的治疗，《灵枢·官针》曰："病在经络痼痹者，取以锋针"；《灵枢·官针》曰："病在五脏固居者，取以锋针，泻于井荥分输，取以四时。"

《黄帝内经》中治疗痹证的取穴方法灵活，有局部取穴、近端取穴、远端取穴、远近取穴、对称取穴等，充分体现了中医辨证施治的特点。局部取穴，《灵枢·杂病》曰："膝中痛，取犊鼻，以员利针发而间之，针大如牦，刺膝无疑。"近端取穴，《素问·骨空论》曰："膝痛，痛及拇指，治其腘。"其中委中穴位于腘窝，是膝的邻近部位。远端取穴，《素问·骨空论》曰："膝痛不可屈伸，治其背内。"膝痛可取其后背的夹脊穴、背俞穴。远近取穴，《素问·痹论》曰"五脏有俞，六腑有合，循脉之分，各有所发，各随其过，则病疼也"，认为痹证应取五脏之俞、六腑之合，再循经找到发病处进行针治，其中俞、合穴是远端取穴，发病处是近端取穴。对称取穴，《素问·缪刺论》曰："邪客于手少阳之络……，臂外廉痛，手不及头，刺中指、次指爪甲上，壮者立已，老者有顷已，左取右，右取左。"

晋·皇甫谧《针灸甲乙经》中完善了针刺治疗痹证的内容，其在穴位的描述上更加明确，并给出了具体的针刺处方，如："骨痹烦满，商丘主之……湿痹，足下热不能久立，条口主之……膝寒痹不仁，不可屈伸，髀关主之"。而且《针灸甲乙经·阴受病发痹》中列举的大多数治疗痹证的单穴所主治的病证关联着远近两处的病变。如"腰以下至足清不仁，不可以坐起，尻不举，腰俞主之"，即腰俞穴既主足清不仁，又主腰尻不举。《针灸甲乙经》还记载有多处以经络来治疗痹证的描述。如治疗"骨痹"和"厥痹"时载"骨痹举节不用而痛，汗注烦心，取三阴之经补之。厥痹者，厥气上及腹，取阴阳之络"，指出以"三阴之经"和"阴阳之络"为针刺部位。

晋·王叔和《脉经》论述了五脏病变引起的痹证的针刺疗法。如《脉经·肾少阴经病证第九》曰："邪在肾，则骨痛，阴痹……取之涌泉、昆仑，视有血者尽取之。"即病邪在肾，就会出现骨痛、阴痹，治疗应取涌泉、昆仑穴，有瘀血则刺之出血。隋·巢元方在《诸病源候论》中提及以针、石等法治疗痹证，曰："如风湿痹候，其汤熨针石，别有正方，补养宣导。血痹候，宜可针引阳气，令脉和紧去，则愈。"即对于血痹轻证，用针法引动阳气，令阳气通行，血行通畅，风邪得解。

唐·孙思邈《备急千金要方》提出"针灸攻其外，汤药攻其内"及"针灸之功过于汤药"，认为以中药、针灸相结合的方法可以有效治疗痹证，并系统地论述了上肢、肩背、腰脊、下肢等身体不同部位的痹证的治疗方法。治疗方法多用针刺治疗，也采用艾灸疗法。对于上肢痹证的治疗，多取局部和邻近穴位，经脉多涉及手三阳三阴经；在治疗肩背部痹证时，多取手太阳小肠经、手少阳三焦经、足太阳膀胱经经穴，同时兼顾足阳明胃经、督脉、任脉穴位；在治疗腰脊痹证时，选取经脉主要是足太阳膀胱经，其次是足少阳胆经、足厥阴肝经、督脉，然后是足少阴肾经，最后是足阳明胃经、足太阴脾经、任脉，取穴原则多为局部取穴、近端取穴和远端取穴；在治疗下肢痹证时，多选取足三阴三阳经，取局部穴位和邻近穴位。

宋·陈无择《三因极一病证方论·叙痹论》则认为："夫风寒湿三气杂至，合而为痹……治之，随其腑俞小施针灸之法，服风寒湿发散等药，则病自愈。"论及痹证，治疗以针灸配合使用发散风寒湿药物为主。宋金元时期，《圣济总录》继承前人治疗痹证的针灸疗法，指出寒邪甚者为痛痹，"治宜通引营卫，温润经络，血气得温则宣流，自无壅瘀也"；湿气胜者为着痹，"治宜除寒湿，通行经络则瘥"；血痹，"宜先针引阳气，后以药治之"，提示治疗血痹等痹证，在继承前人的基础上以温经散寒、活血行气、疏通经络为原则。《资生经》中痹证治疗以针刺治疗为主，并列出了具体穴位，如风痹治疗穴位天井、肩井、尺泽、膝关、跗阳、阳辅、阳关、委中、少海、下廉、环跳等。自《黄帝内经》之后的著作中，关于针刺治疗痹证的理论大都遵循《黄帝内经》的论述，但《黄帝内经》中较少提出具体穴位。后世医家在此基础上，对针刺治疗痹证的方法进行了实践和补充，尤其是在具体取穴方面。

三、推拿疗法

推拿是中国传统医学的重要组成部分。推拿古称按摩、按跷、按蹻、乔摩、案杌、抑搔、折枝、眦瑊、扶形、摩挲等。如"按摩"见于《素问·血气形志》，其曰："形数惊恐，经络不通，病生于不仁，治之以按摩醪药。""按跷"见于《素问·异法方宜论》，其曰："中央者，其地平以湿，天地所以生万物也众。其民食杂而不劳，故其病多痿厥寒热，其治宜导引按跷，故导引按跷者，亦从中央出也。""抑搔"见于汉·戴圣《礼记·内则第十二》，其曰："疾痛苛痒，而敬抑搔之。"

推拿疗法在康复医学中发挥着重要的作用。推拿疗法在中医基本理论指导下，运用推拿手法作用于患者体表经络、穴位或特定的部位，对疾病起到治疗作用。推拿手法能够疏通经络、调理脏腑、整复筋骨，使人体恢复阴阳平衡、气血通畅，从而使机体得到康复。在康复实践中，推拿疗法的治疗范围非常广泛，几乎适用于内、外、妇、儿各个学科。清·吴谦《医宗金鉴·正骨心法要旨》曰"一旦临证，机触于外，巧生于内，手随心转，法从手出"；又曰"诚以手本血肉之体，其婉转运用之妙，可以一己之卷舒，高下疾徐，轻重开合，能达病者之血气凝滞，皮肉肿痛，筋骨挛折，与情志之苦欲也"。可见推拿疗法，其理论源远流长，临床运用广泛、切合实际需要，若能运用得当，多数奏效明显，可在康复医学中发挥重要作用。

《引书》是一部导引术专著，主要是肢体运动与自我按摩。书中除主动的关节运动和自我按摩外，还有不少用被动导引按摩手法治疗各种功能障碍的记载。《引书》中记载的推拿手法有"摩""摇""拔伸""踩跷""腰部后伸扳法""颈椎后伸扳法"等；推拿治疗的疾病包括"喉痹""癃闭""肠辟""项痛""背痛""肘痛""目痛""聋""口痛""心痛"等41种病证。

如按摩治疗眼痛："引目痛，左目痛，右手指擪内脉，左手指抚而力引之，三而已；

右如左。"即左眼痛,用右手指按压左眼内角,用力按揉三次而止。右眼痛,方法依照左眼痛治法。后世的眼部按摩保健法多源于此。

再如以腰部踩踏法和腰部后伸扳法治疗肠辟(痢疾):"引肠辟:端伏,加颐枕上,交手颈下,令人践亓(其)要(腰)。毋息,而力举尻,三而已。亓(其)病不能自举者,令人以衣为举亓(其)尻。"大意是:治疗痢疾,患者直身俯卧,下颏部置于枕头上,两手叠放在头颈下,使人踩踏腰部。屏住呼吸,并用力抬举臀部,做三次而止。对病重不能自行抬举的患者,应使人用衣服拉举其臀部。将踩跷法与腰椎后伸扳法相结合,通过踩踏腰、背、骶部刺激肾俞、大肠俞、小肠俞等穴,以调整肠胃功能,达到治疗痢疾腹泻的目的。以上是最早的整脊推拿文献记载,后世至晋·葛洪《肘后备急方》则载有捏脊法治疗卒腹痛。

《五十二病方》中推拿治疗病种较为广泛,有腹股沟疝、白癜风、疣、虫咬伤、皮肤瘙痒、冻疮、外伤出血、癃闭等。如原文曰:"癃,燔陈刍若陈薪,令病者背火炙之,两人为摩其尻,癃已。"即癃病,可以把干燥的饲草或薪柴烧着,让患者逆着火利用热气来烤他的背部,同时还让另外两个人扶着他,在他的臀部按摩,癃病即可治好。书中还有"以匕周揹婴儿瘛所"的详细描述,即用类似后世刮痧的钱匕刮法治疗小儿惊风,这是最早的小儿推拿记载。

《黄帝内经》中除了运用按法、抍法、摩法等推拿手法减轻功能障碍外,还阐述了推拿的作用机制。如《素问·举痛论》云:"寒气客于肠胃之间,膜原之下,血不得散,小络急引,故痛。按之则血气散,故按之痛止。"此段文字阐明了推拿有温经散寒而止痛的作用,可用于"寒气客于肠胃之间,膜原之下"而引起的疼痛。《素问·举痛论》云:"寒气客于背俞之脉则脉泣,脉泣则血虚,血虚则痛,其俞注于心,故相引而痛,按之则热气至,热气至则痛止矣。"这段文字论述了推拿外治的补虚功效,即通过推拿手法的温通经络作用,可以治疗因局部血虚所致的疼痛。《灵枢·九针论》云:"形数惊恐,筋脉不通,病生于不仁,治之于按摩醪药。"即按摩可用于治疗筋脉不通之肢体麻木不仁。《灵枢·刺节真邪》曰"大热遍身,……因其偃卧,居其头前,以两手四指挟按颈动脉,久持之,卷而切推,下至缺盆中,而复止如前,热去乃止,此所谓推而散之者也",提出按压颈动脉法具有清热泻火的作用,能够治疗大热发狂。

《黄帝内经》还把膏摩法应用于面瘫等病的临床治疗,《灵枢·经筋》曰:"卒口僻,……治之以马膏,膏其急者,以白酒和桂,以涂其缓者,以桑桑钩钩之,……为之三拊而已。"拊,在《说文解字》中释为摩法。这是典型的将手法与药物外用相结合的膏摩法,用于治疗面瘫,后世《肘后备急方》蜘蛛子摩偏急颊车上治口㖞僻方,《圣济总录》用皂荚摩膏方治面瘫等,这些面瘫膏摩外治法皆源于《灵枢·经筋》马膏治面瘫的理论。

后世医家记载了华佗手法医学的运用见解,主张各种治法宜因病而施。如《华氏中藏经》曰:"夫病者,有宜汤者,……有宜按摩者,宜导引者。"而按摩治病的主要机制是"按摩则可以驱浮淫于肌肉",所以"外无淫气勿按摩"。如按摩失治,即"宜按摩而不按摩,则使人淫随肌肉,久留未消";而按摩误治,即"不当按摩而按摩,则使人肌肉膜胀,筋骨舒张"。华佗明确提出了推拿的适应证及禁忌证。推拿误治问题经华佗首次提出后,逐渐引起了后世推拿家和医家的重视。

随着推拿手法的发展，推拿已不再是简单的向下按压与摩擦，手指相对用力且双手协同操作的捏脊法和作用力向上的腹部抄举法等开始出现。如《肘后备急方》曰："使病人伏卧，一人跨上，两手抄举其腹，令病人自纵，重轻举抄之。令去床三尺许，便放之。如此二七度止。拈取其脊骨皮，深取痛引之，从龟尾至顶乃止。未愈更为之。"这里的拈脊骨皮法，后世被冠以"捏脊法"之名而在小儿推拿领域得到了广泛运用。抄腹法，今人有用此法治疗肠扭转、肠梗阻，称颠簸疗法。

葛洪亦介绍了抓腹法治卒腹痛方："令卧，枕高一尺许，拄膝，使腹皮蹙，气入胸，令人抓其脐上三寸，便愈。能干咽吞气数十遍者，弥佳。此方亦治心痛，此即伏气。"抓法即拿法之类，脐上三寸为建里穴，抓拿该穴能够治疗脘腹疼痛。又如《肘后备急方·治卒心痛方》云："闭气忍之数十度，并以大手指按心下宛宛中取愈。"这里的卒心痛指的是急性脘腹痛，以手拇指按压心下脐上的上、中、下脘穴，可达行气导滞、和血止痛之功。后世多配合点按内关、足三里等穴，效果更佳。

《肘后备急方》涉及的推拿手法有摩、（抑）按、捋、抄举、捏脊（拈脊骨皮）、爪（掐）、抓（拿）等法。手法的适应证有卒心痛、卒腹痛、卒中恶死、卒中五尸、霍乱转筋、时行发疮、口㖞僻（面瘫）、风头及脑掣痛、脚气、胃反、风热瘾疹、蜈蚣咬伤、肢节麻痛、瘫痪不遂、风湿痹、不仁、拘屈等内、妇、骨、伤诸科病证，且手法治疗还可用于面部皮肤疾病，对推拿在康复中的发展起重要作用。

《诸病源候论》中包括大量按摩法，主要是自我按摩法。这些按摩方法结合肢体导引，既可对症施治，又能养生防病。如《诸病源候论》载有颈椎旋转法治疗颈椎病："一手长舒，仰掌合掌，一手捉颏，挽之向外，一时极势二七。左右亦然。手不动，两向侧势，急挽之，二七。去颈骨急强，头风脑旋，喉痹，膊内冷注，偏风。"

亦如《诸病源候论》用按摩导引的方法治疗手腕皮肉筋骨损伤："夫腕伤重者，为断皮肉、骨髓，伤筋脉，皆是卒然致损，故血气隔绝，不能周荣，所以须善系缚，按摩导引，令其血气复也。"巢元方认为按摩导引，能令其血气复，故可用于腕皮肉筋骨损伤。

孙思邈对推拿疗法也作了大量的论述，《备急千金要方》中指出："小（稍）有不好，即按摩挼捺，令百节通利，泄其邪气。凡人无问有事无事，常须日别蹋脊背、四肢一度。头项苦，令熟蹋，即风气时行不能著人，此大要妙，不可具论。"对"有病早治"与"无病先防"两个方面的按摩方法都作了介绍。其蹋脊背法即现在常用的踩跷法。踩踏脊背，可以刺激背部膀胱经的背俞穴，起到调整相应内脏功能的作用。现代小儿推拿临床常用的捏脊法与其有异曲同工之妙，常用于小儿保健与治疗，能够调整脾胃功能，提高机体免疫力，多用于体弱易感、厌食、营养不良等。

《备急千金要方》用被动牵引的方法治疗急性腰扭伤："腰臀痛导引法：正东坐，收手抱心，一人于前据蹑其两膝，一人后捧其头，徐牵令偃卧，头到地，三卧三起，止便瘥。"腰臀痛，就是腰扭伤急性疼痛。孙思邈已经认识到被动运动在急性腰扭伤治疗中的重要性，并提出了双人牵引导引法。这一方法在后世《千金宝要》《世医得效方》等骨伤科著作中都有记载，至今对推拿牵引治疗腰椎间盘突出症仍有实用价值。

《备急千金要方》用推拿治疗颞下颌关节脱位："治失欠，颊车蹉，开张不合方：一人以手指牵其颐，以渐推之，则复入矣。推当疾出指，恐误啮伤人指也。"颞下颌关节脱位的口内复位法自汉代的《引书》首次记载，并经《肘后备急方》推广后，至孙思邈又有所改进，提出手法牵引复位后"当疾出指"，以防止在操作时手指被患者咬伤。

清·赵廷海《救伤秘旨》云："夫颊骨脱，令患人坐定，揉以百十下，令口张开，医者以两手大拇指入口中，合手掇定，往下一伸，复还上一送，即入白矣。仍用手巾兜住，一时可解。"此治疗下颌关节脱位，较前人增加了先在局部揉，放松肌肉，为后面的手法复位做准备。解除局部肌肉痉挛，有利于关节的顺利复位。并复位后用手巾兜住固定，以防再次脱落，有利于关节的修复。

《外台秘要》集历代推拿之文献，书中保存有按摩治疗疾病的记载百余条，如以按压脊柱法治疗"气噎"，推脊柱法治疗"痨瘵"，捉筋治"噎"，手拗脚趾治疗"霍乱转筋"，按腹治"干霍乱大小便不通"，以及摩头、脊治疗"小儿夜啼"等。如《外台秘要》曰："又疗小儿夜啼至明不安寐，芎藭散方：芎藭、防己、白术各二分。右三味捣筛，以乳和之，与儿服之量多少。又以儿母手掩脐中，亦以摩儿头及脊验。"此法为摩百会与按神阙穴治疗小儿夜啼。"胃不和，则卧不安"，神阙具有温中和胃的作用，百会具有镇惊安神的作用，故手法刺激百会与神阙穴配合芎藭散内服治疗小儿夜啼有良效。

再如《外台秘要》按压大椎法治疗噎证："必效主噎方：捺大椎尽力则下，仍令坐之。"即通过按压大椎来治疗噎证。颈部脊髓发出的神经中有支配咽部肌肉感觉与运动的脊神经，按压大椎能刺激颈部脊神经，缓解局部肌肉痉挛，改善吞咽功能，达到治疗噎证的目的。

《外台秘要》亦介绍了用摩腹法治疗虚劳里急："正偃卧，以口徐徐内气，以鼻出之，除里急饱食，后小咽气数十，令温寒者乾呕腹痛，从口内气七十所，大膜腹小咽气数十。两手相摩，令极热以摩腹，令气下也。"摩腹作为康复的常用手法，被历代医家所推崇。现代研究证明摩腹能够加强腹部及腹内脏器的血液循环，改善肠胃功能，具有促消化的功能。中医学认为脾胃为后天之本，只有脾胃正常地运化腐熟水谷精微，才能体健无病。推拿临床把摩腹作为治疗腹痛、腹泻、消化不良、厌食、营养不良的必备手法。

《圣济总录》曰"养生法，凡小有不安，必按摩按捺，令百节通利，邪气得泄"，说明按摩具有流通血气，舒筋活络，通利关节，驱除邪气的作用。该书中还记载"口面风癣，以药涂擦，热彻为度"，明确指出了擦法的操作以透热为度，有利于药物的吸收，达到温经通络的目的。在肯定了推拿的"开达抑遏"作用以外，该书中更结合外用药物，对推拿的补虚作用作了充分肯定。在治疗面瘫的相关篇章中有："治中风口喝，皂荚摩膏方。皂荚一挺炙黄刮去皮子。右一味，以酽醋调和如膏，左喝摩右，右喝摩左。"这是典型的膏摩法治疗面瘫，并且根据面部经脉的分布特点，提出了以左治右，以右治左的治疗思想。以上论述可见《圣济总录》对推拿手法及作用机制的认识已经趋于成熟。

明·董宿《奇效良方》曰："治中风口眼喝斜，用衣中白鱼七枚，摩偏缓一边，才正便止，恐大过。凡患，急边缓边皆有病。先摩缓边，次摩急边，急边少用。"此则明确指出，急边与缓边均要摩，且有先后顺序，急边还要少用。较以前的摩治方法更加详细具体。

清·陈士铎《石室秘录》则是两人配合，单纯用手法治疗口眼喝斜："口眼歪斜之法，令一人楎住不歪斜之耳轮，又令一人摩其歪斜之处者，至数百下，面上火热而后已，少顷，口眼如故矣。"可见中医推拿、膏摩治疗面瘫具有特色，有待于我们进一步继承与发扬。

金·张子和《儒门事亲》中有多处推拿治病的记载。如以推揉法配合泻下药治疗妇人腹中有块；自我揉腹催吐治疗伤食、伤酒；揉目配合针刺治疗目上长瘤；按摩治疗小儿腹内痞块等。

《儒门事亲》还用木梳梳乳法治妇人乳汁不下、乳痈。将木梳作为按摩工具，在乳房局部用梳法治疗，有疏通乳管，排蓄乳、腐乳的作用，对乳痈等有很好的临床治疗效果。此法后世被广泛用于乳部疾患的手法治疗。如《儒门事亲·乳汁不下》曰："夫妇人有先天无乳者，不治……用精猪肉清汤，调和美食，于食后调益元散五、七钱，连服三、五服，更用木梳梳乳，周回百余遍，则乳汁自下也。"《儒门事亲·乳痈七十四》曰："夫乳痈发痛者，……若作法时，以左右二夫人，面病人立，于病乳上痛揉一、二百数，如此亦三次则愈。"这是直接在病变的乳房上施以推拿手法治疗乳痈，较之于木梳梳乳法更便捷有效。

在后来的《本草纲目》中，也记录了一些内服中药，外用木梳梳乳治疗乳少、乳汁不通的方法。《本草纲目》曰"乳汁不行：内服通乳药。外用木梳梳乳，周回百余遍，即通""妇人乳少，因气郁者：涌泉散：王不留行、穿山甲、龙骨、瞿麦穗、麦门冬等分，为末。每服一钱，热酒调下，后食猪蹄羹，仍以木梳梳乳，一日三次"。

元·李仲南《永类钤方》最后一卷介绍的"风损伤折"，即骨伤科专篇记载以"悬吊牵引"复位法治疗颈椎骨折脱位；采用"过伸位牵引"复位法治疗脊柱屈曲型骨折等，都是骨伤科史上的创举。如《永类钤方》曰："凡胸前跌出骨不得入，令患人靠突处立，用两脚踏患人两脚，却以手于其肩，掬起其胸蒲，其骨自入。用药封缚亦在相机应变。"该书介绍了胸锁关节脱位的整复方法，虽然整复法与现代临床不尽相同，但其基本原理是相同的，即要让患者两肩极度背伸，前胸自然挺出，从而使脱位整复。

《景岳全书》论述了推拿治疗乳痈、耳聋耳鸣、腰痛等疾病，至今仍具有很大的临床指导意义和使用价值。如《景岳全书》曰："凡耳窍或损，或塞，或震伤，以致暴聋，或鸣不止者，即宜以手中指于耳窍中轻轻按捺，随捺随放，随放随捺，或轻轻摇动以引其气。捺之数次，其气必至，气至则窍自通矣。"以中指按捺耳窍治耳聋耳鸣，这种手法可以自我操作，亦可由医者操作。有人称之为鼓膜按摩术，对于老年性耳鸣、耳聋和部分耳疾有较好的防治作用。具体操作时若再配合"鸣天鼓"及其他相应的手法与穴位，效果更好。该书中用麻油按摩腰部治疗发热腰痛："治发热便见腰痛者，以热麻油按痛处揉之可止，仍急服前药之类。"这种方法可用于外伤腰痛、劳损腰痛或外感腰痛。

明·曹士珩《保生秘要》以推拿结合自我按摩法治哮喘，曰："用手法于十一椎下脊中穴掐之六十四度，擦亦如数。兼行后功，喘自然安。"采用自我按摩治疗感冒，曰："治感冒，先擦手心极热，按摩风府百余次，后定心，两手交叉，紧抱风府，向前拜揖百余次，俟汗自出。"采取自我导引按摩与被动推拿相结合的方法治疗膨胀，曰："手足可令人擦摩。患轻者，一七能取大效，重则二七、三七，五脏尽然消，屡屡取验，妙入神也。"

明·徐春甫《古今医统》曰"夫存想者，以意御气之道，自内而达外者也。按摩者，开关利气之道，自外而达内者也。故医家行之，以佐宣通，而摄生者贯之，以泄壅滞"，阐述了推拿按摩的机制所在，指出推拿具有开关利气、自内达外的作用，能够宣泄壅滞。

《古今医统》亦曰："面上常欲得两手摩拭使热，则气常流行。作时先将两手摩热，然后以掌摩拭面目，高下随形，皆使极匝。如此三五过，却度手于项后及两鬓更互发，如栉头之状，亦数十过，令人面有光泽，皱斑不生，发不白，脉不浮外。"这正是对《养性延命录》《备急千金要方》等有关推拿理论的进一步发挥。其按摩手法，能够引火归元，滋阴壮阳，有很好的康复保健作用，现在被广泛用于中老年人的自我康复中。

明·龚廷贤《寿世保元》中也记载了大量的推拿内容，对推拿的继承与发展起了积极的推动作用。《寿世保元·二便闭》曰："蜗牛膏：用蜗牛三枚，去壳，捣如泥，加麝香少许，纳脐中，以手揉按之，立通。"这是中药神阙穴给药与推拿手法相结合，治疗小便不通。一方面手法本身具有刺激穴位的治疗作用，另一方面手法又可加快神阙穴对药物的吸收作用。

《寿世保元·感冒》曰："一论小儿感风或冒寒，用老葱三、四根，舂极烂，以手抹来相搓满掌，烘温暖，向病者遍身擦之，通气处再偏擦几遍，暖处出汗，立愈，又不相妨出痘疹，绝妙。"这是推拿治疗小儿感冒，与小儿推拿特定穴治疗感冒方法不同，却是异曲同工，都是通过发汗的方法，以祛表邪。

推拿治疗骨伤科疾病，主要指关节脱位的手法复位、软组织损伤的手法治疗，一般不包括骨折的手法整复，但骨折后的康复治疗也是骨伤推拿的任务之一。《普济方》《证治准绳》《跌损妙方》等书记载了不少骨伤推拿资料。

明·朱橚《普济方》采用手牵足蹬法治肩关节脱位："肩胛骨脱落法：令患人服乌头散麻之，仰卧地上。左肩脱落者，用左脚蹬定，右肩脱落者，用右脚蹬。用软绢如拳大，抵予腋窝内，用人脚蹬定，拿病手腕近肋，用力侧身扯拽，可再用手按其肩上用力往下推之。"这种手牵足蹬法与《世医得效方》架梯复位法的原理也是一致的。

明·王肯堂《证治准绳》中有内收复位法治疗髋关节脱位："凡妇人腿骨出，进阴门边，不可踏入。用凳一条，以绵衣覆上，令患人于上卧，医以手拿患人脚，用手一搏上，在好脚边上去，其腿骨自入。"

清·赵竹泉《伤科大成》曰："失枕有因卧者，有一时之误者，使患者坐低处，先行揉摩，一手提其头，一手托住其下颏，缓缓转动，伸舒使直，服吉利散。""因卧"和"一时之误"，言简意赅地指出了落枕的两大病因，即急性扭伤和亚急性牵拉伤。揉摩和拔伸转颈，亦是推拿治疗落枕的有效方法。

清·钱秀昌《伤科补要》亦有类似的治法："夫人之筋，赖气血充养。寒则筋挛，热者筋纵，筋失营养，伸舒不便。感冒风寒，以患失颈，头不能转。使患人低坐，用按摩法频频揉摩，一手按其头、一手扳其下颏，缓缓伸舒，令其正直。"

推拿理论发展至清代，已经成型。综合历代医家对推拿按摩作用机制的认识，推拿主要具有以下作用：发汗解表，驱逐表邪；活血通络，流通气血；温经散寒，祛痹止痛；补虚泻实，宣通壅滞。这一认识，基本与现代研究对推拿作用机制，如改善微循环、提高机体免疫力、调整改善运动神经与自主神经功能、理筋整复、松解粘连、滑利关节纠正解剖异位等的认识相吻合。

四、中药疗法

中药疗法是以辨证康复观为指导，运用中药方剂以减轻和消除患者身体及精神情志的功能障碍，促进其身心康复的方法。中药疗法具有形神并重，因证施宜，补虚泻实，重视体质，守法守方的特点。中药疗法根据中药的功能特性、性味归经及方剂的配伍组成进行调治，从而可达到调理阴阳、扶正祛邪、补益虚损、协调脏腑经络功能、促进身心康复的目的。

中药疗法的治疗途径包括内治和外治两方面，无论内治、外治，均要遵循中医辨证论治的指导原则，做到辨证施药。根据中医学"久病必虚"的理论，康复对象的脏腑功能往往失调，首先表现为正虚，即气血不足；其次为邪实，如气滞、血瘀、痰饮、食积等。在治疗时，应重视正邪关系，注意辨证用药。

（一）中药内治法

中医内治法的内容极为丰富，早在《黄帝内经》中便明确提出"阳病治阴，阴病治阳"的根本法则，同时针对病位、病性、病情论述了病变在表者，采用发汗的方法治疗；病变在下者，采用疏引的方法治疗；寒证者宜用温热的方法治疗，热证者可采用寒凉的方法治疗；身体虚弱的患者，可采用补益的方法治疗；病邪外侵的患者采用祛邪的方法治疗等。在历代的发展过程中，以程国彭在《医学心悟》中提出的"八法"最具代表性，分别为"汗、吐、下、和、温、清、消、补"，是提纲挈领地掌握中药治疗原则的方法。

1. 汗法

汗法能宣通肺卫、开泄腠理、祛邪外出、调畅气机。汗法有狭义和广义之分，狭义汗法是以汗祛邪、发汗解表，主要用于外感风寒表证。广义汗法是以汗调和营卫，畅通腠理、经络，调理气机，使阴阳调和。《金匮要略·痉湿暍病脉证治》原文第18条："风湿相搏，一身尽疼痛，法当汗出而解，值天阴雨不止，医云此可发汗，汗之病不愈者，何也？盖发其汗，汗大出者，但风气去，湿气在，是故不愈也。若治风湿者，发其汗，但微微似欲出汗者，风湿俱去也。"条文中记载了以汗法治疗风湿痹证，其以发汗解表，调和营卫，除湿通络为大法。尤在泾亦在《金匮要略心典·痉湿暍病脉证治》中云："自有风易却而湿难除之势。而又……故欲湿之去也，但使阳气内蒸而不骤泄，肌肉关节之间充满流行，而湿邪自无地自容矣。此发其汗，但微微似欲汗出之旨欤。"即以汗法祛除肌肉关节的湿邪。

后人通过整理《伤寒论》关于发汗改善关节功能的记载，包含速汗解表法、速汗清热法、生津缓汗法、扶阳微汗法、小汗法。速汗解表法一般用于外感风寒表实证，可以改善患者由于寒邪导致的关节拘急疼痛、畏寒，疼痛明显、肿胀不著，此法发汗迅速，代表方麻黄汤，使寒邪从汗而解。速汗清热法可用于外感风寒、日久化热的患者出现的关节肿胀之势，代表方大青龙汤。生津缓汗法主要适用于津液不足、外感风邪的病证，代表方黄芪桂枝五物汤，可用于产后血虚，外感风湿之邪，出现关节疼痛、怕风者，使得汗液缓缓散发。扶阳微汗法主要适用于阳气亏虚、外感寒邪的病证，代表方麻黄附子细辛汤、麻黄附子甘草汤，可用于强直性脊柱炎肾虚督寒，出现腰背疼痛、畏寒、四肢拘挛等症状的患者。有发汗而不伤阳、扶阳而不敛邪的特点。小汗法主要适用于风寒蕴于肌表，汗不得出，临床症状可见关节微急，皮肤肿胀、蚁行感，可见于硬皮病出现上症者，代表方桂枝麻黄各半汤。

2. 吐法

《素问·阴阳应象大论》曰："其高者，因而越之。"病位高，邪在上焦时，应因势利导，运用升散、涌吐的方药治之。吐法为古代常用的祛邪方法之一。最早根据吐法理论提出具体用方用药的是张仲景，其在《伤寒论》中提到"病如桂枝证，头不痛，项不强，寸脉微浮，胸中痞硬，气上冲喉咽不得息者，此为胸有寒也。当吐之，宜瓜蒂散"。后世医家将吐法应用于涌吐痰涎、宿食、毒物等方面。

涌吐有开窍和涌吐痰涎的作用，因而涌吐法常用于中风痰涎壅盛证。卒中之证，常夹胸中痰浊，壅塞气道，故可见窒塞喉关，声如曳锯，治疗上以开痰降浊为要务。《医学入门》曰："风证，皆痰为患，故治以开关化痰为先，急则祛风，缓则顺气，久则活血。"元代《丹溪心法·论中风》中记载："半身不遂，大率多痰……痰壅盛者，口眼㖞斜，不能言者，皆当用吐法，一吐不已再吐。轻者用瓜蒂一钱，或稀涎散。"张从正在《儒门事亲》中记载："夫中风，失音闷乱，㖞斜口眼。"《黄帝内经》曰："风之为病，善行而数变。故百病皆生于风也，可用三圣散吐之。"由上述可知，古代医家也常将吐法用于中风急性期的治疗。

3. 下法

下法是运用有泻下、攻逐、润下作用的药物，以通导大便，消除积滞，荡涤实热，攻逐水饮、积聚的治疗方法。正如《素问·阴阳应象大论》曰："其下者，引而竭之；中满者，泻之于内。"《华氏中藏经·论治中风偏枯之法第三十九》云"人病中风偏枯，其脉数而面干黑黧，手足不遂，言语謇涩……在中则泻之……泻，谓通其塞也"，明确指出可以将下法运用于中风的治疗。

下法在金元时期常用于中风的康复治疗，包括改善中风后的二便、言语、视听、运动等功能，其中以三化汤和三一承气汤的提出尤为突出。最早将泻下法应用于中风者是金元时期的张元素及他所创制的三化汤，其后刘完素也提出中风"内有便溺格阻"者可用下法进行治疗，其《素问病机气宜保命集·中风论第十》记载"中脏者，唇吻不收，舌不转而失音，鼻不闻香臭，耳聋而眼瞀，大小便秘结"，提出"若忽中脏者，则大便多秘涩，宜以三化汤通其滞""三化汤，厚朴、大黄、枳实、羌活（各等分），上剉，如麻豆大，每服三两，水三升，煎至一升半，终日服之，以微利为度，无时"。除三化汤外，刘完素于《校正素问精要宣明论方·伤寒门》中提出用三一承气汤治疗"肾水阴虚，阳热独甚而僵仆卒中，一切暴喑不语"。

三化汤及三一承气汤的提出为下法治疗中风奠定了方药基础，其后元·罗天益《卫生宝鉴·风中脏治验》记载中风医案曰："赵僧判，……患中风，半身不遂，精神昏聩，面红颊赤，耳聋鼻塞，语言不出……先以三化汤一两，内疏三两行，散其壅滞，使清气上升，充实四肢……五日音声出，言语稍利，后随四时脉症加减，用药不匀，即稍能行步。日以绳络其病脚，如履阈或高处，得人扶之方可逾也。"至于明代医家王肯堂拟三一承气汤治疗中风便秘，牙关紧闭，浆粥不入者，并认为"中风僵仆、风瘨发作，并皆服之此下剂也"。明·虞抟《医学正传·中风》指出"中脏者多滞九窍，故唇缓失音，耳聋鼻塞目瞀，大小便秘结，皆曰中脏也，其治多难……中脏者三化等汤以通其里"。由此可见，中风急性期，治则以通为主，缘此病为标急本缓、邪实于上的新暴之病，宜峻猛之药急去之，邪去则通，阴阳气血得平。然而使用下法也要拿捏得当，如明·皇甫中《明医指掌》曰："中脏者，内闭九窍，故可下之，亦不可过下，损其荣血。下需得法，过下则伤营血。"

4. 和法

和法是通过和解或调和的作用以去除病邪为目的的一种治法。"和法"发源于《黄帝内经》，《素问·生气通天论》言"亢则害，承乃制，制则生化，五脏不和则七窍不通，六腑不和则留为痈"，为机体正常生理功能依赖调和的内在环境，并提出"不和则病、调和论治"的中医防治观。张仲景继承了《黄帝内经》调和论治思想，创制小柴胡汤、调胃承气汤等经典和方，本质上就是和法论治。明·张景岳明确提出"和阵"和"和方"。他在《古方八阵》和《新方八阵》中均将方剂分为"补、和、攻、散、寒、热、固、因"八阵。认为："和方之治，和其不和者也。凡病兼虚者，补而和之；兼滞者，行而和之；兼寒者，温而和之；兼热者，凉而和之，和之为义广矣。"清代医家程国彭在《医学心悟》中首倡"汗、吐、下、消、温、清、补、和"八法；认为"有清而和者，有温而和者，有消而和者，有补而和者，有燥而和者，有润而和者，有兼表而和者，有兼攻而和者"。调和之意如戴北山所说"寒热并用之谓和，补泻合剂之谓和，表里双解之谓和，平其亢厉之谓和"，适用于脏腑气血不和，或寒热混杂，或虚实互见的病证。凡邪在少阴及肝脾不和，肠胃寒热，气血失调，营卫不和等致病时，都可用和法，祛除寒热，调其偏盛，扶其不足，使病去人安。现代医家常用和法来和解少阳、调和肠胃、调和肝脾、截疟。以和法治疗情志病为例，"七情不舒，遂成郁结"，逍遥散是调和肝脾的代表方剂之一，原主治"妇人诸疾"，随着后世的发展，逐渐被用于改善情志疾病。方中柴胡以疏肝解郁为功，缓解患者的肝气郁结；白术、茯苓健脾助运以固后天之本，防滋生实邪；配以当归、白芍养血和血；薄荷亦能疏解肝郁、透泄肝热。诸药配合可肝脾同调、气血兼顾，达到肝气舒、脾运健及痰瘀自消的目的。以上和法的运用可改善患者焦虑与抑郁症状，同时对于郁症患者常伴的胁胀脘闷、嗳气吞酸的情况也有一定疗效。

5. 温法

温法是通过温中、祛寒、回阳、通络等作用，使寒邪去，阳气复，经络通，血脉和，适用于脏腑经络因寒邪为病的一种治法。温法的理论始见于《黄帝内经》，可分为两类：一是"寒者热之""治寒以热""清者温之""治清以温"；二是"形不足者，温之以气""劳者温之""损者温之"，可见《黄帝内经》中温法所治主要有寒证和劳损之证两种。

明清之前的晋代，治疗痹痛已开始使用较多的温经活血方。从葛洪的《肘后备急方》中可见，治疗痹痛的虎骨膏、丹参膏、独活酒等选用丹参、川芎、当归、牛膝等活血药，配伍辛热通经止痛的附子、细辛、乌头为特点。隋唐时期治疗痹证的用药突出了对酒的应用。由于酒能活血祛风，且在药酒组成上也用了大量的活血化瘀的药物，深刻反映了这段历史时期温经活血的治疗方法。明清许多医家亦重视温阳活血，认为风寒湿热、痰饮浊血等病邪郁久，非用乌、附、桂辛温之药而不能开。如张景岳论治鹤膝风"凡体气虚弱，邪入骨界，遏绝隧道，若非用附桂辛温之药，开散关节腠理之寒邪，通畅隧道经络之气血，决不能愈……不但不可去桂，亦不可不加附子，无此二味，何以行参芪之功，健芍归之性"。

张璐认为治疗湿热夹痰夹血入络痹痛，症重日久，"必加乌、附，驱逐痰湿，壮气行经"。又如清·朱时进《一见能医》论腿膝痛"下部道远，非乌、附不能达也。湿热浊痰郁久，非乌、附不能开也"。

6. 清法

清法又称清热法，是《素问·至真要大论》"热者寒之，温者清之"的体现。是指用气味寒凉的药物为主要部分所组成的方剂，以治疗热证的治疗方法，具有清热、泻火、凉血、解毒的功能。临床上把清法归纳为清解、清透、清化、清利、清泄、清下、清补、清引八法。

古代医家充分认识到清法用于治疗中风热证等内科疾病的重要性。唐代医家孙思邈提出"凡中风多由热起"。其在《备急千金要方》中记载："又凡初得风，四肢不收，心神愦愦，眼不识人，言不出口。凡中风多由热起，服药当须慎酒、面、羊肉、生菜、冷食、猪鱼鸡牛马、蒜。乃可瘥。得患即服此竹沥汤方。"明·缪希雍《先醒斋医学广笔记·中风》谓中风："多痰多热，真阴既亏内热弥甚，煎熬津液，凝结为痰……法当清热、顺气、开痰以救其标，次当治本。"金代医家刘河间云："中风偏枯者，由心火暴盛。"因此历代医家常用清热涤痰开窍法治疗中风之夹痰夹火，内闭经络的"阳闭"证。温病学家叶天士提出邪入心包热毒闭窍乃温病危重证候，急用牛黄丸、至宝丹等救治，开使用"三宝"之先河。而近年临床证实，安宫牛黄丸治疗中风急性期窍闭神昏证疗效良好。

清热解毒法治疗中风从临床实践看，中风常见热毒证候，急性期尤其明显，采用清热解毒法治疗中风可获显著疗效。当前临床在治疗中风急性期时常选用醒脑静、清开灵注射液，收效显著。醒脑静为麝香、冰片、栀子、郁金等的提取物，清开灵含牛黄、水牛角、黄芩、栀子、金银花、板蓝根等药物，具有清热泻火解毒、醒脑开窍之功效。

7. 消法

根据"结者散之""坚者消之""通可去滞"的原则，以消导、化积药为主组成，消法可分为消食、行气、活血、化痰、祛湿诸法。其中化痰法适用于痰证，主要是指下痰、消痰，而非吐痰。古代医籍记载了历代医家关于消痰法在中风后康复中的运用。

孙思邈极为强调化痰法的应用，在《备急千金要方·风痱第五》中论述"夫风痱者，卒不能语，口噤，手足不遂而强直者是也……已既得之，当进三味竹沥，饮少似有胜于常，更进汤也"，还指出"凡患风人多热，常宜服此方"，可见孙思邈对清热化痰治疗中风极为重视。常用方剂竹沥汤或荆沥汤、省风汤、涤痰汤。明·李中梓《医宗必读》记载"治中风痰迷心窍，舌强不能言"用涤痰汤，此方根据宋·严用和《严氏济生方》中导痰汤加石菖蒲、人参、竹茹组成，痰涎内盛，为浊阴所凝故结为痰，谓之寒象，实非真寒，故导痰涤痰，大旨相近，张山雷谓之"皆最适用之成方也"。清·程国彭《医学心悟》书中载解语丹（白附子、石菖蒲、远志、天麻、全蝎、僵蚕、羌活、胆南星、木香），功用为化痰开窍、祛风通络，主治风痰阻络型中风失语。

8. 补法

补法又称补益法，是根据"虚则补之"的原则立法，以补养、强壮类药物为主组成，用于治疗各种虚证。康复对象多有久病至虚之象，本虚标实，康复治疗过程中当固本培元，扶正补虚。

中风之本即为气血不充，标为肝阳暴动。肝之秉性，刚而易扰，有赖于阴血濡养，凡肝阳之恣肆者，无非血耗液虚，不能涵养，故治疗中风补气血为培本之法。明·王纶《明医杂著》指出"气虚而中者，右手足不仁，用六君子汤加钩藤、姜汁、竹沥；血虚而中者，左手足不仁，用四物汤加钩藤、竹沥、姜汁；气血具虚而中者，左右手足皆不仁，用八珍汤加钩藤、竹沥、姜汁"。至于清·怀远《古今医彻》曰："中风㖞僻瘫痪。分左右之道路。而大补气血。佐以舒筋豁痰。十补勿一泻之。"同样，清·王清任《医林改错》提出中风是"气虚致中"，并创补阳还五汤以补气活血，"此方治半身不遂，口眼歪斜，语言涩，口角流涎，大便干燥，小便频数，遗尿不禁"。此外，清·程国彭《医学心悟》也记载"治风中经络，口眼歪斜，半身不遂，或语言謇涩，乃血弱不能养于筋，宜用养血疏风之剂。经云治风先治血，血行风自灭是也"，提出以大秦艽汤治之。

此外，历代医家也重视补法在痹证、痿证中的运用。如明·王肯堂《证治准绳》曰："肾虚腰背脊膝厥逆而痛，神昏耳鸣，小便频数，精漏。宜八味丸加五味、鹿茸，去附子，用山药等丸，以生其精。即强调补益肝肾，使肝肾精血充足，使腰背、膝关节得其濡养。"《证治准绳》还记载："调中益气汤，治因饥饱劳役损伤脾胃，元气不足，其脉弦，或洪缓，按之无力中之下时一淫。其证身体沉重，四肢困倦，百节烦疼，胸满短气，膈咽不通。"此外，清·张锡纯《医学衷中参西录》中记载痿证治法："有筋非拘挛，肌肉非痹木，惟觉骨软，不能履地者。乃骨髓枯涸，肾虚不能作强也。故方中用黄芪以补大气……骨痿者加鹿胶、虎胶取其以骨补骨也。"可见其对于该证的治疗大法主要为补脾胃之气。

（二）中药外治法

"凡病多从外入，故医有外治法"。外治法是中医外科最大的优势及特色所在，缘其病证多见于体表，就近给药，直中病所，利于邪之早去。清·徐灵胎《医学源流论·围药论》曰"外科之法，最重外治"。特别是对老幼虚弱之体，不肯服药之人，或攻补难施之时，更有其他疗法所不能及的优点。

人类在生产劳动及与自然和疾病的斗争中逐渐认识到某些药物可以外用治疗疾病，中医外治疗法由此萌芽。《山海经》最早记述中药外治作用，书中有"熏草佩之，已疫"的记载，另有用名为黄蘿的草来洗浴治疗疥疾的描述。马王堆汉墓出土的《五十二病方》所记载的283首方剂中，外用方剂达110余首，外治法涵盖敷贴法、熏蒸法、熨法、药浴法、涂敷法、烟熏法等，剂型包括沐浴剂、糊剂、熏蒸剂、熨剂、烟熏剂等。至汉代，中医外治法进一步发展，在《黄帝内经》中详细论述了多种中药外治的方法和内容，提出"内者内治、外者外治""从内之外者调其内，从外之内者治其外"等理论初步奠定了中医外治法的理论基础。

1. 熏洗法

熏洗法有广义和狭义之分，广义的熏洗法包括烟熏、蒸汽熏和药物熏洗三种方法，狭义的熏洗法仅指药物熏洗的治疗方法，即用中药煎煮后，先利用蒸汽熏蒸，再用药液淋洗、浸浴全身或局部患处的一种治疗疾病的方法。本法有药力和热力的协同作用，能促使腠理疏通，气血流畅，改善局部状态和全身功能，具有解毒消肿、止痛、止痒、祛风等功效。

熏洗法起源甚早，早在原始社会，先民就发现用水洗浴身体，用树叶、柴草等点燃熏烤身体某一部位，可以减轻或者缓解病痛，这是熏洗术最早的起源。最早记载熏洗法的医学著作是《五十二病方》，记载了用熏洗法治疗痈证、烧伤、蛇伤等多种病证。《黄帝内经》有"其有邪者，渍形以为汗""寒者热之，热者寒之……摩之浴之"。此处的"渍形""浴之"即为熏洗法。此外，"痹不仁肿痛，……可按、可药、可浴"，还记录了用椒、姜、桂和酒煮熏治疗关节肿胀、疼痛、屈伸不利等痹证出现的关节功能异常。唐·孙思邈《备急千金要方》记载许胤宗用大剂量黄芪防风汤熏洗使柳太后苏醒，治疗其中风神昏及不语。

2. 熨法

熨法是借助药性及温暖作用，直接作用于患处或有关部位，使气血通畅，以达到治病或缓解病痛的作用，包括药熨、汤熨、酒熨、铁熨、葱熨、土熨等法。熨法借助药力作用在《圣济总录》有如下描述："因药之性，资火之神，由皮肤而行血脉，使郁者散，屈者伸，则熨引为力多矣，引取舒伸之义，以熨能然。"《素问·血气形志》中记载熨法可用于筋伤："形苦志乐，病生于筋，治之以熨引。"《素问·玉机真脏论》亦曰："痹不仁肿痛，可汤熨及火灸刺之。盖病生于筋，则拘急事缩，疡而不仁，则经血凝泣。二者皆由外有所感，熨能温之，血性得温则宣流，能引凝泣也。"可见熨法对于肢体功能的恢复具有良好的作用。

历代医家也积累了运用熨法治疗腰痛的丰富康复实践。唐·王焘《外台秘要》记载疗风湿熨法，如延年疗腰痛熨法，即用菊花、芫花、羊踯躅三味，以醋拌令湿润，加热蒸熟，适寒温，隔衣熨之，冷即易赞，痛处定即瘥。还有大豆熨法治疗腰痛，大豆六升，水拌令湿，炒令热，以布裹，隔一重衣髪痛处，令暖气彻，冷即易之。此外《外台秘要》载腰痛外治方："用蒴叶火烧，厚铺床上，及热，卧眠上，冷复易之，冬月采取根舂碎熬及热，准上用，兼疗风湿冷擦，及产妇人患伤冷，腰痛不得动，亦用弥良。"宋·王怀隐《太平圣惠方》记载了用大豆热敷治腰脚疼痛挛急不得屈伸诸方："治腰脚疼痛，筋脉挛急，不得屈伸，取大豆五升，煮令熟，以两个布袋盛之，更互罨病处，冷即易之，切须避风。"明·朱橚《普济方》记载治腰脚疼痛，筋脉挛急，不得屈伸："方用柳树中虫蛀屑（一升半）、桂心（三两）、益母草（八两）、蚕砂（一升）、虎胫骨（五两），上为散，以好酒拌令泡泡，于平底铛中，炒令匀热，煎槐白皮汤，若欠卧时，先濯所患处，然后吃温酒一二盏，令体中微热，遂取前药，细布裹熨所患处，以被厚覆之，要睡，但药冷重暖用之，常宜避风。"

此外关于中风偏瘫痉挛的熨敷疗法也有所记载，如宋·王怀隐《太平圣惠方》记载治中风偏枯不遂诸方："治中风，偏枯不遂，手脚冷，顽强硬，展缩不得，疼痛方。方用皂荚（一斤不蛀者寸截）、盐（二斤），上件药相和，炒令热，以青布裹熨冷麻疼痛处，以瘥为度。"

3. 药浴法

药浴法是将药物煎汤外洗患部的中医外治法。在远古时代，人类在长期生产生活实践中就发现某些矿物、植物作为药物内服或外用均可疗疾，其中一些药物煎汤外洗患部疗效更佳。这些经验和认识形成了早期的药浴疗法。我国现存最早的医书《五十二病方》中就有药浴疗法的记载。在清·吴世昌《奇方类编》一书中记载治疗偏瘫痉挛的药浴方："将槐枝、桃枝、柳枝、椿枝、褚枝（即垢树）、茄枝、蕲艾合煎。水三桶，大盆浸洗，如冷又添热水，以被盖出汗避风，未愈，再洗几次，神效。"《圣济总录》中也明确记载治疗偏瘫痉挛手足不能屈伸的药浴方"方用茵芋、独活、防己、蒺藜子、川椒，粗捣碎，加清水煎煮取液，洗浴患肢"，以此缓解中风痉挛的症状。清代民国方书《喻选古方试验》记载治中风瘫痪，手足不举："穿山甲左瘫用右甲，右瘫用左甲，炮熟，川乌头炮熟，红海蛤如棋子大者，各二两，为末，每用半两，捣葱白汁和成厚饼，径寸半，随左右贴脚心，缚定，密室安坐，以脚浸热汤盆中，待身麻汗出，急去药，宜谨避风，自然手足可举，半月再行一次，除根。"可见药浴疗法常被用于痉挛的康复。

此外，药浴疗法也常被运用于肌骨疼痛的治疗。如宋元方书《太平圣惠方》记载治腰脚疼痛，筋脉挛急，蛇床子浸浴方："方用蛇床子、细辛、牛膝、桂心……，上药捣粗罗为散，每使时，用醋浆水二斗，药五两，煎十余沸，去滓后，看冷暖，以盆中坐，浸浴疼痛处。"

4. 敷贴法

敷贴法是将中药制成丸、散、膏、糊等剂型，敷贴于患处皮肤、孔窍或腧穴等部位的治病方法。中药敷贴法具有舒筋活络、祛瘀生新、消肿止痛、拔毒生肌等作用。

早在《五十二病方》中便有关于敷贴法治疗跌打损伤的记载。在晋代《肘后备急方》中记载用生地黄或栝楼根捣烂外敷治伤，用醋调和附子粉外敷背部治疗疟疾，用软膏敷剂贴治疗外伤。明·李时珍《本草纲目》记载用吴茱萸贴足心涌泉穴治疗口舌生疮。元·危亦林《世医得效方》记载紫荆皮散治一切打仆损伤、金刃箭镞浮肿。清·吴师机《理瀹骈文》载有外敷方药约 200 首，涉及内、外、妇、儿、五官等科病证，是一部外敷疗法的专著。

由上述可知，膏药直接贴敷于损伤部位，可促使腠理疏通、气血流畅，改善局部血液循环，使损伤组织得以修复，故疗效较好。

五、拔罐疗法

拔罐疗法有着悠久的历史，古称"角法"，早在原始社会时期，人们就利用牲畜的角（如牛角、羊角等）磨成有孔的筒状，刺激痈疽后，以角吸出脓血来减轻疼痛，这便是最早的拔罐疗法。

我国对拔罐疗法的最早记载见于《五十二病方》中，该书中提到了用"角"来治病的相关操作："牡痔居窍旁，大者如枣，小者如核者，方以小角角之，如熟二斗米顷而张角，系以小绳，剖以刀。"这里的"牡痔"是指外痔，治疗时先用火罐拔出痔疮核，之后用细丝线系起来，再用针刀把痔疮核割下来。

晋·葛洪《肘后备急方》中，有以制成罐状的兽角吸拔脓血毒汁，治疗疮疡脓肿的记载，另外该书中还言到："葛氏云凡狗春月自多猘，治之方：凡猘犬咬人，先嗍去恶血，乃须灸疮中十壮，明日以去，日灸一壮，满百日乃止。姚云，忌酒。"这是最早的有记载的用角法治疗外伤的病例。

梁·陶弘景《补阙肘后百一方》中对治疗足部肿胀引起的足部功能障碍时指出："若数日不止，便以甘刀破足第四第五指间脉处，并踝下骨解，泄其恶血，血皆作赤色，去一斗五升。亦无苦。若在余处亦破之。而角嗍去恶血都毕，敷此大黄膏，勿令得风水，乃令服白头公酒。"在古代，"破"是"砭"的同义词，而砭石便是古代最早的针刺工具，从而不难了解，所谓的针角，是先在疾病病变处施以针刺，然后再给予角的一种综合性排脓措施。

《医心方》在治疗足部肿胀时亦用了拔罐疗法："若在深处，亦破之，而角嗍去恶血。"据该书描述，针角的临床适应证有起病急，病情发展迅速的特点，中医角度为阳证，现代医学属于软组织化脓性疾患。因此其禁忌证为中医角度的阴证，现代医学为非软组织化脓性疾病，如肿瘤、淋巴结核、血管疾患等。

正如《素问·皮部论》曰："凡十二经脉者皮之部也，是百病之所生也，必先于皮毛。"十二皮部与经络、脏腑联系密切，拔罐作用于肌表，通于肌里，由浅入深，从近到远，催气行血、开达抑遏、活血化瘀、促进血液循环。"通则不痛"，利用罐内的吸力，能吸出肌肉血脉中的风寒，而起到了消肿止痛、除湿驱寒、通利关节的作用。

唐·王焘《外台秘要》记载："患瘰疬等病……即以墨点上记之，取三指大青竹罐，……笼墨处按之良久，以刀弹破所角处，又煮筒重角之，当出黄白赤水，次有脓出，亦有虫出者，数数如此角之，令恶物出尽，及除，当目明身轻也。"可见唐代始已用竹罐代替角罐、陶罐来治疗各种疾病与功能障碍。

宋·唐慎微《经史证类备急本草》中记载："治发背，头未成疮及诸热肿痛，以竹筒角之。"《太平圣惠方》指出"凡痈疽发背，肿高坚硬，脓稠焮盛，色赤者宜水角；陷下，肉色不变，软慢稀者不宜水角"；又言"疽之萌生而水角，则内热之毒畏冷，逼之却入腠理，深可衰也"。从拔罐疗法的角度阐述了痈疽的中医康复护理，凡红肿高大、阳热实证为拔罐适应证；反之，痈疽初起或阴寒虚证则列为禁忌。

宋·沈括《苏沈良方》中则有关于"火角法"治疗久咳的记载："治久嗽，冷痰咳嗽，及多年瘵嗽，服药无效者……以竹箭卷成筒子，令有药在里，干令相着，乃拔去箭。临卧，熨斗内盛火，燃筒子一头令有烟，乃就筒子长引气，吸取烟，陈米饮送下。"这段论述是关于使用拔罐疗法治疗肺功能障碍的记载，利用火角之温热和吸拔作用，使寒邪外出以治疗寒邪客肺之久咳不愈。

拔罐局部的温热作用不仅令血管扩张、血流量增加，而且可增强血管壁的通透性和细胞的吞噬能力。拔罐处血管紧张度及黏膜渗透性的改变，使淋巴循环加速，吞噬作用加强，对感染性病灶，无疑形成了一个抗生物性病因的良好环境。治疗肺功能障碍，也常在背部督脉及足太阳膀胱经用走留罐，通过拔罐疗法将人体之邪驱于体表而发挥卫气的作用，拔出体内的各种邪气，提高整体的抗御防病能力，即所谓邪去而正安。

《外科正宗》及《外科启玄》中对角法的记载更加详细，称角法为"吸法"或"煮竹罐法"。《医心方》指出"取竹罐一头留节，削去青皮，随着疮疡大小用之。药煮热竹筒一个，按在疮口上，血脓水满了，竹筒子自然落下……如脓多未尽，再煮一二遍竹筒，更换吸，脓尽为度"，首次提出以中药煮竹罐用于临床治疗和康复中。

清·吴谦《医宗金鉴》则首次把辨证用药和拔罐疗法紧密结合起来，专门记载了先用针刺，继用中草药煮罐后拔之的针药筒疗法。清·吴尚先《理瀹骈文》一书中记载了治疗风邪头痛、破伤风等的拔罐疗法。《本草纲目拾遗》对拔罐疗法作了更为详细的论述，如"火罐，……使促口以受火气，凡一切风寒，皆用此罐。以小纸烧见焰，投入罐中，即将罐合于患处。或头痛，则合在太阳、脑户或颠顶；腹痛，合在脐上……治风寒头痛及眩晕、风痹、腹痛等症"。

拔罐疗法可以通过对经络、腧穴的负压吸引作用，引导体表的营卫之气复来输布，鼓动经脉气血，将凝滞的气血疏通开，调动体内元气，使空虚的经脉气血充盈起来。在体表能够起到濡养组织器官，温煦皮毛，在体内能振奋脏腑的功能，鼓舞正气，所谓"正气内存，邪不可干"，加强了人体抵御病邪的能力。

甄权、甄立言所著《古今录验方》中首次记载了使用竹罐治疗蛇蝎伤，后经王焘整理，收录于《外台秘要》中，其曰："又甄立言以此蝎毒阴蛇，……遍用诸药涂傅不能应时有效，遂依角法。"蛇蝎伤毒素蕴结、腑气不通，拔罐疗法活血化瘀，并运用其吸拔能力将毒素吸拔出来，疗效显著。这不仅是在拔罐器具上的一次创新，也是角法在适应证方面的一次扩大。之后用得较多的是将竹罐直接在多味中药煎熬后的汁液中，煮沸直接吸拔，所以，竹罐又被称为"药筒"。

另外，王焘在《外台秘要》中载录了医家张文仲用煮拔筒法来治疗肺痨："若是此病，……即以墨点上记之，取三指大青竹筒长寸半，……煮此筒子数沸，及热出筒笼墨点处，按之良久，以刀弹破所角处，又煮筒子重角之，当出黄白赤水，次有脓出，亦有虫出者，数数如此角之，令恶物出尽，乃即除，当目明身轻也。"在这里医者使用刺络（以刀弹破所角处）、脊柱按摩与拔罐法相结合，与今天的排毒拔罐疗法相同，对今天的临床应用有很大的指导意义。现代人在接受拔罐疗法后发现起水疱或拔出脓水时，往往误以为是治疗失误而担心会产生不良后果，实际上人们应该认识到这正是一个排毒的过程。

明·陈实功《外科正宗》中对此法的论述就已很详尽，其中在痈疽治法总论第二章中就有"半月之后脓亦少，须将药筒对顶拔提，有脓血之交粘，必腐肉之易脱"的记载。"如疮半月后仍不腐溃、不作脓者，毒必内陷，急用铍针，品字样当原顶寸许点开三孔，随疮之深浅一寸、两寸皆可入之，入针不痛，再深入不妨，随将药筒预先煮热，对孔窍合之，良久，候温取下"，指出对阳气不足，疮痈久不成脓，毒欲内陷之病证，须急用刺血拔罐法，引脓血外出，以防邪毒内陷，深入体内损伤五脏六腑。

明·陈实功《外科正宗》中还有一专门的"煮拔筒方"用于煮筒法，谓之"煮拔筒方羌独活，紫苏薪艾石菖蒲，甘草白芷生葱等，一筒拔回寿命符"。《外科正宗》首次将拔罐疗法与针刺、中药结合起来，既有用中药煎汤煮罐配合针刺放血，也有将拔罐外治和中药内服结合起来，内疏外通，使内外毒气皆得通泄之法，这些也是其对拔罐疗法在康复应用上的一次创新。

明·许浚《东医宝鉴》中也记载有竹筒吸毒法，该书中言道："治痈疽疔疮肿毒及诸般恶疮，吸出脓血恶水，甚佳。"古医书对竹筒吸毒法有详尽的阐述，既可以在疮痈初起的时候使用，也可以在疮痈已成将溃却未溃时或是痈疽已经破溃脓出不畅时使用，根据不同的情况采用水煮或是中药煎煮以达到排脓消肿的治疗目的。

明·董宿《奇效良方》中还记载了使用拔罐法急救的病例："治溺水死，以酒坛一个，纸钱一把，烧放坛中，急以坛口覆溺水人脐上，冷则再烧纸钱，放于坛内，覆脐去水即活。"书中拔罐急救治疗溺水，选取的部位是肚脐，中医学认为，脐中为任脉要穴"神阙穴"所在，脐部位于人体正中，又为冲脉循行之处，为经脉之中枢、经气之江海，脐可通过经气沟通上下内外、诸经百脉、五脏六腑。也就是说人的肚脐内联全身经脉和脏腑，在脐部施以拔罐法，通过温热的刺激，起到温通阳气、回阳救逆的作用，还可通过"覆脐去水"排出影响人体气机的外邪，调整气机运行，使其恢复正常，达到急救的目的。

清·吴谦《医宗金鉴·外科心法要诀》中专门载有一种针药筒疗法，即先用针刺，再用羌活、白芷、蕲艾等中药煮罐而拔于患处。这种药筒拔法一般适用于有头疽坚硬散漫不收，脓毒不得外出者，或毒蛇咬伤，肿势迅速扩散，毒水不出者，以及反复发作的流火等症。

在《医宗金鉴·刺灸心法要诀》中还提到一种治疗疯狗咬伤的特殊拔罐之法，即在咬伤处，"急用大嘴砂酒壶一个，内盛于热酒，烫极热，倒去酒后以酒壶嘴向咬伤处，如拔火罐样，吸尽恶血为度，击破自落"。这种特殊的拔罐方法实质上比较类似于水罐法，利用极热的酒放于酒壶中，排出壶内的空气，使壶内形成负压，然后将其吸拔于患处，排尽伤口的毒血。

清·吴尚先《理瀹骈文》对中医外治法的总结和发展做出了重大贡献，在书中可以看到治疗风邪头痛、破伤风和黄疸等病使用拔罐法治疗的记载。该书中既有理论又有实践，其内病外治的理论原则是"外治者，气血流通即是补"。这也是拔罐法治疗疾病的机制之一。像外感风寒之邪，侵袭太阳经脉，而寒性收引，造成局部经脉经气运行不畅，引起项背拘急不舒的症状，采用拔罐法引邪外出，使经气之运行恢复正常，则疾病自除。而刺络拔罐法治疗疾病就是利用此法排出局部瘀血，使气血流通以达到治疗目的。这些都验证了"外治法，气血流通即是补"的道理。

如颈性眩晕多由劳损或体虚，脑髓空虚、失养后复感风寒湿邪等致颈部经络痹阻，寒凝血瘀气血不能上荣清窍引起。拔火罐具有对神经系统的调节作用，通过外周神经系统末梢感受器，以及皮肤感受器和血管感受器的反射途径传到中枢神经系统，从而调节大脑皮质的兴奋与抑制过程，使之趋于平衡。此外，由于拔罐后自身溶血现象随即产生一种类组胺的物质，随体液周流全身，刺激各个器官增强其功能活力，有助于机体功能的恢复。

清·吴尚先《理瀹骈文》除了在理论上对拔罐疗法进行了系统详细的论述外，还记载了许多具体治疗的方法，如"头痛有用酱姜贴太阳，烧艾一炷法。有用川芎、枳壳和艾，火酒喷，晒干，加麝为条，烧嗅法。或用干蚓粪、乳香、麝卷筒烧吸烟法。此即火治也"，论述了头痛使用拔罐法治疗的方法，而且所使用的器具并非一般的竹筒或陶罐，而是用药物卷制成筒施以治疗。

《理瀹骈文》中还有"破伤风，川椒面裹煨，俟热透，刺孔覆疮上，使椒气射入，或身出冷汗，或疮中出水愈。内因用此法覆脐取汗，并治腹痛。又破伤，烧酒热瓶拔黑水"，此处的破伤风乃是由外伤后风毒之邪侵袭引起的痉病。治疗时川椒的温中散寒，杀虫止痛的功效随热气通过伤口进入体内，可令全身出冷汗，引邪随汗出，而且由于孔中为负压，还可通过创口吸拔出体内的坏血，使风毒之邪随之外出而令病愈。而且这种方法如果是用在脐部，还可温中散寒以治疗腹痛。

治疗破伤风时，除了可用川椒面裹煨成的特殊罐具外，还可将普通的空瓶倒入热烧酒烫热瓶身后，将酒倒出排出空气，吸拔于创口上，利用负压引毒血外出。"如风寒用热烧酒空瓶覆脐上，吸取汗。亦吸瘰疬、破伤瘀血"。如果是外感风寒而导致的疾病，都可用空瓶放入烧酒烫热瓶身排出空气后吸拔于脐部，取汗以疏散风寒。而瘰疬、破伤风瘀血证也可使用此拔罐法。

清·邹存淦《外治寿世方》中也记载了用拔罐来治疗黄疸的方法："鲜虎掌草即天南星叶捣烂，放茶钟内，平口扣在脐上一寸许，汗巾缚住，越一昼夜解下，腹上自起一大泡，用银针从下面刺破，渐渐流出黄水，水尽自愈。"这种方法的特点是既未使用火来燃烧消耗氧气，也没用水煮排出空气，而是直接将药物放于罐内，再置于施术部位，利用药物的化学作用来治疗疾病，这里使用天南星，是取其燥湿化痰的功效来排出体内湿邪。后世的储药罐法就是在此法的基础上发展而来的，应用的多是局部刺激性较强的药物，如生姜片、辣椒液、风湿酒等。

清·赵学敏《本草纲目拾遗》中指出拔罐法可以治疗风寒头痛、眩晕、风痹、腹痛等病证：拔罐可"治风寒头痛及眩晕、风痹、腹痛等症"，可使"风寒尽出，不必服药"。另外该书中比较有参考价值的一点就是记载了在使用拔罐法时患者的感觉，患者的感觉是医者在施术过程中随时调整治疗手法以达到最佳疗效的一个很重要的参考。

综上所述，拔罐疗法在我国已有2000余年的历史，并形成一种独特的治病方法。拔罐疗法是我国古代劳动人民在长期的劳动实践和同疾病的过程斗争中，经过不断总结、逐渐积累起来的经验，是传统中医学中的一颗明珠。其具有历史悠久、方法独特、简便安全、容易操作、适应证广泛、疗效稳定、设备简单、对周围环境无特殊要求的特点，是一种从临床实践中总结和完善出来的，行之有效的物理疗法。

六、刮痧疗法

刮痧疗法历史悠久，在石器时代，人们患病时用手或石块敲击身体某些部位，发现可以使疾病得以缓解，这些"石块"被称为"砭石"。自此"砭石"成为刮痧的原始工具。刮痧疗法是基于中医学的理论思想作指导，运用刮板等工具刮拭人体经穴部位上的皮肤，使之产生一定的刺激作用，从而达到疏通经络、通调营卫、调和脏腑的目的。

"砭，以石刺病也"，以砭石治疗疾病，在春秋战国时期便有了文字记载。《五十二病方》中载："以砭石直接在皮肤上施术（即刮、刺等治疗方法），可治癫，以砭石做热熨，可治痔。"此外，《五十二病方》多处论述的"布炙以熨""抚以布"，是指用布包裹热盐"以熨头"等，与现代刮痧法之抚摩法、擦法有一定渊源。

《黄帝内经》中就有大量关于砭术的论述，为刮痧疗法的发展和成熟奠定了理论基础。如黄帝与岐伯讨论如何治疗痈疽时，《灵枢·玉版》中记载："……岐伯曰：故其已成脓血者，其唯砭石铍锋之所取也。"《素问·异法方宜论》云："鱼者使人热中，盐者胜血，故其民皆黑色疏理，其病皆为痈疡，其治宜砭石，故砭石者亦从东方来。"

《黄帝内经》中有关"痧"的含义阐释可理解为刮痧最初的理论雏形。《黄帝内经》中"痧"一方面是指"痧"疹征象；另一方面是指病理性阳性反应物。从中医角度讲，痧为天地之疠气，刮出之"痧"出血管之外，存在于皮肤腠理、组织之间带有体内瘀积毒素的离经之血或体液。刮痧疗法即是将此"离经之血或体液"带着体内的瘀结等致病产物通过皮肤腠理排出体外，皮肤通过自身修复能力又可自行恢复原貌，最终达到治愈疾病的目的。如外感风寒之表证、夏中暑湿之头痛、浴后受风之瘾疹等皆可使用刮痧疗法。

另外，据《扁鹊传》记载："扁鹊在虢时为太子治尸厥。弟子子阳历针砭石，以取外三阳五会。"那时的历针就是针刺，砭石就是用石块作工具刮拭穴位和经络。砭石刮拭可使局部产生热效应，局部的微血管扩张，致局部的血容量和血流量增加，有利于受损的细胞活化或死亡，促进代谢产物的交换、排出；也有利于受损组织的再修复、更新与功能的恢复。

晋·葛洪《肘后备急方》中记载了沙虱侵入人体的症状和刮痧疗法，"初得之皮上正赤，如小豆黍米粟粒，以手摩赤上，痛如刺，三日之后，令百节强，疼痛寒热，赤上发疮。此虫渐入至骨，则杀人""比见岭南人，初有此者，即以茅叶刮去，乃小伤皮则为佳"。《太平圣惠方》曰"夫山内水间，有沙虱者。其虫甚细，不可得见，人入水浴，及汲水澡浴，此虫着身。及阴雨于赤涧中，用针挑取虫病除""中沙虱，有赤点如米……上以竹叶刮之，令血出"。此处刮法使用"茅叶刮去""竹叶刮之"，并"乃小伤皮肤为佳"或"令血出"或用针挑除沙虱虫皆是刮痧、挑痧最初的含义。

《仁存孙氏治病活法秘方》将痧证称为"沙子病"，载："沙子病，江南旧无，今所在有之。其证如伤寒，头痛，呕恶，闷乱，须臾能杀人，今人多用麻绳擦颈及膊间，出紫点则愈。或用针刺膝后委中穴，出血则愈"；并指出"今以绳擦之所，皆是太阳经脉所过之处，则邪气出而病愈矣"。这就点明了用绳擦颈膊皮肤，是为了出太阳经脉之邪气。

元·危亦林《世医得效方》又对绳擦法做了改进："治沙证，但用苎麻蘸水于颈项、两肘臂、两膝腕等处戞掠，见得血凝皮肤中，红点如粟粒状，然后盖覆衣被，吃少粥汤，或清油生葱茶，得汗即愈。"虽然孙仁存之绳擦法和危亦林之麻戞法用具、手法、部位略有不同，但都要求术后造成皮肤出现痧点或痧斑，即"出痧"，这些均属于刮法，无论刮之前皮肤上有"痧"，还是刮之后皮肤上出现"痧"，通过刮擦以使"皮肤腠理开发郁利"，"邪气出而病愈"。可以说是从两方面解释了戞擦局部皮肤的外治法的作用原理。

元·汪汝懋《山居四要》中治绞肠痧，"以香油拍两小臂及脚心，苎绳刮起红紫泡"。此法与危亦林之麻戞法相同，但用了"刮"字，并用香油作为润滑剂，同时指明需要刮到"起红紫泡"为止，在刮痧强度和刮痧介质方面更接近于现代。

另刮痧疗法也应用于外感风寒等其他多种病证。《本草纲目》云："今俗病伤寒者，皆以麻及桃柳枝刮其遍身，亦曰刮沙，盖始于刮'沙病'也。"人体皮肤及软组织在受到刮痧物机械刮擦后，局部毛细血管紧张度与黏膜渗透性均发生改变，淋巴循环加速，内皮系统开始释放多种炎性趋化刺激因子，加速白细胞及粒细胞的成熟分化，使末梢白细胞计数增加，细胞吞噬作用增强，自体免疫水平提高，故可驱除风寒。

刮痧疗法有多种改进之处。其一是以麻弓代手持麻刮痧。如明·万全《保命歌括》云："用苎麻作弓，蘸热水于遍身刮之。"明·丁毅《医方集宜》亦载："南方治用麻弦小弓，蘸香油或熟水，括手足、胸背、额项即愈。"由此可知，这是用苎麻为弦，做一小弓，用于刮擦。《银海精微》中的"沙弓"，当指用于刮痧的小弓。"以沙弓刮所患风一边，手臂通刮，或通身亦可刮"，其作用是"使风气散去"，可用治风牵㖞斜、风牵出睑。

明·杨继洲《针灸大成》一书引用了陈氏的《小儿按摩经》的论述："刮手背法，从儿手背刮至中指梢，能使儿泻。"还引用了清·夏云集在《保赤推拿法》中所述的"刮者，医指挨儿皮肤，略加力而下也"。即用刮痧疗法刺激皮肤，使秽浊之气由里出表，体内邪气宣泄，把阻滞在经络的病源透出体表，使病变器官、细胞得到营养和氧气的补充，周身气血畅通，人体损伤细胞活化，五脏六腑平衡协调，人体功能恢复。

《景岳全书》曰："今东南人有括沙之法，以治心腹急痛。盖使寒随血聚，则邪达于外而脏起始安，此亦出血之意也。"一些疼痛性疾病，患者疼痛难忍的急性期情况下，利用刮痧疗法在患者可耐受的情况下，对其皮肤的末梢神经、血管进行良性刺激，结合其活血化瘀、疏经通络的作用，患者的疼痛会很快得到缓解，例如，心腹急痛，经脉不通、肌肉痉挛之落枕，受风等原因引起的急性发作的肩周炎等。

张景岳在其著作中对刮痧疗法的作用机制及部位进行了论述："细穷其义，盖以五脏之系，咸附于背，故向下刮之，则邪气亦随而降。凡毒气上行则逆，下行则顺，改逆为顺，所以得愈。虽近有两臂刮痧法，亦能治痛，然毒深病急者，非治背不可也。"这与现代刮痧中强调刮背脊基本一致，中医学认为，脊椎双侧膀胱经上的亚背俞穴为内脏气血所输注，刺激亚背俞穴对五脏六腑之精气有直接的调节作用。现代医学认为，脊椎不但是人体的支柱，其内的脊髓神经还是人体大脑与四肢末端及内脏联系的桥梁，人体大多部位的神经支配几乎都是从脊椎双侧分布出来的，可见刮拭背部的重要性。

《景岳全书》还详细记载了用刮背法治疗绞肠痧的过程："择一光滑细口瓷碗，别用热汤一钟，入香油一二匙，却将碗口蘸油汤内，令其暖而且滑，乃两手覆托其碗，于病者背心轻轻向下刮之，以渐加重，碗干而寒，则再浸再刮。良久，觉胸中胀滞渐有下行之意，稍见宽舒，始能出声。"

清·释普净《痧症指微》提及刮痧法治斜肩："此秽邪在皮肤肌肉之间，如左肩作痛垂下，右亦如之，延久则手举不起，或半身不遂，若用官料药服反重，以三指拍曲池穴、尺泽穴，拍出紫块，刺出紫血，再以香油钱括臂臑穴、肩井穴。"可以看出，刮痧疗法已经不单单局限于肢体大部位的刮拭，逐渐开始进行穴位刮痧，这在刮痧治疗上确是一大进步。

清·释普净《痧症指微》亦提出头晕、胸闷、腹痛的治疗法则："身重懒动，头或微晕，胸闷，腹痛欲呕者，此为外也，宜刮。若欲吐不吐，欲泻不泻，气若攻心攻腹而痛不堪，且或有吊痛状者，为里也，宜刺宜灸宜刮，或宜熨，随时施用；药之加减，亦因症酌与。"

清·郭志邃《痧胀玉衡·痧有实而无虚辨过》中言及："痧者，天地之病气也。入之于气，则毒中于气而作肿作胀，入之于血，则毒中于血而为蓄为瘀。凡遇食积、痰火、气血即固之阻滞，结聚而且不散，此痧之所以可畏也。"中医学有言，久病必瘀。瘀血内存，诸病由生。刮痧疗法通过活血化瘀、祛瘀生新的机制，使瘀血得消、疢血得散，最终病情得愈。

在治疗上,《痧胀玉衡》主张"痧在肌肤者,刮之而愈;痧在血肉者,放之而愈""凡气分有痧,宜用刮;血分有痧,宜用放,此不易之法,至脏腑经络有痧,若昏迷不醒等症,非放刮所得治,兼用药疗之,无是怪也",即痧证期间,若病邪浅在肌表、气分时,用刮痧疗法;病邪深在筋肉、血分时,用放痧疗法;若痧毒深入脏腑体内,致昏迷不醒者,则兼用药物治疗之,反映了病邪所在部位的深浅不同,采用的治法亦不相同。

对于不同的痧证,其治疗手法也不相同。清·郭志邃《痧胀玉衡》载:"刮痧法,背脊、颈骨上下及胸前胁肋、两背肩臂痧,用铜钱蘸香油刮之,或用刮舌抿子脚蘸香油刮之。头额、腿上痧,用棉纱线或麻线蘸香油刮之。大小腹软肉内痧,用食盐以手擦之。"

清·张志聪《侣山堂类辨》曰:"所谓痧者,身上由斑点如痧,或用麻刮之,则累累如沙砂;故名曰砂……故浅者刮之,深者刺之,使邪气外泄,而痛可止。"此中论述"浅者刮之,深者刺之"与清·郭志邃《痧胀玉衡》所述的治疗总原则高度一致。

清·陆乐山《养生镜》中论述了刮痧治疗癫证、偏枯等病证,如"颠折、头痛舌麻,头摇不止,痛如打折,面带麻木,如久不治,邪入心经,则舌麻而舌尖吐出。用香油刮脑户穴、风府穴"。再如治类风,"喉下肩上皮肉刺痛,或酸楚作痛,延久两手举不起,或偏左偏右,为偏枯半身不遂之症,先刮颅囟穴(在两耳后上骨筋络间)、风门、风池、风府、少商、肩井、曲池诸穴"。也提到淬痧疗法"红珠禀气厚实,重感秽邪,风热无从发泄,卒然周身毛孔透出红点如珠,若红珠绽出,满身作胀,睛定牙紧,人事不省者,急用淬法"。

清·吴尚先《理瀹骈文》是一部外治法专著,总结了不少刮痧疗法的运用。如治疗伤寒发斑:"发斑用铜钱于胸背四肢刮透,即于伤处用蛋滚擦。"治疗阴痧、阳痧:"阴痧腹痛、手足冷,灯火爆身上红点。阳痧腹痛、手足暖,以针刺十指尖、臂上肥弯、紫筋出血;或用盐擦手足心,莫妙少磁调羹蘸香油刮背。盖五脏之系咸在背,刮之则邪气随降,病自松解。"

清·吴道源《痧证汇参》在论述"痧痢之症"时指出:"痧不兼痢,刮放即愈。"在实际经验中,强调了兼用刮痧、调气、导痧等的综合思想。人是一个有机统一体,体表和内脏器官之间也存在着密切的联系,通过刮痧,对肌表进行一定程度的刺激从而达到调节内脏的作用。

清·王凯《痧症全书》载推拿结合盐擦法治疗痧证:"凡疹属肝经者多,肝附于背第七骨节间。遇犯痧者,先循其七节骨缝中将大指甲重掐入,候内骨节响方止,以盐涂之。如不响,即将盐重擦,必便透入,遂能止疼。"

古代医书中有多处记载刮痧治疗眩晕的书籍,如清·沈金鳌《杂病源流犀烛·痧胀源流》云:"头眩偏痛痧,痧气慢者……宜刮痧,不愈,用清热下气之剂治之。"清·鲍相璈《验方新编·斑痧》记载了痧证发热眩晕,甚至出现皮下紫癜,可以采用刮痧放血退热之法救急。清·刘奎《松峰说疫·新定刮痧法》云:"脖项后当中洼处刮一道……以上皆用钱蘸盐水刮之。两臂内用苎麻一缕,捻松绳蘸水刮之,但要出痧红紫为度。诸穴并治一切痧症,唯苎麻刮臂弯,专治眩晕恶心痧。若非病症,刮之亦不红紫。"

刮痧疗法可刺激神经末梢或感受器而产生效应,促进微循环,通过神经的反射或神经体液的传递,以及脑干网状结构大脑皮质下丘脑的有效激活,可以在较高的水平上调节肌肉、内脏、心血管的功能活动，同时对功能进行一系列体液调节，增强机体的免疫和抗病能力，以达到增加功能的目的。

清·魏之琇《续名医类案》中记载了刮痧治疗腰痛："卢不远治陈孟杼父，六月中受寒，尚淹淹未甚也。至次年二月，忽小腹与腰急痛，即令人紧挽外肾，稍松便欲死，与羌活、黄柏、茯苓、肉桂等剂，令刮委中，痛止而足软。至五月天热，身发紫瘢，有汗至足乃愈，此乃肠腑病也。"刮痧作用于人体肌表，通过刺激经络带和相关的穴位，使其出痧以透邪于外，又通过经络将刮痧的治疗作用传达于内在脏腑，使失调的脏腑生理功能得以恢复正常，其病得愈。

此外，在很多情况下，不仅仅使用刮痧，也常配合使用放痧疗法、焠痧疗法。所谓"放痧疗法"，就是用特定的工具在患者身上迅速点刺放血，使邪毒排泄出去，具有"发散""清泄"的作用。清·郭志邃《痧胀玉衡》总结了放痧的 10 处常用部位：百会、印堂、两太阳、喉中两旁、舌下两旁、双乳、两手十指头、两臂弯、两足十趾头、两腿弯。强调放痧必须放尽，否则轻者变重，而食积、血痰之类阻滞痧毒，还可导致放痧数次而不愈，此时要先消除其食积、血痰之类，尽放其痧毒。并强调了放法针刺深浅及注意事项："腿上大筋不可刺，刺亦无毒血，反令人心烦。腿两边硬筋上筋，不可刺，刺之恐令人筋吊，……其指尖刺之太近指甲，虽无大害，当知令人头眩。"

之后，外治法的适用范围也进一步扩大。例如，清·丁尧臣《丁氏奇效良方》载后项窝刮痧可统治喉证。清·何廉臣《重订广温热论》进而对刮出的痧点放血散毒，并称"此治喉痧、喉痹及各种风火喉症之第一妙法也"。清·郑肖岩《鼠疫约编》记载用拈痧、刮痧法治疗鼠疫。

尽管古代医家对刮痧疗法有不同观点，然对其治疗方法的作用机制的认识基本一致。例如，明·虞抟《医学正传》谓："刮、放、焠诸法，皆能使腠理开通，血气舒畅而愈。"明·丁毅《医方集宜》云："北方刺青脉以出气血，南方括胸背手足以行气血，俱为散之义也。"明·万全《保命歌括》认为刮、焠、针刺出血诸法，"皆能使腠理开通，荣卫舒畅而愈。此亦发散之义"。明·王肯堂《肯堂医论》称："痧胀由于十二经络清浊不分，流溢于奇经，致奇经脉现，则为病也，乃邪气滞于经络，每见刮刺，开通经络，而效尤捷也。"可以看出，古代医家认为刮痧疗法的作用机制主要是开腠理、行气血、通经络、散邪毒，这与现代研究刮痧疗法改善微循环、调节免疫和加强新陈代谢等功能基本吻合。

七、灸疗法

灸疗起源于原始社会，自灸疗产生以来，最初是燃烧一般的树枝来烧灼，此后经过长年的筛选，最后选择了部分木枝作为主要灸材，艾即得到较好的发展。《诗经·王风》记载"彼采艾兮"，这是目前"艾"最早的记载。《孟子·离娄》云："犹七年之病，求三年之艾也。"至《黄帝内经》言灸则用艾，并把艾作为灸疗的代名词。《素问·汤液醪醴论》曰："当今之世，必齐毒药攻其中，镵石针艾治其外也。"《灵枢·经水》曰："其治以针艾，各调其经气，固其常有合乎。"

除常用艾以外，还选用其他材料为灸材，《肘后备急方》记载用蜡灸法治疗犬咬人，"火炙蜡，以灌疮中"。《千金翼方》以竹茹代艾作炷灸患处治疗恶核毒肿，"刮竹箭上取茹作炷，灸上二七壮"。《备急急千金要方》中记载硫黄灸治疗蜂瘘，"以石硫黄随多少燃烛烧，令汁出，着疮孔中，须臾间见蜂数十，蜂尽乃瘥"。《外台秘要》首次提出捣蔓菁子为炷治疗金疮疮口，"蔓菁子净洗一升，捣令细，粘手撮为炷，以灸疮上一两度，热彻即瘥"。

孙思邈根据不同病证，在艾中加入一定的药物，补充了单用艾作为灸材的不足。如《千金翼方》治疗鼠瘘，"以艾一升熏黄如枣大，干漆如枣大，三味末之，和艾作炷灸之三七壮"。治瘰疬破溃者，将大麻花与艾叶"等分合作炷，灸漏上百壮"。

《针灸甲乙经》始有发灸疮的记载，卷三曰："欲令灸发者，灸履熨之，三日即发。"它的"发灸疮"一法，较大地影响了后世各家强调"用灸必发疮"的主张。晋·陈延之《小品方》曰："灸得脓坏，风寒乃出，不坏则病不除也。"《外台秘要》曰："又候灸疮瘥后，瘢色赤白，平复如本，则风毒尽矣，若色青黑者，风毒未尽，仍灸勿止。"

葛洪的《肘后备急方》中记载了隔蒜灸法、隔盐灸法、隔椒面饼灸法。其中隔蒜灸法运用最多，如卷五疗热肿，"灸肿令消法。取独颗蒜横截厚一分，安肿头上，炷如梧桐子大，灸蒜上百壮，不觉消，数数灸，唯多为善，勿令大热。但觉痛即擎起蒜，蒜焦更换用新者，不用灸损皮肉"。卷七疗沙虱毒方，"以大蒜十片，着热灰中，温之令热。断蒜及热拄疮上，尽十片，复以艾灸疮上，七壮则良"。可见灸疗法可祛邪，善治体内各种病邪郁阻之证，如水肿、臌胀、风湿、沙虱毒等。

《肘后备急方》中隔盐灸用两种不同方法。一种将盐填入脐内灸之，如卷二治霍乱烦闷凑满，"又方，以盐纳脐中上，灸二七壮"。另一种将盐嚼后吐在疮口上再灸，如卷七治毒蛇咬伤，"又方，嚼盐唾上讫，灸三壮。复嚼盐，唾之疮上"。隔椒面饼灸在卷五中载用于治疗一切毒肿，疼痛不可忍，"搜面团肿头如钱大，满中按椒，以面饼子盖头上，灸令彻痛，即立止"。

孙思邈在《备急千金要方》《千金翼方》两书中对隔物灸做了许多补充，《备急千金要方》载隔附子灸治疗痈肉中如眼，"取附子削令如棋子安肿上，以唾贴，以火炙之，令附子欲焦，复唾湿，以火炙之，如是三度，令附子之热气彻内即瘥"。隔薤灸治恶露疮方，"捣薤叶敷疮口，以大艾炷灸药上，令热入内即瘥"。隔黄土饼灸治发背，"小觉背上痒痛有异，即火急取净土水和为泥，捻作饼子，厚二分，阔一寸半，以粗艾大作炷，灸泥饼子贴著疮上灸之，一炷一易饼子"。隔面饼灸治恶疮方，"以面一升作饼大小覆疮，灸上令热，汁出尽瘥"。隔蒜灸治瘰疬方，"一切瘰疬在项上，及触处但有肉结，凝似作瘘及痈疖者，以独头蒜截两头留心，大作艾炷，称蒜大小，贴疬子上灸之"。

《千金翼方》则载隔豆豉饼灸治疗发背及痈疽肿，"取香豉三升少与水和，熟捣成强泥，可肿作饼子，厚三分，已有孔，勿覆孔，可肿上布豉饼，以艾列其上，灸之使温"。隔商陆灸治疗颈漏，"捣生商陆根作饼子如大钱，厚三分，贴漏上，以艾灸之，饼干热则易之，可灸三四升艾，便瘥"。隔葶苈豆豉饼灸治疗颈漏，"葶苈子（两合），豉（一升），上二味，合捣大烂，熟作饼子如上，以一饼子当孔上贴，以艾炷如小指大，灸上三壮一易，三饼九柱，日三，隔三日一灸"。

《外台秘要》提出隔杏仁饼灸治疗狂犬咬人，"然后捣杏仁，和大虫牙捻作饼子，贴疮上，顿灸二七壮，从此以后每日灸一两壮，贴杏仁饼子，灸之，须要满百日乃止"。《普济本事方》记载隔巴豆黄连灸治疗结胸，"巴豆（十四枚），黄连（七寸，和皮用）上捣细，用津唾和成膏，填入脐心，以艾灸其上"。《针灸资生经》用隔巴豆饼灸治疗大便不通，"大便秘。巴豆肉为饼。置脐中。灸三壮。即通"。灸疗法具有温通经络的作用，善治中下二焦经络不通。

《千金翼方》亦载苇管灸治疗卒中口歪，"以苇筒长五寸，以一头刺耳孔中，四畔以面密塞，勿令泄气，一头纳大豆一颗，并艾烧之令燃，灸七壮"。《备急千金要方》治疗耳聋也用此类灸法，"截箭杆二寸纳耳中，以面拥四畔，勿令泄气，灸筒上七壮"。还有根据性别定灸量，"诸瘿，灸肩髃左右相对宛宛处。男左十八壮。右十七壮。女右十八壮。左十七壮"。《备急千金要方》治脚气，"凡灸八冲，艾炷须小作之"。

古医书中用灸法治疗急证的记载相当详尽。《肘后备急方》将灸法作为急证、危证的抢救措施，开辟了急证用灸之先河，如救"卒梦不觉"以"灸足大指聚毛中，二十一壮"；"治下利不止者"以"灸足大指本节内侧寸白肉际，左右各七壮，名大都"；"治卒吐逆方"以"灸两手大拇指内边爪后第一纹头各一壮"；"治卒中急风，闷乱欲死方"以"灸两足大指横纹中，随年壮"；"治卒中恶短气欲死"以"灸足两拇指上甲后聚毛中，各十四壮，即愈"，等等。

晋·陈延之《小品方》记载灸法治疗急证，如"灸心痛方……灸心俞百壮""心痛暴绞急绝欲死，灸神府百壮。附心鸠尾正心，有忌""心痛暴恶风，灸巨阙百壮""治霍乱，呕哕吐逆，良久不止者，以盐纳脐中，上灸二七壮"。《外台秘要》曰："疗霍乱神秘起死灸法，以物横度病人口中，屈之从心鸠尾度以下灸度中头五壮。横度左右，复灸五壮，此三处并当先灸中央毕，更横度左右也。"

《诸病源候论》疗惊痫，"当按图灸之，摩膏，不可大下"。《诸病源候论》曰："若心中风，……急灸心俞；若肝中风，……急灸肝俞；若脾中风，……急灸脾俞；若肾中风，……急灸肾俞；肺中风，……急灸肺俞。"

《备急千金要方·妇人方下》曰："女人胞漏下血不可禁止，灸关元两旁相去三寸。"《备急千金要方·备急方》曰："治卒忤死，灸手指爪下各三壮，余治同上方。又灸人中三壮，肩井百壮，间使七壮，巨阙百壮。"《千金翼方》曰："伤寒脉促，手足厥逆者，可灸之。"《千金翼方》曰："心痛如锥刀刺，气结，灸膈俞七壮。"又如："心痛暴恶，气叉心，灸巨阙百壮。"

《扁鹊心书》曰"水肿鼓胀，小便不通，气喘不卧，此乃脾气大损也，急灸命关二百壮""一伤寒少阴证，六脉缓大，昏睡自语，身重如山……急灸关元三百壮可保"。窦氏提倡早灸，书中提及"夫病有浅深，治有缓急，若能早灸，自然阳气不绝，性命坚牢，若灸迟，真气已脱，虽灸亦无用矣"。

《针灸资生经》曰："它日心疼甚。急灸中管数壮。觉小腹两边有冷气自下而上。至灸处即散。此灸之功也。"《太平圣惠方》记载了灸治小儿急症，如"小儿脱肛泻血……灸百会一穴三壮……炷如小麦大"，卷第四十五曰"凡得脚气。便速灸之。并服诸汤散。无不瘥者。唯宜急治之"。

宋·窦年《备急灸法》认为"凡仓卒救人者，惟灼艾第一"，认为灸治急证当"治之于初""速灸""早灸""急灸"，十分强调及早施灸。如治发背一切恶肿时指出："初如粟米大，或痛或痒，色赤或黄，初不以为事，日渐加长……至此则虽卢扁不能治矣，惟治之于初，皆能全生，其余数种皆依法早治，百无一死。"治肠痈应"速灸两肘尖各百壮"；治疗疮应"惟宜早灸之"；治附骨疽当"凡有此患，宜早灸之"；治疗霍乱宜"急灸两肘尖各十四壮"；治急喉痹"宜急于两手小指甲后各灸三壮"，字里行间，无不体现作者倡导急证灸治，宜早施行的观点，于当今急证救治临床仍具有指导意义。

灸法救治急证的机制，根据以上古代文献记载说明灸火的热力具有扶助阳气，举陷固脱的作用，阳气虚脱出现的大汗淋漓、四肢厥冷、脉微欲绝证可用灸法。常用于治疗各种虚寒证、寒厥证、虚脱证，中气不足，阳气下陷而引起的遗尿、脱肛、阴挺、崩漏、带下等证。同时艾火的温和热力具有行气活血、消瘀散结的作用。故可用于气血凝滞之疾，如乳痈初起、瘰疬、寒性疔肿未化脓等。

小儿疾病用灸法，古医书也有丰富的记载。《肘后备急方》曰："小儿阴疝，发时肿痛。根据仙翁前灸法，随左右灸，瘥。"《小品方》治小儿颓方，"灸汝三七，一灸讫，便牵小儿令茎向下……灸缝上七壮，日可消，有验""又左右髀直行灸所极皆四处，随年壮""小儿骑碓轴前，齐阴茎头前灸，有年壮""灸茎上向小肠脉""灸手小指头七壮，随瘥，左右也"。

《诸病源候论》载"儿母乳儿，三时摸儿项风池，若壮热者，即须熨，使微汗。微汗不瘥，便灸两风池及背第三椎、第五椎、第七椎、第九椎两边各二壮，与风池凡为十壮"；并提出"慎护风池，灸颊防噤"的预防保健思想。《诸病源候论》曰"小儿常须慎护风池，谚云：戒养小儿，慎护风池""河洛间土地多寒，儿喜病痉。其俗生儿三日，喜逆灸以防之，又灸颊以防噤"。

《外台秘要》治疗小儿疟疾"灸两乳下一指各三壮"，治疗小儿大便不通"灸口两吻各一壮"，治疗小儿脱肛"灸顶上旋毛中三壮，即入"。《备急千金要方·少小婴孺方上》曰"小儿暴痫，灸两乳头，女儿灸乳下二分""脐至肿者当随轻重，重者便灸之，乃可至八九十壮"，又如"治小儿癖，灸两乳下一寸各三壮"。《太平圣惠方》记载隔柏皮灸治疗小儿撮口，"上取柏树白皮。穿作小孔子。安于脐上。以艾炷入柏皮孔中。灸之即瘥"。

热证用灸法来治疗也有较多记载。《肘后备急方》曰："令人身体重，小腹急热上肿胸，头重不能举，眼中生，膝胫拘急欲死方……男初觉，便灸阴三七壮，若已尽。甚至百壮即愈，眼无妨，阴道疮复常。"《针灸甲乙经》曰："热中少气厥阳寒，灸之热去。"《针灸甲乙经》曰："寒热颈瘰适，咳呼吸难，灸五里，左取右，右取左。"火性炎上，施灸以发之，因势利导，顺应其性，引热外解。

《诸病源候论》中有多处记载灸法治疗热证，如卷九："热病二日，阳明受病，病在肌肉，故内热鼻干不能眠，亦可摩膏火灸发汗而愈。"卷三十二："发于踝，名曰走缓。色不变。数灸而止其寒热，不死。"卷四十五："又小儿变蒸，亦微惊，所以然者，亦由热气所为。但须微发惊，以长血脉，不欲大惊。大惊乃灸惊脉，若五六十日灸者，惊复更甚，生百日后灸惊脉，乃善耳。"

《外台秘要》曰："灸膝下三寸两脚三里穴各三十壮，主胃中热病。"《外台秘要》曰：

"疗石水痛引胁下胀，头眩痛，身尽热，灸法。"《外台秘要》云："目病，肝中有风热，令人眼暗者，当灸肝俞五百壮。"《外台秘要》治疗热暍，"夏月炎热，人多冒涉途路，热毒入内，与五脏相并，客邪炽盛，郁瘀不宣……灸两乳头各七壮"。在治疗热病过程中针对郁而化热之病机，避免了过用寒凉、冰伏邪气而延误病情之弊端，灸法治疗热病运用过程中，能够起到温通人体气机、发散有形实邪等治疗优势。

孙思邈将灸法用于治疗热证，每获良效。《备急千金要方》卷十四曰："小肠热满，灸阴都随年壮，穴挟中脘两边相去一寸。"卷十六曰"胃中热病，灸三里三十壮，穴在膝下三寸""五脏热及身体热。脉弦急者，灸第十四椎与脐相当五十壮"。卷十九曰："虚热，闭塞，灸第二十一椎两边相去各一寸五分，随年壮。"卷三十曰："热病，先腰胫酸，喜渴数饮，灸之热去，灸涌泉三壮。"阴虚所致发热，在治疗中不能单一补阴而伤阳，也不可一味制阳而损及阴，灸法能够通过扶阳益气生津调和人体阴阳平衡。

《扁鹊心书》卷上曰"一暑月发燥热……灸命关二百壮""阳明燥金内属于胃，六脉浮紧而长，外证目痛发热……若果发昏厥，两目枯陷不能升者，急灸中脘五十壮"。卷中曰："伤寒瘥后，饮食起居劳动则复发热。其候头痛、身热、烦躁……此元气大虚故也，灸中脘五十壮。"

《太平圣惠方》卷十七曰："夫热病二日。阳明受病。在肌肉。故肉热。鼻干不得眠也。故可摩膏火灸。发汗而愈也。"卷五十七曰："治马咬人及蹹人。疮有毒。肿热痛方。灸疮中及肿上瘥。"卷六十一曰："凡痈疽疔初生。兼以汤水淋射之……觉不退。是热毒较坚……便当上灸之。"灸疗通过温热宣散、扶正托邪的作用治疗皮肤肌肉疾病，具有促进肉芽增生、抗炎杀菌的明显疗效。

《针灸资生经》曰："有士人患脑热疼。甚则自床投下。以脑拄地。或得冷水粗得。而疼终不已。服诸药不效。人教灸囟会而愈。热疼且可灸。况冷疼乎。"《针灸资生经》曰"热中少气厥寒灸之。热去。灸涌泉三壮""盗汗寒热恶寒。肺俞随年壮""冲阳、主汗出。灸手足心热盗汗"。

《黄帝明堂灸经》也明确提出热证可灸，如"灸劳宫治小儿口疮，龈烂臭，秽气冲人""小儿热毒风盛，眼睛疼痛，灸手中指本节头，三壮，名拳尖也。炷如小麦大""小儿食时头痛，及五心热者，灸二穴，各一壮，在第六椎下两旁各三寸宛宛中。炷如小麦大"等。灸法能提高机体的免疫功能，增加细胞的再生速度。因此，在小儿热证的治疗上也有显著的功效。

刘河间认为灸法可"引热外出""引热下行""泻督脉"，实热证也可用灸，如"骨热不可治，前板齿干燥，当灸百会大椎""少阳经中风时，会肢节挛痛，可灸绝骨以引其热""疮疡者，火之属……凡疮疡已觉微慢肿硬，皮血不变色，脉沉不痛者，当外灸之，引邪气出而方止"。

朱丹溪认为灸法可攻可补，可以"拔引热毒"，使"阳生阴长"，如《丹溪心法·拾遗杂论》曰"灸法有补火泻火，若补火，火口至内；若泻火，火不要至肉便扫除之"，完善了"热证可灸"的理论。

孙思邈治疗狂证时施灸见于《备急千金要方》，其曰："狂疯骂詈挝斫人，名为热阳风，灸口两吻边燕口处赤白际各一壮。"《千金翼方》曰："狂邪发无常，披头大唤欲杀人，不避水火者，灸间使，男左女右，随年壮。"

古医书中强调了灸法治疗中风的重要性。《扁鹊心书》曰"一中风半身不遂，语言謇涩，乃肾气虚损也，灸关元五百壮""中风失音乃肺肾气损，金水不生，灸关元五百壮"。《肘后备急方》中灸法治疗中风，"取干艾叶一斜许，丸之，纳瓦甑下，塞余孔，唯留一目。以痛处着甑目下，烧艾以熏之""若口僻者。衔奏灸口吻口横纹间，觉火热便去艾，即愈。勿尽艾，尽艾则太过"。

《针灸资生经·中风》治疗中风不语，"脾风占候。声不出。或上下手。当灸手十指头。次灸人中""肝风占候。其口不能言。当灸鼻下人中。次灸大椎。次肝俞五十壮。余处随年壮""若不识人。灸季肋头七壮。若眼反口噤。腹中切痛。灸阴囊下第一横理十四壮"。《针灸资生经·偏风》曰："半身不遂。男女皆有此患……若得此疾后。风药不宜暂阙。常令身上有灸疮可也……若灸则当先百会囟会。次风池肩曲池合谷环跳风市三里绝骨。不必拘旧经病左灸右。病右灸左之说。但按酸疼处灸之。若两边灸亦佳。但当自上而下灸之。"

《普济本事方》将中风分为中脉、中腑、中脏，提出中风宜灸十二穴。《普济本事方》载："范子默记崇宁中凡两中风，始则口眼斜，次则涎潮闭塞，左右共灸十二穴得气通，十二穴者，谓听会、颊车、地仓、百会、肩髃、曲池、风市、足三里、绝骨、发际、大椎、风池也，依而用之，无不立效。"又曰："凡中风用续命排风风引竹沥诸汤，及精神丹茵芋酒之类，更加以灸，无不愈者。"

《黄帝明堂灸经》提出治疗中风时应分期灸治。首先，出现中风先兆而尚未中风时，应早灸预防，如"但未中风时……便宜急灸三里、绝骨四处，各三壮。后用葱、薄荷、桃、柳叶四味煎汤、淋洗灸疮，令驱逐风气于疮口中出也。灸令祛逐风气自疮口出。如春交夏时，夏交秋时，俱宜灸，常令二足有灸疮为妙"。其次，提出治疗中风的七个效穴，即百会、耳前发际、肩井、风市、足三里、绝骨、曲池，治法为"可于七处一齐俱灸各三壮，偏左灸右，偏右灸左"。

综上所述，灸法的主治作用归纳为五点：第一点，疏风解表，温散寒邪；第二点，温通经络，活血逐痹；第三点，回阳固脱，升阳举陷；第四点，消瘀散结，拔毒泄热；第五点，防病保健，延年益寿。从灸本身的作用来讲，灸是一种温热疗法，无论是艾灸，还是热熨，还是其他材料熏蒸。温可以驱寒，可以通经，可以祛邪，可以补虚，就是说，温能散一切病邪，能补各种正虚。总的来说，灸疗法的作用可以归纳为穴位的作用、灸的作用、药物的作用，以及三者同时应用所产生的综合作用。

八、音乐疗法

音乐疗法是以传统音乐为主体内容，用以调治康复患者的情志心理，促进身心康复的一种方法。音乐起源于自然之声音。《吕氏春秋·古乐》曰："帝尧立，乃命质为乐质乃效山林溪谷之音以歌，乃以麋骼置缶而鼓之，乃拊石击石以象上帝玉磬之音，以致舞百兽""听凤凰之鸣，以别十二律，以雄鸣为六，雌鸣亦为六"。《适音》曰："故乐之为务，在于和心。"古人已认识到音乐具有感化人之情性的功用。《灵枢·五音五味》详细记载了五音调治的内容。所谓五音，即宫、商、角、徵、羽五种不同的音阶。

五音分别与五脏相配，即肝配角、心配徵、脾配宫、肺配商、肾配羽。这种相配的意义是：各脏有病其发声常出现与之相应的音阶，各音阶又会侧重影响与之相应的脏腑。历代许多医家同时又精通音乐。传说，秦汉时的医缓是音乐史上的理论家。晋·稽康"抚以五弦"，养生调神而长寿，著《琴论》，传之后世。张子和常以音乐疗人之病，如其《儒门事亲》中说"好药者，与之笙笛""忽笛鼓应之，以治人之忧而心痛者"。笙、笛、鼓皆古代之乐器，比之为"好药者"，足见其对音乐疗法的重视程度。

张景岳对音乐亦深有研究，他在《类经附翼·律原》中说"乐者，天地之和气出。律吕者，乐之声音也。盖人有性情则有诗辞，有诗辞则有歌咏，歌咏生则被之五音而乐，音乐生必闻之律吕而和声""律乃天地之正气，人之中声也。律由声出，音以声生"。对于音乐的效用，他甚至认为"可以通天地而合神明"，连一种单一的音调也会影响人的神情，故有"闻木（角）音则惕然而惊者"之论。

音乐能产生康复治疗作用，主要是由曲调的节奏、旋律、响度、力度等确定。而节奏、旋律是产生治疗作用的关键。"心为声音之主"，故音乐可以"通神明"，于是音乐之声"与人气相接"，可以"动荡血脉，流通精神"，可以"使人喜、使人悲"。如节奏鲜明的乐曲，能振奋神情，使人热血沸腾，勇气倍增，军乐曲一类则属于此。古代《秦王破阵乐》曲，擂动大鼓，"声振百里，动荡山谷"，激励士气，奋勇向前，所谓"一鼓作气"，皆音乐之神功。古代"擂鼓三通，号角齐鸣"，而士气振奋，五音中之"角"音由此命名，节奏放慢时，则有轻快、放松之感，可缓和紧张和疲劳。旋律则以其悠扬、雅静、清美而感人，而"情动于中"。

总之，随着节奏与旋律的变化，通过心神影响与之相应的脏腑，可以发生喜怒忧思悲恐惊的情志波动。音乐康复法，正是利用音乐能引起人的神情变化的艺术风格，充分发挥其怡神养性，以情制情的作用，从而起到康复身心的效果。常见的方法有以下几种。

（一）音乐安神法

音乐安神法是指利用某些具有缓慢轻悠的旋律与柔绵婉转、曲调低吟、清幽和谐的乐章、歌曲，以调节情志偏激一类病证的康复方法。它具有安神宁心、消除紧张焦躁情绪、镇静催眠的功效。如《幽兰》（又名《碣石调幽兰》）、《梅花三弄》、《病中吟》、《空山鸟语》，以及古筝独奏曲《春江花月夜》、《平沙落雁》等，都属于本法中较好的乐曲。如《幽兰》，为梁代琴家丘明的传谱，记谱年代约为唐代武则天时期。此曲通过对深山幽谷葱郁馥香的兰花描写，曲调清丽委婉幽雅。听了这段乐章，有如身入其境，而有宁静、馨香之感，对心烦、狂躁、失眠、偏激等病态神情，确有良效。

再如《梅花三弄》，据《晋书·桓伊传》载，此曲作者桓伊，"善音乐，尽一时之妙，为江左第一"。此曲源于南方民歌，在"吴声""西曲"的基础上，继承了相和歌的传统而又有所发展、创新，以表现爱情或离别之情，东晋和宋初用于宫廷。著名书法家王羲之闻桓伊善于吹笛，特邀演奏，桓伊即兴吹奏一曲《三弄》，其音优美动听，胜于仙乐。从此广为流传，后被琴家吸收，改编为《梅花三弄》，载于明·朱权的《神奇秘谱·小序》。其曲调朴实，悠扬婉转，有使人除烦、安乐、静气的功效。

（二）音乐开郁法

音乐开郁法是指利用某些节奏鲜明、节板爽快，或具有螺旋式的旋律快感，优美动听的乐曲，来调畅康复患者的情绪，治疗情志郁结所致的各种病证，使患者精神心理处于最佳状态的一种康复方法。它具有开畅胸怀、舒解郁闷的功效，多有振奋阳气的康复作用，如《流水》《阳关三叠》《金水河》《桃叶歌》《喜洋洋》《假日的海滩》等。

如《流水》，通过山涧深入潺潺溪流汇成浩瀚汪洋的描写，使人陶醉于大自然的优美景色之中，而心旷神爽、郁闷顿消。《阳关三叠》是唐代的著名歌曲，源于王维七律诗《送元二使安西》。诗中有"阳关"与"渭城"两个地点，故又称《阳关曲》或《渭城曲》，其曲式有三叠结构，故又称《阳关三叠》。此曲创造出一个感人至深的美丽环境，体现出苏轼所谓"味摩诘（王维的字）之诗，诗中有画，观摩诘之画，画中有诗"的艺术造诣。如患者因怀念亲友，神情郁闷不快，此曲则有寄托哀思、开畅情怀、疏肝解郁之妙用。正如白居易《对酒诗》所吟："相逢且莫推辞醉，所唱《阳关》第四声。"（"第四声"即"劝君更尽一杯酒"。）《桃叶歌》是"明清乐"中的一曲，其以优美动听和谐为特点，能娱心乐神，使人轻松爽快。凡心意不顺，忧郁不解，皆可选用此曲以抒发感情。

（三）音乐悲哀法

音乐悲哀法是以节律低沉、凄切悲凉之曲调感人，有"悲胜怒"的功效，从而达到康复神情损伤的一种方法。它能使体内阴阳气机偏降，致使情绪低沉而产生悲哀的作用，适用于神情亢奋、愤怒、狂躁者，或喜过伤阳的兴奋型精神病患者在精神情志上的康复。如《小胡笳》《哀乐》《葬花》《天涯歌女》《四季歌》等，均有悲哀的效果。

如《小胡笳》的现存琴曲载于明·朱权的《神奇秘谱·太古神品》中，为汉末著名女琴家蔡文姬所作。蔡氏一生坎坷不平，前夫夭折，后被胡兵所掳，身陷为左贤王之妻达12年之久，后被曹操赎回，再嫁陈留董祀。据《胡笳十八拍》载："胡笳本出自胡中，缘琴翻出音律同。"故此曲吸收了当地少数民族吹笳的音调，全曲主题是一首抒情小曲，曲调凄清悲凉，感人至深，听之无不声泪俱下。

（四）音乐激怒法

音乐激怒法是指以鲜明、高亢、激昂的节律，或悲壮的旋律，激发人的愤怒之情，可用之抵消忧思神情，发泄郁结之气，从而起到康复身心的作用。适用于神情低沉、消极诸证。如古乐中屈原的《离骚》、岳飞的《满江红》，以及近代的《国际歌》《松花江上》《黄河大合唱》《大刀进行曲》等，或是用悲壮的手法，或是用直接烘托的手法来达到激怒的效果。如唐代末期陈士康根据战国屈原作品《离骚》所谱写的乐曲，它选择了适当的音乐，给人完美的表现。开始则用两个调性对比，然后连续用"滚沸"和上行摸进，再通过两次"又慢"，最后进入"大慢"的散板，具有激奋内心、触发愤怒的康复效果。

（五）音乐喜乐法

音乐喜乐法是以悠扬的旋律和多变的节奏，给人以轻松、欣快、喜乐之感，从而消除悲哀、忧思、郁怒等病态神情，达到康复身心的一种很有效的方法。诸如焦虑、紧张、愁烦、苦闷、恐惧、忧伤、消沉、绝望等情绪，一闻喜乐之乐，则荡然无存。喜乐之乐，是康复治疗中最常用的方法之一。它能使人轻松、欣快。喜乐之传统乐曲甚多，如《百鸟朝凤》《莺吟》，笛子独奏《百鸟行》《荫中鸟》《鸟投林》《鹧鸪飞》，笙独奏《孔雀开屏》《柳底莺》《穿帘燕》，古筝独奏《天沙落雁》，打击乐曲合奏的《八哥洗澡》等，这当皆是反映自然界禽鸟之鸣的传统音乐，使人闻之，享受天然之乐，沉迷于自然美景，无忧无虑，唤起热爱生活之情，将一切消沉懊悔、悲观失望置之度外。

又如《百鸟朝凤》，这是一曲脍炙人口、令人喜悦的乐章，它的特点是使各类鸟群活灵活现地进入乐曲意境。布谷鸟声声迎春景，画眉鸟呼唤"子规"啼，鹦鹉学舌穿插交响而错落有致。蝉长嘶，蛙鼓噪，表现夏季气氛；"咕咕喵"则描绘了秋天的来临。形象地描绘出春夏秋冬四季分明的景色，并具有欢乐、轻快的旋律特点。由于唢呐集合百鸟欢腾，激发了患者欢乐之情，一浪高过一浪。再如宋代的《黄莺吟》，此曲曲词简练，富有抒情性。它通过一对黄莺在花间飞舞的描写，唤起了喜悦、欢快的心情。

音乐情志疗法中，应当注意两点：一是由于患者的气质、心境、喜好及艺术修养差别很大，一曲轻快、喜乐的乐曲，不一定对每位患者都能引起轻快、喜乐之情。同样，一支激怒的，或悲哀的，或安神、开郁的乐曲，也不一定能产生相对的效应。故在选择音乐歌曲时，要联系患者喜好与心境来考虑。二是许多乐曲是综合性的，包含了悲欢离合、哀怨悔恨等，要截然分开其情调，确非易事，如《离骚》既有悲疗作用，同时又有怒疗作用，在选曲中应灵活掌握。

参 考 文 献

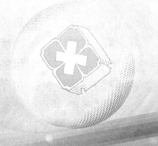

班固撰，1990. 白虎通德论［M］. 影印本. 上海：上海古籍出版社.

包哈申，巴·吉格木德，宝音图，2009. 古代北方游牧民族熨灸疗法考［J］. 世界科学技术-中医药现代
　　化，11（1）：83-87.

鲍霞，2013.《千金方》康复思想研究［D］. 济南：山东中医药大学.

毕丽娜，郑欣，戚艳艳，等，2021. 肥胖对 2 型糖尿病患者心肺耐力的影响研究［J］. 中国全科医学，24
　　（27）：3420-3423.

毕沅校注，2014. 墨子［M］. 吴旭民校点. 上海：上海古籍出版社.

布立影，2017. 医学传心录［M］. 北京：科学技术文献出版社.

曹玲，佟贵锋，杨光，等，2012. 影响老年人跌倒的多维危险因素［J］. 中国体育科技，48（3）：96-99，
　　121.

曹庭栋撰，2002. 老老恒言［M］. 杨柏柳，尚桂枝注释，白恒慧校译. 赤峰：内蒙古科学技术出版社.

常建英，黄蓓，蒋铁建，2019. 绝经后女性肌少症［J］. 中国骨质疏松杂志，25（9）：1345-1350.

巢元方撰，1997. 诸病源候论［M］. 黄作阵点校. 沈阳：辽宁科学技术出版社.

陈兵，2008. 佛教禅学与东方文明［M］. 北京：中国时代经济出版社.

陈红风，2016. 中医外科学［M］.4 版. 北京：中国中医药出版社.

陈实功著，2023. 外科正宗［M］. 胡晓峰整理. 北京：人民卫生出版社.

陈士铎，2011. 辨证奇闻［M］. 文红旗等点校. 太原：山西科学技术出版社.

陈士铎著，2011. 辨证录［M］. 柳璇，宋白杨校注. 北京：中国医药科技出版社.

陈士铎著，2012. 陈士铎医学全书［M］. 薛瑾等校注. 太原：山西科学技术出版社.

陈士铎撰，2023. 石室秘录［M］. 王树芬，裘俭整理. 北京：人民卫生出版社.

陈廷儒著，2015. 诊余举隅录 10 医案医话医论［M］. 赵琳校注. 北京：中国中医药出版社.

陈无择著，2011. 三因极一病证方论［M］. 侯如艳校注. 北京：中国医药科技出版社.

陈修园，2019. 医学三字经［M］. 王雅勤整理. 太原：山西科学技术出版社.

陈羽楠，林丹红，陈立典，2018. 试析五体理论与中医运动功能［J］. 中医杂志，59（4）：276-280.

陈元靓撰，1999. 事林广记［M］. 影印本. 北京：中华书局.

陈直著，1988. 养老奉亲书［M］. 陈可冀，李春生订正评注. 上海：上海科学技术出版社.

陈直撰，邹铉终增，1986. 寿亲养老新书［M］. 北京：北京中国书店.

陈自明撰，2020. 妇人大全良方［M］. 北京：中国中医药出版社.

成无己著，2007. 伤寒明理论［M］. 张国骏校注. 北京：中国中医药出版社.

程国彭著，费伯雄批注，1998. 医学心悟［M］. 费季翔校勘. 合肥：安徽科学技术出版社.

程杏轩，1983. 医述-十六卷［M］. 合肥：安徽科学技术出版社.

戴兴鸿，卢燕燕，郑紫亚，等，2023. 八段锦和健身走运动对中老年女性平衡能力与肌力的影响［J］. 中国康复医学杂志，38（3）：319-324.

戴燕，2017.《三国志》讲义［M］. 北京：生活·读书·新知三联书店.

丁光迪校注，1993. 太清导引养生经养性延命录［M］. 北京：中国中医药出版社.

董宿辑录，方贤续补，1995. 奇效良方［M］. 可嘉校注. 北京：中国中医药出版社.

窦材辑，2018. 扁鹊心书［M］. 北京：中国医药科技出版社.

范晔撰，1935. 后汉书华佗传补注［M］. 张骥补注.

方以智录，1937. 物理小识 上［M］. 北京：商务印书馆.

方勇，2010. 庄子［M］. 北京：中华书局.

冯兆张纂辑，1998. 冯氏锦囊秘录［M］. 王新华点校. 北京：人民卫生出版社.

傅仁宇纂辑，傅维藩编集，2018. 中医古籍名家点评丛书 审视瑶函［M］. 和中浚，汪剑点评；袁开惠，和中浚整理. 北京：中国医药科技出版社.

傅山，2016. 傅青主女科［M］. 北京：中国医药科技出版社.

高大伦，1995. 张家山汉简《引书》研究［M］. 成都：巴蜀书社.

高濂，2019. 遵生八笺［M］. 影印本. 北京：中医古籍出版社.

高武纂集，1961. 针灸聚英［M］. 上海：上海科学技术出版社.

葛洪，1997. 抱朴子内篇，肘后备急方：今译［M］. 梅全喜等编译. 北京：中国中医药出版社.

公输般著，2014. 绘图全本鲁班经匠家境 一函四册［M］. 午荣编. 北京：华龄出版社.

龚居中撰，1996. 痰火点雪［M］. 傅国治，王庆文点校. 北京：人民卫生出版社.

龚廷贤撰，1997. 寿世保元［M］. 袁钟点校. 沈阳：辽宁科学技术出版社.

龚廷贤撰，2016. 龚廷贤医学全书［M］. 梁宝祥等校注. 太原：山西科学技术出版社.

龚廷贤撰，2019. 万病回春［M］. 北京：中国中医药出版社.

顾靖远著，2014. 顾松园医镜［M］. 袁久林校注，吴少祯主编. 北京：中国医药科技出版社.

顾世澄编著，1994. 疡医大全［M］. 叶川，夏之秋校注. 北京：中国中医药出版社.

顾锡著，1960. 银海指南 4 卷［M］. 北京：人民卫生出版社.

管仲，2008. 管子［M］. 长春：时代文艺出版社.

鬼谷子著，2018. 鬼谷子图解详析［M］. 任思源编. 南昌：江西美术出版社.

郭霭春，2021. 黄帝内经灵枢校释［M］. 北京：中国中医药出版社.

郭霭春，2021. 黄帝内经素问校注语译［M］. 北京：中国中医药出版社.

郭一丹，张春霞，田茹，等，2021. 中老年维持性血液透析患者认知功能损伤与全因死亡相关性的前瞻性队列研究［J］. 中华肾脏病杂志，37（11）：896-903.

何梦瑶撰，2009. 医碥［M］. 吴昌国校注. 北京：中国中医药出版社.

贺继平，苏晓云，崔建梅，等，2022. 抗阻训练对绝经后女性身体成分、膝关节肌肉力量及动态平衡能力的影响［J］. 解剖学杂志，45（2）：97-101.

洪迈撰，1988. 夷坚志选注［M］. 许逸民选注. 北京：文化艺术出版社.

忽思慧，2021. 饮膳正要［M］. 北京：中版集团数字传媒有限公司.

胡廷光编，2023. 伤科汇纂［M］. 胡晓峰整理. 北京：人民卫生出版社.

胡文焕辑，1997. 寿养丛书全集［M］. 李经炜等点校. 北京：中国中医药出版社.

胡文焕校正，1986. 养生导引法［M］. 胡伯虎，赵晓梅编. 北京：中医古籍出版社.

胡文焕原撰，2010. 养生导引秘籍释义［M］. 周德生，陈新宇主编；黄雄，崔晓艳，吴宗劲编著. 太原：
    山西科学技术出版社.

滑寿著，1995. 难经本义［M］. 傅贞亮，张崇孝点校. 北京：人民卫生出版社.

皇甫谧著，2019. 针灸甲乙经［M］.2 版. 周琦校注. 北京：中国医药科技出版社.

皇甫中著，2006. 明医指掌［M］.2 版. 张印生校注. 北京：中国中医药出版社.

黄晖明，王人卫，李森，等，2017. 体重指数与体脂率指标评价肥胖：基于诊断试验的比较研究［J］. 中
    国运动医学杂志，36（3）：218-225.

黄庭镜著，2013. 目经大成［M］. 李点整理，何清湖总主编. 太原：山西科学技术出版社.

黄元御著，2015. 素灵微蕴［M］. 杨枝青校注. 北京：中国中医药出版社.

黄元御著，2020. 四圣心源［M］. 徐静，宋白杨校注. 北京：中国医药科技出版社.

黄元御撰，1990. 黄元御医书十一种 上 素问悬解 灵枢悬解 难经悬解［M］. 麻瑞亭等点校. 北京：人民
    卫生出版社.

慧思等撰，2012. 南岳佛道著作选［M］. 薛幽栖等校注. 长沙：岳麓书社.

纪丹阳，2018. 吕氏春秋译注［M］.2 版. 上海：上海三联书店.

金冬梅，燕铁斌，曾海辉，2003. Berg 平衡量表的效度和信度研究［J］. 中国康复医学杂志，18（1）：
    25-27.

孔丘著，孟轲著，1999. 论语［M］. 吴兆基编译. 北京：京华出版社.

老子，2014. 老子道德经：宋 麻沙本［M］. 影印本. 北京：团结出版社.

老子著，2021. 道德经（汉英对照）［M］. 安伦译. 上海：上海交通大学出版社.

黎松林，2020. 平衡功能与帕金森病患者生活活动及生活质量的相关性研究［J］. 中国康复医学杂志，35
    （10）：1246-1248.

李冰，2005. 血管性痴呆从肝论治［J］. 河北中医，27（12）：950.

李梴著，1995. 医学入门［M］. 金嫣莉等校注. 北京：中国中医药出版社.

李成文，2021. 《神农本草经》用药指南［M］. 郑州：河南科学技术出版社.

李聪甫，1990. 中藏经校注［M］. 北京：人民卫生出版社.

李德新，1985. 实用中医基础学［M］. 沈阳：辽宁科学技术出版社.

李东垣著，2007. 兰室秘藏［M］. 张年顺校注. 北京：中国中医药出版社.

李杲，1959. 医学发明［M］. 北京：人民卫生出版社.

李杲撰，1997. 脾胃论［M］. 彭建中点校. 沈阳：辽宁科学技术出版社.

李林，武丽杰，2018. 人体发育学［M］.3 版. 北京：人民卫生出版社.

李鹏飞，1987. 三元参赞延寿书［M］. 李经纬等主编. 北京：中国书店.

李其忠，2002. 中医基础理论研究［M］. 上海：上海中医药大学出版社.

李时珍，2018. 本草纲目［M］. 北京：线装书局.

李时珍著，2018. 濒湖脉学三书［M］. 王剑，郑国华整理. 北京：中国中医药出版社.

李时珍撰辑，1990. 《奇经八脉考》校注 [M]. 王罗珍，李鼎校注. 上海：上海科学技术出版社.

李守先撰，1990. 针灸易学 [M]. 董晋宝点校. 北京：人民卫生出版社.

李学川辑撰，2019. 针灸逢源 [M]. 孙洋，刘奇校注. 北京：中国中医药出版社.

李延昰，1963. 脉诀汇辨 [M]. 上海：上海科学技术出版社.

李用粹撰，2011. 证治汇补 [M]. 李大勇等点校. 太原：山西科学技术出版社.

李中梓原辑，薛雪校正，2019. 内经知要 [M]. 中典医籍编辑部主编. 北京：中国中医药出版社.

李中梓著，1999. 医宗必读 [M]. 王卫等点校. 天津：天津科学技术出版社.

李仲南撰，2006. 永类钤方 [M]. 王均宁等整理. 北京：人民卫生出版社.

廖名春，邹新明校点，1997. 孔子家语 [M]. 沈阳：辽宁教育出版社.

林长地，林家仕，2016. 心肺耐力、体力活动、代谢综合征以及肥胖对炎症因子影响的横断面研究 [J]. 西安体育学院学报，33（3）：343-350.

林珮琴编著，1988. 类证治裁 [M]. 刘荩文主校. 北京：人民卫生出版社.

林之瀚原著，1993. 四诊抉微 [M]. 吴仕骧点校. 天津：天津科学技术出版社.

蔺彩娜，2012. 中国传统哲学整体观及其当代价值 [D]. 哈尔滨：哈尔滨工业大学.

蔺道人，1957. 仙授理伤续断秘方 [M]. 北京：人民卫生出版社.

刘安辑撰，2007. 淮南子：白话彩图全本 [M]. 陈惟直译. 重庆：重庆出版社.

刘保延，2011. 患者报告结局的测量：原理、方法与应用 [M]. 北京：人民卫生出版社.

刘更生，1997. 医案医话医论名著集成 [M]. 北京：华夏出版社.

刘景超，李具双，2015. 许叔微医学全书 [M]. 2 版. 北京：中国中医药出版社.

刘松来，2018. 十三经精解-尔雅精解 [M]. 青岛：青岛出版社.

刘遂心，董蕾，2017. 运动能力：不容忽视的死亡预测因子 [J]. 中国实用内科杂志，37（7）：583-586.

刘完素，1983. 素问玄机原病式 [M]. 北京：人民卫生出版社.

刘完素著，2007. 素问病机气宜保命集 [M]. 宋乃光校注. 北京：中国中医药出版社.

刘晓荻，薛惠文，2020. 肥胖青少年男孩于中年期更容易心脏病发作 [J]. 基础医学与临床，40（8）：1052.

刘勰著，2018. 文心雕龙导读 [M]. 李平，桑农导读. 芜湖：安徽师范大学出版社.

刘新雨，王权，琚号杰，等，2021. 认知功能在老年人社会资本与身体功能健康间的中介作用 [J]. 山东大学学报（医学版），59（11）：100-107.

刘渊，吴潜智，2008. 难经 [M]. 成都：四川科学技术出版社.

刘子彰，张声生，李高见，2021. 从"食复"理论探讨新型冠状病毒肺炎的病后调护 [J]. 天津中医药，38（2）：160-165.

柳宝诒著，1965. 柳宝诒医案：六卷 [M]. 张耀卿整理. 北京：人民卫生出版社.

楼英著，2011. 医学纲目 [M]. 赵燕宜，于燕莉校注. 北京：中国医药科技出版社.

芦金峰，2012. 甲骨文字形体反映的体育活动 [J]. 体育文化导刊，（9）：136-139，148.

路明月，曹维，邱俊强，2023. 预防老年人肌肉衰老的运动营养策略 [J]. 中国慢性病预防与控制，31（3）：223-227.

吕不韦著，2018. 吕氏春秋 [M]. 2 版. 哈尔滨：北方文艺出版社.

吕建华，孔凡凤，2011. 易医拾遗之医镜心悟 [M]. 北京：中医古籍出版社.

罗天益著, 2019. 卫生宝鉴 [M]. 2版. 武文玉, 孙洪生校注. 北京: 中国医药科技出版社.

马伯英, 2010. 中国医学文化史 [M]. 上海: 上海人民出版社.

马继兴, 2015. 中国出土古医书考释与研究 [M]. 上海: 上海科学技术出版社.

马莳撰, 2017. 黄帝内经注证发微-上-中-素问 [M]. 北京: 中医古籍出版社.

毛毅, 庹晓莉, 陈红, 等, 2023. 成都市新冠出院病例复查核酸阳性的影响因素分析 [J]. 中国胸心血管
外科临床杂志, 30 (2): 173-178.

孟轲著, 2000. 孟子 [M]. 杨伯峻, 杨逢彬注译. 长沙: 岳麓书社.

倪青, 王祥生, 2016. 糖尿病中医临床路径与PRO: 构建方法与应用 [M]. 北京: 科学技术文献出版社.

彭曦, 1985. 对我国原始社会医疗保健的初步考察 [J]. 史前研究, (3): 67-72.

蒲虔贯撰, 1990. 保生要录 [M]. 上海: 上海古籍出版社.

齐秉慧撰, 1997. 齐氏医案 [M]. 姜兴俊, 毕学琦校注. 北京: 中国中医药出版社.

钱超尘, 温长路, 2010. 黄帝内经研究集成 [M]. 北京: 中医古籍出版社.

钱秀昌著, 1955. 伤科补要: 四卷 [M]. 影印本. 上海: 千顷堂书局.

钱乙著, 阎孝忠编集, 2006. 小儿药证直诀 [M]. 郭君双整理. 北京: 人民卫生出版社.

秦景明, 2008. 症因脉治 [M]. 孙玉信, 朱平生校注. 上海: 第二军医大学出版社.

秦越人撰著, 吕广等注解, 王惟一等编校, 2018. 难经集注 [M]. 烟建华点评. 北京: 中国医药科技出版
社.

邱处机编著, 1982. 颐身集内功图说 [M]. 潘霨辑. 北京: 人民卫生出版社.

任梦婷, 杨琳, 姚佳琴, 等, 2023. 渐进性抗阻训练在老年性肌少症患者中应用的研究进展 [J]. 牡丹江
医学院学报, 44 (2): 152-155.

沈嘉树著. 养病庸言 [M]. 光绪庚子夏午重刊.

沈金鳌辑, 2021. 伤寒论纲目 [M]. 王振亮笺注. 上海: 上海科学技术出版社.

沈金鳌撰, 1994. 杂病源流犀烛 [M]. 李占永, 李晓林校注. 北京: 中国中医药出版社.

沈金鳌撰, 2019. 妇科玉尺 [M]. 余涛等校注. 北京: 中国中医药出版社.

司红玉, 2017. "禹步" 对导引术的影响研究 [J]. 周口师范学院学报, 34 (5): 125-128.

司马迁著. 2015. 图说史记-中-七十列传 [M]. 强尚龙, 冯增录, 郭枫义编译, 西安: 西安交通大学出版社.

苏轼撰, 王如锡编, 2013. 东坡养生集 [M]. 吴文清, 张志斌点校. 福州: 福建科学技术出版社.

孙丹, 闫芳芳, 孟雨姗, 等, 2016. 中年人体质指数对其他心血管疾病危险因素水平的影响 [J]. 实用医
学杂志, 32 (10): 1693-1695.

孙红丽, 徐胜前, 刘文, 等, 2018. 跌倒及平衡能力减退在类风湿关节炎合并脊柱骨质疏松性骨折中的临
床研究 [J]. 中华风湿病学杂志, 22 (2): 91-95.

孙洽熙, 2011. 麻瑞亭治验集 [M]. 北京: 中国中医药出版社.

孙思邈撰, 1997. 备急千金要方 [M]. 鲁兆麟主校. 沈阳: 辽宁科学技术出版社.

孙思邈撰, 1997. 千金翼方 [M]. 彭建中, 魏嵩有点校. 沈阳: 辽宁科学技术出版社.

孙思邈撰, 1998. 千金方 [M]. 刘清国等主校. 北京: 中国中医药出版社.

孙一奎著, 2019. 孙文垣医案 [M]. 2版. 杨洁校注. 北京: 中国医药科技出版社.

孙一奎撰, 1996. 赤水玄珠 [M]. 叶川, 建一校注. 北京: 中国中医药出版社.

太平惠民和剂局原著, 2017. 太平惠民和剂局方 [M]. 王琳, 李成文, 马艳春主编. 北京: 人民卫生出版

　　社.

唐乾利, 2013. 烧伤皮肤再生医疗技术临床应用规范 [M]. 北京：中国中医药出版社.

唐容川著, 1999. 唐容川医学全书 [M]. 王咪咪, 李林主编. 北京：中国中医药出版社.

唐慎微著, 2011. 证类本草 [M]. 郭君双, 金秀梅, 赵益梅校注. 北京：中国医药科技出版社.

唐宗海原著, 2003. 血证论 [M]. 欧阳兵等点校. 天津：天津科学技术出版社.

唐宗海撰, 1996. 中西汇通医经精义 [M]. 上海：上海古籍出版社.

陶弘景撰, 2023. 养性延命录 [M]. 李成华, 孔冉冉, 孙慧明主译. 济南：山东科学技术出版社.

万全著, 1984. 万氏妇人科 [M]. 罗田县卫生局校注. 武汉：湖北科学技术出版社.

万全著, 2006. 幼科发挥 [M]. 何永整理. 北京：人民卫生出版社.

万全著, 2016. 养生四要 [M]. 范崇峰校注. 北京：中国中医药出版社.

汪昂编撰, 1998. 本草备要 [M]. 余力, 陈赞育校注. 北京：中国中医药出版社.

汪宏, 2018. 望诊遵经：大字版 [M]. 吴小明点评. 北京：中国医药科技出版社.

汪绮石撰, 洪缉菴撰, 1988. 理虚元鉴 [M]. 谭克陶, 方施化点校. 北京：人民卫生出版社.

王冰注编, 2003. 黄帝内经 [M]. 北京：中医古籍出版社.

王充著, 1974. 论衡 [M]. 上海：上海人民出版社.

王春红, 2013. 尚书 [M]. 北京：企业管理出版社.

王焘, 2007. 外台秘要集要 [M]. 余瀛鳌, 林菁, 田思胜等编选；李曙光主编. 沈阳：辽宁科学技术出版
　　社.

王焘撰, 2022. 外台秘要 [M]. 影印本. 北京：人民卫生出版社.

王好古著, 2019. 此事难知 [M]. 2 版. 李永民校注. 北京：中国医药科技出版社.

王红娟, 2021. 礼记 [M]. 长春：吉林大学出版社.

王宏翰著, 1989. 医学原始 [M]. 影印本. 陈熠编选. 上海：上海科学技术出版社.

王洪图, 2000. 内经 [M]. 北京：人民卫生出版社.

王怀隐等编, 2016. 太平圣惠方（校点本 上）[M]. 郑金生, 汪惟刚, 董志珍校点. 北京：人民卫生出
　　版社.

王肯堂著, 1997. 证治准绳 [M]. 吴唯等校注. 北京：中国中医药出版社.

王璐, 郭琪, 2019. 抗阻训练对稳定期慢性阻塞性肺疾病患者的影响 [J]. 中国康复医学杂志, 34（9）：
　　1116-1120.

王清任撰, 1991. 医林改错 [M]. 李天德, 张学文点校. 北京：人民卫生出版社.

王绍隆辑著, 2017. 医灯续焰 [M]. 陈家旭主校. 北京：中国中医药出版社.

王士雄著, 2011. 温热经纬 [M]. 何永, 李秋校注. 北京：中国医药科技出版社.

王守仁著, 2018. 传习录 [M]. 周吉译注. 北京：开明出版社.

王叔和编撰, 2020. 脉经 [M]. 竹剑平点评, 孙舒雯整理. 北京：中国医药科技出版社.

王惟一撰, 1996. 铜人腧穴针灸图经 [M]. 上海：上海古籍出版社.

王炜豪, 黄美佳, 卢肇骏, 等, 2021. 认知水平对中老年人死亡风险的影响 [J]. 现代预防医学, 48（16）：
　　3065-3069.

王芗斌, 侯美金, 苟艳芸, 等, 2023. 探讨"骨正筋和、形神共调"康复原则在慢性肌骨功能障碍中的
　　应用 [J]. 康复学报, 33（1）：14-23.

王新华，潘秋翔，2014. 中医历代医话选［M］. 北京：中国中医药出版社.

王燕昌撰，2014. 王氏医存校注［M］. 程传浩，吴新科校注. 郑州：河南科学技术出版社.

王玉龙，2000. 康复评定［M］. 北京：人民卫生出版社.

王玉龙，2018. 康复功能评定学［M］. 3 版. 北京：人民卫生出版社.

王执中撰，1987. 针灸资生经［M］. 影印本. 北京：中国书店.

危亦林撰，1990. 世医得效方［M］. 王育学点校. 北京：人民卫生出版社.

吴达著，1984. 医学求是［M］. 王新华注点. 南京：江苏科学技术出版社.

吴华，张新定，阮辉，等，2021. 国外心肺耐力/心肺适能与学前儿童健康相关性研究的系统综述［J］. 成都体育学院学报，47（6）：130-137.

赵竹泉著，1955. 伤科大成［M］. 方公溥点校. 上海：中医书局.

吴昆注，1984. 内经素问吴注［M］. 山东中医院中医文献研究室点校. 济南：山东科学技术出版社.

吴谦著，1995. 医宗金鉴［M］. 刘国正校注. 北京：中医古籍出版社.

吴尚先著，1995. 理瀹骈文［M］. 步如一等校注. 北京：中国中医药出版社.

吴少祯，2017. 中医十大经典：全本诵读版［M］. 北京：中国医药科技出版社.

吴瑭，2012. 温病条辨［M］. 北京：人民卫生出版社.

吴仪洛编著，2015. 本草从新［M］. 薛京花等点校. 太原：山西科学技术出版社.

吴亦鼎编辑，1987. 神灸经纶［M］. 北京：中医古籍出版社.

吴又可著，2019. 温疫论［M］. 2 版. 何永校注. 北京：中国医药科技出版社.

伍悦，林霖，2010. 砭经与砭术［M］. 北京：学苑出版社.

夏永良，王彩霞，李德新，2001. 脾胃虚弱与老年性痴呆发病机制探讨［J］. 山东中医杂志，20（12）：709-710.

向茂英，宁宁，侯晓玲，等，2019. 肥胖对初次全膝关节置换早期临床效果的影响［J］. 中国矫形外科杂志，27（1）：27-31.

项长生，2015. 汪昂医学全书［M］. 2 版. 北京：中国中医药出版社.

萧壎著，2019. 女科经纶［M］. 2 版. 朱定华，杜晓明校注. 北京：中国医药科技出版社.

谢敏豪，李红娟，王正珍，等，2011. 心肺耐力：体质健康的核心要素：以美国有氧中心纵向研究为例［J］. 北京体育大学学报，34（2）：1-7.

谢映庐著，2010. 谢映庐医案［M］. 甘澍纂辑. 上海：上海科学技术出版社.

熊笏，1996. 中风论［M］. 上海：上海古籍出版社.

徐春甫编集，1991. 古今医统大全 上册［M］. 崔仲平，王耀廷主校. 北京：人民卫生出版社.

徐大椿著，2011. 徐大椿洄溪医案［M］. 张晖，王海燕点校. 北京：人民军医出版社.

徐飞，徐菁，谢浩，2019. 体力活动水平和心肺耐力对肥胖者心率变异性的影响：一项横断面研究［J］. 中国运动医学杂志，38（3）：187-193.

徐灵胎著，2019. 兰台轨范［M］. 2 版. 陈婷校注. 北京：中国医药科技出版社.

徐灵胎著，2019. 医学源流论［M］. 2 版. 古求知校注. 北京：中国医药科技出版社.

徐姝蕊，罗佳，陈瑞琳，等，2021. 主观认知下降患者不同 BMI 水平与执行功能的相关性研究［J］. 现代预防医学，48（17）：3247-3253.

徐文弼编，1986. 寿世传真［M］. 吴林鹏校. 北京：中医古籍出版社.

徐震，2006. 太极拳发微［M］. 太原：山西科学技术出版社.

许宏撰，1986. 金镜内台方议 [M]．王云凯 吴学章点校．北京：人民卫生出版社．

许浚编著，2014. 东医宝鉴 [M]．苏凤琴等校注．太原：山西科学技术出版社．

许慎，1989. 说文解字 [M]．影印本．北京：中国书店．

许叔微，2020.《伤寒九十论》校注与白话解 [M]．郑州：河南科学技术出版社．

许叔微著，2007. 普济本事方 [M]．刘景超，李具双校注．北京：中国中医药出版社．

许逊撰，1923-1926. 灵剑子 [M]．北京：商务印书馆．

薛己著，2023. 正体类要 [M]．曹炳章校订；丁继华，王宏整理．北京：人民卫生出版社．

薛铠，薛己著，2016. 保婴撮要 [M]．李奕祺校注．北京：中国中医药出版社．

荀况，1998. 荀子 [M]．北京：蓝天出版社．

闫随刚，2017. 慢喉瘖的古今文献研究 [D]．昆明：云南中医学院．

严世芸，2021. 中医学术发展史 [M]．2 版．北京：科学出版社．

严蔚冰，2017. 中医导引学 [M]．北京：中国中医药出版社．

严用和撰，1995. 济生方 [M]．李佑生，李和生整理．海口：海南国际新闻出版中心．

严用和撰，2007. 重辑严氏济生方 [M]．王道瑞，申好真编；王国辰总主编．北京：中国中医药出版社．

阎明广编著，1986. 子午流注针经 [M]．李鼎等校订．上海：上海中医学院出版社．

燕国材，2012. 中国心理学史 [M]．北京：开明出版社．

杨鸿勋，1975. 仰韶文化居住建筑发展问题的探讨 [J]．考古学报，(1)：39-72，182-183．

杨继洲著，2017. 针灸大成 [M]．天津：科学技术出版社．

杨上善撰，2016. 黄帝内经太素 [M]．北京：中医古籍出版社．

杨时泰原著，2009.《本草述钩元》释义 [M]．黄雄等编著．太原：山西科学技术出版社．

杨士瀛著，1989. 仁斋直指方论：新校注杨仁斋医书 [M]．盛维忠等校注．福州：福建科学技术出版社．

叶霖著，1981. 难经正义 [M]．吴考槃点校．上海：上海科学技术出版社．

叶天士原著，2012. 叶选医衡 [M]．张明锐，刘连续，德学慧，李鸿涛，李哲校注；余瀛鳌，孟庆云顾问．北京：人民军医出版社．

叶天士著，何澹庵著，2010. 未刻本叶氏医案 [M]．程门雪校．上海：上海科学技术出版社．

叶天士著，华岫云编订，1995. 临证指南医案 [M]．北京：华夏出版社．

佚名，1956. 颅囟经 [M]．北京：人民卫生出版社．

佚名氏撰，2021. 小儿卫生总微论方 [M]．徐荣谦，王茹点评．北京：中国医药科技出版社．

《易学百科全书》编辑委员会，2018. 易学百科全书 [M]．上海：上海辞书出版社．

尤乘编撰，1993. 寿世青编 [M]．杜晓玲校注．北京：中国书店．

余听鸿编辑，2010. 外证医案汇编 [M]．上海：上海科学技术出版社．

俞根初原著，2011. 重订通俗伤寒论 [M]．徐荣斋重订．北京：中国中医药出版社．

俞仑辰，叶慧玲，邵天祥，等，2019.《饮膳正要》祛湿类药膳整理研究 [J]．亚太传统医药，15 (11)：190-191．

虞抟原著，2002. 医学正传 [M]．郭瑞华等点校．北京：中医古籍出版社．

喻嘉言著，2002. 医门法律 [M]．张晓梅等校注．北京：中国中医药出版社．

喻嘉言撰，2013. 寓意草 [M]．焦振廉，张琳叶，谢晓丽，杨成虎校释．上海：上海浦江教育出版社．

袁华琦，唐丽焯，韩延柏，2023. 运动训练预防老年人跌倒的研究现状及展望 [J]．全科护理，21 (14)：1907-1910．

袁婷，王振国，2015. 文化区系视野下的中医“艾灸” 疗法起源新探［J］. 世界科学技术-中医药现代化，17（10）：1997-2001.
曾慥编集，2016. 道枢［M］. 北京：中央编译出版社.
张华等撰，2018. 中国古典小说丛书 博物志 外四种［M］. 北京：华文出版社.
张景岳，1965. 类经［M］. 北京：人民卫生出版社.
张景岳，2017. 传忠录［M］. 北京：中国医药科技出版社.
张景岳著，2017. 景岳全书［M］. 王大淳等点校. 杭州：浙江古籍出版社.
张君房，1992. 云笈七签［M］. 影印本. 北京：书目文献出版社.
张璐著，1995. 张氏医通［M］. 李静芳，建一校注. 北京：中国中医药出版社.
张琦著，1998. 素问释义［M］. 王洪图点校. 北京：科学技术文献出版社.
张锐，1987. 鸡峰普济方［M］. 上海：上海科学技术出版社.
张锡纯著，2017. 医学衷中参西录［M］. 3 版. 王云凯，李福强，王克宸校点. 石家庄：河北科学技术出版社.
张亚群，王岸新，2023. 不同强度抗阻运动对老年人心血管功能和运动能力的影响［J］. 中国老年学杂志，43（15）：3835-3839.
张延昌，2006. 武威汉代医简注解［M］. 北京：中医古籍出版社.
张湛注，1986. 列子［M］. 上海：上海书店.
张志聪著，2014. 黄帝内经素问集注［M］. 王宏利，吕凌校注；吴少祯主编. 北京：中国医药科技出版社.
张志聪撰，1999. 张志聪医学全书［M］. 郑林主编. 北京：中国中医药出版社.
张治生，姜小成，2018. 国文经典读本［M］. 西安：陕西科学技术出版社.
张仲景，2013. 伤寒论［M］. 北京：中国医药科技出版社.
张仲景著，2019. 白云阁本伤寒杂病论［M］. 熙霞子，姚建飞整理. 北京：中国中医药出版社.
张仲景著，王叔和撰次，林亿等校正，何义门鉴定，2005. 金匮玉函经［M］. 李顺保校注. 北京：学苑出版社.
张仲景撰，2018. 金匮要略：大字诵读版［M］. 北京：中国医药科技出版社.
张子和，2009. 儒门事亲［M］. 太原：山西科学技术出版社.
章楠编注，1986. 医门棒喝三集 灵素节注类编［M］. 方春阳，孙芝斋点校. 杭州：浙江科学技术出版社.
赵丹，段逸山，2020. 张家山汉简《引书》所载病症及其导引疗法探析［J］. 中医杂志，61（10）：850-854.
赵丹，段逸山，王兴伊，2020. 中医导引历史发展概要［J］. 中华中医药杂志，35（8）：3811-3814.
赵佶敕编，2016. 圣济总录校注［M］. 王振国，杨金萍主校. 上海：上海科学技术出版社.
赵佶敕编，2018. 圣济总录 第 4 册［M］. 王振国，杨金萍主校. 北京：中国中医药出版社.
赵灵燕，2020. 2 型糖尿病内蒙古地区流行病学研究及中医证候量表研制［M］. 长春：吉林大学出版社.
赵莹楚，王小蕊，葛政卿，2022. 阶段性功能锻炼与抗阻运动对老年肌少症患者躯体功能和日常生活能力影响的对比［J］. 中国老年学杂志，42（8）：1875-1878.
赵振华，2013. 达摩易筋经洗髓经［M］. 郑州：大象出版社.
甄志亚，2008. 中国医学史［M］. 2 版. 北京：人民卫生出版社.
郑钦安，2016. 医法圆通［M］. 北京：中国医药科技出版社.
郑寿全著，2008. 医理真传［M］. 2 版. 于永敏校注. 北京：中国中医药出版社.
中华文化通志编委会，1998. 中华文化通志 乐舞志［M］. 上海：上海人民出版社.
钟焕懈，2010. 形声字谱［M］. 北京：中国物资出版社.

周德生，张超群，陈新宇编著，2010. 《杂病广要》释义 [M]. 太原：山西科学技术出版社.

周敦颐，1999. 太极图说 [M]. 北京：中国文史出版社.

周桂钿，2017. 中国传统哲学 [M]. 福州：福建教育出版社.

周履靖编集，1989. 赤凤髓 [M]. 影印本. 上海：上海古籍出版社.

周慎斋著述，石寿棠原著，1990. 周慎斋遗书 10卷 [M]. 上海：上海科学技术出版社.

周守忠编，2018. 养生类纂 [M]. 奚飞飞，王旭东校注. 北京：中国中医药出版社.

周学海著，2007. 读医随笔 [M]. 2版. 闫志安，周鸿艳校注. 北京：中国中医药出版社.

周学海撰，2016. 脉义简摩 [M]. 胡玲等校注. 北京：中国中医药出版社.

周一谋，1994. 马王堆医学文化 [M]. 上海：文汇出版社.

周誉，王正珍，黄守清，等，2017. 不同BMI和心肺耐力水平的中年男性心血管疾病风险因素的特征研究 [J]. 中国体育科技，53（1）：56-62.

周之干著，2010. 周慎斋医学全书 [M]. 武国忠点校. 海口：海南出版社.

周之干著，2016. 慎斋遗书 [M]. 熊俊校注. 北京：中国中医药出版社.

朱丹溪，1980. 金匮钩玄 [M]. 北京：人民卫生出版社.

朱丹溪著，1985. 丹溪治法心要 [M]. 张奇文等校注. 济南：山东科学技术出版社.

朱丹溪著，1997. 丹溪心法 [M]. 彭建中点校. 沈阳：辽宁科学技术出版社.

朱丹溪著，1997. 格致余论 [M]. 石学文点校. 沈阳：辽宁科学技术出版社.

朱橚等编，1982. 普济方 第1册 方脉运气脏腑 卷1-43 [M]. 北京：人民卫生出版社.

朱熹注，1995. 周易 [M]. 李剑雄标点. 上海：上海古籍出版社.

邹荣琪，刘旭东，李广周，等，2007. 木兰拳练习对改善老年妇女的平衡能力：前庭功能的影响 [J]. 中国体育科技，43（2）：61-63.

左丘明，2011. 左传 [M]. 长春：吉林大学出版社.

左丘明传，2004. 四库家藏 春秋左传注疏 [M]. 刘继华等整理. 济南：山东画报出版社.

左丘明撰，2005. 国语 [M]. 鲍思陶点校. 济南：齐鲁书社.

Alcazar J，Navarrete-Villanueva D，Mañas A，et al，2021. "Fat but powerful" paradox: association of muscle power and adiposity markers with all-cause mortality in older adults from the EXERNET multicentre study[J]. British Journal of Sports Medicine，55（21）：1204-1211.

Ambrose A F，Paul G，Hausdorff J M，2013. Risk factors for falls among older adults: a review of the literature [J]. Maturitas，75（1）：51-61.

Araujo C G，de Souza E Silva C G，Laukkanen J A，et al，2022. Successful 10-second one-legged stance performance predicts survival in middle-aged and older individuals [J]. British Journal of Sports Medicine，56（17）：975-980.

Aune D，Schlesinger S，Norat T，et al，2018. Body mass index，abdominal fatness，and the risk of sudden cardiac death: a systematic review and dose‐response meta-analysis of prospective studies [J]. European Journal of Epidemiology：711-722.

Bhaskaran K，dos-Santos-Silva I，Leon D A，et al，2018. Association of BMI with overall and cause-specific mortality: a population-based cohort study of 3.6 million adults in the UK [J]. The Lancet Diabetes & Endocrinology，6（12）：944-953.

Blair S N，2009. Physical inactivity：the biggest public health problem of the 21st century［J］. British Journal of Sports Medicine，43（1）：1-2.

Bowen M E，Crenshaw J，Stanhope S J，2018. Balance ability and cognitive impairment influence sustained walking in an assisted living facility［J］. Archives of Gerontology and Geriatrics，77：133-141.

Cao C，Cade W T，Li S X，et al，2021. Association of balance function with all-cause and cause-specific mortality among US adults［J］. JAMA Otolaryngology-- Head & Neck Surgery，147（5）：460-468.

Church T S，Cheng Y J，Earnest C P，et al，2004. Exercise capacity and body composition as predictors of mortality among men with diabetes［J］. Diabetes Care，27（1）：83-88.

Clausen J S R，Marott J L，Holtermann A，et al，2018. Midlife cardiorespiratory fitness and the long-term risk of mortality：46 years of follow-up［J］. Journal of the American College of Cardiology，72（9）：987-995.

Cleary M P，2013. Impact of obesity on development and progression of mammary tumors in preclinical models of breast cancer［J］. Journal of Mammary Gland Biology and Neoplasia：333-343.

Collaborators C 1 M D，2021. Global prevalence and burden of depressive and anxiety disorders in 204 countries and territories in 2020 due to the COVID-19 pandemic［J］. Lancet，398（10312）：1700-1712.

Fang Y H，Tao Q，Zhou X X，et al，2017. Patient and family member factors influencing outcomes of poststroke inpatient rehabilitation［J］. Archives of Physical Medicine and Rehabilitation，98（2）：249-255. e2.

Fuller G F，2000. Falls in the elderly［J］. American Family Physician，61（7）：2159-2168，2173-2174.

Gatov E，Rosella L，Chiu M，et al，2017. Trends in standardized mortality among individuals with schizophrenia，1993-2012：a population-based，repeated cross-sectional study［J］. CMAJ：Canadian Medical Association Journal = Journal De L'Association Medicale Canadienne，189（37）：E1177-E1187.

Howden E J，Weston K，Leano R，et al，2015. Cardiorespiratory fitness and cardiovascular burden in chronic kidney disease［J］. Journal of Science and Medicine in Sport，18（4）：492-497.

Jayedi A，Rashidy-pour A，Soltani S，et al，2020. Adult weight gain and the risk of cardiovascular disease：a systematic review and dose-response meta-analysis of prospective cohort studies［J］. European Journal of Clinical Nutrition，74（9）：1263-1275.

Jayedi A，Soltani S，Motlagh S Z T，et al，2022. Anthropometric and adiposity indicators and risk of type 2 diabetes：systematic review and dose-response meta-analysis of cohort studies［J］. BMJ，376：e067516.

Jia G C，Shu X O，Liu Y，et al，2019. Association of adult weight gain with major health outcomes among middle-aged Chinese persons with low body weight in early adulthood［J］. JAMA Network Open，2（12）：e1917371.

Kim G，Kim J H，2020. Impact of skeletal muscle mass on metabolic health［J］. Endocrinology and Metabolism，35（1）：1-6.

Kim M S，Kim W J，Khera A V，et al，2021. Association between adiposity and cardiovascular outcomes：an umbrella review and meta-analysis of observational and Mendelian randomization studies［J］. European Heart Journal，42（34）：3388-3403.

Kim S G，Kim W S，2018. Effect of ankle range of motion （ROM） and lower-extremity muscle strength on static balance control ability in young adults：a regression analysis［J］. Medical Science Monitor：International Medical Journal of Experimental and Clinical Research，24：3168-3175.

Kim Y S，O'Sullivan D M，Shin S K，2019. Can 24 weeks strength training reduce feelings of depression and increase neurotransmitter in elderly females? [J]. Experimental Gerontology, 115: 62-68.

Koike T, 2010. Fall and fracture risk [J]. Clinical Calcium, 20 (9): 1341-1347.

Kokkinos P, Faselis C, Samuel I B H, et al, 2022. Cardiorespiratory fitness and mortality risk across the spectra of age, race, and sex [J]. Journal of the American College of Cardiology, 80 (6): 598-609.

Komninos D, Ramos L, van der Heijden G W, et al, 2022. High fat diet-induced obesity prolongs critical stages of the spermatogenic cycle in a Ldlr−/−. Leiden mouse model [J]. Scientific Reports, 12: 430.

Lauby-Secretan B, Scoccianti C, Loomis D, et al, 2016. Body fatness and cancer: viewpoint of the IARC working group [J]. The New England Journal of Medicine, 375 (8): 794-798.

Leong D P, Teo K K, Rangarajan S, et al, 2015. Prognostic value of grip strength: findings from the Prospective Urban Rural Epidemiology (PURE) study [J]. The Lancet, 386 (9990): 266-273.

Li R, Xia J, Zhang X I, et al, 2018. Associations of muscle mass and strength with all-cause mortality among US older adults [J]. Medicine and Science in Sports and Exercise, 50 (3): 458-467.

Lisman P J, de la Motte S J, Gribbin T C, et al, 2017. A systematic review of the association between physical fitness and musculoskeletal injury risk: part 1-cardiorespiratory endurance [J]. Journal of Strength and Conditioning Research, 31 (6): 1744-1757.

Lucertini F, Ponzio E, Di Palma M, et al, 2015. High cardiorespiratory fitness is negatively associated with daily cortisol output in healthy aging men [J]. PLoS One, 10 (11): e0141970.

Lv X Z, Li W Y, Ma Y, et al, 2019. Cognitive decline and mortality among community-dwelling Chinese older people [J]. BMC Medicine, 17 (1): 63.

Machado C L F, Botton C E, Brusco C M, et al, 2020. Acute and chronic effects of muscle power training on blood pressure in elderly patients with type 2 diabetes mellitus [J]. Clinical and Experimental Hypertension, 42 (2): 153-159.

Manosroi W, Atthakomol P, 2020. High body fat percentage is associated with primary aldosteronism: a cross-sectional study [J]. BMC Endocrine Disorders, 20 (1): 175.

McCormick N, Yokose C, Lu N, et al, 2022. Impact of adiposity on risk of female gout among those genetically predisposed: sex-specific prospective cohort study findings over >32 years [J]. Annals of the Rheumatic Diseases, 81 (4): 556-563.

Momma H, Kawakami R, Honda T, et al, 2022. Muscle-strengthening activities are associated with lower risk and mortality in major non-communicable diseases: a systematic review and meta-analysis of cohort studies[J]. British Journal of Sports Medicine, 56 (13): 755-763.

Nascimento W, Ferrari G, Martins C B, et al, 2021. Muscle-strengthening activities and cancer incidence and mortality: a systematic review and meta-analysis of observational studies [J]. The International Journal of Behavioral Nutrition and Physical Activity, 18 (1): 69.

Ray A, Cleary M P. 2013. Animal models to study the interplay between cancer and obesity [M] //Kolonin M, Adipose Tissue and Cancer. New York: Springer: 99-119.

Reid K F, Price L L, Harvey W F, et al, 2015. Muscle power is an independent determinant of pain and quality of life in knee osteoarthritis [J]. Arthritis & Rheumatology, 67 (12): 3166-3173.

Ross R, Blair S N, Arena R, et al, 2016. Importance of assessing cardiorespiratory fitness in clinical practice:

a case for fitness as a clinical vital sign: a scientific statement from the American heart association [J].
Circulation, 134 (24): e653-e699.

Sandroff B M, Pilutti L A, Motl R W, 2019. Cardiorespiratory fitness and cognitive processing speed in multiple
sclerosis: the possible roles of psychological symptoms [J]. Multiple Sclerosis and Related Disorders, 27: 23-29.

Sattler J M, 1982. Age effects on Wechsler Adult Intelligence Scale-Revised tests [J]. Journal of Consulting and
Clinical Psychology, 50 (5): 785-786.

Sola-Rodríguez S, Vargas-Hitos J A, Gavilán-Carrera B, et al, 2021. Physical fitness attenuates the impact of
higher body mass and adiposity on inflammation in women with systemic lupus erythematosus[J]. Frontiers in
Immunology, 12: 729672.

Stucki G, Cieza A, Melvin J, 2007. The International Classification of Functioning, Disability and Health (ICF):
a unifying model for the conceptual description of the rehabilitation strategy [J]. Journal of Rehabilitation
Medicine, 39 (4): 279-285.

Sui X M, LaMonte M J, Laditka J N, et al, 2007. Cardiorespiratory fitness and adiposity as mortality predictors
in older adults [J]. JAMA, 298 (21): 2507-2516.

Tamosiunas A, Sapranaviciute-Zabazlajeva L, Luksiene D, et al, 2020. Cognitive function and mortality: results
from Kaunas HAPIEE study 2006-2017 [J]. International Journal of Environmental Research and Public
Health, 17 (7): 2397.

Teng E L, Hasegawa K, Homma A, et al, 1994. The Cognitive Abilities Screening Instrument (CASI): a
practical test for cross-cultural epidemiological studies of dementia[J]. International Psychogeriatrics, 6(1):
45-58;discussion62.

Vasquez M M, Zhou M H, Hu C C, et al, 2017. Low lung function in young adult life is associated with early
mortality [J]. American Journal of Respiratory and Critical Care Medicine, 195 (10): 1399-1401.

Walker E R, McGee R E, Druss B G, 2015. Mortality in mental disorders and global disease burden implications:
a systematic review and meta-analysis [J]. JAMA Psychiatry, 72 (4): 334-341.

Webber B J, Piercy K L, Hyde E T, et al, 2022. Association of muscle-strengthening and aerobic physical activity
with mortality in US adults aged 65 years or older [J]. JAMA Network Open, 5 (10): e2236778.

Werner B C, Higgins M D, Pehlivan H C, et al, 2017. Super obesity is an independent risk factor for
complications after primary total hip arthroplasty [J]. The Journal of Arthroplasty, 32 (2): 402-406.

Wong A M K, Lan C, 2008. Tai Chi and balance control [J]. Medicine and Sport Science, 52: 115-123.

World Health Organization, 2002. ICF Beginner's Guide: Towards a Common Language for Functioning,
Disability and Health. https://www.who.int/publications/m/item/icf-beginner-s-guide-towards-a-common-language-
for-functioning-disability-and-health.

Xiong Y R, Fang W S, Wang S Z, et al, 2021. Positive association between body fat percentage and
hyperuricemia in patients with hypertension: the China H-type hypertension registry study [J]. Nutrition,
Metabolism and Cardiovascular Diseases, 31 (11): 3076-3084.

Zhang H F, Guo F, Tang M, et al, 2020. Association between skeletal muscle strength and dysphagia among
Chinese community-dwelling elderly adults [J]. The Journal of Nutrition, Health & Aging: 642-649.